腹水诊断、鉴别诊断与治疗学

DIAGNOSIS AND DIFFERENTIAL DIAGNOSIS OF ASCITES
AND THERAPEUTICS

主　编　池肇春　蔡金贞　李国庆
　　　　吴　军　孙　健　曹　彬

天津出版传媒集团

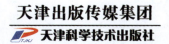
天津科学技术出版社

图书在版编目（CIP）数据

腹水诊断、鉴别诊断与治疗学 / 池肇春等主编 . -- 天津 : 天津科学技术出版社, 2024.9
ISBN 978-7-5742-1653-2

Ⅰ.①腹… Ⅱ.①池… Ⅲ.①腹水—诊疗 Ⅳ.① R442.5

中国国家版本馆 CIP 数据核字 (2023) 第 196374 号

腹水诊断、鉴别诊断与治疗学
FUSHUI ZHENDUAN JIANBIE ZHENDUAN YU ZHILIAOXUE

责任编辑：张建锋
责任印制：兰　毅

出　　版：	天津出版传媒集团 天津科学技术出版社
地　　址：	天津市西康路 35 号
邮　　编：	300051
电　　话：	(022) 23332390
网　　址：	www.tjkjcbs.com.cn
发　　行：	新华书店经销
印　　刷：	北京捷迅佳彩印刷有限公司

开本 889×1194　1/16　印张 35.25　字数 967 000
2024 年 9 月第 1 版第 1 次印刷
定价：128.00 元

主编简介

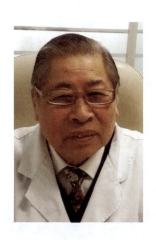

　　池肇春教授生长在一个偏僻的南方山城，受家庭的影响从小就爱读书，热爱文艺，在中学时代就如饥似渴地读了很多中外名著。因此曾一度幻想成为一名文学家。1953年考上了国立山东大学医学院，但热爱文艺的思想仍很浓厚。由于经常写诗，同学们称池肇春是班上的"诗人"。

　　"学无止境""学海无边"是池肇春教授一生的学习格言。他深深体会到只有不断地学习和进取，才能赶上时代前进的步伐，尤其在当今网络和大数据资源管理时代，只有这样才能全面和不断地做好自己的本职工作。池肇春教授是国内消化病学知名专家教授，他经常感慨地说，他一生中只做了两件事，一是做了广大病人称职信任的医生，二是一生热爱写作，虽已年迈，但仍孜孜不倦，以只争朝夕的精神坚持编著。池教授在工作上严格要求自己，一丝不苟，全心全意为病人着想，曾荣获世界名医和多届优秀教师称号；在编著上数量之多，涉面之广，实为国内医药卫生工作者中少见。他的著作有深有浅，有高有低，如《内科临床问答》是一部基础读本，受到广大基层医务工作者的欢迎，在20世纪70~80年代为广大基层医务工作者业务水平的提高和晋升起到积极推动作用。前后出版2版，印刷4次，发行10余万册。有些编著被一些单位规划为研究生必读或参考用书，如《实用临床胃肠病学》《实用临床肝病学》等。随着时间的推移，在池教授主编的40多部著作中已陆续重印第2版。

　　池教授1958年毕业于青岛大学医学院（原国立山东大学医学院）。曾在青岛医学院、滨州医学院教授内科学多年，培养和造就了一大批医学领域的精英。他响应国家"把医疗重点放到农村去"的号召下乡，在山东省海阳县人民医院工作8年，为基层医疗的发展贡献出了自己的青春。他响应党中央、国务院号召，参加中央医疗队山东省第二批赴藏医疗队，在日喀则地区医院和卫校医疗教学工作2年，在条件极为困难的情况下，为藏族人民的卫生事业和医学教育贡献出了自己的一份力量。现为青岛市市立医院消化内科主任医师，青岛大学医学院内科学教授，滨州医学院内科学教授，青岛市著名医学专家会诊中心教授。曾担任国际肝病研究与学术交流中心学术委员、英国剑桥国际传记中心（IBC）咨询委员会委员、美国传记研究所（ABI）顾问、加拿大现代医学研究会理事兼顾问、香港中华中医药学院客座教授、香港世界传统医学研究会国际学术顾问、香港中华名医协会理事、中华临床医学会副理事长、中华名医协会理事、山东省消化学会委员、青岛市医学会理事。曾担任临床肝胆病杂志、中国医师进修杂志、世界华人消化杂志、中西医结合肝病杂志、中国消化病学杂志、青岛医药卫生杂志、中华临床内科杂志、今日世界医学杂志等12家杂志编委或顾问、第三届国际肝病学术会议组织委员。获"青岛市科技拔尖人才""青岛市卫生局技术拔尖人才""世界名医"称号。

池肇春教授从事医学院消化内科的教学、科研和临床工作65年，在消化专业尤其在肝病研究与临床方面卓有成就，在国内外享有一定声誉。《148例慢性胃病念珠菌感染的前瞻性研究》获第八届全国发明展览银奖、青岛市科技进步二等奖。共获国家、省、市科研成果奖12项，主编医学专著43部，包括：《新编实用肝病学》《实用临床肝病学》《简明肝病诊疗手册》《实用临床胃肠病学》《钙磷代谢与临床》《内科临床问答》《胃肠及肝胆胰疾病鉴别诊断学》《消化系统疾病鉴别诊断与治疗学》《胃肠病水电解质和酸碱失衡的诊断与治疗》《现代消化道出血诊治指南》《黄疸的鉴别诊断与治疗》《腹痛的鉴别诊断与治疗》《腹水的鉴别诊断与治疗》《腹水的诊断、鉴别诊断与治疗学》《排便异常的鉴别诊断与治疗》《消化道出血的鉴别诊断与治疗》《昏迷的鉴别诊断与治疗》《幽门螺杆菌感染及其相关疾病的诊断与治疗》《非酒精性脂肪性肝病》《代谢相关脂肪性肝病肝外并发症》《药物性肝病》《现代临床医学英汉缩略语词典》《消化系统疾病癌前病变与肿瘤》《实用临床胃肠病学》第2版、《腹痛的诊断、鉴别诊断与治疗》《肠道微生物与消化系统疾病》等。担任副主编的医学专著4部，即《中华医学百科大辞海》《胃肠道疾病治疗学》《临床急症》《内分泌疾病门诊手册》。参加编著的有：《临床肝胆病学》《肝病治疗学》《肝炎学大典》《肝胆病诊断学》《临床脑病》《急性中毒》《急诊学》等巨著和专著10余部，共计3000多万字。发表论著、述评、专家论坛300余篇。业绩载入《国际名人字典（IBD）》《成就名人录（Men of achievement）》《亚太世界名人录（Asia/Pacific-who's who）》《Biography Today》和国内10余部名人录中。

医学是一种社会使命，池教授虽90岁高龄，但他发自内心对医学的热爱和全心全意为病人的态度，因此仍意气风发，努力不减当年，他决心要以有限的生命时光，付出自己的毕生精力，为人类的健康贡献自己的绵薄之力。

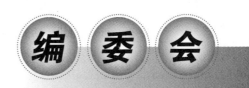

主　编　池肇春　蔡金贞　李国庆　吴　军　孙　健　曹　彬
副主编　范传波　于忠祥　刘元涛　宗金宝　宋明全　牛春燕　董丽丽　刘艳萍
　　　　　屈小勇　孟毓珊　陈　乞　刘军舰　张玉超　宋用强　赵晓东　黄　硕
编　委　按姓氏笔画排序，不分名次
　　　　　于德新　于忠祥　马广雁　牛春燕　王树松　王江凤　王介非　王　佳
　　　　　王一格　王　舒　王福艳　王江凤　亓　敏　田子玉　左立平　龙　志
　　　　　丛羽晨　刘　玉　刘新媛　刘军舰　刘艳萍　刘元涛　刘诗群　池肇春
　　　　　孙　健　孙　鑫　任成强　牟维娜　迟红梅　宋用强　宋明全　吴国良
　　　　　吴　斌　吴　军　李国庆　李瀚旻　李冰清　李晓宇　陈　乞　陈艳华
　　　　　辛永宁　辛一平　杨洪超　张秀芳　张　雨　张湘钰　张泽川　张茂全
　　　　　张玉超　宗金宝　屈小勇　孟毓珊　范传波　范嘉怡　费书珂　赵蕙琛
　　　　　赵晓东　段辰晨　郭　珊　唐芬芬　耿　宁　曹　彬　黄　硕　董丽丽
　　　　　蒋丽琴　蔡金贞　滕大洪

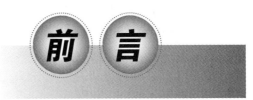

前言

腹水是许多疾病的合并症，是消化系统疾病最常见的症状之一，而同时其他系统疾病如心血管疾病、内分泌与代谢疾病、泌尿系统疾病、免疫性疾病、弥漫性结缔组织疾病、血液系统疾病、肿瘤及营养疾病等也可引起腹水，由此可见导致腹水的病因复杂，预后各异，一旦腹水出现，常提示疾病已进入晚期或病人呈濒危状态，要求尽早明确诊断，及时采取有效治疗救治。因此，若能早期和正确诊断，将为疾病治疗提供更大的空间和更多的途径，对于提高治愈率、改善患者预后具有重要的实用价值和意义。

随着时间的流逝，社会的发展，医学的进步，通过医务工作者的积极钻研与实践，与时代同行，硕果累累。就腹水而言，从网上查到研究的论著、临床研究、动物试验等282317余篇。这是一个浩大的医学资源，值得整理、归纳和总结。《腹水的鉴别诊断与治疗》自2007年出版以来，受到广大读者的共享与厚爱，对广大医务工作者的临床工作起到积极的参考作用。随着时间的推移，医学的发展，同样在腹水的诊治方面也有许多新的研究成果和进展。面对现实，应当去旧立新，增添更新的认识和诊治方法，因此，我们编写了这本《腹水诊断、鉴别诊断与治疗学》。

《腹水诊断、鉴别诊断与治疗学》的宗旨是面向基层，以研究生、相关临床医师为主要对象。从基础医学入手，以腹水疾病诊治为中心，常见腹水疾病为重点，文章采取进展与个人经验体会相结合的方式，力求做到内容新颖实用，文字通俗易懂，图文并茂。为了保证本书的质量，从全国范围邀请不同专科知名专家、教授、研究生，尤其是工作在第一线的学术带头人组成老、中、青三结合的写作团队，作者们在医疗、教学和科研任务繁重的情况下，收集文献资料，总结自己的经验体会，因此，本书是文献叙述和个人临床经验相结合的产物。通过团队1年多的共同努力今天终于脱稿付印。

近几年来随着生物分子医学的迅猛发展，揭开旧的面纱，显示出新的认识，这在本书的总论和各论中，尤其在基础医学部分中均作了详尽的增添和补充，提出了当今众多学者在腹水方面研究的成果和现状，显示出了本书的标新立异。《腹水诊断、鉴别诊断与治疗学》分总论和各论两大部分，总论分别介绍腹膜的临床解剖学、病理生理学；腹水的病因学、基本发病因素；腹水的临床诊断、内镜诊断、实验室诊断和影像诊断；腹水的内科治疗、内镜治疗、恶性腹水的放化疗；突出介绍了顽固性腹水诊断、鉴别诊断和治疗的现状和进展；为了阐明我国医学中医特色，专章介绍腹水的中医诊断、鉴别诊断与治疗；随着肝移植的逐步开展，对肝移植引起腹水的发病机制与处理作了专题介绍。各论分别对各种肝病、胰腺疾病、肿瘤、免疫疾病、心、肾、血液、内分泌与代谢、药物、中毒、营养疾病等引起腹水的诊断、鉴别诊断与治疗做了详尽论述。尽力做到系统疾病与腹水相关性的完整认识，让我们共同努力提高腹水的诊治水平，给广大腹水疾病患者带来福音。

《腹水诊断、鉴别诊断与治疗学》是我主编的第43部医学专著，在编著过程中得到团队全体作者的热情参与和鼓励，同时也得到天津科学技术出版社的大力关怀与协助，在即将出版之际，请允许我向天津科学技术出版社的领导和编辑人员道一声谢谢。向热情支持和鼓励我的同仁、参加这次编著的诸位专家教授和研究生等全体作者致以衷心的谢意和诚挚的敬礼，你们辛苦了。

由于疾病交叉，治疗的异同，站在不同角度看问题，因此章节之间可能存在重复或不同观点，这可进行学术争鸣，同时处于网络时代的今天，信息容量之大，传递速度之快，难以做到资料万无一失，加上参编作者专业水平的差异，因此，书中存在缺点和错误在所难免，敬请广大同仁和读者提出批评与斧正。

池肇春 谨识
2024年春于青岛

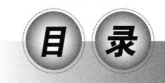

总 论 基础与临床

- **第1章 腹膜的临床解剖学** ··· 3
- **第2章 腹膜病理生理学** ··· 17
- **第3章 腹水的病因学** ··· 32
  - 第1节 肝脏疾病 ·· 33
  - 第2节 腹膜疾病引起腹水病因 ··· 35
  - 第3节 循环系统疾病引起腹水病因 ··· 38
  - 第4节 胰性腹水 ·· 43
  - 第5节 肾性腹水 ·· 45
  - 第6节 内分泌系统疾病引起腹水 ··· 46
  - 第7节 结缔组织疾病致腹水 ·· 47
  - 第8节 妇科疾病引起腹水病因 ··· 49
- **第4章 腹水发生的基本发病因素** ··· 56
  - 第1节 门脉高压 ·· 56
  - 第2节 肝病中的淋巴管系统在腹水形成中的作用 ··· 60
  - 第3节 钠、水潴留 ··· 63
  - 第4节 组织液生成增多或回收减少 ··· 65
  - 第5节 淋巴回流减少 ··· 66
- **第5章 腹水的临床诊断与鉴别诊断** ··· 68
  - 第1节 概述 ·· 68
  - 第2节 腹水的诊断 ··· 70

第 3 节　腹水的鉴别诊断 …………………………………………………………………… 72

第 6 章　腹水的影像诊断 ………………………………………………………………………… 78
　　第 1 节　腹水的 CT 诊断与鉴别诊断 ……………………………………………………… 78
　　第 2 节　腹水的 MRI 诊断与鉴别诊断 …………………………………………………… 89
　　第 3 节　腹水的 PET/CT 诊断与鉴别诊断 ……………………………………………… 94
　　第 4 节　腹水的超声诊断、鉴别诊断及介入治疗 ………………………………………… 97

第 7 章　腹水的腹腔镜诊断 ……………………………………………………………………… 104
　　第 1 节　腹腔镜的历史起源、结构与功能简介 …………………………………………… 104
　　第 2 节　腹腔镜诊断适应证与禁忌证 ……………………………………………………… 106
　　第 3 节　腹腔镜操作步骤与要点 …………………………………………………………… 108
　　第 4 节　腹腔镜在腹水疾病诊断中的应用与进展 ………………………………………… 109

第 8 章　腹水的实验室诊断与鉴别诊断 ………………………………………………………… 112
　　第 1 节　腹水的实验室诊断 ………………………………………………………………… 112
　　第 2 节　腹水的实验室鉴别诊断与临床意义 ……………………………………………… 121

第 9 章　腹水的中医诊断、鉴别诊断与治疗 …………………………………………………… 126
　　第 1 节　诊断 ………………………………………………………………………………… 126
　　第 2 节　鉴别诊断 …………………………………………………………………………… 128
　　第 3 节　治疗 ………………………………………………………………………………… 129

第 10 章　腹水的内科治疗 ……………………………………………………………………… 139
　　第 1 节　肝硬化腹水的一般医疗管理 ……………………………………………………… 139
　　第 2 节　利尿剂及其他药物治疗 …………………………………………………………… 140
　　第 3 节　人血清白蛋白（human serum albumin，HSA）治疗 …………………………… 145
　　第 4 节　大容量排放腹水治疗 ……………………………………………………………… 146
　　第 5 节　经颈静脉肝内门体分流术 ………………………………………………………… 147
　　第 6 节　超滤、RRT 后浓缩腹水回输及其他相关治疗 …………………………………… 148
　　第 7 节　肝硬化腹水严重并发症的管理策略 ……………………………………………… 148

第 11 章　腹水的内镜治疗 ……………………………………………………………………… 159
　　第 1 节　概述 ………………………………………………………………………………… 159
　　第 2 节　损伤性疾病并发腹水的内镜治疗 ………………………………………………… 159
　　第 3 节　感染性疾病并发腹水的内镜治疗 ………………………………………………… 160

第 4 节　肿瘤性疾病并发腹水的内镜治疗 ………………………………………………… 163

第 5 节　门脉高压疾病并发腹水的内镜治疗 ……………………………………………… 167

第 12 章　恶性腹水的放疗与化疗 ………………………………………………………………… 170

第 13 章　顽固性腹水的诊断、鉴别诊断与治疗 ………………………………………………… 176

第 1 节　病因与发病机制 …………………………………………………………………… 176

第 2 节　诊断与鉴别诊断 …………………………………………………………………… 180

第 3 节　治疗 ………………………………………………………………………………… 184

第 14 章　肝移植后引起腹水诊断与治疗 ………………………………………………………… 225

各　论　消化系统及其他系统疾病引起腹水的诊断、鉴别诊断与治疗

第 15 章　肝硬化腹水的诊断、鉴别诊断与治疗 ………………………………………………… 241

第 1 节　肝硬化腹水的病因与发病机制 …………………………………………………… 241

第 2 节　肝硬化腹水的诊断与鉴别诊断 …………………………………………………… 243

第 3 节　肝硬化腹水的治疗 ………………………………………………………………… 248

第 16 章　病毒性肝炎引起腹水的诊断、鉴别诊断与治疗 ……………………………………… 257

第 1 节　概述 ………………………………………………………………………………… 257

第 2 节　急性乙型肝炎重型（急性肝衰竭）引起腹水的发病机制 ……………………… 258

第 3 节　病毒性肝炎引起腹水的诊断、鉴别诊断 ………………………………………… 259

第 4 节　病毒性肝炎引起腹水的治疗 ……………………………………………………… 261

第 17 章　药物性肝病引起腹水的诊断、鉴别诊断与治疗 ……………………………………… 262

第 1 节　概述 ………………………………………………………………………………… 262

第 2 节　药物性肝病引起腹水的发病机制和诊断 ………………………………………… 264

第 3 节　药物性肝病引起腹水的鉴别诊断 ………………………………………………… 267

第 4 节　药物性肝病的治疗 ………………………………………………………………… 268

第 18 章　肝细胞癌引起腹水诊断、鉴别诊断与治疗 …………………………………………… 270

第 1 节　概述 ………………………………………………………………………………… 270

第 2 节　肝癌并发腹水诊断与鉴别诊断 …………………………………………………… 271

第 3 节　肝癌并发腹水的治疗 ……………………………………………………………… 274

第 19 章　自身免疫性肝病引起腹水的诊断、鉴别诊断与治疗 ………………………………… 283

第1节　概述 ……………………………………………………………………………… 283

　　第2节　自身免疫性肝炎引起腹水的诊断、鉴别诊断与治疗 ……………………… 284

　　第3节　原发性胆汁性胆管炎引起腹水的诊断、鉴别诊断与治疗 ………………… 289

　　第4节　原发性硬化性胆管炎引起腹水的诊断、鉴别诊断与治疗 ………………… 291

　　第5节　重叠综合征引起腹水的诊断、鉴别诊断与治疗 …………………………… 294

第20章　遗传与先天性肝病引起腹水的诊断、鉴别诊断与治疗 ……………………… 298

　　第1节　肝豆状核变性引起腹水的诊断、鉴别诊断与治疗 ………………………… 298

　　第2节　遗传性血色病引起腹水的诊断、鉴别诊断与治疗 ………………………… 303

　　第3节　α1-抗胰蛋白酶缺乏症引起腹水的诊断、鉴别诊断与治疗 ……………… 306

第21章　代谢相关脂肪性肝病引起腹水的诊断、鉴别诊断与治疗 …………………… 310

　　第1节　概述 ……………………………………………………………………………… 310

　　第2节　代谢相关脂肪性肝病引起腹水的发病机制 ………………………………… 311

　　第3节　代谢相关脂肪性肝病引起腹水的诊断与鉴别诊断 ………………………… 313

　　第4节　代谢相关脂肪性肝病引起腹水的治疗 ……………………………………… 318

第22章　肝血管疾病引起腹水的诊断、鉴别诊断与治疗 ……………………………… 324

　　第1节　Budd-Chiari综合征引起腹水的诊断、鉴别诊断与治疗 ………………… 324

　　第2节　肝海绵状血管瘤引起腹水的诊断、鉴别诊断与治疗 ……………………… 328

　　第3节　肝动脉瘤引起腹水的诊断、鉴别诊断与治疗 ……………………………… 330

　　第4节　门静脉血栓形成引起腹水的诊断、鉴别诊断与治疗 ……………………… 332

第23章　肝脏感染性疾病引起腹水诊断、鉴别诊断与治疗 …………………………… 336

　　第1节　肝结核引起腹水的诊断、鉴别诊断与治疗 ………………………………… 336

　　第2节　肝肉芽肿引起腹水的诊断、鉴别诊断与治疗 ……………………………… 339

　　第3节　肝血吸虫病（日本血吸虫病）引起腹水的诊断、鉴别诊断与治疗 ……… 341

　　第4节　肝包虫病引起腹水的诊断、鉴别诊断与治疗 ……………………………… 348

　　第5节　华支睾吸虫病 …………………………………………………………………… 353

第24章　酒精性肝病引起腹水的诊断、鉴别诊断与治疗 ……………………………… 365

　　第1节　概述 ……………………………………………………………………………… 365

　　第2节　酒精性肝病引起腹水的发病机制和诊断 …………………………………… 367

　　第3节　酒精性肝病引起腹水的鉴别诊断 …………………………………………… 369

　　第4节　酒精性肝病并发腹水的治疗 ………………………………………………… 371

第 25 章　中毒性肝病引起腹水的诊断、鉴别诊断与治疗 ………………………………………… 377
　　第 1 节　概述 …………………………………………………………………………………………… 377
　　第 2 节　中毒性肝病引起腹水的发病机制和诊断 ………………………………………………… 378
　　第 3 节　中毒性肝病引起腹水的鉴别诊断 ………………………………………………………… 382
　　第 4 节　中毒性肝病并发腹水的治疗 ……………………………………………………………… 385

第 26 章　胆系疾病引起腹水的诊断、鉴别诊断与治疗 ……………………………………………… 390
　　第 1 节　继发性胆汁性肝硬化引起腹水的诊断、鉴别诊断与治疗 ……………………………… 390
　　第 2 节　胆系肿瘤引起腹水的诊断、鉴别诊断与治疗 …………………………………………… 410

第 27 章　胰腺疾病引起腹水的诊断、鉴别诊断与治疗 ……………………………………………… 419
　　第 1 节　胰腺炎并发腹水的诊断、鉴别诊断与治疗 ……………………………………………… 419
　　第 2 节　胰腺肿瘤引起腹水的诊断、鉴别诊断与治疗 …………………………………………… 426

第 28 章　消化道肿瘤引起腹水的诊断、鉴别诊断与治疗 …………………………………………… 428
　　第 1 节　概述 …………………………………………………………………………………………… 428
　　第 2 节　消化道肿瘤引起腹水的发生机制 ………………………………………………………… 428
　　第 3 节　消化道肿瘤引起腹水的诊断与鉴别诊断 ………………………………………………… 430
　　第 4 节　消化道肿瘤引起腹水的治疗 ……………………………………………………………… 437

第 29 章　肠系膜、腹膜、网膜疾病引起腹水的诊断、鉴别诊断与治疗 …………………………… 441
　　第 1 节　肠系膜炎性疾病引起腹水的诊断、鉴别诊断与治疗 …………………………………… 441
　　第 2 节　原发性腹膜炎引起腹水的诊断、鉴别诊断与治疗 ……………………………………… 443
　　第 3 节　急性腹膜炎引起腹水的诊断、鉴别诊断与治疗 ………………………………………… 446
　　第 4 节　结核性腹膜炎引起腹水的鉴别诊断与治疗 ……………………………………………… 448
　　第 5 节　乳糜性腹水的诊断、鉴别诊断与治疗 …………………………………………………… 452
　　第 6 节　腹膜间皮瘤引起腹水的诊断、鉴别诊断与治疗 ………………………………………… 453
　　第 7 节　腹膜后肿瘤引起腹水的鉴别诊断与治疗 ………………………………………………… 456

第 30 章　心源性腹水的诊断、鉴别诊断与治疗 ……………………………………………………… 460
　　第 1 节　心源性腹水临床特点与发病机制 ………………………………………………………… 460
　　第 2 节　慢性心力衰竭引起腹水的诊断、鉴别诊断与治疗 ……………………………………… 465
　　第 3 节　心包疾病引起腹水的诊断、鉴别诊断与治疗 …………………………………………… 473

第 31 章　内分泌与代谢疾病引起腹水的诊断、鉴别诊断与治疗 …………………………………… 477
　　第 1 节　腺垂体功能减退症引起腹水的诊断、鉴别诊断与治疗 ………………………………… 477

第 2 节　甲状腺功能减退症引起腹水的诊断、鉴别诊断与治疗 …………………………… 480

第 3 节　糖尿病引起腹水的诊断、鉴别诊断与治疗 …………………………………………… 485

第 32 章　肾脏疾病引起腹水的诊断、鉴别诊断与治疗 ……………………………………………… 490

第 1 节　肝肾综合征引起腹水发病机制、诊断与鉴别诊断 …………………………………… 490

第 2 节　慢性肾炎引起腹水发病机制、诊断与鉴别诊断 ……………………………………… 494

第 3 节　肾病综合征引起腹水诊断与鉴别诊断 ………………………………………………… 495

第 4 节　肾脏疾病引起腹水的治疗 ……………………………………………………………… 497

第 33 章　血液系统疾病引起腹水诊断、鉴别诊断与治疗 …………………………………………… 507

第 1 节　白血病引起腹水诊断、鉴别诊断与治疗 ……………………………………………… 507

第 2 节　淋巴瘤引起腹水诊断、鉴别诊断与治疗 ……………………………………………… 510

第 3 节　骨髓增殖性肿瘤引起腹水诊断、鉴别诊断与治疗 …………………………………… 511

第 4 节　其他血液病引起腹水诊断与治疗 ……………………………………………………… 513

第 34 章　弥漫性结缔组织病引起腹水的诊断、鉴别诊断与治疗 …………………………………… 517

第 1 节　系统性红斑狼疮引起腹水的诊断、鉴别诊断与治疗 ………………………………… 517

第 2 节　结节性多动脉炎引起腹水的诊断、鉴别诊断与治疗 ………………………………… 522

第 3 节　系统性硬化病引起腹水的诊断、鉴别诊断与治疗 …………………………………… 525

第 4 节　白塞病引起腹水诊断、鉴别诊断与治疗 ……………………………………………… 527

第 5 节　干燥综合征引起腹水诊断、鉴别诊断与治疗 ………………………………………… 529

第 35 章　营养疾病引起腹水的诊断、鉴别诊断与治疗 ……………………………………………… 533

第 1 节　营养的病理生理学 ……………………………………………………………………… 533

第 2 节　营养性水肿的病因、临床特点与发生机制 …………………………………………… 540

第 3 节　蛋白质 - 能量营养不良症引起腹水的鉴别诊断与治疗 ……………………………… 542

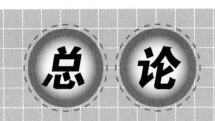

基础与临床

第 1 章 腹膜的临床解剖学

腹膜是人体最大的内膜，其表面积接近皮肤表面积。它覆盖腹腔壁（壁腹膜）和内脏表面（内脏腹膜），由单层间皮细胞组成，其下有结缔组织，血管、神经、淋巴管和成纤维细胞。腹膜是一个广泛的浆液性器官，具有上皮和间充质特征以及多种功能。炎症性腹膜炎和腹膜癌等疾病可引起复杂的生理功能紊乱。腹膜是一个动态器官，能够使其结构和功能适应各种生理和病理条件。它是调节炎症反应、腹腔液交换和预防腹腔纤维化的关键因素。干扰这些机制可能导致严重的情况，如产生大量腹水、产生纤维粘连、炎性腹膜炎和腹膜癌。

通常，内脏腹膜覆盖腹部的内脏和肠系膜表面，壁腹膜覆盖腹壁和骨盆内表面。内脏和壁腹膜围绕腹膜腔。腹膜被一层薄薄的间皮细胞覆盖。在间皮细胞下方，可见基底膜和间质皮下组织，包括胶原纤维、血管和成纤维细胞。

一、腹膜腔的胚胎发生学

胚胎期神经管形成过程中，神经管和脊索两侧的胚胎中胚层增厚。在这些肥厚的部位上，很快即出现许多裂隙，从而形成了一连串的团块，称作体节。体节外侧的中胚层，由此而形成的一个腔隙，就是胚胎体腔（胚内体腔），侧板中胚层的外壁（体壁中胚层）与相毗邻的外胚层一起称作壁板，构成体壁，而侧板中胚层的内壁（脏壁中胚层）与相毗邻的内胚层形成脏板，形成消化管的管壁。

间皮细胞（MC）在维持胸膜腔、腹膜腔和心包腔的稳态中发挥着经典的作用。MC 作为润滑剂来减少器官之间的摩擦，作为流体运输的调节器，以及炎症中防御机制的调节器。MCs 可以分化为各种细胞，表现出上皮和间充质特征。在胚胎期，当组织发育活跃时，MCs 有很高的分化潜能，并且这种潜能在成年后会降低。作为 MC 标志物之一的 Wilms 肿瘤抑制基因（Wt1）的表达从胚胎期到成年期均匀而显著地降低，这表明它在 MC 的分化潜能中起着重要作用。胚胎期 Wt1 的缺失会导致小鼠胚胎死亡，甚至成年后 Wt1 基因敲除也会导致器官快速萎缩死亡。这些发现表明，表达 Wt1 的 MCs 具有高分化潜能，并有助于从胚期到成年期各种组织的形成和维持。由于这些特性，MCs 在肿瘤微环境中作为癌症相关 MCs 动态地改变其特性。

到目前为止，有很多证据表明 MC 在胚胎阶段从中胚层分化。然而，在成年阶段，MC2 容量和能力却令人困惑。

在 MC 的结构上，它们形成特定的糖萼（一种由糖脂、蛋白聚糖和糖胺聚糖组成的复合物，覆盖细胞表面），以维持体腔内的稳态，糖萼中的大多数糖胺聚糖由透明质酸家族组成。透明质酸（HA）由重复的 D- 葡萄糖醛酸和 N- 乙酰 -D- 葡萄糖胺组成，由尿苷二磷酸葡萄糖脱氢酶和 HA 合成酶（HAS）合成。

尽管 Wt1 原癌基因在胚胎发生过程中广泛表达，但成年小鼠中 Wt1 的表达仅限于少量细胞，如肾脏和性腺的足细胞、约 1% 的骨髓细胞和 MC。然而，诱导敲除 Wt1 的成年小鼠有未发育的肾小球硬化、脾脏和外分泌性胰腺萎缩、骨和脂肪量损失以及红细胞形成缺陷。这些发现表明，表达Wt1的细胞具有干细胞样特性，并在成年后保持体内稳态。如今，通过使用Cre-loxP系统生成条件敲除实验动物，可以追踪特定细胞的谱系。因此，关于Wt1+MC在胚胎期和成年期的分化和功能的谱系追踪报告越来越多。

直到最近，肠系膜被认为是腹膜结构，并被定义为连接肠道部分区域和后腹壁的双层腹膜。腹膜被定义为腹部内表面的浆膜。当代研究结果表明，十二指肠下方的肠系膜是连续的，小肠和大肠与之相连。现在已确定了肠系膜在发育成成人形态期间所经历的形态变化程序。研究结果表明，肠系膜是所有腹部消化器官发育和保持直接连接的器官。这些发现阐明了腹部解剖基础的组成，以及该层次的顺序。反过来，他们解释了所有腹部消化器官（包括与这些器官相关的脉管系统）的位置解剖和腹膜的组织。

从数字化数据集重建了发育中的肠系膜，发现肠系膜在检查的所有阶段都是连续的和复合的（图1-1）。在整个发育过程中，它由高度细胞间质（中胚层–肠系膜）和表面间皮组成。所有腹部消化器官都在肠系膜内或肠系膜上发育。

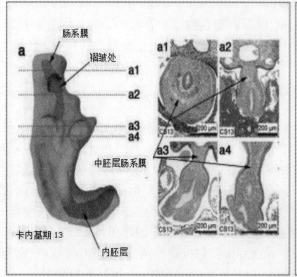
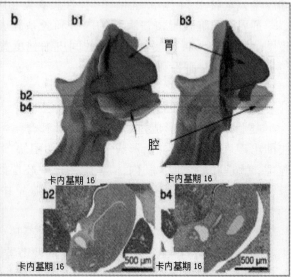
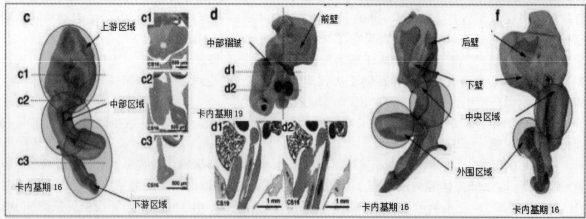

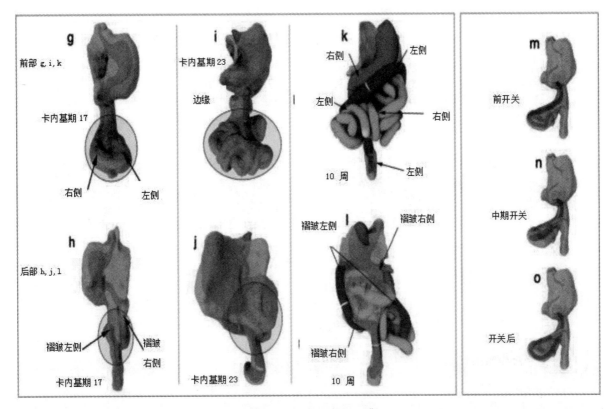

图 1-1 正在发育肠系膜

a 卡内基期（Carnegie stage，CS）数字重建肠系膜照片（黄色）13。a1-4 所示水平的显微照片。b1-3 CS 16。b2 重建肠系膜的照片，4 所示水平的切片显微照片。c1-4 CS16 肠系膜区域的照片和显微照片。d1-2 中部区域褶皱前部的照片和微观照片。显示 CS 16 中部区域前部（e）和后部（f）的照片。g-l 显示发育中中部区域前部和后部的照片。m-o 中间区域开关的示意图。

研究发现肠系膜的每个组织学元件与后腹壁的相应元件连续（图 1-2）。在 CS 21 处，中胚层肠系膜和后腹壁之间的中线明显分界（即，它们已断开但仍并置）。连续性保持在表面间皮水平。在后期，肠系膜和腹壁之间的分界从中线侧向延伸，横跨两者表面的间皮连续性在串联 18-20 中移位。研究结果表明，肠系层不会从与腹壁的中线连接处侧向铰接。相反，它从内侧向外侧移位逐渐黏附在间皮上。

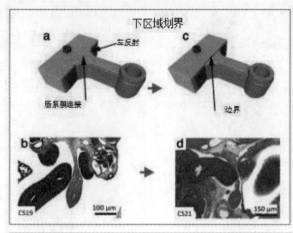
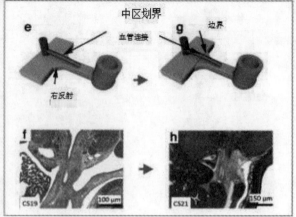
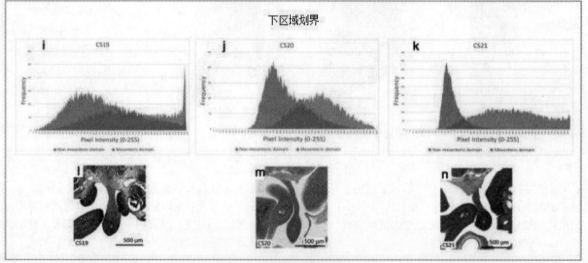
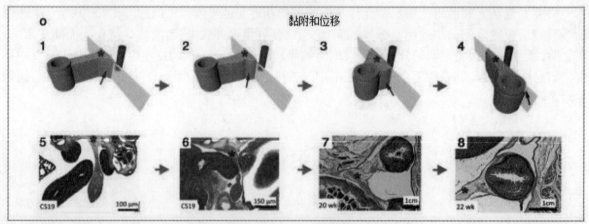

图1-2 肠系膜和后腹壁

a-d 照片和相应的显微照片,显示下部肠系膜和后腹壁之间的连续性。e-h 照片和相应的显微照片,显示中区肠系膜和后腹壁之间的连续性。i-k 直方图,显示正在发育的肠系膜和后腹壁的亮度值。l-n 生成直方图的显微照片。图1-4 展示了发育过程中肠系膜(*)和后腹壁之间的关系。两者之间的间皮连接如箭头所示。o5-8 显示 o1-4 的组织学相关性的显微照片。

肠系膜和发育器官之间的组织学联系意味着,对于任何发育阶段,消化器官(和相关脉管系统)的位置都可以用肠系膜术语来描述。

二、腹膜与腹膜腔

腹膜是一层很薄的浆膜,分为互相连续的壁层和脏层两部分。壁层贴附于腹壁的里面(壁层腹膜),脏层覆盖在脏器的表面(脏层腹膜)并形成韧带、系膜和网膜,后者悬挂于胃大弯一个大而呈围裙样含有脂肪的系膜皱襞,称为大网膜,它覆盖小肠和大肠的大部分。在系膜皱襞中间含有一个潜在腔隙,称为小腹膜腔或称网膜囊,腹膜腔与网膜囊仅有位于十二指肠第一部上方的网膜孔(Winslow)相通。腹膜腔(通称腹腔)是壁层和脏层腹膜之间的潜在间隙,从膈肌延伸至盆底,以真骨盆或小骨盆的上口为界。男性腹腔是密闭的,女性由于输卵管腹腔口开口于腹腔,因而可经输卵管、子宫和阴道腔而与外界相通(图1-3),腹腔由间皮及其下面的组织构成浆膜的细胞仅由一层间皮细胞构成,腹膜覆盖于腹、盆腔壁的内面和脏器的外表,薄而透明,光滑且有光泽。腹膜从壁层向脏层移行,或从一器官移行与另一器官,构成双层的腹膜结构,两层腹膜间有血管、神经和淋巴管走行,根据其本身结构特点和特定脏器联属而分别命名为韧带、网膜和系膜,且腹膜在一些特定部位形成小而浅的隐窝或大而深的陷凹。可作为解剖的一个标志。

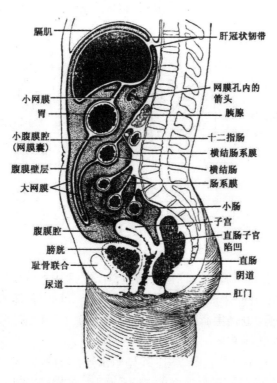

图1-3 腹膜和腹膜腔(体腔)模式图

盆腹膜腔是腹膜腔向盆内延伸的部分。腹腔自腹前壁向下在内盆入口处转向后,在男性覆盖腹腔上壁、侧壁和膀胱底的上部以及输精管壶腹和精囊腺后上部,继而反折向后上至直肠,其间形成直肠膀胱陷凹[图1-4-(1)]。在女性腹膜覆盖膀胱上壁、侧壁和底的上部,然后反折到子宫体前面,并覆盖子宫底、体面的后面,直达阴道后壁上部继而反折到直肠,在子宫的前、后分别形成膀胱子宫陷凹和直肠子宫陷凹[图1-4-(2)]。覆盖子宫前、后壁的腹膜在子宫两侧会合形成双层腹膜结构,附着于骨盆壁,称为子宫阔韧带。

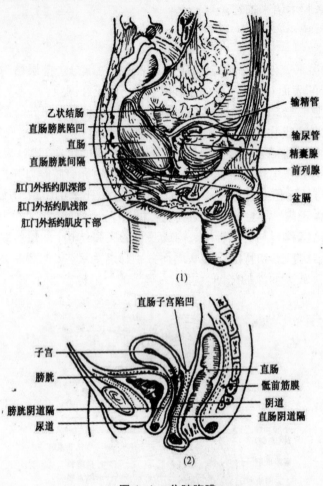

图 1-4 盆腔腹膜
（1）男性盆腔腹膜 （2）女性盆腔腹膜

三、肠系膜

肠系膜解剖学是广义的肠系膜及其床层的解剖学，它是从外科实践、光学观察和传统理论的矛盾或遗漏的临床结果中融合而来的。膜解剖不仅是一个平面，而且是一个由筋膜和浆膜包围的身体或块体。它不仅是筋膜，也是生命事件发生的通道或途径。它不仅是肠系膜解剖，还包括肠系膜床，肠系膜躺在床上，甚至埋在床上。

最近对肠系膜解剖的评估阐明了其结构，并显示出连续的螺旋状器官。这一新模型标志着与传统模型的不同，传统模型描述了多个独立的"肠系膜"。文艺复兴时期的解剖学家将肠系膜描绘成一个连续的结构。导致连续模式被支离破碎模式取代的事件跨越了几个世纪。事实上，科学和临床界已经回到了文艺复兴时期的模式。

肠系膜解剖学的最新进展阐明了成年肠系膜的形状。一个关键发现是对肠系膜连续性的认识，肠系膜从食管胃交界处延伸到直肠系膜水平。所有腹部消化器官都在肠系膜内或其上发育，成年后仍与肠系膜直接相连。肠系膜连续性的鉴定使腹部分成两个独立的隔室。这些是肠系膜域（腹部消化系统的中心）和非肠系膜区域，包括泌尿生殖系统、肌肉骨骼框架和大血管。

四、腹膜与脏器的关系及腹腔的分区

根据脏器表面被腹膜覆盖的多少，可将腹、盆腔脏器分为三种类型：

1. 腹膜内位器官　这些器官几乎全部为腔膜所包被，如胃、空肠、横结肠、乙状结肠、脾、卵巢、输卵管等。

2. 腹膜间位器官　器官的大部分或有三面均为腹膜所覆盖者，如肝、胆囊、升结肠、子宫和膀胱等。

3. 腹膜后位器官　器官只有一面由腹膜覆盖，因这些器官大多前面被腹膜覆盖，故又称腹膜后位器官，如胰腺、十二指肠的降部和水平部、肾上腺和输卵管等。

以横结肠及其系膜为界可将腹膜分成结肠上、下两大区。

（一）结肠上区（图1-5）

此区位于膈肌与横结肠及其系膜之间，又称膈上间隙，又分肝上和肝下两个间隙。

1. 肝上间隙　被肝镰状韧带分为右肝上间隙和左肝上间隙和较小的右肝上后间隙。此外，冠状韧带前后层间的肝裸区与膈下筋膜间充以疏松结缔组织，称为膈下腹外间隙。

2. 肝下间隙　藉肝圆韧带划分为右肝下间隙（肝肾隐窝）和左肝下间隙。左肝下间隙又可被胃及小网膜分为左肝下前间隙和左肝下后间隙（网膜囊）。上述7个间隙发生的脓肿统称为肝下脓肿。

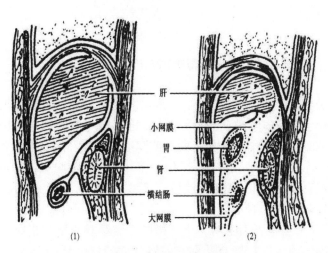

图1-5　腹膜腔结肠上区
（1）右侧矢切　（2）左侧矢切

（二）结肠下区

以横结肠及其系膜为界包括左、右结肠旁（升侧）沟和左、右肠系膜窦4个间隙。右结肠旁沟与膈下间隙相通。左右结肠旁沟分别经左、右髂窝通入盆腔的陷凹。横结肠及其系膜以下，升、降结肠间的区域被小肠系膜根分为左、右两个间隙。右侧者称右肠系膜窦，呈三角形，周界几乎是封闭的；左侧者称左肠系膜窦，呈向下开口的斜方形，向下与盆腔和陷凹相通。

五、腹膜皱襞和隐窝或陷凹

由于器官间形态结构差异、高低不一，而形成不同的腹膜折皱隆起称为皱襞。皱襞内有血管经过。陷窝（recess）为皱襞之间或皱襞与腹膜壁层之间的凹陷。比较大的隐窝又称陷凹（pouch）。隐窝处可能形成腹内疝，并可能导致嵌顿或肠绞窄。

(一)腹前壁下部腹膜皱襞和凹陷

腹前壁下部有5条腹膜皱襞,在腹前壁下部、耻骨联合和腹股沟韧带内侧段上方形成3对凹窝(图1-6)。

1. 脐正中皱襞　由腹膜壁层被覆脐正中韧带所形成。
2. 脐内侧皱襞　左右各1个,由腹膜壁层被覆脐内侧韧带形成。
3. 脐外侧皱襞　左右各1条,是腹膜壁层被腹膜壁下动脉所形成,故又称腹壁动脉皱襞。

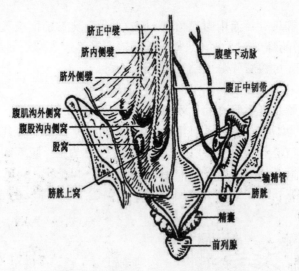

图1-6　腹前壁下部腹膜襞和凹窝

3对凹陷为:①膀胱上窝:左右各1个,位于脐正中皱襞与脐内侧壁之间,在膀胱上方。②腹股沟内侧窝:左右各1个,在脐内侧皱襞与外侧皱襞之间,位于腹股沟韧带内侧段上方,即腹膜覆盖腹股沟三角而形成的凹窝。腹内器官,如肠段经此窝推顶腹膜经腹股沟管浅环脱出,即为腹股沟直疝(direct insuinal hernia)。③腹股沟外侧窝　位于脐外侧皱襞与腹股沟韧带的夹角处,其深而为腹股沟管深环,如腹内器官经此窝推顶腹膜经腹股沟管深环脱出,即为腹股沟斜疝。

(二)十二指肠附近的皱襞与隐窝

1. 十二指肠上皱襞和十二指肠上隐窝　十二指肠上皱襞双叫十二指肠空腹皱襞,它是一个半月形腹膜皱襞,下缘游离,由十二指肠空肠曲与左肾前面的腹膜延续形成。皱襞内或其左端常有肠系膜下静脉经过这里(图1-7)。此皱襞与腹后皱襞间形成的隐窝,称十二指肠上隐窝(图1-8)。它位于十二指肠升部上部的左侧,在第二腰椎水平处,口位于左肾静脉横过腹主动脉所形成的夹角处,为50%个体存在此隐窝,可单独存在或与十二指肠下隐窝并存。

2. 十二指肠下皱襞和十二指肠下隐窝　十二指肠下皱襞是指十二指肠升部下部向左侧腹后皱襞延伸所形成的腹膜皱襞,游离锐缘向上,又称十二指肠结肠系膜皱襞(图1-7)。此襞后方即形成十二指肠下隐窝(图1-8)。位于十二指肠升部的下部左侧,在第三腰椎水平处。隐窝口向上,深达3cm。如与十二指肠上隐窝连起来则形成一个卵圆形的口。

3. 十二指肠旁皱襞和十二指肠旁隐窝　十二指肠旁皱襞(paraduodenal fold)位于十二指肠升部的左侧,遮被肠系膜下静脉和左结肠动脉升支的腹后壁腹膜形成一游离缘向右的半月形皱襞(图1-7)。十二指肠旁隐窝又称Landzert隐窝,位于十二指肠旁皱襞的后方,十二指肠的升部之稍左侧,口向右方(图1-8)。此隐窝常与十二指肠上隐窝并存。当十二指肠的上下隐窝、十二指肠旁隐窝并存时,隐窝口大而深可发生腹内疝。

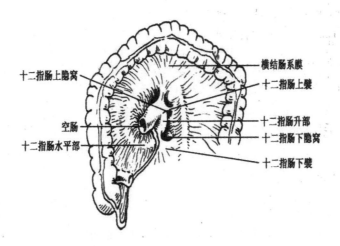

图 1-7　十二指肠附近的皱襞

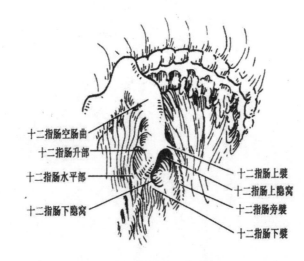

图 1-8　十二指肠附近的隐窝

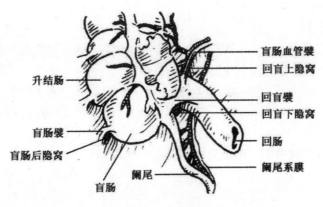

图 1-9　回盲区隐窝

4.十二指肠后隐窝　为十二指肠隐窝中最大的，隐窝位于十二指肠水平部和升部的后方，腹主动脉的前方，向上几乎达十二指肠空肠曲，窝的两侧与腹膜皱襞（十二指肠腹壁皱襞）为边界，窝的口向下向左，窝深可达 8~10cm。

（三）回盲区隐窝（图1-9）

1. 回盲上隐窝（superior ileocaecal recess） 常见。隐窝是由于供应回盲结合部前面的回结肠动脉的分支盲肠前动脉，被腹膜包被形成的弓形腹膜皱襞，称盲肠管管皱襞，后方为结肠系膜，下方是回肠的终末部，右侧是回盲结合部，隐窝口朝向左下方。

2. 盲肠下隐窝（inferior ileocaecal recess） 位于回盲皱襞和阑尾系膜之间，开口朝向左下，其前界是回盲皱襞，上方是回肠及系膜，右侧是盲肠，后方是阑尾系膜的上部。

3. 盲肠后隐窝（retrocaecal recess） 其范围前方盲肠，后方是髂窝处壁腹膜，两侧是盲肠到髂窝腹膜连续形成的盲肠皱襞，亦称腹壁结肠皱襞。阑尾常位于此隐窝内。

（四）乙状结肠内隐窝

胎儿和婴儿期常见，而随年龄增长可能消失。位于乙状结肠系膜根左侧，正好在乙状结肠系膜根呈"∧"形附着于腹膜后壁之顶端处，呈向上的漏斗形隐窝，口向左下（图1-10）。

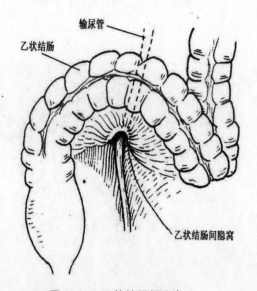

图1-10 乙状结肠间隐窝

六、腹膜的血管与神经分布

（一）腹膜的血液供应

腹膜的血供主要来自腹主动脉，与其与邻近的器官相对应，膈下腹膜血供还来自肋间动脉、肋下动脉和腰动脉等的细小分支。腹主动脉有三大分支，即壁支、脏支和终末支。

1. 腹主动脉壁支 包括膈下动脉、腰动脉、骶中动脉。腰动脉分布于后腹壁和侧腹壁。骶中动脉是一条小动脉，起始于腹主动脉的后壁，该动脉与此区域内的其他器官相吻合，供应盆壁和尾骨腺。

2. 腹主动脉腰支 分为成对的和不成对的两类。

3. 腹主动脉脏支 主要有：

（1）胃左动脉

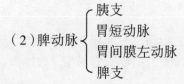

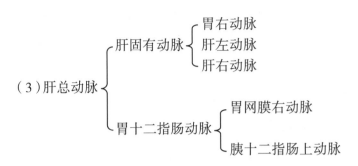

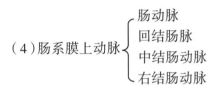

(6) 肾上腺中动脉

(7) 肾动脉

(8) 睾丸或卵巢动脉

腹腔动脉分为3条较大分支即肾左动脉、脾动脉和肝总动脉。脾动脉的分支胃网膜左动脉，供应大网膜左半侧血供，肝总动脉分支胃网膜右动脉供应大网膜右半侧血供（图1-11）。

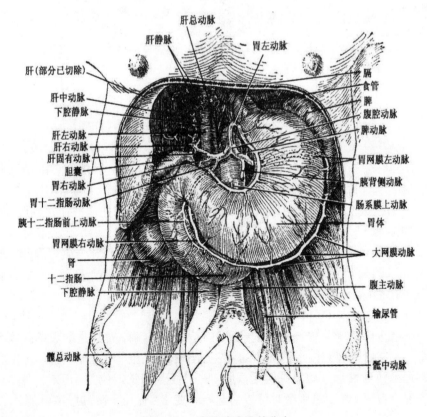

图1-11 腹腔动脉及其分支

肠系膜上动脉发出许多分支供应小肠部分结肠部位的腹膜和系膜。肠系膜下动脉供应结肠、直肠、乙状结肠的腹膜和系膜的血供（图1-12）。

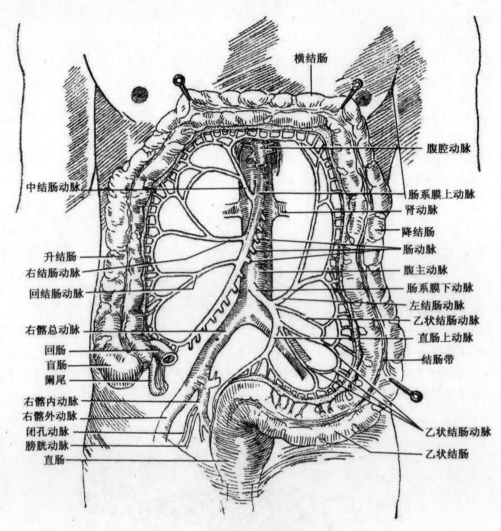

图1-12　肠系膜上、下动脉及其分支

静脉基本与动脉伴行。在腹部，下腔静脉接受许多属支，它们都是与腹主动脉分支相应的静脉，主要有腰静脉、肾静脉、肾上腺静脉和睾丸或卵巢静脉。门静脉系统由引流腹部消化管、胰、脾和胆囊液的静脉所组成。血液由这些静脉运送到门静脉，门静脉把血液输送到肝内窦状隙，然后由肝静脉收集，再排入下腔静脉，进一步反回流入右心房、右心室。肠系膜上静脉收集肠系膜上动脉和胃十二指肠动脉分布区的静脉血，沿同名动脉右侧上行，与脾静脉合成门静脉。肠系膜下静脉收集同名动脉分布区的静脉血，大多数注入脾静脉，有的注入肠系膜上静脉，少数在脾静脉和肠系膜上静脉之间注入门静脉。

（二）腹膜神经支配

腹膜壁层主要受周围神经的支配，因此痛觉敏感、定位准确，尤其是前腹壁腹膜受刺激时可引起反射性腹肌紧张，是诊断腹腔内炎性病变的重要临床依据。膈肌中心部分受到刺激，通过膈神经的反射，可引起局部放射性痛。腹膜脏层受内脏神经支配，痛觉定位差，但对膨胀、牵拉等刺激较为敏感，通常表现为腹部钝痛，重刺激时可以引起心率变慢、血压下降和肠道麻痹。

植物性神经系统包括内脏传出神经（交感性的、副交感性的）和内脏传入神经两部分组成。

1. 内脏传出神经原　内脏传出系统分为两个部分即交感部（胸腰系）和副交感部（脑骶系）。一般情况下，交感神经系可使肝糖原分解加快、胃肠活动受抑制。副交感神经系统则相反，可使胃肠及腺体活动加强。现已明了，丘脑下部有自主神经系统脑骶系和胸腰系的中枢，并且通过这两部分之间的相互作用来调节内脏的机能。

2. 内脏传入神经原　与躯体传入神经原类似，细胞体部位于脑神经和脊神经的感觉神经节内。它们与躯体传入系的区别在于，它们是周围分布，传导的冲动不到达意识领域，或者只能产生模糊反射，正如前所述对痛觉定位差，然对膨胀、牵拉等刺激敏感。

腹前外侧壁神经支配为第7~12胸神经的前支以及来自腰丛的髂腹下神经、髂腹股沟神经和生殖股神经。第7~11胸神经前支肋间神经，主要支配前外侧腹壁的皮肤感觉。

腹膜后腔神经有自主神经丛和腰交感干。自主神经丛包括：①腹腔丛：由一对腹腔神经节和进出节的交感神经纤维以及迷走神经后干的腹腔支构成。腹腔神经节是最大的交感神经节。内脏大神经的节前纤维进入节的主部，内脏小神经进入节的外下部。由节发出的节后纤维互相吻合成丛，随同腹主动脉分支至腹腔脏器。②腹主动脉丛：是腹腔丛向下的延续，向下簃行于上腹下丛和髂总动脉丛。③肠系膜下丛：发自腹主动脉丛，并接受第1、2腰交感节的纤维，其副交感节前纤维来自脊髓骶部的副交感中枢，随肠系膜下动脉及其分支走行，分布于降结肠、乙状结肠和直肠上段。④下腹下丛：上腹下丛的交感纤维为腹主动脉丛的延续，还接受第3、4、5腰交感节的纤维。

腰交感干由4~5对腰交感节和节间支构成。主要分支有：①灰、白交通支；②腰内神经丛：由穿过腰交感干的交感神经节前纤维构成。由节发出的节后纤维随血管分布于结肠左曲远侧的消化管和盆腔诸器官。

腰丛位于左肌深面，由第12胸神经前支的一部分，第1~3腰神经前支和第4腰神经前支的一部分组成。第4腰神经前支的另一部分和第5腰神经的前支共同形成腰骶干，参加骶丛的构成。

（池肇春）

参考文献

［1］Zarogiannis SG, Schmitt CP.Molecular Mechanisms of Peritoneal Membrane Pathophysiology. Biomolecules. 2022；12：757.

［2］Kastelein AW, Vos LMC, de Jong KH, et al. Embryology, anatomy, physiology and pathophysiology of the peritoneum and the peritoneal vasculature. Semin Cell Dev Biol. 2019；92：27–36.

［3］van Baal JO, Van de Vijver KK, Nieuwland R, et al.The histophysiology and pathophysiology of the peritoneum.Tissue Cell. 2017；49：95–105.

［4］Wang R, Guo T, Li J.Mechanisms of Peritoneal Mesothelial Cells in Peritoneal Adhesion. Biomolecules. 2022；12：1498.

［5］Bermo MS, Koppula B, Kumar M, et al. The Peritoneum：What Nuclear Radiologists Need to Know. Semin Nucl Med. 2020；50：405–418.

［6］Inagaki NF, Inagaki FF, Kokudo N, et al.Generation of mesothelial progenitor–like cells from mouse–induced pluripotent stem cells. FEBS Lett. 2019；593：386–394.

［7］Chu JY, Chau MK, Chan CC, et al. miR–200c Prevents TGF-β1–Induced Epithelial-to-Mesenchymal Transition and Fibrogenesis in Mesothelial Cells by Targeting ZEB2 and Notch1. Mol Ther Nucleic Acids. 2019；17：78–91.

[8] Corciulo S, Nicoletti MC, Mastrofrancesco L, et al. AQP1-Containing Exosomes in Peritoneal Dialysis Effluent As Biomarker of Dialysis Efficiency. Cells. 2019; 8: 330.

[9] Taniguchi T, Tomita H, Kanayama T, et al. Regulation of Mesothelial Cell Fate during Development and Human Diseases.Int J Mol Sci. 2022; 23: 11960.

[10] Byrnes KG, Walsh D, Lewton-Brain P, et al.Anatomy of the mesentery: Historical development and recent advances.Semin Cell Dev Biol. 2019; 92: 4-11.

[11] Byrnes KG, Cullivan O, Walsh D, et al.The Development of the Mesenteric Model of Abdominal Anatomy.Clin Colon Rectal Surg. 2022; 35: 269-276.

[12] Coffey JC, Byrnes KG, Walsh DJ, et al. Update on the mesentery: structure, function, and role in disease. Lancet Gastroenterol Hepatol. 2022; 7: 96-106.

第 2 章 腹膜病理生理学

腹膜分壁层和脏层，前者被覆于腹壁、盆壁和膈下面；后者包被脏器构成脏器的浆膜。腹膜固有很多皱襞，其面积近两平方米，约等于全身皮肤的面积。腹膜是一个广泛的浆液性器官，具有上皮和间充质特征以及多种功能。炎症性腹膜炎和腹膜癌等疾病可引起复杂的生理功能紊乱。为了了解疾病中的腹膜反应，必须了解正常的胚胎发育、健康条件下的解剖学和腹膜的生理学。腹膜是一个动态器官，能够使其结构和功能适应各种生理和病理条件。它是调节炎症反应、腹腔液交换和预防腹腔纤维化的关键因素。干扰这些机制可能导致严重的情况，如产生大量腹水、产生纤维粘连、炎性腹膜炎和腹膜癌。治疗炎症性腹膜炎和腹膜癌等疾病的困难，强调了开发新治疗策略的必要性。

一、腹膜的生理作用

（一）对脏器有支持固定的作用

如对胃肠及肝胆胰等器官的固定，系通过腹膜固定在脏器表面，或腹膜形成系膜、网膜和韧带起到固定作用，如肝圆韧带、镰状韧带、冠状韧带等。

（二）分泌和吸收功能

腹膜是双向的半透明性薄膜，许多物质如水、电解质、尿素、一些小分子等均能通过腹膜，其中膈下腹膜较其他部位吸收能力更强。腹腔是体内最大的体腔，正常情况下腹膜可分泌少量浆液约含 75~100ml 草黄色清液，以滑润脏器表面，减少它们运动时的摩擦。另一方面腹膜又有重吸收功能。应用放射性标志的水及蛋白的研究，腹腔内水及物质经常通过腹膜脏层出入。但腹腔内液体的重吸收缓慢。正常人或狗的腹腔内注入等渗盐水时，腹膜脏层对它的吸收仅为 30~37ml/小时，在用利尿剂进行利尿时，腹水和周围水肿不成比例减轻，在仅限制 Na^+、H_2O 的摄取，呈自发性利尿时，周围水肿液不减少，可达 800ml，内腹水的吸收仅为 300ml，在用利尿剂后，周围水肿液经尿排出，可高达 4.7L/24 小时，而腹水的最大吸收量为 930ml。由此可见，正常情况下腹膜的分泌与吸收保持恒定，即不出现腹水，但当病理情况下，如炎症、门脉高压、低蛋白血症、淋巴生成过多等因素下，分泌大量液体进入腹腔，超过了腹膜的重吸收能力时，则引起液体在腹腔积聚，即为腹水形成。腹水主要来自体内细胞外液的渗入，在并有周围水肿时更是如此，但在外源性液体进入体内，亦可渗入腹腔内引起腹水。如果腹腔排液后，重新形成腹水的同时，体重也增加，说明腹水为外源性液体渗入；如体重未增加或者降低，则为周围水肿渗入所致；有时体重增加量低于腹水重形成量，此时腹水是由外源性和内源性液体混合形成。排放腹水后，腹水的重新形成非常迅速，有时高达重吸收量的 3 倍半（3.3L/24 小时），说明液体自腹腔内漏出的速度，远远超过重吸收量。在放腹水后，腹水的重形成量，常为排出量的 15%~104%，平均 58%。合并有水肿与无水肿者，腹水平均重形成量有很大的不同，分别为排出量的 82% 及 36%。常在放腹水开始的头 4 小时，腹水的形成量为全形成量的 25%，第 1 天为 40%~61%，至第 4 天为 100%，在大量放腹水后，常出现严重的合并症，如低血容量及低钠血症等。

(三)免疫功能

在正常情况下腹膜向腹腔排出少量液体，内含淋巴细胞、巨噬细胞和脱落内皮细胞，及纤维蛋白等，因此，具有免疫功能，吞噬各种病原菌或异物，防止腹膜炎发生。腹膜腔具有内在防御机制以保持其处于无菌状态，防御体系包括：①细菌侵入腹脏后，迅速通过腹膜内衬的间皮细胞和横膈膜的淋巴管，将其清除入淋巴系统；②由于腹腔内有富含免疫球蛋白和补体的浆液存在，具有调理吞噬作用和杀菌活性。细菌侵入后，能驱使大量的巨噬细胞、淋巴细胞、多形核白细胞，各种调理素等进入腹腔，发挥它们吞噬和杀灭细菌的作用；③腹膜和网膜可局限、包裹感染灶，限制炎症的进展。同时腹膜分泌富含纤维蛋白渗出液，其可网罗细菌。

肝硬化是导致腹水最常见的原因。肝硬化时有许多因素引起原发性腹膜炎，可使原来腹水加重且顽固。肝硬化时肝脏网状内皮系统功能低下，吞噬细胞活性降低；免疫状态低下、失调、血中补体、纤维连接蛋白等调理素降低，腹水中的IgG和补体浓度降低；腹腔的防御机能削弱，肝硬化腹水患者，腹水的蛋白量低，调理素少，大量腹水也减少了吞噬细胞与细菌接触的机会致杀灭细菌的能力降低。此外，肝硬化患者因门脉高压，肠黏膜瘀血，水肿致发生门脉高压性肠病，肠黏膜屏障破坏，通透性增加，加上腹腔本身的防御能力削弱，使细菌容易从肠黏膜渗入腹腔，引起腹膜炎症与腹水。

(四)修复与愈合功能

腹膜具有较强的修复和愈合能力。因而在消化道手术中浆膜层的良好缝合可使接触面光滑，愈合速度加快，且减少粘连。如果手术操作粗暴，腹膜受损则术后容易并发粘连，甚至引起粘连性肠梗阻发生。

在病理情况下，引起腹水的病因很多，根据发病急缓分急性和慢性腹水两大类。从病因而言可归纳为无菌性腹水和感染性腹水两类型。急性无菌性腹水最常见的原因是出血流入腹腔，产生化学性刺激和炎症反应。其他体液如胆汁、胃液、肠液、尿液以及外科手术时手套上的淀粉或滑石粉等均可引起无菌性腹水。癌肿侵犯腹膜时，包括原发性腹膜肿瘤或腹膜外肿瘤，若伴有出血或黏液性分泌物也可引起无菌性腹水。引起感染性腹水的病因，可分成原发性和继发性两种。慢性腹水的病因包括慢性重型肝炎、肝硬化、自身免疫性肝病、遗传性与先天性肝疾病、肝血管疾病、肝脏感染性疾病、肠系膜和腹膜本身疾病、慢性中毒性疾病、胆胰疾病及消化道肿瘤，多半是因由于上述疾病引起低蛋白血症，门脉高压或钠、水潴留等导致腹水的发生，此外系统疾病，如循环、泌尿、内分泌、营养性疾病、弥漫性结缔组织病等也可并发腹水，由于疾病不同引起腹水的机制也各异。

从实验室角度看，根据腹水的相对密度、蛋白含量、细胞计数及分类和生化指标改变等，将腹水分为漏出液与渗出液两大类，前者多为非感染性腹水，后者绝大多数为感染性腹水，两者的鉴别将在第八章第1节腹水的实验室诊断中作详细介绍。

二、腹膜透析病理生理学的分子机制

尽管有几种病理条件与腹膜有关，即术后腹腔粘连、腹膜原发性间皮瘤和转移、腹膜炎和继发性腹水的发展，但尚未对腹膜进行充分研究。慢性腹膜损伤导致进行性腹膜纤维化、过度血管生成和间皮细胞丢失。这降低了清除液体和溶解毒素的透析能力，限制了救生治疗的长期使用。我们重点关注潜在的分子病理机制、腹膜透析（PD）患者状态的分子特征和生物标志物，以及改善结果的实验干预措施。Baturina及其同事描述了与肾外髓集合管细胞相比，间皮细胞对渗透压力的反应。PD液的每次流入都会使间皮细胞暴露于从患者体内排出液体所需的超生理浓度的葡萄糖，而细胞对高渗应力的反应在很大程度上是未知的。有研究证明了与肾外髓集合管细胞相比，在甘露醇的高渗等渗切换下，当肌醇和尿素攻击腹膜间皮细胞时，其调节体积减少机制的相似性。间皮细胞的调节性体积减少，但肾外髓集合管细胞对尿素的反应不明显。对细胞反应的这种理解在寻找用于 PD 液的创新渗透剂时是必要的，该渗透剂具有较少的局部但也较少的全身伤害。

Eleftheriadis 等探索了原代人腹膜细胞上一般控制不可抑制 -2（general control nonderepressible2，GCN-2）激酶的激活，作为减轻 PD 液中高葡萄糖浓度诱导的间皮糖毒性的手段。GCN-2 激活剂，卤富士酮和色氨醇，降低了葡萄糖转运蛋白和共转运蛋白的间皮表达，减少了细胞葡萄糖摄取和下游代谢物的积累，从而导致晚期葡聚糖终产物和氧化应激增加。此外，GCN-2 的激活降低了高糖诱导的间皮 TGF-β 和 IL-8 合成以及 α-平滑肌肌动蛋白（α-SMA）的合成，这是间皮向间充质转化的标志。由于间皮在维持腹膜完整性和功能方面起着关键作用，这些结果对于 PD 患者的间皮单层和腹膜功能的保护具有前景，值得进一步的进行体内研究。

Baralić 及其同事研究证明血浆纤维蛋白原糖基化的主要 PD 相关改变，并为终末期肾病相关心血管并发症的机制提供了新的见解。蛋白质的 γ 链最易受到干扰糖基化的影响，即负责纤维蛋白原生理功能的链，如凝血和血小板聚集。特别值得关注的是，纤维蛋白原岩藻糖基化的增加独立地预测了超滤的下降，并强调了其作为 PD 预后生物标志物的潜在作用。

研究讨论了旨在减少 PD 相关腹膜损伤的治疗干预措施。Balzer 等研究了葡萄糖诱导的腹膜转化的修饰，他在 PD 小鼠模型中研究了达格列嗪腹腔注射对 SGLT2 抑制的影响。作者证明了钠-葡萄糖协同转运蛋白 1（sodium-dependent glucose transporters 1，SGLT1）和 SGLT2 在肾功能正常的小鼠和人的腹膜中的表达以及对 PD 的抑制作用，并建立了达格列嗪对 PD 诱导的动物模型中 SGLT2 表达增加的抑制作用以及对腹膜纤维化、血管生成和超滤失败的减少，即 PD 模式下降的主要驱动因素。同时，SGLT-2 抑制具有免疫调节作用。因此，作者补充了 SGLT-2 抑制剂的另一个重要有益方面，该抑制剂广泛用于糖尿病患者，并在慢性肾病和心肾疾病中进行了研究。

补充丙氨酸-谷氨酰胺（Alanine glutamine，Ala-Gln）二肽在 PD 背景下的保护作用，在两份关注内皮细胞和屏障功能改善的研究中得到了强调。在 Bartosova 等人的研究中，在人内皮细胞（HUVEC）单层中测试了 AlaGln 的补充，并与高浓度和极低浓度葡萄糖降解产物（Glucose degradation products，GDP）的 PD 液一起孵育。暴露于高 GDP PD 流体中，AlaGln 通过维持小带闭塞蛋白 1（zonula occludens，ZO-1）和紧密连接跨膜蛋白（Claudin-5）的丰度以及纳米级细胞间连接中 ZO-1 的聚集，恢复了内皮单层的完整性和细胞旁通透性特征。在暴露于相同 PD 液的小鼠中补充 AlaGln 也恢复了小动脉内皮 Claudin-5 的丰度，这进一步证明了 AlaGln 可以改善腹膜密封，从而推测 PD 治疗的可持续性。

Herzog 等提供了关于人脐静脉内皮细胞（HUVECs）作为 PD 诱导内皮效应体外模型有效性的有力证据。通过交叉组学（转录组学和蛋白质组学分析），作者证明了在用常规 PD 液孵育的人脐静脉内皮细胞（Human Umbilical Vein Endothelial Cells，HUVEC）中看到的基因和蛋白质变化在很大程度上重叠，在用富含 GDP 的 PD 液治疗的 PD 患者的腹膜活检的小动脉样本中看到的变化。与人体离体研究结果相比，体外模型的明显局限性与复杂的小动脉组织结构有关。蛋白质组学分析进一步揭示了丙胺酸-谷氨酰胺（Ala-Gln）的细胞保护作用，减少了内皮细胞损伤，恢复了病理生理学重要蛋白质的干扰丰度，丰富了保护性生物过程。总之，这两项关于 AlaGln 的研究中提供的实验证据支持 PD 液中膜保护添加剂的概念，并证明了进一步的临床试验的合理性。在一项随机对照临床试验中，Ala-Gln 改善了腹膜半透性，即增加了小溶质的腹膜转运，减少了腹膜蛋白质损失。Ala-Gln 一项试验的患者的流出物用于 Grunert 等人的研究。在另一个方向上，本研究测试了傅里叶变换红外（FTIR）光谱是否可以用作检测 PD 患者流出物中分子指纹的手段，以及时检测 PD 相关并发症。FTIR 光谱的主成分分析允许在 PD 停留开始和结束时鉴别流出物，以及与补充 AlaGln

的PD流体相比鉴别对照PD流体。作者将流出物的分子指纹与临床数据相结合,并采用了机器学习方法,为进一步研究这项原理验证研究能否推广到临床实践铺平了道路。

Roumeliotis等和Marchant等集中于PD治疗对腹膜的两种不同的损伤,并讨论了潜在的辅助或治疗方法。第一项研究探讨了氧化应激增加在腹膜形态学和功能退化中的重要病理生理作用及其临床意义。除了极高的葡萄糖浓度和PD液的各自衍生物的重要作用外,作者还总结了PD液的进一步特征,如酸度和高乳酸含量,在氧化应激诱导的腹膜病理生理学中的作用,以及尤其是在高GDP流体的情况下PD中并发和阴燃感染的作用。

IL-17A最近被认为是慢性炎症性疾病(包括慢性肾病)的潜在治疗靶点。许多浸润细胞分泌IL-17A,促进腹膜血管生成和间皮间充质转化,维持炎性细胞募集和炎症以及随后的纤维化。IL-17A主要参与PD诱导的腹膜损伤,是一种极具前景的治疗工具。潜在的干预措施包括临床常规治疗,如肾素-血管紧张素系统阻断剂、COX-2抑制剂和他汀类药物,但证据尚不明确。实验研究表明维生素D和类似物的作用。然而,需要解决的关键问题是,如慢性炎症性疾病临床试验中所研究的,通过中和抗体阻断IL-17A对慢性PD是否有益,即,它是否保持了腹膜完整性,并至多减少了全身炎症和心血管后遗症,同时具有高耐受性和合理的成本。

Herrick和Wilm全面描述了间皮在腹膜稳态和术后粘连形成中的重要作用,这是一种主要的健康和经济负担。考虑到腹部部位相关的特异性,他们为生理浆膜修复和再生的机制提供了新的机制,并全面描述了导致损伤后病理反应的事件,即腹膜细胞和分子的过多作用,这反映了腹膜稳态功能的复杂性。通过考虑腹膜发育过程中间皮生物分子标记物的表达,从而提供了为限制甚至预防腹膜粘连形成的迫切需要的治疗铺平道路所需的关键信息。

三、间皮细胞的调节与人类疾病

间皮细胞(mesothelial cells, MCs)的作用包括作为润滑剂减少器官之间的摩擦,作为半透膜调节液体运输,以及调节免疫功能。MC产生透明质酸和唾液酸,这降低了动摩擦系数,有助于器官之间的润滑,并保护受损组织。细胞-细胞连接中的紧密连接对于发展细胞表面极性和维持半透性扩散屏障至关重要,后者被动地将液体输送通过腹膜。此外,MCs通过调节凝血和防止受损区域的再灌注,触发对细菌和病毒的炎症反应,诱导和激活免疫细胞,并参与炎症后的组织修复。总之MC的控制,尤其是在表达Wt1分化时,是治疗人类疾病(如炎症、癌症、损伤以及PD)的一个重要问题。wt是蛋白质的一种翻译后修饰,指的是酪氨酸残基的磷酸化。wt蛋白的异常表达可能与多种疾病的发生和发展有关。其主要通过影响细胞信号转导通路、调控基因表达等。MC功能的恢复或改变可能是这些疾病和情况的潜在新治疗策略之一。尽管MC控制的可用性仍然未知,但MC肯定具有治疗发展的潜力,需要进一步加快对MC的研究。

(一)MCs向成纤维细胞的分化

1. 与腹膜透析(PD)相关的MCs分化为成纤维细胞　PD是一种有效且负担得起的肾脏替代疗法,与血液透析相比,其住院次数更少,生活质量显著提高。然而,仅约11%的全球透析人群使用该药物。一个原因是非生理性PD溶液与持续腹膜暴露生物不相容,并引发MC损伤和腹膜炎症。

正常的腹膜成纤维细胞散布在下胚层结缔组织中,既不表达肌纤维母细胞也不表达MC标志物。然而,与PD相关的许多成纤维细胞表现出表达α-平滑肌肌动蛋白(α-SMA)的肌成纤维细胞表型,并伴有提示MC的细胞角蛋白表达。

转化为肌成纤维细胞的MC上调 果蝇蜗牛蛋白(Snail)、锌指结构转录因子中的E盒结合锌指蛋白(zincfinger E-box-binding protein, ZEB)和Twist(转录因子超家族的成员,也是一种癌基因,参与胃癌发生发展、转移等恶性生物学表现)的转录因子。Wilms肿瘤抑制基因(Wt1)通过在间充质祖细胞发育过程中直接激活 Snai1 启动子并直接抑制 E-钙黏蛋白（Cdh1, E-cadherin）启动子来促进上皮细胞向间质转化（EMT）。据报道，转化生长因子-β（TGF-β）是诱导上皮细胞向间质转化（epithelial-mesenchymal transition, EMT）EMT 的代表性和重要介质。正常的 MCs 稳态地产生因子，如骨形态发生蛋白，以抵消 EMT 的诱导并抑制转化生长因子-β（TGF-β）的表达。在体外和体内，高葡萄糖降解产物（GDP）浓度的 PD 液诱导 MCs 中 TGF-β 的产生和 EMT。TGF-β1 和白细胞介素（IL）-1β 刺激 MC 激活 TGF-α 激活激酶 1，增加细胞外信号调节激酶 1/2、核因子-κB 和 Snail 的表达，并促进上皮细胞向间质转化。肝细胞生长因子、骨成型蛋白 7（Bone Morphogenetic Protein 7, BMP7）、维生素 D 类似物和皮质类固醇抑制 EMT 和腹膜纤维化。在一项使用 Wt1 依赖性 CreER 基因表达小鼠进行 Wilms 肿瘤 1（Wt1）$^+$MC（非增殖长期存活定居的免疫组织细胞）谱系追踪的研究中，腹腔注射次氯酸盐或透析溶液（含 4.25% 葡萄糖和 40mM 高葡萄糖降解产物）诱导腹膜纤维化，Wt1$^+$MCs 通过细胞周期上调进行组织修复，如 Ki-67 表达增加所分析的。相比之下，在下胚层瘢痕中，约 15.9% 和 16.5% 的细胞分化为表达 α-SMA 的肌成纤维细胞。此外，来源于 Wt1$^+$MC 的肌成纤维细胞表达血小板衍生生长因子受体-β（Platelet derived growth factor receptor-β, PDGFR-β），PDGFR 酪氨酸激酶抑制剂伊马替尼显著减弱了 α-SMA 肌成纤维的积累，并减少了腹膜的纤维化增厚。

2. 癌症中 MCs 向肌成纤维细胞的分化　腹膜播散是胃癌、卵巢癌和胰腺癌的主要转移途径，在其他器官的种子形成过程中必须与 MC 接触。MCs 被认为是癌症进展的保护屏障。腹膜播散的癌症通常会导致腹水积液，其中含有多种细胞因子，包括 TGF-β，这些细胞因子将 MCs 分化为癌相关成纤维细胞（Cancer associated fibroblasts, CAF）表型，表明它们参与了肿瘤微环境。整合素 α5 参与卵巢癌腹膜播散中的黏附增强，并在腹水中的单个细胞或由多个细胞形成的球体中高度表达。最近的报告表明，接受卵巢癌 TGF-β 信号转导的球体中的 CAF 分泌表皮生长因子，并在卵巢癌中诱导整合素 α5 表达，促进与腹膜的黏附。PDGF 信号传导对 CAF 存活很重要，伊马替尼可降低 CAF 活性并导致腹膜粘连快速降低。通过 TGF-β 刺激分化为 CAF 样表型的 MCs 通过上调卵巢癌细胞中的纤维连接蛋白 1（fibronectin 1, FN1）表达蛋白激酶 B/Akt1 信号获得铂抗性。MCs 也可能参与肿瘤内的血管生成。

恶性腹水含有高浓度的血管内皮生长因子（vascular endothelial growth factor, VEGF），不仅是癌症的来源，也是 MCs 的来源。正常 MC 也稳态地产生 VEGF，用 TGF-β、IL-1β 和成纤维细胞生长因子 2 刺激 MC 可增加 VEGF 分泌，提示肿瘤血管生成。贝伐单抗是一种靶向所有 VEGF-a 亚型的单克隆抗体，也可用于铂耐药卵巢癌，这表明 MC 在肿瘤中有很强的参与。这些报告支持在肿瘤微环境中靶向 MC 作为一种新的治疗策略的必要性。

最近报道了一种预防腹膜播散的新策略，重点是维生素 D 通过抑制卵巢癌细胞分泌的 TGF-β 刺激的 MC 间充质转化来恢复 MC 功能的能力。在这项研究中，维生素 D 通过抑制血小板反应蛋白-1 的表达，恢复 MC 功能并显著减少卵巢癌的腹膜播散。一项使用自发展为胰腺癌的小鼠进行的研究发现，基质中存在大量蛋白阳性癌相关成纤维细胞（CAF），这些 CAF 可能来源于 MCs。通过用单细胞 RNA 测序（RNAseq）对人群进行分析，确定了抗细胞程序性死亡-配体 1（Programmed cell death 1 ligand 1, PD-L1）治疗不良反应的亚群。最近的一项研究使用 Wt1 依赖性 Cre 重组酶-雌激素受体（Cre-estrogen receptor, CreER）表达小鼠进行 Wt1$^+$MC 的谱系追踪，确定了癌基质中 MC 衍生的癌相关成纤维细胞（CAF）。这项研究发现，来自 MC 的抗原呈递 CAF 诱导调节性 T 细胞并有助于免疫逃逸。

（二）抗癌基因 Wt1 在与肿瘤血管生成相关的 MC 分化中的作用

肿瘤微环境中的血管生成过程被认为是癌症的关键特征之一。肿瘤和骨髓衍生细胞以及其他基质细胞释放旁分泌VEGF,增加血管分支并促进肿瘤血管发育。常规化疗和VEGF抑制剂贝伐单抗联合使用提高了晚期结直肠癌和肺癌患者的生存率。

周细胞(Pericytes)是一种特殊的间充质细胞,具有缠绕血管内皮管的手指状突起。PDGFR-β阳性周细胞被内皮细胞、肿瘤和血小板释放的PDGF-B募集到内细胞的外围,为血管提供机械和生理支持。PDGFR抑制剂与VEGFR抑制剂联合使用的实验通过诱导终末期胰岛癌小鼠的周细胞分离和肿瘤血管破裂来防止胰岛癌生长。相反,在周细胞缺乏的小鼠中使用抗VEGF药物不会影响抗肿瘤效果。此外,一项使用血小板中PDGF-B有条件敲除小鼠的研究表明,肿瘤血管的周细胞覆盖受损会促进转移,因此需要维持血管完整性。

高水平Wt1表达的肿瘤与促进血管生成相关,证明Wt1调节VEGF表达。在一项使用尤因肉瘤细胞系的研究中,表达Wt1的肿瘤增加了抗血管生成促进分子的表达,如VEGF、基质金属蛋白酶-9(matrix metalloproteinase-9,MMP9)、人血管生成素1(Human angiopoietin-1,Ang-1)和TEK酪氨酸激酶(Tie-2)。此外,体内实验表明,肿瘤中的Wt1缺失显著抑制血管和肿瘤形成。

总之MC的控制,尤其是在表达Wt1分化时,是治疗人类疾病(如炎症、癌症、损伤以及PD)的一个重要问题。MC功能的恢复或改变可能是这些疾病和情况的潜在新治疗策略之一。

四、腹膜间皮细胞在腹膜粘连中的作用机制

腹膜粘连(Peritoneal adhesions,PA)是连接腹部或内脏器官与腹膜的纤维化组织。PA的形成可诱发多种临床疾病。然而,目前尚无预防和治疗PA的有效策略。腹膜间皮细胞(Peritoneal mesothelial cells,PMCs)的损伤通过促进炎症、纤维蛋白沉积和纤维化形成而导致PAs。在PA形成的早期阶段,PMC经历间皮-间充质转化,并有能力产生细胞外基质。PMCs可转分化为肌成纤维细胞并加速PA的形成。

腹膜粘连是内脏器官之间或器官与腹壁之间的病理性纤维带。手术、创伤、慢性腹膜炎、腹膜透析、子宫内膜异位症等均可诱发PA形成。然而,大多数PA是由手术引起的。PA会导致疼痛、女性不育、肠梗阻和其他问题,并给再次手术带来困难。目前,尚无有效的预防和治疗PA的策略。腹膜外覆盖着一层称为腹膜间皮细胞(PMCs)的薄层细胞;这些是腹腔的主要屏障。PMCs可能在PAs的发生和发展中起着重要作用。

(一)腹膜间皮细胞(PMC)的特点和功能

1.PMC的解剖特征 在人体的三个浆液腔中,腹腔是最大和最复杂的。通常,内脏腹膜覆盖腹部的内脏和肠系膜表面,壁腹膜覆盖腹壁和骨盆内表面。内脏和壁腹膜围绕腹膜腔。腹膜被一层薄薄的间皮细胞覆盖。在间皮细胞下方,可见基底膜和间质皮下组织,包括胶原纤维、血管和成纤维细胞。PMC具有顶端-基底极性、细胞间连接复合体和顶端微绒毛;这些结构可能是维持腹膜完整性的PMC的最基本形式。两个或两个以上PMC的连接形成气孔,气孔通向下胚层淋巴系统,并在流体运输中发挥作用。

2.PMCs的病理生理功能 糖萼由分布在PMC微绒毛顶部的表面活性剂、磷脂和糖胺聚糖组成,为内脏器官活动创造了润滑环境。PMC具有上皮和间充质特征,可以在生理和病理条件下转化。在生理条件下,腹膜是一种天然的半透膜,但在反复腹膜透析后,PMC经历间皮-间充质转化(Mesothelial mesenchymal transformation,MMT),这可能导致腹膜纤维化。此外,PMC可以捕获细菌、化学分子和其他物质,发挥保护屏障作用。它们可以通过向免疫细胞呈递抗原来启动炎症反应。此外,当病原体入侵和组织受损时,它们可以分泌细胞因子。PMC还表现出纤溶活性,可以溶解纤维蛋白并防止PAs的形成。

(二)腹膜粘连(PA)形成的关键步骤

当腹膜因手术创伤或感染而受损,或暴露于腹膜透析液时,PMC可能发生脱落、坏死或凋亡。

它们可以释放损伤相关分子模式（Damage related molecular model，DAMP）或病原体相关分子模式（pathogen associated molecular pattern，PAMP），吸引其他免疫细胞聚集并引发炎症，导致凝血反应，从而增加腹膜的局部血管通透性。纤维蛋白也从血管中释放出来，并在受伤部位与免疫细胞一起覆盖伤口。然而，如果纤维蛋白在伤口愈合过程中不能及时溶解，成纤维细胞将附着在纤维蛋白上并产生胶原，形成粘连性纤维组织。最后，PMC覆盖形成的黏附性纤维化组织的表面以完成病理修复，导致永久性PA形成。PAs的形成过程与正常组织的愈合过程相似；然而，正常愈合过程中纤维蛋白的产生和溶解是平衡的。纤维蛋白的过度沉积导致最终PA的形成。找到炎症反应和纤维蛋白沉积的起始因子至关重要，因为这可能有助于从源头控制PA的形成。总之，PAs的形成可能是炎症反应、凝血、纤维蛋白沉积和细胞外基质（Extracellular matrix，ECM）生成的总体影响的结果。尽管也涉及免疫细胞，如中性粒细胞、巨噬细胞、肥大细胞和T淋巴细胞，但对PMC的损伤和基底膜的暴露是这些细胞促进PA形成的必要条件。因此，PMC在PA中的作用似乎至关重要。

（三）PMC促进PAs的机制

1. PMC受损引发PA形成　光滑完整的PMC可以防止PA的形成；相反，受损的PMC或PMC脱落可能是PAs启动的基础。通过结扎或摩擦诱导的PAs小鼠模型表明，损伤后间皮蛋白高表达的PMC可能会诱导调节细胞分化和增殖的基因，使PMC脱离基底膜并进入腹腔引发PAs。这可以通过使用抗间皮抗体来减少发生。在损伤或活化后，PMC可以通过产生基质金属肽酶2/9（MMP-2/9）和降解Ⅳ型胶原来重塑ECM或直接侵入基底膜，这可能是PMC进入腹腔诱导早期PA形成的机制之一。进一步的研究发现，PMC受损后，在钙离子的介导下，受损细胞表面发生膜突起和膜融合。同时，受损的PMC向相邻的正常细胞释放信号，导致受损的细胞表型和行为向正常细胞传递，并触发最初的PA形成。随后发生PMC的增殖和瘢痕形成。此外，另一项研究表明，损伤后不久，纤维蛋白沉积在PMC的脱落部位，随后巨噬细胞聚集，可能促进炎症（图1A），这表明PMC的丢失也为早期PAs提供了附着点。上述证据表明，PMC完整性的破坏是PA的初始诱因。病理环境中PMC的形态变化和细胞表面标志物不仅显示了PA形成的开始，而且为纤维蛋白促进PA提供了附着点。预防PMC的早期破坏并及时促进PMC的再生可能是预防PAs发生和发展的有效方法。大多数PA是由外科创伤引起的；然而，其他因素也不容忽视，如炎症、出血和腹膜透析。腹膜透析对PMCs的影响不仅可能是对腹膜导管的机械损伤，还可能是腹膜透析中高糖、酸性物质对PMCs的慢性刺激，最终甚至可能导致PMCs整体脱落，加重随后的纤维化过程。

2. PMC功能失调导致纤维蛋白沉积过多　为了维持纤溶系统的平衡并在生理条件下预防PAs，PMC可以产生激活和抑制纤溶系统分子，如组织型纤溶酶原激活剂（Tissue plasminogen activator，t-PA）、尿激酶型纤溶酶原激活剂、纤溶酶原激活物抑制物-1（Plasminogen activator inhibitor-1，PAI-1）、2型纤溶蛋白酶原激活物抑制剂和纤溶酶。腹膜受损后，凝血反应开始。血小板在血管损伤部位的聚集导致纤维蛋白交联，随着纤维蛋白溶解活性的增强，PMC释放纤维蛋白溶解介质并激活纤维蛋白以促进纤维蛋白溶解，从而促进伤口愈合。PMC受损后，纤溶系统的功能被破坏，纤溶酶原激活的减少导致纤溶酶的产生不足，从而减少纤溶并导致PA。手术损伤后，PAI-1水平的增加伴随着组织型纤溶酶原激活剂（t-PA）水平的降低，两者之间的不平衡导致纤维蛋白沉积。此外，PAI-1可以与t-PA结合，并通过将巨噬细胞吸引到PA位点而成为趋化因子。巨噬细胞通过上调PMC上的受体HER1进一步增强PAI-1的分泌，从而增强黏附部位的纤维蛋白沉积。PAI-1的抑制促进纤溶，并防止巨噬细胞的募集。进一步的研究发现，脂肪间充质干细胞衍生的细胞外囊泡由多种蛋白质、DNA、mRNA和miRNA组成，可以通过促进PMC的愈合，使其分泌更多的t-PA并减少PAI-1来缓解PAs。上述证据表明，PMCs的功能障碍导致纤维蛋白的过度沉积，而PMCs功能的恢复有助于维持纤溶系统的平衡，从而促进伤口愈合和减少PA。

3. PMCs调节PA形成的炎症过程　PA的形成伴随着炎症反应的发生和发展。PMC通过产生炎性分子、黏附分子和促纤维化因子来诱导炎症，以加速PA的形成。透明质酸（Hyaluronic acid，HA）的合成和释放可能是PMC调节炎症的机制。证据表明，PMC在腹膜炎炎性环境中释放的HA可以隔离自由基并启动修复程序。HA在损伤部位被修饰以形成损伤相关分子模式（Damage related molecular model，DAMP），其可以与炎性细胞上的模式识别受体结合以诱导炎症反应。此外，小HA低聚物可以促进转化生长因子-β（TGF-β）和肿瘤坏死因子-α（TNF-α）的表达水平，导致细胞修复受损和炎症增加。PMC也可以募集炎性细胞。受损的PMC可以通过上调PAs早期的趋化因子（C-X-C基序）配体1（CXCL1）、单核细胞趋化蛋白1（Monocyte chemoattractant protein 1，MCP-1）和其他趋化因子，直接将中性粒细胞和单核细胞吸引到损伤部位，从而引起炎症。PMCs的促炎作用也在一项研究中得到证实，其中PMCs因高糖而受损。Chu等人报道，高糖条件下的PMC通过自分泌高迁移率族蛋白盒1（Autocrine High mobility group box 1，AHMGB1）激活丝裂原活化蛋白激酶（Mitogen-activated protein kinases，MAPK）途径，刺激人巨噬细胞趋化蛋白-1（Human macrophage chemotactic protein-1，MCP-1）和白细胞介素-8（IL-8）的排泄，从而增强炎症反应。总之，PMC可能通过释放趋化因子和招募其他炎性细胞来激活炎症反应，从而加速PA的形成。

　　PMC也可能受到炎症环境的影响，并进一步促进炎症反应。在细胞因子的作用下，PMC通过上调表面黏附分子[如细胞间黏附分子-1（intercellular cell adhesion molecule-1 ICAM-1）和血管细胞黏附因子1（vascular cell adhesion molecule-1，VCAM1]来招募白细胞。有证据表明，纤维蛋白可以诱导PMC表达IL-1β、IL-6、TNF-α和血管内皮生长因子-A（Vascular endothelial growth factor A，VEGF-A），以促进腹膜炎症和PA。手术创伤后，PMC表面IL-22受体的表达水平增加。当与免疫细胞分泌的IL-22结合时，PA的形成被促进。此外，用干扰素-γ（IFN-γ）刺激PMC后，IL-22受体的表达上调。在炎症条件下，PMC中蛋白激酶Cα的表达增加并介导PMC释放炎症介质，促进腹膜血管生成和纤维化。在长期腹膜透析和腹膜透析相关腹膜炎中，炎症对PMC的影响也已被探索。一些研究发现，炎症因子和纤维化介质（如TGF-β1和白细胞介素-1β）可以通过增加p38丝裂原活化蛋白激酶（P38 mitogen activated protein kinase，p38 MAPK）和蛋白激酶B/肌醇磷脂-3-激酶（AKT/PI3K）通路的激活来减少PMC的蛋白分泌，从而导致PMC分泌的纤维连接蛋白过度沉积，导致纤维化。此外，肠系膜间充质干细胞可以在炎症环境下转分化为巨噬细胞，产生促炎因子，如TNF-α和IL-6。上述证据表明，在炎症环境下，PMC可以通过释放炎症介质、产生趋化因子、上调表面受体和转分化途径来促进炎症反应并加速PA的形成。

　　PA形成期间，炎性介质的产生调节细胞外基质（extracellular matrix，ECM）。趋化因子（CXC基序）配体1（CXCL1）可能是一种重要的促血管生成剂。PMC分泌的CXCL1直接促进人类微血管内皮管的形成，VEGF通过参与血管生成加速PA过程。CXCL1还可以上调PAI-1的表达并促进纤维蛋白沉积。PMC产生的CXCL2和IL-6可以招募和激活中性粒细胞。IL-6可以促进中性粒细胞分泌TNF-α，进而刺激中性粒细胞和巨噬细胞产生更多的TNF-β。此外，IL-6通过STAT3依赖性途径诱导腹膜炎症和纤维化；IL-6的抑制可以减轻纤维化。IL-22通过刺激PMC释放更多PAI-1和抑制t-PA的产生以允许纤维蛋白的过度沉积来促进PA的形成。

　　尽管手术和腹膜透析都会损害PMC并引起炎症，但两者之间存在明显差异。术后肠道细菌可进入腹腔，加剧手术部位的炎症反应，刺激PAs的形成。炎症是持续性和急性的，并且在手术诱导的PA的整个过程中可能会持续放大。炎症的持续可能与手术损伤本身有关，因为研究表明，手术损伤会导致腹腔巨噬细胞过度聚集和功能障碍。另一方面，纤维蛋白溶解的沉积受到阻碍，吸引炎性细胞聚集，放大炎症反应，加速PA的形成。

总之，PMC可以分泌纤溶酶原激活系统的刺激和抑制分子、炎性细胞因子和ECM蛋白，参与损伤后的炎症反应。此外，它们参与了一个正反馈回路，从而受到炎症环境的调节，并进一步放大炎症反应。

4.PMC开发MMT并促进腹膜纤维化　PMC可以通过分泌ECM成分并通过间皮－间充质转化（MMT）过程促进PA形成而参与纤维化。活化的PMC能够产生大量的纤维连接蛋白和胶原，并通过重新表达收缩蛋白促进组织重塑。它们还可以产生基质金属蛋白酶，如线粒体膜电位（Mitochondrial membrane potential，MMP）-2、MMP-9和MMP-14，以及基质金属蛋白酶抑制剂，如基质金属蛋白酶抑制物1和纤溶酶原激活物抑制剂-1（PAI-1），以影响纤维化。MMT是许多纤维化事件的重要参与者，如特发性肺纤维化、肝纤维化和心肌梗死疤痕。MMT最早在腹膜透析中发现，被认为是腹膜增厚和纤维化的基础，随后在PA中发现MMT。PMC中MMT的重要方面是其转分化，其中PMC从上皮细胞表型转化为间充质表型。这种转变表现为PMC顶端－基底外侧极性的丧失和E-钙黏蛋白的表达，以及α-平滑肌肌动蛋白（α-SMA）和波形蛋白的过度表达。PMC最终转化为具有增强迁移能力的成纤维细胞样细胞，并产生ECM以促进PA形成。

肌成纤维细胞具有很强的合成和分泌ECM的能力，并有助于PA的发展。PMC中MMT的发生可能是肌成纤维细胞的直接来源。Sandoval等首次证明PA中的肌成纤维细胞来源于PMC的间皮－间充质转化（MMT），并强调MMT有助于病理性PA的发展。PMC转化为肌成纤维细胞，并通过遗传谱系追踪系统参与上皮生长因子受体驱动的PA形成。PAs末端的细胞表达血小板衍生生长因子受体α（PDGFRα），表明这些细胞具有成纤维细胞特性。进一步的研究表明，大多数表达PDGFRα的肌成纤维细胞来源于PMC。Uyama等人还发现，PMC来源的肌成纤维细胞的增殖促进PA的形成。上述发现证实，PMC经历MMT转分化为肌成纤维细胞，并参与促进纤维化和PA形成。

转化生长因子-β（TGF-β）超家族可能在PMC诱导的纤维化和PA形成过程中不可或缺乏。首先，在纤维化过程中有许多TGF-β的来源。在盲肠烧灼诱导的PAs小鼠模型中，中性粒细胞和肌成纤维细胞能够产生TGF-β1。此外，炎症因子，如IL-1β，可促进TGF-β的释放。TGF-β1是一种强大的细胞因子，可以激活经典Smad（某些基因的转录激活因子）信号传导和Smad非依赖性信号传导途径，如MAPK途径和参与MMT的小G蛋白超家族鸟苷三磷酸酶RAS同源基因家族成员A（小GTPase RhoA）。TGF-β1受体抑制剂可以有效减弱TGF-α1信号通路诱导的PMC的MMT。TGF-β1还可以通过上调纤溶酶原激活物抑制剂-1（Plasminogen activator inhibitor-1，PAI-1）和诱导胶原生成来促进纤维化和PA形成。

此外，Wnt/β-catenin信号通路参与PMCs的间皮－间充质转化。在腹膜透析液诱导的腹膜纤维化中，Wnt/β-catenin信号通路上调；使用重组人Dickkopf相关蛋白1（Wnt/β-catenin途径的抑制剂）阻断间皮－间充质转化过程。PI3K/AKT通路也在间皮－间充质转化中起作用。Wang等人发现，在间皮－间充质转化（MMT）过程中AKT过度激活，在PI3K/AKT通路阻断剂沃特曼宁干预后，PMC中p-AKT和α-SMA的表达水平受到显著抑制。RhoA/Rho激酶（RhoAj是一种小分子G蛋白，RhoA的主要底物RhoA激酶是一种丝氨酸/苏氨酸激酶）效应信号在PMC中晚期糖基化终产物诱导的MMT中起促进作用。这些途径与TGF-β1信号通路合作改善纤维化。

氧化应激也可能是PMC中MMT发生的一个组成部分。线粒体产生的活性氧（ROS）可能在高糖条件下导致腹膜损伤的早期阶段，虾青素可能通过其抗氧化和抗炎作用预防MMT。此外，发现腹膜透析患者PMC的线粒体损伤导致线粒体活性氧（mtROS）增加，进而促进MMT。此外，TGF-β1增加mtROS，从而引发炎症反应，改变PMC的表型，并导致纤维化。

尽管手术和腹膜透析都促进MMT和纤维化，但其发生机制存在差异。生物力学信号可能在腹膜透析中的MMT中起着小作用，在急性腹部创伤中起着主要作用，这表明透析管和腹膜透析引起的机械损伤可能没有透析液的毒性大。进一步的研究也提供了支持这一说法的证据，如腹膜透析液中的酸性物质和高浓度葡萄糖刺激腹膜肾素-血管紧张素的激活，导致腹膜透析患者纤维化，血管紧张素受体阻滞剂阻止腹膜纤维化和PAs的进展。总之，尽管腹膜透析中透析管和透析液形成的机械刺激与MMT和纤维化有关，但其作用可能不如腹膜透析液本身的细胞毒性。手术带来的机械刺激主要导致PAs的MMT和纤维化。

五、胃癌腹腔转移患者腹腔内免疫微环境的改变

腹腔含有许多位点特异性免疫细胞，它们构成了独特的免疫微环境。然而，目前尚不清楚腹膜转移（PM）患者的局部免疫特征是如何改变的。

从不同阶段胃癌（GC）患者中获得腹腔灌洗液或腹水。用单克隆抗体对从腹膜液中回收的细胞进行淋巴细胞、巨噬细胞和肿瘤细胞特异性抗原的免疫染色，并用多色流式细胞术评估白细胞亚群的频率和抗原表达水平。结果显示，与没有PM的患者相比，PM患者的$CD8^+$ T细胞、$CD3^+$ $CD56^+$ NKT样细胞和$CD3^-$ $CD56^+$ NK细胞与$CD45^+$白细胞的比例显著降低。在PM患者中，$CD8^+$ T细胞和NKT样细胞的比率与肿瘤白细胞比率、$CD326^+$肿瘤细胞与$CD45^+$白细胞的相对频率成反比。相比之下，PM患者中$CD19^+$ B细胞的比例显著增加，其比例与TLR和腹膜癌指数（PCI）评分呈正相关。在PM患者中，$CD14^+$巨噬细胞往往随着CD14、CD16和M2巨噬细胞标志物CD163表达的增强而增加。特别是，与没有PM的患者相比，高Toll样受体（TLR）患者的巨噬细胞中含有许多具有高侧散射和CD14表达的颗粒。初步结论认为PM伴随着腹腔内淋巴细胞和巨噬细胞表型的剧烈变化，这可能与腹腔内肿瘤生长的发展和进展有关。

腹膜转移（PM）是GC患者常见的复发部位，尤其是浆膜暴露的硬化型。PM通常与肠梗阻、肾积水和/或腹水积聚有关，这会显著降低生活质量，并与预后极差有关。

PM的发展是一个多步骤的过程，从恶性细胞从原发性肿瘤的浆膜表面分离、在腹腔微环境中存活；游离肿瘤细胞附着于腹膜表面并侵犯基底膜；以及肿瘤生长与血管生成的开始。宿主免疫在转移形成过程中起着至关重要的作用。先前的研究表明，腹膜腔通常含有许多不同表型的自由浮动免疫细胞，这些细胞维持腹膜内稳态并防止局部炎症。由于它们可以介导与从原发性肿瘤浆膜表面脱落的肿瘤细胞的直接接触，腹膜液中的这些免疫细胞被认为在PM的病理生理学中起关键作用。

与具有丰富的常驻巨噬细胞和B-1细胞（主要是$CD8^+$而非$CD4^+$ T细胞）以及腹膜液中丰富的可溶性因子的全身免疫相比，人腹膜表面具有明显不同的免疫特征。然而，关于腹膜腔中的免疫微环境在PM发展过程中如何改变的知之甚少。在之前的一项研究中，Takahashi使用流式细胞术区分了GC患者腹膜液中的肿瘤细胞和白细胞，并计算了$CD326^+$肿瘤细胞$CD45^+$的相对频率作为肿瘤白细胞比率（TLR）。结果表明，TLR是评估腹膜肿瘤负担和预测PM患者预后的一个极好的生物标志物。使用了多色流式细胞术，并对腹腔内免疫细胞的表型进行了更详细的分析，以评估与PM相关的免疫微环境的变化。

研究中发现GC患者中PM的存在显著改变了腹膜液中淋巴细胞和巨噬细胞的表型。首先，在PM患者中，$CD8^+$ T细胞、$CD3^+$ $CD56^+$ NKT细胞和$CD3^-$ $CD56^+$ NK细胞的比率显著降低，这些细胞都对肿瘤细胞具有直接的细胞毒性作用。Papadopoulos等人报道，卵巢癌PM患者腹水中$CD8^+$ T细胞和$CD56^+$ NK细胞被耗尽。Yunusova等人表明，与良性卵巢肿瘤腹水相比，恶性腹水中的NK细胞减少。这项关于胃癌的研究结果与先前关于卵巢癌的报道一致。

在没有PM的患者中，腹膜液中$CD8^+$ T细胞和$CD3^-$ $CD56^+$ NK细胞的比率与存活率呈负相关。此外，与健康供体的循环细胞相比，腹膜液中的T、自然杀伤细胞（NK）和自然杀伤T细胞（NKT）

样细胞产生高水平的细胞内 IFN-γ。这表明这些腹膜细胞没有耗尽，但功能完全，并表明腹膜腔中这些效应细胞的数量减少可能对 PM 的发展至关重要。在 PM 患者中，CD8$^+$ T 细胞和 NKT 样细胞的比例与 TLR 呈负相关，表明效应器功能受损可能有助于腹腔内游离肿瘤细胞的快速生长。然而，这些细胞的频率与 PCI 评分无关。由于 PCI 评分反映了腹膜中的宏观肿瘤负担，腹膜空间中的自由效应细胞可能与已建立的腹膜肿瘤的生长没有直接关系。

相反，B 细胞比例与 TLR 和 PCI 评分呈正相关。B 细胞可以通过分泌肿瘤特异性抗体、促进 T 细胞反应、细胞因子产生来发挥抗肿瘤免疫作用，高密度的肿瘤浸润 B 细胞通常与大多数癌症患者的更好预后相关。然而，进一步的证据表明，B 细胞可以发展为调节性 B 细胞（B-regs），其产生大量的免疫抑制细胞因子，导致肿瘤进展。根据这项研究的结果，腹膜腔中的 B 细胞被认为主要共享 B-regs 的功能，以支持 PM 的生长

髓源性抑制细胞（MDSC）是癌症患者免疫细胞的另一个重要组成部分。在 CD11b$^+$ 髓系细胞中，具有 CD15$^+$ CD14$^-$ HLA-DR$^-$ 和 CD14$^+$ CD15$^-$ 低 / 阴性表型的细胞分别被认为是人外周血中的多形核髓源性抑制细胞（PMN-MDSC）和单核样髓源性抑制细胞 CD14$^-$ 多形核细胞（PMN）和 CD66b。大多数 CD66b$^+$ CD14$^-$ PMN 是 CD15$^+$ 和 HLA-DR$^-$，并抑制用包衣抗 CD3 单抗刺激的 T 细胞的增殖。另一方面，CD66b$^-$ CD14$^+$ 巨噬细胞表达高水平的 HLA-DR 并有效抑制 T 细胞增殖。尽管它们的表型与外周血中的 M-MDSC 明显不同，但巨噬细胞可能被认为是腹腔中的 M-MDSC。

事实上，PM 患者 CD14$^+$ 巨噬细胞的数量趋于增加。更令人印象深刻的是，随着 CD14、CD16 和 CD163 表面表达的增强，它们的表型发生了巨大变化。据报道，血单核细胞分为两种主要类型：CD14^{2+} CD16$^-$ 经典和 CD14$^+$ CD16$^+$ 非经典单核细胞。最近的一项研究表明，腹腔巨噬细胞也分为 3 种表型，即 CD14^{2+} CD16$^-$、CD142$^+$ CD16$^+$ 和 CD14 高 CD16 高组，尽管它们的表达模式与血单核细胞不同（31）。在该报告中，CD14 高 CD16 高巨噬细胞高度表达 GATA6 以及活化 / 成熟标志物，如 CD206 和 HLA-DR，被认为是人类常驻腹膜巨噬细胞的成熟表型。尽管研究中发现巨噬细胞中 CD14 和 CD16 的表达模式与先前的结果基本一致，但 PM 患者巨噬细胞中 CD16 和 CD14 的表达水平显著增加。特别是，从具有高 TLR 的患者获得的巨噬细胞显示出极高的 CD14 表达水平和高粒度。先前的研究表明，用脂多糖（LPS）短期孵育可降低 mCD14，而用 LPS 长期治疗可增加单核细胞和肺泡巨噬细胞的膜 CD14 表达。根据这些数据，PM 患者中 CD14 高 CD16 高表型的巨噬细胞数量增加被认为是腹腔内肿瘤细胞长期刺激的常驻巨噬细胞。

PM 患者的 CD14 和 CD16 增高，巨噬细胞也高表达 CD163，这是 M2 型巨噬细胞的另一种标志物。在实体瘤中，据报道，肿瘤相关巨噬细胞（TAM）主要是 M2 表型巨噬细胞，促进促血管生成和免疫抑制信号。先前的研究表明，与胃癌细胞共培养的巨噬细胞可能分化为 M2 型 TAM，并对弥漫型胃癌具有明显的免疫抑制作用。此外，在胃癌和卵巢癌的 PM 患者中，腹膜巨噬细胞在表型和功能上与 M2 表型极化。最近的一项研究表明，高表达 Tim-4 的腹腔巨噬细胞减少了癌症患者胸腔积液和腹水中 CD8$^+$ T 细胞的数量。本研究的结果与这些结果一致，并表明暴露于腹腔的肿瘤细胞可以增加 CD14$^+$ 高 CD16$^-$ 高巨噬细胞的数量，这可能在 GC 患者 PM 的发展中起关键作用。

总之，PM 患者腹腔内 TNK 和 NKT 样细胞数量减少，而 B 细胞和 M2 型常驻巨噬细胞数量增加。这种改变的免疫细胞组成可以诱导局部免疫抑制，这可能对从原发肿瘤脱落的肿瘤细胞的生长至关重要。有必要对这些腹腔内免疫细胞的功能进行进一步分析，包括单细胞 RNA 序列分析，以确定腹腔内与 PM 发展和进展相关的免疫景观。该结果将为确定可能涉及腹膜的 GC 的新临床生物标志物和治疗靶点提供有用的信息。

（池肇春）

参考文献

[1] van Baal JO, Van de Vijver KK, Nieuwland R, et al. The histophysiology and pathophysiology of the peritoneum.Tissue Cell. 2017; 49: 95-105.

[2] Zarogiannis SG, Schmitt CP. Molecular Mechanisms of Peritoneal Membrane Pathophysiology. Biomolecules.2022; 12: 757.

[3] Baturina GS. Katkova LE, Schmitt CP, et al.Comparison of isotonic activation of cell volume regulation in rat peritoneal mesothelial cells and in kidney outer medullary collecting duct principal cells. Biomolecules. 2021; 11: 1452.

[4] Balzer MS, Rong S, Nordlohne J, et al. SGLT2 Inhibition by Intraperitoneal Dapagliflozin Mitigates Peritoneal Fibrosis and Ultrafiltration Failure in a Mouse Model of Chronic Peritoneal Exposure to High-Glucose Dialysate. Biomolecules. 2020; 10: 1573.

[5] Arnott C, Li Q, Kang A, et al.Sodium-Glucose Cotransporter 2 Inhibition for the Prevention of Cardiovascular Events in Patients With Type 2 Diabetes Mellitus: A Systematic Review and Meta-Analysis. J Am Heart Assoc. 2020; 9: e014908.

[6] Bartosova M, Herzog R, Ridinger D, et al.Alanyl-Glutamine Restores Tight Junction Organization after Disruption by a Conventional Peritoneal Dialysis Fluid. Biomolecules. 2020; 10: 1178.

[7] Herrick SE, Wilm B. Post-Surgical Peritoneal Scarring and Key Molecular Mechanisms. Biomolecules. 2021; 11: 692.

[8] Taniguchi T, Tomita H, Kanayama T, et al. Regulation of Mesothelial Cell Fate during Development and Human Diseases.Int J Mol Sci. 2022; 23: 11960.

[9] Yung S, Chan TM. Pathophysiological changes to the peritoneal membrane during PD-related peritonitis: The role of mesothelial cells. Mediat. Inflamm. 2012; 2012: 484167.

[10] Chen YT, Chang YT, Pan SY, et al.Lineage tracing reveals distinctive fates for mesothelial cells and submesothelial fibroblasts during peritoneal injury. J Am Soc Nephrol. 2014; 25: 2847-2858.

[11] Gao Q, Yang Z, Xu S, et al.Heterotypic CAF-tumor spheroids promote early peritoneal metastatis of ovarian cancer. J Exp Med. 2019; 216: 688-703.

[12] Yoshihara M, Kajiyama H, Yokoi A, et al. Ovarian cancer-associated mesothelial cells induce acquired platinum-resistance in peritoneal metastasis via the FN1/Akt signaling pathway. Int J Cancer. 2020; 146: 2268-2280.

[13] Fujikake K, Kajiyama H, Yoshihara M, et al.A novel mechanism of neovascularization in peritoneal dissemination via cancer-associated mesothelial cells affected by TGF-beta derived from ovarian cancer. Oncol Rep. 2018; 39: 193-200.

[14] Kitami K, Yoshihara M, Tamauchi S, et al. Peritoneal restoration by repurposing vitamin D inhibits ovarian cancer dissemination via blockade of the TGF-beta1/thrombospondin-1 axis. Matrix Biol. 2022; 109: 70-90.

[15] Huang H, Wang Z, Zhang Y, et al. Mesothelial cell-derived antigen-presenting cancer-associated fibroblasts induce expansion of regulatory T cells in pancreatic cancer. Cancer Cell. 2022; 40: 656-673.e7.

[16] Zhang Y, Cedervall J, Hamidi A, et al.Platelet-Specific PDGFB Ablation Impairs Tumor Vessel Integrity and Promotes Metastasis. Cancer Res. 2020; 80: 3345-3358.

[17] Herrick S., Wilm B. Post-Surgical Peritoneal Scarring and Key Molecular Mechanisms. Biomolecules. 2021; 11: 692.

[18] Ferns GA, Hassanian SM, Arjmand M-H. Hyperglycaemia and the risk of post-surgical adhesion. Arch Physiol Biochem. 2022; 128: 1467-1473.

[19] Bermo MS, Koppula B, Kumar M, et al. The Peritoneum: What Nuclear Radiologists Need to Know. Semin Nucl Med. 2020; 50: 405-418.

[20] Li J, Guo T. Role of Peritoneal Mesothelial Cells in the Progression of Peritoneal Metastases. Cancers. 2022; 14: 2856.

[21] Kastelein AW, Vos LM, de Jong KH, et al. Embryology, anatomy, physiology and pathophysiology of the peritoneum and the peritoneal vasculature. Semin. Cell Dev Biol. 2019; 92: 27-36.

[22] Wang Y, Shi Y, Tao M, et al. Peritoneal fibrosis and epigenetic modulation. Perit. Dial. Int. J. Int Soc Perit Dial. 2021; 41: 168-178.

[23] Masola V, Bonomini M, Borrelli S, et al. Fibrosis of Peritoneal Membrane as Target of New Therapies in Peritoneal Dialysis. Int J Mol Sci. 2022; 23: 4831.

[24] Zwicky S.N., Stroka D., Zindel J. Sterile Injury Repair and Adhesion Formation at Serosal Surfaces. Front. Immunol. 2021; 12: 684967.

[25] Z Tang J, Xiang Z, Bernards M, Chen S. Peritoneal adhesions: Occurrence, prevention and experimental models. Acta Biomater. 2020; 116: 84-104.

[26] Honda M, Kadohisa M, Yoshii D et al. Directly recruited GATA6 + peritoneal cavity macrophages contribute to the repair of intestinal serosal injury. Nat Commun. 2021; 12: 1-15.

[27] Yang L, Lian Z, Zhang B, et al. Effect of ligustrazine nanoparticles on Th1/Th2 balance by TLR4/MyD88/NF-κB pathway in rats with postoperative peritoneal adhesion. BMC Surg. 2021; 21: 211.

[28] Fischer A, Koopmans T, Ramesh P, et al. Post-surgical adhesions are triggered by calcium-dependent membrane bridges between mesothelial surfaces. Nat Commun. 2020; 11: 1-15.

[29] Ito T, Shintani Y, Fields L, et al. Cell barrier function of resident peritoneal macrophages in post-operative adhesions. Nat Commun. 2021; 12: 1-12.

[30] Zwicky SN, Stroka D, Zindel J. Sterile Injury Repair and Adhesion Formation at Serosal Surfaces. Front Immunol. 2021; 12: 684967.

[31] Carmichael SP, Shin J, Vaughan JW, et al. Regenerative Medicine Therapies for Prevention of Abdominal Adhesions: A Scoping Review. J Surg Res. 2022; 275: 252-264.

[32] Herrick S, Wilm B. Post-Surgical Peritoneal Scarring and Key Molecular Mechanisms. Biomolecules. 2021; 11: 692.

[33] Tsai JM, Shoham M, Fernhoff NB, et al. Neutrophil and monocyte kinetics play critical roles in mouse peritoneal adhesion formation. Blood Adv. 2019; 3: 2713-2721.

[34] Terri M, Trionfetti F, Montaldo C, et al. Mechanisms of Peritoneal Fibrosis: Focus on Immune Cells-Peritoneal Stroma Interactions. Front Immunol. 2021; 12: 607204.

[35] Jiang N, Zhang Q, Chau MK, et al. Anti-fibrotic effect of decorin in peritoneal dialysis and PD-associated peritonitis. EBioMedicine. 2020; 52: 102661.

[36] Catar RA, Bartosova M, Kawka E, et al. Angiogenic Role of Mesothelium-Derived Chemokine CXCL1 During Unfavorable Peritoneal Tissue Remodeling in Patients Receiving Peritoneal Dialysis as

Renal Replacement Therapy. Front. Immunol. 2022; 13: 821681.

[37] Da J, Yang Y, Dong R, et al. Therapeutic effect of 1, 25(OH)2-Vitamin D3 on fibrosis and angiogenesis of peritoneum induced by chlorhexidine. Biomed. Pharmacother. 2020; 129: 110431.

[38] Yang, Yan H., Jiang N, et al. IL-6 trans-signaling drives a STAT3-dependent pathway that leads to structural alterations of the peritoneal membrane. Am J Physiol Physiol. 2020; 318: F338-F353.

[39] Ditzig Z, Wilson CM, Salas J, et al. Plasminogen Binding and Activation at the Mesothelial Cell Surface Promotes Invasion through a Collagen Matrix. Int J Mol Sci. 2022; 23: 5984.

[40] Strippoli R, Sandoval P, Moreno-Vicente R, et al. Caveolin1 and YAP drive mechanically induced mesothelial to mesenchymal transition and fibrosis. Cell Death Dis. 2020; 11: 1-19.

[41] Zindel J, Mittner J, Bayer J, et al. Intraperitoneal microbial contamination drives post-surgical peritoneal adhesions by mesothelial EGFR-signaling. Nat Commun. 2021; 12: 1-17.

[42] Miyake T, Sakai N, Tamai A, et al.Trehalose ameliorates peritoneal fibrosis by promoting Snail degradation and inhibiting mesothelial-to-mesenchymal transition in mesothelial cells. Sci Rep. 2020; 10: 1-15.

[43] Fan Y, Zhao X, Ma J, Yang L. LncRNA GAS5 Competitively Combined With miR-21 Regulates PTEN and Influences EMT of Peritoneal Mesothelial Cells via Wnt/β-Catenin Signaling Pathway. Front Physiol. 2021; 12: 654951.

[44] He J, Peng H, Wang M, et al.Isoliquiritigenin inhibits TGF-β1-induced fibrogenesis through activating autophagy via PI3K/AKT/mTOR pathway in MRC-5 cells. Acta Biochim Biophys Sin (shanghai). 2020; 52: 810-820.

[45] Chatterjee R, Chatterjee J. ROS and oncogenesis with special reference to EMT and stemness. Eur J Cell Biol. 2020; 99: 151073.

[46] Ramil-Gómez O, Rodríguez-Carmona A, Fernández-Rodríguez J, et al. Mitochondrial Dysfunction Plays a Relevant Role in Pathophysiology of Peritoneal Membrane Damage Induced by Peritoneal Dialysis. Antioxidants. 2021; 10: 447.

[47] Roumeliotis S, Dounousi E, Salmas M, et al. Unfavorable Effects of Peritoneal Dialysis Solutions on the Peritoneal Membrane: The Role of Oxidative Stress. Biomolecules. 2020; 10: 768.

[48] Takahashi K, Kurashina K, Yamaguchi H, Altered intraperitoneal immune microenvironment in patients with peritoneal metastases from gastric cancer.Front Immunol. 2022; 13: 969468.

[49] Zheng LN, Wen F, Xu P, Zhang S. Prognostic significance of malignant ascites in gastric cancer patients with peritoneal metastasis: A systemic review and meta-analysis. World J Clin Cases. 2019; 7: 3247-3258.

[50] Yarema R, Hyrya P, Kovalchuk Y, et al.Gastric cancer with peritoneal metastases: Efficiency of standard treatment methods. World J Gastrointest Oncol. 2020; 12: 569-81.

[51] Yonemura Y, Ishibashi H, Mizumoto A, et al.The development of peritoneal metastasis from gastric cancer and rationale of treatment according to the mechanism. J Clin Med. 2022; 11: 414-430.

[52] Takahashi K, Kurashina K, Saito S, et al.Flow cytometry-based analysis of tumor-leukocyte ratios in peritoneal fluid from patients with advanced gastric cancer. Cytometry B Clin Cytom .2021; 100: 666-675.

[53] El-Kenawi A, Hanggi K, Ruffell B. The immune microenvironment and cancer metastasis. Cold Spring Harb Perspect Med .2020; 10: a037424.

［54］Liu M, Silva-Sanchez A, Randall TD, Meza-Perez S. Specialized immune responses in the peritoneal cavity and omentum. J Leukoc Biol .2021; 109: 717-729.

［55］Okabe Y. Immune niche within the peritoneal cavity. Curr Top Microbiol Immunol. 2021; 434: 123-134.

［56］Wang SS, Liu W, Ly D, et al. Tumor-infiltrating b cells: their role and application in anti-tumor immunity in lung cancer. Cell Mol Immunol .2019; 16: 6-18.

［57］Laumont CM, Banville AC, Gilardi M, et al.Tumour-infiltrating B cells: immunological mechanisms, clinical impact and therapeutic opportunities. Nat Rev Cancer . 2022; 22: 414-430.

［58］Catalan D, Mansilla MA, Ferrier A, et al.Immunosuppressive mechanisms of regulatory B cells. Front Immunol . 2021; 12: 611795.

［59］Gambardella V, Castillo J, Tarazona N, et al.The role of tumor-associated macrophages in gastric cancer development and their potential as a therapeutic target. Cancer Treat Rev . 2020; 86: 102015.

［60］Eum HH, Kwon M, Ryu D, et al. Tumor-promoting macrophages prevail in malignant ascites of advanced gastric cancer. Exp Mol Med. 2020; 52: 1976-1988.

［61］Steitz AM, Steffes A, Finkernagel F, et al. Tumor-associated macrophages promote ovarian cancer cell migration by secreting transforming growth factor beta induced (TGFBI) and tenascin C. Cell Death Dis. 2020; 11: 249.

［62］Chow A, Schad S, Green MD, et al. Tim-4(+) cavity-resident macrophages impair anti-tumor CD8(+) T cell immunity. Cancer Cell .2021; 39: 973-988 e9.

第 3 章 腹水的病因学

腹水是一个常见的临床问题。许多疾病过程可能导致腹水的发展。它可能是全身性疾病的第一个表现，也可能由于局部腹腔内病理而发展。直接累及腹膜并引起腹水的局部疾病包括感染和恶性肿瘤。间接影响腹膜的系统性疾病包括肝脏和肾脏疾病、心力衰竭和低蛋白血症。肝硬化是发达国家和发展中国家最常见的病因，导致四分之三的病例。引起腹水不常见的原因有腹腔内血液、尿液、乳糜、胰腺分泌物或胆汁的积聚。超声在鉴别渗出性腹水和漏出性腹水以及提示潜在原因方面具有重要的准确性。

目前，横断面成像在腹腔积液的检测和评估中发挥着重要作用，几乎取代了其他方法。他们可以检测出临床上甚至没有怀疑的腹水。根据实验确定，超声波在液体检测中的灵敏度在尸体中只有100ml，在活体中只有300ml时即可检出。

传统上，根据腹水总蛋白（AFTP），腹水被广泛分为漏出液和渗出液。如果 AFTP 为 25g/L 或更高，腹水被分类为渗出液，如果 AFTP 小于 25g/L，腹水被分为漏出液；偶尔使用 30g/L 作为辨别水平。然而，在这种分类方法中发现了许多问题和例外。正因为如此，一个更有意义的系统，被称为血清腹水白蛋白梯度（SAAG），已经被开发出来。这是血清和腹水白蛋白中白蛋白的量之间的差异。

几项研究表明，SAAG 是一种在分离与门脉高压相关的腹水方面具有显著诊断准确性的测试，SAAG 值一般为 ≥ 11.1g/L（SAAG 值 =<11.1g/L）。然而，无论是门脉高压还是非门脉高压，它都没有提供腹水的具体原因。相反，影像学在提示明确病因方面发挥着重要作用，因为它在研究所有腹内和盆腔结构方面都很有用。

腹水的病因错综复杂，多种多样。在众多病因中由肝病引起者最多，约占 75%。在世界不同地区，各种研究显示了不同的腹水原因。在我国也是以肝源性腹水居多，据统计占腹水病因的 70% 以上其中以病毒性肝炎为主，占全部病例的 66.7%。近几年来随着出生时乙肝疫苗的接种和抗病毒治疗的进步及规范化，乙肝感染人数从 1.2 亿降至 8000 万，因此发生肝硬化腹水的病例也显著减少，而随着生活物质的提高，饮酒在一些人中盛行，代谢相关脂肪性肝病（MAFLD）和酒精肝病例明显增加，因此代谢和酒精有可能成为肝性腹水的主要原因。美国大多数腹水患者（85%）患有肝硬化。肝硬化的三个最常见原因是过度饮酒、慢性丙型肝炎和非酒精性脂肪性肝炎（NASH），在许多情况下与肥胖有关。随着肥胖流行病的发展，MASH 可能成为肝硬化的最常见原因。许多患者有其中 2 种情况，有些患者有所有 3 种情况同时并存。腹水是肝硬化最常见的并发症，也是腹水最常见的原因。

根据在意大利对 1155 名连续患者（751 名男性；404 名女性）进行的一项研究，分别有 33% 和 18% 的男性酗酒，乙肝表面抗原（HBsAg）呈阳性；女性的相应数字分别为 15% 和 6%。

在一项旨在确定 147 名参与者中隐源性肝硬化病因的病例对照研究中（比例为 1∶2），与对照组相比，隐源性肝炎患者的肥胖患病率（55% 对 24%）和 Ⅱ 型糖尿病患病率（47% 对 22%）明显更高。23%的隐源性肝硬化患者同时患有肥胖症和糖尿病，而对照组为5%（P=0.002）。

在一项评估腹水白蛋白梯度与腹水蛋白在901名患者中鉴别门脉高压和非门脉高压腹水原因的作用的研究中，白蛋白梯度在96.7%的时间内正确区分了门脉高压引起的腹水和非门静脉高压引起的腹腔积液。

根据在巴基斯坦对50名腹水患者进行的一项研究，肝硬化是导致80%（40名患者）腹水的最常见原因。其余原因为慢性肾衰竭10%，腹膜恶性肿瘤4%，心力衰竭2%，腹膜结核4%。在这项研究中，58%（29名患者）是女性。在肝硬化患者中，丙型肝炎感染占80%，而12.5%的患者出现乙型肝炎。酒精性肝病未被报告为病因。一名患者患有肝细胞癌。

在卡塔尔对104名腹水患者进行的一项试验中，其中大多数（67%）为男性，肝硬化是腹水的最常见原因，占59.6%。其他原因包括12名患者的恶性腹水（11.5%）、10名患者的肿瘤相关腹水（9.6%）、8名患者的结核性腹膜炎（7.7%）、7名患者的心力衰竭（6.7%）、3名患者的肾病综合征（2.9%）、1名患者的乳糜性腹水（1.0%）和1名患者（1.0%）。在肝硬化患者中，29名（46.7%）患者慢性酒精中毒，24名（38.7%）患者HBV和/或HCV感染。其余9名（14.5%）患者有多种原因导致肝硬化。

Krastev等在167名肝硬化和腹水患者中进行了一项研究，25名患者患有SBP，22名患者患有继发性细菌性腹膜炎。

第1节 肝脏疾病

病因复杂，主要由病毒性肝炎、慢性肠道感染、肝癌、慢性酒精中毒、慢性药物、化学、动植物中毒性肝病、营养障碍、遗传性与免疫性肝病、肝血管疾病、寄生虫等引起，近几年来MAFLD病例剧增，由此引起的肝性腹水明显增加，值得重视。肝性腹水的病理基础是肝纤维化（详细参见各论相关章节）。

腹水是肝硬化失代偿期最常见的表现，有统计肝硬化一旦发生腹水提示预后不佳，2年内死亡率可达50%。腹水发生机制非常复杂，门静脉高压和肝功能损害是肝硬化腹水的基础因素，另有一些附加因素也可以促进腹水的发生。

一、门静脉高压

正常人肝脏血流量为1500ml/分，来自肝动脉和门静脉两条途径，而门静脉提供了2/3血液和1/2的氧供。门静脉无静脉瓣，必须维持一定的压力，并与肝静脉和腔静脉保持一个压力梯度才能克服肝窦前、窦内和窦后的阻力以维持相对恒定的血流量，保证肝脏正常血流灌注，维持肝脏的正常功能。门静脉压力正常值为6~10mmHg（0.8~1.3kPa）。当门静脉阻力增加时，一系列代偿机制使门静脉系和全身血液动力学发生改变，门静脉压力提高，以维持肝脏的血供。在一定范围内，门静脉压力增高并不产生危害，在<12mmHg时，很少形成腹水。肝硬化时门静脉压力增加一般在20mmHg左右，是肝窦内阻力持续性增加和血流量增加的结果。

（一）门静脉阻力增加

肝硬化门静脉高压的始动因素是肝小叶正常结构广泛破坏，肝窦内血液正常流出通道不畅，可使肝窦和门静脉系统的阻力增加。此外，肝星状细胞和某些内源性物质如一氧化氮、血管收缩因子等也对血管阻力产生影响，这些因素可能随着病情的变化而有所发展，并存在个体差异。

（二）门静脉血流量增加

门静脉的血流增加实际上是在门静脉阻力增加时，维持肝脏血流量的代偿机制之一，反过来又是造成门静脉高压的另一重要因素。其影响因素较多，主要有：①肝窦以上梗阻，肝动脉和门静脉进入肝脏的血流同时受阻，造成它们的小分支在进入肝窦前的短路开放，动脉血进入门脉，使门静脉压增高；②肝硬化在某一阶段，水钠潴留，血容量增加；③全身高动力循环，血流重新分配，使门静脉血流量增加。

门静脉流出道受阻和流入血流增加必然由 2 条途径代偿：门静脉系统血管床扩张和侧支循环建立。会使周身血液重新分配并产生一系列内脏和外周循环血液动力学改变，诱发神经、激素的代偿性变化以及肾血流量减少，加重钠水潴留，又促使肝窦压力增加。肝窦压力增加、肝内血液淤积和钠水潴留皆会造成肝脏淋巴液生成增加，多至 8~10L/ 天，最多可达 20L/ 天，远远超出了胸导管代偿性增加的引流能力（正常 800~1 000ml/ 天），过多的淋巴液从肝包膜漏入腹腔产生腹水。

二、肝功能损害

肝细胞广泛坏死和变性，纤维化形成弥漫性屏障、假小叶形成使肝血管网结构异常、外周和门静脉血液动力学的改变等可使肝细胞营养和氧气供应障碍，又使肝细胞损伤进一步加重等皆是肝功能损害并呈进行性发展的重要因素。

肝脏功能的损害是多方面的，与腹水形成相关的主要有：

（一）血浆白蛋白减少，胶体渗透压下降

肝硬化患者由于肝功能损害，肝脏合成白蛋白功能减退，同时食欲减退而蛋白摄入不足，再加消化吸收障碍，使血浆白蛋白逐渐减低，加之机体钠水潴留，血容量扩张，血浆蛋白被稀释，共同造成血液胶体渗透压减低。血管内外遭到破坏，从而血管内液体从血管内进入组织间隙，当血浆白蛋白低于 30g/L 时，有可能出现水肿和腹水。而白蛋白又可随腹水漏入腹腔，可使血浆白蛋白进一步下降。

（二）激素代谢障碍，水钠潴留

由于肝功能损害时，多种激素灭活减少，活性增加，同时另一些排钠激素由于血液动力学变化分泌减少，皆可造成钠水潴留。

1. 肾素－血管紧张素－醛固酮系统（SAAS）活力增加　肝硬化门静脉高压时，内脏和外周小动脉扩张，使动脉相对充盈不足，可使交感神经兴奋，刺激肾脏近球小体产生肾素增加，而肝功能减退灭活减少，因此肾素活性增加，使血管紧张素Ⅱ合成增加，下丘脑抗分泌利尿激素和肾上腺皮质合成醛固酮增加，分别使近曲小管、远曲小管和集合管对钠和水的重吸收增加，加重钠水潴留。肾内肾素－血管紧张素对肾钠潴留的影响不依赖于醛固酮介导，肾内灌注血管紧张素Ⅱ（AⅡ）拮抗药或血管紧张素转换酶抑制药可致尿钠排泄明显增加。醛固酮参与了肝硬化患者的钠水潴留，但不是引起钠水潴留的唯一因素。

2. 抗利尿激素（ADH）　抗利尿激素在视上核生成，经垂体后叶分泌，血浆渗透压增高及低血容量刺激其分泌，ADH V1 受体产生血管收缩，刺激肾小管使水重吸收。肝硬化时 ADH 高分泌增加血管张力、水潴留及自由水排泄。V2 受体拮抗药能恢复受损的自由水清除率。肝硬化时由于有效血容量减少，动脉压下降，使抗利尿激素分泌增加，而肝功能减退使其灭活减少。抗利尿激素与肾集合管细胞基底侧膜上 V2（水通道 2）受体结合，使水重吸收增加，排水减少，可形成稀释性低钠血症。肝硬化腹水时 ADH 水平增高，即使在低钠血症时 ADH 水平也不降低。

3. 雌激素增加　在肝功能减退时雌激素灭能减少，可加重钠水潴留。

4. 其他内分泌因素　内源性前列腺素 A，前列腺素 E 有排钠利尿作用，肝硬化时分泌减少，可

加重水钠潴留；肝功能衰竭时，血管活性肠肽〔VIP〕灭能减少而使其活性增加，造成肾血流量减少、尿钠排出减少，促进水钠潴留。

5. 心钠素减少　有效循环血量减少，心房内压降低，血浆心钠素相对不足或机体对心钠素敏感性降低，导致钠水潴留，有利腹水形成。

三、肾脏因素，水钠排出减少

肝硬化对肾脏功能有明显的影响，严重时可导致肝肾综合征出现功能衰竭。这种影响的发生机理至今尚未彻底阐明，大量的研究资料提示，肝硬化肾功能改变是由多种因素造成的功能性异常。以往对肝功能受损因素对肾功能有影响的研究较多，如激素代谢障碍、解毒作用减弱等。近代研究发现高动力循环是肝硬化门静脉高压时的一个特点。可能与循环血管扩张因子如胰高血糖素、一氧化氮等增加、局部血管扩张因子如内皮素增加和内源性血管收缩因子减少有关。导致周身血管阻力减少，肠系膜动脉扩张，有效血容量下降，动脉压下降，心脏指数增加，引起血灌注量减少。进而导致肾素-血管紧张素合成增加，活性增强，肾血管收缩。交感神经兴奋，去甲肾上腺素释放增加；此外，肾脏局部生成的缩血管物质、因肝脏解毒功能减退引起的内毒素血症等也使肾血管收缩。这时肾血流量减少，肾皮质更为明显，肾小球滤过率下降，而髓质血流相对增加，水钠回吸收增加，尿量减少甚至无尿，进而加重水钠潴留。

另外，大量的腹水压迫又可使门静脉阻塞加重、肾静脉回流受阻，致使排出尿量更趋减少。

四、其他影响因素

肝硬化腹水的形成实际上是代偿机制失效的结果。在肝硬化的某一阶段，肝肾功能受损和门静脉高压皆较轻微，所引起的一系列病理生理反应，诱发多种因素参与机体的机能调节，互为代偿，并无腹水产生。只是在某些诱因存在时如出血、感染、应激、水钠摄入过多、肝细胞损害加重等使肝功能损害以及门静脉高压加重，代偿机制失效而出现腹水，腹水量少经治疗易于消失。至肝硬化晚期各种因素过度代偿，甚至构成恶性循环，腹水多持续存在，量大且治疗效果不佳。肝硬化合并症如自发性腹膜炎、门静脉血栓、合并肝癌、肝肾综合征等皆可能使腹水难以治疗。

第 2 节　腹膜疾病引起腹水病因

一、肠系膜炎性疾病

肠系膜炎症包括从炎症到纤维化的病变过程。以慢性炎症为主的称为肠系膜脂膜炎，以纤维化为主的称为退缩性肠系膜炎，本病还有其他名称如肠系膜 Weber-Christian 病、肠系膜脂性肉芽肿、肠系膜孤立性脂肪营养不良等。

本病较少见，病因不明，可能的致病因素有外伤、感染、缺血、药物、免疫等，可能是对多种损害的非特异性反映。众多的文献显示患者有 α1-抗胰蛋白酶缺陷和血液中具有较高水平的溶蛋白酶，前者可加重脂肪组织炎症，后者可损伤肠系膜血管内皮细胞，引起小血管内血栓形成，导致血管闭塞；应用碘剂、磺胺等药物诱发本病的发生及患者易伴发系统性红斑狼疮，提示免疫因素在本病的发生或发展中具有一定的作用。

本病的基本病变为肠系膜小血管的炎症，血管炎症进一步发展导致血栓形成、血管闭塞，最终导致肠系膜脂肪缺血性变性和坏死，变性、坏死的脂肪组织修复后被纤维组织取代。若肠系膜过渡到纤维化则可形成质地坚硬的腹部包块、肠系膜缩短及肠系膜—腹膜粘连，从而引起肠梗阻等一系列的病理变化。炎症也可累及肠系膜静脉和淋巴管，引起闭塞而导致腹水，或由于硬化的肠系膜损伤了淋巴管的引流偶可呈现乳糜性腹水。

二、原发性腹膜炎

原发性腹膜炎即自发性细菌性腹膜炎（spontaneous bacterial peritonitis, SBP）是指非腹腔脏器穿孔和损伤而发生的腹膜急性细菌感染，临床上常指肝硬化在无腹腔感染的情况下出现的腹水细菌感染，SBP是肝硬化门脉高压腹水患者常见的严重并发之一。SBP也可见于非肝硬化性腹水，如肾源性、心源性等。临床表现变化较大，一些病人表现为腹胀、腹泻、腹水增长快、对利尿剂治疗反映差等；1/2~2/3的患者有发热、腹痛等，但体格检查时仅部分患者可检查出轻重不等的腹部压痛，腹肌紧张、反跳痛等典型的腹膜刺激征少见，因此自发性细菌性腹膜炎的诊断和治疗是当前急待解决的难题之一。

三、急性腹膜炎

急性腹膜炎是指由化学物质、细菌或异物侵袭引起的腹膜急性炎症，炎症累及整个腹膜腔者称为弥漫性腹膜炎。根据病因可分为原发性腹膜炎和继发性腹膜炎，急性腹膜炎以继发者占绝大多数。

本病最常见的病因为腹腔脏器穿孔、损伤、手术污染等，宫外孕、憩室炎、介入治疗、内镜检查等也是引起急性腹膜炎的常见病因，腹腔脏器的化脓性感染如胰腺炎、女性生殖器官感染等可直接蔓延导致急性腹膜炎。腹腔脏器穿孔后胃酸、胆汁及脏器内容物等化学性物质流入腹腔。在早期，这些物质强烈刺激腹膜引起化学性腹膜炎，随后，进入腹腔的细菌迅速繁殖，继而形成细菌性腹膜炎。慢性疾病如肝硬化、肾炎、营养不良等，患者虽无脏器穿孔，因患者免疫功能低下、腹水适合细菌的生长和繁殖，血循环中的细菌也可进入腹腔引起急性腹膜炎，此为原发性腹膜炎的常见原因。

急性腹膜炎的常见病原菌为大肠杆菌、变形杆菌、克雷伯杆菌和链球菌，厌氧菌以脆弱类杆菌、类杆菌和真杆菌多见，但大量文献表明本病的感染多为需氧和厌氧多种菌的混合感染，这种混合感染毒性强烈，对炎症发展起相加作用。

四、结核性腹膜炎

结核性腹膜炎是由结核杆菌侵犯腹膜引起的腹膜慢性弥漫性炎症。发病年龄以青中年人群多见，女性多于男性。随着环境、生活和卫生条件的提高，目前结核性腹膜炎发病已不常见。病原菌为人型结核杆菌，牛型结核杆菌可使少数个人致病。

结核性腹膜炎绝大多数继发于其他器官的结核病变，最常见者为肺结核和肠结核，其他依次为肠系膜淋巴结结核、输卵管及子宫内膜结核、脑膜结核、肾结核、骨关节结核等，但临床上仅有不到半数的结核性腹膜炎患者可找到原发结核病灶。其感染途径有：①直接蔓延：是引起结核性腹膜炎最常见的途径，盆腔或肠道结核病灶可直接蔓延至腹膜，从输卵管结核和肠结核蔓延至腹膜者常见，其中由肠结核直接蔓延者占2/3，少数由其他部位结核蔓延；②血行播散：活动性肺结核、骨关节结核、泌尿系结核等部位的结核病灶可经血行播散到腹膜，形成结核性腹膜炎；③肠系膜淋巴结或腹腔结核干酪样坏死溃破、腹膜种植导致腹膜的结核感染。

五、乳糜性腹水

乳糜性腹水是指胸导管、腹腔淋巴管或其分支因各种原因致完整性受到破坏，引起乳糜溢入腹腔所引起的腹水，经常为一种疾病的伴随表现。

乳糜性腹水在临床腹水中少见，乳糜性腹水本身的诊断并不困难，但引起腹水的疾病涉及多种疾病，因此病因的诊断比较困难。常见的疾病分为以下几类：①感染性疾病：最常见的为结核感染，其次为丝虫病。感染造成淋巴管管腔阻塞、破裂而形成乳糜腹水。②淋巴管损伤：包括外伤和手术性创伤。门腔静脉吻合术、腹主动脉瘤手术、腹部外伤等损伤淋巴管系统的主管可致乳糜性腹水的快速形成。③肿瘤：腹腔恶性肿瘤通过腔外压迫淋巴管或瘤细胞阻塞淋巴管造成乳糜性腹水，常见引起乳糜性腹水的恶性肿瘤有肝癌、胃癌、胰腺癌、淋巴瘤等。④先天性畸形：常见的有胸导管发育不良、梗阻、肠系膜淋巴管总干或乳糜池的先天性异常、囊性淋巴管瘤破裂等均可引起淋巴液外漏。另外，腹膜后淋巴管发育异常，形成淋巴管腹腔瘘管，可引起乳糜漏入腹腔或腹膜后巨大淋巴管渗出引起腹水。⑤其他：肠系膜淋巴结炎、肠梗阻、门静脉高压、锁骨下静脉血栓形成等可引起腹腔淋巴管的破裂形成乳糜性腹水。

六、腹膜间皮瘤

腹膜间皮瘤（peritoneal mesothelioma）系指起源于腹膜上皮和间皮组织的肿瘤。临床上罕见，分为良性和恶性两种。良性腹膜间皮瘤与腹膜的炎症、再生过程中间皮细胞发生不典型增生或鳞状上皮化生有关；恶性腹膜间皮瘤病因不明，多发生于胸膜，发生于腹膜者占所有恶性腹膜间皮瘤的25%，其余可发生于心包等间皮组织。

本病病因未明，可能是多种致病因素作用的结果。多认为石棉粉尘为主要的致病物质。本病多发生于石棉工人，1/3 腹膜间皮瘤患者的腹膜组织中可检出石棉纤维，动物试验向腹腔注入石棉可产生腹膜间皮瘤。石棉纤维通过呼吸道进入体内，经横膈淋巴组织网到达腹膜。从接触到发病平均需35~40年，发病高峰在接触45年之后。另有30%的病人无石棉接触史，其他可能的致病因素有病毒感染、慢性炎症刺激、放射性物质照射等。

腹膜间皮瘤常侵入腹膜的壁层、脏层和局部淋巴结，外观上与转移瘤难以鉴别。病理学上分为腺瘤样间皮瘤、囊性间皮瘤和恶心间皮瘤等类型。瘤细胞具有双向分化的特点，因而组织学上表现为病变的多样性，可分为上皮型、纤维型和混合型，在同一个瘤中可并存上皮成分和间质成分，有助于间皮瘤的诊断。肿瘤呈实性、囊实性或多囊性，囊内含透明或淡黄色液体。腹膜间皮瘤生物学上呈低度恶性，生长缓慢，局部蔓延但多不发生远处转移。

七、腹膜后肿瘤

原发性腹膜后肿瘤少见，其发生率不到全身所有肿瘤的0.2%，是指发生在腹膜后间隙的肿瘤，通常起源于间叶组织（脂肪、结缔组织、平滑肌、横纹肌、血管、淋巴管及其他间叶组织）、神经外胚组织和泌尿生殖细胞等。

腹膜后肿瘤80%是恶性，良性肿瘤也可恶变，本病可发生于任何年龄和任何性别，约15%的肿瘤发生于10岁以下。

肿瘤可呈实体、囊性或混合性，囊性肿瘤通常为良性肿瘤，而实体瘤多为恶性。最常见的腹膜后良性肿瘤有囊肿、纤维瘤、脂肪瘤、神经纤维瘤、血管瘤、囊性畸胎瘤等，最常见的恶性肿瘤有恶性淋巴瘤、脂肪肉瘤、平滑肌肉瘤及恶性神经鞘瘤，此外，还有性腺外生殖细胞肿瘤等，其中腹膜后软组织肉瘤最为常见，占所有肉瘤的15%，占所有腹膜后肿瘤的45%~55%。肿瘤生长的类型与年龄有关，儿童最常见的肿瘤有神经母细胞瘤、神经节细胞瘤、畸胎瘤、胚胎性横纹肌瘤和淋巴瘤等；成年女性以良性肿瘤和囊肿为多见，成年男性则以骶骨前脊索瘤较多见。与体内其他部位的肿瘤相比，腹膜后良性肿瘤切除后复发率高、易恶变，特别是多次复发而反复切除的患者，尤其是脂肪瘤、平滑肌瘤特别容易复发和恶变。腹水是主要症状之一。

第3节 循环系统疾病引起腹水病因

一、心源性腹水的主要临床特点

许多心血管疾病可以出现腹水，可以是疾病发展至严重阶段伴随的体征，也可以是某些疾病的初始表现。心源性腹水最常见于心衰患者，出现腹水是右心衰的晚期表现。出现腹水时患者一般有静脉压增高、严重水肿和胸腔积液。大量腹水最常见于三尖瓣狭窄和缩窄性心包炎，也见于心衰晚期伴有心源性肝硬化者。

心源性腹水临床特征：

1. 多数病人有心脏病史或有引起心功能不全的其他病因。

2. 腹水常逐渐形成，且发生于全身水肿之后。病人常先有食欲不振、体重增加，尿量减少及肢体沉重，然后逐渐出现下肢以至全身水肿，随之出现腹水。

3. 常伴有心力衰竭和体循环静脉压增高的其他症状和体征。如心悸、气喘、夜间阵发性呼吸困难或端坐呼吸不能平卧、发绀、心脏增大、心脏瓣膜杂音、肝脏肿大、颈静脉充盈或怒张、肝颈静脉回流征阳性等。

4. 实验室检查及其他辅助检查。尿量减少，尿比重增高，轻至中度蛋白尿。中心静脉压增高。X线检查心影增大，心胸比例超过50%，有肺瘀血征象。有心电图异常及心电向量改变。超声心动图可见房室增大、瓣膜狭窄或关闭不全，甚至心包积液。

二、心源性腹水的病因

（一）心力衰竭

几乎所有类型的心脏、大血管疾病均可以引起心力衰竭（简称心衰），心源性腹水可见于各种原因引起的心功能不全，是心脏不能及时搏出静脉回流的血容量以供应全身组织，造成静脉系统血液淤滞，静脉压增高而引起的腹水，存在于收缩性心衰和舒张性心衰。

1. 原发性心肌损害

（1）缺血性心肌损害：冠心病心肌缺血和（或）心肌梗死，特别是缺血性心肌病。

（2）心肌炎和心肌病：与病毒感染、自身免疫、细胞免疫等有关，原发性扩张型心肌病及限制型心肌病最为常见。

（3）心肌代谢障碍性疾病：如克山病等，病因未完全明确，可能在低硒的基础上，各种综合因素参与作用所致。

2. 心脏负荷过重

（1）压力（前负荷）过重：见于高血压、主动脉瓣狭窄、肺动脉高压、肺动脉瓣狭窄等左右心室收缩期射血阻力增加的疾病。

（2）容量（后负荷）过重：见于心脏瓣膜关闭不全和左右心或动静脉分流性先天性心脏病，也见于伴有全身血容量增多或循环血量增多的疾病，如慢性贫血、甲亢或甲减等。

（二）心包疾病

心包疾病无论是急性心包炎、慢性心包积液、缩窄性心包炎等，由于心脏扩张受限，静脉压升高，均可引起腹水。

1. 急性心包炎　任何由细菌、病毒、真菌、寄生虫等原因引起的感染性心包急性炎症，或由肿瘤、代谢性疾病如尿毒症、痛风，自身免疫性疾病如风湿热、系统性红斑狼疮、类风湿性关节炎等结缔组织疾病，均可造成急性心包炎。

2. 缩窄性心包炎　多由结核引起，其次为化脓性或创伤性心包炎预后不良演变而来，少数病人与心包肿瘤、急性非特异性心包炎和放射性心包炎有关。

（三）心肌疾病

1. 原发性扩张型心肌病　扩张型心肌病在晚期由于心衰可以引起大量腹水，但也有少数病人会以腹水为早期症状，出现于心律失常等引起的心脏症状之前。

2. 原发性限制型心肌病　限制型心肌病在我国发病不多，包括心内膜心肌纤维化以及吕弗琉心内膜病。两者的临床表现相似，甚至不能区分，又因地区不同分布，前者也称热带地区心内膜心肌纤维化，后者称为温带地区心内膜心肌纤维化。主要临床特点为充血性心力衰竭，心室舒张功能障碍。病理学改变为心肌浸润性及纤维化病变，心内膜纤维化（伴有或不伴有嗜酸性粒细胞增多）。临床表现为腹胀、肝肿大、腹水、下肢水肿、心悸，类似缩窄性心包炎，极易误诊。在 X 线胸片上有心影增大（特别是呈球形增大）。心内膜有线状钙化影而无心包钙化影，心脏造影或同位素扫描可见心室腔狭小或血液流动缓慢，ECG 呈心室肥厚或异常 Q 波，两侧心脏的血流动力学改变不完全平行等，有助于与缩窄性心包炎鉴别。

（四）血管疾病

1. 肝静脉阻塞综合征　柏-查综合征又译为布-加综合征，是指由于肝静脉和/或临近下腔静脉部分或完全阻塞引起的以肝脏排血障碍为主要表现的一种综合征。其病因可为先天性静脉内纤维隔膜或继发性闭塞。其主要症状和体征是：心肺功能障碍；肝静脉回流障碍（肝大、脾大、食管静脉曲张、浅静脉曲张、腹水等）；下腔静脉回流障碍（下肢肿胀、下肢色素沉着、下肢溃疡）。与肝硬化腹水鉴别是：本综合征具有肝脏进行性肿大，腹水量大，积累快，抗利尿性，脾大而脾功能不亢进；合并下腔静脉阻塞时，胸腹壁静脉曲张，但血流方向自下向上；同时有下肢静脉曲张并水肿。超声影像为首选检查，腔静脉造影为最有效的确诊方法之一。超声显像图上有特征的表现，即肝段下腔静脉狭窄，并有肝肿大（尾叶显著）（或）远端下腔静脉扩张即可确诊。

2. 下腔静脉阻塞综合征　该病是由于血管本身的病变加血栓形成，栓塞性静脉炎以及肿瘤压迫等所致，病变可分为急性和慢性两型。慢性型腹水量多，穿刺放液后迅速再行渗漏，常伴有下肢水肿及下肢静脉曲张，肝脾肿大，以肝大更为显著；上腹及下胸部尤其是侧胸壁、侧腹壁静脉呈条索状曲张，且下腹壁静脉血流方向自下而上，下肢静脉压较上肢显著增高，下腔静脉造影可显示阻塞部位，对此病的诊断有重要意义。

三、心源性腹水的发生机制

腹水形成的原因是门静脉和肝静脉高压以及引流腹膜的体静脉压力增高，而钠水潴留是腹水形成的基本因素。

（一）静脉压增高

各种原因引起心排血量下降均会引起静脉系统压力增高及心输出量减少，静脉压力增高直接影响毛细血管血流动力学，使肝、肾等器官瘀血而影响体液的代谢。大量心包积液、缩窄性心包炎及限制性心肌病等患者由于心脏扩张受限，静脉回流心脏的血液不能通过心脏泵入动脉系统而使静脉系统血液淤滞，静脉压升高。各种原因引起的充血性心力衰竭，由于心脏收缩功能减退，心排血量下降，心脏不能及时将静脉回流的血液搏入动脉而使静脉压增高。右心衰竭时，由于右房压力升高而影响静脉回流，左心衰时导致右心静脉瘀血而产生肺水肿，由于肺动脉压增高，最终导致右心衰竭。

1. 心肌收缩力减退　心肌收缩力的减退使心脏不能适当搏出静脉回心血量，在心室等容收缩期，心室内压上升速度减慢，射血速度也减慢，心排血量降低，心腔内残余血量增多和心室舒末压增高使静脉回流阻力增大，尤其是在运动时，静脉回流增多，因心肌收缩力不足，不能排出过多的回流血量而导致静脉压的进一步增高。

2. 静脉壁张力增高　研究发现，心衰时小动脉和外周静脉的紧张度均增高，静脉壁也受交感神经的反射调节，当心输出量下降时，可通过颈动脉窦压力感受器反射性地引起小静脉的紧张度上升，临床上可观察到心衰患者的小静脉发生收缩。小静脉的收缩使回心血量增加，心脏前负荷加重，同时导致静脉压力增高。

3. 回心血量增多　心衰患者由于肾脏排钠减少，总体容量增加，而以细胞外液量增加为主，由于血容量增多，回心血量增加，在心脏排血量、心肌收缩力降低的情况下，导致静脉压力的增高。静脉压力升高，静脉系统瘀血，使毛细血管内静水压升高，促使细胞内液向组织间隙转移形成腹水。

（二）钠水潴留

心力衰竭患者的总体液量均有不同程度的增加，而以细胞外容量增加为突出；细胞外液中血浆和组织间液均会增多，尤以组织间液的增加为明显，使患者出现水肿、胸水和腹水。有明显钠水潴留的心脏病患者，其细胞外液量可以为正常的2~3倍。研究表明，心衰时血浆容量的增加大于血细胞量的增加，同时发现心衰患者亦有细胞内液的增加。

心力衰竭患者有明显的钠潴留现象，尿钠排泄显著减少。临床上常见心脏病患者摄钠过多时可导致体重增加而发生水肿，以至发生胸水和腹水。限制钠盐摄入，即使对水分不加以限制，水肿亦见减轻。此时，血清钠的浓度可在正常范围，也可增高或降低，尤其是严重心衰时，低钠血症并不少见。但无论血清钠浓度是否过低，患者体内总钠含量往往超出正常。即使无水肿的心衰患者，亦有持续的钠潴留。放射性示踪测定表明，心衰患者体内可交换的总钠量增加，可达56.7~65.3mmol/kg体重，而正常人的总钠量约为40mmol/kg体重。

心力衰竭时导致钠水潴留的因素很多，而关键在于心排血量减少。心排血量减少导致肾脏血流灌注不足，使肾小球滤过率降低，肾脏血流重分布和肾小管重吸收钠水增加；心排血量降低引起动脉血压下降，可通过交感神经和内分泌激素作用引起钠水潴留。

1. 肾脏血液灌注不足　由于肾脏血液灌注不足使钠水排泄减少。心输出量减少引起的有效循环血量降低，使机体的各个器官都发生血流灌注不足。心排血量降低时动脉血压下降，主动脉及颈内动脉压力感受器的传入冲动增加，通过交感神经引起周围血管收缩，使体内的血流量重新分布以保证重要脏器血供。心脏冠状动脉和脑循环能维持在正常水平，而皮肤、肾脏和其他内脏的血液供应则明显减少，尤其是肾脏的血液供应减少更明显，随心衰程度的不同，肾血流量可减至正常的80%~30%。肾脏血液灌注不足使肾小球滤过率降低，同时，肾灌注不足刺激了肾素－血管紧张素－醛固酮的分泌，使钠和水的滤过减少，重吸收增加。

肾血流量减少使肾内血流重新分布，肾皮质的灌注少而髓质外层的灌注量相对地增多，由于近髓肾单位管袢较长，重吸收钠水的能力较强，导致钠水的总排出量减少。

近年来的研究认为，心力衰竭患者发生钠潴留的关键之一可能是与近端肾小管对钠重吸收增加、肾小管周围物理因素的改变及激素的作用有关，如肾血流量减少，滤过分数增加使肾小管周围毛细血管内的胶体渗透压增高，动脉血压降低，肾脏灌注压降低使小管周围毛细血管静水压下降，均有利于近端小管对钠和水的重吸收。近端小管对钠的重吸收增多，使管腔内钠含量减少，进而影响到髓袢升支和远曲小管中游离水的排泄，结果在钠潴留的基础上又发生了水潴留。

由于肾灌注不足引起的水钠潴留实质上是机体对心输出量减少的一种代偿机制，但水钠潴留进一步加重了静脉系统的压力，导致组织水肿，液体进入浆膜腔引起胸水和腹水等，并加重了心脏的容量负荷。

2. 内分泌过度激活　在慢性心力衰竭的发生发展中，神经内分泌的激活不仅对血流动力学有恶化作用，而且对心血管系统有直接的毒性作用。心脏排血量下降，有效循环血量降低，可通过机体内压力感受器刺激内分泌激素的分泌，由于代偿性水钠潴留而导致腹水。其机制：

（1）肾素-血管紧张素系统（RAS）激活，继发性醛固酮分泌增多：由于心排血量降低，RAS被激活，其有利的一面是心肌收缩力增强，周围血管收缩维持血压，调节血液再分配，保证重要脏器的血液供应。同时，促进醛固酮分泌，使水钠潴留，增加总液体量及心脏前负荷，对心力衰竭起到代偿作用。

醛固酮是引起心脏重塑的重要因子。循环系统中的醛固酮主要来自肾上腺。心肌、血管和脑都存在醛固酮合成酶（CYP11B2），以及11-β羟类固醇脱氢酶，后者为醛固酮选择性结合所必需，表明醛固酮可以在这些组织产生，这些组织有醛固酮受体。来自心力衰竭病人的标本显示，心肌醛固酮合成酶的表达增多，并伴有心肌的纤维化和严重左室肥大，提示局部合成的醛固酮起到重要的作用。

在正常人，醛固酮引起钠的重吸收是暂时的，但是，在心力衰竭和高血压时，醛固酮引起持续的钠潴留，使血容量增多，加重心脏负荷。

醛固酮对心肌和血管的直接效应主要表现为致肥厚和纤维化，导致心室和血管的重塑，最终引起心功能受损和血管顺应性降低。这种直接效应与靶器官炎症和氧化应激有关。心力衰竭病人，血醛固酮水平升高，通过盐皮质激素Ⅰ类受体作用于心肌成纤维母细胞，刺激胶原合成增加，醛固酮受体拮抗剂螺内酯能够抑制这一效应。同时，心肌成纤维母细胞以自分泌醛固酮的方式，增加内皮素-1的表达，促进胶原的合成。心力衰竭时，纤维化的前胶原标记物Ⅲ型前胶原氨端肽（Ⅲ procollagen amino-terminal peptide，PⅢNP）明显增加，且与左室肥厚程度呈线性相关。醛固酮受体拮抗剂能够降低心衰病人PⅢNP，逆转心肌重塑。醛固酮促纤维化效应使心力衰竭病人的大动脉的顺应性下降和压力感受器功能受损，血醛固酮水平与主动脉及其近端分支的顺应性负性相关，也有学者认为是局部的RAAS系统、局部生成的醛固酮造成主动脉病变。醛固酮激活钙调磷蛋白磷酸酶以及通过凋亡前体蛋白脱磷酸作用，催化心肌细胞内线粒体凋亡。在血管中使平滑肌细胞增生管腔变窄，同时降低血管内皮细胞分泌一氧化氮的能力，使血管舒张受影响。醛固酮的这种促凋亡效应直接与心力衰竭的进展有关，后者又进一步激活神经体液机制，如此形成恶性循环，使病情日趋恶化。

（2）抗利尿激素分泌增加：抗利尿激素由垂体分泌，呈抗利尿和周围血管收缩的生理作用。抗利尿激素的释放受心房牵张受体的调控。心排血量减少时，抗利尿激素分泌增加。这一方面是由于有效循环血量减少时，刺激位于左心房、肺静脉、主动脉弓和颈动脉窦内的压力感受器，促使下丘脑-垂体系统分泌抗利尿激素；另一方面，由于醛固酮分泌增多引起的钠水潴留，使血浆渗透压升高，通过下丘脑的渗透压感受器使抗利尿激素分泌增加。抗利尿激素直接作用于远曲小管和集合管，增加该部位腺苷酸环化酶的活性，使ATP转化为环磷腺苷（cAMP），cAMP可引起肾小管对水的通透性改变，增加水的重吸收，导致体液潴留而发生腹水。

（3）利钠因子心钠肽和脑钠肽减少：心钠肽和脑钠肽（atrial natriuretic peptide，ANP and brain natriuretic peptide，BNP）属利钠因子，正常情况下，ANP重要储存于心房，心室肌内也有少量表达。当心房压增高，房壁受牵引时，ANP分泌增加，其生理作用为扩张血管，增加排钠，对抗肾上腺素、肾素-血管紧张素等的水钠潴留效应。正常人BNP主要储存于心室肌内，其分泌量亦随心室充盈压的高低变化，BNP的生理作用与ANP相似。

许多心力衰竭患者有水钠潴留而发生腹水，但却无醛固酮分泌增多的证据，在某些患者，应用醛固酮拮抗剂也不起利尿作用，说明在钠潴留的机制中，除肾小球滤过率和醛固酮等因素外，还有利钠因子的参与。心力衰竭时，心室壁张力增加，心室肌内不仅BNP分泌增加，ANP分泌也明显增加，使血浆中ANP和BNP水平增高，其增高程度与心衰的严重程度呈正相关。但是，心衰状态时，循环中的ANP和BNP降解很快，且其生理作用明显减弱，即使输注外源性ANP亦难达到排钠、利尿、降低血管阻力的有益作用。

3. 交感神经兴奋性增强　心力衰竭患者血中去甲肾上腺素（NE）水平升高，作用于心肌β1肾上腺素能受体，增加心肌收缩力并提高心率，以提高心排血量。但与此同时周围血管收缩，增加心脏后负荷，心率加快，使心肌耗氧量增加。外周血管收缩时入球小动脉收缩使肾小球灌注量减少，滤过压降低，水和钠滤出量减少。除了上述血流动力学效应外，NE对心肌细胞有直接的毒性作用，可促使心肌细胞凋亡，参与心脏重塑的病理过程，造成钠水潴留的恶性循环。

三、慢性心力衰竭引起腹水

心力衰竭时，由于心脏泵功能减弱，不能将回心血液完全排出，从而导致心输出量减少，并使静脉系统血液回心障碍，引起肺、体循环瘀血，从而可引起腹水。这是心力衰竭时机体产生各种功能代谢变化和临床表现的病理基础。从血液动力学观点分析，可以归纳为以下三组变化。

（一）肺瘀血

正常情况下，肺毛细血管内压比较低（0.8~1.6kPa），而血浆胶体渗透压则较高（3.3~4.0kPa），淋巴系统也很丰富，且毛细血管及肺泡壁通透性极低，因此能有效地防止水分在肺间质积聚，使肺泡保持干燥。心力衰竭，特别是左心衰竭时，由于左心房内压升高，肺静脉回流受阻，使肺毛细血管内压过高，这是造成肺瘀血和肺水肿的决定性因素。肺组织瘀血、水肿的发展过程常具有明显的阶段性和区域性。在肺瘀血初期，淋巴回流明显增加，这是一种代偿反应，但随左心房内压逐渐增高，不仅使肺毛细血管内压升高，也使淋巴回流减少，因而形成间质性肺水肿；随水分在间质积聚过多，可引起肺泡上皮细胞结合处开放，水分即进入肺泡腔，形成肺泡水肿。同时，由于重力关系，肺毛细血管内压一般在肺底部比肺中部、高，肺中部又比肺尖部高。因此，当肺底部为间质性水肿时，肺尖部仅为肺充血；肺尖部为间质性水肿时，肺底部可能已形成肺泡水肿。由于这些变化特点，必将影响肺瘀血改变的轻重缓急，因而可出现复杂的临床症状和体征。

（二）心输出量减少

心力衰竭时，由于出现代偿反应，心输出量早期不致过低，但随心肌损害和心脏负荷的进一步加重，即可出现心输出量减少和外周组织灌注不足的各种改变。

1. 钠、水潴留　这是慢性心力衰竭最重要的改变。其发生机理是：①心输出量减少，使肾血流减少，肾小球滤过率因而降低，致原尿生成减少；②由于肾血流减少，肾素，血管紧张素。醛固酮系统活动增强，使醛固酮分泌增多，血管紧张素2还能刺激下丘脑。神经垂体使抗利尿激素释放增多，因而使肾小管对钠。水的重吸收均增强，造成钠、水潴留；③因肝瘀血，使肝对醛固酮和抗利尿激素的灭活能力降低，也起一定作用。由于钠、水潴留，加上因缺氧刺激骨髓使造血功能增强，红细胞生成增多，从而造成血容量增加。血容量增加在一定程度上可以改善组织的血液供应，减轻组织缺氧，但同时又可加重心脏负荷，促进心力衰竭的发展。

2. 电解质和酸碱平衡失调　心力衰竭时，可发生不同类型的电解质和酸碱平衡失调。电解质紊乱以钠、钾较为重要，但多数患者均可在正常范围内，只有严重的心力衰竭，或在忌盐、进食少、应用利尿剂等情况下，才出现低钠、低钾血症。严重心力衰竭时，可因发生低血流性缺氧而引起代谢性酸中毒，特别在伴有肾功能障碍时更易出现。

3. 血液重新分布　心输出量减少，可使动脉系统充盈不足，同时又通过窦弓反射引起外周小血管收缩，从而造成全身器官组织的血流量减少。由于各器官血管对交感神经兴奋的反应不一致，因而发生血液重新分布。心力衰竭时，肾血流量减少最显著，其次为皮肤和肝；但因交感神经兴奋时脑血管并不收缩，冠状血管反可扩张，故脑和心的血液供应可不减少。这种血液分布具有重要生理意义。

由于心输出量减少，常可造成全身组织、器官的血液灌注不足。如心脏指数 CI，正常为 $45ml/(s \cdot m^2) \sim 58.4 ml/(s \cdot m^2)$ 降至 $33.3 ml/(s \cdot m^2) \sim 36.7 ml/(s \cdot m^2)$ 时，即可出现外周血液灌注不足的各种症状，CI 降至 $30 ml/(s \cdot m^2) \sim 33.3 ml/(s \cdot m^2)$ 时，即出现心源性休克。外周血液灌注不足的表现是多方面的，如疲乏无力、失眠。嗜睡、皮肤苍白或发绀、皮温较低、易出汗、尿少及夜尿、脉压差变小等，严重者血压下降、昏迷、周期性呼吸，甚至休克。

(三) 体循环瘀血

慢性右心衰竭或全心衰竭时，体循环瘀血十分严重。由于体循环瘀血引起静脉压升高和血流变慢，而出现颈静脉怒张、肝瘀血表现为肝肿大伴有压痛，肝颈静脉反流征阳性。也是右心衰竭的早期表现，长期慢性肝瘀血，还可造成心源性肝硬化，少数患者可同时有脾肿大。胃肠瘀血常因胃、肠壁瘀血水肿，患者表现消化不良、食欲不振、恶心、呕吐和腹泻、严重者可引起肠原性蛋白丢失，促进恶病质形成。发绀表现为指 (趾)、唇、耳廓等末梢部位的皮肤呈蓝紫色，一般慢性左心衰竭时较轻，而急性左心衰竭和慢性右心衰竭时明显，特别是慢性肺心病和先天性心脏病 (伴有右向左分流时) 更为严重。心性水肿多出现于颈静脉怒张和肝肿大之后。引起心性水肿的原因主要是钠、水潴留，其次是静脉压升高。水肿首先出现于下垂部位，随病情加重，可发生胸水和腹水。

第4节　胰性腹水

一、重型急性胰腺炎并发腹水

重型胰腺炎并发腹水可能通过下列因素引起：

(一) 胰腺炎出血、坏死穿破进入腹腔

目前已明确胆源性胰腺炎时胆酸对胰腺细胞的有害作用呈去垢作用。磷酸脂酶后被激活，破坏腺细胞线粒体，能量代谢障碍，钠泵失调，此时细胞内钾释出，钠进入细胞内，引起细胞肿胀，重症者细胞核也被破坏。溶酶体内的脱氧核糖核酸酶、核糖核酸酶、组织蛋白酶等被释出，进一步加重细胞的破坏和自溶。胆汁卵磷脂被磷酸脂酶 A 分解为溶血卵磷脂可增加胆汁的毒性。胰腺的自身消化过程中各种蛋白分解酶发挥作用，胰蛋白酶促进组织破坏并可引起循环休克，弹性蛋白酶分解弹性纤维，对胰腺血管破坏起重要作用。在上述机制作用下血管破坏、组织液渗出增加或坏死物、血液直接进入腹腔，形成胰性腹水。胰性腹水时腹水中蛋白含量高、淀粉酶含量也高，可与肝硬化门脉高压腹水相鉴别。查体时可有腹部膨胀，腹壁可有压痛或肌卫，肠鸣音减弱。一般腹水量不多。腹水常规化验为渗出性积液。

(二) 腹腔内脓肿

胰液开始漏出至胰腺周围组织，进而漏入腹腔，继而细菌感染，常位于胰腺体、尾部前面，约有 35% 患者脓肿位于头、尾部膈面，并可延伸至升结肠或降结肠及小肠系膜的根部。感染的细菌多为肠道细菌，以大肠杆菌、假单胞菌 (16%) 及金黄色葡萄球菌 (15%) 为主，凡病程在 2 周以上患者出现发冷发热，白细胞计数持续升高，就应考虑有腹腔脓肿可能。

二、慢性胰腺炎并发腹水

胰腺腹水和胰腺胸腔积液也称为胰腺内瘘（IPF），是慢性胰腺炎（CP）罕见但公认的并发症。它占CP所有并发症的不到1%。它在乙醇相关CP中更常见。它发生的原因可能是胰管破裂或假性囊肿泄漏。前导管破裂和漏入腹腔会导致胰腺腹水，而后导管破裂进入腹膜后空间会导致胰腺胸腔积液。目前的研究中，发现3.4%的CP患者出现"胰腺内瘘"（internal pancreatic fistula', IPFIPF），这是由于在没有急性胰腺炎的情况下，主胰管破裂或相关假性囊肿泄漏所致。高达80%的胰腺腹水或积液患者存在破裂的假性囊肿。如果前导管破裂进入腹腔，则会产生胰腺腹水，而后导管破裂进入腹膜后间隙则会通过阻力最小的路径（通常是主动脉或食管裂孔）追踪胰腺分泌物进入胸腔。此外还见于：

（一）脾静脉血栓形成

脾静脉血栓形成发生率低，约为慢性胰腺炎的20%，脾静脉血栓形成后，血流淤滞，最终部分或完全梗阻，梗阻发生后，脾静脉压力增高，继之引起肝外型门静脉高压症，导致胃及食管下端静脉曲张和腹水形成。通常为漏出液。

（二）低蛋白血症

慢性胰腺炎时若胰酶分泌至正常最大排泌量的5%~10%时，则出现蛋白质、脂肪和糖的消化不良。未消化的脂肪和蛋白质经过结肠在粪便中排出，称脂肪泻及肉质下泄。长期蛋白质吸收不良，加之铁和叶酸、维生素B_{12}、B_1等吸收障碍可引起低蛋白血症及贫血，可发生营养不良性水肿和腹水，这些情况引起的腹水一般也是漏出液，除非继发感染，一般不会出现渗出液。

（三）胰腺炎转变为胰腺癌

新近研究慢性胰腺炎加速胰腺癌的发生，一旦发生癌可并发腹水。

三、胰腺肿瘤并发腹水

（一）胰腺癌并发腹水

胰腺癌是胰腺肿瘤中最常见的一种，占全身各肿瘤的1%~4%，占消化道恶性肿瘤的8%~10%。本病恶性程度高，进展迅速，预后极差。

近几年来，胰腺癌发病率在国内外均有上升趋势。在美国发病率为9/10万人口，男女之比为1.3：1；日本胰腺癌近20年来也明显增高，男性增加3倍，女性增加2.9倍。国内北京协和医院收治的胰腺癌病例为1976~1986年的1.5倍，多见于40~69岁，占80%，男女之比为2：1。上海地区胰腺癌的发病率由原来占肿瘤的第20位上升到第12位。

胰腺癌组织学主要为胰腺导管癌占全部胰腺癌的94%，仅少数为黏液腺癌、鳞癌和囊腺癌。好发于胰头及钩突部位，占86%，体尾部占12%，全胰占2%。由于胰腺癌进展迅速，因此胰腺癌并发腹水，多半是胰腺癌的终末期表现，即胰腺癌种植腹膜引起的癌性腹水为最多见。

（二）胰腺其他肿瘤致腹水

胰腺的其他肿瘤罕见，因此引起腹水的机会也很少见。

1.胰腺囊腺瘤和胰腺囊腺癌　胰腺囊腺肿瘤约占胰腺囊性疾病的10%~15%。主要包括浆液性囊腺瘤、黏液性囊腺瘤和黏液性囊腺癌。这类约占胰腺囊性肿瘤的75%。胰腺黏液性囊腺瘤十分罕见，仅占胰腺恶性肿瘤的1%。因此临床上发生腹水的病例也非常罕见。一旦腹水发生首先应排除其他原因肿瘤所致的恶性腹水。

囊腺瘤是一良性肿瘤一般不发生腹水，可作单纯切除术，胰腺囊腺癌时也主要是手术治疗，囊腺癌对化疗和放疗均不敏感。

2.胰腺肉瘤样癌　少见，约占胰腺癌总数的1.56%，多见于老年人，男女之比为2：1。并发腹水病例极少见。

第5节 肾性腹水

一、慢性肾炎肾变病型及肾病综合征

可有明显的腹水,为全身性水肿的部分表现。是由于低蛋白血症引起的腹水,因此为漏出液。常伴有全身性水肿、大量蛋白尿、低蛋白血症、血清胆固醇增高等临床特征。

肾病综合征的主要特征是重度水肿、大量蛋白尿(24小时尿蛋白总量超过3.5g)、血清白蛋白降低,血胆固醇与脂类增高。一般无血尿,少数可伴有高血压及肾功能减退。能引起肾病综合征的病因很多,包括:

1. 肾变病型慢性肾炎。
2. 类脂性肾变病(微小病变型肾小球病,Minimal change glomerular disease)。
3. 特发性膜性肾小球病(膜性肾病变)。
4. 毛细血管间肾小球硬化症(Kimmelstiol–Wilson综合征)
5. 淀粉样肾变病:原发性淀粉样变性目前认为是浆细胞病的一种,继发性者多继发于慢性炎症或慢性化脓性疾病,如骨髓炎、结核、梅毒、恶性肿瘤等。
6. 肾变病型红斑狼疮性肾炎。
7. 中毒性疾病所致肾病综合征。
8. 恶性肿瘤所致的肾病综合征。

二、肝肾综合征

肝肾综合征(hepatorenal syndrome,HRS)又称功能性肾衰竭,是严重肝病末期因患者体内代谢产物的损害,血液动力学的改变及血流量的异常导致肾脏血流量的减少和滤过率降低而出现的以进行性少尿或无尿、血肌酐升高等为主要表现,但肾脏病理检查无明显器质性病变的一种进行性、功能性的肾功能不全。它的特点是在肾内表现为肾血管显著收缩,在肾外表现为以内脏动脉舒张占主导地位所导致的总的体循环血管阻力和动脉压的下降。是慢性肝病和晚期肝功能衰竭患者的严重并发症,死亡率极高。

HRS最先于1863年由Austin-Flint描述,指出肝硬化患者可出现少尿等肾功能衰竭症状,1932年报道胆道梗阻手术后发生急性肾功能衰竭者也称为HRS,以后又扩大应用到同时影响肝、肾两脏器的所有疾病。最近又提出"假性肝肾综合征"名称,用以概括在疾病过程中同时累及肝、肾两器官,而肝脏病变的出现不先于肾脏或肝脏病变对于肾脏病变不起病因作用的一类疾病,使之与真性肝肾综合征相区别。

HRS常发生于肝硬化合并腹水、肝功能衰竭的患者,约占肝硬化失代偿住院病人中的4%,1年累计达到18%,5年达到39%。回顾性分析显示因腹水住院的病人中17%患者有HRS,死于肝衰竭的肝硬化患者中50%以上患有HRS。其最常见诱因是细菌感染如自发性腹膜炎(SBP),约30%的SBP病人发生肾功能衰竭。

HRS常见于各种类型的失代偿肝硬化(特别是肝炎后肝硬化、酒精性肝硬化等),也可见于其他严重肝病,如暴发性肝功能衰竭、重症病毒性肝炎、原发性和继发性肝癌,妊娠脂肪肝等严重肝实质病变过程中引起。

第6节 内分泌系统疾病引起腹水

内分泌系统疾病有时临床也可出现腹水,能引起腹水的最常见的内分泌疾病是甲状腺功能减退症,此外,其他能引起甲减的内分泌疾病如腺垂体功能减退症、甲状腺炎等,临床也可出现腹水表现。甲减合并腹水若为甲减的长期后果时,诊断并不困难,但若为甲减突出或唯一的首发症状时,极易漏诊、误诊。

一、甲状腺功能减退症

甲状腺功能减退症(简称甲减),是由多种原因引起的甲状腺激素合成、分泌或生物效应不足所致的一组疾病。部分甲减患者可合并浆膜腔积液,其中合并腹水的发病率最高,其次为心包积液、胸腔积液、关节腔积液等。腹水起病长、缓慢,不少患者同时兼两个或以上的浆膜腔积液,使临床表现复杂化。腹水中蛋白含量高,细胞计数低,胆固醇含量和免疫球蛋白含量明显升高。甲减合并腹水的发病机理还不十分清楚。目前认为发病机制为淋巴回流缓慢,吸收降低,浆膜腔对蛋白和粘多糖渗透性增多;另外,促甲状腺激素(TSH)能刺激浆膜腔中腺苷酸活化酶活性,从而使透明质酸酶分泌增加。

二、腺垂体功能减退症

垂体或下丘脑的多种病损可累及垂体的内分泌功能,当垂体的全部或绝大部分被破坏后,可产生一系列内分泌功能减退的表现,主要累及的腺体为性腺、甲状腺及肾上腺皮质,临床上称为垂体前叶功能减退症。最常见的病因为产后垂体缺血性坏死(又称席汉综合征,Sheehan syndrom)及垂体腺瘤。出现典型的黏液性水肿者较少,由于垂体功能减退,促使粘多糖合成的激素也明显缺乏,亲水物质的含量也相对减少,故黏液性水肿的程度一般来说比原发性甲减轻,偶可出现腹水等浆膜腔积液的临床表现。腺垂体功能减退症合并腹水除了与甲减有关外,可能还与营养不良等因素有关。

三、甲状腺炎

甲状腺炎是指甲状腺组织发生变性、渗出、坏死、增生等炎症病理改变而导致的一系列临床病症。具体可分为:①急性化脓性甲状腺炎;②亚急性甲状腺炎;③慢性甲状腺炎;④其他甲状腺炎:如放射性甲状腺炎、外伤、结核性、梅毒、真菌性、布氏杆菌和寄生虫感染等。

急性化脓性甲状腺炎一般不会出现腹水。亚急性甲状腺炎少数患者可迁延1~2年,极少数变成永久性甲减患者,此时少数患者可出现腹水等临床表现。

慢性淋巴细胞性甲状腺炎包括两种类型:甲状腺肿型(即桥本甲状腺炎,Hashimoto thyroiditis,HT)和甲状腺萎缩型(即萎缩型甲状腺炎,atrophic thyroiditis,AT),它们都属于自身免疫性甲状腺炎。50% HT患者出现甲减,AT的首发症状是甲减;极少数病例可出现腹水等浆膜腔积液。

四、甲状腺机能亢进和心力衰竭引起的乳糜性腹水

乳糜性腹水(Chylous ascites,CA)是腹腔内甘油三酯含量高的液体积聚,是一种不常见的腹水,其特征是具有高浓度甘油三酯(>200mmol/L)的乳白色腹水。这是一种临床上重要的疾病,由于液体、蛋白质和营养物质的损失,可能导致严重的并发症。CA的潜在病因分为创伤性、先天性、

感染性、肿瘤性、术后肝硬化和心源性。甲状腺机能亢进可能与 CA 的发展有关，文献中仅报道了 2 例此类病例。此外，据报道，心力衰竭是 CA 的可逆原因。

心力衰竭时，腔静脉和肝静脉压力增加导致肝淋巴生成增加。继发于门静脉高压的淋巴管压力升高可导致内皮细胞受损或扩张的浆膜淋巴管破裂，导致 CA。此外，在心力衰竭中，左锁骨下静脉的高压限制了胸导管的淋巴引流。结果，淋巴静脉侧支无法处理正常的淋巴流，乳糜液漏入腹腔。

第 7 节 结缔组织疾病致腹水

一、红斑性狼疮（SLE）致腹水

临床上 SLE 很少发生腹水，如发生也以乳糜腹水为主。SLE 是一种慢性炎症性自身免疫疾病，涉及多个器官和系统。SLE 中不同区域的浆膜受累率，包括胸膜、腹水和心包积液，范围为 12%~56%。SLE 患者可能出现或发展乳糜胸和/或乳糜腹水，并伴有原发性疾病的表现。乳糜腹水是由乳糜在胸腔和腹腔内积聚引起的。乳糜胸和乳糜腹水的病因可分为创伤性或非创伤性。恶性肿瘤浸润导致的淋巴道阻塞或中断是最常见的非创伤性原因，其中淋巴瘤占所有病例的 70%。其他非创伤性原因包括结核病、结节病、淋巴管平滑肌瘤病、肝硬化和自身免疫性疾病，如 Behcet's 病和系统性红斑狼疮（SLE）。临床上发现伴有或乳糜腹水的 SLE 患者的发热发生率显著低、SLE 患者的黏膜皮肤受累率较低。乳糜腹水是 SLE 极为罕见的并发症，乳糜腹水的潜在机制尚不清楚。SLE 的一个病理特征是沉积在血管壁的免疫复合物激活补体，导致炎症和毛细血管通透性增加。因此，乳糜微粒可以通过血液循环直接进入腹腔引起乳糜腹水。

SLE 发生腹水多数是在其病情严重时出现。发生的机制：①可能与 SLE 合并肝功能损害；② SLE 引起肾脏损害；③ SLE 引起心脏损伤伴心力衰竭或心包填塞；④ SLE 引起血管炎或血管闭塞；⑤ SLE 合并多发性浆膜炎。

二、结节性多动脉炎致腹水

结节性多动脉炎（Polyarteritis Nodosa, PAN）是一种中等血管炎，影响除肺以外的多个器官系统。它是与纤维蛋白样坏死相关的跨壁节段性坏死性炎症。血管炎是血管壁的炎症和削弱，对皮肤、肾脏、胃肠道、大脑、心脏、外周和中枢神经系统造成损害。结节性多动脉炎是一种典型的胶原疾病，预后不良，表现为中小动脉的全身坏死性血管炎。血管炎是血管壁的炎症和削弱，对皮肤、肾脏、胃肠道、大脑、心脏、外周和中枢神经系统造成损害。50%~75% 患者表现中小动脉的全身坏死性血管炎，PAN 经常出现早期和频繁的周围神经病变。由于低蛋白血症或并发腹膜炎而引起腹水。

嗜酸性粒细胞增多综合征（hypereosinophilic syndrome, HES）是一种罕见的白细胞增生性疾病，其特征是不明原因的嗜酸性粒粒细胞增多（>1500/μL，通常持续 6 个月以上），组织嗜酸性细胞增多导致器官损伤，当 HES 患者皮肤和小肠坏死性血管炎导致肠穿孔时可发生腹水。

三、系统性硬皮病引起腹水

系统性硬皮病（Systemic Scleroderma, SSc）是一种复杂的系统性自身免疫性疾病。病理生理学尚未完全了解，可能是多因素的。病因不明，涉及多个器官，导致适应性和先天性免疫异常。它通过不同末端器官中活化的成纤维细胞靶向脉管系统和细胞外基质合成。

气腹是指腹腔内存在腔外气体。这些发现，同时或单独，通常与严重肠穿孔一致，应在鉴别诊断中。肠穿孔或肠损害是肠壁完整性的全层丧失。穿孔可能由创伤、器械、炎症、感染、恶性肿瘤、缺血、坏死和梗阻引起。穿孔的并发症是值得关注的，可能危及生命。穿孔可导致腹膜炎、腹水、腹腔内脓肿、菌血症、败血症和多器官功能障碍。

SSc可导致消化道黏膜和绒毛受损，导致吸收不良，引起营养不良和蛋白质丢失肠病。特发性门脉高压（IPH）发生在SSc病例中，随后的静脉渗透压升高可导致腹水。腹水的发生是由于门静脉压力增高和肝血管内的静水压力将液体从血管内空间推到腹腔。还有其他慢性疾病也会导致渗出性腹水。常见的病因分为窦前、窦状隙和窦后破坏。包括但不限于心力衰竭、肝脏疾病和肝肾血栓形成等原因。SSc患者也可因特发性门脉高压（IPH）和再生结节增生（RNH）的综合征引起腹水。

四、白塞病（Behcet's disease，BD）引起腹水

白塞病（BD）是一种慢性复发性多系统疾病，涉及口腔口疮、生殖器溃疡、皮肤损伤、眼部损伤、胃肠道和中枢神经系统（CNS）异常以及其他疾病。

BD与主要组织相容性复合体的HLA-B*51等位基因的存在密切相关，该等位基因可能通过不同HLA Ⅰ类相关功能和/或HLA-B*5重链的结构特征的组合在BD发病机制中发挥作用。尽管HLA-B*51是已知的与BD最密切相关的遗传因素，但它占遗传风险的20%。一项全基因组关联研究（GWAS）和荟萃分析确定了白细胞介素10（IL-10）和IL-23R-IL-12RB2基因座的常见变异，这些变异使个体易患BD，从而增加了对BD的敏感性。

然而，遗传因素并不能完全解释BD的发病机制。在具有遗传易感性的BD患者中也提出了环境触发假说。触发因子如细菌或病毒可能对HLA-B51分子具有高亲和力。在具有遗传易感性的BD的环境触发假设中，BD表现为先天免疫系统的参与，这由T细胞对感染性抗原或自身抗原的适应性免疫反应维持。此外，免疫介导的网络在炎症级联中发挥作用。最近，BD的发病机制被分类为自身免疫综合征和自身炎症综合征的交叉。一方面，观察表明BD可能具有炎症性质。BD与某些自身炎症性疾病相关。然而，证据也表明BD具有自身免疫特性。与其他自身免疫性疾病类似，BD与Ⅰ类MHC（HLA-B51）相关。最近，人们广泛研究了BD的免疫发病机制，发现各种免疫细胞和细胞因子参与了BD的发病机制。

腹水不是BD普遍的特点，但合并腹水是内脏受累的结果。在BD有关肝血管受累的报告中Budd-Chiari（BCS）最为多见。BD患者的BCS发生率为0.3%~26%。Budd-Chiari综合征（BCS）被定义为从小肝静脉到下腔静脉和右心房交界处的任何水平的肝静脉流出阻塞，而不考虑阻塞的原因。在白塞病（BD）中，它被认为是一种可能危及生命的罕见并发症。肝衰竭、静脉曲张出血或难治性腹水可能导致患者死亡。由肝静脉主干闭塞引起BCS是BD严重而罕见的并发症，死亡率高达61%。

五、干燥综合征引起腹水

干燥综合征（Sjögren syndrome，SS）是一种累及全身多种外分泌腺的慢性炎症性自身免疫性疾病，其特征是淋巴细胞浸润泪腺和唾液腺，导致症状性眼和口腔干燥以及B淋巴细胞高反应。分为原发性和继发性两种。原发性干燥综合征存在干燥性角膜炎和口腔干燥病，原因不明，多具有HLA-DR3基因遗传素质；而继发性干燥综合征常伴有另外一种自身免疫病，如类风湿性关节炎，SLE等，与HLA-DR4密切相关。

干燥综合征患者出现腹水并不多见，继发性干燥综合征合并腹水首先应考虑是原发病所致。

原发性干燥综合征则主要是累及肝脏或肾脏引起。约1/3干燥综合征病例可出现肝脾肿大，肝功能异常和黄疸。可能与干燥综合征累及肝脏和胆道、合并肝胆疾病、与其他风湿性疾病重叠以及药物毒性作用等有关。

31%~75%或更多的原发性胆汁性管炎（PBC）病人有干燥综合征，表现肝脾胆大、肝硬化、黄疸、腹水等表现，与硬化性胆管并存累及肝脏时也可发生腹水。

2%~67%原发性干燥综合征肾脏受累。肾小球累及可出现大量蛋白尿、水肿和肾功能不全，有时可出现腹水。

新近文献报道SSG与TAFRO综合征并存病例的报告，TAFRO综合征，是一种全身炎症性疾病，其特征为血小板减少、腹水（水肿、胸腔积液和腹水）、发热、网织蛋白骨髓纤维化（或肾功能不全）和器官肿大（肝脾肿大和淋巴结病），如果在SS患者中观察到难治性炎症伴肛门痉挛、血小板减少或淋巴结病，则应考虑TAFRO综合征的并发症可能。

第8节 妇科疾病引起腹水病因

一、卵巢癌

卵巢癌（ovarian cancer，OC）是继宫颈癌和子宫内膜癌之后第三常见的妇科恶性疾病。在妇科恶性肿瘤中，OC的特点是预后最差，死亡率最高。卵巢癌（OC）是癌症相关死亡的第五大原因，在全世界所有妇科癌症中死亡率最高，其5年生存率为30%或更低。全球每年有超过125 000名妇女死于该疾病。据预测，到2035年，这一数字将上升67%，达到250 000名以上。大多数死亡（70%）的原因是卵巢、输卵管和腹膜的侵袭性高级浆液性癌（high-grade serous carcinoma，HGSC）。

在上皮性卵巢癌（epithelial ovarian cancer，EOC）诊断时，44.1%的患者观察到腹水，即腹腔积液，与其他任何肿瘤类型相比，EOC中腹水的发生率更高。腹水会导致患者生活质量恶化，导致腹痛和呼吸窘迫。腹水的发生和进展与不良预后和疾病复发相关。据认为，腹水的形成是由于腹腔内血管通透性增加和淋巴引流受损所致。

（一）与卵巢癌预后不良相关的独特特征

1.EOC最独有的特征之一是充满EOC细胞的腹腔积液　EOC利用这种液体作为根在腹腔内扩散并产生大量腹腔内转移，称为种植性转移扩散（transcoelomic dissemination，经体腔扩散），而腹膜外转移相对罕见。实际上，使用腹水的经体腔传播与其他恶性肿瘤中发现的血源性和淋巴转移不同。由于腹水的积聚是EOC的常见特征，因此腹腔内腹水的环境是了解其独特特征的关键。

2.快速生长和早期转移，最终导致侵袭性疾病过程　临床上很难在早期检测EOC。迄今为止，各种临床试验都对早期诊断EOC提出了挑战，包括定期检查癌抗原-125（CA-125）（EOC的常见肿瘤抗原），或通过阴道超声检查卵巢。然而，这些试验并不能最终揭示死亡率的降低。与其他常见的恶性肿瘤（包括乳腺癌、结肠癌和胃癌）不同，没有可靠的筛查来检测EOC，这会导致腹水积聚，最终导致经体腔传播。

3.高复发率和对常规化疗的抵抗也是EOC的重要特征，导致预后不良　尽管肿瘤负担和进展速度很高，但大多数EOC对初始化疗敏感，近70%的患者在重复化疗的减瘤手术后可以获得完全缓解。然而，超过80%的患者在3年内发生复发性肿瘤，与乳腺癌相比，复发率极高。这种高复发率可能至少部分归因于EOC细胞通过腹水的隐形转移。60%以上的复发部位仍在腹腔内。当复发发生时，EOC细胞对化疗产生耐药性，而再次积聚的腹水被认为是这种获得性化疗耐药性的原因之一。因此，腹水和含有的 EOC 细胞在 EOC 的进展和复发中具有根本重要性，应被视为未来的研究目标。

（二）腹水积聚的机制

即使在健康女性中，腹腔内也存在少量液体，腹腔是壁层和内脏层之间的空间。腹水被认为对保持腹腔内状况稳定很重要。腹水的量通过从毛细血管中提取并通过间皮层吸收到淋巴系统来控制。因此，当这种平衡被打破时，腹水就会积聚。众所周知，肝硬化和某些类型的恶性肿瘤侵入腹腔会导致腹水。在这些恶性肿瘤中，与胰腺癌、结直肠癌、肝癌和子宫内膜癌相比，EOC 是腹水的最常见原因。尽管肝硬化会导致毛细血管血压升高和血管蛋白质水平降低，但恶性腹水的发病机制更加复杂。

如上所述腹水的形成是由于腹腔内血管通透性增加和淋巴引流受损所致。血管通透性的变化在组织液稳态中起着重要作用。在肿瘤组织中，肿瘤血管通常是复杂的，几乎不被壁细胞覆盖，并且与基底膜松散相连。因此，毛细血管通透性增加［由大量分泌到微环境中的血管内皮生长因子（VEGF）协调］导致腹水增加。腹水的存在与疾病的程度显著相关，90% 以上的Ⅲ期和Ⅳ期卵巢癌患者存在腹水。现已在腹水中检测到致瘤细胞因子，包括促炎性白细胞介素（IL）-6、IL-8 和肿瘤坏死因子（TNF）以及 VEGF，这些细胞因子的水平升高与无进展生存期（Progression-Free-Survival，PFS）缩短有关。腹膜腔内的间皮细胞也被认为在控制腹水量方面发挥着重要作用，间皮细胞的炎症破坏了其引流功能，导致腹水的积聚。血管内皮生长因子（VEGF）上调导致毛细血管通透性增加，也会增加腹水量。抗 VEGF 药物可用于临床环境中控制腹水。临床上，腹水增多会导致患者出现严重症状，EOC 患者近 50% 的死亡与腹水大量积聚的恶病质有关。

在恶性腹水中，许多细胞成分与作为肿瘤微环境生态系统的腹腔状况相关，腹水中的这些细胞成分与人体其他部位的细胞成分不同。腹腔被单层间皮细胞覆盖，间皮细胞排列在结缔组织后面，由脂肪细胞、成纤维细胞、内皮细胞和免疫细胞组成。其中，据报道，间皮细胞和巨噬细胞是恶性腹水的关键成分。

在恶性腹水中，许多细胞成分与作为肿瘤微环境生态系统的腹腔状况相关，腹水中的这些细胞成分与人体其他部位的细胞成分不同。腹腔被单层间皮细胞覆盖，间皮细胞排列在结缔组织后面，由脂肪细胞、成纤维细胞、内皮细胞和免疫细胞组成。其中，据报道，间皮细胞和巨噬细胞是恶性腹水的关键成分。

腹腔内的微环境是 EOC 细胞的适宜"土壤"。一些作者报告称，过去 10 年中 EOC 死亡率没有显著改善的原因之一是对 EOC 细胞与独特周围环境之间的相互作用理解不足。由于原发部位的 EOC 细胞在转移到腹膜壁之前已经与腹水中的非恶性细胞相互作用，因此它们应该受到这些周围细胞的显著影响。迄今为止，关于这一主题的研究很少；因此，我们需要进一步澄清这些相互作用。

腹水中也存在脱细胞成分。腹水是复杂的，主要来源于含有多种细胞因子、趋化因子、生长因子和其他可溶性因子的非均质流体，如溶血磷脂酸（LPA）。EOC 细胞和非恶性细胞也分泌多种细胞因子，包括 VEGF、IL-6、IL-8、IL-10 和 TGF-β。此外，据报道，无细胞 DNA 和 ECM 相关成分以高浓度存在，并支持 EOC 细胞黏附和转移。最近，作为 EOC 腹水中的脱细胞成分之一，细胞外囊泡（EV）或外泌体受到了广泛关注。众所周知，癌细胞比非恶性细胞分泌更多的 EV。EV 含有多种蛋白质、脂质、微小 RNA、微小 DNA 和转录因子。这些 EV 为肿瘤的发展和传播提供了合适的环境。几项研究表明，EOC 细胞中 EVs 的含量可以改变腹腔的微环境，包括巨噬细胞表型的改变和间皮屏障的破坏，以促进腹腔传播。尽管深入研究了腹水中 EVs 对诊断或治疗的重要性，但其对肿瘤发展的影响尚未完全。

第3章 腹水的病因学

（三）腹水中球体形成的机制及其意义

当用巴氏染色观察腹水中的 EOC 细胞时，几乎所有的肿瘤细胞都以聚集球状体的形式存在，这些球体的形状在大小、圆形度和浓度上各不相同。

关于 EOC 球体形成的机制。据报道，转化生长因子（TGF）-β 诱导的上皮间质转化（EMT）是一个关键途径。当 EOC 细胞与卵巢形成的球体分离时，EOC 细胞降低上皮标志物 E-cadherin 的表达，并增加波形蛋白和 N-cadherin 表达。腹水的流体力通过降低 E-钙黏蛋白的表达和增加波形蛋白的表达来诱导球体的形成。Cao 等研究表明，TGF-β 刺激的 EOC 细胞通过组织转谷氨酰胺酶（TG2）快速聚集为球状体。TGF-β 1/SMADs 和 NF-κB 或 PI3K 通路也已知在 EOC 球体中被激活。Moffitt 等最近报道，分离的 EOC 细胞具有独特的表达谱，其中上皮和间质标记物共表达，包括锌指 E-盒结合同源盒蛋白 1（ZEB1）、转录因子 Twist、Slug、Snail、N-钙黏蛋白和波形蛋白。同时，多项研究表明，表达 CD133（新发现的造血干细胞，HSCs）和醛脱氢酶（ALDH）的癌干细胞（CSC）具有形成球状体的高能力。

一些研究试图揭示在腹水中形成恶性球体并扩散到腹腔的遗传进化。相反，一些研究试图通过下一代测序揭示从原发性肿瘤到腹膜传播的遗传进化。一些研究表明，全外显子组测序或全基因组测序揭示的突变特征在原发性肿瘤和匹配的播散性肿瘤之间相似。关于 EOC 球体形成的研究正在积累；然而，仍需进一步研究来阐明球体形成和腹膜播散的机制，包括腹水和腹膜播散性病变中原发性球体的遗传和表观遗传变化。

1. 形成球状体的 EOC 细胞更有可能在腹水中存活　球状体形成的最重要和致命的原因被认为是对失巢细胞的抵抗。对于上皮细胞，细胞外基质（ECM）和锚定蛋白之间的相互作用提供了促进生存和生长的重要信号。细胞与 ECM 相互作用的丧失是细胞凋亡的强烈诱导因素。据报道，失巢是由线粒体激活的途径引起的，这导致 DNA 断裂。在腹水中，EOC 细胞需要聚集以避免失巢。因此，黏附细胞以与正常/自然生存反应一致的方式自发聚集。因此，球体对失活细胞更具抵抗力，并且在腹水中比单细胞具有生存优势。通过球体的形成，EOC 细胞似乎获得抵抗锚定依赖性细胞死亡的能力，在腹水中存活和生长，并转移到腹腔。

2. 球状体增加 EOC 细胞黏附和侵入间皮层的能力　黏附和侵入间皮层是腹水中 EOC 细胞腹膜转移的重要步骤。腹膜腔被一层间皮细胞所包围，它是癌细胞或外来者的初始屏障。球状体被认为在 EOC 腹膜转移的后续步骤中至关重要。一些研究表明，与单细胞相比，球状体更容易黏附到腹腔，同时也促进了对间皮细胞单层的侵袭。整合素信号传导不仅与球体形成有关，而且与解聚有关。一些作者发现，腹水中的球状体通过 β1 整合素亚基黏附到间皮层。α2β1 整合素的表达影响球体的分解，并激活基质金属蛋白酶 2（matrix metallo-proteinase 2, MMP2）和 MMP9 以侵入内皮下层。存在于腹水中的 TGF-β 刺激 EOC 细胞，并通过 EMT 促进侵袭性。此外，据报道，间充质 N-钙黏蛋白表达球体可有效破坏腹膜间皮细胞。此外，已知 EOC 细胞的球状体会产生 ICAM-1，与腹膜腔中的间皮细胞相互作用。最近，已有研究表明 EOC 细胞和脂肪细胞之间的相互作用在 EOC 进展、侵袭和转移中的重要性。

3. 与干细胞能力相关的化疗耐药性　许多研究报告，3D 培养的球体对化疗表现出更强的抵抗力。当在 3D 培养物中生长时，癌细胞可以获得额外的细胞凋亡抵抗力，这被认为是模拟实体瘤中观察到的化学抵抗力。先前的研究表明，球体的形成促进了化学抗性，因为与 2D 培养相比，球体中的 EOC 细胞具有干细胞样特征。一些研究表明，球体中 EOC 细胞的缓慢细胞周期与化疗耐药性有关。已知球状体具有高药物外排系统，包括多药耐药基因 1（MDR1）。从机理上讲，EOC 球状体表现为增殖停滞但具有侵袭性，Bcl-2 或丙酮酸脱氢酶激酶 4（PDK4）被检测为化疗耐药性、干细胞性和促进转移的关键分子。化疗后 EOC 球体的分离细胞具有较高的干细胞标记率和化疗耐药性。因此，一些研究人员认为，这些EOC球体可能有助于治疗后肿瘤复发。相反，其他研究表明，由于抗癌药物缓慢渗透到200μm的球体层中，导致肿瘤细胞附近的活性剂浓度较低，从而导致球体的化学耐药性。由于化疗药物不能解决锚定或血管无关的生长条件，EOC球体的形成被认为有利于获得干细胞特性和对化疗的抵抗力。

（四）腹水研究的挑战和未来机遇

腹水对原发性肿瘤及其向转移的演变提供了潜在的全面见解，为我们进一步了解这一过程中涉及的关键机制和识别潜在的靶向标记物提供了极好的可能性。更好地了解液体的可溶性和细胞成分在驱动转移性变化或隐藏肿瘤生长中的重要性将是关键。有重要证据表明腹水导致卵巢癌转移和化疗耐药性。然而，值得注意的是，也有一些证据表明卵巢癌腹水具有潜在的抑瘤特性。一项体外研究鉴定了腹水中的纤维蛋白/纤维蛋白原降解产物，显示出抗血管生成特性。这项研究强调需要进一步澄清这种富含基质的流体的各个成分的作用。

腹水已经显示出作为药物反应的预测因子和监测药物疗效的基质的前景，但需要对其潜力进行更多的研究。现阶段对腹水样本进行回顾性或大规模分析的可能性有限。然而，提高对这种基质的研究潜力的认识可能会鼓励对这种有价值的样品进行更全面的记录和编目，这将有助于在研究进展时提高研究的可能性。处理腹水时的另一个挑战是，样本转移给研究人员可能会延迟，因为样本是在患者进行治疗性穿刺术后取回的。因此，至关重要的是要考虑样本的完整性如何受到时间的影响，以确保能够进行有效的研究。处理这种独特生物样本的标准化协议是有保证的。应对这些挑战将使我们能够充分利用这种腹水的潜力，并可能为改善这种毁灭性疾病的结果提供关键。

二、子宫内膜异位症相关出血性腹水

子宫内膜异位症相关的出血性腹水是该病相对罕见的表现。子宫内膜异位症相关的出血性腹水应被纳入腹水妇女的鉴别诊断和子宫内膜异位的临床疑诊。子宫内膜异位症是一种常见的妇科良性疾病，主要见于育龄妇女，定义为子宫腔外区域存在子宫内膜异位组织。盆腔结构和器官是子宫内膜异位症最常见的部位，尽管在罕见的情况下，子宫内膜异位病变可以在骨盆外部位生长。与子宫内膜异位症相关的出血性腹水是一种罕见的实体，它给妇科医生带来了诊断难题，并使疾病的管理变得复杂。

子宫内膜异位症相关腹水很容易被误诊为卵巢癌相关，因为这两个实体都有一些相似的症状。为此，出血性子宫内膜异位性腹水可表现为腹胀、疼痛、食欲不振和体重减轻，模仿非典型癌症症状。然而，应仔细评估患者的病史和子宫内膜异位症相关症状，如痛经、性交困难和周期性疼痛。此外，子宫内膜异位症引起的恶性肿瘤病例应引起高度的临床怀疑。子宫内膜异位症患者的恶性肿瘤患病率约为0.7%~1.6%。因此，排除恶性肿瘤至关重要。

文献中有一些报告表明，子宫内膜异位症相关腹水患者并发包裹性腹膜炎。包裹性腹膜炎是一种罕见的实体，定义为包裹肠袢的厚纤维蛋白膜的形成。根据Magalhães等最近关于子宫内膜异位症相关腹水和包封性腹膜炎的系统综述，文献中仅记录了6例子宫内膜异位相关包裹性腹膜炎。

宫内膜异位症相关腹水形成的确切病理生理学仍不清楚。腹腔内存在子宫内膜细胞可激活腹腔细胞产生腹水。此外，另一种理论认为，子宫内膜异位囊肿的自发性破裂会对腹膜产生刺激，从而产生反应性腹腔液。另一种潜在机制是基于子宫激素对异位子宫内膜异位病变的影响引起的炎症反应。最近关于子宫内膜异位症患者腹腔液生化和代谢特征多样性的研究充分支持了上述理论。

（池肇春 黄 硕）

参考文献

[1] Getnet W, Kebede T, Atinafu A, Sultan A.The Value of Ultrasound in Characterizing and Determining the Etiology of Ascites.Ethiop J Health Sci. 2019; 29: 383-390.

[2] Lopez-Molina M, Shiani AV, Oller KL. Untangling the etiology of ascites. AM J Case Rep. 2015; 16: 202-205.

[3] Tarn AC, Lapworth R. Biochemical analysis of ascitic (peritoneal) fluid: what should we measure? Annals of Clinical Biochemistry. 2010; 47: 397-407.

[4] Muhie OA.Causes and Clinical Profiles of Ascites at University of Gondar Hospital, Northwest Ethiopia: Institution-Based Cross-Sectional Study.Can J Gastroenterol Hepatol. 2019; 2019: 5958032.

[5] Faisal MS, Singh T, Amin H, Esfeh JM. A guide to diagnosing and managing ascites in cirrhosis.J Fam Pract. 2021; 70: 174-181.

[6] Krastev N, Murdjeva M, Akrabova P, et al. Diagnosis of spontaneous and secondary bacterial peritonitis in patients with hepatic cirrhosis and ascites. Khirurgiia. 2013; 2: 20-25.

[7] Zhu S, Du L, Xu D, et al. Ascitic fluid total protein, a useful marker in non-portal hypertensive ascites.J Gastroenterol Hepatol. 2020; 35: 271-277.

[8] Dahale AS, Puri AS, Sachdeva S, et al. Reappraisal of the Role of Ascitic Fluid Adenosine Deaminase for the Diagnosis of Peritoneal Tuberculosis in Cirrhosis.Korean J Gastroenterol. 2021; 78: 168-176.

[9] Duah A, Nkrumah KN. Spontaneous bacterial peritonitis among adult patients with ascites attending Korle-Bu Teaching Hospital.Ghana Med J. 2019; 53: 37-43.

[10] Ibrahim AM, Aboul-Azaym NG, Ali Salah M, et al. The predictive value of some recent parameters for diagnosis of spoontaneous bacterial peritonitis.J Egypt Soc Parasitol. 2017; 47: 123-130.

[11] Barbina S, Kavin U, Sutton MM, et al. Ascitic Fluid Analysis Leading to the Diagnosis of Constrictive Pericarditis in 2 Patients. J Investig Med High Impact Case Rep. 2022; 10: 232470962221097530

[12] Parekh D, Segal I.Pancreatic ascites and effusion. Risk factors for failure of conservative therapy and the role of octreotide. Arch Surg. 1992; 127: 707-712.

[13] Patil M, Shafiq S, Kurien SS, Devarbhavi H.Lessons of the month 1: Cardiac tamponade: don't forget the pancreas.Clin Med (Lond). 2021; 21: e414-e416.

[14] Dhali A, Ray S, Mandal TS, et al.Outcome of surgery for chronic pancreatitis related pancreatic ascites and pancreatic pleural effusion.Ann Med Surg (Lond). 2022; 74: 103261.

[15] Bhandari R, Chamlagain R, Bhattarai S, et al. Pancreatic ascites managed with a conservative approach: a case report.J Med Case Rep. 2020; 14: 154.

[16] Gentilini P, Laffi G, La Villa G, Raggi VC. Pathogenetic factors and clinical element in ascites and hepatorenal syndrome during liver cirrhosis. Ann Ital Med Int. 1999; 14: 264-84.

[17] Zhang F, Feng Z, Zhang Y, et al.Determination of the optimal volume of ascitic fluid for the precise diagnosis of malignant ascites. Saudi J Gastroenterol. 2019; 25: 327-332.

[18] Adebayo D, Neong SF, Wong F.Ascites and Hepatorenal Syndrome. Clin Liver Dis. 2019; 23: 659-682.

[19] Fida S, Khurshid SMS, Mansoor H.Frequency of Hepatorenal Syndrome Among Patients With

Cirrhosis and Outcome After Treatment.Cureus. 2020; 12: e10016.

[20] Piantanida E, Ippolito S, Gallo D. et al .The interplay between thyroid and liver: implications for clinical practice.J Endocrinol Invest. 2020; 43: 885-899.

[21] Sacerdote AS, Bahtiyar G, Del Rivero J. Visual vignette. Ascites due to hypothyroidism. Endocr Pract. 2011; 17: 310.

[22] Kust D, Kruljac I, Peternac AŠ, et al. Pleural and pericardial effusions combined with ascites in a patient with severe sunitinib-induced hypothyroidism. Acta Clin Belg. 2016; 71: 175-177.

[23] Kumar G, Kumar A, Bundela RP, et al. Hypothyroidism Presenting as Multiple Body Cavity Effusions.J Assoc Physicians India. 2016; 64: 83-84.

[24] Uchihara M, Ehara J, Iwanami K, et al.Chylous Ascites Due to Hyperthyroidism and Heart Failure.Intern Med. 2022; 61: 1995-1998.

[25] Ridruejo E, Mandó OG. Chylous ascites as the main manifestation of left ventricular dysfunction: a case report. BMC Gastroenterol . 2005; 5: 1-4.

[26] Frittoli RB, Vivaldo JF, Costallat LTL, Appenzeller S.Gastrointestinal involvement in systemic lupus erythematosus: A systematic review.J Transl Autoimmun. 2021; 4: 100106.

[27] Lee CK, Han JM, Lee KN, et al.Concurrent occurrence of chylothorax, chylous ascites, and protein-losing enteropathy in systemic lupus erythematosus. J Rheumatol. 2002; 29: 1330-1333.

[28] Sansinanea P, Carrica SA, Marcos J, García MA. Protein-losing enteropathy associated with refractory systemic lupus erythematosus with a good response to rituximab. Reumatol Clin. 2016; 12: 47-49.

[29] Zhang GH, Zhang LL, Wang YH, Shen WB. Clinical characteristics of systemic lupus erythematosus with chylothorax and/or chylous ascites: An analysis of 15 cases in China.Medicine (Baltimore). 2020; 99: e23661.

[30] Demirdas E, Atilgan K, Er ZC, et al. Treatment of chylothorax with pleurodesis (a lesser known complication of behçet's disease): a case report. J Tehran Heart Cent. 2018; 13: 180-182.

[31] Navab R, Yeragudi Jangamareddy VR, Midthala NV, Kamalakannan T. A Young Female Case of Polyarteritis Nodosa Presenting With Multisystem Involvement and Acute Abdomen: A Case Report. Cureus. 2021; 13: e20778.

[32] de Boysson H, Guillevin L.Polyarteritis nodosa neurologic manifestations.Neurol Clin. 2019; 37: 345-357.

[33] Oiwa H, Taniguchi K, Miyoshi N, et al. Polyarteritis Nodosa with Marked Eosinophilia, Associated with Severe Gastrointestinal Tract Involvement and Recurrent Venous Thrombosis.Intern Med. 2019; 58: 3051-3055.

[34] McCormack SM, Zahnle M, Haji Rahman R, et al.Pneumatosis Intestinalis, Pneumoperitoneum, and Ascites Secondary to Scleroderma: Cureus. 2022; 14: e27200.

[35] Colaci M, Aprile ML, Sambataro D, et al.Systemic Sclerosis and Idiopathic Portal Hypertension: Report of a Case and Review of the Literature.Life(Basel). 2022; 12: 1781.

[36] Kusaka K, Nakano K, Fukuyo S, et alA case of mixed connective tissue disease complicated by pulmonary hypertension and ascites after addition of pulmonary vasodilators.Mod Rheumatol Case Rep. 2022; 6: 203-208.

［37］Mendes D, Correia M, Barbedo M, et al. Behçet's disease-a contemporary review. J Autoimmun. 2009; 32: 178-88.

［38］Tong B, Liu X, Xiao J, Su G.Immunopathogenesis of Behcet's Disease. Front Immunol. 2019; 10: 665.

［39］Allaoui A, Echchilali K, Fares M, et al.Budd-Chiari syndrome associated to Behcet disease: An observational retrospective multicenter study in Morocco.Medicine（Baltimore）. 2022; 101: e31308.

［40］Park UC, Kim TW, Yu HG. Immunopathogene sis of ocular Behcet's disease. J Immunol Res. 2014; 2014: 653539.

［41］Ford CE, Werner B, Hacker NF, Warton K.The untapped potential of ascites in ovarian cancer research and treatment.Br J Cancer. 2020; 123: 9-16.

［42］Zhang S, Xie B, Wang L, et al. Macrophage-mediated vascular permeability via VLA4/VCAM1 pathway dictates ascites development in ovarian cancer.J Clin Invest.2021; 131: e140315.

［43］Velletri T, Villa CE, Cilli D, et al.Single cell-derived spheroids capture the self-renewing subpopulations of metastatic ovarian cancer. Cell Death Differ. 2022; 29: 614-626.

［44］Uno K, Iyoshi S, Yoshihara M, et al. Metastatic Voyage of Ovarian Cancer Cells in Ascites with the Assistance of Various Cellular Components.Int J Mol Sci. 2022; 23: 4383.

［45］Rakina M, Kazakova A, Villert A, et al. Spheroid Formation and Peritoneal Metastasis in Ovarian Cancer: The Role of Stromal and Immune Components.Int J Mol Sci. 2022; 23: 6215.

［46］Pandraklakis A, Prodromidou A, Haidopoulos D, et alClinicopathological Characteristics and Outcomes of Patients With Endometriosis-Related Hemorrhagic Ascites: An Updated Systematic Review of the Literature.Cureus. 2022; 14: e26222.

第4章 腹水发生的基本发病因素

过多的液体在腹腔中积聚称为腹水（ascites）。腹水是许多疾病的合并症，常见于肝硬化、肿瘤及急慢性感染等。其中以肝硬化最为常见。本章重点讨论发生腹水的基本因素。

第1节 门脉高压

腹水的形成是一系列解剖、病理生理和生化变化的结果。肝性腹水的具体原因可分为与门脉高压相关的原因（肝硬化腹水）和与门脉高压无关的原因（非肝硬化腹水）。在肝硬化患者中，腹水是门脉高压的结果，导致毛细血管压力、渗透性和腹腔内滞留液体的积聚发生变化而引起腹水。肝硬化是导致腹水的最多见原因，占腹水病因的75%~85%。

门静脉高压是由门静脉血流受阻引起的有害并发症，如肝硬化或门静脉血栓形成。在肝硬化中，肝内血管对门静脉血流的阻力增加会升高门静脉压力，并导致门静脉高压（图4-1）。一旦门脉高压发展，它会影响内脏和全身循环中的肝外血管床，导致侧支血管形成和动脉血管舒张。这有助于增加进入门静脉的血流，从而加剧门静脉高压，最终导致高动力循环综合征。

一、肝内循环

肝硬化门脉高压的主要原因是肝内血管阻力增加。在肝硬化中，肝内血管阻力增加是与纤维化/肝硬化和肝内血管收缩相关的大规模结构变化的结果。据报道，肝内动脉收缩至少占肝内血管抵抗增加的25%。肝细胞的表型变化，如肝星状细胞（Hepatic stellate cells, HSC）和肝窦内皮细胞（Endothelial cells of liver sinuses, LSEC），已知在肝内血管阻力增加中起关键作用，并已被深入研究。

（一）肝窦内皮细胞功能障碍

LSECs是保护肝脏免受损伤的第一道防线，细胞对肝脏功能产生多种影响，包括血液清除、血管张力、免疫、肝细胞生长和血管生成/正弦重塑。因此，LSEC功能障碍可能导致血管运动控制受损（主要是血管收缩）、炎症、纤维化和肝脏再生受损，所有这些都有助于肝硬化和门脉高压的发展。

血管扩张剂减少一氧化氮（nitric oxide, NO）可能是目前已知最有效的血管扩张剂分子。在肝硬化肝脏中，NO产生/生物利用度显著降低，这有助于增加肝内血管阻力。至少有两种机制解释了NO产生的减少。首先，NO合成酶内皮一氧化氮合酶（Endothelial nitric oxide synthase, eNOS）受到负调节物（如小窝蛋白-1）的抑制，这些负调节物在肝硬化期间被上调；结果NO产生减少。其次，肝硬化患者的氧化应激增加。LSEC接受氧化应激，以响应多种因子作用，如细菌内毒素、病毒、药物和乙醇。在肝硬化期间，增加的超氧化物自由基自发与NO反应形成过氧亚硝酸盐（ONOO-），这是一种内源性毒物，从而降低了NO作为血管扩张剂的生物利用度。抗氧化分子，如维生素C、维生素E、超氧化物歧化酶 superoxide dismutase, SOD）和N-乙酰半胱氨酸，已被证明可改善肝内血管阻力和门脉高压。

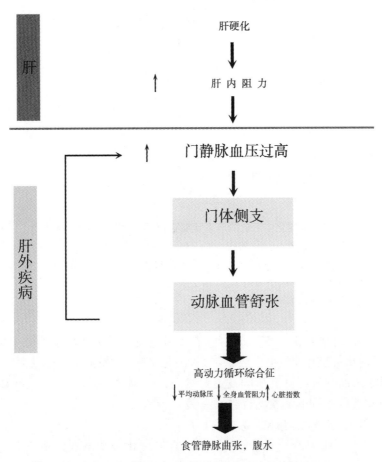

图 4-1 门静脉高压导致高动力循环综合征的发展，其特征为平均动脉压（MAP）降低、全身血管阻力（SVR）降低和心脏指数（CI）增加

在肝硬化中收缩剂增加，不仅血管舒张剂减少，而且血管收缩剂，如血栓素 A2（thromboxane A2，TXA2）也增加。TXA2 由 LSEC 中环氧化酶-1（cyclooxygenase-1，COX-1）的作用产生。肝硬化肝脏中 COX-1 活性增加，导致 TXA2 含量增加，从而增加肝内血管阻力。前列腺素 H2/TXA2 受体阻断剂 SQ-29548 对 TXA2 的抑制，或 COX-1 抑制剂 SC-560 对 COX-1 活性的阻断，可减轻增加的肝内血管阻力。血浆内皮素-1（endothelin-1，ET-1）在与 HSC 上的受体结合时是另一种重要的血管收缩剂。

（二）活化的肝星状细胞作用

HSC 是窦周和周细胞样细胞，位于 LSEC 和肝细胞之间的空间。肝损伤后，HSC 被激活并转化为肌成纤维细胞，开始表达几种促炎和纤维化基因。重要的是，HSC 在激活状态下变得可收缩。这些活化的 HSC 在新形成的正弦血管周围的募集增加导致肝硬化患者的肝内血管阻力增加（图 4-2）。因此，由于其收缩表型，活化的 HSC 在门脉高压的发展中起着至关重要的作用。

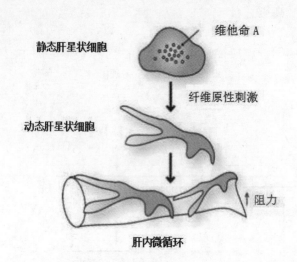

图 4-2　肝硬化中活化的肝星状细胞（HSC）增加肝内血管阻力

静止的 HSC 是维生素 A 储存细胞，存在于正常肝脏中。作为对纤维化刺激的反应，如转化生长因子 β，HSC 被激活成为肌成纤维细胞，其表现出收缩和纤维化（胶原生成）表型。这些活化的 HSC 位于肝窦内皮细胞下方，对肝脏微循环产生收缩作用，导致肝内阻力增加

此外，活化的 HSC 对血管扩张剂（如 NO）的反应降低。此外，在肝硬化中增加的 ET-1 增强了 HSC 的收缩。肝硬化肝脏中 ET-1 生成增加，NO 生成减少，因此，通过激活的 HSC 增强肝内对门脉血流的抵抗力，从而促进门脉高压的发展。然而，ET 受体拮抗剂对 ET 受体的操纵是复杂的，因为它们基于细胞位置的不同的血管活性作用有关。

（三）肝脏中的血管生成在门静脉高压症中的作用

血管生成在肝内循环中起着至关重要的作用。在肝硬化肝脏中观察到纤维化隔膜和周围再生结节中血管数量增加。活化的 HSC 和／或其他肌成纤维细胞如门脉肌成纤维瘤被认为促进肝硬化中的血管生成。事实上，活化的 HSC 通过释放血管生成因子如血管生成素和血管内皮生长因子（vascular endothelial growth factor，VEGF）来激活 LSEC。

由于分裂血管生成而产生的不规则血流模式可能导致肝内血管阻力增加。在分裂血管生成过程中，毛细血管的两个相对壁伸展并相互连接，形成管腔内支柱。相反的内皮细胞的连接被重组，支柱的生长被促进。最后，毛细管分裂成两个新的血管。据报道，有条件的跨膜受体蛋白（Notch）基因敲除小鼠发展分裂性血管生成、结节性再生增生和门脉高压。

二、肝外循环

一旦门静脉高压发展，门-系统侧支血管就会形成。来自消化器官的血液会分流到这些侧支血管中，但从内脏循环流出的门静脉血会增加，以补偿逃入侧支血管的血液。门静脉血流量增加会加剧门静脉高压。此外，肝硬化患者内脏和全身循环中的动脉血管舒张有助于增加门静脉的血流量。因此，仅减少侧支血管的形成并不能改善门静脉高压。抑制内脏循环中的动脉血管扩张，以减少门静脉的血流量，这在门静脉高压的治疗中显得非常重要。

（一）侧支血管形成

对门脉高压和肝硬化的实验模型的研究表明，抗血管内皮生长因子受体（VEGFR）、抗 VEGF（雷帕霉素）／抗血小板衍生生长因子（Platelet derived growth factor，PDGF）、抗胎盘生长因子（Anti placental growth factor，APlGF）、爱帕琳肽（apelin）拮抗剂、索拉非尼和大麻素受体激动剂的联合治疗可使门脉系统侧支减少18%~78%。然而，这些络脉的减少不一定会降低门静脉压力，因为它不会实质上改变流向门静脉的血流。因此，还需要同时缓解动脉血管舒张以降低门脉压力。

（二）内脏和全身循环中的动脉血管舒张

NO是最重要的血管舒张分子，它导致门静脉高压症中动脉内脏和全身循环中观察到的过度血管舒张。门脉高压伴或不伴肝硬化的实验模型表明，其他血管扩张分子，如一氧化碳（CO）、前列环素（PGIs）、内源性大麻素和内皮衍生超极化因子（EDHF）也会被诱导。EDHF的身份目前未知，候选物质包括花生四烯酸代谢产物[环氧二十碳三烯酸（EET）]、钾离子（K^+）、缝隙连接成分或过氧化氢。

门静脉压力的增加会触发eNOS激活和随后的NO过量产生。根据门静脉高压的严重程度，可以在不同血管床上检测门静脉压力的变化。门静脉压力的轻微增加首先由肠微循环检测到，并随着肠微循环中eNOS水平的增加而增加VEGF的产生。当门静脉压力进一步增加并达到一定水平时，血管扩张在动脉内脏循环（即肠系膜动脉）中发展。据推测，包括循环应变和剪切应力在内的机械力会激活eNOS并导致NO产生，这些力是由门静脉压力增加导致的血流增加引起的。随后，血管扩张在动脉系统循环（即主动脉）中发展。

1. 低收缩性　低收缩性，即对血管收缩剂的收缩力降低，是门静脉高压症的动脉内脏循环和全身循环的特征。这种现象的发生主要是由于存在过量的血管扩张剂分子（即NO）和由此产生的过度动脉血管扩张，但在某种程度上归因于平滑肌细胞和神经元中产生的各种分子。这些分子包括内源性大麻素（血管扩张剂）、神经肽Y、尿紧张素Ⅱ、血管紧张素和缓激肽（所有血管收缩剂），当血管扩张剂增加，血管收缩剂减少时引起血管低收缩性。

2. 神经因素　神经因素被认为与高动力循环综合征的发展有关，特别是通过交感神经系统。据报道，在门脉高压大鼠的肠系膜动脉中观察到的交感神经萎缩/消退有助于这些动脉的血管扩张和/或收缩力降低。神经因素在收缩反应降低中的作用尚未完全理解，这是一个有待探索的重要领域。

3. 动脉的结构变化　在肝硬化大鼠内脏和全身循环中观察到动脉壁变薄。虽然这种动脉变薄是由门静脉高压引起的血流动力学变化引起的，但它也可能维持动脉血管舒张并使门静脉高压恶化。尽管NO至少部分起作用，但负责动脉变薄的分子机制仍有待完全阐明。

三、微生物群/细菌易位

近年来，越来越多的证据表明，肠道菌群和细菌易位在多种疾病发病机制中的重要性。由于解剖学上的位置和通过血管系统的连接，肝脏持续暴露于来自肠道的微生物产物。已知细菌翻译与腹水的发展密切相关。此外，首先在肠道微循环中检测到门静脉压力的微小变化。门脉高压引起的门脉压力升高可能影响肠-肝轴，进一步推进肝纤维化/肝硬化的病理学，并加剧门脉高压本身。因此，肠道菌群可能在形成和维持门脉高压的病理循环中起重要作用。此外，微生物群落可能影响肝脏中细胞因子/趋化因子的产生，这也可能加剧门脉高压。

慢性肝病患者门静脉高压与内脏和肝脏淋巴管密度和淋巴流量增加相关。在最近的一项研究中显示了泮氏细胞（PC）在门静脉高压症中作为肠血管化和后续影响的贡献者的作用。

Paneth细胞分泌抗微生物肽，以响应病原体相关分子模式（pathogen-associated molecular patterns，PAMP），保护肠道环境并防止病原体入侵。Teltschik等的研究先前讨论了PC在慢性肝病发病机制中的相关性，其中作者证明PC功能降低易导致细菌易位。通过对小肠进行mRNA测序，我们的研究首次证明了PC在门脉高压发生过程中的调节作用。

第2节 肝病中的淋巴管系统在腹水形成中的作用

近年研究证明，淋巴系统由淋巴、淋巴管和淋巴器官组成，它们充当与血管系统平行的循环网络。淋巴毛细血管由单层淋巴内皮细胞（LECs）形成，这些细胞通过不连续的纽扣状连接，有助于间质液、免疫细胞和大分子的进入。淋巴管的生物学功能是维持组织液稳态、组织免疫监测、饮食脂肪吸收和消化系统中的运输。淋巴管的形成和维持取决于多种分子因素，如细胞表面淋巴管内皮受体1（Lymphatic Vessel Endothelial Receptor-1, lyve-1）、转录因子Prospero相关同源盒1（Prospero related homologous box 1, PROX1）、血管内皮生长因子C（Vascular endothelial growth factor C, VEGFC）及其酪氨酸激酶受体3（Tyrosine kinase receptor 3, TKR3）等。

淋巴流受损或淋巴系统结构变化可能会导致严重的临床表现，并已在各种病理状况中报告，如炎症性肠病、癌症和慢性肝病。晚期慢性肝病（CLD）与门静脉高压导致的淋巴管密度增加和/或淋巴流量增加相关。CLD期间描述了以内脏和外周淋巴引流不足为特征的淋巴失衡，并提出其可能是腹水形成的原因。除了作为生理补偿的淋巴管数量增加外，在患者或动物模型中发现，由于晚期CLD期间淋巴生成增加，这些血管的大小也发生了变化。虽然在慢性肝病模型中研究了淋巴系统的结构和功能变化，但关于肠或肠系膜循环中的淋巴网络及其在门静脉高压发展中的作用的研究有限。

慢性肝病患者门静脉高压与内脏和肝脏淋巴管密度和淋巴流量增加相关。即PPVL后淋巴管生成增加。在没有肠道微生物群的情况下，观察到门脉高压、肠淋巴管密度和PC数量显著减少。

一、淋巴管系统的结构

淋巴管系统由封闭的毛细血管和较大的收集淋巴管（也称为收集管）组成（图4-3）。淋巴毛细血管由单层淋巴内皮细胞组成，没有连续的基底膜。平滑肌细胞和周细胞（即包裹血管外表面的平滑肌样收缩细胞）在末端淋巴毛细血管中不存在，但在集合淋巴管中存在。淋巴毛细血管的通畅性由附着在周围结缔组织上的纤细结缔组织纤维维持。肝硬化是否会导致这些结缔组织纤维断裂，从而破坏淋巴管的通畅尚不清楚。

二、淋巴流调节

淋巴毛细血管首先聚集到预收集的淋巴管中，然后合并到更大的收集淋巴管中。收集淋巴管被平滑肌细胞覆盖，平滑肌细胞提供收缩活动以帮助淋巴流动，并具有连续的基底膜。收集淋巴管中收集的淋巴排入胸导管，然后通过颈静脉和锁骨下静脉交界处的淋巴血管连接返回血液循环。

当周围的间质压力变化时，这些淋巴管要么扩张并充满淋巴，要么收缩并推动淋巴。收集淋巴管周围平滑肌细胞产生的收缩力被认为是淋巴循环的主要驱动力之一。淋巴内皮细胞中产生的一氧化氮（NO）也被认为通过调节平滑肌细胞的收缩力来调节淋巴流。Ribera等人报道了由四氯化碳（CCl_4）吸入引起的肝硬化大鼠肠系膜淋巴管分离的内皮细胞中内皮一氧化氮合酶（eNOS）水平升高。他们还显示，这些大鼠肠系膜淋巴管中的平滑肌细胞覆盖率降低。NOS抑制剂的治疗逆转了平滑肌细胞覆盖率的下降，表明淋巴内皮细胞产生的NO抑制了肝硬化大鼠肠系膜淋巴管平滑肌细胞的覆盖率。因此，与血管的情况类似，NO降低收缩力以及淋巴管中平滑肌细胞的募集。

三、肝病中的淋巴血管系统

肝脏产生大量淋巴，估计占流经胸导管的淋巴的 25%~50%。与其他器官的淋巴管相似，肝脏中的淋巴管起到保留液体和调节免疫系统的作用。肝淋巴主要来自肝窦，在较小程度上来自胆周丛。从窦中过滤出的液体进入 Diss 腔，独立于血管或沿着血管流过穿过限制板的通道，并进入门静脉或小叶下静脉的间隙。Diss 间隙中的液体也流经穿过肝细胞的类似通道，这些通道介于 Diss 间隙和肝包膜之间，并排入包膜的间隙。间隙中的液体和迁移细胞通过前淋巴管最终进入淋巴管。肝淋巴系统是肝脏微循环的组成部分。研究表明，肝脏疾病中会发生淋巴管的显著结构变化。

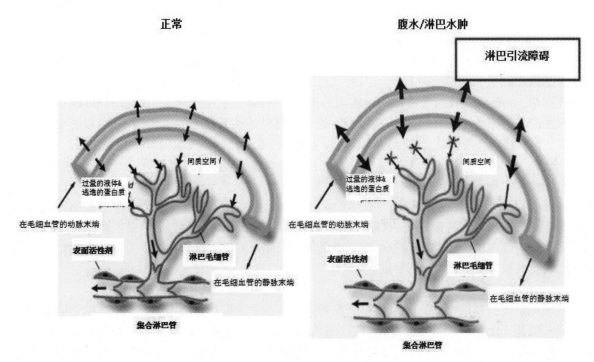

图 4-3　正常和病理状态下的淋巴血管系统

滤液（主要是血浆）从血管逃逸到周围组织的间隙。淋巴血管系统清除多余的间质液体并将其返回血流。淋巴管系统由封闭的毛细血管和较大的集合淋巴管组成。淋巴毛细血管由单层淋巴内皮细胞组成，缺乏连续的基底膜，使其对液体和大分子具有高度渗透性。平滑肌细胞（SMC）在淋巴毛细血管中不存在，但在集合淋巴管中存在。收集淋巴管具有防止淋巴回流的管腔内瓣膜。淋巴引流不足会导致淋巴水肿和腹水。

四、肝肿瘤与淋巴管生成

通过双重免疫染色，淋巴管内皮受体 -1（Lymphatic vessel Endothelial Receptor-1, LYVE-1），和同源盒基因转录因子 1（Homologous Box Gene Transcription Factor 1, PROX-1）是淋巴管内皮细胞透明质酸（HA）的主要受体，是区分血管和淋巴管的常用标志物，Mouta 等发现 LYVE-1 和 PROX-1 在人肝细胞癌（HCC）肝脏标本中显示，在肿瘤周围淋巴管但在肿瘤核心内缺失的纤维区域更发达。另据报道，LYVE-1 和 PROX1 阳性淋巴管在 HCC 和肝转移的紧邻区域大量存在。且表达血管内皮生长因子 C（vascular endothelial growth factor-C, VEGF-C）的 HCC 更容易转移。由于已知 VEGF-C 可促进新的淋巴管形成，即淋巴管生成，这些观察结果可能表明转移与 VEGF-C 表达增加和淋巴管生成增加有关。

五、纤维化和淋巴管生成

纤维化/肝硬化肝脏的淋巴管数量增加。先前的实验性纤维化研究表明，纤维化区域 VEGF 水平升高，但 VEGF-C 表达是否特异性升高仍不清楚。

淋巴管的数量和面积与人类肝脏样本门静脉周围纤维化的严重程度呈正相关。同样，在 CCl4 吸入引起的肝硬化大鼠中，观察到门静脉区域淋巴管增加。有趣的是，在肝硬化肝脏中观察到 VEGF-D 表达的显著增加，VEGF-D 是淋巴管生成的另一种诱导因子。此外，VEGF-D 的表达与肝纤维化的进展呈正相关。总的来说，大鼠和人类的这些观察结果表明，淋巴管扩张和密度与肝纤维化/肝硬化的严重程度一致。纤维化/肝硬化淋巴管形成增加的分子机制在很大程度上是未知的。

六、门静脉高压与淋巴管生成

肝纤维化/肝硬化患者门静脉淋巴流量增加。Barrowman 和 Granger 报告显示，大鼠肝硬化肝脏的淋巴流增加了 30 倍，肝淋巴流与门静脉压力增加呈正相关。最值得注意的是，他们发现在肝硬化肝脏中，淋巴管吸收间质液体的功能能力受损。Oikawa 等人报道，特发性门静脉高压症患者门静脉淋巴管面积增加。总的来说，据推测，新的淋巴管是在肝硬化中形成的，它可以适应增加的淋巴流。这种代偿性淋巴管生成反应可能有助于降低特发性门脉高压以及肝硬化引起的门脉高压。

七、腹水形成与淋巴管系统

淋巴血管系统的衰竭通常表现为腹水的发展。淋巴引流受损和间质液体积聚是腹水形成的直接原因。尽管腹水通常与慢性肝病有关，但肝脏的淋巴血管系统在肝脏损伤继发于其他部位的过程或主要影响非实质细胞的疾病中可能不堪重负。因此，在这里特别致力于与淋巴血管系统相关的肝硬化腹水和非肝硬化腹水的形成。

（一）肝硬化腹水

肝硬化患者间质液增多。淋巴管系统重新吸收肝脏和内脏区域多余的液体，有助于防止腹水的形成。因此，肝脏中的淋巴流增加，从而刺激肝脏淋巴管生成。腹水是由于血管内静水压力增加、内脏动脉血管系统扩大和血浆肿瘤压力降低而形成的。血管系统的压力和结构的这些变化有助于过度的流体过滤，伴随着肝脏微血管转变为毛细血管化和无防护的内皮，这在肝硬化中经常观察到。随着肝硬化的发展，代偿性神经内分泌系统的抗利尿和抗利尿特性（在动脉血管扩张后被激活）会恶化水肿状态，并导致腹水形成。然而，淋巴血管系统在腹水发病机制中的作用仍有待充分阐明。

（二）非肝病引起腹水

常见原因是心源性腹水。通常被归类为腹水的"后正弦"原因，包括右心力衰竭在内的多种心脏病可导致肝充血。这些包括缩窄性心包炎、瓣膜性心脏病（尤其是三尖瓣反流）、肺心病、心肌病等。特别是三尖瓣功能不全和反流，会导致严重的肝充血，因为右心室压力直接传递到肝脏的引流血管。压力升高直接影响肝静脉和排出肝腺泡的小静脉。这迫使富含蛋白质的液体进入 Diss 腔，部分原因是肝脏淋巴管无法补偿间质液体的增加。这种富含蛋白质的液体与肝硬化中产生的蛋白质含量低的液体形成对比。

与心脏腹水发展过程中所见的临床相似的是肝静脉流出梗阻，也就是 Budd-Chiari 综合征（BCS）。BCS 的病因包括骨髓增生性疾病，如真性红细胞增多症和高凝状态，这些疾病源于系统性红斑狼疮（SLE）和阵发性夜间血红蛋白尿症。肝静脉流出也可能发生于易形成血栓的疾病，如抗凝血酶Ⅲ、蛋白质 S 和 C 缺乏、因子 V 莱顿突变、药物如口服避孕药等。此外，正弦阻塞综合征（以前称为静脉闭塞性疾病）中的煽动性损伤起源于正弦内皮细胞，但最终涉及肝静脉，导致血管流出阻塞模式。在这些情况下，Diss 腔内的压力升高可能会超过肝脏淋巴管将间质液体带回全身循环的能力。然而，在这些情况下是否会发生代偿性淋巴管生成，并可通过调节来增加分泌液体的功能能力，目前尚不清楚。

（三）恶性相关肝腹水

肝脏转移灶的存在可导致腹水，而不会发展为肝硬化。转移灶的大量肝脏浸润可导致门静脉高压和腹水形成。淋巴瘤会破坏正常的淋巴管，导致腹水，其性质通常为乳糜腹水。在这些情况下，正常的淋巴流被直接在淋巴管或流出血管中的肿瘤浸润破坏，从而导致 Diss 腔内的液体增加，并伴随着现有淋巴管无法吸收这些液体而导致腹水发生。

第3节 钠、水潴留

摄入体内的钠和水的量大于排出体外的量统称为钠、水潴留，对于腹水来说即进入腹腔的钠和水超过了腹膜吸收的钠和水，则可导致腹水的发生。Na^+ 与 H_2O 潴留引起细胞外液量增多，组织间液是细胞外液的一个主要部分，因此细胞外液量增多必引起组织间液也增多，增多的组织液如不能移走，积聚到一定程度，则引起腹水。钠、水潴留基本原因是肾排 Na^+ 和 H_2O 减少所致。

有关肾 Na^+、H_2O 潴留的机制尚不完全明了，研究资料显示为肾小球与肾小管功能失平衡所致。正常情况下，肾小管能把肾小球滤过量的 99%~99.5% Na^+ 与 H_2O 通过近曲小管，髓袢和远曲小管重吸收。因此，当肾小球滤过率下降，而肾小管对 Na^+、H_2O 的重吸收不能相应的减少甚或增多时，都会造成 Na^+、H_2O 潴留。肾脏 Na^+、H_2O 潴留的基本机理：

一、肾小球滤过 Na^+、H_2O 减少

引起肾小球滤过 Na^+、H_2O 减少有原发和继发的两种原因，消化系统疾病引起腹水多为继发因素引起，多半继发于有效循环血量减少，此时分布到肾脏的血流量也相应地减少，再加上由于经动脉窦和主动脉弓压力感受器的牵张度下降，反射性地引起交感神经活动加强，致使肾血管收缩，导致肾血流更行减少。肾血流减少，又激活肾素血管紧张素醛固酮（RAA）系统，血管紧张素Ⅱ作用于局部可引起入球小动脉收缩，也可引起肾小球滤过减少。

二、肾小管对 Na^+、H_2O 重吸收增多

（一）近曲小管对 Na^+、H_2O 重吸收增多

Na^+、H_2O 重吸收增多的机制与下列两个因素有关：

1. 肾小管周围毛细血管内血浆胶体渗透压增高　正常肾小管周围毛细血管内血浆胶体渗透压是保证近曲小管 Na^+、H_2O 反回血液中的一个因素，当某种原因使胶体渗透压增高，如有效循环血量下降，若肾血流的减少，比肾小球滤过率下降更为明显，则肾小球钠滤过分数（肾小球滤过率/肾血浆流量）就升高。此可能由于出球微动脉收缩，而使血浆的非胶体部分从肾小球毛细血管的滤出较多，故流经肾小管周围毛细血管血浆中的蛋白浓度就相对地升高，因而该处毛细血管内的血浆胶体渗透压也相应地增高，结果近曲小管对 Na^+、H_2O 的重吸收量也增多。

2. 肾小管周围毛细血管液体静压降低　正常的肾小管周围毛细血管的液体静压较低，有利于近曲小管内的 Na^+、H_2O 反回血液，因此当液体静压因某种原因引起明显下降时，近曲小管对 Na^+、H_2O 的重吸收也明显增多。例如，当有效循环血量下降，加上因此而引起的反射作用（颈窦和主动脉弓）和局部体液因素（RAA 系统）的作用引起肾血管收缩，致使肾血流减少比肾小球滤过率的下

降更显著时,流经肾小管周围毛细血管的血流和液体静压都下降,结果导致近曲小管对Na^+、H_2O的重吸收增多。

(二)远曲小管和集合管对Na^+、H_2O的重吸收增多

1. 醛固酮增多　多半是继发性醛固酮增多。醛固酮由肾上腺皮质球状带分泌,与肾上腺皮质分泌的11-脱氧皮质酮、皮质酮等统称为盐皮质类固醇,每日醛固酮的分泌量约为50~200μg,其血浆浓度立位为138~415pmol/L,卧位为27.7~138.5 pmol/L,约1%以游离形式从尿中排出,10%~15%在肾脏与葡萄糖醛酸结合成18-葡萄糖甙酸醛固酮从尿中排出,50%在肝脏灭活,醛固酮的主要生理作用为促进肾小管对钠的重吸收和钾的排泄。应用肾小管微穿刺法研究,醛固酮主要促进近曲小管、髓袢升支、远曲小管和集合管对钠的主动吸收。调节醛固酮分泌的主要机制是肾上腺与肾脏之间的反馈作。

常常是由于有效血循环量下降,刺激肾球旁细胞,使肾素分泌增加,肾素作用于血循环血管紧张素原,形成血管紧张素,再经过转化酶作用(主要在肺,其次在肾)形成血管紧张素Ⅰ。在血管紧张素Ⅱ的直接作用下,刺激肾上腺皮质球状带分泌醛固酮。这是造成Na^+、H_2O潴留的重要原因之一。醛固酮分泌增多又促使肾小管重吸收Na^+、H_2O的作用加强,扩张血容量,升高血压,肾血流量增加,于是反馈抑制肾素分泌,以致血管紧张素Ⅱ形成减少,对肾上腺皮质球状带刺激也减弱,醛固酮分泌受到抑制。

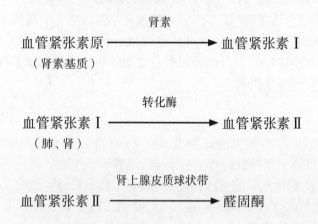

此外肝脏对醛固酮的灭活减少,如肝硬化、重症肝病时,也常见到血中醛固酮增高。然而值得注意的是醛固酮增高并不一定引起钠、水潴留和水肿。

2. 抗利尿激素(ADH)增高　抗利尿激素又称加压素,由垂体后叶分泌。ADH能提高肾小管细胞膜的通透性,使水更好地向肾小管细胞间隙弥散而返回静脉血,使肾小管重吸收水增加。ADH的半衰期为5分钟,大部分ADH在肾和肝灭能,仅10%的ADH以活性形式从尿中排出。ADH的分泌受渗透和非渗透性刺激因素控制,以渗透的变化为主。血中ADH增多,主要是由于神经垂体释放增多所致,常常是由于血量或有效循环血量下降,通过容量感受器反射性引起ADH分泌。动物试验证明,当灌注于颈内动脉的血液渗透压降低1%时,ADH释放即减少,表现为尿量增加;反之,当灌注血液渗透压增高1.8%时,ADH即释放,表现为尿量减少并呈高张。肝硬化时因有效血容量降低,可引起ADH分泌增加,ADH增多在肝硬化时与ADH灭活减少也有关。由于ADH产生增加,则引起Na^+和H_2O潴留,是产生腹水的因素之一。

3. "利钠激素"分泌减少　利钠激素又称第三因子,也是增加钠排出的一种激素。利钠激素由脑分泌,可能与丘脑下部,或与第三脑室前腹侧有密切关系。利钠激素的释放是由血容量扩张引起的。当GFR降低,如果肾小管对Na^+的重吸收无变化,则排钠减少,随之发生钠潴留和血容量扩

张。利钠激素主要通过降低集合管 Na^+-K^+-ATP 酶的活性，从而减少钠的重吸收。当利钠激素分泌减少时，Na^+-K^+-ATP 酶的活性增高，增加 Na^+ 的重吸收引起钠与水的潴留。其作用部位是在远侧肾单位，血容量减少，包括有效循环血量减少是引起利钠激素分泌减少的主要因素。

（三）肾小管髓袢对 Na^+、H_2O 的重吸收增多

肾单位以其分布的位置分皮质肾单位和近髓肾单位两种，前者髓袢短，对 Na^+、H_2O 的重吸收作用较弱，而近髓肾单位则集中地分布于靠近髓质的内皮质层，其髓袢很长，它们对 Na^+、H_2O 的重吸收作用较强。正常时肾血流的大部分通过皮质肾单位，只有小量通过近髓肾单位。但在病理情况下，如急性肾功能衰竭、肝硬化、休克等情况下，尤其当有效循环血量下降时，可能发生肾血流的重新分布，即分布于皮质肾单位的血流明显减少，而分布于近髓肾小球的血流则明显增多，引起 Na^+ 和 H_2O 的重吸收增加。

第4节 组织液生成增多或回收减少

当组织液生成增多或回流减少或两者并存时可导致组织液在组织间隙中积聚过多造成水肿或形成浆膜腔积液。

一、微血管壁通透性增高

正常时有5%的血浆蛋白从毛细血管滤出，微血管的其他部分几乎不能使蛋白质透过。因此，毛细血管内、外液的胶体渗透压梯度很大。但当毛细血管壁通透性增高时，则血浆蛋白不仅可随液体从毛细血管滤出，而且可从微静脉壁渗出，其结果是毛细血管静脉端和微静脉内液的胶体渗透压下降，而组织液的胶体渗透压则增高，于是有效胶体渗透压随之明显的下降，有利于液体的滤出，组织液的生成明显地增多，此时如果同时淋巴回流减少，则可发生水肿。

血管通透性增高不仅发生在微静脉，还累及毛细血管，刺激强致血管直接受损伤时，从微动脉到微静脉均可出现血管通透性增高。血管通透性增高分第一相和第二相两个时期，第一相又称速发型血管通透性反应，是一过性经过，不超过30分钟，血管通透性增高的程度轻微；第二相又称迟发型血管通透性反应，此相血管通透性升高显著，持续时间较长。由炎症所致的血管通透性增高，由许多化学介质引起，包括溶酶体酶、慢反应物质（SRS-A）、淋巴因子、补体、激肽、前列腺素等。补体 $C3a$ 和 $C5a$ 是过敏毒素，它们能使细胞释放出组胺，从而引起血管通透性升高和组织水肿。

二、毛细血管流体静压增高

微动脉舒张和静脉压增高均可导致毛细血管流体静压增高。但是，单一微动脉舒张，一般不至于引起明显的水肿。在炎性水肿的发生发展中，动脉充血导致毛细血管流体静压增高，是引起水肿的一个次要因素。

毛细血管流体静压增高的最主要原因是静脉压增高。静脉压增高逆向传递到微静脉，尤其是毛细血管静脉端，不利于组织液的回收。一些学者证明，液体滤入组织间隙的速度与静脉压增高的程度成正比。

三、血浆胶体渗透压下降

血浆胶体渗透压取决于血浆蛋白尤其是白蛋白浓度。血浆蛋白尤其是白蛋白浓度的下降，就会使血浆的胶体渗透压降低，有效胶体渗透压也随之下降。这种变化有利于组织液生成而不利于

它的回收，严重时可引起水肿。这种水肿用微血管壁通透性不增高，故水肿液的蛋白浓度通常都较低，约1~3g/L。

血浆蛋白减少主要有二个原因引起。一是丢失到体外，如慢性消化道失血引起的贫血和低蛋白血症时导致的水肿。如蛋白丢失性肠病，严重钩虫病等。二是合成不足，如肝硬化时肝细胞坏死、纤维化、肝合成白蛋白能力降低，引起的低蛋白血症，低蛋白血症时有利于组织液生成和不利于组织液回收。

第5节 淋巴回流减少

淋巴回流能把滤过多于回收的剩余组织液包括其中所含的小量蛋白质送回血液循环中，而且还能加强其回流，把增多的组织液排送出去。一旦淋巴管道发生了阻塞而致淋巴回流受到阻碍，则含有蛋白质的淋巴液就会在组织间隙中积聚起来，而引起水肿，这种水肿称为淋巴水肿。如乳糜性腹水时漏入腹膜腔的淋巴液中富含乳糜微粒，并在腹腔中积聚形成乳状积液。原因众多，包括腹部恶性肿瘤、感染、腹部淋巴管损伤、肝硬化、肾病综合征、淋巴管系统先天异常、心包炎、心力衰竭、自身免疫性疾病等。是由于淋巴管阻塞或淋巴管扩张引起淋巴液渗漏到腹腔所致。

在某些情况下，由于毛细血管流体静压增高或其他因素造成组织液生成增多时，淋巴管道的阻塞会使水肿迅速而明显地发展。

在淋巴水肿时，组织液中的蛋白质因淋巴回流受阻而发生滞积，水和电解质则可由毛细血管回收。所以其水肿液的蛋白含量较高，它的白蛋白含量甚至超过血浆中的浓度。结果，组织液的胶体渗透压明显增高。因而有利于液体由毛细血管漏出而不利于回收。

综上所述，各种导致水肿的基本因素可单独一种因素引起水肿，临床实际中往往是多种因素同时或先后共同作用的结果。腹水主要来自体内细胞外液的渗入，在并有周围水肿时更是如此。但外源性液体进入体内过多时，亦可渗入腹腔内。可通过腹腔排液后观察体重的变化加以判断腹水形成的原因，如体重增加，说明腹水为外源性液体渗入。如体重未增加或者减低，则为周围水肿液渗入所致。有时体重增加量低于腹水重新形成量，此时腹水是由外源性与内源性液体混合形成。尽管腹水重吸收量有很大的限度，但在放腹水后，腹水的重新形成常很迅速，有时高达重吸收量的3.5倍（3.3L/24小时），这说明肝硬化腹水时，液体向腹腔内漏出的速度，远远超过重吸收率。

（池肇春）

参考文献

[1] Muhie OA.Causes and Clinical Profiles of Ascites at University of Gondar Hospital, Northwest Ethiopia: Institution-Based Cross-Sectional Study. Can J Gastroenterol Hepatol. 2019; 2019: 5958032.

[2] Iwakiri Y.Pathophysiology of portal hypertension.Clin Liver Dis. 2014; 18: 281-291.

[3] Iwakiri Y. Endothelial dysfunction in the regulation of cirrhosis and portal hypertension. Liver Int. 2012; 32: 199-213.

[4] Thabut D, Shah V. Intrahepatic angiogenesis and sinusoidal remodeling in chronic liver disease: new targets for the treatment of portal hypertension? J Hepatol. 2010; 53: 976-980.

[5] Hassan M, Juanola O, Keller I, et al.Paneth Cells Regulate Lymphangiogenesis under Control

of Microbial Signals during Experimental Portal Hypertension.Biomedicines. 2022;: 1503.

［6］Oliver ., Kipnis J, Randolph GJ.The Lymphatic Vasculature in the 21st Century: Novel Functional Roles in Homeostasis and Disease. Cell. 2020; 182: 270-296.

［7］Petrova TV, Koh GY. Biological functions of lymphatic vessels. Science. 2020; 369: eaax4063.

［8］Ribera J, Córdoba-Jover B, Portolés I, Morales-Ruiz M. The Role of Hepatic and Splanchnic Lymphatic System in Portal Hypertension and Ascites. Curr Hepatol Rep. 2019; 18: 157-163.

［9］Jeong J, Tanaka M, Iwakiri Y. Hepatic lymphatic vascular system in health and disease. J Hepatol. 2022; 77: 206-218.

［10］Chung C, Iwakiri Y.The lymphatic vascular system in liver diseases: its role in ascites formation.Clin Mol Hepatol. 2013; 19: 99-104.

［11］Corpechot C, Barbu V, Wendum D, et al, Hypoxia-induced VEGF and collagen I expressions are associated with angiogenesis and fibrogenesis in experimental cirrhosis. Hepatology. 2002; 35: 1010-1021.

［12］Plessier A, Rautou PE, Valla DC. Management of hepatic vascular diseases. J Hepatol. 2012; 56(Suppl 1): S25-S38.

［13］Seo YS, Shah VH. The role of gut-liver axis in the pathogenesis of liver cirrhosis and portal hypertension. Clin Mol Hepatol. 2012; 18: 337-346.

［14］Frances R, Chiva M, Sanchez E, et al. Bacterial translocation is downregulated by anti-TNF-alpha monoclonal antibody administration in rats with cirrhosis and ascites. J Hepatol. 2007; 46: 797-803.

［15］Tanaka M, Iwakiri Y. The Hepatic Lymphatic Vascular System: Structure, Function, Markers, and Lymphangiogenesis. Cell Mol Gastroenterol Hepatol. 2016; 2: 733-749.

第5章 腹水的临床诊断与鉴别诊断

第1节 概述

正常状态下，人体腹腔内有少量液体（一般少于200ml），对腹腔脏器起到润滑作用。任何病因导致腹腔内液体量增加，超过200ml时，即为腹腔积液，属于病理性液体积聚（腹水被定义为由于病理状态导致腹腔内积聚至少200ml的液体）。肝硬化门脉高压症是最常见原因（约占85%），肝外疾病约占15%，最常见为恶性肿瘤（胃癌、肝癌、卵巢癌多见）、结核性腹膜炎、慢性心力衰竭和肾病综合征，其他少见的有非肝硬化门脉高压、胰源性腹腔积液、结缔组织疾病、内分泌代谢疾病、营养不良（低蛋白血症）及其他少见病或不明原因。腹水通常是肝硬化的第一个失代偿事件，每年有5%~10%的代偿期肝硬化患者发生腹水，确诊肝硬化失代偿期后10年内约60%的患者出现腹水，约20%的肝硬化患者在首次就诊时出现腹水，20%的腹水患者在诊断的第一年死亡，5年生存率44%~85%。腹水的发病机制中，门静脉高压症是主要原因和始动因素，其他包括肾素-血管紧张素-醛固酮系统（RAAS）失衡、RAAS之外血管活性物质的分泌增加或活性增强、低蛋白血症、淋巴引流受阻等。腹水不良预后的危险因素包括：低钠血症、动脉张力降低、高血清肌酐（Serum creatinine，Scr）、低尿钠、自发性细菌性腹膜炎（spontaneous bacterial peritonitis，SBP）、低腹水总蛋白水平（<20g/L）、腹水红细胞计数>10.000/mm^3（出血性腹水）。由于绝大部分腹水病例由肝硬化引起，本章主要论述肝硬化腹水的诊断与鉴别诊断。

根据腹水的外观及实验室检查特征，一般可分为漏出液、渗出液及血性积液，各类腹水的病因见表5-1。根据国际腹水俱乐部及我国指南，肝硬化患者的腹水按照腹水量及是否伴有并发症分为单纯性腹水和难治性腹水；腹水分为三级（表5-2）：1级（少量腹水）、2级（中量腹水）、3级（大量腹水）。如果腹水不伴有感染或肝肾综合征，则认为腹水没有并发症。根据对治疗的反应及是否合并自发性腹膜炎和肝肾综合征，腹水又可分为单纯性和复杂性。

表 5-1 腹腔积液常见病因

	腹腔积液及病因
漏出性腹腔积液	（1）肝源性：常见于重症病毒性肝炎、中毒性肝炎、肝硬化、原发性肝癌等 （2）营养不良性：较少见，长期营养不良者常有低蛋白血症，引起水肿及腹腔漏出性积液 （3）肾源性：急慢性肾炎、肾衰竭、系统性红斑狼疮等结缔组织病 （4）心源性：慢性右心功能不全、缩窄性心包炎 （5）胃肠源性：各种胃肠道疾病所致蛋白质从胃肠道丢失，如肠结核、克罗恩病、恶性淋巴瘤、小肠淋巴扩张症、先天性淋巴管发育不良、儿童及成人乳糜泻等 （6）静脉阻塞性：肝静脉阻塞综合征（Budd-ChiariSyndrome）、下腔静脉阻塞或受压、门静脉炎、门静脉阻塞、血栓或癌栓形成或受压 （7）黏液水肿性：甲状腺功能减退症、垂体功能减退症
渗出性腹腔积液	（1）腹膜炎症：常见于结核性腹膜炎、自发性细菌性腹膜炎、腹腔脏器穿孔导致的急性感染性腹膜炎、癌性腹膜炎（包括腹腔或盆腔内恶性肿瘤腹膜转移）、真菌性腹膜炎、嗜酸细胞浸润性腹膜炎等 （2）医源性：见于急性坏死性胰腺炎、胰腺假性囊肿、慢性胰腺炎、胰腺癌、胰管发育不良等 （3）胆汁性：多见于胆囊穿孔、胆管破裂，胆囊、胆管手术或胆管穿刺损伤等 （4）乳糜性：引起乳糜性腹腔积液的病因较为复杂，可见于腹腔内或腹膜感染（结核、丝虫病）、恶性肿瘤（如淋巴瘤、胃癌、肝癌）、先天性腹腔内或肠淋巴管发育异常、淋巴管扩张或局部性受压、腹部外伤或腹腔内医源性损伤及少数肝硬化、门静脉血栓形成及肾综合征等
血性腹腔积液	（1）肝脏疾病：重症肝炎、暴发性肝衰竭、坏死后性肝硬化、肝癌晚期、妊娠期自发性肝破裂、肝动脉瘤破裂、巨大肝血管瘤破裂及肝外伤性破裂等 （2）腹膜疾病：结核性腹膜炎、腹腔或盆腔内恶性肿瘤腹膜转移、原发性腹膜间皮瘤、腹膜或网膜血供障碍等 （3）腹腔内其他病变：如腹主动脉瘤破裂、急性出血性坏死性胰腺炎、外伤性或创伤性脾破裂、腹腔内其他脏器损伤、肠系膜动脉或静脉栓塞或血栓形成，门静脉高压伴空、回肠静脉曲张破裂，腹腔内淋巴瘤、脾原发性淋巴瘤、胃癌与结肠癌浆膜受累、慢性肾炎、尿毒症等 （4）盆腔内病变：宫外孕、黄体破裂、子宫内膜异位、卵巢癌或卵巢黏液囊性癌

表 5-2 腹水的分级、分类

	按照腹水积聚量		按照对治疗的反应	
1级（少量腹水）	仅可通过超声探查到	患者一般有腹胀，移动性浊音检查阴性；超声检测到的腹水位于深度<3cm的多个间隙中	反应性腹水	通过利尿治疗腹水可完全动员或限于1级，与中度饮钠饮食相关或不相关
2级（中量腹水）	腹部中度对称性膨隆	移动性浊音的测试可以是阴性的或阳性的。超声检查腹水淹没肠道，但不越过腹部中部，深度3~10cm	复发性腹水	即使饮食限钠和利尿剂剂量充足情况下腹水仍在12个月内至少复发3次
3级（大量腹水）	腹部明显膨隆	腹胀明显，移动性浊音阳性，可能腹胀导致脐疝。超声检测腹水占据整个腹腔，中腹部充满腹水，深度>10cm	难治性腹水	腹水不能动员或早期复发（即大容量注射液后）不能通过药物治疗满意地预防腹水

第2节 腹水的诊断

对所有新发、复发性（定义为腹水在12个月内发生至少3次）腹水患者均应了解既往病史、体格检查，并进行实验室检查、影像学和诊断性穿刺术，争取及早作出诊断。

一、病史采集

性别、年龄，慢性肝病（酒精、代谢性肝病、病毒性肝炎、肝病家族史）、心脏病、血液系统疾病（血栓形成、出血过多）、甲状腺疾病、自身免疫性疾病、恶性肿瘤、胰腺炎、旅行史和结核病的危险因素，既往HE或心脏代偿失调史。

二、症状和体征

肝硬化患者会出现疲劳和食欲不振等症状，并且潜在的症状可能会进一步加重。患者还可出现腹胀、双腿水肿、尿少。慢性肝病的体征：面容如贫血或黄疸或黝黑、肝脾肿大、蜘蛛痣、肝掌或腹壁侧支静脉；心力衰竭或缩窄性心包炎的体征：颈静脉怒张、肺充血、心包摩擦音、周围水肿；恶性肿瘤或感染体征：恶病质、淋巴结肿大；营养不良体征：消瘦、贫血、肌肉减少症；甲状腺疾病体征：黏液性水肿。腹部移动性浊音、腹部包块或压痛或肌卫、脐疝/腹股沟疝、胸腔积液证据（呼吸音减弱或胸腔叩诊浊音）。腹腔积液>500ml时，膝胸卧位可叩诊发现，>1000ml的腹腔积液体格检查可发现移动性浊音，大量腹腔积液时两侧胁腹部膨出如蛙腹，检查可有液波震颤；小量腹腔积液可借超声和腹腔穿刺检出，超声示肝肾交界部位有暗区，但在肥胖或少量腹水时移动性浊音不易查出，需要借助超声或CT等影像检查而确认。

三、影像学评估

腹部超声检查为最常用方法，可确定腹水的存在和体积，并给出来源和位置的初步指示。此外，超声可以帮助引导穿刺定位。其他影像学检查包括腹部计算机断层扫描（CT）和磁共振成像（MRI）和超声心动图（参见本书第6章腹水的影像诊断）。

四、生物学评估

（一）血液学检查

全血细胞计数，肝功能检查（谷丙转氨酶、谷草转氨酶、胆红素、白蛋白、球蛋白、γ-谷氨酰转肽酶、碱性磷酸酶），凝血功能、肾功能检查（Scr、尿素氮）、血清和尿液电解质（Na、K）和尿蛋白分析，心功能、B型脑利钠肽[BNP，必要时B型利钠肽原（NT-pro BNP）]，肿瘤标志物，自身免疫系列，甲状腺功能。

（二）腹水检查

所有腹水无论是否新发如条件允许，应立即进行诊断性穿刺术，评估腹水的性质和体积，并对腹腔积液进行初步分级、分类。腹腔穿刺术的禁忌证相对较少；潜在并发症包括腹壁血肿、穿刺部位渗漏和肠穿孔。当怀疑自发性细菌性腹膜炎（spontaneous bacterial peritonitis, SBP）时，应进行腹水培养和床旁接种血培养瓶，以指导抗生素治疗的选择。对于初始治疗反应不佳或怀疑继发性细菌性腹膜炎的患者，应考虑在治疗开始后48小时进行第二次诊断性穿刺，以评估抗生素治疗的有效性。

腹水可以是无色透明（单纯）、混浊、化脓、出血或乳糜状。腹水分析项目：①常规：细胞分类、计数，白细胞分类计数是腹水的主要检测指标。无并发症的肝硬化腹水细胞总数 $<500\times10^6$/L；②生化：总蛋白、白蛋白、葡萄糖、乳酸脱氢酶、淀粉酶、胆红素、甘油三酯、腺苷脱氨酶（adenosine deaminase，ADA）、利尿钠肽（BNP）；③细胞学：腹水沉渣病理学检查，用于明确肝硬化以外的腹水原因。

血清腹水蛋白梯度（serum-ascites albumin gradient，SAAG，定义为同一天检测到的血清白蛋白和腹水白蛋白之间的差异），SAAG=血清白蛋白–腹水白蛋白。SAAG与门静脉压呈正相关，SAAG越高，门静脉压力越高；白蛋白含量表示腹水的渗透压，因此SAAG间接反映了血清与腹水的渗透压差。通过SAAG可以确定腹水是否由门静脉压力增加引起。SAAG ≥ 11g/L高度提示门静脉高压，通常由肝病引起，准确率约为97%，而血清–腹水蛋白梯度<11g/L提示非门脉高压性腹水的原因，如腹膜恶性肿瘤、结核性腹膜炎和胰腺性腹水（表5-3、图5-1）。

表5-3 SAAG在腹水病因鉴别中的应用

SAAG≥11g/L	SAAG <11g/dL
门脉高压（肝硬化、肝癌）	腹膜癌
心功能衰竭	腹膜结核
门静脉血栓	胰腺炎
甲状腺功能减退	肠穿孔
	肾病综合征

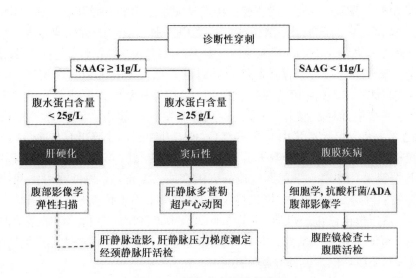

图5-1 新发腹水的诊断流程
SAAG：血清腹水蛋白梯度；ADA：腺苷脱氨酶

第3节 腹水的鉴别诊断

如前所述肝硬化腹水是最常见的腹水病因，占75%~80%。诊断时就与下列疾病所致腹水进行鉴别。有关肝硬化腹水的鉴别诊断参见本书有关章节。

一、腹膜结核

肝硬化腹水需与渗出型结核性腹膜炎（占腹膜结核的90%）鉴别。临床表现胃腹胀、腹痛，伴发热、消瘦、低体重指数（BMI）等消耗性症状体征。一些病例可通过影像学手段寻找结合原发灶如肺部、生殖系统附件、肠道，常合并腹膜增厚，通过腹腔镜探查或腹膜活检获得的腹膜组织多发性肉芽肿伴朗罕氏巨细胞和干酪样坏死的病理表现是诊断金标准。疑似结核性腹水情况下，可将腹水检抗酸杆菌涂片和培养，但培养阳性率<50%，涂片阳性腹水很少见。如有结核性腹膜炎并发症或肿瘤，细胞分类计数主要表现为淋巴细胞增多。PCR可用于检测结核分枝杆菌。腺苷脱氨酶活性值和喹啉酮试验（QuantiFERON-TB Gold）结果可用于结核性腹膜炎的快速诊断，具有高敏感性和特异性，更有助于区分腹膜结核和癌性疾病，LDH通常升高，超过90 IU/L。腺苷脱氨酶水平为<40 IU/mL可排除结核病。可结合临床表现（结核中毒症状及相关体征）、辅助检查及其他实验室检查（如血沉、PPD实验、T-SPOT试验、腹水常规和生化检查）等综合诊断。肝硬化时由于免疫功能下降，可能同时存在SBP和结核性腹膜炎，因此应慎重鉴别和治疗。

二、胰源性腹水

指胰液大量积聚在腹腔内，属于渗出性，特点是腹水中淀粉酶浓度高（通常超过1000 IU/L），蛋白质浓度超过30g/L，可与肝硬化、结核病或癌变相鉴别。慢性酒精性胰腺炎（合并酒精性肝硬化门脉高压）在西方是最常见原因，其他原因包括急性胰腺炎、酒精性肝硬化、胰腺外伤、胰胆管囊性重复、壶腹狭窄或胆管结石。存在假性囊肿时更常见。常表现为轻度腹痛、食欲减退和饱腹感、体重减轻和进行性腹水，少数可合并胸腔积液。胰腺假性囊肿渗漏或导管破裂导致腹水。存在胰腺疾病（如慢性酒精中毒和胰腺炎、近期急性胰腺炎发作）、腹水中淀粉酶水平>1000 IU/L或大于血清淀粉酶的3~6倍、腹水总蛋白水平升高（>30g/L）和SAAG降低（<11g/L）时应考虑胰源性腹水。胰源性腹水中也可见白细胞计数升高。一旦确诊，应做腹部CT排除假性囊肿。建议使用内窥镜逆行胰胆管造影术（ERCP）来帮助定位导管阻塞或渗漏部位，以便在可能的情况下进行支架置入术。磁共振胰胆管造影（MRCP）可以描绘胰管的解剖结构和存在的任何异常，对于不能接受ERCP可以考虑。治疗包括停止经口喂养、全胃肠外营养（TPN）、穿刺术和给予奥曲肽。对药物治疗无反应的患者，可能需要介入治疗，包括内窥镜经乳头胰管支架术或手术，包括膀胱胃造口术、膀胱造口术、胰腺括约肌切除术或部分胰腺切除术。

三、心源性腹水

主要起源于右心衰竭，失代偿性右心室衰竭导致右心房压力升高，然后通过下腔静脉和肝静脉传输至肝窦，产生门脉高压，占总腹水的5%，较少见为缩窄性心包炎。由此产生的肝窦充血和扩大的窗孔导致富含蛋白质的液体渗出到Disse间隙中。这些液体最初排入肝脏的淋巴管；一旦渗出液的体积超过了淋巴系统的容量，就会被分流到腹腔并在临床上表现为腹水。体格检查窗户腹水征外，还可发现发绀、周围水肿、颈静脉怒张、心脏增大、肝脾肿大、心律失常、心瓣膜杂音等体征。在心脏病患者中,如果腹水中总蛋白浓度低于 43 g/L,并且排除了肝损伤的其他诱发因素,则可怀疑心源性肝硬化。腹水内总蛋白浓度 >25 g/L,SAAG>11g/L、血清 BNP >364 ng/L 提示潜在或额外的心脏病,应进一步评估超声心动图和 NT-proBNP 以明确是否心力衰竭。NT-proBNP 预测急性和非急性心衰的上限分别为 300 pg/mL 和 125 pg/mL。

四、乳糜性腹水

定义为乳白色、富含甘油三酯的腹膜液,其特征是腹腔内存在胸淋巴或肠淋巴液,约占腹水的不到 1%。所有肝硬化相关腹水病例中乳糜性腹水占 0.5%~1%。乳糜腹水的根本原因是淋巴流动中断。腹部恶性肿瘤、肝硬化、腹部手术后淋巴管破坏和感染(结核分枝杆菌和丝虫病)、炎症(放疗)、腹膜后纤维化(奥蒙德病)和自身免疫性疾病,如结节病、白塞氏病、过敏性紫癜和系统性红斑狼疮是成人的主要原因,其他少见原因包括心脏病、肾病综合征、胰腺炎、腹腔口炎(coeliac sprue)、Whipple's 病和回缩性肠系膜炎。儿童中,先天性淋巴异常和外伤是最常见病因。血液学和腹水参数是诊断核心依据。血液学检查包括全血细胞计数、基础代谢谱、肝功能检查、总蛋白、白蛋白、乳酸脱氢酶(LDH)、脂质谱、淀粉酶和脂肪酶;腹水特征为含有大量淋巴细胞(>500/mL)的混浊、黏稠、乳白色腹水,检查包括细胞学、细胞计数、革兰氏染色、培养、总蛋白浓度、白蛋白、LDH、葡萄糖、甘油三酯和淀粉酶。乳糜腹水中甘油三酯浓度超过 2.2mmol/L(常 >11mmol/L),总蛋白水平在 25~70g/L 之间,葡萄糖水平超过 5.6mmol/L,LDH 在 1.84~3.34 μmol/L 之间,血清-腹水白蛋白梯度小于 11g/L,且腹水-血清胆固醇浓度梯度 <1,甘油三酯浓度 >2.2mmol/L 支持乳糜腹水的诊断,而 <50mmol/L 则排除乳糜腹水。淋巴管造影术是淋巴管阻塞的金标准诊断工具。淋巴管造影术和淋巴闪烁造影术可用于检测腹膜后淋巴结异常、渗漏、瘘管形成和胸导管通畅,还可评估治疗效果。计算机断层扫描(CT)和磁共振成像可用于识别腹内肿块、积液或淋巴结。肝硬化相关乳糜腹水的管理涉及阶梯式管理方法。营养优化治疗和潜在病因的管理是治疗的基石,营养支持包括低钠、高蛋白、低脂肪饮食,辅以中链甘油三酯(椰子油、棕榈仁油、全脂牛奶、黄油和奶酪中含有)。大多数油和脂肪,包括坚果、鱼、肉、橄榄油和鳄梨都含有长链甘油三酯,应避免用于乳糜腹水。奥利司他是一种胃和胰脂肪酶的可逆性抑制剂,可降低腹水中的甘油三酯浓度。生长抑素或其合成类似物奥曲肽通过减少蠕动、肠道对脂肪的吸收、胸导管中的甘油三酯浓度,并减弱主要通道中的淋巴液流动。上述治疗无效时可考虑全肠外营养(TPN)及治疗性穿刺、手术结扎、栓塞和经颈静脉肝内门体分流术。

五、恶性腹水

常表现为消瘦、贫血、淋巴结肿大及实体包块。原发性或转移性腹膜癌,腹水中恶性细胞阳性率 0%~96.7%,取决于肿瘤的部位。将细胞学与腹水中肿瘤标志物结合可能提高诊断阳性率,如癌胚抗原(CEA)、上皮细胞黏附分子(EpCAM)、CA 15-3 和 CA 19-9。腹水中高水平的 C 反应蛋白和胰岛素样生长因子-1 提示恶性腹水可能,胆固醇水平超过 45mg/100mL 与细胞学和癌胚抗原测定相结合具有诊断价值。如果腹水和血清中均存在高水平的 C 反应蛋白,也可以推测为恶性腹水。

六、肾病性腹水

肾病综合征(NS)是一种以高甘油三酯血症、大量蛋白尿、低白蛋白血症和外周水肿为特征的肾脏疾病。腹水是全身水肿的一部分,由于肾钠排泄减少,肾病综合征和肝硬化患者容易发生盐和水潴留。腹水通常蛋白质含量低(如果蛋白质的肾脏丢失显著),血清-腹水白蛋白梯度 <11g/L。肾病综合征可以通过尿常规检测,其定义为蛋白尿大于 3g/L,伴有低于 30g/L 的低蛋白血症。它对应于肾小球改变引起的主要蛋白渗漏,可以是原发性(最常见于儿童)或继发性。

七、肝性胸水（Hepatic Hydrothorax，HH）

肝性胸水（HH）是在没有心脏、肺部或胸膜疾病的情况下发生在门静脉高压症中的渗出性胸腔积液，患病率为4%~12%，通常为单侧（主要是右侧，少数为左侧）。多见于晚期肝病患者。

在HH中，胸腔积液起源于腹膜腔，并通过吸气时的胸内负压通过膈肌中的缺损吸入。血清-胸水白蛋白梯度>11 g/L提示HH。如果积液为左侧，或无腹水，特别是当血清-胸水白蛋白梯度≤11 g/L时，应考虑由感染、胰腺炎、恶性肿瘤或心肺原因引起的胸腔积液。肝性胸水可导致呼吸衰竭，并可并发自发性细菌性胸膜积脓；可使失代偿性肝硬化的预后恶化。HH预后较差，死亡风险超过MELD评分预测的风险时应考虑实施肝移植。HH的并发症包括自发性细菌性脓胸（SBE）、进行性呼吸衰竭、陷肺和胸腔穿刺并发症，如气胸和出血。诊断方法首先需排除心肺和原发性胸膜疾病，此外，需要进行诊断性胸腔穿刺术以排除细菌感染；还可通过磁共振成像、计算机断层扫描或彩色多普勒和对比增强超声检查来识别膈肌缺陷。HH的并发症包括自发性细菌性脓胸（SBE）、进行性呼吸衰竭、肺陷以及胸腔穿刺术并发症如气胸和出血。

HH的管理与腹水相似，包括限制钠和利尿剂使用、LVP、TIPS和LT，一线治疗为饮食限钠和利尿剂和/或LVP以及必要时的胸腔穿刺术，在选定的患者中，可以考虑将TIPS作为难治性HH的二线治疗。成功治疗了腹水，胸腔积液仍会持续存在，定义为难治性HH。如果存在腹水，LVP联合静脉注射HSA可改善通气功能，但通常也需要胸腔穿刺术。难治性或复发性HH最好用TIPS或肝移植治疗。HSA输注可以改善腹水控制，对HH也可能有益。经常通过留置胸腔导管（IPC）取出胸腔积液的患者有发生蛋白质耗竭和营养不良的风险。手术修复膈肌缺损的治疗并发症发生率较高。化学性胸膜固定术通常会导致局部积液，因此不推荐使用。

（牛春燕　宋用强）

参考文献

[1] Wilson R, Williams DM. Cirrhosis. Med Clin North Am. 2022; 106: 437–446.

[2] Chinese Society of Hepatology, Chinese Medical Association; Xu X, et al. Chinese guidelines on the management of ascites and its related complications in cirrhosis. Hepatol Int. 2019; 13: 1–21.

[3] Biggins SW, Angeli P, Garcia-Tsao G, et al. Diagnosis, Evaluation, and Management of Ascites, Spontaneous Bacterial Peritonitis and Hepatorenal Syndrome: 2021 Practice Guidance by the American Association for the Study of Liver Diseases. Hepatology. 2021; 74: 1014–1048.

[4] Aithal GP, Palaniyappan N, China L, et al. Guidelines on the management of ascites in cirrhosis. Gut. 2021; 70: 9–29.

[5] Ştefan PA, Lebovici A, Csutak C, et al. Computed Tomography in the Diagnosis of Ascites: The Role of Fluid Attenuation Values. Curr Med Imaging. 2021; 17: 390–395.

[6] Ginès P, Krag A, Abraldes JG, et al. Liver cirrhosis. Lancet. 2021; 398: 1359–1376.

[7] Smith A, Baumgartner K, Bositis C. Cirrhosis: Diagnosis and Management. Am Fam Physician, .2019; 100: 759–770.

[8] Faisal MS, Singh T, Amin H, et al. A guide to diagnosing and managing ascites in cirrhosis. J Fam Pract. 2021; 70: 174–181.

[9] Nobbe AM, McCurdy HM. Management of the Adult Patient with Cirrhosis Complicated by Ascites. Crit Care Nurs Clin North Am. 2022; 34: 311–320.

[10] D'Amico G, Bernardi M, Angeli P. Towards a new definition of decompensated cirrhosis. J Hepatol. 2022; 76: 202-207.

[11] Tonon M, Piano S. Cirrhosis and Portal Hypertension: How Do We Deal with Ascites and Its Consequences. Med Clin North Am. 2023; 107: 505-516.

[12] Runyon BA, AASLD. Introduction to the revised American Association for the Study of Liver Diseases Practice Guideline management of adult patients with ascites due to cirrhosis. 2012. Hepatology.2013; 57: 1651-1653.

[13] Micek HM, Carroll MJ, Barroilhet L, et al. Processing and Analysis of Ascites. Methods Mol Biol, .2022; 2424: 95-104.

[14] Shen YC, Wang T, Chen L, et al. Diagnostic accuracy of adenosine deaminase for tuberculous peritonitis: a meta-analysis. Arch Med Sci.2013; 9: 601-607.

[15] Koff A, Azar MM. Diagnosing peritoneal tuberculosis. BMJ Case Rep. 2020; 13: e233131.

[16] Bhandari R, Chamlagain R, Bhattarai S, et al. Pancreatic ascites managed with a conservative approach: a case report. J Med Case Rep. 2020; 14: 154.

[17] He WH, Xion ZJ, Zhu Y, et al. Percutaneous drainage versus peritoneal lavage for pancreatic ascites in severe acute pancreatitis: a prospective randomized trial. Pancreas. 2019; 48: 343-349.

[18] Zeng QX, Wu ZH, Huang DL, et al. Association Between Ascites and Clinical Findings in Patients with Acute Pancreatitis: A Retrospective Study. Med Sci Monit. 2021; 27: e933196.

[19] Bush N, Rana SS. Ascites in Acute Pancreatitis: Clinical Implications and Management. Dig Dis Sci. 2022; 67: 1987-1993.

[20] Goh ZNL, Teo RYL, Chung BK, et al. At the heart of the problem: congestive cardiac failure as a cause of ascites: A narrative review. Medicine (Baltimore). 2022; 101: e29951.

[21] Wang Y, Attar BM, Gandhi S, et al. Characterization of ascites in cardiac cirrhosis: the value of ascitic fluid protein to screen for concurrent cardiac cirrhosis. Scand J Gastroenterol. 2017; 52: 898-903.

[22] Lizaola B, Bonder A, Trivedi HD, et al. Review article: the diagnostic approach and current management of chylous ascites. Aliment Pharmacol Ther. 2017; 46: 816-824.

[23] Abdel-Razik A, Eldars W, Elhelaly R, et al. C-reactive protein and insulin-like growth factor-1 in differential diagnosis of ascites. J Gastroenterol Hepatol.2016; 31: 1868-1873.

[24] Ahadi M, Tehranian S, Memar B, et al. Diagnostic value of carcinoembryonic antigen in malignancy-related ascites: systematic review and meta-analysis. Acta Gastroenterol Belg. 2014; 77: 418-424.

[25] Zhu LC, Xu L, He WH, et al. A quick screening model for symptomatic bacterascites in cirrhosis. Saudi J Gastroenterol. 2016; 22: 282-287.

[26] Angeli P, Garcia-Tsao G, Nadim MK, et al. News in pathophysiology, definition and classification of hepatorenal syndrome: a step beyond the International Club of Ascites (ICA) consensus document. J Hepatol. 2019; 71: 811-822.

[27] Divens LL, Rivera SL. Hepatorenal Syndrome: From the Beginning to Now. Crit Care Nurs Clin North Am. 2022; 34: 321-329.

[28] Flamm SL, Wong F, Ahn J, et al. AGA Clinical Practice Update on the Evaluation and Management of Acute Kidney Injury in Patients With Cirrhosis: Expert Review. Clin Gastroenterol

Hepatol. 2022; 20: 2707-2716.

[29] Simonetto DA, Gines P, Kamath PS. Hepatorenal syndrome: pathophysiology, diagnosis, and management. BMJ. 2020; 370: m2687.

[30] Buccheri S, Da BL. Hepatorenal Syndrome: Definitions, Diagnosis, and Management. Clin Liver Dis. 2022; 26: 181-201.

[31] Velez JCQ, Therapondos G, Juncos LA. Reappraising the spectrum of AKI and hepatorenal syndrome in patients with cirrhosis. Nat Rev Nephrol. 2020; 16: 137-155.

[32] Gallo A, Dedionigi C, Civitelli C, et al. Optimal Management of Cirrhotic Ascites: A Review for Internal Medicine Physicians. J Transl Int Med. 2020; 8: 220-236.

[33] Zaccherini G, Tufoni M, Iannone G, et al. Management of Ascites in Patients with Cirrhosis: An Update. J Clin Med. 2021; 10: 5226.

[34] Badillo R, Rockey DC. Hepatic hydrothorax: clinical features, management, and outcomes in 77 patients and review of the literature. Medicine. 2014; 93: 135-142.

[35] Angeli P, Gines P, Wong F, et al. Diagnosis and management of acute kidney injury in patients with cirrhosis: revised consensus recommendations of the International Club of Ascites. J Hepatol. 2015; 62: 968-974.

[36] Nadim MK, Garcia-Tsao G. Acute Kidney Injury in Patients with Cirrhosis. N Engl J Med. 2023; 388: 733-745.

[37] European Association for the Study of the Liver. EASL Clinical Practice Guidelines on themanagement of hepatic encephalopathy. J Hepatol. 2022; 77: 807-824.

[38] Bernardi M, Angeli P, Claria J, et al. Albumin in decompensated cirrhosis: new concepts and perspectives. Gut. 2020; 69: 1127-1138.

[39] Caraceni P, Riggio O, Angeli P, et al. Long-term albumin administration in decompensated cirrhosis (ANSWER): An open-label randomised trial. Lancet. 2018; 391: 2417-2429.

[40] Italian Association for the Study of the Liver (AISF) Portal Hypertension and Ascites: Patient and Population-centered Clinical Practice Guidelines by the Italian Association for the Study of the Liver (AISF). Dig Liver Dis. 2021; 53: 1089-1104.

[41] Stirnimann G, Berg T, Spahr L, et al. Treatment of refractory ascites with an automated low-flow ascites pump in patients with cirrhosis. Aliment Pharmacol Ther. 2017; 46: 981-991.

[42] Committee of Experts on Rational Drug use NHaFPCotPRC, China Antimicrobial Resistance Surveillance System. China Antimicrobial Resistance Surveillance System Report 2015. China Licensed Pharmacist. 2016; 13: 3-8.

[43] Will V, Rodrigues SG, Berzigotti A. Current treatment options of refractory ascites in liver cirrhosis-A systematic review and meta-analysis. Dig Liver Dis. 2022; 54: 1007-1014.

[44] Sehgal R, Singh H, Singh IP. Comparative study of spironolactone and eplerenone in management of ascites in patients of cirrhosis of liver. Eur J Gastroenterol Hepatol. 2020; 32: 535-539.

[45] Madoff DC, Cornman-Homonoff J, Fortune BE, et al. Management of Refractory Ascites Due to Portal Hypertension: Current Status. Radiology. 2021; 298: 493-504.

[46] Adebayo D, Neong SF, Wong F. Refractory Ascites in Liver Cirrhosis. Am J Gastroenterol. 2019; 114: 40-47.

[47] Sato K, Ohira M, Shimizu S, et al. Risk Factors for Refractory Ascites After Living Donor

Liver Transplant. Transplant Proc. 2019; 51: 1516-1519.

[48] Fernández J, Clària J, Amorós A, et al. Effects of Albumin Treatment on Systemic and Portal Hemodynamics and Systemic Inflammation in Patients With Decompensated Cirrhosis. Gastroenterology. 2019; 157: 149-162.

[49] Caraceni P, O'Brien A, Gines P. Long-term albumin treatment in patients with cirrhosis and ascites. J Hepatol. 2022; 76: 1306-1317.

[50] Angeli P, Garcia-Tsao G, Nadim MK, et al. News in pathophysiology, definition and classification of hepatorenal syndrome: a step beyond the International club of ascites (ICa) consensus document. J Hepatol. 2019; 71: 811-822.

[51] Adebayo D, Neong SF, Wong F. Ascites and Hepatorenal Syndrome. Clin Liver Dis. 2019; 23: 659-682.

[52] Angeli P, Bernardi M, Villanueva C, et al. EASL Clinical Practice Guidelines for the management of patients with decompensated cirrhosis. J Hepatol. 2018; 69: 406-460.

[53] European Association for the Study of the Liver. EASL Clinical Practice Guidelines for the management of patients with decompensated cirrhosis. J Hepatol. 2018; 69: 406-460.

[54] Macken L, Bremner S, Gage H, et al. Randomised clinical trial: palliative long-term abdominal drains vs large-volume paracentesis in refractory ascites due to cirrhosis. Aliment Pharmacol Ther. 2020; 52: 107-122.

第6章 腹水的影像诊断

正常状态下，人体腹腔内存在少量液体（一般少于200 ml），对肠道蠕动起润滑作用。任何病理状态下导致的腹腔液体量增加，超过200 ml时，称为腹腔积液，亦称腹水。腹水是由于腹腔液体产生与吸收平衡失调导致液体积聚过多而形成，它并非单独的一种疾病，而是许多病因共同作用的结果。其主要形成机制包括：血浆胶体渗透压降低、肾脏水钠代谢异常等全身性因素；液体静脉压增高、淋巴流量增多和回流受阻、腹膜血管通透性增加、腹腔脏器破裂等局部性因素。

腹水多发生于中老年人群，早期多无明显临床症状，中晚期可有腹痛、腹胀、腹泻、下肢水肿、发热、食欲减退、乏力、体重减轻、恶病质等临床症状；导致腹水的常见疾病包括肝硬化（约75%）、恶性肿瘤（10%）、心力衰竭（3%）、结核（2%）、胰腺炎（1%）或其他少见疾病。临床中常将腹水分为肝硬化性腹水，恶性腹水、感染性腹水、乳糜性腹水及其他原因腹水。

腹水的病因复杂，明确其来源及性质对临床诊疗意义重大。影像学检查可以精确显示腹水的含量、分布及CT衰减值等特征，还可显示腹腔内组织结构的异常变化，为腹水病因的确定提供精确、安全、无创的检测技术。本章主要介绍不同病因腹水的CT、MRI、PET-CT等影像学表现，以期提高腹水的诊断和鉴别水平，为腹水的治疗提供准确的信息。

第1节 腹水的CT诊断与鉴别诊断

随着医学影像学的发展，CT检查逐渐成为检查腹腔积液的常规检查方式。CT具有高密度分辨率特征，不仅可显示腹水的有无，还可以清晰观察腹腔内相关结构的异常改变，在腹水的诊断及其病因的定性方面发挥重要的作用。腹水的CT表现为：均匀的液性低密度，少量腹水常出现于肝肾间隙、盆腔及肝右前上间隙；中量腹水除上述部位外，多见于胆囊床、膀胱周围及脾周围；大量腹水于肝脾周围、盆腔、肠管周围均可见，同时，游离肠管漂浮并向中央聚拢移位。

一、肝硬化腹水

腹水是失代偿期肝硬化患者常见且严重的并发症之一，是该病最突出的表现之一，也是肝硬化自然病程进展的重要标志。肝硬化时腹水的形成是以下几个因素联合作用的结果：门静脉高压，肾素-血管紧张素-醛固酮系统（renin-angiotensin-aldosterone system，RAAS）失衡以及低蛋白血症。

肝硬化腹水CT表现如下：

1.肝硬化改变　主要表现为肝右叶萎缩而尾状叶代偿性增大，进而出现各肝叶大小比例失常，肝轮廓常凹凸不平，肝门、肝裂增宽（图6-1）。肝实质密度不均匀，由肝脏脂肪变性、纤维组织增生及再生结节等因素导致。增强CT显示，动脉期肝硬化结节可不强化或轻度强化，门脉期及平衡期多与其余肝实质强化程度一致。

2. 门静脉高压征　当门静脉主干内径≥1.3 cm和脾静脉内径≥1.0 cm时，即可提示门静脉高压。CT平扫可见门静脉显著增宽，脾静脉常迂曲、扩张，呈簇状或条索状。另可见侧支循环形成，主要位于纵隔、腹腔、腹壁以及腹膜后。严重肝硬化患者CT可显示假瘤，是门静脉扩张严重后形成，主要位于食管胃底部或胃小网膜囊区及腹主动脉旁。此外，严重门静脉高压可致血栓形成，CT平扫门静脉及其属支内可见高、等或低密度的血栓，增强扫描静脉期可见充盈缺损，表现为"靶征""双轨征"，此为血栓形成的可靠CT征象。

CT血管成像（CT angiography, CTA）技术已经较为成熟，在多层螺旋CT血管成像（multislice computed tomography portography, MSCTA）上借助多平面重建、最大密度投影、容积再现等后处理技术不仅可以准确、全面、多角度显示门静脉主干及侧支开放情况，还能够发现其他门静脉高压征象，具体如下：①胃左静脉，表现为由门静脉主干发出的、走行在肝胃韧带和胃小弯侧的迂曲血管影，常伴有食管静脉或食管旁静脉曲张；②食管胃底静脉，表现为食管下端、胃底脾门之间迂曲的血管丛；③脾-肾或胃-肾分流，表现为胃底小弯侧、脾门和左肾门区域迂曲血管影，汇入增粗的左肾静脉；④附脐静脉扩张，表现为迂曲纵行血管影起自门静脉左支、经肝左内叶内侧段走形，并垂直下行至脐部；⑤其他少见门-体分流：门静脉经右肾上腺静脉、膈下静脉与下腔静脉交通；或门静脉右支瘤样扩张在肝内直接与下腔静脉交通；门静脉分支经腹膜-胸膜静脉、心包周围静脉丛、胆囊窝周围静脉丛、椎旁静脉丛与体循环交通等。

3. 腹水形成　在肝脏周围、脾周、腹腔其他部位及盆腔内见液性密度，CT值接近水，表现为新月形或梭形，常无明显边界，肠管呈流动性向腹前部推移。腹腔大量腹水时，多可见小肠肠袢自由漂浮，表现为"肠管漂浮"征象（图6-1）。邻近腹膜可轻度均匀增厚，网膜密度可稍增高，增强后无强化。

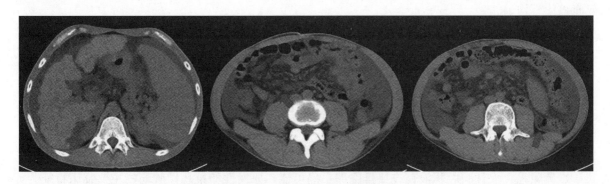

图6-1　患者男，30岁，肝硬化。
CT平扫可见肝脏体积缩小，边缘呈波浪状，脾脏增大，腹腔见大量液体密度影及小淋巴结影（箭头），脂肪间隙模糊，腹膜轻度均匀增厚（箭头），可见肠管漂浮征。

二、恶性腹水

恶性腹水是指继发于恶性肿瘤性病变的腹腔积液，是腹水产生的第二大病因。引起恶性腹水的肿瘤主要包括卵巢癌、消化道肿瘤（结肠癌、胃癌等）、腹膜假性黏液瘤及原发性腹膜肿瘤（如恶性间皮瘤）、腹外肿瘤（如恶性淋巴瘤、肺癌、乳腺癌）等。这可能与肿瘤细胞阻塞静脉及淋巴管，肿瘤细胞分泌的血管内皮生长因子（vascular endothelial growth factor, VEGF）、基质金属蛋白酶（matrix metalloproteinases, MMPs）促进新生血管生成、增加血管通透性，以及肿瘤所致低蛋白血症、合并感染有关。恶性肿瘤与恶性腹水之间互相促进、互相依存，腹水不仅是肿瘤细胞的被动载体，也为肿瘤细胞提供炎症发生和肿瘤发展的微环境，在肿瘤进展和转移中发挥重要作用。

(一)恶性腹水典型 CT 表现

1. 腹水的分布及密度特征

(1)腹水 CT 衰减值：腹水 CT 值一般为 0~30 HU，其值高低与腹水中蛋白质含量和细胞成分的比例有关，但恶性腹水均为渗出液，CT 衰减值较高。此外，血性腹水 CT 值常在 20~40 HU 之间，以恶性肿瘤占首位病因，特别是消化系统肿瘤。这可能与恶性肿瘤浸润引起曲张的肠系膜静脉破裂或血管破裂出血有关。若合并腹腔积血，其 CT 值主要取决于出血新鲜程度，急性期 CT 值接近 30~40 HU，凝固后可达 40~70 HU。如果转移灶很小，腹水可能为腹膜腔内种植转移的唯一征象。

(2)网膜囊腹水：腹膜一般分为大、小网膜和系膜，小网膜与胃后方的扁窄腔隙构成网膜囊。研究表明网膜囊腹水不是广泛腹水的表现，良性腹水可不合并网膜囊积液，仅在大量腹水或合并网膜囊周围脏器病变（如胰腺炎、胃后壁穿透性溃疡）时出现；而对于恶性腹水，即使腹膜腔内液体总量较少，多数患者出现网膜囊积液征象。

2. 腹膜增厚　增厚的腹膜多为壁层腹膜，呈宽带状，或结节状，增强扫描强化明显。肿瘤在腹腔内的种植部位与液体在腔内的自然流动有关，癌细胞也沿上述类似途径扩散，由于脾结肠韧带阻挡，右结肠旁沟较左侧宽而深，使其成为盆腔和结肠系膜上部分的通道，肿瘤易在此种植。因肝外缘无肠管遮掩而利于病变显示，故右侧病灶的显示率大于左侧。

3. 大网膜及肠系膜改变　大网膜及肠系膜脂肪污浊、密度增高，腹膜局部饼状、斑块状、结节状增厚，增强扫描明显不均匀强化，可见多发强化小结节；其内及边缘可见多发扩张的肿瘤供血血管。

4. 淋巴结转移　恶性肿瘤细胞沿淋巴管转移至小肠淋巴结、肠系膜淋巴、结腹膜后淋巴结。常出现单个或多个结节状或块状软组织影，短轴直径 >1 cm，增强后可强化均匀，也可因内部出现坏死而强化不均匀。

5. 小肠形态改变　大量恶性腹水时，可观察到肠管束缚征，即肠袢缠结的小肠不能在腹水中自由漂浮，多由于病灶转移至小肠系膜粘连所致，研究表明肠管束缚征鉴别肝硬化腹水与恶性腹水的敏感度性为 87.5%，特异性为 100%。

6. 血行播散型转移　肿瘤栓子可经肠系膜血管到系膜小肠的游离缘壁，在肠壁内种植、生长、形成壁内肿瘤结节甚至肿块，CT 表现为小肠壁增厚，肠管变形和移位，增强后结节和肿块多为不均匀强化。

(二)常见恶性腹水病因

1. 卵巢癌　女性腹腔积液首先要排除卵巢癌可能。原发性卵巢恶性肿瘤的主要临床特征为卵巢包块、大量腹水、不规则阴道流液等，其腹水的形成可能与多种炎症因子如血管内皮生长因子和基质金属蛋白酶的表达增多有关，这两种炎症因子可以刺激肿瘤血管生成，提高血管通透性，从而导致液体滤过增加。有研究表明，腹水中含有抗血管生成因子和促凋亡因子，可以促进卵巢癌细胞的凋亡，腹水中非细胞成分回输可能是有效抑制卵巢恶性肿瘤发展的途径之一。当卵巢癌合并腹水时，提示肿瘤细胞侵袭性强，行腹腔穿刺活检或引流时可能会导致癌细胞沿穿刺针道转移、扩散。因此，对于怀疑卵巢恶性肿瘤的腹水患者，应尽量避免腹腔穿刺。

CT 表现：①卵巢恶性肿瘤 CT 多表现为体积较大的肿块，单双侧均可发病。肿块以囊实性多见，呈卵圆形或不规则形，出现周围浸润时轮廓不规整，与组织的间隙消失，囊壁及分隔见不规则增厚，囊内或囊外见壁结节或实性软组织成分。实性为主的肿块内可见片状坏死区，增强扫描肿块实质部分和囊壁均不同程度强化，壁结节和实性成分在增强扫描后显示更清晰。其中，壁结节是上皮性肿瘤的特征性表现，且其数量与肿瘤的恶性程度呈正相关。②侵犯输卵管、子宫及对侧卵巢。③腹水，腹膜受累时增厚呈结节状或不规则的软组织肿块，范围较广时可形成"网膜饼"（图 6-2）。

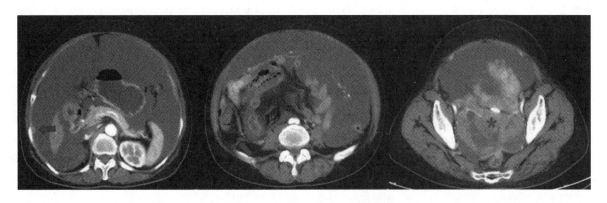

图 6-2　患者女，53 岁，卵巢癌。
CT 增强扫描动脉期显示腹膜不规则增厚（箭头）及强化结节（箭头），部分肠管聚拢，腹腔内见大量液体密度影，双侧附件区见囊实性混杂密度灶，增强扫描实性部分明显强化（*）。

2.消化道恶性肿瘤

（1）胃恶性肿瘤：胃恶性肿瘤诱发腹水的因素包括血管内皮生长因子和基质金属蛋白酶水平升高引起血管通透性增加、腹膜新生血管形成，腹膜炎症、肿瘤转移导致门静脉压力增高、腹水蛋白质含量增加，以及营养不良导致的低白蛋白血症等。胃癌是常见并发腹水的恶性疾病。

CT 表现：①直接征象：平扫可见不规则软组织影突向腔内，胃壁弥漫性或局限性增厚。增强扫描表现为肿瘤呈中度或明显不均匀强化。②周围器官侵犯征象：CT 表现为病变区浆膜面毛糙，胃周脂肪层模糊不清或消失。③腹水：肝、脾周围出现液体密度影，是腹膜腔转移最常见的征象，对胃癌早期腹膜转移具有提示意义。④腹膜转移：多见于壁腹膜、肠系膜、大网膜、小网膜、横结肠系膜等。壁腹膜转移以肝脏周缘、中腹部、盆底及左侧肾前筋膜多见。肠系膜及大网膜转移 CT 表现为脂肪层密度增高，内见索条样、片絮状及结节状改变，呈"污点征"，后期呈"网膜饼"样改变（图 6-3）。

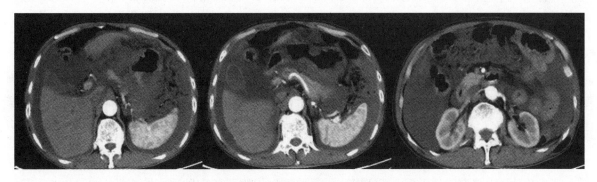

图 6-3　患者男，64 岁，胃癌。
CT 增强扫描动脉期显示胃窦壁增厚（箭头），大网膜增厚呈污点状改变（*），腹腔内见大量液体密度影。

（2）结肠恶性肿瘤：结肠恶性肿瘤引起腹水常提示肿瘤已进入中、晚期，多为渗出液、血性腹水，被称为肿瘤性腹水或恶性腹水。

结肠恶性肿瘤 CT 表现：①直接征象：典型 CT 表现为肠壁局灶性增厚、肠腔不规则狭窄和局部肠壁异常强化。②周围器官侵犯征象：随着肿瘤生长，将出现肠道周围组织器官浸润，CT 表现为肠壁外缘不光整、外周脂肪间隙模糊或成毛刺状，肿瘤局部与邻近组织器官间脂肪密度消失或出现条索状、结节状高密度影,或直接对邻近器官侵犯。③腹水:腹水形成常提示肿瘤已进入中晚期,多为渗出液,血性腹水,因此密度较高。

3. 腹膜假性黏液瘤　腹膜假性黏液瘤(pseudomyxoma peritonei,PMP)多继发于阑尾黏液性肿瘤,是引起腹水的罕见病因。腹腔内形成大量胶冻状黏液性腹水是其特征表现,其可对脏器产生外在压迫,表现为肝脾边缘扇贝样压迹。

腹膜假性黏液瘤CT表现:①直接表现为腹腔内囊样肿块、病灶内可见多发不规则分隔及点状钙化灶。②腹水形成:大量胶冻状黏液性腹水是其特征表现,可在腹、盆腔内脏外缘呈不同程度扇贝样压弧或压迹(图6-4)。对于肝、脾边缘扇贝样压迹的深度可分为不典型压迹(≤5 mm)和典型压迹(>5 mm)。③肠系膜或大网膜增厚,密度增高或伴有网膜饼、结节等,累及范围广泛。当肿瘤广泛性浸润腹膜、网膜,甚至与脏器粘成一块,使肠管不同程度聚拢,漂浮感,形成"冰冻腹"。

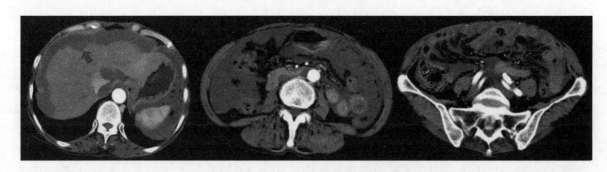

图6-4　患者女,68岁,腹膜假性黏液瘤。
CT增强扫描动脉期显示肝、脾边缘扇贝状压迹(箭头),腹盆腔胶冻状积液,腹膜增厚(箭头),部分肠管聚拢。

4. 腹膜恶性间皮瘤　腹膜恶性间皮瘤(malignant peritoneal mesothelioma,MPM)是最常见的原发性腹膜恶性肿瘤,起源于腹膜间皮和间皮下细胞,多见于中老年盆腔,发病率低,其发病主要与石棉有关。其症状不典型,主要以腹腔积液、腹胀、盆腹腔肿块就诊,术前诊断困难。腹膜间皮瘤可分为局限型恶性间皮瘤(limited malignant peritoneal mesothelioma,LMPM)和弥漫型恶性腹膜间皮瘤(diffuse malignant peritoneal mesothelioma,DMPM)两个类型,临床以弥漫型多见,区别在于局限型不伴腹膜广泛转移,而弥漫型病灶则超过1/2腹腔。局限型恶性间皮瘤多为纤维型和混合型,肿瘤可为实性、囊实性或多囊性。

CT表现:①局限型恶性间皮瘤CT表现为腹腔、盆腔或后腹膜腔内巨大囊实性肿块,以囊性为主伴多发囊腔形成,部分囊壁厚薄不均,可见壁结节。增强后肿瘤实质部分及结节可显著强化。②弥漫性腹膜间皮瘤多为上皮型,CT表现为沿腹膜呈"匍匐样"生长,主要表现为腹膜、大网膜、肠系膜的不规则或结节性腹膜增厚(>2 mm),部分呈"网膜饼"状,一般很少出现钙化,可伴肠壁的明显增厚,周围软组织结构广泛粘连,增强后明显强化。部分可见胸膜斑。③MPM易导致浆液异常分泌形成腹水,伴有腹膜及肠系膜弥漫、结节状增厚或腹膜较大肿块(图6-5)。④MPM引起腹腔及腹膜后肿大淋巴结较少,而心膈角区肿大淋巴结更为常见,且不伴有淋巴结融合。

5. 腹外肿瘤　腹外肿瘤也可引起恶性腹水,如恶性淋巴瘤、肺癌、乳腺癌等。恶性淋巴瘤可引起轻度至中度腹水(图6-6),且合并腹膜后淋巴结肿大、实性脏器受累表现,但引起大量腹水少见。肺癌及乳腺癌引起恶性腹水多发生在肿瘤晚期伴全身多脏器转移,且常见于某一病理亚型,其中肺癌引起腹水常发生在大细胞肺癌,乳腺多发生在浸润性小叶癌。CT表现为腹水、弥漫性或局灶性腹膜增厚或微小结节等恶性腹水特征,早期识别腹水有助于诊断肿瘤病理分型并指导相关治疗。

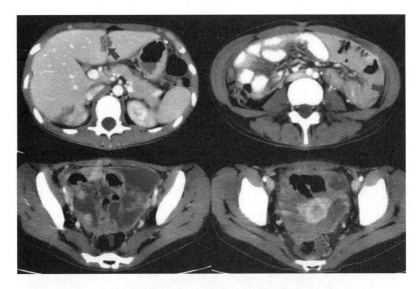

图 6-5 患者女，65 岁，腹膜恶性间皮瘤。

CT 增强扫描静脉期显示肝脾包膜增厚，呈条带状软组织密度影，压迫肝脾边缘变形（箭头），腹膜及大网膜增厚（箭头），见软组织肿块形成，以子宫直肠陷窝为著（箭头），部分肠管壁增厚，腹盆腔内见液体密度影。

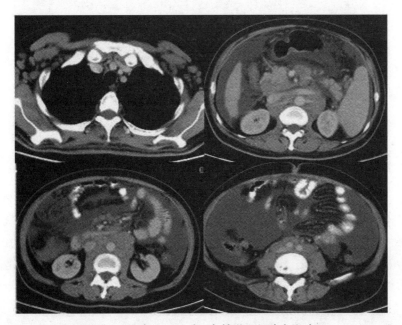

图 6-6 患者女，30 岁，急性淋巴细胞白血病。

CT 扫描静脉期显示多发肿大腋窝淋巴结（箭头），肝脾周围见液性密度影，肠系膜脂肪污浊、密度增高（箭头），可观察到肠管束缚征。

三、感染性腹水

感染性腹水主要分为结核性腹水及非结核性感染性腹水，后者多由腹腔内脓肿、空腔脏器破裂、急性胰腺炎、阑尾炎或自发性细菌性腹膜炎等引起。

（一）结核性腹膜炎

结核性腹膜炎是由结核分枝杆菌引起的慢性弥漫性腹膜感染，最常见的病因是原发性肺结核血行播散至腹膜，也可原发于肠结核、输卵管结核或通过淋巴及血行播散至腹膜，是临床常见的慢性肺外结核。结核性腹水是结核性腹膜炎的主要征象,患者多为 20~40 岁青壮年,可伴有低热、乏力、盗汗等结核中毒症状及腹痛腹胀表现,由于炎症刺激腹膜增生肥厚,部分患者腹部触诊有"揉面感"。

根据病理特征可将结核性腹膜炎分为粘连型(干性)、渗出型(湿性),亦可见干酪型和混合型,临床上以混合型多见。因此本病的病理改变多样,其 CT 表现与病理类型之间具有相关性。

CT 表现:

1. 渗出型　腹水为渗出液,其内蛋白质、纤维素及细胞成分含量丰富,因此腹水密度较高为其特征性改变(CT 值多大于 20 HU),而低密度腹水可能是其早期特点。该型病理上多有腹膜增厚及粟粒状病灶,CT 多显示腹膜均匀光滑增厚。当腹膜粟粒状小结节灶周围有渗出时,CT 表现为污迹样腹膜(图 6-7)。

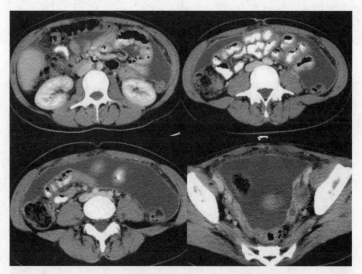

图 6-7　患者男,21 岁,结核性腹膜炎(渗出型)。
CT 增强扫描显示腹盆腔内大量液性密度影,腹膜均匀光滑增厚。

2. 粘连型　多由渗出性的腹腔积液逐渐吸收后所形成,腹水通常较少,CT 多表现为少量腹腔积液。由于大量纤维组织增生,其渗出物造成腹膜、网膜广泛粘连且明显增厚。部分患者的病理改变主要是肠系膜、肠系膜淋巴结及肠管发生广泛粘连并形成大小不等肿块,其 CT 表现为线状、星芒状改变的增厚肠系膜以及多发较大结节灶,肠系膜多发环形强化肿块则可能是该型特征性影像学表现。综上所述,腹水少而网膜、肠系膜病变严重是该型最显著的 CT 特征(图 6-8)。

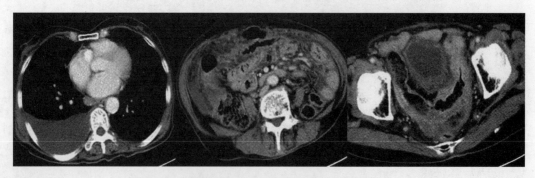

图 6-8　患者男,40 岁,结核性腹膜炎(粘连性)。
CT 增强扫描显示胸腹盆腔内大量液性密度影,腹膜、网膜广泛粘连且明显增厚。

3. 干酪型 少见，多由腹水型、粘连型演变而来，为本病重型。病理上，以干酪样坏死为主，伴有大量纤维组织增生和粘连。CT表现为腹内多发囊样病灶，以多房囊样改变常见，囊内为干酪样物质。增强后囊壁、分隔多为轻度强化，伴细菌感染时明显强化（图6-9）。

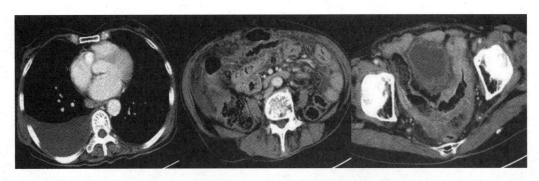

图6-9 患者，男，28岁，结核性腹膜炎（干酪型）。
CT示为腹内多发囊样病灶，以多房囊样改变常见；增强后囊壁、分隔多为轻度强化（箭头），盆腹腔见积液。

4. 混合型 为渗出型、粘连型、干酪型中的两种及以上并存，CT征象亦有所交叉。

此外，结核性腹膜炎部分征象与恶性腹水难以鉴别，但恶性腹水多表现为腹膜不均匀、结节状、团块状增厚，且无淋巴结环状强化表现。而结核性腹膜炎多合并腹膜外结核（如肺结核、脊柱结核等），因此，结核性腹膜炎的诊断需结合多个方面综合考虑。

（二）胰腺炎

胰腺炎性腹水占腹水患病率的1%，男性较女性更常见，男女比例约为2∶1，患病年龄约为20~50岁。急性胰腺炎与慢性胰腺炎均可并发腹水。针对胰性腹水的研究以慢性胰腺炎居多，报道显示，慢性胰腺炎并发胰性腹水的概率约为3.5%，胰腺假性囊肿发生胰性腹水的概率为6.0%~14.0%。

胰性腹水产生的主要原因是胰管断裂以及假性囊肿破裂渗漏进入腹腔。引起胰管断裂的最常见原因是胰腺炎症，占77.8%；其次是胰腺创伤，占8.6%；再次为其他炎症、外伤、手术等导致的胰管破裂。急性胰腺炎引起的胰酶分泌亢进可破坏胰管上皮细胞，使胰液中蛋白质和钙的浓度增高，形成蛋白质栓子，暂时阻塞胰管；急性坏死性胰腺炎会出现局限性胰腺坏死，导致下游胰管梗阻；饮酒引起的胰腺炎常伴有奥迪括约肌痉挛。以上这些原因均可导致胰管压力持续升高，最终导致胰管破裂，胰液穿破胰腺组织形成瘘道，当胰液直接与腹腔相通，胰液源源不断持续漏入腹腔，形成胰性腹水。急性胰腺炎或慢性胰腺炎急性发作时，若炎症被周围组织（如胃壁、横结肠、大网膜等）所局限，漏出胰液未能完全穿破这些组织，进而形成假性囊肿。慢性胰腺炎的假性囊肿是因胰管狭窄、阻塞导致其囊性扩张，随着内部压力不断上升，胰管上皮压迫萎缩，结缔组织增生，囊肿持续扩大而形成。胰液不断进入囊肿中，可能从不完整的假性囊肿薄弱囊壁漏入腹腔，或从囊肿表面渗入腹腔。假性囊肿内压力增加、自体消化或缺血引起的假性囊肿囊壁局部侵蚀和腹压增加均可为导致囊肿内液体外漏的可能机制。

CT表现：

1. 胰腺本身改变 急性胰腺炎可表现为胰腺体积增大，密度不均匀，胰周脂肪密度增高。慢性胰腺炎表现为胰腺实质萎缩、正常或增大；常多发钙化；胰管串珠样或不规则状扩张，胰管内结石。

2. 胰腺周围炎性改变 胰周脂肪密度增高、模糊或消失，肾前筋膜增厚。

3. 胰腺假性囊肿形成 胰腺假性囊肿来源于急性胰腺炎后液体积聚，于4周后未完全吸收而逐渐包裹而成，属于急性胰腺炎主要局部并发症之一。影像表现为胰腺外圆形或椭圆形水样密度影，增强扫描无强化；见完整光滑的包膜，包膜增强扫描呈环形强化。

4. 腹水 积液常见于小网膜囊与左肾旁前间隙，呈均匀水样密度影、无明确的壁，增强扫描无强化（图6-10）。

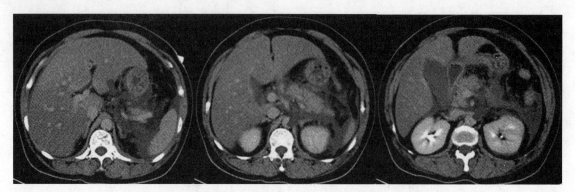

图6-10 患者男，39岁，急性胰腺炎。
CT增强扫描延迟期显示胰腺弥漫增大，轮廓模糊，胰腺周围、网膜囊、腹腔见水样密度影（箭头）。

（三）嗜酸性粒细胞胃肠炎

嗜酸性粒细胞性胃肠炎（eosinophilic gastroenteritis, EGE）是一种消化道组织中嗜酸性粒细胞异常浸润的少见疾病，好发年龄为30~50岁，多见于男性，自食管到直肠均可累及，以胃和小肠病变最常见。EGE的发病机制尚未明确，主要与IgE介导的过敏反应和Th2细胞参与的迟发性变态反应相关。现在仍无EGE明确的诊断标准，但是外周血嗜酸性粒细胞增多是常见表现，根据嗜酸性粒细胞浸润的深度不同，可把其分为3型：黏膜病变型、肌层病变型、浆膜病变型。其中，黏膜病变型最常见，主要表现为非特异性腹痛、恶心、呕吐、腹泻、出血、贫血、低蛋白、吸收不良和体重减轻。浆膜病变型最罕见，由于富含嗜酸性粒细胞的炎症浸润渗透至浆膜，易出现嗜酸性粒细胞性腹水，可伴有嗜酸性粒细胞性胸腔积液，通常类固醇类药物治疗疗效良好。肌层病变型发病率位于两者之间，容易导致肠腔狭窄和梗阻。患者可以表现为以一种类型为主，也可以出现混合型表现。尽管内镜评估是嗜酸细胞性胃肠炎的首选方法，但CT在评估疾病的严重程度方面发挥着重要作用，在发现腹部内脏受累起到重要作用，并可在一定程度上评估病变的部位、范围、程度及并发症，为内镜检查及组织活检定位提供参考，有助于鉴别诊断及分型。

CT表现：

1. 黏膜型 主要表现为肠壁狭窄，黏膜粗大、增厚。
2. 肌层型 主要表现为胃肠道壁弥漫性增厚。
3. 浆膜型 主要表现为腹腔积液、淋巴结肿大，伴有网膜和系膜增厚（图6-11）。

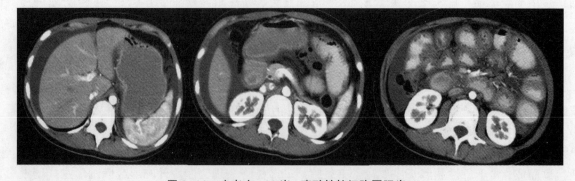

图6-11 患者女，12岁，嗜酸性粒细胞胃肠炎。
CT示盆腹腔积液，小肠系膜淋巴结肿大（箭头）。

(四)肠系膜脂膜炎

肠系膜脂膜炎是肠系膜脂肪组织的慢性非特异性炎症,临床上主要以腹部包块及腹痛为主要表现,多见于40岁以上人群,小肠肠系膜、结肠肠系膜、胰腺周围脂肪、网膜囊脂肪,腹膜后及盆腔脂肪均可受累,以小肠特别是空肠肠系膜病变最多见。肠系膜脂膜炎病理改变分为3种:肠系膜脂肪浸润、慢性炎症和纤维化。肠系膜小血管的炎症为肠系膜炎症性疾病的基本病变,随着血管炎症进展可导致血栓形成、血管闭塞,最终导致肠系膜脂肪缺血坏死。炎症也可累及肠系膜静脉和淋巴管,引起闭塞致腹水形成,或由于肠系膜硬化损伤淋巴管引流偶可产生乳糜性腹水。CT检查是肠系膜脂膜炎首选的影像检查方法,出现典型表现的患者可直接诊断而无须要活检病理。

CT表现:

1. 炎性细胞浸润为主时,表现为肠系膜根部脂肪密度高于邻近正常系膜脂肪密度,呈"云雾状"或"磨玻璃样"改变。肠系膜炎症与周围正常脂肪组织的分界处出现"假包膜征",代表炎症的一种自限性反应,三种病理分型均可见。结节状肿块及肠系膜血管周围常常环绕残存正常的脂肪组织,即为"脂肪环"征。"假包膜征"与"脂肪环征"为肠系膜脂膜炎的特征性表现。

2. 以脂肪坏死为主时,表现为系膜根部以脂肪组织为主的肿块影,部分周围可有纤维成分包裹,但病灶密度高低取决于脂肪坏死的程度,脂肪坏死越彻底,CT值越接近于零。

3. 以纤维渗出或肉芽组织为主时,表现为边界清晰的软组织肿块,由于肿块压迫及纤维成分浸润,可引起肠系膜血管狭窄、栓塞或远端静脉曲张,甚至可见侧支循环形成,囊变、钙化及淋巴结肿大亦可见。

4. 病变可引起肠系膜淋巴管阻塞,致淋巴管扩张,引起乳糜胸水和腹水。

(五)自发性细菌性腹膜炎

自发性细菌性腹膜炎(spontaneous bacterial peritonitis,SBP)为目前肝硬化患者最常见的并发症之一,具有发病率高,疾病发展快,病死率高等特征。一部分SBP患者可出现腹水短期内明显增加、利尿剂治疗无效、无明显诱因的肝性脑病等特殊情况。

CT表现:可出现腹水、大网膜模糊、腹膜强化等非特异性表现。壁层腹膜可表现为均匀增厚,范围较大,增强后动静脉期呈轻中度强化,延迟期强化较明显(图6-12),还需结合患者肝硬化病史、发热、腹水短时间增加、感染性休克等临床症状综合诊断。

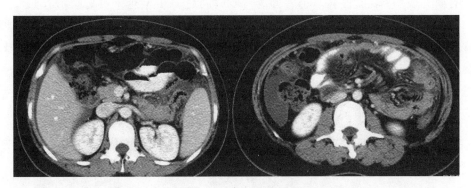

图6-12 患者女,66岁,自发性细菌性腹膜炎。
CT示腹水、大网膜模糊、腹膜强化。

(六)腹腔脓肿

腹腔脓肿是指腹腔内某一间隙或部位因组织坏死液化,被肠曲、内脏、腹壁、网膜或肠系膜等包裹，形成的局限性脓液积聚。腹腔脓肿发病年龄及性别无特异性，可由腹部手术、腹部外伤或内源性细菌因消化道炎症、穿孔、肠缺血、外科手术等从胃肠道侵入腹膜腔而引起。感染原因常见有：①急性阑尾粪石、阑尾炎坏疽穿孔；②除阑尾以外消化道穿孔；③胆囊结石、胆囊炎穿孔；④腹腔内消化道异物等。临床症状多表现为发热，白细胞增高，腹痛等。

CT表现：腹腔脓肿的CT表现多样，取决于脓肿的发展阶段，早期表现为局限性液性低密度区，后脓肿包裹、液化坏死，表现为厚薄不均、不规则强化的脓肿壁及中心水样密度（图6-13），内壁多光滑。中晚期脓肿内可见气体影，脓肿变小，囊壁增厚，强化程度减低。

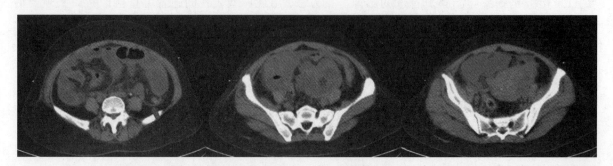

图6-13 患者女，44岁，腹腔脓肿。
CT平扫显示盆腔类圆形等低混杂密度肿块（*），周围脂肪间隙略模糊，腹膜略厚（箭头），腹盆腔见液体密度影，部分包裹（箭头）。

四、乳糜腹水

乳糜性腹水（chylous ascites，CA）是指由于先天性淋巴管结构异常或继发性因素，导致胸腹腔内淋巴系统破坏或梗阻，造成富含甘油三酯的淋巴液外漏进入腹腔，外观呈乳白色。乳糜性腹水病因复杂，儿童最常见病因为先天性淋巴管发育异常，成人最常见病因为恶性肿瘤及肝硬化，与肿瘤或增大淋巴结压迫淋巴管、肝硬化淋巴流量增多有关，其他病因包括腹部结核、丝虫病、腹腔淋巴管创伤等。因此乳糜性腹水可认为恶性腹水及感染性腹水的特殊类型，患者多合并腹胀、非特异性腹痛、营养不良、腹泻等临床症状。

在CT检查中，乳糜性腹水的衰减值、分布征象不具有特异性（图6-14），难以与单纯性腹水相鉴别，但也有研究表明，乳糜性腹水患者仰卧一段时间后，CT检查中可见腹水表面一层低密度的脂质液面，CT可显示胸导管形态、是否合并肿大淋巴结、占位性病变或手术创伤范围，但无法明确瘘管部位。

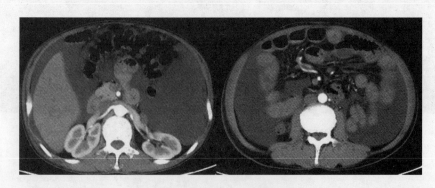

图6-14 男，47岁，乳糜性腹水。
CT增强扫描动脉期显示腹膜无增厚，可见肠管漂浮，腹腔见大量液体密度影。

五、其他原因腹水

其他原因腹水类型可由低蛋白血症、心源性、肾源性、风湿免疫系统疾病等多种疾病导致。心源性腹水约占所有腹水的3%，右心衰竭导致的静脉回流受阻为最主要病因，患者合并中心静脉压升高、体循环回流障碍，出现颈静脉怒张、肝颈静脉回流等阳性体征。CT检查可见心腔扩大、右下肺动脉增宽、心肌异常、心包积液等表现（图6-15）。肾源性腹水可由肾功能降低导致水钠潴留，或由于长期尿蛋白增加引起低蛋白血症、血浆胶体渗透压降低，除良性腹水典型影像特征外，可合并肾脏萎缩、皮髓质分界紊乱等改变。此外，风湿免疫系统疾病如系统性红斑狼疮也可引发腹水，与疾病复发导致的浆膜炎、血管炎及免疫机制相关，需结合免疫相关指标、排除感染、肿瘤等其他原因做出诊断。

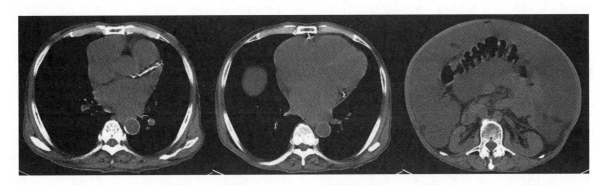

图6-15 男，68岁，心力衰竭，肾功能不全。CT平扫显示心影增大，心腔密度减低，冠状动脉走行区见钙化影，双肾形态缩小，腹盆腔见大量液体密度影

（田子玉　左立平　于德新）

第2节　腹水的MRI诊断与鉴别诊断

磁共振成像（magnetic resonance imaging，MRI）具备多序列及多种扫描方式成像的优点，且软组织分辨力高，对腹腔积液特别敏感，特别是少量积液。腹水表现为T1WI低信号，T2WI高信号，位置与形态同CT。除诊断腹水外，MRI还可明确腹水成分及病因，不同病因腹水可有其独特影像改变。近年来，MR各种功能成像技术飞速发展，如扩散加权成像（diffusion-weighted imaging，DWI）、表观扩散系数（apparent diffusion coefficient，ADC）值、质子磁共振波谱（magnetic resonance spectroscopy，MRS）、弹性成像（magnetic resonance elastography，MRE）等，参数的个性化选择、脉冲序列的变换组合及新型对比剂的使用，均可辅助腹水病因诊断。

由于第一节腹水的CT诊断与鉴别诊断中，已对引起各种腹水的疾病进行了详尽介绍，故本章不再赘述。

一、肝性腹水

MRI在弥漫性肝病及局灶性肝病诊断中均具有不可取代的优势。MRI可以定量评估肝脏脂肪含量、铁沉积、纤维化分期及肝硬化程度，监测肝硬化各级别结节及检出小肝癌，鉴别各种类型的肝脏占位，对肝癌患者进行介入或其他手术治疗的评估、随访等，在肝病的诊断方面展示出空前广阔的前景。

MRI表现：

1. 肝脏形态学改变　早期肝体积增大，中晚期各肝叶间成比例或不成比例缩小，肝裂增宽，肝表面呈波浪状改变。

2. 肝实质信号弥漫性异常　原因包括弥漫性纤维化、脂肪变性、铁沉积。约有15%晚期肝硬化可见融合性纤维化，呈楔状或带状，多位于第Ⅳ、Ⅴ、Ⅷ段，伴肝叶或肝段萎缩及包膜皱缩。

钆塞酸二钠（gadolinium ethoxybenzyl diethylenetriamine pentaacetic acid，Gd-EOB-DTPA）作为一种顺磁性肝细胞特异性对比剂，正常情况下约50%被肝组织摄取，注入约20分钟后肝脏摄取可达峰值（肝胆特异期），其摄取是由肝细胞表面的有机阴离子转运肽完成，后被多药耐药相关蛋白-2运输到胆道系统排出。当肝脏发生纤维化时，正常肝细胞减少，有机阴离子转运多肽摄取相应减少，多耐药相关蛋白转运下降，导致肝胆特异期肝实质T1信号降低。

3. 肝硬化结节　肝硬化结节可分为再生结节（regenerative nodule，RN）及不典型增生结节（dysplasticnodule，DN）两大类。DN为癌前病变，需要密切监测并与肝细胞癌（hepatocellular carcinoma，HCC）相鉴别。CT因分辨率有限无法区分RN与DN，MRI则更能体现其重要的鉴别价值。RN在T1WI及T2WI多呈等信号，因纤维间隔勾勒其轮廓方可显示，少数情况下因脂肪、铜沉积在T1WI呈高信号，因铁沉积在T2WI呈低信号。DN在T1WI常呈高信号，在T2WI为等或低信号，但几乎不会呈高信号（除非出现梗死）。在MRI动态增强图像上，二者在动脉期多无强化，门静脉期多呈等或稍低信号。

4. 门静脉高压征　MRI示门静脉管径增宽，食管胃底静脉曲张，平扫时曲张静脉团在食管胃底部或胃小网膜囊区呈结节状或团块状软组织信号，可见血管流空效应。增强扫描上述部位软组织病变明显增强，与血管强化方式相同。严重门静脉高压可合并血栓形成，平扫时门静脉T1WI及T2WI流空信号消失；急性、亚急性血栓表现为T1WI等或稍高信号（与正常肝信号对比），T2WI及脂肪抑制序列为高信号。MRA可见呈低信号的类圆形、结节状、斑块状、条状充盈缺损。

5. 腹水形成　T1WI可见肝脏周围、脾周及腹腔内水样低信号，T2WI呈均匀性高信号（图6-16）。

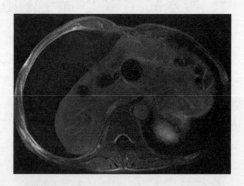

图6-16　男，51岁，肝硬化失代偿期。
MRI平扫显示肝脏体积缩小，腹腔内见多发液体信号。

二、恶性腹水

（一）恶性腹水典型MRI表现

1. 腹水　可呈大量腹水，也可为少量腹水。T1WI呈均匀性低信号，T2WI呈均匀性高信号。合并出血时可表现为短T1、长T2改变。DWI序列、ADC值可显示水分子的运动情况，进而提供细胞特征、黏度等组织特性。由于恶性腹水中蛋白质含量较高、乳糜微粒含量增加、腹水黏度增高，因此平均 ADC 值低于良性腹水。

2. 腹膜增厚　多为壁层腹膜呈宽带状或结节状增厚。T1WI 呈结节状低信号，T2WI 信号轻度增高，增强后可见不同程度的强化；如较大结节内部出现坏死时强化可不均匀。大网膜增厚可呈饼状改变，信号特征同增厚的壁层腹膜，其信号多不均匀，增强后其内可见多发强化小结节，网膜内及其周围血管数目增多、管径增粗。另外，腹膜各处可见散在多发的结节或肿块影，形态多不规则，有时伴钙化，强化多不均匀。

3. 淋巴结转移　肿瘤沿淋巴管转移至小肠淋巴结、肠系膜淋巴结及腹膜后淋巴结肿大，内部如出现坏死则强化不均匀。

4. 血行播散型转移　肿瘤栓子可经肠系膜血管到系膜小肠的游离壁缘，在肠壁内种植、生长，形成壁内肿瘤结节，MRI 表现为小肠壁增厚，肠管变形和移位，增强后呈不均匀强化。

（二）常见恶性腹水病因

1. 卵巢癌 MRI 表现　①盆腔内软组织肿块与子宫分界不清；②肿物呈囊实性、囊性或实性，T1WI 呈低到等信号，T2WI 呈高信号；实性肿块呈等信号，其内有坏死区时可见 T2WI 高信号；增强扫描显示肿块实性部分不均匀强化，囊性部分囊壁可见不规则强化，坏死区无强化。③伴腹水时，呈典型的长 T1 长 T2 液性信号，腹水多因合并出血而信号不均匀，DWI 信号可稍增高（图6-17）。腹膜多发转移结节（尤其是肝脾包膜下）、大网膜饼状改变是卵巢癌腹水的重要提示。

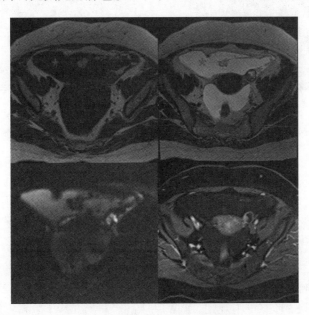

图 6-17　患者女，60 岁，卵巢癌。
MR 平扫及增强扫描动脉期显示附件区不规则团块状等长 T1、混杂 T2 信号囊实性病变，
DWI 呈混杂偏高信号，增强扫描动脉期不均匀强化（箭头），腹盆腔内见大量液性信号（＊）

2. 消化系统恶性肿瘤

（1）胃恶性肿瘤 MRI 表现：① 胃壁增厚　正常胃壁厚度不超过 5 mm，若胃壁增厚超过 6 mm 则为异常，其特点是厚薄不均，形态不规则，分为局限性和弥漫性两类。② 局部软组织肿块　软组织肿块向腔内或者腔外生长，T1WI 上显示与正常黏膜信号相等，T2WI 略高于正常黏膜信号，含黏液成分多的 T2WI 一般为高信号。软组织肿块表面可有大小不等的溃疡形成，T2WI 上可见充填液体的高信号"龛影"。增强扫描动脉期病灶呈不规则团块状强化，强化程度明显高于胃壁，静脉期持

续强化，平衡期逐渐减退。当癌灶内有大量纤维结缔组织时，增强扫描表现为动脉期病灶内层明显强化，逐渐向外扩展直至完全强化。③伴腹水时，呈典型的长T1长T2液性信号，合并出血时信号则不均匀。

（2）结肠癌MRI表现：MRI能清楚显示结直肠壁各层解剖结构，故而在结直肠癌的TNM分期最具优势。病变区肠壁呈不同程度增厚，大者形成肿块，T1WI呈稍低信号，T2WI稍高信号，DWI呈高信号，ADC图呈低信号，边界欠清，病变区肠腔变窄，累及肠管肌层及浆膜层时，肌层信号消失，病变区浆膜面模糊，周围脂肪信号增高（图6-18）。病变周围可见增多的血管及肿大淋巴结。伴腹水时，呈典型的长T1长T2液性信号，合并出血时信号则不均匀。

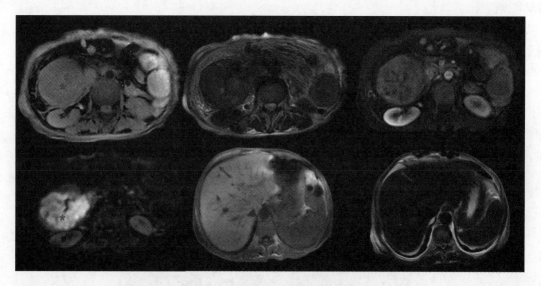

图6-18 患者女，54岁，结肠癌。
MR平扫及增强扫描动脉期显示升结肠区不规则团块状等长T1、混杂T2信号肿块，DWI呈混杂偏高信号（*），增强扫描动脉期不均匀强化，腹盆腔内见液性信号（箭头）。

（3）腹膜假性黏液瘤典型MRI表现：①腹膜假性黏液瘤一般有壁，其内有细小分隔，肠管受压多向中央聚拢，不向腹前壁呈漂浮状；②肠系膜位置可见网状及分支状的脂肪间隙，且不易抽出腹水，或呈血性黏液胶冻样物质，MR信号在T2WI上信号略低于正常腹水信号；③肝、脾边缘常见多个"扇贝样"或"结节状"压迹，腹腔囊实性团块，在T2WI上包块实性部分信号略高于腹腔实质性肿块。

（4）腹膜恶性间皮瘤典型MR表现 腹膜恶性间皮瘤多发生在中老年妇女盆腔，主要表现为多发边界清晰的结节或肿块，形态可不规则，T1WI呈等低信号，T2WI呈高信号，DWI显示明显受限，病灶内可伴多发微小囊变，晚期可出现淋巴结转移。

三、感染性腹水

（一）结核性腹膜炎

MRI表现：

1. 壁腹膜增厚 主要表现为壁层腹膜均匀性增厚，也可呈结节样不规则性增厚，增强后多呈轻中度均匀强化，如结节内出现坏死则呈环形强化。增厚的腹膜主要位于下腹部、结肠旁沟区域和盆腔区域。

2. 腹水 主要位于肝周、双侧结肠旁沟、盆腔及双侧结肠下间隙等区域，T1WI呈均匀性低信号强度，T2WI 呈均匀性高信号强度，如渗出液内蛋白、纤维素含量多，T2WI 高信号程度减低，DWI 信号相应增高，延迟期可见强化。

3. 大网膜改变　随着疾病进展，网膜因结核杆菌的浸润，形成粟粒样或结节状结核病灶，大网膜呈污迹样增厚最常见，可同时合并细线条影及小结节影，增强扫描强化较明显。

4. 肠系膜改变　表现为软组织密度细线影，肠系膜脂肪密度轻度增高，肠系膜血管束增粗，聚集，肠系膜呈"星芒状""放射状"排列，增强扫描显示更清晰。

5. 腹腔淋巴结改变　大部分合并腹腔淋巴结增多、肿大。结核性淋巴结内部合并干酪性坏死较为多见，坏死区 T2WI 信号减低，增强后淋巴结呈环形强化。

（二）胰腺炎

MRI 成像技术的进步，包括高场强磁体、高性能梯度、相控阵体线圈、功率注射器、动态对比增强以及脂肪抑制序列和 MRCP，使 MRI 在诊断和评估胰腺炎方面至少与 CT 相当，甚至优于 CT。MRI 成像的独特之处在于，它可以在一次检查中对胰腺实质、胆道和胰腺导管、外分泌功能、邻近软组织和血管结构同时进行无创评估。

MRI 表现：

1. 胰腺本身改变　急性胰腺炎时 FS-T2WI 序列对水肿的显示更为敏感，胰腺实质呈高信号，坏死囊变区信号更高。胰腺坏死组织在 T1WI、T2WI 均呈低信号且无强化。慢性胰腺炎 MRI 表现有胰腺萎缩，FS-T1WI 上胰腺实质信号降低。

2. 胰腺周围炎性改变　胰周脂肪信号消失，肾周筋膜增厚，增厚的筋膜在 T2WI 抑脂序列上呈高信号。

3. 胰腺假性囊肿　呈均匀长 T1 长 T2 异常信号，囊内有蛋白、出血时 T1WI、T2WI 可出现相应的变化，信号可混杂；增强后囊壁呈轻中度强化。

4. 腹水　MR 成像可以检测到微量的胰腺周围液体，T2WI 呈高信号。积液常见于小网膜囊与左肾旁前间隙，呈典型的长 T1 长 T2 液性信号（图 6-19）。

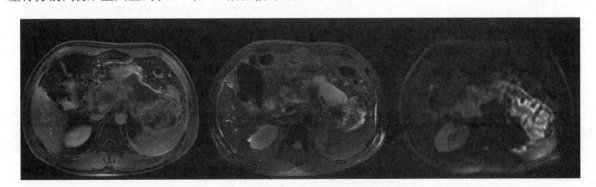

图 6-19　患者男，46 岁，急性坏死性胰腺炎。

MRI 显示胰腺增大（*），信号不均匀，其内及周围见多发液性信号（箭头），周围脂肪间模糊，DWI 显示胰腺呈高信号，增强扫描显示胰腺呈不均匀强化，强化程度低。

（三）肠系膜脂膜炎 MRI 表现

肠系膜脂膜炎病变自肠系膜根部向左下腹部延伸，边界清晰，T2WI 抑脂信号不同程度增高，病变包绕但不侵犯肠系膜血管，边缘被一薄层条索状软组织信号影包绕，即"假肿瘤包膜"。肠系膜血管与炎症细胞间残存脂肪组织抑脂完全呈环形低密度，即"脂肪环征"。病变伴腹水时，呈长 T1 长 T2 信号。

(四)自发性细菌性腹膜炎 MRI 表现

自发性腹膜炎性腹水呈典型的长 T1 长 T2 信号,增强扫描动静脉期腹膜呈轻中度强化,延迟期强化较明显,此特征可与转移瘤进行鉴别。

(五)腹腔脓肿 MRI 表现

典型腹腔脓肿表现为圆形、扁圆形,或形态不规则,脓肿在各序列的信号特点与脓液成分有关:脓肿中心坏死均匀,脓液主要为炎性渗出时,T2WI 呈高信号,T1WI 呈低信号,DWI 呈典型的高信号;脓肿中心坏死不均匀时,各序列上为不均匀信号影;脓液含蛋白成分较多时,T1WI 及 T2WI 信号均较高;伴腹水时,呈典型的长 T1 长 T2 液性信号;脓肿内伴出血时,根据出血的时期有相应的信号改变。增强扫描脓肿壁呈明显强化。

四、乳糜腹水

MRI 特殊序列有助于鉴别乳糜性腹水,其中磁共振 Dixon 水脂分离序列是一种无创性评估脂肪含量和铁浓度的检测技术,通过多峰模型实现水脂分离,可以定量测量组织内的铁与脂肪。Dixon 技术目的在于提升图像质量,提供水、脂肪两种对比度图像,增强图像病灶的可视度,提高诊断效率与准确率,而且有利于病灶的检测。研究表明多点 Dixon 序列使用大于 1.8% 的脂肪分数临界值时,诊断乳糜性腹水的敏感性为 82%,特异性为 100%。

MRI 淋巴显像通过重 T2WI 重建,可显示胸导管、乳糜池等含水丰富的淋巴管道系统,有助于乳糜性腹水诊断、淋巴管定位,甚至发现乳糜破口。

第 3 节 腹水的 PET/CT 诊断与鉴别诊断

^{18}F- 氟代脱氧葡萄糖正电子发射断层显像(^{18}F-fluorodeoxyglucose positron emission tomography,^{18}F-FDG PET)实现了解剖形态学影像及功能影像相融合,当前已经成为肿瘤诊断过程中重要的显像方式。PET/CT 显像从分子水平上识别和检测先于组织与器官结构变化的代谢改变,还能够显示肿瘤组织对 ^{18}F- FDG 摄取的不同分布,反映肿瘤细胞的代谢活性、组织灌注、细胞增殖等,为早期发现病灶、临床分期等方面提供可靠的影像学依据。

虽然 PET 在恶性腹水病因寻找中的灵敏度相对较高,但由于其价格高昂、辐射性、空间分辨率较低,且良性病变一般不伴发 FDG 代谢异常,其在腹水原因寻找时通常不作为首选检查。因此本节内容对常见腹水病因的 PET/CT 表现进行简要描述。

一、肝硬化性腹水

PET/CT 表现:

1. 门静脉高压征 食管胃底静脉曲张和脾静脉曲张,CT 平扫示食管胃底部或胃小网膜囊区见结节状软组织肿块影,PET 于相应部位未见代谢增高。

2. 腹水形成 CT 于肝脏周围、脾周及腹腔内见低密度影,CT 值接近水的 CT 值,PET 于相应部位未见异常 FDG 摄取(图 6-20)。

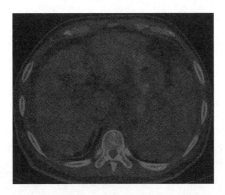

图 6-20　患者男,44 岁,肝硬化。
PET-CT 影像显示肝脏体积缩小,边缘呈波浪状改变,未见异常局限性 FDG 摄取。肝周液体密度未见异常 FDG 摄取。

二、恶性腹水

（一）恶性肿瘤腹膜转移或侵犯的 PET/CT 典型表现

1. 腹水形成　恶性腹水除可发现高代谢的肿瘤原发灶及转移灶外,腹腔积液代谢升高,与肝脾代谢水平接近,肝脾淹没于腹腔积液内。

2. 腹膜增厚　增厚的腹膜多呈宽带状或结节状,PET 于肿瘤累积的腹膜处见高代谢病灶（图 6-21）。

3. 淋巴结转移　PET/CT 显像见肿瘤转移的淋巴结呈高代谢病灶。但是在临床工作中需要与淋巴结急性炎症相区别。

4. 血型播散型转移　肿瘤栓子通过血行转移在肠壁内种植、生长,形成壁内肿瘤结节,PET/CT 显像于肿瘤受累及的小肠壁见管壁不均匀增厚,肠管变形和移位,病变部位代谢不均匀性升高。

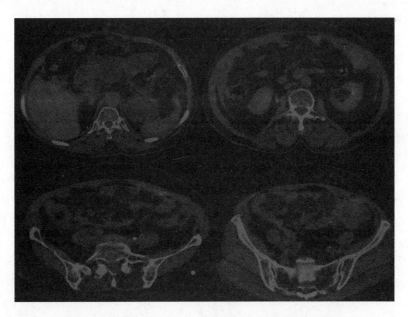

图 6-21　患者女,68 岁,卵巢癌术后合并腹网膜转移。
腹膜及大网膜不均匀增厚,局部见小结节,并不均匀摄取 FDG。腹盆腔内见轻中度摄取 FDG 的液体密度影。

(二)常见恶性腹水病因

1. 卵巢癌 典型 PET/CT 表现：①大多数的卵巢癌显示 FDG 摄取增加，呈不均匀高代谢，可见不同代谢程度的壁结节或肿块（图 6-22）。② PET/CT 对进展期卵巢癌患者具有良好的诊断价值，可以为盆腔外病灶的性质判断提供有效信息，如腹主动脉旁淋巴结转移、锁骨上淋巴结转移、腹膜转移、大网膜转移、骨转移和肌肉转移等。

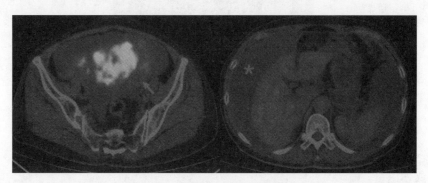

图 6-22 患者女，70 岁，卵巢癌。
盆腔内见不规则软组织肿块，FDG 高摄取（箭头），腹腔积液未见 FDG 摄取（*）。

2. 消化系统恶性肿瘤

（1）胃癌典型 PET/CT 表现：①胃壁呈局限性或弥漫性代谢增高，放射性分布高于正常肝脏组织为 PET 显像阳性；②胃壁局限性增厚、肿块样改变或胃壁弥漫性增厚并胃黏膜走形僵硬、柔韧度降低或消失，伴胃腔不同程度狭窄，胃周脂肪间隙模糊。③腹膜区域出现局限性或弥漫性代谢增高（放射性分布高于肝脏）为 PET 阳性，考虑出现腹膜转移。④淋巴结转移是胃癌的主要转移方式，淋巴结代谢高于肝脏，淋巴结长径 ≥ 0.8 cm 或长径 <0.8 cm 但为成簇淋巴结且数量 >3 个。

PET/CT 空间分辨率低，解剖结构显示不如 CT 和 MRI，对早期胃癌的检出率较低。对远处转移病灶及淋巴结的检出有极大优势，可与常规增强 CT 互补。

（2）结肠癌典型 PET/CT 表现：①局部肠壁或全周肠壁弥漫性不规则增厚，伴肿块影，局部肠腔狭窄，同时伴有 ^{18}F-FDG 的异常浓聚。②若局部淋巴结的异常浓聚，提示局部淋巴结转移。

三、感染性腹水

（一）结核性腹膜炎 PET/CT 表现

1. 壁腹膜增厚 腹膜均匀、光滑增厚，代谢分布较均匀一致。
2. 腹水 腹腔积液分布均匀，腹水密度较高，腹腔积液代谢低于正常肌肉组织或与之相近。
3. 大网膜、肠系膜改变 大网膜、肠系膜污垢样改变，表现为弥漫性模糊絮状影。
4. 腹腔淋巴结改变 肿大淋巴结多位于肠系膜、胰周及腹膜后，淋巴结均有 FDG 浓集，部分淋巴结表现为 FDG 环形浓集，提示内部坏死。

（二）胰腺炎性腹水 PET/CT 表现

十二指肠壁增厚、水肿，肠壁代谢略增高，十二指肠降段与胰头间脂肪间隙消失，并可见条片状低密度区。

（三）嗜酸性粒细胞胃肠炎 PET/CT 表现

胃十二指肠病变处出现弥漫性肠壁增厚，FDG 摄取增加。

（四）肠系膜脂膜炎 PET/CT 表现

肠系膜脂膜炎肿块在 PET-CT 上可以表现为高摄取、不摄取或两种情况同时存在，这与肠系膜脂膜炎的具体病理类型有关。若肠系膜肿块在 PET-CT 上表现为高摄取，要高度警惕恶性疾病尤其是淋巴瘤，为活检指征。

（田子玉　左立平　于德新）

第4节　腹水的超声诊断、鉴别诊断及介入治疗

超声检查是腹水检查、诊断和鉴别诊断最简单的方法，腹水很少时就能敏感的检查出来，通过腹水的直接征象和间接征象可推测病因，超声可明确腹水范围、计算腹水量、确定穿刺部位并引导穿刺，根据穿刺液性质为临床提供诊断，对急诊疾病的诊断及治疗有重要意义。

一、腹水超声检查及测量方法

1. 探头选择　成人选择腹部探头频率为 3~5MHz，肥胖者可选择 2~3MHz 腹部探头，体型较瘦者和儿童可选择 5~9MHz 高频探头，盆腔少量积液患者可选择腔内探头检查。

2. 受检者体位　仰卧位是最常用体位，根据需要可选择侧卧位、半卧位、坐位或站立位。

3. 腹水测量方法　因腹水多呈不规则的液性回声，很难进行定量诊断，根据文献和经验，常用腹水测量方法分为5种：（1）目测法：病人仰卧位，根据目测超声检查将腹水分为少、中、大量。①少量腹水：在膈下间隙、肝肾间隙、脾肾间隙、膀胱直肠间隙或子宫直肠间隙等处出现1~2处局限性无回声区；探头轻放于侧腹壁，加压或改变体位，无回声区消失，除去压力时在原部位或低位处重现。②中量腹水：无回声区呈弥漫性分布，并可随体位改变而流动。③大量腹水：全腹均探及无回声区，肠管不固定呈漂浮状，腹腔内脏器受压，并受系膜、韧带等牵拉，浮悬于液体中。（2）深度测量：病人仰卧位，测量腹腔内无回声区最大前后径（图6-23）。①少量腹水：局限于肠间隙或盆腔，前后径2~4cm，腹水量<500ml。②中量腹水：腹水前后径4~8cm，腹水量500~1000ml。③大量腹水：腹水分布全腹腔器周围，最深处前后径大于8.0cm，腹水量>1000ml。（3）面积测量法：主要用于范围很小的局限性积液，分为腹水横断面积、纵断面积和冠状面积测量同（图6-24）。（4）范围测量法：主要用于局限性腹水，测量腹水区域的上下径、前后径及左右径三个径线（图6-25）。也可借助膀胱残余尿的测量方法，计算局限性积液容积，计算方法是三径乘积再乘以0.52。（5）指数测量法：病人仰卧位，将腹部分成四个象限，参照羊水指数测量法分别测量四个象限的前后径，取四径之和为腹水指数（图6-26）。

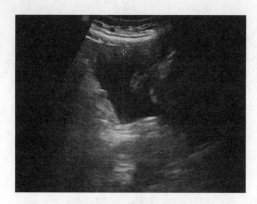

图 6-23　深度测量法

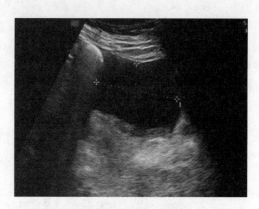

图 6-24　面积测量法

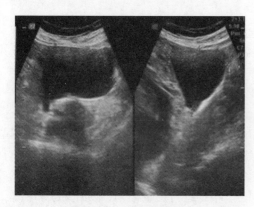

图 6-25　容积测量法

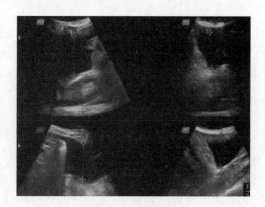

图 6-26　指数测量法

二、腹水的超声表现

根据腹水成分将其分为渗出液、漏出液和血性三类，三者超声表现不尽相同，通过腹水内部回声可以初步判断腹水性状：如果腹水透声好，为清晰的液体，多考虑是渗出液或者漏出液；如果内部出现点状回声，多考虑是血性或乳糜性，如果腹水中出现密集点状回声，则考虑为胶冻样腹水。通过腹水的性状可以初步判断引起腹水的疾病：

1. 腹水内回声清晰

（1）肝脏疾病：肝硬化、急性重型肝炎、肝癌。

（2）肾脏疾病：肾衰或肾病综合征。

（3）心脏疾病：心衰、心包积液、缩窄性心包炎。

（4）静脉阻塞性疾病：Budd-Chiari 综合征，门静脉血栓。

（5）营养缺乏症：低蛋白血症。

2. 腹水内见密集点状回声

（1）恶性肿瘤：肝癌、胰腺癌、卵巢癌、腹腔或腹膜后恶性肿瘤等。

（2）腹腔脏器急性穿孔与破裂：宫外孕、黄体破裂、卵巢囊肿破裂、空腔脏器穿孔、实质性脏器破裂。

（3）重症胰腺炎、腹水感染。

（4）淋巴管或胸导管阻塞与损伤。

3. 腹水内见分隔

（1）结核性腹膜炎。

（2）重症胰腺炎。
（3）腹腔内注药治疗后。
4. 腹水内出现絮状物
（1）原发腹膜黏液瘤。
（2）继发腹膜黏液瘤：阑尾、卵巢、结肠和胰腺等脏器黏液腺瘤或腺癌产生的黏液上皮成分转移或浸润到腹膜。

三、腹水间接征象

1. 肠管漂浮征　含气体的肠管在腹水中漂浮，常见于肝硬化等疾病引起的腹水。
2. 肠管聚集征　腹水中肠袢缠结在一起不能自由漂浮，不能触及前腹壁。常见于癌性及结核性腹水。
3. 胆囊壁增厚征　胆囊壁弥漫性增厚呈双边征，常见于肝硬化、低蛋白血症等。

四、腹水相关疾病及超声表现

（一）肝硬化

引起肝硬化的病因较多，以肝炎后肝硬化、酒精性肝硬化和自身免疫性肝硬化最常见。

1. 肝炎后肝硬化　肝脏体积缩小，以右叶萎缩更明显；肝实质回声增强增粗，明显不均匀；肝表面不光滑，呈锯齿状或波浪状；肝边缘变钝，僵硬感；肝静脉变细，壁不光滑，走行迂曲；肝内可见高回声、低回声结节及类结节，使用高频探头扫查更明显。

2. 酒精性肝硬化　肝脏体积正常或增大（多数增大）；肝内回声增强，略增粗，随着病程进展，肝细胞大量破坏再生和大量纤维组织增生，可见多发圆形或类圆形高回声结节，弥漫于全肝，较肝炎后肝硬化的结节小，大小在 0.2~0.5cm 之间（高频探头扫查明显）；肝表面不光滑，呈水波纹状，但并不出现肝炎后肝硬化被摸锯齿状改变；结合过度饮酒史有助于诊断。

3. 自身免疫性肝硬化　肝实质回声增强增粗，见细颗粒、网格状或短线状强回声；肝静脉变细，走形迂曲；高频探头扫查：肝脏被摸不光滑呈细水纹状，肝脏再生结节不明显。

（二）肾脏疾病

1. 肾病综合征　超声表现为肾脏增大，实质回声增强，皮质增厚，肾皮髓质界限不清楚，化验室检查血清白蛋白降低、尿蛋白增高，最终依靠超声引导下穿刺活检进行病理学诊断。

2. 急性肾功能衰竭　超声变现为肾脏体积不同程度增大和肾实质增厚、回声增强或减低。肾锥体增大、回声明显减低，与肾皮质和肾窦的分界清楚；由于肾窦黏膜和肾包膜水肿，肾窦内或肾周围可见纤细低回声带；多普勒超声显示血流较丰富。

3. 慢性肾功能衰竭　依据肾小球滤过率分 5 期，在第 5 期中，当肌酐 >707μmol/L 可定为尿毒症。双肾实质呈弥漫性改变，体积不同程度缩小，轮廓不清晰，表面凹凸不平，皮质明显变薄，回声明显增强，肾皮质、肾锥体和肾窦分界不清。肾内血流信号稀疏、断续，甚至呈点状。

（三）腹腔恶性肿瘤

1. 胃肠道肿瘤　胃肠造影剂充盈后超声表现为病灶处胃肠壁局部不规则增厚、僵硬感，胃（肠）腔道变窄，腹腔内大网膜增厚伴有腹水。

2. 肝癌　在上述肝硬化的基础上出现肝内大小不等、回声强弱不均的单个或多个结节、团块，边缘呈高回声声晕，门脉内可见癌栓，肝门可见肿大淋巴结回声，CDFI：肿瘤内见低速高阻血流信号，超声造影显示快进快出的典型征象，化验室检查 AFP 多数升高。

3. 胰腺肿瘤　超声扫查在发现腹水的基础上，可见胰腺局部增大或出现低回声团块，腹腔内大网膜增厚或略增厚，脾动脉旁出现淋巴结肿大。

4.卵巢肿瘤 卵巢肿瘤的超声表现比较复杂,在子宫周围发现高回声、低回声、囊性或混合回声团块,形态多表现为不规整,若为囊性回声,其囊壁不规则增厚或呈乳头样突起,CDFI可见血流信号。腹腔大网膜可增厚或出现结节。化验室检查CA125和CA19-9多数升高。

在超声引导下对肿瘤原发病灶或大网膜转移灶穿刺活检有助于腹水病因的诊断。

(四)心脏疾病

在慢性心功能不全、慢性心包炎、心包积液、扩张性心肌病、肺动脉高压时发生肝瘀血甚至瘀血性肝硬化,超声检查除心脏疾病之外,还出现肝瘀血和瘀血性肝硬化的超声表现:

1.肝瘀血 肝脏弥漫性肿大;肝静脉扩张,内径>10mm;下腔静脉扩张,内径>20mm;二维超声显示点状回声自肝静脉向下腔静脉流动(自显影现象)。

2.瘀血性肝硬化 肝实质回声增强增粗,表面不光滑,类似肝炎后肝硬化;肝静脉扩张,内径>10mm;下腔静脉扩张,内径>20mm,可见自显影现象、生理性搏动消失及下腔静脉塌陷;伴有心脏扩大、心包积液和胸腔积液。

(五)腹膜病变

正常大网膜很薄,常规超声检查时往往被忽略,使用高频超声显示较清晰,肥胖者网膜较厚容易清晰。

1.结核性腹膜炎 结核性腹膜炎具有以下声像图特点:(1)腹水内可见密集分隔。(2)壁层腹膜增厚,高频探头扫查显示壁层腹膜均匀性或不均匀性增厚,呈片状低回声,一般厚度1~6mm。(3)大网膜增厚,多数大网膜附着在壁层腹膜,呈全腹弥漫性增厚或局限性增厚,按网膜回声特点分3型:①高回声型 内部回声不均匀,周边可呈片状低回声。②高低回声间杂型 大网膜为高低回声相间,高频超声扫查呈"大脑沟回状",是大网膜结核的特征性表现。③结节型 表现为高回声或高低间杂回声,内见低回声结节,一般结节较小、数量较少,无融合。(4)肠管聚集征:肠系膜受累同时伴有肠管粘连而形成的"肠管聚集征",表现为肠管粘连成团,蠕动不明显,典型者表现为肠袢从中心放射性分布的轮辐状。(5)腹腔淋巴结肿大:主要位于肠系膜根部,少数位于肝门部、胰腺周围及腹主动脉旁。超声表现为椭圆形的低回声,形态规则。

2.腹膜转移癌 腹膜转移癌常侵及右膈下、肝肾隐窝和道格拉斯腔,其声像图特点如下:(1)腹水:腹水是腹膜转移癌的常见表现,其内可见密集点状回声,可以反映液体中蛋白质含量、腹腔积血或乳糜腹水。(2)壁层或脏层腹膜结节或不规则包块:腹膜转移癌种植到壁层腹膜或脏层腹膜时可出现低回声结节或不规则包块,这种包块通常向腹壁生长。在腹膜转移癌侵及盆腔腹膜时,采用经阴道超声探查是最佳检查方法。(3)大网膜增厚:多数附着在肠管表面,可呈全腹弥漫性增厚或局限性增厚。按网膜回声特点分为2型:①高回声型 可不伴结节(与结核区别困难),也可伴低回声结节。②低回声型 内见条状高回声(高回声为正常腹膜),呈"虫蚀样"结构或饼样低回声。(4)肠系膜增厚和肠系膜淋巴结肿大,淋巴结呈圆形肿大。

五、腹水的鉴别诊断

(一)肝性腹水与结核性腹水及恶性腹水的鉴别

1.肝硬化腹水 肝硬化引起的腹水,通常胆囊壁水肿明显,典型双边征象,中间回声低。肝硬化腹水为漏出液,无回声透声好、不定形,无固定边界,有浮游的肠袢强回声,并有蠕动。少量腹水多在腹部两侧及盆底,肝前及膈下可探及无回声。

2.结核性腹水 腹水少至中量,位于肠间隙或其他腹腔内间隙,包裹性积液呈不规则或多个囊腔,边界不整,壁常为肠袢组成。无回声可出现在全腹部(肝前及膈下常无),液体内可见分隔光带。重要的是腹膜、肠系膜增厚,回声增强。网膜增厚,与周围肠管粘连成饼状。肠管壁轻度增厚，肠管与肠管可粘连成团，或与腹膜或后腹膜粘连。腹腔多发淋巴结肿大。

3. 卵巢癌腹水　癌细胞在腹膜广泛种植转移所致。可为血性，程度不同，多为大量腹水。可发现卵巢异常改变，在网膜，肠系膜上发现边界不清、弱回声或等回声的转移结节，可有大网膜、肠系膜增厚，网膜饼形成，肠管聚集成团，明显粘连，可引起肠梗阻，可伴发腹腔、腹膜后淋巴结肿大。肝硬化、结核和卵巢癌是腹水最常见的病因，三者的主要鉴别见表6-1。

表6-1　肝硬化、结核和卵巢癌产生腹水的超声鉴别

类别	肝硬化性腹水	结核性腹水	卵巢癌性腹水
腹水性质	漏出液	渗出液	血性、渗、漏均可能
透声性	清晰	差，带状回声	密集点状回声
肠管征象	漂浮征	聚集征	聚集征
网膜增厚	-	+	+
胆囊壁双边征	+	-	-
腹腔淋巴结	-	+	+

（二）腹水与巨大卵巢囊肿的鉴别

超声检查腹水为不规则无回声区，无完整包膜，其内可有肠管征象，无回声区随体位改变而流动。一般患者有肝病、心脏病史，卵巢恶性肿瘤早期可有腹水。巨大卵巢囊肿患者超声检查可见圆球形无回声区，边界整齐，光滑，其内无肠管影像，无回声随体位改变而流动性明显。

（三）血性腹水的鉴别

血性腹水通常是由恶性肿瘤或脏器破裂引起，外观与血液相似，其内红细胞计数较高，混合有组织液、淋巴液等其他体液。

引起血性腹水的恶性肿瘤常见于消化系统和卵巢肿瘤，除消瘦、营养不良、贫血等全身症状外，超声可以显示原发肿瘤图像，由于腹水中还有血细胞，腹水内可见点状回声，透声性较脏器破裂出血的透声性好；脏器破裂常见肝、脾、宫外孕以及黄体破裂，除了明显的外伤史和停经史外，腹腔内腹水透声性较差，腹腔较低部位或脏器破裂处可以发现高回声血块。对于外伤患者和育龄期停经患者，超声检查时发现血性腹水，应严格执行危急值报告制度，及时与临床医师沟通，不要因为超声检查延误患者的抢救。

六、介入超声在腹水诊断和治疗中的应用

尽管腹水的性状和征象能为临床提供诊断依据，但取代不了细胞学和病理学的诊断地位。在超声发现积液后，在超声引导下精准穿刺，抽出积液进行细胞和病理学诊断将为临床提供快速、准确的诊断。对腹水较多患者，超声引导下穿刺置管引流，可以减轻患者腹胀症状，改善生活质量，抽尽腹水后向腹腔注入抗生素或化疗药物亦是一种有效的治疗途径。

（黄　硕　王树松）

参考文献

[1] Neong SF, Adebayo D, Wong F.An update on the pathogenesis and clinical management of cirrhosis with refractory ascites. Expert Rev Gastroenterol Hepatol. 2019；13：293-305.

[2] 王运.不明原因腹水的研究进展.医学影像学杂志，2020；30：5.

[3] 陈东风，文良志.腹水与肝脏疾病.中华消化杂志，2021；41：303-306.

[4] 霍丽娟.腹水与卵巢疾病.中华消化杂志，2021；41：307-309.

[5] 田德安，雷宇，黄政，等.腹水与胃部疾病.中华消化杂志，2021；41：293-295.

[6] 吕农华，朱振华.腹水与肠道疾病.中华消化杂志，2021；41：296-299.

[7] Carbone M, Adusumilli PS, Alexander HR, et al. Mesothelioma: Scientific clues for prevention, diagnosis, and therapy. CA Cancer J Clin.2019；69：402-429.

[8] 郭晓钟.腹水与胰腺疾病.中华消化杂志，2021；41：5.

[9] 肖波.急性坏死性胰腺炎：胰腺坏死和胰外坏死的影像评价与临床意义.放射学实践，2021；36：832-836.

[10] Yalon M, Tahboub Amawi AD, Kelm ZS, et al. Eosinophilic Disorders of the Gastrointestinal Tract and Associated Abdominal Viscera: Imaging Findings and Diagnosis. Radiographics. 2022；42：1081-1102.

[11] 田斌.多层螺旋CT对肠系膜脂膜炎的影像学特征及临床意义.中国CT和MRI杂志，2021；19：135-137.

[12] 常鲲，夏松，孙宇光，等.腹腔-静脉分流术治疗难治性乳糜腹水的疗效分析.中华普通外科杂志，2022；37：660-664.

[13] 崔瑞冰.腹水原因解析.实用肝脏病杂志，2018；21：657-660.

[14] 应洁，刘丹，杨全，等.3.0+T+MRI双回波水脂分离Dixon技术在非酒精脂肪性肝病患者肝脏脂肪含量定量测定中的应用.磁共振成像，2020；11：577-580.

[15] Hui Z, Wei F, Ren H, et al.Primary tumor standardized uptake value（SUVmax）measured on（18）F-FDG PET/CT and mixed NSCLC components predict survival in surgical-resected combined small-cell lung cancer. J Cancer Res Clin Oncol. 2020；146：2595-2605.

[16] 谢雪春.超声在急性腹腔积液定位穿刺中的应用及诊断分析.医学信息：医学与计算机应用，2014；16：1.

[17] 何立国，贾椿霞，何召国.超声检测腹水指数估测腹水量的研究.医学影像杂志，2011；21：51-56.

[18] 陈治光，王学梅.低级别与高级别腹膜假性黏液瘤的临床病理与超声特征分析.中国临床医学影像杂志，2021；32：873-875.

[19] ponzini F, Luke K, Mariam G, et al. Rare occurrence of pseudomyxoma peritonei（PMP）syndrome arising from a malignant transformed ovarian primary mature cystic teratoma treated by cytoreductive surgery and HIPEC: a case report. World J Surg Oncol. 2022；20：78.

[20] Ahlam A, Oluwole F. Revisiting the necessity for routine appendectomies in mucinous neoplasms of the ovary: An evaluation of 460 mucinous ovarian tumors. Ann Diagn Pathol. 2022；59：151950.

[21] 左俏，孟繁坤，张嫄，等.原发性自身免疫性肝硬化的超声图征象及肝脏弹性的分析.现代生物医学进展，2020；20：4055-4058.

[22] 陈治光, 桑亮, 张义侠, 等. 常规超声及弹性成像在大网膜疾病诊断中的应用现状. 临床超声医学杂志, 2020; 22: 775-777.

[23] Luo J, Wu Z, Yun Lu Y, et al.Intraperitoneal administration of biocompatible hyaluronic acid hydrogel containing multi-chemotherapeutic agents for treatment of colorectal peritoneal carcinomatosis. Int J Biol Macromol.2020; 152: 718-726.

第7章 腹水的腹腔镜诊断

腹水是腹腔内液体的病理性积聚。在临床实践中经常遇到腹水患者，其病因复杂多样，涉及多系统和多类型疾病。肝硬化、门脉高压症是腹水形成的主要病因之一，占所有腹水成因的75%，其余原因包括恶性肿瘤（10%）、心力衰竭（3%）、结核（2%）、胰腺炎（1%）或其他少见的原因。其预后常依赖于原发疾病的转归，临床上，努力做出腹水的病因诊断非常重要，对其进行有效的治疗具有重要的意义。近年来，随着腹腔镜外科的发展，大多数临床医生都能应用腹腔镜技术以最简便、安全、创伤小的方法对合并腹水的外科疾病诊治进行探索和实践，成绩斐然。对比传统的开腹手术，它具有确诊率高、创伤小、术后恢复快和并发症少的优点。此外腹腔镜探查及活组织检查可明确腹内病灶的性质，有无腹内其他脏器肿瘤细胞浸润，特别是可明确诊断腹膜的种植性转移结节，而一般影像学检查难以发现，因此，临床应用比较广泛。

沈文拥等将31例不明原因腹水的患者分为腹腔镜组和经胃的自然腔道内镜手术组后发现，共诊断明确30例（96.8%），结核性腹水20例（64.5%），癌性腹水9例（29.0%），两种检测手段均能快速准确地诊断腹水原因，且手术创伤较小。刘志平等通过对19例腹水细胞学阴性的不明原因非门脉高压性腹水患者行腹腔镜检查，其诊断价值明显优于临床上其他的检查方法，其检出率为78.95%。Han等研究者对176例因不明原因腹水接受腹腔镜检查的患者研究发现，腹水病因分布如下：腹膜转移瘤99例（56.2%）、结核性腹膜炎31例（17.6%）、肝硬化19例（10.8%）、其他诊断27例（15.4%），腹腔镜联合活检可以明确大多数腹水的病因，仅在15%的病例中未能发现明显异常。普腹外科的发展日新月异，经历了传统的开放手术，到内镜微创外科时代，在普腹外科疾病患者的诊断和治疗中已广泛应用。近些年，达芬奇机器人辅助的腹腔镜外科也得到迅猛的发展，这也得益于超声刀、直线切割闭合器等能量器械的更新，经过10余年的发展，普腹外科最复杂的手术之一，如腹腔镜下胰十二指肠切除术（Laparoscopic pancreatoduodenectomy, LPD）已经变成常规，甚至机器人胰十二指肠切除术（Robot pancreatoduodenectomy, RPD）在一些大型的医疗中心亦广泛开展。

第1节 腹腔镜的历史起源、结构与功能简介

腹腔镜在临床应用已经有上百年的历史，特别是近30多年来发展迅速，成为外科医生的有力工具。在内镜发展的基础上，腹腔镜作为一重要分支，也经历了一段不短的发展历史。1901年，俄罗斯彼得堡的妇科医师在腹壁作一小切口，插入窥阴器到腹腔内，用头镜将光线反射进入腹腔，对腹腔进行检查，并称这种检查称为腹腔镜检查。同年德国的外科医师Kelling在狗的腹腔内插入一根膀胱镜进行检查，称其为腹腔的内镜检查。1910年瑞典斯德歌尔摩的Jacobaeus首次使用腹腔镜检查（laparoscopy）这一名词，他用一种套管针制造气腹。1911年美国Johns Hopkins医院的外科医

师 Bernhein 经腹壁切口把直肠镜插入腹腔，用发射光做光源。1924 年美国堪萨斯的内科医师 Stone 用鼻咽镜插入狗的腹腔，并推荐用一种橡胶垫圈帮助封闭穿刺套管避免操作中漏气。1938 年匈牙利的外科医师 Veress 发明了一种注气针，在做气腹时，可以防止针尖损伤针下的内脏。安全的气腹技术被普遍接受，并沿用至今。所有这些都是借用其他内镜来探视腹腔的尝试，真正专门的腹腔镜的发明者是德国的胃肠病学家 Kalk，他发明了一种直前斜视 135 的透镜系统，被认为是德国诊断肝脏和胆囊疾病的腹腔镜检查术的奠基人。1972 年美国妇科腹腔镜医师协会开始大力推广腹腔镜检查，这种检查法首先被妇科医师广泛接受。随着 CCD 用于电子内镜，腹腔镜也经历了由光学到数码的跨代变革，现代腹腔镜诞生了。1987 年法国外科医师 Mouret 首次在人体用腹腔镜作胆囊切除获得成功，此后兴起了外科医生开展腹腔镜手术的热潮。腹腔镜也从早期的以探查诊断为目的转变为主要以器官切除的手术治疗为目的。随着腹腔镜头清晰度的提高、自动气腹机的问世和相关手术器械的改进，腹腔镜手术得到了快速发展，从早期的腹腔探查到现在的胆囊、阑尾切除，再到复杂的胃肠、肝脾，甚至胰十二指肠切除手术均变为常规。腹腔镜手术因其损伤小、出血少、手术时间短、术后恢复快、切口美观的效果，也得到了患者的认可和接受。现在腹腔镜胆囊切除已取代开腹手术，成为胆囊疾病治疗的金标准。而腔镜技术也已经延伸到其他各专业学科，如妇科腔镜、胸腔镜、骨科腔镜等，构成内镜医学的重要组成部分，又称为外科内镜，使外科手术也找到了微创化的方向。

一、腹腔镜是由 5 个基本系统组成

腹腔镜摄录像监视系统、CO_2 气腹系统、电切割系统、冲洗—吸引系统、手术器械等。

1. 腹腔镜摄录像监视系统　由腹腔镜、光源及光路、微型摄像头、摄像转换器、监视器（电视机）、自动冷光源、录像机组成。腹腔镜常用的有 0° 和 30° 视角镜头。直径为 12mm、10mm、5mm 各种规格器械。

2. CO_2 气腹系统　由弹簧气腹针（Veness 针）、充气导管、气腹机和 CO_2 钢瓶组成。其目的是为手术提供宽广的空间和视野。预定手术所需的腹腔内压 12~15mmHg 及自动气腹机。

3. 冲洗—吸收系统主要包括两个部分　（1）冲洗：作用为观察与保护组织、防止粘连、止血、修复组织等。（2）吸引：利用导管效应进行吸引，有时还要用滤过器。

4. 手术器械系统　基本器械有 10mm 套管针（trocar），5mm 套管针，10mm 器械转换器，无损伤抓钳，弯解剖钳、气腹针、剪刀、钛夹钳、冲洗—吸引管、电凝分离铲、分离钩。特殊器械有持针钳、缝合针及套扎用的圈套器、取物网等，还包括一些能量器械如超声刀、Ligasure、直线切割闭合器、Cusa、双极电凝、螺旋水刀等。

二、腹腔镜具备以下特点

1. 多角度"视察"，效果直观，腹腔镜可以在不牵动腹腔脏器的前提下从不同角度和方向检查，甚至可以看到一些很深的位置，达到直观检查的效果，无漏诊，无误诊。

2. 恢复快，手术在密闭的盆、腹腔内进行，内环境受到的干扰很小，患者受到的创伤远远小于开腹手术，术后很快恢复健康，在规范化的操作情况下，一般无明显并发症和后遗症。

3. 住院时间短，手术由专业医师操作，短时间即可完成治疗，不影响正常生理功能，术后即可恢复正常生活和工作。

4. 腹部美容效果好，常规开腹手术都会在身体上留下一道非常明显的疤痕，但腹腔镜手术就没有这个问题，女性可以无虑的考虑这种手术方式。

5. 盆腔粘连少，微创技术，无需开刀，手术对盆腔干扰少，没有纱布和手对组织的接触，很少缝线或无须缝线，手术中充分冲洗盆腔，因此腔镜手术后患者盆腔粘连远远少于开腹手术。腹腔镜

功能多，且具有微创优势，临床应用广泛，其可应用于复杂疑难疾病的诊断，也可应用于手术中，如普通外科范畴的胆囊切除、肝囊肿开窗引流、胆肠吻合、脾切除、肝叶切除、胰十二指肠切除、疝修补、胃肠道手术等。而其应用于疾病的诊断有以下情况：如直视下穿刺活检、切取活检、超声定位；不明原因的慢性腹痛；腹部肿瘤的定性、分期；肝病、腹水的鉴别诊断；淋巴活检；非创伤性检查（如CT、MRI）难以确诊时使用等。

三、腹腔镜与传统手术相比具有以下优点

1. 腹腔镜手术对腹腔内脏器扰乱小，避免了空气和空气中尘埃细菌对腹腔的刺激和污染。术中以电切、电凝操作为主，对血管先凝后断，止血彻底，出血极少，手术结束前冲洗彻底，保持腹腔清洁，因而术后肠功能恢复快，可较早进食，又大大减少了术后肠粘连的发生。
2. 腹腔镜手术是真正微创手术的代表，创伤大大减小，手术过程和术后恢复轻松、痛苦少。
3. 术后可早期下床，睡眠姿势相对随意，大大减轻了家属陪伴护理的强度。
4. 腹壁戳孔小（5~10mm不等）、分散而隐蔽，愈合后不影响美观。
5. 一般采用全麻，各项监护完备，安全性大为增加。
6. 戳孔感染远比传统开刀的切口感染或脂肪液化少。
7. 腹壁戳孔取代了腹壁切口，避免了腹壁肌肉、血管和相应神经的损伤，术后很少出现腹壁薄弱和腹壁切口疝，不会因为腹壁肌肉瘢痕化影响运动功能，不会因为腹壁神经切断引起相应皮肤麻木感。

综上所述，比起外科开腹手术，腹腔镜具有操作简便、创伤小、诊断可靠、治疗效果好、住院时间短、并发症少、费用低廉等诸多优点，而且随着治疗器械的不断更新，必将在检查的基础上诞生更多的治疗技术与手段，符合当今医学微创化发展方向。

第2节 腹腔镜诊断适应证与禁忌证

临床实践中有许多不明原因腹水的患者在各种影像学及实验室检查后，包括B超、CT、MRI、胃肠镜、穿刺、肿瘤标志物、腹水细胞学检查，甚至全身PET-CT等一系列辅助检查后，但仍未能找到病因，有些虽高度怀疑某种疾病，非特异性指标升高，但因找不到明确的证据而无法确诊。有的患者进行各种短期试验性治疗，常因病情变化或疗效不佳而终止。各种影像学检查于引导下穿刺，或易受到胃肠内液气的影响，或病灶与相邻组织关系的清晰度受到限制，穿刺的准确度也受影响，且误伤的概率较大。因此，临床上部分患者因症状不典型或处于疾病的早期得不到及时有效的治疗，有的不得不接受各种重复的检查。但是行腹腔镜探查后，绝大部分患者都能得到较明确的诊断。腹腔镜具有广角、高清晰度的特点，可探查到盆腔各脏器、前腹壁腹膜、75%膈面、2/3肝脏表面、胆囊、阑尾、大小肠浆膜面、部分十二指肠浆膜及胃前壁、胰腺体尾部及大网膜，能发现直径1~2mm的粟粒样结节，而B超、CT、MRI等对微小病灶分辨率低，对一些腹膜面、实质性脏器表面、网膜上的转移性病灶，腹腔内的粘连性、炎症性的疾病均无法诊断。因此，即使单纯腹腔镜直视下观察，确诊率也高达74.3%，还可对病灶的分布及病情的进展程度有明确了解。为进一步确诊或看到肉眼不易区分的病变时，可在腹腔镜直视下取可疑组织送病理检查，大大提高了确诊率。腹腔镜直视活检，不但能发现微小病灶，准确的切取可疑组织，而且还可以避免损伤正常的脏器。一旦病灶部位发生出血等并发症，可用腹腔镜施行结扎、电凝止血等操作。因此，腹腔镜探查术是一种安全、有效的诊断方法。但任何事物均具有两面性，腹腔镜诊断也有其适应证及相对禁忌证。

一、适应证

1. 原因不明的急、慢性腹痛的病因诊断。
2. 腹部损伤（血液动力学稳定）的探查。
3. 腹部恶性肿瘤的分期。
4. 肝脏疾病的活检和鉴别诊断。
5. 腹水的鉴别诊断等。

二、相对禁忌证

1. 严重心、肺功能障碍。
2. 血液动力学不稳定。
3. 难以纠正的凝血功能障碍。
4. 重度肝功能障碍、肝昏迷前期或大量腹水。
5. 腹壁内、腹腔内严重感染。
6. 腹部多次手术史，估计腹腔内广泛粘连。
7. 较大的裂孔疝。
8. 膈肌破裂。
9. 机械性或麻痹性肠梗阻，肠管高度扩张时。
10. 妊娠后期。

三、对于腹部恶性肿瘤继发癌性腹水的腹腔镜诊断与分期的适应证

1. 肿瘤的定性诊断，而肿瘤定性诊断的不同可极大地影响治疗方案的选择，定性诊断可通过腹腔镜下活检加以明确。

2. 恶性肿瘤的分期诊断：①在剖腹探查之前，对肿瘤进行准确且全面的评估；②评估肿瘤的局部浸润和远处转移情况；③对可疑部位进行活检；④腹腔镜超声（LUS）的介入进一步提高了腹腔镜在腹部恶性肿瘤的诊断及分期价值。

虽然腹腔镜探查损伤小，患者康复快，但是，必须做好常规的术前准备，特别是腹水患者，最好能在术前控制腹水到中等量，以便于探查。笔者团队也曾有因术中吸掉过多腹水导致腹压过低，引起术中血容量严重不足、低血压的教训。由于大部分患者长时间不能确诊，加之治疗上的延误，存在不同程度的营养不良、电解质紊乱，因此，术前要尽量调整好营养状况，纠正各种电解质紊乱。术前预防性使用抗生素，减少术后腹腔感染的概率。目前，临床应用诊断性腹腔镜仍属于最后的选择。我们所行的探查术，患者的病期平均在2周以上，基本上在各种检查手段反复使用后仍未能明确诊断，且病情持续进展时才考虑腹腔镜探查。根据我们团队的经验，对于以下一些疾病，可以及时利用腹腔镜辅助诊断和治疗：①不明原因的腹水；②疑难急腹症；③复杂的腹腔脏器闭合性损伤；④慢性腹腔、盆腔疼痛；⑤不明原因肠梗阻；⑥来源不明的腹腔占位性疾病；⑦腹腔或腹膜后淋巴结活检。腹腔镜除能提供较高的诊断效率外，还可行一期治疗，随着腹腔镜技术的发展，大多数腹部外科手术均可在腹腔镜下完成。

第3节 腹腔镜操作步骤与要点

腹腔镜作为一种微创的治疗手段，已广泛应用于腹腔内各种良恶性病变的治疗，发展迅速，在腹腔疾病的诊断方面，同样具有很大的优势。腹腔镜视野广泛，加上腹腔镜有放大的功能，整体准确度为91%，且并发症低。在许多病例中，腹腔镜与其他适当的检查方法结合使用，可能会改变诊断结果，从而提高先前临床和辅助检查中未发现疾病的诊断效率，减少并发症以及不必要的治疗次数。但腹腔镜探查需要具备一定的腔镜设备、技术和经验，同时较超声或电子计算机断层扫描（Computed Tomography，CT）引导下穿刺创伤相对较大，需在全身麻醉下进行，且仍然存在一定的并发症发生率，需要熟练掌握其操作方法，且需要术者具备高度的责任心。

一、具体操作步骤

1. 人工气腹的建立　于脐轮下缘切开皮肤1cm，由切口处以45度插入气腹针，回抽无血后接一针管，若生理盐水顺利流入，说明穿刺成功，针头在腹腔内。接CO_2充气机，进气速度不超过1L/分，总量以2~3L为宜，腹腔内压力不超过2.13kPa（15mmHg）。

2. 套管针穿刺　腹腔镜需自套管插入腹腔，需先将套管针刺入。腹腔镜套管较粗，切口应为1.5cm。提起脐下腹壁，将套管针先斜后垂直慢慢插入腹腔，进入腹腔时有突破感，拔出套管芯，听到腹腔内气体冲出声后插入腹腔镜，接通光源，并继续缓慢充气，术中体位根据手术要求随时调整。

3. 腹腔镜探查　术者手持腹腔镜，目镜观察腹腔内脏器表面有无肿块，腹膜有无转移性肿瘤、结节，腹腔内有无腹水，腹水颜色、性质、量等情况。必要时可取可疑病灶组织送病理检查。

4. 取出腹腔镜　检查无内出血及脏器损伤，方可取出腹腔镜，排出腹腔内气体后拔除套管，注意鞘卡处有无活动性出血，缝合腹部切口，覆以无菌纱布，胶布固定。

二、腹腔镜手术术后护理

1. 术后6小时内，采用去枕平卧位，头侧向一边，防止呕吐物吸入气管。

2. 术后大多数患者虽无疼痛感，但不要忽略按摩病人的腰部和腿部，半小时为病人翻身一次，以促进血液循环，防止褥疮及深静脉血栓发生。

3. 当日液体输完即可拔掉尿管，鼓励病人下床活动。

4. 如仅仅为腹腔镜探查，可于术后6小时即可让病人进少量流质饮食，如稀米汤、面汤等，不要给病人甜牛奶、豆奶粉等含糖饮料。

5. 腹腔镜手术切口仅1cm，因此一周后腹部敷料即可去掉，并可淋浴，然后即可逐步恢复正常活动，在一周前还是要注意适当、轻便活动，使身体早日复原。

三、腹腔镜手术操作要点

因腹腔镜设备昂贵操作较复杂，需要腹腔镜外科专科培训，对手术医师有技术要求并且具备高度责任心。术前难以估计手术时间，对术中遇到特殊情况，需及时中转开腹手术，开腹手术并不代表手术失败。特别是对于不明原因腹水患者行腹腔镜检查时，需要注意以下几点：

1. 当腹水量较少时，要注意腹腔内可能存在粘连，建立气腹时戳卡要避免损伤腹腔内脏器，必要时可在B超引导下穿刺或开放建立气腹。

2.医生需仔细检查腹腔内情况，对可疑病灶进行多部位取材，提高病理活检阳性率，避免漏诊。

3.注意保护戳孔，避免肿瘤种植转移、结核播散等。

四、手术风险与并发症

腹腔镜手术有一定的风险或并发症发生。其共有并发症系指在整个腹腔镜手术谱中都可能遇见的一些并发症，这些并发症并不局限于某一确定性的腹腔镜手术中。根据其发生的原因，大致可分为以下两类：

1.腹腔镜手术的特有并发症　此类并发症仅见于腹腔镜手术，而在传统的术式中是不会发生的。这类并发症主要有：①与气腹相关的并发症。如高碳酸血症，皮下气肿，气体栓塞等；②腹腔穿刺相关并发症。如腹内空腔或实质性脏器损伤，腹膜后大血管损伤等，经穿刺孔疝出的戳孔疝也应归于此类并发症；③腹腔镜专用手术器械性能缺陷或使用不当所致的并发症，如电热损伤引起的胆管缺血性狭窄，高频电流的"趋肤效应"造成的空腔脏器穿孔。

2.腹腔镜手术的传统并发症　此类并发症本质上与传统术式的并发症是一致的，但其发生的原因、概率、严重程度、处理办法及转归却又不尽相同，如切口与腹内感染、肿瘤术后的腹内或腹壁种植、胆道损伤、术后出血等。如术中遇到特殊情况，需及时中转开腹手术探查，必要时请有经验的上级医生协同处理。

第4节　腹腔镜在腹水疾病诊断中的应用与进展

腹腔内液体的病理性积聚超过200ml称之为腹水。腹水的诊断可通过询问病史、体格检查、实验室检查、影像学检查、内镜检查、腹水穿刺检查等来明确。随着超声、CT和MRI等非侵入性成像技术的发展，以及内镜技术的广泛应用，大部分腹水患者术前都能得到明确诊断，但因检查的局限性和间接性，部分疾病因缺乏特异性表现且难以获取有效确诊依据，导致延误诊治。腹腔镜检查可以发现常规检查无法检测到的病变，并且可以识别大小在1~2mm之间的小病灶，同时可以在直视下精确的取得组织学样本进行活检，从而提高确诊率。

一、腹腔镜检查在腹腔结核诊治中的意义

腹腔结核（abdominal tuberculosis，ATB）是指涉及胃肠道、腹膜、肠系膜、腹部淋巴结和肝脏、胰腺、脾脏等脏器的结核病。ATB通常表现为腹痛、体重减轻、发热、交替性腹泻和便秘、营养不良等，临床表现缺乏特异性，体格检查典型的"腹部揉面感"是罕见的（5%~13%），诊断通常较困难，很容易出现漏诊或者误诊。而腹腔结核中超过一半以上患者都有腹水表现。对于腹腔结核，可通过腹水进行病原学检测，但阳性率低，临床上ATB的诊断大多取决于临床医生的经验，一些患者考虑ATB时可进行试验性抗结核治疗，其中部分患者经治疗后病情好转，确诊了结核的同时得到了及时的治疗；但有部分患者经治疗后无效，腹水可能由其他原因引起，此时继续进行诊断性抗结核治疗将会导致患者原发疾病的进展，并且抗结核药物对患者的伤害会导致病情的进一步加重。腹腔内结核病灶常表现为腹腔内多发粟粒样干酪结节，常规的一些检查如B超或CT引导下穿刺活检等无法取到腹腔内的小病灶，选择性较差，确诊率低，无法实施正确的治疗，因此需要进一步进行可以确诊的检查，此时进行腹腔镜检查显得尤为重要。通过腹腔镜进行腹膜活检已经在几项研究中被证明是诊断ATB的金标准。腹腔镜检查可直接观察腹腔内病变情况，腹腔结核表现为腹膜增厚、充盈，腹腔内有腹水和粘连，壁层腹膜上可见散在的黄白色粟粒样结节干酪状物质。同时由于腹腔镜具有放大的作用，对于微小的病灶可精确的取到病变组织进行病理活检，术中冰冻切片或术后石蜡切片发现典型结核肉芽肿即可明确诊断，进行针对性治疗，避免病情进一步加重及不必要的治疗，从而大大改善了患者的预后。

二、腹腔镜检查在腹腔肿瘤诊治中的意义

恶性肿瘤占不明原因腹水的第二位。对于胃癌、结直肠癌、卵巢癌等有原发性肿块的患者而言，常规检查、检验通常能够确诊，但在一部分的恶性腹水病例中，未能发现原发性肿瘤，部分患者肿瘤标记物异常升高，但不能作为确诊依据，这类患者很容易出现漏诊、误诊、延误治疗。对于常规检查、检验无法确诊的腹水患者，腹水细胞学检查找到癌细胞是诊断恶性腹水的"金标准"，但细胞学检查阳性率低于60%。此时通过腹腔镜检查可以很清楚地观察到腹腔内病变情况，并在直视下取病变组织进行活检，做到早诊断、早治疗，对于肿瘤患者可避免不必要的抗结核治疗而带来的肝肾功能损害以及原发肿瘤的进展，从而丧失最佳治疗时机，使患者最大程度获益。

三、腹腔镜检查在非结核、非肿瘤腹水患者中诊治的意义

对于非结核、非肿瘤的不明原因腹水患者，可来源于心力衰竭、胰腺炎、子宫内膜异位症等。这类疾病本是良性疾病，如果早期能够确诊，患者预后良好。笔者团队曾遇到1例以大量腹水为主要表现的患者，腹水淀粉酶轻度升高，但无特异性（在恶性肿瘤和消化道穿孔等疾病的患者中也可检测到血清淀粉酶轻度升高），且增强CT未见胰腺肿胀及轮廓模糊，胰周无明显渗出，由于患者有肺结核病史，将其误诊为ATB，行相对较长时间诊断性抗结核治疗，但症状和体征一直无好转，甚至出现腹水增多，腹痛、腹胀症状加重，并出现药物性肝损害，再次复查CT仍未提示胰腺炎表现，为明确病因行腹腔镜探查，术中见小肠壁及系膜处灰白色钙化皂结节，取活检后病理提示脂肪坏死，结合病史，最终明确诊断胰腺炎，通过胰腺炎治疗方案治疗后治愈出院。所以针对非肿瘤、非结核性腹水的患者，当常规检查、检验无法确诊时，尽早行腹腔镜检查，可及早进行正确的治疗，避免延误病情，有助于改善患者预后。

综上所述，不明原因腹水性质的病因学诊断及鉴别诊断是临床工作中常常会遇到的难题，中外学者从未停止过研究。除了腹水脱落细胞学检查作为诊断恶性腹水的金标准外，目前仍未发现一项生化指标或者影像学检查对不明原因腹水的鉴别诊断有决定性作用，此外，由于腹水细胞学检查的阳性率较低，即使是阴性的患者也不能放松警惕，需要进一步的检查。对于经常规检查、检验没有确诊的腹水病人，采用腹腔镜探查可以通过镜下所见并获取病变组织活检而明确诊断，使患者得到及时准确的诊断与治疗，有助于改善患者的预后，进而对提高患者的远期生存率至关重要。

（屈小勇　李国庆　费书珂）

参考文献

［1］Oey RC, van Buuren HR, de Man RA. The diagnostic work-up in patients with ascites: current guidelines and future prospects. Neth J Med. 2019; 74: 330-335.

［2］沈文拥，吴涛，唐静，等. 腹腔镜和经胃的自然腔道内镜手术在不明原因腹水诊断中的jjtus床应用比较. 中国内镜杂志，2017；23：56-60.

［3］Han CM, Lee CL, Huang KG, et al.Diagnostic laparoscopy in ascites of unknown origin: chang gung memorial hospital 20-year experience.Chang Gung Med J.2019; 31: 378-383.

[4] Gomes CA, Sartelli M, Podda M, et al. Laparoscopic versus open approach for diffuse peritonitis from appendicitis ethiology: a subgroup analysis from the Physiological parameters for Prognosis in Abdominal Sepsis (PIPAS) study.Updates Surg. 2020; 72: 185-191.

[5] Blencowe Natalie S, Waldon Richard, Vipond Mark N. Management of patients after laparoscopic procedures .BMJ. 2018; 360: 120.

[6] Vaid Urvashi, Kane Gregory C. Tuberculous Peritonitis .Microbiol Spectr. 2017; 5: 15-17.

[7] Huang Bo, Cui De Jun, Ren Ying, et al. Comparison between laparoscopy and laboratory tests for the diagnosis of tuberculous peritonitis .Turk J Med Sci.2018; 48: 711-715.

[8] Vithoosan S, Shanjeeban P, Anpalahan JP, et al. A rare cause of ascites-disseminated TB with peritonitis in a middle-aged female . Case Rep Gastrointest Med. 2019; 2019: 1-4.

[9] Arvind Sharda, Raje Shweta, Rao Gayatri et al. Laparoscopic Diagnosis of Peritoneal Tuberculosis.J Minim Invasive Gynecol. 2019; 26: 346-347.

[10] Belhamidi MS, Zorkani Y, Krimou H, et al.Pseudomyxoma peritonei (PMP) secondary to mucinous carcinoma of the ovary: a case study.Pan Afr Med J. 2019; 33: 283.

[11] Tikhonov I N, Zharkova M S, Maevskaya M V, et al. Differential diagnosis of ascites in internal medicine: clinical case .Ter Arkh. 2018; 90: 74-80.

第8章 腹水的实验室诊断与鉴别诊断

生理情况下,腹膜腔存有少量液体,称为腹腔液,起润滑保护作用。在病理情况下,多量液体(>200mL)在腹膜腔内潴留,即形成腹膜腔积液,也称腹水(ascites)。腹水是临床常见的体征,其病因比较复杂。主要病因有肝硬化、肿瘤和结核性腹膜炎等,占90%以上。另外,还有心血管疾病、肾脏疾病、结缔组织病等。腹水的实验室检验有助于鉴别腹水的性质,明确腹水的病因,对疾病的诊断和治疗有重要的意义。

第1节 腹水的实验室诊断

一、渗出液与漏出液

根据腹水产生的原因及其性质不同,分为漏出液(transudate)和渗出液(exudate)。

(一)漏出液

漏出液又称滤出液,是血管内的水分伴营养物质通过毛细血管滤出,并在组织间隙或体腔内积聚的非炎性组织液。常见的原因和机制有:

1. 毛细血管流体静压增高　有效滤过压升高,因而使过多的液体滤出,组织间液增多,当组织间液增多超过代偿限度时,液体进入浆膜腔形成积液。见于静脉回流受阻、充血性心力衰竭、肿瘤压迫和晚期肝硬化等。

2. 血浆胶体渗透压降低　主要见于血浆蛋白(主要是清蛋白)明显减少,导致血管与组织间渗透压平衡失调,水分进入组织或潴留在浆膜腔而形成积液。如营养不良、肾病综合征、严重贫血等。

3. 淋巴回流受阻　如丝虫病时淋巴管被丝虫阻塞,或因淋巴管被肿瘤压迫等所致淋巴回流障碍,使含有蛋白质的淋巴液在组织间隙积聚形成浆膜腔积液。这种积液多是乳糜性的。

4. 钠、水潴留　钠、水潴留可使细胞外液增多,增多的组织间液使某些部位出现水肿,或在浆膜腔中积聚形成积液。常见于肾病综合征、充血性心力衰竭和晚期肝硬化等。

(二)渗出液

渗出液多为炎性积液,产生的机制是由于微生物产生的毒素、缺氧以及炎性介质等作用,使血管内皮细胞受损、血管通透性增加,以致液体、血液内大分子物质(如清蛋白、球蛋白和纤维蛋白原等)和细胞从血管壁渗出,进入组织间隙或浆膜腔而形成的积液。导致炎性渗出的原因多为细菌感染,如细菌性腹膜炎等;也可见于寄生虫感染、肿瘤、外伤,以及腔内异物(如血液、胆汁、胰液、胃液等)刺激的非感染性原因,如淋巴瘤、类风湿病、系统性红斑狼疮等。

二、标本采集与保存

腹水标本一般由临床医生行腹腔穿刺术采取。适应证包括：新发腹腔积液患者；已有腹腔积液，突然增加并伴发热的患者；需诊断性或治疗性穿刺的患者。采集中段液体于无菌试管内，根据检验目的采用适当的抗凝剂。理学、细胞学检查和化学检查一般留取标本量为2ml，厌氧菌培养标本量1ml（在开始使用抗生素之前），结核杆菌检查标本量不少于10ml。理学及细胞学检查宜采用EDTA抗凝；化学检查采用肝素抗凝；另需采集1管不加抗凝剂的标本，用于观察积液有无凝固现象。

标本采集后应及时送检，采集标本容器的标识应与检验申请一致，标本转运过程必须保证安全，防止标本溢出。细胞计数应在标本采集后1小时内及时完成，若无法及时检测，染色后标本置于4℃条件下暂存，48小时内完成检测。标本久置可引起细胞破坏或纤维蛋白凝集，导致细胞分布不均，从而使计数不准确。葡萄糖测定应在标本采集后1小时内完成，无法及时检测的标本应用氟化钠抗凝管采集，避免酵解造成葡萄糖假性减低。其他化学检查宜在2小时内完成。

三、理学诊断

（一）量

正常腹膜腔内有少量的液体。病理情况下腹水量增多，其量与病情严重程度和病变部位相关，多者可达数千毫升。

（二）颜色

用肉眼观察送检标本，及时记录，以"黄色""红色""乳白色""绿色"等描述报告。正常腹腔液为清亮、淡黄色的液体；病理情况下可出现不同的颜色。漏出液颜色较浅，一般为淡黄色；渗出液可因病因不同呈现不同的颜色。

1. 红色　呈淡红色、暗红色或鲜红色，可由穿刺损伤、结核、肿瘤、内脏损伤、出血性疾病所致。
2. 白色　呈脓性可由化脓性感染时大量白细胞和细菌所致、乳白色见于胸导管阻塞或淋巴管阻塞时的真性乳糜积液或积液含有大量脂肪变性细胞时的假性乳糜积液。有恶臭气味的脓性积液多为厌氧菌感染所致。
3. 绿色　呈绿色可因胆囊或肠道穿孔，混入胆汁所致或见铜绿假单胞菌感染所致。
4. 棕色　多由阿米巴脓肿破溃进入腹腔所致。
5. 黄色　或淡黄色　可见于各种原因的黄疸疾病所致。
6. 黑色　曲霉菌感染所致。
7. 咖啡色　内脏损伤、恶性肿瘤、出血性疾病及穿刺损伤等。

（三）透明度

肉眼观察送检标本，及时记录，以"清晰""微浊""混浊"等描述报告。漏出液多清晰或微浊；渗出液因含有大量的细菌、蛋白以及细菌等多混浊。乳糜液因含有大量脂肪也呈混浊外观。

（四）凝固性

肉眼观察送检标本，及时记录，以"无凝块""凝固""有凝块"等描述报告，漏出液一般不会凝固或出现凝块；渗出液因含有大量的纤维蛋白原和细菌，细胞破坏后释放凝血活酶，可自行凝固。但如果渗出液中含有纤维蛋白溶解酶时可将已形成的纤维蛋白溶解，则可不凝固或无凝块。另外，黏稠样的腹水多见于恶性间皮瘤，含有碎屑样物的积液多见于类风湿性病变。

（五）相对密度

积液相对密度的高低与其所含溶质的多少有关，常用比重计法和折射仪法测定。漏出液因所含的蛋白质、细胞等成分少,其相对密度常 >1.015,而渗出液由于含有较多的蛋白质、细胞等成分,其相对密度常 <1.018。

四、化学诊断

腹水的化学检验需要先进行离心,取上清液进行,其检验方法与血清化学检验方法相同。

(一)酸碱度

酸碱度测定标本采集于肝素化的真空注射器内,并隔绝外界空气,及时送检。pH<7.3多为渗出液,如细菌性腹膜炎。pH>7.3多为漏出液。

(二)蛋白质

1. 黏蛋白定性试验

(1)原理:又称李凡他试验(Rivalta test)。浆膜间皮细胞在炎症反应的刺激下分泌大量浆液黏蛋白,这种浆液黏蛋白是一种酸性糖蛋白,等电点为pH3~5,在稀乙酸溶液中产生白色云雾状沉淀。

(2)操作:先加入蒸馏水100ml,再加入冰醋酸2~3滴,充分混匀后,静置数分钟,将腹水标本靠近液面逐滴轻轻滴下,在黑色背景下观察白色云雾状沉淀的发生及其下降速度。

(3)结果判断:以不出现白色云雾状沉淀或白色云雾状沉淀半途即消失者为阴性,以白色云雾状沉淀下降超过一半以上者为阳性,可根据混浊的程度及下降的速度报告弱阳性,阳性,强阳性。云雾状沉淀下降超过一半以上者为阳性,可根据混浊的程度及下降的速度报告+~++++。-:清晰不成云雾状;+/-:渐呈白雾状;+:成白雾状;++:白雾云状;+++:白浓云状;++++:白色块状沉淀。标本中球蛋白含量过高,如肝硬化腹水,可导致假阳性。可将标本直接滴入未加冰乙酸的蒸馏水,若出现白色雾状沉淀,则为球蛋白含量过高导致的假阳性。

(4)临床意义:漏出液为阴性;渗出液为阳性。

2. 蛋白质定量测定 腹腔积液蛋白质变化对鉴别渗出液与漏出液,查找腹腔积液的原因有重要意义。可采用与血清蛋白质相同的双缩脲法,漏出液一般<25g/L;渗出液常>30g/L;炎症性疾病(化脓性、结核性等)病人的腹腔积液多>40g/L;恶性肿瘤为20~40g/L;肝静脉血栓形成综合征为40~60g/L,肝硬化病人腹腔积液蛋白质多为5~20g/L;充血性心力衰竭、肾病综合征病人蛋白质浓度最低,多为1~10g/L。

另外,血清清蛋白与积液清蛋白之差称为白蛋白梯度(albumin gradient,AG),AG鉴别渗出液与漏出液较总蛋白变化更有价值,且AG不受利尿剂和穿刺术的影响。腹腔积液的清蛋白梯度(serum ascites albumin gradient,SAAG)大于11g/L,见于门静脉高压(如肝硬化)。SAAG<11g/L,与门静脉高压无关,可与腹膜转移癌、无肝硬化的结核性腹膜炎有关。

(三)葡萄糖测定

测定多采用葡萄糖氧化酶法或己糖激酶法。参考区间:漏出液3.6~5.5mmol/L,较血糖稍减低,渗出液因受细菌或炎症细胞的酵解、肿瘤细胞利用葡萄糖增多以及葡萄糖从血循环转移到腹膜腔减低的影响,葡萄糖浓度明显减低(<3.33mmol/L)。

腹水中葡萄糖测定对鉴别腹水的性质有重要的参考价值。葡萄糖减低主要见于化脓性腹水,结核性腹水,非化脓性感染性腹水,食管破裂性腹水。恶性腹水中葡萄糖含量下降,常提示肿瘤有广泛转移、浸润,预后不良。结核性腹水中葡萄糖与血糖比值为0.25~0.93,而肝硬化腹水中葡萄糖与血糖比值为1.00~3.68。

(四)酶类测定

1. 乳酸脱氢酶(LDH) LDH多采用速率法测定,主要用于鉴别渗出液和漏出液,恶性与非恶性积液。漏出液：LDH<200U/L，腹水 LDH/ 血清 LDH 比值 <0.6。渗出液 LDH 活性 >200U/L，腹水 LDH/ 血清 LDH>0.6。化脓性感染腹水 LDH 活性最高，均值可达正常血清 30 倍，且 LDH 增高程度与感染程度成正相关。其次是恶性腹水，由于恶性肿瘤细胞分泌大量 LDH，致使腹水中 LDH 活性明显升高。结核性积液 LDH 略微增高。

2. 腺苷脱氨酶（ADA） ADA 是一种核苷酸氨基水解酶，为核酸代谢的重要酶类，广泛分布于人体格组织和细胞中，以红细胞和 T 淋巴细胞内含量最丰富。多采用比色法或紫外分光光度计法，参考区间（0~45U/L）。

ADA 增高是 T 淋巴细胞对某些特殊病变局部刺激产生的一种反应，其与 T 淋巴细胞增殖、分化和数量有密切关系。因此，ADA 活性测定对结核性腹水鉴别诊断，抗结核疗效监测有重要价值。结核性腹水 ADA 活性明显增高，化脓性腹水也可增高，恶性肿瘤腹水多不增高。结核性积液 ADA 活性可高于 100U/L，其对结核性积液诊断的阳性率可达 99%，优于结核菌素试验、细菌学和活组织检查等方法。抗结核治疗有效时，其 ADA 活性亦随之降低。因此，ADA 活性可作为抗结核治疗时疗效观察的指标。

3. 淀粉酶（AMY）测定 腹水 AMY 的检测方法与血清、尿液 AMY 的检测方法相同，多采用比色法或紫外分光光度计法。腹水 AMY 检测主要用于判断胰源性腹腔积液，以协助诊断胰源性疾病。腹水中的淀粉酶活性升高一般指高于血清中的活性（即积液淀粉酶活性 / 血清淀粉酶活性比值 >1.0），说明腹水可能为胰腺炎、胰腺肿瘤、胰腺损伤所致，AMY 水平可高于血清数倍甚至几十倍。消化道穿孔所致腹腔积液 AMY 也增高。

4. 溶菌酶（LZM）测定 溶菌酶采用 ELISA 法测定，参考区间 0~5mg/L。溶菌酶主要存在于单核细胞、吞噬细胞、中性粒细胞及类上皮细胞的溶酶体中。LZM 活性增高常见于感染性积液。在感染性疾病时，LZM 从上述细胞中释放出来进入体液，可使积液中 LZM 的含量增高。单核细胞、肿瘤细胞中不含有 LZM。恶性积液与血清 LZM 比值小于 1.0，测定 LZM 对鉴别腹水的性质有重要价值。正常腹水中溶菌酶的含量小于 5mg/L，且腹水与血清 LZM 比值小于 1.0。结核性腹水中溶菌酶的含量常大于 30mg/L，且腹水与血清 LZM 比值大于 1.0，明显高于恶性腹水、结缔组织病性腹水。

5. 碱性磷酸酶（ALP）采用酶速率法测定，参考区间 40~150U/L，恶性腹腔积液，小肠狭窄或穿孔所致腹腔积液 ALP 明显增高，非肿瘤性积液 ALP 低于血清水平。

（五）脂类测定

腹水中胆固醇、甘油三酯、脂蛋白电泳对乳糜性腹水真伪鉴别有重要价值。胆固醇、甘油三酯采用酶法测定，脂蛋白电泳采用琼脂糖凝胶电泳。参考区间：胆固醇 1.6mmol/L，甘油三酯 0.56mmol/L。陈旧性积液中胆固醇含量也增高。另外，胆固醇增高的腹水中还可以见到胆固醇结晶；腹水胆固醇 >1.6mmol/L 时多为恶性积液，而胆固醇 <1.6mmol/L 多为肝硬化腹水。此外，胆固醇增高的腹水中还可见到胆固醇结晶。

五、免疫学诊断

（一）C- 反应蛋白（CRP）

感染性和恶性积液 CRP 含量明显增高。漏出液 CRP<10mg/L，渗出液 CRP>10mg/L，因此，CRP 对于鉴别渗出液和漏出液具有重要价值，其灵敏度和特异度均为 80% 左右。

（二）肿瘤标志物

肿瘤标志物是指特征性存在于恶性肿瘤细胞或由恶性肿瘤细胞异常产生的物质或是宿主对肿瘤细胞反应而产生的物质。这些物质存在于肿瘤细胞和组织中，也可进入血液和体液，反映肿瘤的存在和生长，联合检测腹水和血清多项肿瘤标志物及其腹水 / 血清比值能显著提高对恶性腹水诊断的敏感性和准确性。

癌胚抗原（CEA）是肿瘤标志物中应用最为广泛的一项，为人类胚胎特异的酸性糖蛋白，可在多种肿瘤患者血清中出现，也是浆膜渗出液中的一种广谱肿瘤标志物。CEA 常采用 ELISA、放射免疫或化学发光法检测，恶性积液 CEA 显著升高。动态检测 CEA，结合血清 CEA 含量测定结果，对恶性肿瘤和转移癌的诊断有一定的价值，当积液中 CEA>20μg/L，积液/血清 CEA 比值 >1.0 时，高度怀疑为恶性积液，且 CEA 对腺癌所致积液诊断价值最高。

甲胎蛋白（AFP）常采用 ELISA、放射免疫或化学发光法检测 AFP。血清 AFP 对原发性肝癌和胚胎性肿瘤的诊断价值较大。积液中 AFP 含量与血清浓度呈正相关，腹水中 AFP>25μg/L 时，对诊断原发性肝癌所致的腹水有重要价值。

铁蛋白广泛存在于机体细胞中，以肝、脾、骨髓中最丰富，体液中含量甚微。恶性肿瘤患者由于肿瘤细胞合成铁蛋白或异铁蛋白直接释放入腹腔，使腹水中铁蛋白含量增高。肝癌引起肝细胞损伤、破坏，贮存于胞浆中铁蛋白被释放，同时亦影响肝脏对铁蛋白的转移，使腹水中铁蛋白升高，有利于癌性和结核性腹水鉴别诊断。

CA19-9 是一种大分子量的低聚糖类黏蛋白抗原，即唾液酸化的 lewis a 抗原。正常人体组织含量甚微。消化系癌肿患者中 CA19-9 明显增高，以胰腺癌水平最高，是胰腺癌首选标志物。在恶性腹水时 CA19-9 浓度升高，尤其是胰腺和胆道恶性肿瘤时腹水中 CA19-9 显著升高，其增高程度与肿瘤病理类型有关。CA125 是一种糖蛋白性肿瘤相关抗原，存在于上皮性卵巢癌组织及病人血清中，在胎儿体腔上皮分泌物及羊水中以及成人的输卵管、子宫和宫颈内膜也可发现。腹水中 CA125 增高常提示卵巢癌，在乳腺癌，胃肠癌，胰腺癌等所致腹水中也可升高。

（三）腹水的淋巴细胞亚群分析

不同的疾病所激发的机体免疫反应是有差异的。利用流式细胞仪对不同病因导致的腹水的淋巴细胞亚群进行检测，有助于对腹水进行鉴别诊断，了解具体病因。此外腹水的淋巴细胞亚群分析也能帮助我们及时了解患者的免疫功能变化。

检测方法：收集肝素抗凝的新鲜腹水 100ml，2000r/分离心 5 分钟弃上清，PBS 洗涤（如有沉淀或蛋白凝块应过滤除去）调整细胞数为 10^6 个，加入 CD3-FITC、CD4-PC7、CD8-AC7、CD45-PerCP、CD19-APC、CD16/56-PE 室温避光 20 分钟，裂解红细胞后进行检测，应用相应的数据分析软件分析结果。鉴于漏出液中细胞较少，腹水淋巴细胞亚群检测主要用于检测渗出液（图 8-1，表 8-1）。

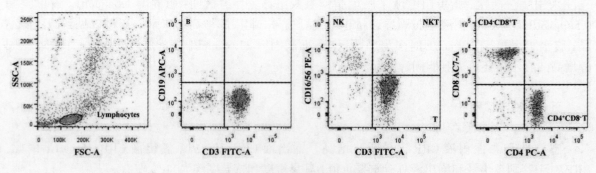

图 8-1　腹水淋巴细胞亚群检测

表 8-1 腹水淋巴细胞亚群检测

项目名称	简称	结果	单位
淋巴细胞百分比	LYM%	65.04	%
总 T 淋巴细胞百分比	T%	90.34	%
辅助 T 淋巴细胞百分比	$CD4^+T$%	50.02	%
细胞毒性 T 淋巴细胞百分比	$CD8^+T$%	47.17	%
B 淋巴细胞百分比	B%	0.39	%
NK 细胞百分比	NK%	4.91	%
NKT 细胞百分比	NKT%	3.90	%
辅助 / 细胞毒性 T 淋巴细胞比值	$CD4^+T/CD8^+T$	1.16	
淋巴细胞绝对数	LYM#	865.16	/ul
总 T 淋巴细胞绝对数	T#	782.02	/ul
辅助 T 淋巴细胞绝对数	$CD4^+T$ #	432.72	/ul
细胞毒性 T 淋巴细胞绝对数	$CD8^+T$#	373.50	/ul
B 淋巴细胞绝对数	B#	3.40	/ul
NK 细胞绝对数	NK#	42.51	/ul
NKT 细胞绝对数	NKT#	33.72	/ul

腹水在临床上以肝硬化、结核性腹膜炎和恶性腹水最为常见。这三种病因所激发的机体免疫功能变化是不同的。肝硬化腹水 $CD3^+T$、$CD4^+T$、$CD8^+T$、$CD4^+T/CD8^+T$ 较前两种腹水显著低下，且 $CD4^+T/CD8^+T$ 比例明显倒置。三种腹水中 $CD3^+T$、$CD4^+T$、$CD4^+T/CD8^+T$ 以结核性腹膜炎腹水最高，恶性腹水居中，而 $CD8^+T$ 则以恶性腹水最高、结核性腹膜炎腹水次之。

腹水淋巴细胞亚群反映了腹腔局部的免疫功能。机体免疫功能的变化在淋巴细胞亚群中主要体现在 $CD4^+T/CD8^+T$ 细胞比值改变：$CD4^+T/CD8^+T>2.5$ 表明细胞免疫功能处于"过度活跃"状态，容易出现自体免疫反应；$CD4^+T/CD8^+T<1.4$ 称为"免疫抑制"状态，可见于免疫缺陷病、恶性肿瘤等。恶性腹水中的 $CD8^+T$ 常增高。

（四）腹水的细胞因子测定

细胞因子是由免疫细胞和组织细胞分泌的发挥调控作用的一类小分子可溶性多肽蛋白，既可以参与免疫应答，发挥抗感染、抗肿瘤等作用，在一定条件下也参与炎症等多种疾病的发生。腹水细胞因子可用流式细胞术 CBA（Cytometric Bead Array）法、ELISA 等方法测定，前者更为多用。下图为流式细胞术 CBA 法检测腹水 12 种细胞因子（图 8-2, 3，表 8-2, 3）。

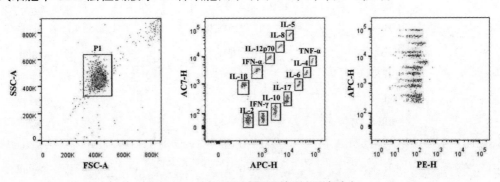

图 8-2 腹水的细胞因子检测（漏出液）

表 8-2 腹水的细胞因子检测（漏出液）

项目名称	简称	结果	单位
白介素 -2	IL-2	0.31	pg/ml
白介素 -4	IL-4	0.02	pg/ml
肿瘤坏死因子 -α	TNF-α	0.70	pg/ml
白介素 -10	IL-10	1.22	pg/ml
白介素 -17	IL-17	0.41	pg/ml
白介素 -6	IL-6	8.95	pg/ml
干扰素 -γ	INF-γ	1.40	pg/ml
干扰素 -α	IFN-α	0.01	pg/ml
白介素 -5	IL-5	0.59	pg/ml
白介素 -8	IL-8	22.79	pg/ml
白介素 -12p70	IL-12p70	0.07	pg/ml
白介素 -1β	IL-1β	0.55	pg/ml

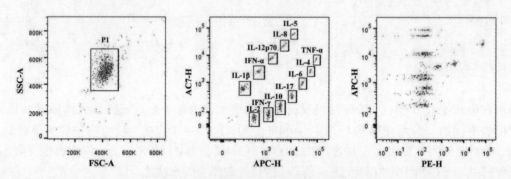

图 8-3　腹水的细胞因子检测（渗出液）

表 8-3　腹水的细胞因子检测（渗出液）

项目名称	简称	结果	单位
白介素 -2	IL-2	1.60	pg/ml
白介素 -4	IL-4	2.36	pg/ml
肿瘤坏死因子 -α	TNF-α	5.13	pg/ml
白介素 -10	IL-10	33.57	pg/ml
白介素 -17	IL-17	3.74	pg/ml
白介素 -6	IL-6	21556.98	pg/ml
干扰素 -γ	INF-γ	2.80	pg/ml
干扰素 -α	IFN-α	4.20	pg/ml
白介素 -5	IL-5	5.28	pg/ml
白介素 -8	IL-8	294.52	pg/ml
白介素 -12p70	IL-12p70	0.13	pg/ml
白介素 -1β	IL-1β	0.71	pg/ml

六、显微镜检查

细胞计数和分类是鉴别积液性质的筛查指标,脱落细胞学检查对于诊断积液性质及肿瘤来源具有重要价值,阳性符合率高。

(一)细胞计数

细胞计数应在标本采集后 1 小时以内完成,以免标本凝固或细胞溶解影响计数结果。细胞计数前应充分混匀标本,如果已有部分凝固,则不能再做计数。

细胞计数包括细胞总数、红细胞计数、有核细胞计数和有核细胞分类计数。参考区间:腹腔积液无红细胞,漏出液白细胞常小于 $100 \times 10^6/L$,而渗出液常大于 $500 \times 10^6/L$;

1. 仪器计数法　血性积液可利用血细胞分析仪计数,其他积液可采用流式原理的尿液沉渣分析仪。简便、快速、可自动化。但病理性标本、细胞形态改变、细胞碎片等因素可影响仪器计数结果。

2. 显微镜计数法　简便,但结果易受主观因素影响,结果准确性较差。检查方法有:

(1) 直接计数法:适用于清晰或微混、非血性标本,可直接计数细胞总数和有核细胞数量。

(2) 稀释计数法:浑浊和血性标本需进行 1∶10~1∶200 倍稀释。进行细胞计数时可使用等渗盐水稀释标本;进行有核细胞计数时可使用 3% 冰醋酸对标本进行处理。

红细胞计数对鉴别漏出液与渗出液意义不大,应特别注意穿刺损伤所致的红细胞数量增多。大量红细胞提示血性渗出液,常见恶性肿瘤、结核、肺栓塞等病人。白细胞计数能初步鉴别漏出液和渗出液。

(二)有核细胞分类计数

直接分类法是在高倍镜下根据细胞形态进行有核细胞分类(WBC>$6000 \times 10^6/L$)。细胞量少应将标本离心,沉淀物涂片,瑞氏染色后进行分类。必要时可用细胞玻片离心沉淀仪收集细胞,以提高细胞分类准确性。与外周血涂片相似,根据细胞形态,计数 100 个细胞,以百分比报告。直接分类法简便、快速,但准确性差,如细胞变形则分类困难,适用于新鲜的清晰或微浑标本。染色法细胞容易识别,结果准确,可以发现异常细胞,为推荐方法,但操作烦琐、费时。

参考值:漏出液以淋巴细胞、间皮细胞为主,渗出液可见各种类型细胞。

1. 中性粒细胞　比例及数量增多,提示急性炎症;合并坏死颗粒及细胞碎片出现,提示化脓性炎症可能。主要见于化脓性积液,腹膜炎所致的腹水。

2. 淋巴细胞　常见核仁、核破碎现象,且多于外周血所见。常见于慢性感染,病毒和结核杆菌感染或结缔组织病所致的渗出液。

3. 嗜酸性粒细胞　超过腹水中白细胞总数的 10% 以上,见于变态反应,寄生虫感染,多次穿刺刺激等所致的渗出液,其中最常见的原因有慢性腹膜透析、充血性心力衰竭、血管炎、淋巴瘤及包虫囊肿破裂等(图 8-4)。

4. 间皮细胞　常出现于漏出液中,提示浆膜受损或受刺激。也可出现在渗出液中。瑞氏染色后,间皮细胞为直径约 15~30μm,圆形或椭圆形,胞浆丰富,呈淡蓝色,含有少数空泡,核大,位于中心或偏位,核仁有 1~3 个,为紫色。在渗出液中可因各种原因呈现异形变或退行性变,形态很不规则及幼稚性间皮细胞。

5. 组织细胞　炎性积液出现大量中性粒细胞的同时,常伴有组织细胞的出现,它较白细胞大,直径一般不超过 16μm,细胞染色较淡,核成肾形或不规则形,偏位,核致密,胞浆多呈泡沫状。

6. 其他细胞　红斑狼疮细胞偶见于系统性红斑狼疮患者的腹膜腔中。如有多量形态不规则,体积大,核大并可见核仁,胞浆染色深,单个或多个成堆细胞出现,应注意观察是否为肿瘤细胞,需作进一步的细胞学检查。恶性细胞见于恶性肿瘤。

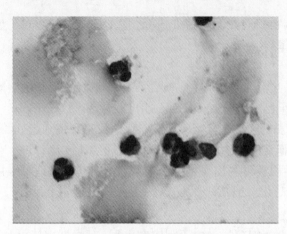

图 8-4 渗出液瑞氏染色
油镜 10×100,中性粒细胞为主,可见胞浆颗粒明显增粗

(三)脱落细胞

恶性肿瘤细胞是诊断原发性或继发性肿瘤的重要依据,腹水中的肿瘤细胞多为转移性肿瘤或附近脏器肿瘤浸润所致。腹水标本通常由临床医生采集,送检标本量一般以 100~200ml 为宜。标本收集后立即离心,并吸管底沉淀物制备涂片,如若不能及时涂片检查,可在标本中加标本量 1/20~1/10 的 40% 的甲醛溶液。若含有较多纤维蛋白原或血液时,可加标本量 1/10 的 10^6mmol/L 的枸橼酸钠溶液,混匀,离心,以防凝固。

脱落细胞学检验的优点是简单易行、安全可靠、痛苦小、可以多次重复取材。但是有一定的假阴性,且通常不能确定肿瘤的具体部位,需要结合活组织检查或者影像学等才能确诊。

七、病原生物学检查

1. 细菌学检查　如果积液性质为漏出液,则不需做细菌学检验。如果渗出液或者疑似渗出液,应进行革兰染色涂片和细菌培养。脓性标本直接涂片。浆液性标本先离心(3000r/min,15min)取沉淀物涂片行革兰染色镜检。怀疑结核性感染可行抗酸染色寻找结核杆菌,必要时进行结核杆菌培养或者 PCR 检查,以提高阳性率。怀疑厌氧菌感染,则加做厌氧菌培养。抽取腹水标本至少 10ml 于床边接种血培养瓶可提高培养阳性率。腹腔感染的病原菌以肠道细菌如大肠埃希菌、粪肠球菌及结核分枝杆菌多见。

高度疑似感染性疾病,常规病原学检查未能明确致病原/和规范性经验抗感染治疗无效,进一步完善常规病原学检查的同时,可开展宏基因组高通量测序技术(metagenomic next-generation sequencing,mNGS)检测病原微生物。用于 mNGS 的腹水标本需严格按照无菌操作采集 10ml 以上,避免经引流管采集;运送须防污染、防震荡、冷链快速运送;如不能及时检测,应保存 -70℃冰箱或者液氮。用于宏基因组 RNA 测序的标本,应添加核酸稳定剂。mNGS 仅检测样本中的核酸(包括 DNA 与 RNA),是否反映患者的真实感染状况,需要将检测结果和临床情况结合。

2. 寄生虫检查　怀疑寄生虫感染时,应将标本离心后取沉渣进行涂片,宜使用改良瑞氏染色方法进行检查,查找有无微丝蚴、包虫棘球蚴头节和小沟、阿米巴滋养体等。

第2节 腹水的实验室鉴别诊断与临床意义

一、漏出液与渗出液的鉴别

不明原因的腹水,经检查大致可分为漏出液和渗出液。但有时临床上有些腹水既有渗出液的特点,又有漏出液的特点,这些积液称为"中间型积液",形成原因可能是漏出液继发感染,或者长期滞留积液浓缩,或漏出液混有大量血液。因此,判断积液的性质,除了依据实验室的检查结果以外,还应结合其他检验结果,进行综合分析,才能准确判断。渗出液与渗出液的鉴别可参考表8-4。

表8-4 漏出液与渗出液的鉴别

鉴别要点	漏出液	渗出液
形成机制	毛细血管静脉压增高,血管内血浆胶体渗透压下降,淋巴液回流受阻,钠水潴留	血管活性物质增高、通透性增加、癌细胞浸润,微生物毒素、缺氧及炎性介质,外伤、化学物质刺激
病因	非炎症性	炎症性、外伤、肿瘤、理化刺激
外观	淡黄色、	黄色、血色、脓性等或不定
透明度	透明或微浑浊	浑浊或乳糜样
相对密度	<1.015	>1.018
pH值	>7.3	<7.3
凝固性	不易凝固	易凝固
浆液黏蛋白定性试验	阴性	阳性
蛋白质总量(g/L)	<25	>30
清蛋白梯度(g/L)	>11	<11
腹水蛋白/血清蛋白比值	<0.5	>0.5
葡萄糖(mmol/L)	与血糖相近	<3.33
LDH(U/L)	<200	>200
腹水LD/血清LD比值	<0.6	>0.6
细胞总数($\times 10^6$/L)	<100	>500
有核细胞分类	以淋巴细胞为主、偶见间皮细胞	急性炎症以中性粒细胞为主,慢性炎症或恶性积液以淋巴细胞为主
肿瘤细胞	无	可有
细菌	无	有

二、良性腹水与恶性腹水鉴别

良性腹水与恶性腹水的治疗与预后有显著差异,故对两者的鉴别十分重要。尽管实验室有很多鉴别方法,但很难从一项进行鉴别,目前多主张采用多项指标联合测定,以提高诊断的准确率

（表8-5）。

表8-5 良性与恶性腹腔积液的鉴别

鉴别要点	良性	恶性
外观	少血性	多血性
乳酸脱氢酶（LDH，U/L）	与血清水平类似	>200
积液LDH/血清LDH	<0.6	>0.6
铁蛋白（μg/L）	<100	>500
癌胚抗原（CEA，μg/L）	<20	>20
积液CEA/血清CEA	<1.0	>1.0
溶菌酶（mg/L）	增高	减低
总蛋白（g/L）	>40	20~40
纤维连接蛋白（mg/L）	<30	>30
甲胎蛋白（μg/L）	<100	>100
CA125	正常	增高
细胞	无肿瘤细胞	肿瘤细胞

（一）理学检查

恶性腹水可为漏出性，也可介于渗出性与漏出性之间，但仍以渗出性最多见。

1. 外观　良性腹水多为淡黄清亮透明，恶性腹水可为混浊、乳糜样或血性。
2. 相对密度　良性腹水相对密度一般小于1.015，恶性腹水大多>1.018。
3. 细胞计数与分类　良性腹水时一般无红细胞。恶性腹水时可有红细胞，原发性肝癌时常增多。

（二）化学和免疫检查

1. 蛋白定量　恶性腹腔积液总蛋白20~40g/L，炎性疾病（化脓性、结核性等）病人腹腔积液多>40g/L。血清/腹水白蛋白梯度（SAAG）有一定价值，良性腹水常>11g/L，恶性腹水SAAG<11g/L，其特异性和敏感性均高达90%以上。

2. 乳酸脱氢酶（LDH）　乳酸脱氢酶是糖酵解过程中一种重要的酶，一般腹水中LDH低于血清LDH。在恶性肿瘤和感染性腹水，腹水中LDH含量升高。LDH>200U/L，积液LDH/血清LDH>0.6，作为良恶性腹水鉴别的重要指标。腹水/血清LDH比值>1.0，在排除血性腹水情况下，高度提示为恶性腹水，恶性腹水中LDH同工酶以LDH_{3-5}升高为主，肝硬化腹水中以LDH同工酶$LDH2$升高为主。

3. 纤维连接蛋白（FN）　纤维连接蛋白为高分子糖蛋白，主要由纤维细胞、血管内皮细胞、巨噬细胞及肝细胞合成与分泌。FN具有重要调理功能，参与机体对感染和肿瘤的防御机制，促进库普弗细胞的吞噬作用，在组织中不溶性FN是细胞外基质的一种成分，具有黏附功能，可促使细胞间、细胞与基质间相互黏附以维持细胞正常形态。恶性肿瘤时由于肿瘤细胞分泌、合成FN明显增高，常>30mg/L。良性腹水常<30mg/L。

4. 溶菌酶（LZM）　溶菌酶活性增高见于感染性积液，癌细胞不含溶酶体，无溶菌酶产生，恶性积液与血清LAM比值小于1.0。

5. 谷氨酰转肽酶（Γ-GT）　谷氨酰转肽酶是一种膜结合酶，广泛分布于肾、胰、肝、胸、脑等组织，在胆管的上皮细胞内活性很高。当腹水中 γ-GT 增高时，特别是无梗阻性黄疸的患者，提示肝癌腹膜转移。

6. 肿瘤标志物　怀疑恶性腹水的患者，对其腹水进行有关肿瘤标志物检查，有一定诊断价值。血清 AFP 对原发肝癌诊断价值较大，积液中 AFP 含量与血清浓度呈正相关，当腹腔积液 AFP>100μg/L，对诊断原发性肝癌所致的腹水有重要价值。动态监测癌胚抗原（CEA），并与血清 CEA 相对照，对恶性肿瘤诊断符合率可达 80%。当积液中 CEA>20μg/L，积液 CEA/ 血清 CEA>1.0 时，高度怀疑恶性积液。铁蛋白（FERR）有利于癌性和结核性腹水鉴别诊断，铁蛋白 >500μg/L 则提示为恶性肿瘤。恶性腹水中 CA125 常增高。多项肿瘤标志物联合检测可以提高恶性腹水诊断的敏感性和准确性。

（三）腹水脱落细胞检查

恶性肿瘤细胞是诊断原发性或继发性肿瘤的重要依据，腹水中的肿瘤细胞多为转移性肿瘤或附近脏器肿瘤浸润所致。

1. 常见疾病的良性脱落细胞形态特征

（1）急性化脓性炎症：涂片可见大量中性粒细胞，且有高度退变及许多坏死碎屑。有少数退变间皮细胞、淋巴细胞及吞噬细胞。急性非化脓性炎症涂片内有较多中性粒细胞、吞噬细胞及淋巴细胞；间皮细胞增生活跃，有时可见多核间皮细胞及有丝分裂象。

（2）非特异性慢性炎症：涂片内可见大量淋巴细胞和成团脱落增生活跃的间皮细胞，且有中性粒细胞、浆细胞及吞噬细胞。亦可出现轻度异形间皮细胞。

（3）肝硬化：一般为漏出液，涂片内细胞成分少。可见少量间皮细胞、淋巴细胞和吞噬细胞伴有肝细胞坏死和活动性肝硬化患者，涂片内可见异形间皮细胞及较多巨噬细胞。

（4）尿毒症：涂片内间皮细胞增生，常成团出现，可见单核或多核异形间皮细胞。

2. 常见疾病的恶性病变脱落细胞形态特征

（1）胃肠癌：多数是分泌黏液的腺癌，可以见较多印戒样癌细胞，多为胃癌。大肠癌癌细胞可出现腺腔样结构或呈柱状的癌细胞团。

（2）卵巢癌：为女性腹水的常见肿瘤。以浆液性乳头状囊腺癌和黏液性囊腺癌多见。浆液性乳头状囊腺癌癌细胞呈分支状、乳头状或成团脱落。排列紧密，胞质嗜碱性，有的癌细胞团内可见深蓝色砂砾体。黏液性囊腺癌穿刺物是黄白色黏稠液体，涂片内可见大量淡蓝色黏液，柱状癌细胞可散在或呈小团分布，胞质内富含淡染黏液，有的呈行排列。胞核染色深，小而偏位。背景成分少，有白细胞、吞噬细胞和间皮细胞。

（3）肝细胞癌：癌细胞体积大，呈多边形。胞质丰富，染成紫红或淡红色，常可见空泡或颗粒核不规则形，染色质粗颗粒状，核质比增大，有明显的核仁，电镜下癌细胞中可见胆汁样物和微胆管结构。

（四）流式细胞术检测细胞周期和 DNA 倍体

利用流式细胞术开展细胞周期与 DNA 倍体的检测，有助于良恶性肿瘤的鉴别诊断。

标本采集：由临床医师按照无菌穿刺技术，行腹腔穿刺术，采集腹水 20~30ml，注入 3~4 个紫帽管（EDTA-K_2 抗凝）或绿帽管（肝素抗凝），颠倒混匀试管 5~6 次。采集后室温放置并及时送检，一般不超过 1 小时。

良性腹水 G_0/G_1 期细胞、G_2/M 期细胞比例基本正常，S 期细胞略有增加但不超过 15%，DNA 指数在 0.85~1.15；恶性腹水 G_0/G_1 期细胞明显减少，G_2/M 期细胞和 S 期间明显增加，且 S 期细胞往往在 15% 以上，同时 G_0/G_1 期细胞 CV% 明显增大，甚至出现各种异倍体峰。

表 8-6 细胞周期与 DNA 倍体检测的参考范围

报告内容	符号	参考范围（$\bar{x} \pm 2s$）	单位
G_0/G_1 期细胞百分数	G_0/G_1	76.03~100	%
S 期细胞百分数	SPF	0~8.43	%
G2/M 期细胞百分数	G2/M	0~12.03	%
DNA 指数	DI	0.90~1.10	/
异倍体率	HR	0	%

（五）细胞免疫化学染色

细胞免疫化学染色是应用免疫学基本原理—抗原抗体反应，对细胞内抗原或抗体定性或定位的技术。它以血液、骨髓和其他体液的细胞推（涂）片、印片和切片为标本，染色方法有过氧化物酶－抗过氧化物酶法（PAP 法）、免疫碱性磷酸酶法（IAP 法）、碱性磷酸酶－抗碱性磷酸酶技术（APAAP 法）、亲和素－生物素－过氧化物酶复合物技术（ABC 法）和链霉亲和素生物素酶标技术（SP 法）等。

用于腹水标本细胞免疫化学染色常用方法是链霉亲和素生物素酶标技术。如癌胚抗原、甲胎蛋白可分别作为腺癌和肝癌细胞的常规标记单抗。造血和淋巴组织肿瘤细胞浸润时，也可对腹水涂片标本进行细胞免疫化学染色，选取适宜的单抗，如髓过氧化物酶（粒单系白血病细胞）、溶菌酶（单核和粒系白血病细胞）、CD41（巨核细胞）、CD64（巨噬细胞）等。腹水脱落细胞进行细胞免疫化学染色，对确定肿瘤良恶性，明确组织起源，制定化疗方案有重要意义。

（宗金宝　王福艳　马广雁　王江凤　张秀芳　李海艳　迟红梅　亓　敏）

参考文献

[1] CLSI (clinical and laboratory standards institute). Body Fluid Analysis for Cellular Composition; Approved Guideline: H56-A [S]. Wayne, PA: Clinical and Laboratory Standards Institute, 2006.

[2] CLSI (clinical and laboratory standards institute). Analysis of Body Fluid in Clinical Chemistry; 2nd ed CLSI. Guideline C49 [S]. Wayne, PA: Clinical and Laboratory Standards Institute, 2019.

[3] Aithal GP, Palaniyappan N, China L, et al. Guidelines on the management of ascites in cirrhosis. Gut. 2021; 70: 9-29.

[4] Link BC, Ziske CG, Schepke M, et al. Total ascitic fluid leukocyte count for reliable exclusion of spontaneous bacterial peritonitis in patients with ascites. Eur J Gastroenterol Hepatol. 2006; 18: 181-186.

[5] 吴茅, 周道银, 许绍强, 等. 浆膜腔积液细胞形态学检验中国专家共识. 现代检验医学杂志, 2020; 35: 1-3.

[6] 刘超群, 沈刚, 胡焉凡. 等. 细胞形态计量学联合肿瘤标志物检测对恶性胸腹水诊断价值的探讨. 中国卫生检验杂志, 2018; 28: 1338-1340.

[7] 莫扬, 许小东. 流式细胞术检测体液 T 淋巴细胞亚群的临床应用. 国际检验医学杂志, 2010; 31: 50-53.

［8］Biggins SW, Angeli P, Garcia-Tsao G, et al. Diagnosis, Evaluation, and management of ascites, spontaneous bacterial peritonitisand hepatorenal syndrome: 2021 practice guidance by the American Association for the study of liver diseases. Hepatology. 2021; 74: 1014-1048.

［9］Miao Q, Ma Y, Wang Q, et al. Microbiological diagnostic performance of metagenomic next-generation sequencing when applied to clinical practice. Clin Infect Dis. 2018; 67 (suppl-2): 231-240.

［10］池肇春, 马素真. 胃肠及肝胆胰疾病鉴别诊断学. 北京: 军事医学科学出版社, 2003: 379-389, 646-650, 610-612.

［11］中华医学会检验医学分会临床微生物学组, 中华医学会微生物学与免疫学分会临床微生物学组, 中国医疗保健国际交流促进会临床微生物与感染分会. 宏基因组高通量测序技术应用于感染性疾病病原检测中国专家共识. 中华检验医学杂志, 2021; 44: 107-120.

［12］卢兴国. 体液脱落细胞学检验诊断. 临床检验杂志, .2012, 1: 181-188.

［13］吴丽娟. 流式细胞术临床应用. 北京: 人民卫生出版社, 2020: 286-290.

［14］Ryu DS, Kim SH, Lee DS. Anti-proliferative Effect of polysaccharides from Salicornia herbacea on induction of G2/M arrest and apoptosis in human colon cancer cells. J Microbiol Biotechnol. 2009; 19: 1482-1489.

［15］刘芳, 何欣, 李晓琴. 免疫组化标志物在鉴别浆膜腔积液恶性肿瘤细胞中的应用价值. 临床与实验病理学杂志, 2018; 34: 201-203.

第9章 腹水的中医诊断、鉴别诊断与治疗

第1节 诊断

腹水是以腹大胀满，甚则如鼓，动摇有声，小便减少，或伴腹皮青筋暴露、下肢浮肿、皮色苍黄等为特征表现的一类病证。中医经典文学中虽无腹水病名，根据临床表现当属中医学"鼓胀"（又称臌胀）的范畴。《灵枢·水胀》曰："鼓胀者，腹胀身皆大……色苍黄，腹筋起，此其候也"。本病反复迁延，久治难愈，被列为"风、痨、鼓、膈"的四大顽症之一。中医学"鼓胀"多属现代医学的肝硬化腹水，其他疾病例如腹腔内肿瘤、结核性腹膜炎等出现腹水证候者，亦可参考本病论治。

一、病因病机

中医腹水的病因早在《诸病源候论·水蛊候》中有相关阐述，其认为"水毒内结"为本病发病之关键，认为"经络痞涩，水气停聚，在于腹内"是其病机。《丹溪心法·鼓胀》指出："七情内伤，六淫外侵，饮食不节，房劳致虚，……清浊相混，隧道壅塞，郁而为热，热留为湿，湿热相生，遂成胀满"。张景岳认为饮食劳欲与鼓胀的形成关系密切，认为年少酗酒是发病原因之一，并提出"治胀当辨虚实"的看法。明·李梴在《医学入门·鼓胀》中提出："凡胀初起是气，久则成水，……治胀必补中行湿，兼以消积，更断盐酱"。喻嘉言在《医门法律·胀病论》中概括指出"胀病亦不外水裹、气结、血瘀"。

结合历代医家的观点，腹水病因错综复杂，主要是由饮食不节、虫毒感染、积聚、劳欲过度、他病继发等因素所导致：

1. 饮食失节　由于饮食失节，营养不佳，脾土失养。运化失职，使清阳不升，浊阴不降，气机不畅，血行受阻，开阖不利，气血瘀结，壅塞中焦，遂决渎无道，水湿泛滥，而成腹水。

2. 情志内伤　情志抑郁，肝气不畅，气机不利，血液运行受阻，肝之脉络为气血所壅滞；又肝气不舒，横逆犯脾，脾土运化失职，水液输化障碍，水湿内停，与瘀血蕴结，日久不化，阻塞气机，开阖不利，便成腹水。

3. 虫毒感染　多因血吸虫感染，虫毒阻塞经隧，脉道不通，日久失治，肝脾两伤，形成癥积；气滞络瘀，清浊相混，水液停聚，乃成腹水。

4. 劳倦过度　劳倦过度，伤及脾胃，脾伤不能运化水谷，水湿由生，肾亏则气化不行，不能蒸腾水液，湿聚水生而化成腹水。

5. 积聚失治　积聚迁延日久，湿热寒湿，蕴积中焦，伤及肝脾二脏，肝失条达，气血凝滞，水饮内停，而为腹水。积聚日久，气郁血瘀，相互搏结，肝脾气血运行不畅，肾及膀胱气化失司，水湿停积，演成腹水。

腹水是肝硬化（肝积）失代偿形成鼓胀的主要并发症之一，从生机学说、肝主生发的创新理论探讨肝硬化"虚积互生"的病机认识，认为"虚""损""积"三者之间通过肝再生修复机制存在如下

关系：肝损伤后通过正常肝再生修复而不会形成虚证，肝再生修复机制受到干扰后会出现虚证与实证两种结果，并会形成"因虚致实"、"因实致虚"恶性病理循环。肝再生紊乱是导致肝纤维化向肝硬化进展中出现"因实致虚"（"积生虚损"）、"因虚致实"（"虚损生积"）两种病机转换（"虚积互生"）的关键环节。

腹水病理性质总属本虚标实，虚实互见。病理因素多为气滞、血瘀、水停。基本病理变化总属肝、脾、肾三脏受损，气滞、血瘀、水停结聚腹中为患。初起，饮食失节、情志内伤、积聚等先伤肝脾，肝失疏泄，脾失健运，两者互为相因，乃致气滞湿阻，清浊相混，此时以实为主；进而湿浊内蕴中焦，阻滞气机，肝脾日虚，病延及肾，肾火虚衰，不但无力温助脾阳、蒸化水湿，且开阖失司，气化不利，而致阳虚水盛；若阳伤及阴，或湿热内盛，湿聚热郁，热耗阴津，则肝肾之阴亏虚，肾阴既损，阳无以化，则水津失布，肾气不化而水停，故后期以虚为主。

腹水病因病机演变见图9-1。

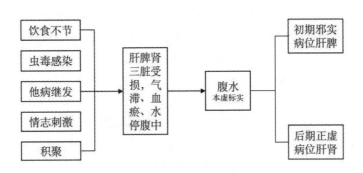

图9-1 腹水病因病机演变图

二、诊断要点

腹水出现初期以腹部作胀为常见症状，食后尤甚，继而出现腹部胀满、膨隆、伴有乏力、纳呆、尿少等症状。本病诊断辨证本病诊断需要依据症状、病史、体征、实验室及影像学检查。

1. 主症　腹部膨隆如鼓，皮肤绷紧，按之如囊裹水，病甚者腹部膨隆坚满，青筋暴露，脐突皮光，四肢消瘦，或肢体浮肿。

2. 兼症　可见面色萎黄、皮肤或巩膜黄染、手掌殷红、颈胸部红丝赤缕、血痣及蟹爪纹。常伴有乏力、纳差、尿少及齿衄、鼻衄、皮肤紫斑等出血征象。

3. 病史　本病常有情志内伤、酒食不节、虫毒感染或黄疸、胁痛、积聚久病不愈等病史。

4. 虚实辨证　辨证的要点首先要辨虚实。可根据苔脉情况辨虚实，苔黄厚腻或白厚腻为实；苔少舌光红绛为虚。脉滑有力者多实，弦浮微细者多虚。形色红黄，气息粗长者多实；形容憔悴，声音短促者多虚。可根据大小便情况辨虚实，小便黄赤，大便秘结为实；小便清白，大便溏泄为虚。年青少壮，气道壅滞者多实；中衰积劳，神疲气怯者多虚。亦可根据腹水进展情况辨虚实，若腹水在半月至一月之间不断进展多为实证；若腹水迁延数月多为虚证。在辨证过程中还应辨明气结、血瘀、水泛的主次，大凡腹水初起以气结为主；随着病情的发展或治疗不当，病情可逐步深入则以水泛或血瘀为主。

5. 实验室及影像学检查　肝功能、血常规、血清甲、乙、丙、丁型肝炎病毒相关指标，以及诊断性腹腔穿刺检查，包括腹水细胞学检测、细菌培养、结核菌豚鼠接种及酶、化学测定等。同时可用腹部超声检测探查腹水量以及CT或者MRI等影像学检查，辅助腹水诊断及鉴别。

第2节　鉴别诊断

临床上很多疾病可出现腹水。腹水既可以是疾病的初期表现，也可以是疾病发展阶段中的伴随体征。例如，水肿病虽然主要是以头面、眼睑、四肢、腹背甚至全身浮肿的一种病证，但严重的水肿病人可出现腹水。中医腹水应当与以下疾病相鉴别。

一、腹水与水肿鉴别

腹水与水肿均可见腹胀大、肢体水肿的表现，但二者在病因病机、病位、临床表现及兼症、治疗原则等方面具有鉴别意义。病因病位方面，腹水主要因肝、脾、肾受损，气、血、水瘀结于腹中所致；水肿主要是由肺、脾、肾三脏失调，全身气化功能障碍，水湿泛滥肌肤所致。临床表现方面，腹水以腹部胀大为主，四肢肿不甚明显，可兼见面色青晦，面颈部有血痣赤缕，胁下癥积坚硬，腹皮青筋显露等。而水肿以身肿、腹大、小便难为主要见症，腹壁无青筋暴露，水肿初期从眼睑开始，继则延及头面、四肢、腹背，甚者全身皆肿，或下肢先肿，后及全身，肿处皮肤绷急光亮，按之凹陷即起，或皮肤松弛，按之凹陷不易恢复，甚则按之如泥，可伴有胸腹水而见腹部膨胀，胸闷心悸，气喘不能平卧等症。治疗原则方面，腹水则是行气、活血、祛湿为原则，攻补兼施；而水肿以发汗、利尿、泻下逐水为基本原则。

二、腹水与肠覃鉴别

腹水与肠覃均可见腹部胀大如鼓。但肠覃主要因外感湿热或脾胃损伤导致水湿内生，郁久化热，而湿热、瘀毒留连肠道，阻滞气机，热渐成毒，热伤脉络，致使气滞、湿热、毒聚、血瘀，在肠道结积成块所致。病位在肠，与脾胃肝肾密切相关。常见下腹部有肿块，早期肿块局限于下腹部，大如鸡卵，日后逐渐增大，可如怀胎之状，按之坚硬，推之可移，无水液波动感。肠覃为慢性耗损性疾病，早期以实证居多，晚期则多为正虚邪实。肠覃相当于现代医学的大肠癌。腹水虽同见腹部胀大，但触之常未见有形肿块，而是水液停聚，扣之如鼓。

三、腹水与积聚鉴别

腹水与积聚除外都会出现腹痛、腹部胀大和腹内包块的症状外，二者均有酒食所伤、感染虫毒、情志抑郁等致气滞血瘀的相同病机和肝脾的相同病位。但积聚病机主要是气滞、血瘀、痰结为主，正气亏虚是内在发病因素。积聚以腹内结块，固定不移，或胀或痛，为主要临床表现，其中积证腹部可扪及或大或小、质地或软或硬的包块，部位固定不移，并有胀痛或刺痛为临床特征，多伴恶心、呕吐、腹胀、倦怠乏力、胃纳减退等症状；聚证则表现为腹中气聚，攻窜胀痛，时聚时散，或有如条状物聚起在腹部。积聚可伴胁痛、黄疸等症状，但腹内一般无水液停聚，积聚迁延日久可出现腹水。腹水以腹胀大、腹中水液停聚、脉络暴露为临床特征，疼痛不显，病机有水饮内停。

四、腹水与气鼓鉴别

腹水与气鼓皆可由情志失调，肝郁气滞所致，病位皆在肝脾，均可出现腹部胀大、腹痛的表现。但气鼓以腹部胀大，得嗳气或矢气则舒，腹部按之空空然，叩之如鼓为特征，未见腹中积液。而腹水多为由饮食不节、虫毒感染、积聚、劳欲过度、他病继发等因素，致使气滞、血瘀、水停结聚腹中而发病。腹水临床常见腹部胀满，按之如囊裹水，甚者腹部膨隆坚满，脐突皮光，四肢消瘦，肢体浮肿；而气鼓则手叩之如鼓，无波动感，按之亦无凹痕。

第3节 治疗

腹水在祖国医学中当属"鼓胀"范畴，是以腹大胀满，绷急如鼓，皮色苍黄，脉络显露为特征的一类病证。本章主要论述现代医学的肝硬化腹水（包括由病毒性肝炎、血吸虫病、胆汁性、营养不良性等多种原因导致）的辨证及治疗。基于肝主生发的诊疗体系，肝硬化（肝积）腹水（鼓胀）的治疗主张在协调运用"扶正除积"与"除积复正"的基础上，祛除浊水。在"虚积互生"的病机转换之中，"肝肾精虚"是肝纤维化向肝硬化进展的基础证候，"肝肾阴虚""脾肾阳虚""肾虚邪实"诸证均在"肝肾精虚"的基础上发展而来。采用"补肾生髓成肝"治疗法则可以通过中医药调控肝损伤与肝再生失衡，打破"虚积互生"恶性病理循环，显著提高防治肝硬化腹水的临床疗效。其他疾病（例如结核性腹膜炎腹水，腹腔肿瘤累积腹膜，以及丝虫病乳糜腹水、慢性缩窄性心包炎、肾病综合征等）符合腹水特征者，亦可参照本病辨证论治。

一、辨证要点

本病多为本虚标实之证，初期以实为主，其标实又有气滞、血瘀、水停的侧重；晚期以本虚为主，肝脾肾虚损。后期可兼见出血、昏迷等危重证候。因此，临床首先应辨别虚实标本的主次，标实者当辨气滞血瘀水湿的偏盛，本虚者当辨阴虚与阳虚的不同。

1. **辨虚实** 腹水有虚实之别，若按之饱满充实而有弹性，有压痛，叩之声音重浊的，多属实满；若按之虚软而缺乏弹性，无压痛，叩之作空鼓之声，多属虚满。腹壁冷，喜暖手按抚者，属虚寒证；腹壁灼热，喜冷物按放者，属实热证。苔黄厚腻或白厚腻为实；苔少舌光红绛为虚。脉滑有力者多实，弦浮微细者多虚。小便黄赤，大便秘结为实；小便清长，大便溏泄为虚。气息粗长者多实；声音短促者多虚。亦可根据腹水进展情况辨虚实，若腹水在半月至一月之间不断进展多为实证；若腹水迁延数月多为虚证。

2. **辨病性** 腹部膨隆，腹皮绷急，叩之如鼓，喜太息，嗳气或矢气后胀减，口苦脉弦，病性偏于气滞；腹部胀大，状如蛙状，按之如囊裹水，尿少肢肿，周身困乏无力，苔白腻者，病性偏寒湿；脘腹撑急，灼热口苦，小便短赤，大便秘结，苔黄腻者，病性偏湿热；腹大坚满或脐心外突，脉络怒张，面色黧黑，面、胸、臂红痣血缕，手掌赤痕，舌质暗或有瘀斑，病性偏血瘀。

3. **辨病位** 该病主要涉及肝、脾、肾三脏。腹大胀满，按之不坚，胁部或胀或痛，攻窜不定者，病变及肝；腹大胀满，食少脘痞，四肢困重，疲倦无力者病变及脾；腹大胀满，精神委顿，肢冷怯寒，下肢浮肿，尿少者，病变及肾。

4. **辨阴阳** 腹胀满不舒，朝宽暮急，面色苍黄，神疲乏力，四肢不温，舌淡紫，脉沉细者，病性偏阳虚；腹大胀满，心烦失眠，口燥，衄血，形体消瘦，小便短赤，舌红绛少津，脉弦细数者，病性偏阴虚。

5. **辨危候** 疾病后期，常并发危重证候，预后不佳。如骤然大量呕血，血色鲜红，大便下血，暗红或油黑，伴手足震颤、狂躁、神志昏迷及尿闭，脉数不静或脉大弦紧者，证属浊毒闭窍、生风动血；若神志昏迷，烦躁不安，甚则怒目狂叫，四肢抽搐颤动，口臭便秘，溲赤尿少，舌红苔黄，脉弦滑者，证属痰热扰神；若神志昏迷，汗出肢冷，气促，撮空，两手抖动，脉细弱者，证属正气衰败，真阳欲脱之危候。

二、治则治法

依据本虚标实的病理性质，正虚为气、血、阴、阳、脏腑之亏虚；邪实我气机不畅，瘀血阻滞，水湿内停。腹水的治疗当以扶正祛邪之法为主。在治疗过程中，应始终"法随证变"，根据疾病轻重缓急的变化，急则治其标，缓则治其本，充分发挥中医辨证论治的特异性和灵活性。

（一）扶正祛邪，攻补兼施

本病总属本虚标实，故治疗当扶正祛邪，攻补兼施，祛邪不伤正，而扶正不留邪。初期，一般以实证居多，故治疗以祛邪为主。根据气滞、血瘀、水停之偏重，分别侧重于理气、活血、祛湿利水或暂用逐水之法，切忌一味攻伐，忌辛燥温补太甚，慎用峻下逐水药。"脾为后天之本，气血生化之源"，故治疗腹水时应重视健脾顾胃、兼顾养阴利水法、注重养血活血药。后期，一般以虚证为主，根据脏腑、阴阳的不同，又可分为脾虚、肝肾两虚、脾肾两虚、气阴两虚等不同，因此分别采用温补脾肾或滋养肝肾之法，同时配合行气活血利水。顽固性腹水多见于肝硬化病情骤变加重或晚期的患者，宜中西医结合治疗，扶正祛邪，病情缓解后应注意培固正气。

（二）急则治标，缓则治本

疾病的发展过程中，应辨别病症的主次、本末、轻重、缓急，予以正确的治疗。若现重度腹水，致呼吸喘促，难以平卧，二便不利，若正气可支，就应攻逐利水，以治其标；待水消病缓，再予补脾养肝，以图其本。疾病后期伴有出血、昏迷、阳气虚脱等危重证候者，应迅速止血、开窍醒神、回阳固脱等急救法，病情稳定后，再从根本治疗。

三、证治分类

（一）气滞湿阻

1. 临床表现　腹胀按之不坚，胁下胀满或疼痛，饮食减少，食后胀甚，得嗳气、矢气稍减，小便短少；舌苔薄白腻，脉弦。

2. 治法　疏肝理气，运脾利湿。

3. 代表方胃苓汤合用柴胡舒肝散　胃苓汤由茯苓、苍术、陈皮、白术、桂枝、泽泻、猪苓、厚朴、甘草、生姜、大枣组成；柴胡舒肝散由陈皮、柴胡、枳壳、芍药、炙甘草、香附、川芎组成。前方以运脾利湿消胀为主；后方以疏肝理气为主。

随症加减　若胸脘痞闷，腹胀，嗳气为快，气滞偏甚者，可酌加佛手、木香、沉香；如尿少，腹胀，苔腻者，可加砂仁、大腹皮、泽泻、车前子；若神倦，便溏，舌质淡者，宜加党参、黄芪、附片、干姜、川椒；若兼胁下刺痛，舌紫，脉涩者，可加延胡索、莪术、丹参、鳖甲等。

（二）水湿困脾

1. 临床表现　腹大胀满，按之如囊裹水，甚则颜面微浮，下肢浮肿，脘腹痞胀，得热则舒，精神困倦，怯寒懒动，小便少，大便溏；舌苔白腻，脉缓。

2. 治法　温中健脾，行气利水。

3. 代表方实脾饮　本方由附子、干姜、木瓜、厚朴、木香、槟榔、草果、甘草、白术、茯苓、生姜、大枣组成。

随症加减：若浮肿较甚，小便短少，可加肉桂、猪苓、车前子；若兼胸闷咳喘，可加葶苈子、苏子、半夏；若胁腹胀痛，可加郁金、香附、青皮、砂仁；若脘闷纳呆，神疲，便溏，下肢浮肿，可加党参、黄芪、山药、泽泻、白术、茯苓等。

（三）湿热蕴结

1. 临床表现　腹大坚满，脘腹胀急，烦热口苦，渴不欲饮，小便赤涩，大便秘结或溏垢；舌边尖红，苔黄腻或兼灰黑，脉象弦数。

2. 治法　清热利湿，攻下逐水。

3. 代表方中满分消丸　本方由厚朴、枳实、黄连、黄芩、知母、半夏、陈皮、茯苓、猪苓、泽泻、砂仁、干姜、姜黄、人参、白术、炙甘草组成。

随症加减：若热势较重，加连翘、龙胆草、半边莲、半枝莲；小便赤涩不利者，加陈葫芦、蟋蟀粉；若胁痛明显者，可加柴胡、川楝子；若见面、目、皮肤发黄，可合用茵陈蒿汤。

（四）肝脾血瘀

1. 临床表现　脘腹坚满，青筋显露，胁下癥结痛如针刺，面色晦暗黧黑，或见赤丝血缕，面、颈、胸、臂出现血痣或蟹爪纹，口干不欲饮水，或见大便色黑；舌质紫暗或有紫斑，脉细涩。

2. 治法　活血化瘀，行气利水。

3. 代表方调营饮　本方由莪术、川芎、当归、延胡索、赤芍药、瞿麦、大黄、槟榔、陈皮、大腹皮、葶苈子、赤茯苓、桑白皮、细辛、官桂、炙甘草、生姜、大枣、白芷组成。

随症加减：若胁下癥积肿大明显，可加穿山甲、地鳖虫、牡蛎；如病久体虚，气血不足，或攻逐之后，正气受损，可加当归、黄芪、党参；如大便色黑，可加三七、茜草、侧柏叶；如病势恶化，大量吐血、下血，或出现神志昏迷等危象，当辨阴阳之衰脱予以生脉注射液或参附注射液滴注。

（五）脾肾阳虚

1. 临床表现　腹大胀满，形似蛙腹，朝宽暮急，面色苍黄，或呈苍白，脘闷纳呆，神倦怯寒，肢冷浮肿，小便短少不利；舌体胖，质紫，苔淡白，脉沉细无力。

治法：温补脾肾，化气利水。

2. 代表方附子理苓汤　本方由附子、干姜、人参、白术、茯苓、泽泻、猪苓、桂枝、甘草组成。

随症加减：若神疲乏力，少气懒言，纳少，便溏者，可加黄芪、山药、薏苡仁、扁豆；若面色苍白，怯寒肢冷，腰膝酸冷疼痛者，酌加肉桂、仙茅、仙灵脾。

（六）肝肾阴虚

1. 临床表现　腹大胀满，或见青筋暴露，面色晦滞，唇紫，口干而燥，心烦失眠，时或鼻衄，牙龈出血，小便短少；舌质红绛少津，苔少或光剥，脉弦细数。

2. 治法　滋肾柔肝，养阴利水。

3. 代表方一贯煎合六味地黄丸　一贯煎由北沙参、麦冬、当归、生地黄、枸杞、川楝子组成；六味地黄丸由熟地黄、山药、山茱萸、茯苓、丹皮、泽泻组成。前方养阴柔肝；后方重在滋养肾阴。

随症加减：若津伤口干明显者，可加石斛、玄参、芦根；如青筋显露，唇舌紫暗，小便短少，可加丹参、益母草、泽兰、马鞭草；如腹胀甚，加枳壳、大腹皮、槟榔；兼有潮热、烦躁，酌加地骨皮、白薇、栀子；齿鼻衄血，加鲜茅根、藕节、仙鹤草；如阴虚阳浮，症见耳鸣、面赤、颧红，宜加龟甲、鳖甲、牡蛎；湿热留恋不清，溲赤涩少，酌加知母、黄柏、金钱草、茵陈。若兼腹内积聚痞块，痛不移处，卧则腹坠，肾虚久泻者，可加用膈下逐瘀汤。

（七）变证

疾病后期，肝脾肾三脏受损，水湿瘀热互结，正虚邪盛，若药食不当，或复感外邪，病情可迅速恶化，出现出血、昏迷、虚脱等多种危重变证，应审查病情，配合西医治疗方法及时处理。

1. 黄疸

（1）临床表现：身目黄染如金，倦怠乏力，烦躁不宁，纳食欠佳或不欲食，恶心厌油，肝区胀痛，腹部膨隆，双下肢水肿，尿少如浓茶，大便溏；舌暗红，苔黄腻，脉弦滑。

（2）治法：清热解毒，利湿退黄。

（3）代表方：甘露消毒丹。本方由滑石、茵陈、黄芩、石菖蒲、川贝母、木通、藿香、射干、连翘、薄荷、白蔻仁组成。

随症加减：若兼有神志不清，目不识人者，可加犀角（用水牛角代）、菖蒲、郁金；若气虚乏力，少气懒言者，可加黄芪、党参、山药、白术；腹部胀大、小便不出者，可酌情加以车前子、通草、猪苓、泽泻。临证可参见黄疸病症进行辨治。

2. 出血

（1）临床表现：轻者可见牙龈出血、鼻衄或肤下瘀斑，重者病势突变，骤然大量呕血，血色鲜红；或大便下血，色暗红或柏油，舌红苔黄，脉弦数。

（2）治法：泻火解毒，凉血止血。

（3）代表方：犀角地黄汤。本方由犀角（用水牛角代）、生地黄、芍药、牡丹皮组成。

随症加减：若实热较甚者，可加黄连、黄芩、黄柏、栀子；出血不止，血色鲜红者，可加白茅根、侧柏叶、茜草、三七、仙鹤草、地榆炭、大黄炭等；若疾病后期，气阴两虚者，可加沙参、西洋参、太子参、山药。若大出血之后，气随血脱，阳气衰微，汗出如油，四肢厥冷，呼吸低弱，脉细微欲绝，治宜扶正固脱，益气摄血，方用大剂独参汤加山萸肉。临证可参见血证病症进行辨治。

3. 神昏

（1）临床表现：神昏谵语，昏不识人，发热，黄疸，烦躁不宁，口臭便秘，溲赤尿少；舌质红绛，苔黄燥，脉细数。

（2）治法：清热解毒，醒脑开窍。

（3）代表方：清营汤合安宫牛黄丸。

清营汤由犀角（用水牛角代）、生地、玄参、竹叶心、麦冬、丹参、黄连、金银花、连翘组成，合用安宫牛黄丸。

随症加减：若痰涎壅盛，蒙蔽心窍，症见静卧嗜睡，语无伦次，神情淡漠，舌苔厚腻，治当化痰泄浊开窍，方用苏合香丸和菖蒲郁金汤，酌情选用石菖蒲、郁金、远志、茯神、半夏、竹沥、瓜蒌、胆南星等。若痰热内扰，蒙蔽心窍，症见神识昏迷，烦躁不安，甚至怒目狂叫，四肢抽搐颤动，口臭便秘，尿少色赤，舌红苔黄，脉弦滑数，治当清热豁痰，开窍息风，方用安宫牛黄丸合龙胆泻肝汤加减。若神志昏迷较甚者，可加郁金、菖蒲；出血严重者，加大蓟、栀子炭、血余炭；若热动肝风而痉厥抽搐者，可改用紫雪丹加石决明、钩藤；若痰浊偏盛而昏迷较重者，可改用至宝丹。若昏迷加深，汗出肢冷，气促，撮空理线，两手抖动，脉细微弱者，为气阴耗竭，正气衰败，急予生脉散、参附龙牡汤以敛阴回阳固脱。

四、中成药的运用

（一）口服药

1. 臌症丸 每次10粒，每日3次，口服。该方由皂矾、甘遂、大枣、木香、炒小麦组成。不可与甘草同服，忌食盐与荞麦面。功效：利水消肿，除湿健脾。适用于症见胸腹胀满，四肢浮肿，大便秘结，小便短赤。

2. 扶正化瘀胶囊 每次1.5g，每日3次，口服。活血祛瘀，益精养肝。适用于气虚血瘀的基本证型瘀血阻络，肝肾不足者。

3. 复方鳖甲软肝片 每次4片，每日3次，口服。软坚散结，化瘀解毒，益气养血。适用于瘀血阻络，气血亏虚兼热毒未尽者；大黄䗪虫丸：每次3~6g，每日2次口服，适用于瘀血阻络、正气不虚者。

4. 安络化纤丸 每次6个，每日2次，口服。健脾养肝，凉血活血，软坚散结。用于慢性乙型肝炎、乙型肝炎后早、中期肝硬化。

5. 茵栀黄口服液 用于湿热蕴结证，口服液：一次10ml，3/天，口服。

6. 六味地黄丸　水蜜丸：一次 6g，小蜜丸：一次 9g，每日 2 次；浓缩丸：一次 8 丸，每日 3 次，口服。用于肝肾阴虚证。

7. 金匮肾气丸　水蜜丸：一次 6g，小蜜丸：每次 9g，大蜜丸：每次 1 丸，每日 2 次；浓缩丸：每次 8 丸，每日 3 次，口服。用于脾肾阳虚者。

8. 大黄䗪虫丸　水蜜丸一次 g，小蜜丸一次 6 丸，大蜜丸一次 2 丸，一日 2 次，口服。活血破瘀，通经消癥。用于瘀血内停证。

9. 木香顺气丸　用于气滞湿阻证，每次 6~9g，每日 2~3 次，口服。

（二）中药注射剂

临床常用的中药注射剂，包括复方苦参注射液、康莱特注射液、艾迪注射液白花蛇舌草注射液、康艾注射液、香菇多糖注射液等，临床亦需要辨证施治：

（1）艾迪注射液由人参、黄芪、刺五加、斑蝥等中药中精制提取而成，有清热解毒，消瘀散结的功效。

（2）复方苦参注射液主要由苦参、土茯苓等药物提取而成，有清热利湿，凉血解毒，散结止痛之功效。

（3）康莱特注射液的主要成分为注射用薏苡仁油，有益气养阴，消痈散结的功效。

（4）白花蛇舌草注射液具有清热解毒，利湿消肿的功效。

（5）香菇多糖注射液是香菇多糖为主要活性成分制备而成的中药注射液，具有益气健脾，补虚扶正的功效。

五、中医外治法

外治法是中医的辩证理论，将药物通过体表、腠理到达脏腑，起到调整机体抗病祛邪的作用。由于腹水患者会出现出血、腹胀、乏力、胃肠功能减弱等临床症状，存在患者不能口服药物或不宜进食过多液体的特点，此时中医外治能与中药内服形成互补的优势。腹水的外治法也有诸多记载，包括敷脐法、艾灸法、熏洗法、药熨法、膏摩法、放水法、导引法等。因敷脐法、灌肠法和针刺法等应用较为普遍，故以下将重点介绍几种方法在腹水治疗中的应用。

（一）敷脐法

我国最早的外治专著《理瀹骈文》记载了大戟、甘遂、芫花、海藻调敷于脐部治疗鼓胀的经验。方法即是取单味药或者复方中药，制成膏状、饼状或者糊状敷于神阙穴。神阙穴是五脏六腑之本，冲脉循行之地，元气归藏之根。西医学认为，脐部血管丰富，门静脉与脐静脉、腹壁静脉与上、下腔静脉间形成通道，有利于敷脐药物进入血流而发挥作用。现代医家用敷脐法治疗鼓胀时，以补虚治其本、泻实不伤正，通调肝脾肾，平衡气血水为重要的指导原则；以辛开苦降，调畅气机，通调水道为主要治法。

若腹胀按之不坚，食后胀甚，得嗳气、矢气稍减，小便短少，证属气滞湿阻证，治以疏肝理气、运脾利湿，敷脐中药选用莱菔子 10g、汉防己 10g、地龙 5g、砂仁 5g；若腹大坚满，脘腹胀急，烦热口苦，渴不欲饮，小便赤涩，大便秘结或溏垢，证属湿热蕴结证，治宜清热利湿，攻下逐水，辩证选用芒硝粉 1.5g、甘遂末 0.5g、冰片粉 0.5g 等中药；若腹大胀满，形似蛙腹，朝宽暮急，面色苍黄或苍白，脘闷纳呆，神倦怯寒，肢冷浮肿，小便短少不利，证属脾肾阳虚证，治宜温补脾肾、化气利水，选用芒硝粉 1.5g、甘遂末 0.5g、麝香 0.03g、葱白 3 枚捣糊。

操作：将上述药混合均匀后，取适量，醋调成丸，外敷于神阙穴，用纱布覆盖，胶布固定，4~6 小时后取下，每日 1 次。

（二）灌肠法

灌肠法是将中药汤剂注入肠道内治疗疾病的一种方法。药物经肠道黏膜的吸收进入血液循环，可以迅速到达病位。中医认为，大肠的主要功能是传化糟粕而吸收部分水液。大肠通过经脉，与五脏中的肺相互络属，肺潮白，宣肃之性对心之行血功能的促进作用，将药物输布到其他脏腑，达到整体治疗作用。所以灌肠疗法能使药物直达病所，发挥局部疗效。

操作：一般选用通利泄水药物，如败酱草30g、茵陈30g、黄芪20g、制大黄15g、茯苓10g、白术10g、厚朴10g、当归10g等，伴有肠胀气者加桔梗；伴有消化道出血者加黄连、三七粉；伴有肝性脑病者加栀子、石菖蒲。上述药物浓煎取汁100ml。患者取侧卧屈膝位，臀部抬高10cm，使用石蜡油润滑灌肠管及肛周皮肤，将灌肠管从肛门轻轻插入直肠，深度15~20cm，治疗药物温度以37~40℃为宜，液面距肛门40~60cm，将药液缓慢灌入，在肠道内保留1~2小时。

（三）针刺法

《灵枢·水胀》中即有针灸治疗鼓胀的相关记载："先泄其胀之血络，后调其经，刺去其络也"。针灸治疗肝硬化腹水取穴以任脉为主，具有俞合相配、近部和远部相配、上部和下部共用的配穴特点，以调理肝、脾、肾三脏为核心治法，重视募穴和背俞穴等特定穴的使用。

针刺穴位可选取主穴：肝俞、脾俞、胃俞、阴陵泉、足三里等腧穴。阴陵泉为足太阴脾经合穴，具有健脾胃，化湿滞，促气化之功。足三里为足阳明胃经穴，为本经合穴、下合穴，具健脾和胃，益气生血之功。临床依据辨证论治调整配穴：若证属气滞湿阻证，可加选阳陵泉、支沟等腧穴。若证属脾虚水停证可选择中脘、水分、复溜，脾俞温补脾阳利水，水分位当小肠，可分别清浊，为治水效穴，复溜为足少阴经经穴，可益气有助行水。若证属湿热蕴结证，可增加合谷、三阴交。对于肝脾血瘀证可在基础选穴基础上增加三阴交、膈俞。若证属脾肾阳虚证，可加选肾俞、命门。若证属肝肾阴虚证，可增加三阴交、太溪等腧穴。临床操作时，背俞穴选用1寸毫针，余穴选用1.5寸毫针，平补平泻。每日1次，10次为1个疗程。

（四）隔姜灸

灸法是一种常用的外治方法，可以借助火的热力和药物的药力激发人体经气，产生温阳化气、温通经脉、行气活血、祛湿外出等作用。常规治疗腹水的基础上联合使用灸法疗效更为显著，说明了灸法治疗能通过增加尿量、减轻体质量而改善患者临床症状，具有较好的治疗效果。且灸法治疗过程舒适，操作简便，更容易让患者接受。

选穴：神阙、水分、水道、关元、天枢。若兼有脾胃虚寒或脾胃虚弱的患者，可选用中脘、神阙穴。若气虚或脾肾阳虚较重者，可选用足三里穴。若腹水严重者，可选用神阙、关元、气海穴。操作：生姜切成厚0.2~0.3cm、直径3cm的姜片，中间扎细孔，将艾柱放置于姜片上，再置于上述穴位施灸，每日1次，每次5壮，7日为1个疗程。

六、临证备要

（一）腹水症候药剂选用

腹水主要以水湿之邪停滞为主，早期常兼有气滞、血瘀、寒热等有形实邪，后期常兼有脾肾阳虚或肝肾阴虚等脏腑亏虚之候。方药上常用利水渗湿药。如需行气利水者，用苍术、厚朴、砂仁、枳壳等；清热利水，临床常用黄芩、黄连、茵陈、蒲公英、金钱草、半边莲、半枝莲、栀子等利水退黄、清热解毒；逐水法，临床常用药有大腹皮、葶苈子、甘遂、商陆、槟榔、牵牛子等攻下逐水；宣肺利水，临床常用桔梗、炙麻黄、石膏、杏仁、桑白皮等宣发肺气，起到提壶揭盖之效；养阴利水，临床常用芦根、玉竹、天冬、麦冬、沙参、龟甲、枸杞子、女贞子、石斛等生津养阴之品。若兼气滞者，常予胃苓汤合用柴胡舒肝散以疏肝理气，运脾利湿；若兼实热者，可予茵陈四苓散以清热利湿；

若兼脾肾阳虚者，可予附子理苓汤以温补脾肾，化气利水；若兼肝肾阴虚者，可合用六味地黄丸以滋肾柔肝，养阴利水。

（二）腹水的病因

病因虽多在中焦，但治疗并不局限在中焦。腹水若气有痞塞，难于纯补，则宜少佐陈皮、厚朴等辛香理气之品。若水道不利，湿气不行，则当助脾行湿，宜加入猪苓、泽泻等淡渗利湿之品。若诸药不效，当改用灸法治疗。

（三）"阳虚易治，阴虚难调"

水为阴邪，得阳则化，故阳虚患者使用温阳利水药物，腹水较易消退。若是阴虚型鼓胀，温阳易伤阴，滋阴又助湿，治疗颇为棘手。肝肾阴血亏虚的程度也是影响臌胀预后的关键。故治疗不仅要健脾益气、活血利水，还要重视滋养肝肾法的灵活应用。但滋阴药物常易助湿碍气化热，临证可选用干寒淡渗之品，如沙参、麦冬、楮实子、干地黄、芦根、白茅根、猪苓、茯苓、泽泻、车前草等，以达到滋阴生津而不粘腻助湿的功效。此外，在滋阴药物中少佐温化之品（如小量桂枝或附子），既有助于通阳化气，又可防止滋腻太过。

（四）辨治腹水

不仅要从整体出发辨证施治，而且要重视疾病局部的病理变化，衷中参西、取长补短，辨病辨证相结合发挥各自优势。例如，肝硬化腹水常出现低蛋白血症及极度贫血症从中医辨证分析，此系脾虚失运、肝肾亏虚所致，治宜大补脾土、滋养肝肾，可选用党参、茯苓、白术、黄芪等健脾益气之品山药、山茱萸、鸡血藤、枸杞子等滋养肝肾之品，从而纠正低白蛋白血症。此外，在肝硬化腹水治疗中阴虚型腹水多选用龟板、鳖甲二者可滋阴潜阳、可软坚散结、平肝消鼓，可使肿大之肝脾回缩。现代药理学研究表明，二者具有抗肝纤维化的作用。此外，对于长期使用利尿剂导致阴虚与水湿并存者，可以滋阴利水；慎用峻猛攻逐水饮之品，可采用中药敷脐、灌肠等多途径方法促进腹水消退。

（五）现代研究进展

研究表明，黄芪、白术、党参等健脾益气的药物能够调整免疫、提高血中白蛋白含量，使血管内胶体渗透压升高，减轻有效循环血容量的不足；丹参、赤芍等活血药物可以改善干仗血液循环，促进肝细胞代谢及修复，并能降低门静脉压力；茯苓、猪苓、泽泻等利水药能改善肾脏的灌注，达到利尿、减少腹水的作用。肿瘤患者出现恶性腹水已是晚期，脏腑虚损，气血阴阳俱伤，因此在治疗方法上应注重扶正与抗癌方药的联合运用。有研究发现，采用抗肿瘤作用的中药白花蛇舌草、半枝莲、薏苡仁及其提取物等治疗恶性腹水具有较好疗效。临床科根据辩证加减应用相应药物。

（六）肝硬化腹水（鼓胀）

常见门脉高压症、低白蛋白血症、血小板减少症，基于肝主生发的诊疗体系，治疗常采用地五养肝胶囊（Z20113160）、抗毒软坚胶囊（鄂药制字Z20113151）、左归丸（或左归饮）合方化裁，辨证加减，有利于改善门脉高压症、低白蛋白血症、血小板减少症，促进腹水的消退，防止复发。

七、预防调护

腹水的调护尤为重要，防治并举，总结为慎起居、畅情志、调饮食、避风寒、适劳逸五个方面。

（一）起居

做到起居有常，不妄劳作，顺应四时，作息有时，活动中节，劳逸适度，保证睡眠，以养身心。平时应增强体质，使机体足以抵抗邪气入侵，同时避免与血吸虫疫水接触，免受邪毒侵袭。

（二）饮食

宜进清淡、富含营养且易于消化的食物。可根据中医证型辨证食疗：寒湿困脾证宜温中化湿，忌食生冷油腻之品，可选赤豆苡仁红枣汤；湿热蕴结证，饮食宜清淡，忌辛辣之品，可选西瓜、藕及冬瓜赤豆汤等；脾肾阳虚证饮食以温热为宜，忌生冷瓜果，可选鲤鱼赤小豆汤；肝肾阴虚证，适量进食新鲜水果，可用山药、枸杞炖甲鱼。此外，要低盐饮食，食盐有凝涩水湿之弊，使水液潴留，胀满更甚。

（三）情志

应保持心情舒畅、情志和调，避免抑郁忿怒。忧思抑郁损伤肝脾，致肝气郁结、脾失健运。忿怒易使肝阳上亢，气火伤络，甚则引起呕血、便血等危候。疾病后期兼见发热、大出血，甚至昏迷者，应采取相应护理措施。

（四）腹水消退后仍须调治

本病经过治疗，腹水可能消退，但肝脾肾整齐未复，气滞血络不畅，腹水仍然可能再起，此时必须疏肝健脾、活血利水、培补正气，巩固疗效，也是预防复发的关键所在。因此，对于腹水已得到控制的患者应综合分析各种因素坚持中医辨证治疗以防腹水复发，谓之病后防复。

八、名医经验

（一）国医大师朱良春教授验方

善用庵闾子、楮实子随症加减治疗，前者能"化五脏瘀血，行腹中水气"，行水散血；后者益气利水，甘寒养阴，补虚养肾，共奏温平和调、散结消肿、补中去水之功。在肝硬化腹水辨证主要分为肝肾阴虚证、阴虚湿热证、脾肾阳虚证三个证型：一肝肾阴虚型腹水者，多面如蒙尘，两颧黧黑，形体消瘦，或胁下、下腹满痛，面部多血缕、血痣，易见齿衄、鼻衄，或有低热，口干，肤燥，大便干或溏，小溲赤少，舌红绛，苔光或花剥，脉细弦或弦大而空，朱教授运用甘淡补脾之法，治以庵闾子、楮实子配伍"四君子汤"，去甘草加怀山药，或加切合病证之药，如选用北沙参、珠儿参、杏仁、枇杷叶、鲜石斛、芦茅根等润养开肺，助气化以利小便（乃因气化源由阴以育）。二阴虚湿热型肝腹水症，既有肝肾阴虚，而又有脾胃湿热壅阻，虚实夹杂，清浊相混，湿热不得下行，导致腹水坚满，养阴则碍湿，祛湿又伤阴，朱教授每拟补中去水之楮实子、庵闾子合清热解毒、祛湿化浊之"甘露消毒丹"加减。三脾肾阳虚型腹水者，证见面色白，神疲怯冷，纳呆脘痞，腹胀大、下肢浮肿，大便溏或次数多，尿少，舌淡苔白，脉多沉细等肾阳不足症，均宜温肾培本为主，朱良春教授用桂、附、干姜、仙灵脾温煦脾肾之阳，重用黄芪补肝脾之气，并以大剂量益母草、泽兰、庵闾子化瘀行水，腹水消退更速。

（二）全国名老中医金实教授验方

认为顽固性腹水病机主要在于湿热蕴结难去，因肝硬化腹水往往病程较长，腹水反复发作，久病必瘀，故治疗上重在清热利湿，疏肝健脾，并坚持长期使用活血化瘀之药。金教授认为肝硬化血瘀日久，若用破血逐瘀之药可能导致出血动血，故临床常用丹参、泽兰、桃仁、三七等。加之肝硬化腹水患者常长期服用西药利尿药物，容易伤及阴分，治疗上还需据病情佐以养阴渗利之法。

（三）谌宁生教授验方

认为肝硬化腹水的治法可归纳为攻、消、补三法。攻法重在治肠胃，邪实而正气未虚的病人可用此法攻下逐水祛瘀，常用方药如十枣汤等。消法重在治肝，邪轻而正气不虚的病人可用此法疏肝柔肝，活血行气，常用方药如柴胡舒肝散等。补法重在补脾肾，病邪缠绵未去而正气亏虚的病人可用此法温补脾肾，滋补肝肾，常用方药如济生圣气丸等。

（四）国医吴少怀先生验方

认为脾气不足、脾失健运是腹水产生的根本原因，因此补中健运之法应贯穿鼓胀治疗的始终，遣方用药多为炒白术、炒山药等温中健脾之品。吴老主张治水不离行气，水与气互为因果，水湿阻滞气机，气机不同则升降失司，影响水液分布，因此治疗常辅以炒麦芽、香附、砂仁、陈皮四味药物疏肝健脾行气。吴老更善灵活运用五苓散治疗腹水、小便不利等症：方以桂枝通阳化气、统领诸药；猪苓、泽泻利水效佳；白术、茯苓旨在补中健运，培土制水。在此基础上加陈皮、木香以芳香醒脾、行气消胀，加砂仁以行气下气、通畅三焦，加大腹皮、厚朴以通腑消胀、宽中止痛，使气行水行，则水随气消。

（五）国医大师李玉奇教授验方

认为肝硬化腹水是肝气虚极，脾津不布而生，反对攻伐逐水，治疗应肝脾兼顾，清利湿热以护脾，益气和血以保肝，以生津代替利尿，从养阴中润燥柔肝以存津液，使水气渐消。他主张分期论治肝硬化腹水，对于中晚期肝硬化患者，出现腹胀，脐下部水肿明显，消瘦，口苦，食少纳呆，呼吸短促，全身倦怠乏力，小便短涩，尿色多黄，大便多溏，脉来弦实有力，舌质多淡，灰苔如云叠，治疗应以养阴益气柔肝为主，方以柔肝饮子（黄芪40g，海藻30g，牡蛎40g，鳖甲40g，昆布20g，知母25g，茯苓20g，泽泻20g，白术20g，苦参20g，槐花40g，薏苡仁20g，王瓜皮50g，当归25g，胡黄连15g，王不留行20g）。随症加减：食少纳呆，加水红子15g，扁豆15g；呕血，加生赭石20g，茅根50g，藕节20g，青皮5g；水肿不消，倍王瓜皮，加丝瓜20g；一过性高热，加柴胡40g，生石膏25g，青蒿15g，卷柏20g。炙水蛭粉：每次服1g，日2次。累积用量不得超过200g，白开水冲服。

（六）国医大师熊继柏辨治鼓胀的临床经验

熊老认为本病以肝、脾、肾俱虚为本，以气、血、水互结于中焦为标，多因水湿内停、湿热聚集、瘀血内阻发为本病，强调与肝、脾、肾三脏关系密切。临证心法有三：一重视标本缓急，强调急则治其标、缓则治其本，"间者并行，独者甚行"。二分期辨证论治，初期肝气郁滞，脾运不健，气机不畅，治以疏肝理气、运脾利湿消胀，予柴胡疏肝散合胃苓汤，前方以疏肝理气为主，后方以运脾利湿消胀为主；中期水湿困脾或湿郁化热，治疗以实脾饮温阳健脾、行气利水或中满分消丸清热利湿、消胀除满；后期瘀血内停、湿热夹瘀，治以血府逐瘀汤、膈下逐瘀汤活血化瘀，三甲散祛瘀散结。总结为初期行气，中期利水，后期祛瘀。三明辨病情虚实；积极防治变证。常证多用胃苓汤、中满分消丸、五皮饮、茵陈四苓散、二金汤合三甲散治疗，变证多用甘露消毒丹、宣清导浊汤、犀角地黄汤治疗。

（陈　乞　李瀚旻）

参考文献

[1] 张伯礼，吴勉华. 中医内科学（第4版）. 北京：中国中医药出版社，2017：468-483.

[2] 张声生，王宪波，江宇泳. 肝硬化腹水中医诊疗专家共识意见（2017）. 中华中医药杂志.2017；32：3065-3068.

[3] 李瀚旻. 中医药调控肝再生的研究进展与展望（述评）. 世界华人消化杂志，2017；25：1338-1344.

[4] 李瀚旻. 从调控肝再生探讨肝纤维化的防治. 临床肝胆病杂志，2015；31：992-994.

[5] 黎运芳，陈斌，谌宁生. 谌宁生治疗晚期肝硬化腹水经验. 湖南中医杂志，2018；34：18-19.

[6] 高百佳，李玉清. 吴少怀治疗鼓胀经验. 山东中医杂志，2022；41：648-651.

[7] 徐子亮，刘华珍. 国医大师李玉奇先生诊治肝硬化腹水（鼓胀）经验. 中华中医药学会内科肝胆病专业委员会. 中华中医药学会第十五届内科肝胆病学术会议暨国家中医药管理局专科专病协作组（肝病组、传染病组）会议论文汇编. 中华中医药学会第十五届内科肝胆病学术会议暨国家

中医药管理局专科专病协作组(肝病组),2012:454-456.

[8]肖楠,卓丹,文维农,等.国医大师熊继柏辨治臌胀的临床经验.湖南中医杂志,2022;38:37-39.

第10章 腹水的内科治疗

第1节 肝硬化腹水的一般医疗管理

肝硬化腹水的治疗目标为：消除或控制腹水，改善临床症状和生活质量，延长生存时间。一般管理策略包括卧床休息，停用潜在肝肾损害药物、限制钠水摄入、体重管理、营养支持等。应采取以下序贯方法。

一线治疗：①病原治疗；②限制钠（4~6g/天）和利尿剂治疗（螺内酯和/或呋塞米）；③避免使用肾毒性药物。

二线治疗：①给予血管收缩剂药物和其他利尿/水缩药物，如特利加压素、盐酸米多君和托伐普坦；②大容量穿刺术补充人血清白蛋白（Human serum albumi, HSA）；③经颈静脉肝内门体分流术（TIPS）；④停用非甾体抗炎药（NSAIDs）和血管扩张剂，如血管紧张素转换酶抑制剂（ACEI）和血管紧张素受体阻滞剂（ARB）。

三线治疗：①肝移植；②腹水浓缩和再输注到腹膜腔或肾脏替代疗法（Renal replacement therapy, RRT）；③腹腔 α-引流泵或腹膜静脉 Denver 分流。

一、避免或停用潜在肾损害药物

因肝硬化腹水患者的血流动力学异常，应避免或慎用可能进一步降低有效动脉容积和肾灌注或有可能加重肝肾损害的药物。最常见的是阿司匹林等非甾体类抗炎药（NSAID）及布洛芬（NSAID 可导致肾前列腺素合成，从而降低肾灌注），可导致低钠血症、低钾血症、利尿剂无效和急性肾损伤（acute kidney injury, AKI）或肾衰竭。血管紧张素转换酶抑制剂（ACEI）和血管紧张素 II 受体拮抗剂（ARB）、α1-肾上腺素能阻滞剂（可导致血压下降和肾功能损害）和双嘧达莫也应避免使用。单独使用氨基糖苷类抗生素或与氨苄西林、美洛西林或头孢菌素等抗生素类药物联合使用，可增加肾毒性。在治疗细菌感染时应尽可能避免使用氨基糖苷类抗生素（严重细菌感染者除外）；另外，在肝硬化和腹水患者中，静脉造影剂的使用不是禁忌证，然而，肾功能受损的患者需要谨慎使用。

二、适度限钠

据研究，1g 氯化钠可潴留 200ml 的水，腹水加重时钠的排泄减少，故应严格加以限制，以免加重腹水。一般要求水分控制在 1000ml 以下。每日钠摄入量 4~6 g（80~120mmol），以实现负钠平衡和净液体流失，从而降低腹水复发的风险，包括不添加盐饮食，避免在熟食中加盐，避免预煮饭菜，以及防止营养不足。严格限钠、血浆钠水平低时，RAAS 活性增强，尿钠排泄减少，形成难以纠正的恶性循环。无低钠血症者不需要限制液体。限制钠摄入量的患者教育对于最大程度地依从性至关重要，同时避免营养不良和肌肉减少症。限钠相关并发症包括低钠血症、热量摄入减少、肾功能损害风险增加、肝性脑病（HE）、肝肾综合征（HRS）、SBP和死亡率。

三、监测

1. 每天监测体重　最好在一天的同一时间进行，这对于评估利尿剂的疗效和预防其不良反应至关重要。腹膜从腹腔重吸收腹水的能力每天大约500 ml。因此，没有外周水肿的患者，每天体重减轻超过0.5 kg可能会导致血浆容量收缩，易发生肾衰竭和低钠血症。有水肿的患者，体重减轻控制在最多1kg/天。此外，应了解实验室监测（如血清电解质浓度）的必要性，尤其是在治疗的前几周。

2. 监测24小时尿钠排泄　评估24小时尿钠排泄可能有助于指导治疗；在没有肾功能不全的情况下，钠排泄低于摄入量（如80mmol/天）表明利尿剂剂量不足。尽管尿钠排泄充足但腹水持续存在表明饮食不当。由于随机点尿钠浓度大于尿钾浓度与24小时尿钠排泄量密切相关，当24小时尿液收集不可行时，可结合尿钾量评估，当随机时点尿钠 Na^+/K^+ 比值 >1 时，说明患者液体重量应当正在减少，反之则应怀疑饮食不合理。如果随机时点尿 Na/K 比值 ≤ 1，则表明尿钠排泄不足，应考虑增加利尿剂。

四、营养支持

建议高热量、高维生素、高蛋白、低脂饮食。肝硬化患者每天应摄入 ≥ 2000卡路里热量，主要来自碳水化合物，以确保维持血糖水平；合并低蛋白血症者应摄入1~1.2 g/kg/天的优质蛋白质并补充维生素。有明显肝性脑病的患者应将蛋白质口服摄入量限制在 <0.5 g/kg/天，并根据指南适当补充营养。如果肝硬化患者给予营养补充超过3个月，大多数患者的血清白蛋白水平和氮平衡可恢复正常。补充HAS或新鲜血浆对于改善肝硬化腹水特别是顽固性腹水和HRS患者预后和提高利尿剂和抗菌药物的疗效具有重要意义。国际指南推荐每清除1000 mL腹水应给予6~8 gHSA，可预防PPCD，提高生存率。

第2节　利尿剂及其他药物治疗

利尿剂是腹水管理的主要药物，利尿剂治疗的目的是确保尿钠排泄超过78mmol/天（每天摄入88mmol－每天非尿排泄10mmol）。肝硬化合并腹水的主要利尿药物有醛固酮拮抗剂（如螺内酯）、袢利尿剂（如呋塞米、托拉塞米、布美他尼）和加压素V2受体拮抗剂。初始利尿剂治疗的目的是诱导尿钠排泄，从而导致钠负平衡。

一、利尿剂的种类及用法

1. 醛固酮拮抗剂　最常用为螺内酯。肝硬化腹水患者对其血管内容量的损害很敏感，钠水潴留的主要原因是近曲肾小管和远曲肾小管对钠的重吸收增加。螺内酯是醛固酮的竞争性抑制剂，作用于远曲肾小管和集合管，阻断钠钾和钠氢交换，导致钠和水的排泄增加。在伴有腹水的非氮质血症性肝硬化患者中，远曲小管会重吸收几乎所有输送的钠，因此单独使用螺内酯对大多数患者还能产生良好的利尿钠反应。

醛固酮拮抗剂的不良反应包括高钾血症、男性乳房发育症、闭经和行走不协调。

2. 袢利尿剂　最常用为呋塞米。呋塞米主要通过抑制与 Na^+ 和 Cl^- 相关的 Na^+/K^+-ATP 酶来抑制NaCl的自发重吸收，导致钠和水排泄增加。呋塞米存在显著的剂量效应关系；随着剂量的增加，利尿作用明显加强，耐受剂量范围较大。口服呋塞米的生物利用度相对较好，而静脉给药则更好。对于腹水复发或顽固性腹水的患者，袢利尿剂联合螺内酯的疗效和安全性优于螺内酯单药。不良反应包括体位性低血压、低钾、低钠和心律失常。

3. 高选择性 V2 受体拮抗剂　血管加压素 2（V2）受体的激活主要介导集合管中水通道蛋白 2 的血管加压素激活，从而导致水重吸收增加。V2 受体拮抗剂可竞争性结合肾集合管主细胞上的 V2 受体，减少水的重吸收；从而改善肝硬化腹水、稀释性低钠血症和周围组织水肿，同时对心脏和肾功能的影响可以忽略不计。V2 受体拮抗剂尤其适用于伴有低钠血症的患者。

V2 受体拮抗剂包括托伐普坦、沙他伐普坦和利西伐普坦。托伐普坦对肝硬化腹水和/或低钠血症、晚期肝病并发腹水或难治性腹水患者具有较好的疗效和安全性。短期（<30 天）服用托伐普坦耐受性良好，可有效治疗肝硬化腹水和/或低钠血症患者，通过纠正血清钠水平显著提高患者的生存率。起始剂量为 15mg/天，可根据患者给药后 8 小时和 24 小时的血钠浓度和尿量进行调整，最大剂量为 60mg/天，疗程不超过 30 天。低血容量性低钠血症患者禁用托伐普坦。托伐普坦的常见不良反应包括口渴、高钠血症和肾功能衰竭。所有服用托伐普坦的患者都应密切监测血清钠和肝功能。托伐普坦不会影响肾功能或增加肝性脑病、HRS 或破裂以及食管胃静脉曲张出血的发生率。不建议对 1 级腹水患者使用托伐普坦。对于对常规利尿剂（呋塞米 40mg/天和螺内酯 80mg/天）治疗反应不佳的 2/3 级腹水或复发性腹水患者，可选用托伐普坦，初始剂量应为 15mg/天，剂量应根据血钠水平进行调整，以避免血钠升高过快。最小剂量为 3.75mg/天，最大剂量为 60mg。

4. 其他利尿药　包括阿米洛利和氨苯蝶啶。阿米洛利和氨苯蝶啶均为保钾利尿剂，与噻嗪类或袢利尿剂有协同作用。如果患者不能耐受螺内酯，阿米洛利可以 10~40mg/天的剂量使用。

5. 血管收缩剂

（1）特利加压素：内脏血管舒张是腹水发生的关键因素，特别是顽固性腹水，或大容量排放腹水（Large volume paracentesis, LVP）后的穿刺后循环功能障碍（Post puncture circulatory dysfunction, PPCD）。LVP 后联合使用特利加压素（6~12mg/天）和人血折蛋白（HSA）（1 g/kg/天）可有效预防 PPCD 和 HRS。与单用 HSA 相比，特利加压素联合 HSA 可显著改善 1 型 HRS 和全身炎症反应综合征患者的肾功能。特利加压素还可用于治疗肝硬化患者的顽固性腹水和 HRS。特利加压素禁用于孕妇和未控制的高血压患者。相对禁忌证包括缺血性心血管疾病。可能的不良反应包括腹绞痛、排便频率增加、头痛和动脉高血压。这些反应与剂量和静脉输注速度有关。用法：可缓慢静脉滴注（至少 15 分钟）或连续滴注 1~2mg/12 小时；如果有治疗反应，可以使用 5~7 天。如果没有反应，剂量可以增加到 1~2mg/6 小时一次缓慢静脉注射或连续静脉滴注；如果产生治疗反应，可以使用 5~7 天。如果停药后临床复发，可再次使用相同或增加的剂量，最大剂量为 12mg/天。

（2）米多君：一种常用于治疗低血压的 α-1 受体激动剂，可增加难治性肝硬化腹水患者的 24 小时尿量和钠排泄量。对非氮质血症性肝硬化腹水患者也有较好的治疗效果。用法：12.5mg，一日 3 次。

（3）对活性血管收缩剂的治疗反应指标：①完全反应：72 小时内 SCr 水平降至基线值 0.3mmol/L（26.5μmol/L）以下或与给药前相比降低 >50%。②部分反应：72 小时内，急性肾损伤（AKI）阶段改善，SCr 水平降低至基线值 0.3mmol/L 或与给药前相比降低 >25%。③无反应：AKI 无改善。

二、利尿剂的选择建议

1. 1 级（初期/首发）腹水　可给予螺内酯单独给药；推荐的初始剂量为 40~80mg，1~2 次/天，口服。由于此类药物半衰期较长，利钠作用在首次给药后 72 小时后开始，因此增加剂量时应谨慎、循序渐进，间隔至少 72 小时。如果对治疗无反应，螺内酯可在 3~5 天内增加 40mg 或与呋塞米联合给药。螺内酯常规剂量上限为 100mg/ 日，最大剂量为 400mg/ 日。呋塞米的推荐初始剂量为 20~40mg/ 天，可在 3~5 天内增加 40mg。呋塞米常规剂量的上限为 80mg/ 天，最高 160mg/ 天。

2. 2/3 级（复发性）腹水　螺内酯联合速尿的疗效显著高于螺内酯单独序贯治疗或剂量递增，并降低高钾血症的发生率。因此，推荐使用螺内酯和呋塞米联用。螺内酯和呋塞米的初始剂量分别为 80mg/ 天和 20~40mg/ 天；两者的剂量可以递增 3~5 天，直到达到最大剂量。螺内酯和呋塞米的每日最大推荐剂量分别为 400mg 和 160mg。不合并外周水肿患者，利尿剂引起的体重减轻不应超过 0.5kg/ 天，存在外周水肿者不应超过 1 kg。如果失败，建议使用托伐普坦。

利尿剂相关的并发症大多发生在治疗的第一周内。因此，应在给药后 3 天内监测 SCr、血清钠和钾离子浓度。通过随机监测尿钠/钾比值，可以评估对利尿剂的治疗反应。如果尿钠/钾比 >1 或尿钠排泄量 >2175mmol/ 天，则表明对利尿剂有临床反应。

三、对利尿剂反应的评估和停药时间

1. 评估对利尿剂的治疗反应评估　对利尿剂治疗的反应（显著有效、有效或无效）由三个主要指标组成，包括 24 小时尿量、下肢水肿和腹围（表 10-1）。

表 10-1　对利尿剂治疗反应的评估

	显著有效	有效	无效
24 小时尿量	从基线增加 >1000 mL	比基线增加 500-1000 mL	从基线增加 <500mL
腿部水肿（评估胫骨嵴或脚背有更严重的水肿）	完全看不到压痕，无水肿	可见压痕，有轻度水肿	有明显压痕，严重水肿
腹围（患者取仰卧位，在脐水平水平测量腹围）	腹围较基线减少 >2cm	腹围较基线减少 0-2cm	腹围较基线无变化

2. 对腹水治疗无反应的评估

（1）体重在 4 天内平均下降 <0.8kg/ 天，尿钠排泄量 <50mmol/ 天，或在 4 周内控制性腹水复发且腹水恶化至少一级。

（2）无法控制的并发症或对利尿剂的不良反应。

（3）1 级腹水患者反应差定义为超声检查腹水仍然存在。

对于治疗无反应或长期持续腹水的患者，应考虑联合治疗，加入袢利尿剂（起始剂量为呋塞米 25~40mg，以 25~40mg 的剂量增加至 160mg）。联合治疗比单用抗醛固酮药更有效地控制腹水，还可防止血清钾改变。对于对呋塞米反应不充分的患者，可以考虑使用托拉塞米或布美他尼以改善尿钠排出。慢性肾病（CKD）患者通常需要较高剂量的袢利尿剂和较低剂量的醛固酮拮抗剂治疗。

3. 停用利尿剂时机　理论上，肝硬化腹水患者需要长期利尿剂维持治疗，避免腹水复发。迄今为止，在任何指南控制腹水后何时停用利尿剂仍未达成共识。一般而言，Child A/B 患者，如果在维持治疗 3~6 个月后腹水消失且无腹水复发，即可停用利尿剂。Child C 或慢性肝功能衰竭伴难治性腹水的患者，腹水难以完全消除，需要长期利尿剂治疗。对于 Child-Pugh B/C 级肝硬化患者尤其如此。在 HRS 期间停止用利尿剂尚存争议。

四、利尿剂的不良反应及监测

利尿剂的不良反应发生率为 19%~40%，将近半数的不良事件需要减量或停用利尿剂。利尿剂的疗效可通过测定随机点尿钠钾比值（参考值 1.8~2.5）进行评估。利尿剂的主要不良反应见表 10-2。

表 10-2 利尿剂的主要不良反应

不良反应	定义	病理生理机制	处理建议
AKI（acute kidney injury）	48 小时内血肌酐上升至少 3mg/L	主要与袢利尿剂有关，因为这些患者因其血液动力学状态极易受到细胞外液体积快速减少的影响	停用（或至少减少）利尿剂
低钠血症	<135mmol/L	髓袢利尿剂更常见，因为它们会抑制 Na-K-Cl 转运蛋白，因此会抑制无溶质水的生成	停用（或至少减少）利尿剂
低钾血症	血钾 <3.5mmol/L	使用袢利尿剂时更常见	严重低钾血症：需停止袢利尿剂
高钾血症	血清钾 >5.5mmol/L	醛固酮拮抗剂更常见，尤其是伴随肾灌注受损时；还与血管紧张素转换酶抑制剂一起使用	严重高钾血症：需停止醛固酮类制剂
肝性脑病（HE）		更常见于其他利尿剂引起的副作用（即低钠血症、细胞外容积减少）	显性 HE 时停用（或至少减少）利尿剂
男性乳房发育症		经常疼痛，更常见于醛固酮拮抗剂；与依普利酮或阿米洛利相比，螺内酯更常见	换用坎利酸钾、阿米洛利或依普利酮
肌肉痉挛		尚不清楚，可能导致生活质量和活动能力受损	巴氯芬 + 白蛋白 / 奎尼丁 / 奥芬那君 / 美索巴莫

1. 肾功能损害　定义为血肌酐（Scr）增加 >100% 至 >20mg/L，发生率 14%~20%，在没有外周水肿情况下肾损害更严重，停药后可恢复。

2. 低钠血症　见于袢利尿剂，与肾脏排泄游离水的能力受损有关，反映了肝硬化进展时血流动力学状态的恶化。低钠血症与顽固性腹水、肝性脑病、SBP、HRS 和较高死亡率有关。除了监测和限水外，轻度低钠血症通常不需要特殊处理；但症状性低钠血症、中度或重度低钠血症以及即将进行肝移植的患者可能需要特殊处理。

（1）慢性低钠血症：肝硬化腹水低钠血症的治疗取决于病因、慢性、严重性和紧迫性。慢性低钠血症患者需要更渐进和有节制的纠正，以避免过度纠正并降低 ODS 的风险，血清（Na）增加的目标速率为 174~261mmol/L/24 小时，每 24 小时不超过 348mmol/L。

渗透性脱髓鞘病变（Osmotic demyelination syndrome, ODS）更常见于晚期肝病、酒精中毒、更严重的低钠血症、营养不良、严重代谢紊乱（低磷血症、低钾血症或低血糖）、低胆固醇和既往脑病。ODS 的风险可以通过多学科、综合护理来减轻，并且 LT 不需要仅仅通过低钠血症来防止。美国专家小组建议血清钠的目标变化率为 174~348mmol/L/天，24 小时内不超过 435~522mmol，平均 ODS 风险和较低的目标为 174~61mmol/L/天，在 ODS 高风险患者中每 24 小时不超过 348mmol/L，包括晚期肝病患者。如果发生矫正过度，可以考虑使用无电解质水或去氨加压素重新降压，使用氨基丁三醇（三［羟甲基］氨基甲烷）可以降低 ODS 的风险。

（2）急性低钠血症：急性低钠血症（48小时内发作）较少见。急性低钠血症患者可以而且通常应该迅速纠正低钠血症以预防脑水肿，而不用担心渗透性脱髓鞘综合征（ODS）。严重急性低钠血症者给予高渗氯化钠（3%），肝移植前为防止血清钠快速升高和发生ODS的风险，建议在第一个小时内将血清钠升高最多5mmol/L，此后每24小时限制为8~10mmol/L，直到血清钠浓度达到130mmol/L；高渗盐水仅用于短期治疗有症状或严重低钠血症或即将进行肝移植（Liver transplantation，LT）的患者。

（3）低血容量性低钠血症：是由口服摄入不足或过度利尿剂、导泻药治疗相关的尿液或胃肠道体液丢失引起，特征是长期的负钠平衡和细胞外液的显著流失，管理需要停用利尿剂或泻药，并提供液体复苏：用生理盐水或乳酸林格溶液扩充血浆容量，当血清钠<125mmol/L［重（4）度低钠血症］时，考虑停用利尿剂。

（4）高血容量性低钠血症：在肝硬化中更为常见，其发生是由于加压素的非渗透性分泌过多和近端肾单位钠重吸收增强以及游离水清除受损，两者均由有效血容量减少引起。大约60%的肝硬化患者存在游离水清除率受损。高血容量性低钠血症需要负水平衡，治疗包括限制液体、减少或停用利尿剂和泻药、高渗HSA和/或加压素受体拮抗剂。高血容量伴严重低钠血症（血清钠<125mmol/L）的患者，应将液体限制在1~1.5 L/天；高血容量伴重度低钠血症（血清钠<125mmol/L）、血肌酐正常且目前未接受利尿剂治疗患者，应限制饮水；如出现严重低钠血症（血钠<110mmol/L）或低钠性脑病，可适当补充3%~5%氯化钠溶液50~100 mL。托伐普坦也可用于纠正低钠血症。患者在接受托伐普坦治疗期间，应严密监测尿量、生命体征和电解质，24小时血钠水平保持在12mmol/L以下，以免加重循环负荷或脱髓鞘损伤神经系统。

3. 顽固性腹水　可考虑米多君。米多君（一种α肾上腺素能激动剂）可用于非氮质血症腹水患者，可显著增加平均动脉压和尿钠排泄，显著降低血浆肾素和醛固酮（平均动脉压和血浆去甲肾上腺素是腹水预后的两个最佳预测指标）。对于螺内酯不耐受者可用阿米洛利（作用于集合管）。可乐定是一种α-2-肾上腺素能激动剂，可阻断RAA和SNS活性，与利尿剂联合使用可增强利尿反应。Vaptans是加压素拮抗剂，可竞争性结合并阻断肾集合管中精氨酸加压素的V2受体，并在不影响电解质排泄的情况下诱导高度低渗利尿。

4. 低钾血症　定义为血钾<3.5mmol/L，多见于袢利尿剂使用后，分为轻度（血钾3.0~3.5mmol/L）、中度（血钾2.5~3.0mmol/L）及重度（血钾<2.5mmol/L）低钾血症。主要表现为乏力、骨骼肌肌张力下降、腹胀、精神萎靡、反应迟钝、嗜睡，重者出现心律失常、呼吸肌麻痹或呼吸衰竭、昏迷，危及生命。

5. 高钾血症　发生率11%，定义为血钾>6mmol/L，多见于醛固酮拮抗剂使用后，尤其是伴随肾灌注受损时；也与血管紧张素转换酶抑制剂的使用有关。分为轻度（血钾5.5~6.5mmol/L）、中度（血钾6.5~7.5mmol/L）、重度（血钾>7.5mmol/L）高钾血症。严重者表现为肌无力或骨骼肌麻痹、心脏传导异常以心律失常、心脏停搏，因高钾血症干扰酸碱代谢，可继发代谢性酸中毒。

6. 肝性脑病（hepatic encephalopathy，HE）　定义为由肝功能不全和/或门静脉分流引起的脑功能障碍，是严重急性或慢性肝功能不全的严重并发症，其主要特征是人格、意识、认知和运动功能的改变。发生率25%。表现为范围广泛的神经或精神异常，从仅通过神经心理学或神经生理学评估可检测到的亚临床改变到昏迷。对显性HE患者的主要干预是寻找和纠正任何诱发因素，EASL建议3级和4级的患者有误吸的风险，应在ICU中接受治疗。乳果糖被推荐作为首次明显HE发作后的二级预防，并且应该滴定剂量以达到每天排便2~3次；利福昔明作为乳果糖的辅助药物被推荐作为在第一次发作后6个月内发生≥1次额外发作的显性HE的二级预防，LT是HE的最终治疗方法。

7. 痛性男性乳房发育　常见于高剂量螺内酯，对于螺内酯不耐受者可改用坎利酸钾、阿米洛利或依普利酮，转换剂量为 100mg 螺内酯 ≈ 50mg 依普利酮 ≈ 10mg 阿米洛利。严重不良事件应考虑停用利尿剂或减量。

8. 肌肉痉挛　肝硬化晚期会出现肌肉痉挛，患病率 26%~72%，肝硬化时动脉充盈不足可能为主要发病机制，利尿剂会加重有效血浆容量的减少，从而增加痉挛发生率。巴氯芬（10mg/天，每周增加 10mg/天，最高 30mg/天）、HSA（20~40 g/周）和奎尼丁（400mg/天，疗程 4 周）有效。其他药物包括锌、1-α-羟基维生素 D、支链氨基酸、维生素 E、牛磺酸、奥芬那君和美索巴莫。奎尼丁因腹泻等不良反应大约 1/3 患者需要停药。

第 3 节　人血清白蛋白（human serum albumin，HSA）治疗

白蛋白是血清（35~50g/L，约占所有血清蛋白的一半）和细胞外液中含量最高的蛋白质，完全由肝细胞合成。人体中白蛋白的总量约为 360 g，其中 120 g 在血管内，240g 在血管外。血管内白蛋白不断地通过内皮细胞与血管外池进行交换（4%~5%/小时）。白蛋白约占血浆胶体渗透压的 75%，在维持血浆渗透压方面起着核心作用。全身炎症状态是肝硬化的核心特征之一，此时白蛋白水平迅速下降。肝硬化时不仅白蛋白数量减少，而且其质量也饿同时下降。失代偿期肝硬化的促炎和促氧化状态会影响白蛋白的结构和功能。具有完整结构和功能的白蛋白含量称为"有效白蛋白浓度"。大量证据表明白蛋白在肝硬化血浆扩容中起到重要作用，最新研究证实白蛋白还可作为有效的清除剂、抗氧化剂和免疫调节和内皮保护分子。白蛋白在肝硬化中发挥多种稳态功能，预防 SBP 患者的肾功能衰竭和死亡及其他并发症，减轻全身炎症，提高生存率，缓解腹水并减少住院频次。目前国际指南已不再推荐使用一些血浆扩容剂，如聚明胶（有传播朊病毒风险）、葡聚糖（过敏风险）、羟乙基淀粉（肾功能损害和凝血紊乱有关）。白蛋白是一种多靶点药物，现在被认为是失代偿性肝硬化患者的一种疾病缓解疗法。除了在接受 LVP 或患有 HRS 1 型或 SBP 者中的作用外，HSA 给药通过减弱外周动脉血管舒张来改善有效血容量，防止肾功能障碍，增强心脏收缩力并通过充当抗氧化剂来减少全身炎症和内皮功能障碍，还可降低难治性腹水的进展速度和腹水穿刺需求。HSA 治疗的适应证、剂量及作用机制见表 10-3。

表 10-3　HSA 治疗的适应证、剂量及作用机制

不良反应	白蛋白给药剂量 20%	作用机制
穿刺后	去除了 8 g/L 的腹水	防止有效血容量进一步减少（穿刺后循环功能障碍）
肌肉痉挛	25g，每周 1 次，持续 4 周	通过提高有效循环量来减少肌肉痉挛的频率
长期给药（特别是单纯性腹水患者）	40g，每周 2 此，持续 2 周，然后 40g，每周 1 次	通过减弱外周动脉血管舒张来改善有效血容量，防止肾功能障碍，增强心脏收缩力并减少全身炎症和内皮功能障碍，充当抗氧化剂。这导致生存率的提高和自发性细菌性腹膜炎、败血症、1 型肝肾综合征、肝性脑病分级的发生率以及难治性腹水的演变率和穿刺术的需要减少
肾功能损害（AKI 阶段 >1A，无明显原因）	1 g/kg 体重，连续 2 天	预防 HRS-AKI 的发生
HRS-AKI	20-40 g/d	除了改善血容量外，还可以减少全身炎症和微血管功能障碍预防

(续表)

不良反应	白蛋白给药剂量20%	作用机制
SBP	诊断时 1.5 g/kg 体重，第 3 天 1g/kg	HRS-AKI 的发生

AKI：急性肾损伤；HRS：肝肾综合征；SBP：自发性细菌性腹膜炎

一、穿刺后血浆扩容

HSA 可显著减少 <5L 腹腔穿刺后的并发症（肾功能损害、低钠血症、死亡），建议在穿刺 >5L 后常规使用，是首选血浆扩容剂。接受 LVP 后经人血清白蛋白（HSA）治疗的患者住院时间缩短从而节约成本。腹水排放 >5L 后给予 HSA（20% 或 25% 溶液）输注，剂量为 8 g/L 腹水。在慢加急性肝衰竭（acute-on-chronic liver failure, ACLF）患者或穿刺后急性肾损伤高风险患者中按照 8 g/L 腹水量补充 HSA（20% 或 25% 溶液）。

二、SBP 中的 HSA 输注

自发细菌性腹膜炎（Spontaneous bacterial Peritonitis, SBP）患者合并肾损害发生率高达 30%，并且是死亡率的最强预测因素之一。SBP 引流后肾功能不全风险增加。因此建议在 SBP 患者中使用 HSA 以预防肾功能不全的发生并降低死亡率。对于 SBP 和血清或血浆肌酐升高的患者，建议在诊断后 6 小时内输注 HSA 1.5 g/kg，然后在第 3 天增加 1 g/kg。研究显示，长期使用 HSA 与更好地控制腹水相关，长期使用 HSA 可以拮抗多种机制，包括全身炎症和氧化应激，减少腹腔穿刺需要、降低顽固性腹水发生率。

三、长期、定期门诊的 HSA 治疗

失代偿期肝硬化和腹水患者长期给予 HSA，中长期生存率显著高于标准药物治疗组，感染和肾功能障碍发生率较低，住院可能性降低。最近，ANSWER 试验首次表明，在标准利尿剂治疗的基础上长期给予 HSA 血清白蛋白浓度增加（0.6~0.8g/dL）可能是肝硬化和 2-3 级无并发症腹水患者的一种新治疗方法。但长期 HSA 给药的有效性在世界范围内仍有争议，主要的国际指南不推荐长期 HSA 作为既定治疗方法，迄今为止，只有最近发布的意大利临床实践指南将 HSA 列为失代偿性腹水患者的药物治疗选择之一。

第 4 节 大容量排放腹水治疗

大容量排放腹水治疗（Large volume paracentesis, LVP）定义为腹水 >5L 的腹腔穿刺，是处理大量腹水的标准治疗方法，可迅速缓解腹胀。既可与利尿剂联合，也可用于难治性腹水的处理，当利尿剂失效或因副作用无法继续使用时选择本方法。建议在一次疗程中进行 LVP，不鼓励反复进行小容量腹腔穿刺，这不仅不会有额外的好处，而且会增加手术相关并发症的风险。

腹腔穿刺术前应为患者提供知情同意书并签署。左下腹腹壁更薄，腹水深度更大，因此是引流管插入的合适部位。为尽量减少穿刺过程中腹壁下动脉（并避开肝脏和脾脏）受伤的风险，穿刺点应距离中线至少 8 cm，耻骨联合上方 5 cm，根据患者情况可采取一次性穿刺或穿刺置管引流。穿刺术后嘱患者对侧卧位 2 小时以避免腹水渗漏。

腹水穿刺的并发症总体发生率 0~2.7%，包括腹水渗漏（发生率 0~2.35%）、穿孔（0.83%）、血

管损伤性出血、残留导管尖端碎片（发生率 0.41%）、低血容量、肾损伤和腹腔穿刺术后循环功能障碍（post-paracentesis circulatory dysfunction，PPCD）、死亡。术前平均 INR 为 1.7（0.9~8.7），平均血小板计数 50.4×10^9/L（范围 $19\sim341\times10^9$/L）的患者并发症发生率较低。穿刺后出血并发症的危险因素是高 MELD 和 Child-Pugh 评分以及肾功能损害。使用超声引导穿刺有助于减少大量排放腹水相关不良事件发生率。连续 LVP（4-6 L/天）补充人血清白蛋白（HSA）（8 g/1000 ml 腹水）比单独使用利尿剂更有效，并发症更少。腹腔置管引流腹水大多涉及癌性腹水。与重复穿刺术（间隔 10 天，每次 5000 ml）相比，在腹腔内放置引流管的唯一优势是，对于接受超过 9 次穿刺术且预计生存时间 <90 天的患者来说，成本会降低。因此，即使在癌症相关腹水的情况下，如果患者的预期生存时间超过 90 天，也不推荐在腹腔内使用引流管。

第 5 节　经颈静脉肝内门体分流术

经颈静脉肝内门体分流术（Transjugular intrahepatic portosystemic stent shunt，TIPS）是治疗顽固性腹水（特别是对利尿剂反应不佳的早期腹水）、肝性胸水的有效方法，对于需要定期穿刺、频繁住院（≥ 3 次/月）或肝移植的患者，可作为过渡治疗。TIPS 通过在门脉和肝静脉之间建立人工通道来降低门脉系统压力，在短期内导致心输出量增加和全身血管阻力降低，降低门脉压力，可改善有效低血容量和肾功能，从而增加尿钠排泄。尿钠的增加与 RAAS 的降低相关。反过来，激活的 RAAS 会在 4~6 个月内逐渐受到抑制，此时会出现显著的利尿作用并消除腹水，改善顽固性腹水患者的生活质量和营养状况，另外，TIPS 还可改善 RA 患者的生活质量和营养状况、降低死亡率和腹水复发率。因此，TIPS 后不会立即清除腹水，并且患者应维持限钠饮食，直到腹水得到充分控制。建议 TIPS 后谨慎使用利尿剂，因为利尿剂会减少血管内容量，可能减慢有效动脉血容量的再充盈并抵消 TIPS 置入后的容量再充盈效应，从而可能延迟腹水清除。在控制腹水方面优于重复 LVP，主要并发症为肝性脑病、感染、支架狭窄或血栓形成导致的分流功能障碍，严重并发症为肝衰竭和顽固性肝性脑病。TIPS 患者的选择和操作时机是手术成功的关键因素。与 LVP 相比，在腹水自然病程的早期阶段（如复发性腹水）实施 TIPS 可能会减少副作用并提高生存率。影响 TIPS 预后的不良因素包括高龄、肝功能衰竭和死亡、难治性 HE 及心肺功能不全、肌肉减少症。术后应监测凝血功能、定期多普勒超声了解支架通畅状态，如果初始清除后腹水复发，应考虑进行 TIPS 静脉造影，如发现狭窄则应进行 TIPS 修订术。PTFE（polytetrafluoroethylene）覆膜支架可提高肝硬化患者的 1 年生存率降低并发症发生率。直径更小（8~10 mm）的涂层 TIPS 支架与较低的 TIPS 后肝性脑病发生率相关，而不会影响腹水控制的疗效。

TIPS 可能是 65 岁以下患者的最佳治疗选择，既往无 HE 发作，Child-Pugh 评分 <13，BNP/NT-proBNP 值正常，超声心动图正常。禁忌证包括年龄 >70 岁、有 2 次以上 HE 发作史、血清胆红素 >50 μmol/L、血小板计数 $<75\times10^9$/L、终末期肝病模型（MELD）评分 ≥ 18、肝肾综合征及 HCC；肝性脑病、心肺疾病、肝功能衰竭（胆红素 ≥ 5.8mmol/L）和败血症被视为 TIPS 的绝对禁忌证。

第6节 超滤、RRT后浓缩腹水回输及其他相关治疗

1. 无细胞浓缩腹水回输疗法（Cell-free concentrated ascites reinfusion therapy，CART） 可用于治疗难治性腹水。CART可以改善失代偿期肝硬化和顽固性腹水患者的生活质量，以及其中一些患者的症状。CART对肾功能无明显影响，也可作为一种有效的姑息治疗方法。然而，大多数患者会发热。

2. 腹腔α引流泵 自动腹水引流泵系统通过腹腔隧道式引流导管（例如PleurX™）将腹水重新注入膀胱，使腹水通过正常排尿排出。这是一种治疗恶性腹水的有效方法，但在肝硬化和难治性腹水患者中的应用经验较少。

3. RRT 已有床旁血液透析和连续静脉血液滤过治疗肝硬化难治性腹水和HRS的报道，但尚无研究将这些方法与血管收缩剂等其他治疗方法进行比较。

4. 自动化低流量腹水泵（Automated low-flow ascites pump，Alfapump®） Alfapump®（AP） 是一种完全可植入、可编程可充电的泵系统，可自动将腹水从腹膜腔转移至膀胱，随尿液排出体外。最近针对难治性腹水患者的多中心RCT中，AP显著减少了LVP的次数和量并改善了生活质量和营养参数（如握力和体重指数）。AP禁用于慢性肾功能衰竭患者，因为它可引起急性但可逆的肾功能衰竭。此外，一些患者，尤其是HE患者，可能会遇到技术困难。因此，不推荐AP作为HE患者的替代疗法，除非有亲属照顾该装置。目前NICE建议仅将该方法用于临床管理和特殊研究安排中。

第7节 肝硬化腹水严重并发症的管理策略

一、SBP的管理策略

（一）SBP的急性期治疗

自发细菌性腹膜炎（SBP）的早期诊断和经验性抗感染治疗的启动对降低死亡率具有重要意义。区分社区获得性和医院获得性SBP感染对于抗生素的经验选择极为重要。肝硬化腹水患者出现SBP症状和体征，或入院后48小时满足SBP实验室诊断的条件，则被归类为医院获得性SBP。近年来，SBP的治疗关注点越来越集中于多重耐药（MDR）和广泛耐药（XDR）病原体传播的迅速增加。由于频繁住院和抗生素治疗，肝硬化患者极易感染这类病原体。因此，应重视MDR或XDR感染的可能性。

1. 抗生素使用指征 腹水中性粒细胞计数（PMN）>250/mm³ 的所有患者均应经验性开始静脉注射抗生素（在获得培养结果之前）治疗。患有局灶性腹腔内炎症实体（例如，憩室炎、胆囊炎）的患者可能有腹水PMN计数 >250/mm³，不应针对SBP进行治疗，而应根据感染病灶特征（包括外科会诊）针对具体情况进行治疗。SBE患者（胸腔积液PMN计数 >250/mm³）也应开始经验性抗生素治疗。腹水PMN <250/mm³ 且细菌培养阳性（细菌性腹水）但没有任何感染迹象的患者不应接受抗生素治疗，因为在大多数情况下它会自行消退或标本被污染。

2. 经验性抗感染治疗

（1）社区获得性SBP：经验性治疗必须涵盖革兰阴性大肠杆菌、革兰阳性球菌和可覆盖厌氧菌

的抗生素。当初始治疗达到令人满意的临床效果时，即使随后的审查表明存在无法控制的病原体，也无需改变治疗计划。轻度至中度社区获得性 SBP 的推荐抗生素为：头孢西丁、莫西沙星或替卡西林/克拉维酸单药治疗；或头孢唑林、头孢呋辛、头孢曲松、头孢噻肟或氟喹诺酮类药物与甲硝唑联用。对于近期接受过 β-内酰胺类药物治疗的社区获得性轻中度 SBP 患者，首选治疗应为第三代头孢菌素（A，1）。如果患者以前没有接受过氟喹诺酮类药物，则可以单独使用。严重社区获得性 SBP 的治疗应该是：亚胺培南/西司他丁、美罗培南、比阿培南或哌拉西林/他唑巴坦单药治疗；或头孢他啶、头孢吡肟或氟喹诺酮与甲硝唑联用。

（2）医院获得性 SBP：经验性抗生素药物治疗应根据对存在的细菌的鉴定来确定。头孢噻肟或类似的第三代头孢类抗菌药覆盖 95% 的细菌，但长期应用可能发生耐药。往往需要采用多药联合治疗方案，以覆盖广谱的革兰氏阴性菌和厌氧菌；例如，亚胺培南/西司他丁、美罗培南、比阿培南、哌拉西林/他唑巴坦和头孢他啶或头孢吡肟与甲硝唑联合使用，可能还需要替加环素或霉素类药物。碳青霉烯类是医院获得性 SBP 经验性抗感染治疗的首选，可显著降低病死率。美罗培南联合达托霉素治疗肝硬化医院获得性 SBP 患者的疗效优于头孢噻肟。

3. SBP 对抗生素治疗无反应的评估　一般来说，被定义为腹膜炎、全身炎症反应综合征或感染相关实验室异常的症状和体征在抗菌治疗 72 小时后没有明显改善或恶化。在这种情况下，应怀疑抗生素耐药或混合细菌感染或真菌性腹膜炎。对于腹水培养阳性，腹水中性粒细胞计数高或腹水蛋白浓度高，对抗生素反应差的患者，应怀疑继发性细菌性腹膜炎。

4. 预防肝硬化 SBP 继发肝肾综合征（HRS）　抗生素联合 HSA 可延缓肝硬化 SBP 患者 AKI 的发生，但对远期预后无影响；肝硬化 SBP 是 AKI 和 HRS 的主要原因。特利加压素联合 HSA 和第三代头孢菌素可显著提高住院患者的生存率。

5. 针对耐药菌的靶向治疗　由于患者频繁住院、抗生素的广泛使用，耐药菌株迅速增加。在中国，对革兰氏阴性菌仍然有效的药物包括哌拉西林/他唑巴坦、头孢哌酮/舒巴坦、亚胺培南、美罗培南、比阿培南、阿米卡星、盐酸米诺环素和磺胺类药物。金黄色葡萄球菌有效药物包括万古霉素、达托霉素、替考拉宁、利奈唑胺和利福平。对肠球菌有效的药物有万古霉素、替考拉宁、利奈唑胺和达托霉素。对万古霉素耐药的肠球菌，主要是粪肠球菌，应用达托霉素、利奈唑胺、米诺环素或大剂量氨苄西林治疗。对白色念珠菌等常见真菌耐药率相对较低的药物有伏立康唑、氟康唑、两性霉素 B 等。

多重耐药（multi-drug resistance，MDR）和感染耐药病原菌的危险因素包括：住院治疗、长期预防性使用氟喹诺酮类药物、感染耐药菌和近期使用 β-内酰胺类抗生素。感染这些耐药细菌与高死亡率有关。为减少耐药性，应限制抗生素预防性使用。一旦确定感染菌株，应缩短抗生素给药时间，并根据抗生素敏感性试验更换为窄谱抗生素，并尽可能缩短使用时间。疑似耐药感染的 SBP 患者应接受哌拉西林/他唑巴坦、头孢哌酮/舒巴坦或碳青霉烯类联合达托霉素、万古霉素或利奈唑胺治疗。目前或最近接触哌拉西林/他唑巴坦的患者应接受美罗培南加或不加糖肽（万古霉素或替考拉宁）。

6. 非吸收性肠道抗生素　利福昔明是利福霉素的广谱抗生素衍生物。它对肠道细菌特别有效，并具有杀菌/抑菌、免疫调节和抗炎活性，减少内毒素血症并改善肝硬化患者的血液动力学，且不与肠道微生物环境相互作用。有助于预防 SBP 复发。

（二）肝硬化合并其他部位感染抗生素的选用原则（表 10-4）

表 10-4　肝硬化合并感染的推荐抗生素选择

对肝硬化合并感染的住院患者推荐的抗生素	
1. 自发性感染（腹膜炎、菌血症、脓胸） 　　社区获得性感染 　　　　第三代头孢菌素	院内感染 　　哌拉西林/他唑巴坦和 　　达托霉素（如果过去已知 VRE 或 GI 定植的证据） 或 　　美罗培南，如果已知 MDR 革兰氏阴性菌感染
2. 肾盂肾炎 　　无并发症的肾盂肾炎 　　　　氟喹诺酮类药物（环丙沙星或左氧氟沙星）	严重肾盂肾炎 　　第三代头孢菌素（如头孢曲松） 如果近期有抗生素暴露 　　哌拉西林/他唑巴坦或 　　碳青霉烯类
3. 肺炎 　　社区获得性 　　（1）非重症 　　　　β-内酰胺+大环内酯类或呼吸道用氟喹诺酮类 　　（2）重症 　　　　β-内酰胺+大环内酯类或 β-内酰胺+氟喹诺酮 如患者之前已进行 MRSA 呼吸道隔离，则可加用万古霉素	医院获得性（与呼吸机无关） （1）非重症（非化脓性，未插管） 　　以下之一： 　　哌拉西林/他唑巴坦或 　　头孢吡肟或 　　左氧氟沙星 如果在过去 90 天内有 MRSA 培养或筛查或既往抗生素治疗，则可以加用万古霉素 （2）重症（存在败血症或需要插管） 　　以下之一： 　　哌拉西林/他唑巴坦或 　　头孢吡肟或 　　美罗培南和左氧氟沙星 如果在过去 90 天内有 MRSA 培养或筛查或既往抗生素治疗，则可以加用万古霉素 假单胞菌覆盖：如果既往有假单胞菌的呼吸道隔离或近期使用胃肠外抗生素或住院治疗
4. 蜂窝组织炎 　　中度（有全身感染征象） 　　青霉素或头孢曲松或头孢唑林或克林霉素	严重（抗生素无效，出现败血症） 　　万古霉素+哌拉西林/他唑巴坦

缩写：GI：胃肠道；MDR：多重耐药；MRSA：耐甲氧西林金黄色葡萄球菌；VRE：万古霉素耐药肠球菌

人血清白蛋白（Human Serum Albumin，HSA）　在诊断为 SBP 时患有 AKI 和/或黄疸的患者更有可能从 HSA 中获益。EASL 指南建议 SBP 患者在诊断时以 1.5 g/kg 的剂量施用 20% 的 HSA，在第 3 天以 1 g/kg 的剂量施用 HSA。

（三）SBP 的预防

发生 SBP 的高危人群包括：急性消化道出血、腹水蛋白浓度低（<15g/L）且无 SBP（一级预防）病史及既往有 SBP 病史（二级预防）者，SBP 预防应根据患者特征的估计风险和获益进行个体化。

1. 一级预防（预防首发 SBP）　建议对高危患者进行一级预防，原则上，对于既往没有 SBP 病史的患者，应谨慎地使用抗生素，并且仅用于感染风险最高的患者。对于腹水蛋白水平低于 15 g/

L 伴有严重肝硬化（Child-Pugh 评分）≥ 9 和总胆红素水平 ≥ 3mmol/L（51μmol/L），伴有肾功能不全功能或低钠血症的患者，可选择性考虑进行一级预防。诺氟沙星是唯一推荐的药物，但神经系统和骨关节副作用已导致该药的使用受限。需向患者告知潜在的风险和益处以及现有的不确定性。环丙沙星和头孢噻肟也可用于一级预防。对于没有胃肠道出血且既往没有 SBP 发作的患者，可以考虑对 SBP 高风险的选定患者进行抗生素预防。

2. 二级预防　在 SBP 发生后的患者中，1 年累积复发率约为 70%。从 SBP 发作中恢复的患者应接受每日诺氟沙星的长期预防。在无法获得诺氟沙星的情况下，可以口服环丙沙星。肝硬化和上消化道出血患者应开始使用抗生素预防 SBP，头孢曲松 1 g/24 小时是首选抗生素，最多应使用 7 天。推荐诺氟沙星 400mg/d 作为二级预防首选药物，环丙沙星 500mg/d、复方新诺明（800mg 磺胺甲噁唑和 160mg 甲氧苄氨嘧啶，每天口服）可作为替代方案。利福昔明可能在 SBP 一级或二级预防中均有效。

除了接受上述二级预防外，还应考虑肝移植。高危患者，应进行一级预防，定义为腹水蛋白计数 <1.5 g/dL 以及肾功能受损或肝功能衰竭。须将潜在的风险和益处以及现有的不确定性传达给患者。

二、难治性腹水（Refractory Ascites，RA）的管理策略

RA 的特征见表 10-5。

表 10-5　RA 的特征

难治性腹水（RA）的特征
利尿剂抵抗性腹水 　　腹水无法移动 　　无法避免的早期复发 　　　　由于对饮食限钠和最大剂量利尿剂无反应所致
利尿剂难治性腹水 　　腹水无法移动 　　无法避免的早期复发 　　　　由于出现利尿剂诱发的并发症，因此无法使用有效剂量的利尿剂
钠限制失败 　　88mmol 或 2000mg/ 天
最大剂量利尿剂失败 　　螺内酯 400mg/ 天或阿米洛利 30mg/ 天 　　呋塞米 160mg/ 天 　　　　二者联合至少一周
缺乏治疗反应 　　4 天内平均体重减轻 <0.8kg 　　尿钠少于钠摄入量
早期腹水复发 　　首次动员后 4 周内再次出现 2 级或 3 级腹水
利尿剂引起的并发症 　　肾功能损害：血清肌酐增加 >100% 至 >2.0mmol/L 降低 >10mmol/L 或绝对值 <125mmol/L 的低钠血症 <3mmol/L 或 >6mmol/L 的低钾血症或高钾血症 　　肝性脑病

(一)限钠

饮食限钠对于腹水各阶段患者的管理很重要，包括复发性或难治性腹水患者。RA 患者需要持续的饮食限钠（<2g/天）以降低腹水蓄积率。RA 的管理流程建议见图 10-1。

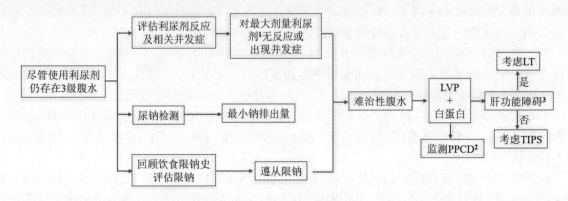

图 10-1　RA 的管理流程建议

说明：1 通常为 160mg 呋塞米和 400mg 螺内酯；2 postparacentesis circulatory dysfunction：穿刺后循环功能障碍；3 通常为 MELD >18；LVP：大容量腹水穿刺；LT：肝移植

(二)大容量排放腹水治疗（LVP）

LVP 是 RA 的一线治疗。推荐将重复 LVP 加 HSA（每 8 g 去除 1 L 腹水）作为顽固性腹水的一线治疗。这种方案安全有效，与利尿剂相比，肾损伤和电解质异常的发生率较低，全身和血液动力学紊乱发生率也较低。当去除 >5L 的腹水时应给予 HSA 替代治疗（6~8g/L 腹水）。单次 LVP >8L 腹腔穿刺术后循环功能障碍（PPCD）的风险增加。

(三)利尿剂

对于 RA 患者，继续使用利尿剂无效，同时易出现并发症。此外，袢利尿剂具有 S 形剂量反应曲线，这意味着一旦达到上限剂量，进一步增加剂量不会增加肾钠排泄。根据 EASL 指南，对于在利尿剂治疗下钠排泄量不超过 30mmol/天的 RA 患者，应停用利尿剂。

(四)非选择性 β 受体阻滞剂（non-selective beta-blockers，NSBB）

NSBB 可降低门静脉压力，目前用于静脉曲张出血的一级和二级预防。NSBB 在肝硬化合并腹水中的作用包括：降低门脉压力从而降低首次静脉曲张破裂的风险；降低血流动力反应（肝静脉压力梯度，HPVG）从而降低腹水发生率；减少难治性腹水和肝肾综合征的发生风险。此外，近年研究发现 NSBB 可降低肠道通透性、炎性介质、细菌易位、全身炎症和自发性细菌性腹膜炎发生相关标志物，从而可能降低非出血相关死亡率。但也有观点认为 NSBB 使用者死亡、住院、静脉曲张出血、细菌感染和/或发生 HRS 的风险增加、生存率降低，在 SBP、严重酒精性肝炎和顽固性腹水等情况下慎用 NSBB。英国胃肠病学会与英国肝脏研究协会推荐 NSBB（卡维地洛、普萘洛尔）用于 RA。AASLD 和 EASL 指南认为应谨慎使用 NSBBs 治疗伴有 RA 的肝硬化患者，如果出现血液动力学或肾功能损害（如低血压或急性/进行性肾功能不全、低钠血症、低血压或肾小球滤过率降低），则应减量或停药。此外，应避免使用卡维地洛和大剂量心得安。

(五)人血清白蛋白（HSA）

研究结果表明，长期 HSA 治疗有效，安全，并且能够改变疾病的进程、降低死亡率，前提是 HSA 以足够的剂量和足够的时间给予恢复循环分子的生理水平和功能在失代偿性肝硬化患者中，这些水平和功能至少部分受损。

（六）经颈静脉肝内门体分流术（TIP）

在 RA 患者中，覆膜支架优于裸覆膜支架，可能减少肝性脑病和支架内血栓形成的发生。潜在的副作用是肝脏和心力衰竭。仔细选择患者对于最大化 TIPS 的有益效果至关重要。对于不适 TIPS 患者，可选择米多君、可乐定、特利加压素和托伐普坦等药物。

（七）自动低流量腹水泵（Alfapump®）系统

是一种皮下植入泵，连接到导管，将腹水从腹腔转移到膀胱，从而通过尿液排出。Alfapump 在晚期肝硬化和难治性腹水患者中可减少 90% 的穿刺术需求。主要副作用和禁忌证是肾功能衰竭。

（八）肝移植（Liver transplantation, LT）

EASL 指南建议，因为 RA 及 2、3 级腹水预后较差，不仅所有 RA 患者都应考虑 LT，而且 2 级或 3 级腹水患者也应考虑，LT 后可大大改善，10 年生存率约 71%。

三、肾功能损害的治疗

当肝病患者发生 AKI 时，一旦诊断应停用任何潜在的损害药物，提供容量替代疗法，并且在没有明显潜在原因的情况下，必须给予 20% HSA 1 g/kg 体重连续两天。

预防急性肾损伤的首要原则是治疗或预防可能的诱发因素，特别是消化道出血和细菌感染，避免 LVP 而不给予 HSA。HSA 与抗生素一起可降低 HRS-AKI 的发生率并提高 SBP 患者的生存率。一旦诊断出 AKI，必须迅速开展调查以发现和治疗诱发因素。相关的危险因素包括体液丢失、细菌感染、血流动力学不稳定和潜在的肾毒性药物（例如，特别是 NSAIDs）。低血容量引起的 AKI 应通过补液治疗、纠正导致容量不足的原因和停用利尿剂来管理。

（一）监测和监护

一旦确诊 AKI，应尽早治疗，如果患者伴有严重肝性脑病或多器官功能衰竭等并发症或需要 RRT，应考虑转入重症监护病房。应密切监测患者肾功能恶化和进一步并发症的出现，尤其是细菌感染。虽然没有逆转 AKI 的特异性疗法，但必须认真寻找可治疗的原因，例如低血容量、药物引起的肾毒性或尿路梗阻。应避免留置膀胱导尿。尿量的测量是 AKI 诊断的一个组成部分，因为少尿与不良预后相关。诊断为 AKI 后应停用利尿剂。如上所述，应考虑停用 NSBB，尤其是低血压患者。预防性抗生素对 AKI 患者的疗效尚未评估。

（二）药物治疗

1. **血管收缩药**　根据 EASL 指南，HRS-AKI 的主要治疗方法包括 HSA 和血管收缩剂，首选特利加压素。特利加压素联合 HSA 可显著改善 HRS-AKI 患者的肾功能、HRS 的逆转［定义为血肌酐（Scr）水平 <132mmol/L］，提高无 RRT 的 10 天生存率，并降低短期死亡率。较高的基线 Scr 是对血管收缩剂治疗无反应的独立预测因子。特利加压素用法为 0.5mg/4~6 小时或以 2mg/天的初始剂量连续静脉输注给药；HSA 用法为在治疗第 1 天输注 1 g/kg，随后 40~50 g/天，持续整个治疗期间。副作用主要与药物的血管收缩作用（腹痛或手指、皮肤、肠道、心脏等局部缺血）或输注 HSA 引起的肺水肿有关。这些副作用并不少见，且通常并不严重，在减少剂量或停止治疗后会有所改善。连续静脉输注药物可降低与特利加压素相关的缺血性副作用的风险（起始剂量 2mg/天，每 24~48 小时增加一次，直至肌酐降低至 12mg/天）。口服活性血管收缩剂米多君联合奥曲肽（皮下或静脉注射）的疗效远低于特利加压素。

2. **去甲肾上腺素**　EASL 指南推荐去甲肾上腺素以连续静脉输注，但需要中心线和重症监护室设置。通常在重症监护病房中，从 0.5mg/小时开始，以实现平均动脉压增加至少 10 mmHg 或尿量增加 >200 ml/4 小时。如果未达到这些目标中的至少一个，则每 4 小时增加去甲肾上腺素剂量，增量为 0.5mg/小时，最高可达 3mg/小时。同时予 HSA 以维持中心静脉压在 4~10 mmHg 之间。

AASLD 指南建议使用奥曲肽加米多君作为血管活性药物。

3. 米多君　如特利加压素和去甲肾上腺素都不可获得，可以考虑口服米多君（每 8 小时口服 5~15mg）联合奥曲肽（每 8 小时 100 至 200 μg 或 50 μg/ 小时静脉注射）。

对特利加压素或去甲肾上腺素的反应定义为肌酐在最多 14 天内降至 <132mmol/L 或返回至基线的 27mmol//L 以内。维持血管收缩药物直到肌酐恢复到基线值最多 14 天，其他患者可能需要延长输注时间，以防止停药后 AKI-HRS 的早期复发。对于接受最大耐受剂量血管收缩剂后肌酐水平保持在或高于治疗前水平超过 4 天的患者，可以停止治疗。

根据 EASL 指南，对于 HRS-NAKI 患者，包括 HRS-CKD，不推荐使用血管收缩剂和 HSA，尽管它们有效，但潜在的肾实质损伤可能导致高复发率。TIPS 可能在 HRS-NAKI 合并难治性腹水的管理中发挥作用，不推荐将 TIPS 用于 AKI-HRS 患者。

4. 肾脏替代疗法（Renal replacement therapy, RRT）　对 HSA 和血管收缩剂的组合无反应者应按照与一般人群相同的标准考虑进行 RRT。RRT 应用于肾功能恶化或电解质紊乱或容量超负荷增加且对血管收缩剂治疗无反应的肝移植（LT）候选者。RRT 的启动应基于临床原因，包括肾功能恶化、电解质紊乱（如严重酸中毒、低钠血症或高钾血症在药物治疗后未得到改善）、利尿剂不耐受或容量超负荷增加。对于血流动力学不稳定的患者，连续 RRT 优于间歇性透析。

在 HRS 患者中启动 RRT 仍然存在争议，并且通常保留给被认为是 LT 候选者的患者作为 LT 的过渡。无论 AKI 是由于 HRS 还是 ATN。根据其他器官衰竭的可逆性，可以考虑在非移植候选人的选定患者中进行有限的 RRT。

鉴于疑似 HRS-AKI 患者的复杂性，包括开始血管收缩剂治疗和 RRT 在内的管理决策应尽可能由包括肝病学、肾脏病学、重症监护和移植手术专家在内的多学科团队做出。

5. LT 和同步肝肾移植　肝硬化伴有 2 级腹水、3 级腹水和 RA 的患者应考虑进行 LT。肝硬化和严重 CKD 患者可能需要进行 RRT 和 LT，特别是同步肝肾移植。通过 LT 恢复肝功能是 HRS-AKI 的最终治疗方法。影响 LT 后肾功能的恢复的因素包括先前存在的合并症（例如 CKD 或糖尿病）、未识别的内在肾脏疾病、意外的术中事件和移植后免疫抑制。对于不太可能恢复肾功能的患者，同步肝肾移植可能会改善移植后的结果。LT 后，失代偿性肝硬化的血液动力学异常将需要数周至数月才能纠正。患者可能会在移植后一段时间内继续出现腹水，需要坚持限钠饮食直至腹水清除。无论对药物治疗的反应如何，LT 是 HRS 患者的最佳治疗选择；此外，对药物治疗无反应的 HRS-AKI 应考虑同步肝肾移植；肝硬化和严重 CKD 患者可能需要进行 RRT 和 LT，特别是同步肝肾移植。

（三）肾功能损害的预防

1. 预防感染　预防性应用抗生素可以提高易受细菌感染的肝硬化腹水患者的生存率，如静脉曲张破裂出血患者。预防性使用抗生素联合 HSA 可将降低 HRS 的发生率。

2. 谨慎使用大剂量利尿剂和 LVP　肝硬化腹水的治疗一般包括限钠和合理使用利尿剂。对于肝硬化腹水和低钠血症患者，应慎用利尿剂，无需限钠。但是，肝硬化腹水和血钠水平在正常范围内的患者应限制钠的摄入量，以免因高钠血症引起肾损伤。

3. 合理使用 NSBB　在肝硬化患者中，NSBB 可降低门静脉压力，并可降低静脉曲张破裂出血的风险。但对于动脉收缩压 <90 mmHg、血钠 <130mmol/L 或肾功能不全的肝硬化腹水合并 SBP 患者，使用 NSBB 可加重血流动力学障碍，在这种情况下应暂时停用，在循环和肾功能改善后恢复使用。NSBB 可作为腹水但肾功能正常的患者静脉曲张出血的一级或二级预防措施。

（牛春燕　宋用强）

参考文献

[1] Wilson R, Williams DM. Cirrhosis. Med Clin North Am, 2022; 106: 437-446.

[2] Chinese Society of Hepatology, Chinese Medical Association; Xu X, et al. Chinese guidelines on the management of ascites and its related complications in cirrhosis. Hepatol Int. 2019; 13: 1-21.

[3] Biggins SW, Angeli P, Garcia-Tsao G, et al. Diagnosis, Evaluation, and Management of Ascites, Spontaneous Bacterial Peritonitis and Hepatorenal Syndrome: 2021 Practice Guidance by the American Association for the Study of Liver Diseases. Hepatology. 2021; 74: 1014-1048.

[4] Aithal GP, Palaniyappan N, China L, et al. Guidelines on the management of ascites in cirrhosis. Gut. 2021; 70: 9-29.

[5] Ginès P, Krag A, Abraldes JG, et al. Liver cirrhosis. Lancet. 2021; 398: 1359-1376.

[6] Smith A, Baumgartner K, Bositis C. Cirrhosis: Diagnosis and Management. Am Fam Physician. 2019; 100: 759-770.

[7] Faisal MS, Singh T, Amin H, et al. A guide to diagnosing and managing ascites in cirrhosis. J Fam Pract. 2021; 70: 174-181.

[8] Nobbe AM, McCurdy HM. Management of the Adult Patient with Cirrhosis Complicated by Ascites. Crit Care Nurs Clin North Am. 2022; 34: 311-320.

[9] D'Amico G, Bernardi M, Angeli P. Towards a new definition of decompensated cirrhosis. J Hepatol. 2022; 76: 202-207.

[10] Rudler M, Mallet M, Sultanik P, et al. Optimal management of ascites. Liver Int. 2020; 40 Suppl 1: 128-135.

[11] Divens LL, Rivera SL. Hepatorenal Syndrome: From the Beginning to Now. Crit Care Nurs Clin North Am. 2022; 34: 321-329.

[12] Gallo A, Dedionigi C, Civitelli C, et al. Optimal Management of Cirrhotic Ascites: A Review for Internal Medicine Physicians. J Transl Int Med. 2020; 8: 220-236.

[13] Flamm SL, Wong F, Ahn J, et al. AGA Clinical Practice Update on the Evaluation and Management of Acute Kidney Injury in Patients With Cirrhosis: Expert Review. Clin Gastroenterol Hepatol. 2022; 20: 2707-2716.

[14] Buccheri S, Da BL. Hepatorenal Syndrome: Definitions, Diagnosis, and Management. Clin Liver Dis. 2022; 26: 181-201.

[15] Velez JCQ, Therapondos G, Juncos LA. Reappraising the spectrum of AKI and hepatorenal syndrome in patients with cirrhosis. Nat Rev Nephrol. 2020; 16: 137-155.

[16] Zaccherini G, Tufoni M, Iannone G, et al. Management of Ascites in Patients with Cirrhosis: An Update. J Clin Med, 2021; 10: 5226.

[17] Adebayo D, Neong SF, Wong F. Refractory Ascites in Liver Cirrhosis. Am J Gastroenterol. 2019; 114: 40-47.

[18] Will V, Rodrigues SG, Berzigotti A. Current treatment options of refractory ascites in liver cirrhosis-A systematic review and meta-analysis. Dig Liver Dis. 2022; 54: 1007-1014.

[19] Baiges A, Hernández-Gea V. Management of Liver Decompensation in Advanced Chronic Liver Disease: Ascites, Hyponatremia, and Gastroesophageal Variceal Bleeding. Clin Drug Investig. 2022; 42: 25-31.

[20] Wong F. Management of refractory ascites. Clin Mol Hepatol. 2023; 29: 16-32.

[21] Runyon BA, AASLD. Introduction to the revised American Association for the Study of Liver Diseases Practice Guideline management of adult patients with ascites due to cirrhosis. 2012. Hepatology. 2013; 57: 1651-1653.

[22] Nadim MK, Garcia-Tsao G. Acute Kidney Injury in Patients with Cirrhosis. N Engl J Med. 2023; 388: 733-745.

[23] European Association for the Study of the Liver. EASL Clinical Practice Guidelines on the management of hepatic encephalopathy. J Hepatol. 2022; 77: 807-824.

[24] Bernardi M, Angeli P, Claria J, et al. Albumin in decompensated cirrhosis: new concepts and perspectives. Gut. 2020; 69: 1127-1138.

[25] Bernardi M, Angeli P, Claria J, et al. Albumin in decompensated cirrhosis: new concepts and perspectives. Gut, 2020; 69: 1127-1138.

[26] Italian Association for the Study of the Liver (AISF) Portal Hypertension and Ascites: Patient and Population-centered Clinical Practice Guidelines by the Italian Association for the Study of the Liver (AISF) Dig. Liver Dis. 2021; 53: 1089-1104.

[27] Sehgal R, Singh H, Singh IP. Comparative study of spironolactone and eplerenone in management of ascites in patients of cirrhosis of liver. Eur J Gastroenterol Hepatol. 2020; 32: 535-539.

[28] Madoff DC, Cornman-Homonoff J, Fortune BE, et al. Management of Refractory Ascites Due to Portal Hypertension: Current Status. Radiology. 2021; 298: 493-504.

[29] Sato K, Ohira M, Shimizu S, et al. Risk Factors for Refractory Ascites After Living Donor Liver Transplant. Transplant Proc. 2019; 51: 1516-1519.

[30] Angeli P, Garcia-Tsao G, Nadim MK, et al. News in pathophysiology, definition and classification of hepatorenal syndrome: a step beyond the International club of ascites (ICa) consensus document. J Hepatol. 2019; 71: 811-822.

[31] Tapper EB, Ufere NN, Huang DQ, et al. Review article: current and emerging therapies for the management of cirrhosis and its complications. Aliment Pharmacol Ther. 2022; 55: 1099-1115.

[32] Simonetto DA, Liu M, Kamath PS. Portal Hypertension and Related Complications: Diagnosis and Management. Mayo Clin Proc. 2019; 94: 714-726.

[33] Pimentel R, Gregório C, Figueiredo P. Antibiotic prophylaxis for prevention of spontaneous bacterial peritonitis in liver cirrhosis: systematic review. Acta Gastroenterol Belg .2021; 84: 333-342.

[34] Benmassaoud A, Freeman SC, Roccarina D, et al. Treatment for ascites in adults with decompensated liver cirrhosis: a network meta-analysis. Cochrane Database Syst Rev. 2020; 1: CD013123.

[35] Larrue H, Vinel JP, Bureau C. Management of Severe and Refractory Ascites. Clin Liver Dis, 2021; 25: 431-440.

[36] Thomson MJ, Lok ASF, Tapper EB. Appropriate and Potentially Inappropriate Medication Use in Decompensated Cirrhosis. Hepatology. 2021; 73: 2429-2440.

[37] Santo MCCDE, Gryschek RCB, Farias AQ, et al. Management and treatment of decompensated hepatic fibrosis and severe refractory Schistosoma mansoni ascites with transjugular intrahepatic portosystemic shunt. Rev Inst Med Trop Sao Paulo. 2022; 64: e26.

[38] Gonzalez JJ, Dziwis J, Patel YA, et al. Identifying Ascites in Patients with Cirrhosis Using

Administrative Codes and Diuretic Use: A Multicenter Study. Dig Dis Sci, 2022; 67: 4695-4701.

[39] Villanueva C, Albillos A, Genescà J, et al. β blockers to prevent decompensation of cirrhosis in patients with clinically significant portal hypertension (PREDESCI): a randomised, double-blind, placebo-controlled, multicentre trial. Lancet. 2019; 393: 1597-1608.

[40] Vidal González D, Pérez López KP, Vera Nungaray SA, et al. Treatment of refractory ascites: Current strategies and new landscape of non-selective beta-blockers. Gastroenterol Hepatol. 2022; 45: 715-723.

[41] Téllez L, Albillos A. Non-selective beta-blockers in patients with ascites: The complex interplay among the liver, kidney and heart. Liver Int. 2022; 42: 749-761.

[42] Rodrigues SG, Mendoza YP, Bosch J. Beta-blockers in cirrhosis: Evidence-based indications and limitations. JHEP Rep. 2019; 2: 100063.

[43] Namba M, Hiramatsu A, Aikata H, et al. Management of refractory ascites attenuates muscle mass reduction and improves survival in patients with decompensated cirrhosis. J Gastroenterol. 2020; 55: 217-226.

[44] Bartell N, Al-Judaibi B. Beta-blocker therapy in refractory ascites: A steady march towards the truth. Saudi J Gastroenterol, .2022; 28: 83-84.

[45] Giannelli V, Roux O, Laouénan C, et al. Impact of cardiac function, refractory ascites and beta blockers on the outcome of patients with cirrhosis listed for liver transplantation. J Hepatol. 2020; 72: 463-471.

[46] Lv XY, Ding HG, Zheng JF, et al. Rifaximin improves survival in cirrhotic patients with refractory ascites: A real-world study. World J Gastroenterol. 2020; 26: 199-218.

[47] Simonetto DA, Gines P, Kamath PS. Hepatorenal syndrome: pathophysiology, diagnosis, and management. BMJ. 2020; 370: m2687.

[48] Ojeda-Yuren AS, Cerda-Reyes E, Herrero-Maceda MR, et al. An Integrated Review of the Hepatorenal Syndrome. Ann Hepatol. 2021; 22: 100236.

[49] Adebayo D, Neong SF, Wong F. Ascites and Hepatorenal Syndrome. Clin Liver Dis. 2019; 23: 659-682.

[50] Yokoyama K, Fukuda H, Yamauchi R, et al. Long-Term Effects of Rifaximin on Patients with Hepatic Encephalopathy: Its Possible Effects on the Improvement in the Blood Ammonia Concentration Levels, Hepatic Spare Ability and Refractory Ascites. Medicina (Kaunas).2022; 58: 1276.

[51] Fernández J, Clària J, Amorós A, et al. Effects of Albumin Treatment on Systemic and Portal Hemodynamics and Systemic Inflammation in Patients With Decompensated Cirrhosis. Gastroenterology. 2019; 157: 149-162.

[52] Caraceni P, Tufoni M, Zaccherini G, et al. On-treatment serum albumin level can guide long-term treatment in patients with cirrhosis and uncomplicated ascites. J Hepatol. 2021; 74: 340-349.

[53] Caraceni P, O'Brien A, Gines P. Long-term albumin treatment in patients with cirrhosis and ascites. J Hepatol. 2022; 76: 1306-1317.

[54] Sandi BB, Leão GS, de Mattos AA, et al. Long-term albumin administration in patients with cirrhosis and ascites: A meta-analysis of randomized controlled trials. J Gastroenterol Hepatol. 2021; 36: 609-617.

[55] Macken L, Bremner S, Gage H, et al. Randomised clinical trial: palliative long-term

abdominal drains vs large-volume paracentesis in refractory ascites due to cirrhosis. Aliment Pharmacol Ther. 2020; 52: 107-122.

[56] Wong YJ, Lum HM, Tan PT, Teo EK, Tan J, Kumar R, Thurairajah PH. Clinical implications of prompt ascitic drain removal in cirrhosis with refractory ascites. Singapore Med J. 2021; 62: 659-664.

[57] Boike JR, Mazumder NR, Kolli KP, et al; Advancing Liver Therapeutic Approaches (ALTA) Study Group. Outcomes After TIPS for Ascites and Variceal Bleeding in a Contemporary Era-An ALTA Group Study. Am J Gastroenterol. 2021; 116: 2079-2088.

[58] Will V, Rodrigues SG, Stirnimann G, et al. Transjugular intrahepatic portosystemic shunt and alfapump® system for refractory ascites in liver cirrhosis: Outcomes and complications. United European Gastroenterol J. 2020; 8: 961-969.

[59] Aagaard NK, Malago M, De Gottardi A, et al. Consensus care recommendations for alfapump® in cirrhotic patients with refractory or recurrent ascites. BMC Gastroenterol, .2022; 22: 111.

[60] Tonon M, Piano S, Gambino CG, et al. Outcomes and Mortality of Grade 1 Ascites and Recurrent Ascites in Patients With Cirrhosis. Clin Gastroenterol Hepatol. 2021; 19: 358-366.e8.

第11章 腹水的内镜治疗

第1节 概述

不明原因腹水的病因学诊断是临床工作中的难题，快速准确地鉴别腹水的良恶性对于明确病因、确定下一步的临床治疗方案及预后评估至关重要。临床上对于不明原因腹水的患者已经形成了比较规范的诊治流程，首先要明确该患者是否存在腹水，其次是对腹水的良恶性进行鉴别，最后为确定腹水的病因及治疗。近10年来，随着恶性肿瘤的发病率逐年上升，其中伴随腹水的患者也在不断增多，这就要求临床医生及时、准确鉴别腹水性质的同时还要尽早发现引起腹水的病因，然后才能针对病因进行根治性治疗。

针对腹水本身，多为对症处理，尤其是恶性肿瘤合并腹水的患者并无特殊根治性治疗方法，而且疗效也欠佳，主要是针对病因治疗，即治疗原发病。随着科技的不断发展，我们俗称的"微创"手术，即内镜手术既能够达到常规开放性手术同等的效果，且内镜手术对组织损伤和创伤会更小，更容易被广大患者所接受。内镜在合并腹水的疾病中已广泛应用，对其诊疗起着举足轻重的作用。广义的内镜治疗包括胃肠镜及腹腔镜等，而内镜的最大优势就是可在直视下对异常病灶进行活检、切除、重建等功能修复，能够清晰地观察腹膜的结节、肿块分布以及肝脏、脾脏表面和盆腔等常见腹水的病变部位，在不明原因腹水的诊断中具有较高的临床价值。

腹腔镜是一种安全性高的微创技术，近年来亦被用于不明原因腹水病因的诊断。腹腔镜不仅能在直视下观察腹腔情况，同时还能准确获取可疑组织进行病理活检，从而提高确诊率。腹腔镜探查的优势在于它不仅比腹部超声、CT、PET-CT等检查能更加高效的发现有意义的阳性病灶，同时还能在直视下钳取组织作病理检查。

综上所述，不明原因腹水的患者中，病因以恶性肿瘤和结核最为多见，而腹腔镜探查作为一种安全有效的技术，应用于腹水细胞学检查阴性的不明原因腹水的诊断，明显优于其他影像学检查，术前仔细分析腹水肿瘤标记物及常规影像学等临床资料，选择腹膜改变和腹腔内占位的患者进行腹腔镜探查，可以显著提高腹腔镜探查的确诊效率。

第2节 损伤性疾病并发腹水的内镜治疗

腹腔镜应用于外伤性肝破裂：控制出血，全腹腔探查，查明合并伤，可用纱布压迫创面暂时行止血，掏空文氏孔，予以F8或10号小儿气囊导尿管临时性阻断肝十二指肠韧带以控制出血，肝血流阻断时间每次一般不宜超过15分钟，开放时间每次均大于5分钟，遇到肝硬化患者应酌情缩短阻断时间，快速游离肝周韧带，直视下探查左右半肝的脏面及膈面，若阻断第一肝门后，肝裂口仍然有大量出血，提示可能合并肝静脉或肝后下腔静脉损伤，此时应果断中转开腹手术处理，一般肝脏损伤程度在Ⅳ-Ⅵ级以上，腹腔镜下难以处理，建议开腹处理。对于边缘整齐，深度小于2cm以下且未伤及胆管的肝破裂，建议腹腔镜下双极电凝烧灼止血或行间断"8"字/褥式缝合修补止血，并常规放置引流以预防术后胆汁渗漏及感染。

对于严重碎裂性肝损伤，局限性肝段或肝叶、半肝的患者，可在腹腔镜下行肝段、肝叶或半肝切除术，而外伤性肝切除的原则应是在充分考虑肝脏解剖特点的基础上，彻底切除失活、坏死组织，结扎肝断面及损伤的血管、胆管，尽量保存正常的肝组织，不必追求解剖性肝切除，一般以实施清创式不规则性肝切除术。对于实施大范围肝切除或肝内主要胆管损伤患者，酌情在腹腔镜下同期实施胆总管T形管引流、减压，减少术后胆瘘发生概率，但对于胆总管过细，小于5mm的患者需慎重，警惕术后胆道狭窄发生的风险。术后根据术式，常规放置左（或右）肝断面、文氏孔、肝后右膈下引流管，预防膈下脓肿、胆瘘发生。

对于损伤累及肝静脉主干或肝后段下腔静脉的患者，建议开腹处理，必要时行扩大的右侧胸腹联合切口，视情况行全肝血流阻断，包括腹主动脉、第一肝门、肝上下端的下腔静脉，予以5-0或6-0普里灵血管缝线连续缝合修补静脉破裂口，需与麻醉师沟通，根据情况行限制性液体复苏，控制中心静脉压。

腹腔镜应用于外伤性脾破裂：对部分外伤性脾破裂可采用腹腔镜保脾手术。该术式中穿刺孔位置的选择可依据患者体位不同而相应改变。患者取"大"字形仰卧分腿位时观察孔多位于脐正中线上，取左肋缘下锁骨中线和腋中线及剑突下、右肋缘下锁骨中线等处为操作孔。患者取右侧卧位时观察孔多位于脐部，取左肋缘下锁骨中线和腋中线、腋后线等处为操作孔。腹腔镜保脾治疗并不适合所有的脾破裂，要根据脾破裂的程度而定。对于Ⅰ、Ⅱ级的损伤采用电凝止血或加用明胶海绵填塞，必要时加以缝扎，并置引流管一根，术后要绝对卧床1周以防再次出血。对于Ⅲ、Ⅳ级损伤应持谨慎态度，因其出血量大，视野欠清，保脾的成功率低，应果断及时视情况行腹腔镜或开腹脾切除术，腔镜下脾切除建议最好应用超声刀处理脾周韧带，直线切割闭合器处理脾蒂血管。应用腹腔镜行脾破裂修补术或切除术优点是腹腔镜既是治疗方法也是检查手段，手术时间短，患者恢复快，手术安全系数大，并发症少，患者痛苦轻。但如生命体征不平稳，失血量太大的情况建议直接开腹探查。

第3节 感染性疾病并发腹水的内镜治疗

一、急性重症胰腺炎（SAP）合并感染性胰腺坏死（IPN）的内镜治疗

SAP发病急，病情进展迅速，病死率高。早期多死于持续性器官功能衰竭，晚期多死于胰腺坏死及脓毒症。局部并发症：急性胰周液体积聚（APFC）、急性坏死物积聚（ANC）、胰腺假性囊肿（PPs）和包裹性坏死（WON）。SAP的治疗策略日趋保守，传统外科开腹手术引流的重要性逐渐被介入和内镜治疗所取代。

对于中、重症胆源性SAP病人，建议延期行手术治疗，早期行手术治疗不仅会增加手术风险，而且会增加术后并发症发生率，因此建议在起病至少6周后，在胰周渗出及积液稳定吸收的情况下，再实施腹腔镜下胆囊切除术。对于合并急性胆管炎者，应在24小时内行急诊行内镜下逆行性胰胆管造影、Oddis括约肌切开、鼻胆管引流术（ERCP+EST+ENBD）。

胰周液体积聚经保守治疗常常会减少或自然消退，因此往往很少需要干预治疗。仅当出现并发症，如梗阻压迫或感染时，才需要干预治疗，而由于此时包裹尚未形成，超声或CT引导下经皮

穿刺引流（PCD）是最佳的干预方法。在胰腺坏死向WON演化的过程中，在足够的干预下仍然出现：①持续性器官功能衰竭或出现新发的器官功能衰竭；②胃出口或十二指肠的梗阻以及胆道梗阻时需提前干预。干预时机应尽可能延迟至起病4周后，干预方式建议"升阶梯"策略。干预的方法首选内镜下经胃壁引流或PCD。PCD的关键在于入路选择，腹膜后入路是优选入路，建议选择12~24号大导管引流，通常需要放置2个或以上的导管，以便于冲洗引流。如果这些方法仍达不到效果，可考虑手术。而微创腹膜后入路胰腺坏死组织清除术（MARPN）是首选策略。采用"创伤递进""升阶梯（step-up）"的治疗原则，升阶梯方法按优先顺序依次为PCD、内镜下经胃坏死组织清创术、视频辅助腹膜后清创术（VAD）、MARPN、腹腔镜下经胃或网膜囊途径胰周清创引流术（LTN）、开腹胰腺坏死组织清除术（OPN）。

按照手术入路及切口类型可分为以下几种：

1. 经腹腔前入路清创术　优势在于创伤及出血较少。缺点是有可能会导致腹膜后感染物进入腹膜腔、操作相对困难、腹压升高会加重循环、呼吸功能障碍。

2. 后腹腔镜下清创术　该术式能够取出大块坏死组织，止血手段更多。

3. 腹腔镜辅助清除术　小切口手术与经窦道视频辅助清创术的融合，该术式多经腹膜后入路到达病灶，对腹部脏器干扰小，并可避免腹腔感染，更加可靠、安全、有效。

（一）腹腔镜经胃胰腺坏死组织清除术（LTGD）

腹腔镜全面探查腹腔，进一步明确包裹性坏死（WON）的位置、大小及分布范围。然后经主操作孔置入腔镜超声，探查WON的位置、分布，并明确坏死物的范围以及WON与胃壁及胰周主要血管的关系。确定位置后，使用能量器械切开胃前壁，并将其悬吊。再次使用超声并进行穿刺定位后，使用能量器械切开胃后壁及WON前壁。使用直线切割吻合器进行胃后壁与WON前壁的吻合。经吻合口进入，使用腹腔镜肠钳行坏死组织清除，对坏死组织清除不彻底的病人，为降低术后持续感染的风险，可在WON内放置外引流。清除坏死组织后，可连续缝合或使用吻合器关闭胃前壁，腹腔冲洗，放置引流。对存在胆囊结石的病人可同期行胆囊切除术。

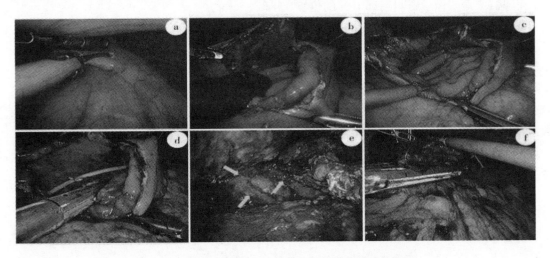

图11-1　腹腔镜经胃胰腺坏死组织清除术手术流程图

（二）腹膜后入路胰腺坏死组织清除术（MARPN）

手术步骤：

1. 局麻或全麻下，拔除原引流管，逐级扩张窦道至F24~F30。

2. 根据窦道与坏死腔隙的距离及角度，选择超声碎石肾镜或胆道镜经鞘管进入腔隙，利用温热生理盐水持续冲洗腔隙，获得良好视野，钳夹取出松动脱落的坏死组织。对于尚未完全脱落的坏死组织，不强行清创。

3. 坏死组织取出后，将 F20~F28 的三腔引流管置于脓腔深部，尽可能靠近胰床，特别注意不可直接顶住脓腔壁，以免长久压迫导致肠瘘或出血。

4. 术后采取手法冲洗和持续灌洗相结合的方式，保持引流通畅。根据引流情况，积极地予以清管或换管。

5. 必要时，可再次或多次予以 MARPN。

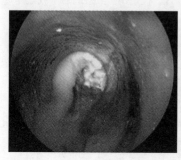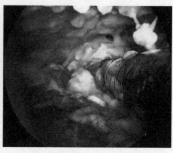

图 11-2　腹膜后入路胰腺坏死组织清除术术中图

（三）腹腔镜辅助清创术

该术式是小切口与经窦道视频辅助清创术的融合，适用于一次或多次经皮穿刺置管引流术及小切口清创术后仍不能控制病情的患者，需要借助前期 PCD 及小切口手术所形成的窦道。术中将该窦道或小切口扩大为腰部/肋缘下长约 5~7cm 的切口，在腹腔镜直视下置入常规手术器械或腹腔镜器械进行清创。

经验体会：

1. 根据 CT 等影像学资料明确 IPN 的位置、分布。

2. 明确病因，考虑治疗是否能和并发症一并处理。

3. B 超定位下 PCD，需要在脓腔的高位及低位分别置管，且需放置套管及管径内径较大的，保证引流通畅。

4. 引流的同时需进行持续冲洗，促进创面干洁，减少脓液的吸收。

5. 切口小，对患者刺激小，术后恢复较快。术中注意操作轻柔，切勿使用暴力或撕扯，以免出现大出血及器官损伤。

6. 如遇术中大出血或消化道瘘，及时中转开放手术，迅速扩大手术切口及视野，直视下止血及清脓。

7. 术前术后常规服用造影剂，明确消化道是否通畅及是否并发肠瘘。

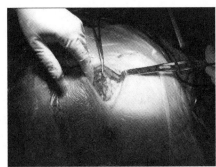 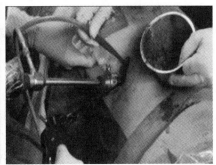

图11-3 腹腔镜辅助清创术术中图

二、上消化道溃疡穿孔合并腹水的内镜治疗

治疗原则首先是终止胃肠内容物继续漏入腹膜腔，快速清除腹腔积液，减轻炎症反应，使急性腹膜炎好转，挽救患者生命。手术治疗应是针对穿孔的原发病进行治疗，包括单纯穿孔缝合修补术和确定性溃疡根治手术。腹腔镜手术适应证、术前准备、术后处理与传统的开腹消化道溃疡穿孔修补术相似。

操作要点为：

1. 对腹腔进行一次仔细的、全面的探查和冲洗。如果肝脏已经将穿孔覆盖和封闭住了，先不将其打开，在腹腔其他部位探查和冲洗完毕后再处理，这样可减少腹腔污染的机会。

2. 经右侧的套管插入一把分离钳，经左侧的套管插入一把无损伤肠钳，冲洗覆盖的纤维蛋白，显露穿孔部位。如果肝脏已经粘连于穿孔部位，则需要经另一鞘卡插入一把扇形拉钩。

3. 评估穿孔的大小、位置和可能的原因。巨大穿孔，特别是不易确认的穿孔（如侵及十二指肠后壁的巨大十二指肠穿孔）难以处理。当穿孔位于胃部时，一定要考虑到胃的恶性肿瘤或胃淋巴瘤的可能。

4. 距离穿孔的边缘8~10mm的位置做3~4针缝合关闭穿孔。如有可能亦可将大网膜覆盖于修补的部位。

5. 冲洗术野，留置腹腔引流管。

由于腹腔镜手术切口小，减少了手术本身对患者造成的损伤，也减少了由切口引起肠粘连和肠梗阻的发生率，同时其手术视野更加广阔，便于展现整个腹腔内情况，故该手术具有创伤小、痛苦轻、腹腔干扰小、胃肠功能恢复快、术后并发症少等优点，具有广阔的临床应用前景，是目前处理十二指肠球部溃疡穿孔便捷有效的方法。至于胃溃疡穿孔则应审慎判断溃疡性质，建议常规行活检或术中快速病理学检查，结合年龄、病史、病理结果等因素决定可否采用腹腔镜下缝合修补、毕Ⅰ或毕Ⅱ式胃大部分切除甚至需行腹腔镜下胃癌根治术。

第4节 肿瘤性疾病并发腹水的内镜治疗

一、肝细胞癌（HCC）并腹水的内镜治疗

HCC发病率逐年上升，据报道其在所有恶性肿瘤中发病率占第6位，尤其在东亚地区（我国）病毒性肝炎高发，HCC发病率颇高，且早期多无明显症状和体征，后期因肝功能欠佳并发腹水、甚

至癌肿破裂出血的病例在临床上很常见。

而针对并发腹水的病例多为对症处理，相关章节已提及，本节主要围绕其原发病（肿瘤）的内镜治疗进行阐述。

外科治疗是早期肝癌患者首选的治疗方法，外科治疗方式（包括手术切除、肝移植）是唯一能使患者获得长期治愈的手段，外科技术和诊断的发展使越来越多的早期肝癌患者得到及时治疗。原则是最大限度完整的切除肿瘤，切缘无癌细胞残留，最大限度保留正常肝组织，术前的选择和评估、手术细节的改进、术后复发转移的防治是治疗的关键。术前对肝脏功能的储备应全面进行评估，包括 Child-Pugh 评分，肝静脉压力梯度（HVPG），吲哚氰绿15分钟潴留率（ICG15），残肝体积须占标准肝体积的40%以上等指标。

1991年 Reich 等报道了3例良性肝脏肿瘤的腹腔镜切除，开启了腹腔镜肝脏手术的新时代。1994年，周伟平教授报道了我国第1例腹腔镜下肝叶切除术，开创了我国腹腔镜肝切除术的先河。在过去的30年间，腹腔镜肝脏手术由位于肝脏边缘的原发良性肿瘤切除到恶性肿瘤的楔形切除、解剖性半肝切除、三叶切除，再到包括尾状叶、Ⅶ、Ⅷ段在内的各个肝段、肝脏转移瘤的切除及腹腔镜下供肝切取，手术难度不断提高，手术适应证也不断扩大，其可行性、安全性、有效性不断被临床研究证实。近10年来，腹腔镜肝切除手术技术不断提高，相关器械不断发展，理论体系不断完善。以"精准肝切除"理念指导的腹腔镜肝切除术目前受到越来越多的关注，腹腔镜肝切除术也正朝着标准化和规范化的目标发展。

腹腔镜肝切除手术入路的选择方式多样，传统的开腹肝切除过程中为了获得更好的视野和术中便于快速控制出血，需要提前游离肝周韧带并翻动、挤压肝脏，这无疑为术中肿瘤细胞的播散创造了条件。在腹腔镜肝切除手术过程中，由前入路衍生而来的腹腔镜下原位前入路是最直接的入路途径，它适用于绝大多数肝叶切除术。同时，结合区域性血流阻断技术能进一步保证手术的安全性与无瘤切除原则。针对特殊肝叶切除如全尾叶肝切除，可使用前入路结合左右侧入路灵活使用；对右肝膈面及右肝背侧的浅表肿瘤，可使用胸腔入路以及后腹膜入路，为安全实施腹腔镜肝切除提供了新的手术路径。

术前、术中病灶定位更精准，在现代"精准外科"理念指导下的肝脏外科，解剖性肝切除日益受到关注。解剖性肝切除手术在切除病灶的同时，需要切除对应门静脉分支流域的肝段。相较于既往大面积肝叶切除，解剖性肝切除需要更精准的肝脏管道定位与切肝平面的选择，这对腹腔镜肝切除过程中定位技术提出更高的要求。更好地实现完整切除荷瘤门静脉流域的同时保留更多、更完整的功能性剩余肝（future liver remnant, FLR）体积。以肿瘤为中心设计荷瘤门静脉流域切除术式，保留更完整的 FLR，减少术后缺血、瘀血以及胆漏等并发症发生，带来更好的围术期疗效，更快的术后恢复将使高危病人更早地接受术后辅助系统治疗。

术前三维重建技术与术中荧光染色近年来，随着肝脏三维重建技术的发展，肝脏外科医生能够更直观、更有效地评估肿瘤位置以及周围管道结构，在术前能够做到精准预判，术中正确判断肝切除的离断平面以及离断的脉管结构，进一步减少术中出血的风险。近年来，吲哚菁绿（indocyanine green, ICG）分子荧光成像技术被广泛应用，在腹腔镜肝切除手术中用于肝脏肿瘤的显像以及定位。目前，常用的显像方式有正染及反染两种，通过控制肝内血流能清楚得到肝叶或者肝段持久清晰的成像。更为重要的是，ICG 能够对肝脏深部肿瘤进行显色，有助于医生术中精准判断断肝平面以及肿块边缘，从而精准完成肝切除手术。术中超声广泛应用于腹腔镜肝切除术中，术中超声的应用能够进一步提高腹腔镜肝切除手术的安全性。术中超声克服了术者无法探查感知肿瘤的局限性，它不但能够对切面实时进行探查、肿瘤定位、修正切肝平面，并且能判断肿瘤与周围脉管的毗邻关系，为精准肝切除手术提供了重要的辅助工具。但需要注意的是，由于肝脏血管复杂，肝静脉、门静脉以及胆管系统存在交通支，在实际临床工作中可能存在不符合的情况。因此，将术中超声以及ICG显像结合，通过超声定位实时修正切肝平面，另外也可以通过超声定位肝段血管后注入ICG，最终可达到精准肝段切除。腹腔镜肝切除手术器械更丰富，近年来切肝器械的发展逐步满足了腹腔镜肝切除手术的需求。使用最为广泛的包括电刀、超声刀、超声刮吸刀（CUSA）、LigaSure、切割闭合器等切肝器械。肝脏血流控制技术更科学，肝脏血流控制一直是腹腔镜肝切除手术过程中关键技术之一。全肝血流阻断方法（Pringle法）因为其操作简便被广泛使用。对于肝切除过程中的大出血，Pringle法仍然是控制出血的理想手段。区域性肝血流阻断技术是通过选择性阻断切肝血流，从而达到控制出血的目的，它能够避免正常肝脏发生缺血再灌注损伤和机体血流动力学变化。同时，麻醉医学领域控制性低中心静脉压技术目前已成为腹腔镜复杂肝切除手术过程中不可或缺的辅助技术之一。

机器人辅助腹腔镜下肝脏外科手术2003年Giulianotti等首次报道机器人辅助系统用于肝脏外科领域，从而开启了机器人肝外科手术时代。至今，全球范围内机器人辅助技术在腹腔镜肝切除领域得到了长足的发展。机器人辅助腹腔镜下肝切除手术能够达到甚至优于全腹腔镜肝切除的手术效果，例如在中转开腹率、术后并发症发生率以及住院天数等方面。即使对于大范围肝切除，特别是右半肝与扩大右半肝，机器人辅助腹腔镜下肝脏外科手术相较于全腹腔镜手术也能够显著降低中转开放手术率与术后住院时间。同时，机器人辅助肝脏切除术的学习曲线也显著缩短。

综上所述，在现代精准外科和系统治疗大时代背景下，腹腔镜解剖性肝切除理论和技术体系将被赋予新的使命和意义。以肿瘤为中心、切缘为原则、流域为基本、脉管为框架，强调精准并兼顾肝脏代偿和手术简单化，制定流程化、标准化的规范术式。这是进一步实现腹腔镜肝脏外科的整体发展和推广，并在多中心大样本对照研究中获取同质性结果的基础。而累积病例、充实证据和科学评价，是制定规范化术式的当务之急。

二、胰腺癌合并腹水的内镜治疗

胰腺癌是一种发病隐匿、发展迅速、治疗效果及预后极差的消化道恶性肿瘤。而腹水一般出现在胰腺癌晚期患者，多为肿瘤腹膜转移所致，亦可有肿瘤压迫门静脉或因门静脉、肝静脉继发癌栓而引起。少数患者合并胰腺假性囊肿，在囊肿破裂后形成胰源性腹水，其腹水淀粉酶值往往会较高。胰腺癌并发腹水的患者，腹水本身无特殊治疗，而且疗效也差，如为癌性腹水可予腹腔内注射化疗药物进行化疗，主要是病因治疗，即治疗原发病癌肿，手术切除肿瘤是首选，包括根治性肿瘤切除术、减黄等姑息性手术，联合术中放疗或神经阻断镇痛术。

治疗现状及进展：胰头癌预后差，主要原因是其早期即发生淋巴结转移和沿神经束膜扩散至胰外的生物学特性，根治性手术是目前唯一可能有望治愈胰头癌的治疗方法。术式主要有胰十二指肠切除术（PD），其中包括标准的PD、改良的保留幽门的胰头十二指肠切除术（pancreaticoduodenectomy）和扩大胰十二指肠切除术（Pancreaticoduodenectomy，EPD），区域性扩大切除术（RP）以及全胰切除术（TP）。各种改进术式的重点在于扩大淋巴结清扫范围，胰周后腹膜的完整切除，伴或不伴门静脉、肠系膜血管的切除、重建，追求达到无淋巴结转移、无后腹膜浸润、显微镜下无瘤性切除，即R0切除。

腹腔镜下胰十二指肠切除术（LPD）联合区域性淋巴结廓清术：对于一般状态好，无远处转移的，最常用的术式为标准的LPD。淋巴结清扫范围应到第2站，包括：（No.9、11、12a、12b、12e、14a、15、16a、16b、18组）。早期患者应该适当扩大手术范围，扩大廓清淋巴结切除术可能提高早期患者长期生存率，而晚期患者则以切除病灶、切缘阴性为目的。1994年，Gagner等报道了首例LPD，近10余年LPD技术发展迅速。其优势较开腹PD全方位体现，术中出血量、术后住院时间以及术后并发症对比传统开腹术式有显著改善。有学者对 LPD 的手术疗效进行了大样本量的 meta 分析,结果发现在 R0 切除率与淋巴清扫率上较传统术式有所提高。机器人胰十二指肠切除术(RPD)同样具备许多优势,熟练的术者可有效降低术中出血量、手术时间,在未来有较好的发展前景,目前在一些区域性胆胰中心已广泛开展。

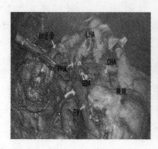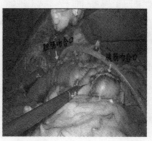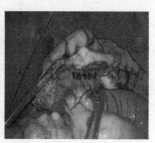

图 11-4　LPD 术术中图

胰体尾癌继发腹水的内镜治疗:其约占胰腺癌的 20%~30%,继发腹水的治疗同胰头癌相似,但胰体尾癌起病更加隐匿并且早期缺乏有效的诊断方法。传统的根治性手术效果较差,胰体尾癌患者术后 5 年生存率仅 20%~30%。2003 年 Strasberg 等首先报道了胰体尾癌的新术式—根治性顺行模块化胰脾切除术(radical antegrade modular pancreatosplenectomy,RAMPS)。其特点包括:①根治性:彻底清扫第 1 站淋巴结;②顺行性:解剖自右向左,术中较早控制动脉、静脉及淋巴回流;③模块化:降低后腹膜切缘阳性率,提高 R0 切除率。国内外胰腺外科医师积极开展腹腔镜 RAMPS,在保证手术安全性的同时,提高了 R0 切除率,并有望改善患者预后。

RAMPS 微创现况及未来发展趋势:随着医疗技术的革新,腹腔镜或机器人因其微创的优势,如出血少、切口短、住院时间短,被广泛推广。目前微创技术已扩展到各种手术领域,胰腺手术也均能在微创下完成,其中远端胰腺切除术因其不涉及消化道重建,相比于胰十二指肠切除术和全胰切除术更容易接受并运用。微创入路的 RAMPS 与开放手术原则一样,强调更深层面的切除,并根据淋巴回流的特征,自右向左进行。根据肿瘤是否侵犯胰腺后包膜也可分为前入路、后入路,其中前入路包括经屈氏韧带 SMA 路径和其他的 SMA 路径。一般来说,使用后入路 RAMPS 治疗侵入腹膜后间隙的胰腺癌在技术上具有挑战性,在应用微创入路治疗腺体尾癌时,优先考虑前入路 RMAPS(Lap-RAMPS)。其具有以下优点:①利于预先判断肿瘤动脉侵犯情况,评估可切除性;②解剖自右向左进行,术中较早切断胰腺、控制动静脉;③动脉优先入路,打开 SMA 动脉外鞘向上剥离至腹腔干起源处,清扫第 10、11、18 组淋巴结及第 9 组淋巴结、中心区域淋巴结;④切除更加容易,可提高切除率;⑤腹腔镜手术固有优势,如出血少、切口小及疼痛较轻、术后康复快等。随着计算机技术的发展,机器人在微创手术中越来越重要,并具有一些独特的特点,包括减少疲劳、震颤过滤、腕状运动、运动缩放和三维视觉,而这些特点预示着机器人在精细的手术、小空间、复杂的重建和涉及血管的手术中具有优势。这启示我们,RAMPS 在微创环境下相比于 DPS 似乎更具有优势。在微创手术中,机器人可以克服常规腹腔镜手术的局限性,例如我们可以充分利用机器人手术系统提供稳定的三维手术视野以及腹腔镜器械的腕式运动来解剖围绕腹腔轴的软组织,有效控制脾动脉/静脉起源处的血管,并使胰腺和 SMV-SV-PV 汇合之间形成一个窗口,而这些都是腹腔镜难以实现的。

对于胰体尾癌,目前仍是以手术为主的综合治疗。术后极低的生存率是传统胰体尾癌手术难以解决的问题之一,随着腹腔镜技术、器械的发展,Lap-RAMPS 以其 R0 切除率高、区域淋巴结清扫更彻底、术中出血量少、患者康复快、辅助治疗开始早等诸多优势,有望成为胰体尾癌患者治疗的标准术式。

第5节 门脉高压疾病并发腹水的内镜治疗

门脉高压症并发腹水的内镜治疗：门静脉高压症并发食管胃底静脉曲张破裂出血是肝硬化失代偿期最为严重的并发症和主要死因之一。近30余年来，随着药物、腔镜、经颈静脉肝内门体分流术（TIPS）和肝移植等多种治疗方法的广泛应用，颇有成效，但外科治疗一直发挥着十分重要的作用，挽救了大量病人的生命。门脉高压症形成后，可发生下列病理变化：脾肿大、脾功能亢进、交通支扩张、腹水、门脉高压性胃病、肝性脑病。

而针对合并腹水的治疗多为内科保肝护肝、利尿、补充白蛋白等对症处理，外科治疗门脉高压症主要是预防和控制食管胃底曲张静脉破裂出血，内镜治疗主要针对交通支扩张导致食管胃底静脉曲张破裂出血的处理。

1. 内镜下治疗　已发生食管胃底静脉曲张破裂出血的患者除内科输血、补液、防止休克的同时，可酌情选择内镜下套扎、组织胶注射疗法、止血夹等治疗措施。

2. 外科手术治疗　对于没有黄疸、没有明显腹水的病人（肝功能Child评分A、B级）发生大出血，应争取即时或经短时间准备后即行外科手术。手术治疗主要分为两类：一类是通过各种不同的分流手术来降低门静脉压力，另一类是阻断门奇静脉间的反常血流，达到止血的目的。急诊手术术式应以贲门周围血管离断术为首选，该术式对病人打击较小，能达到即刻止血，又能维持入肝血流，对肝功能影响较小，手术死亡率及并发症发生率低，术后生存质量高，而且操作较简单，易于在基层医院推广。

3. 门-奇断流术　为解除脾功能亢进而行巨脾切除，同时结扎、切断冠状静脉及食道贲门周围的门奇静脉间的反常血流，达到止血目的。近年来随着腹腔镜外科技术的快速发展，腹腔镜贲门周围血管离断术已在国内越来越多的中心推广应用。其具有创伤小、出血少、恢复快等优势。腹腔镜下巨脾切除联合贲门周围血管离断术适用于有食管胃底静脉曲张破裂出血，肝功能分级为Child-Pugh评分A或B级的病人。

（1）适应证　主要包括：①既往有门静脉高压症合并食管胃底曲张静脉破裂出血史或出血停止后24小时内再度出血，并经内科治疗无效者。②合并严重脾功能亢进、巨脾时，内镜和TIPS治疗均无法同时予以矫正者。③不适合行内镜、TIPS治疗，或上述治疗失败者。④部分胃底静脉曲张或门脉高压性胃病引起的出血。

（2）手术基本步骤　①腹腔探查：在腹腔镜下探查肝、胆、胰腺、胃十二指肠及内脏静脉曲张情况，重点检查有无腹腔积液、肝脏的大小、肝硬化程度、有无合并肿瘤。了解脾脏与邻近器官的关系，有无粘连，粘连的性质和部位，脾脏的活动度等，明确可获得的腹腔镜手术操作空间，评估手术难度及术中可能的风险。仔细探查胃底曲张静脉的程度、范围等情况。②脾脏切除术：腹腔镜下脾脏切除手术入路有多种，我们团队的经验是首先打开胃结肠韧带，显露脾动脉分离并结扎脾动脉；从脾脏下极开始予以能量器械逐步离断脾结肠韧带、脾肾韧带，紧贴脾下极血管分离，将胰尾和脾蒂分开；切开脾胃韧带，离断胃短血管，打开脾蒂后方间隙；镂空脾蒂，使用直线切割闭合器离断脾蒂；最后离断脾膈韧带上极。③离断贲门周围血管：贲门周围血管离断的原则为离断贲门周围胃浆膜层以及食管下段至少6~8 cm的血管，包括胃短静脉，胃网膜左静脉，胃冠状静脉的胃支、食管支、高位食管支和异位高位食管支，胃后静脉和左膈下静脉以及与上述静脉伴行的同名动脉。脾切除后，可自弓内离断胃大弯侧网膜的血管，包括胃网膜左动静脉和所有胃短血管，保留胃网膜右动、静脉。打开小网膜,向左上方提拉胃近端,逐束分离、夹闭、离断胃小弯侧及胃后曲张血管;对于小弯侧曲张静脉团的离断,也可使用直线切割闭合器。再沿小弯侧侧壁及食管分离并离断食管支。切开膈下食管前浆膜,将贲门向下向左牵拉,游离食管下段6~8 cm范围,力求充分彻底断流。离断食管下段的曲张静脉包括食管支、高位食管支、异位高位食管支和膈静脉。打开胃结肠韧带,将胃大弯侧向右上翻起,显露胃后壁,在紧靠胃小弯侧分离、切开胰腺上缘的腹膜与脂肪组织,找到胃后静脉,予以结扎离断。将胃底向下牵拉,显露胃膈韧带,找到左膈下静脉,予以结扎离断。④标本处理:取出标本,将脾脏装入标本袋,可将其破碎,延长脐部观察孔或由主操作孔取出。常规送病理检查,脾窝放置一根腹腔引流管预防胰漏。

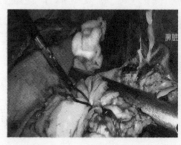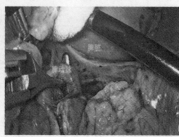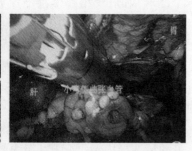

图 11-5　腹腔镜下巨脾切除 + 门 – 奇断流术术术中情况

（屈小勇　李国庆　费书珂）

参考文献

［1］韩娜,兰晓莉.18 F-FDG PET /CT 及其他影像学技术在不明原因腹水中的应用价值.华中科技大学学报（医学版）.2017；46：489-493.

［2］Yang Y, Zhang W, Xu H, et al.A novel approach: transumbilical endoscopic exploration and biopsy for patients with unknown ascites. J Laparoendosc Adv Surg Tech A. 2018；22：691-694.

［3］中国临床肿瘤学会指南工作委员会.中国临床肿瘤学会（CSCO）:原发性肝癌诊疗指南（2020版）.北京：人民卫生出版社，2020.

［4］Berardi G, Igarashi K, Li CJ, et al.Parenchymal sparing anatomical liver resections with full laparoscopic approach: Description of technique and short- term results. Ann Surg.2021; 273: 785-791.

［5］Shindoh J, Hasegawa K, Kokudo N, et al. Anatomic resection of hepatocellular carcinoma: a step forward for the precise resection of the tumor-bearing portal territory of the liver. Ann Surg.2015; 261: e145.

［6］Cai J, Zheng J, Xie Y, et al. A novel simple intra- corporeal Pringle maneuver for laparoscopic hemihepatectomy: how we do it. Surg Endosc. 2020; 34: 2807-2813.

［7］Wu G, Chen T, Chen Z, et al. Effect of controlled low central venous pressure technique on postoperative hepatic insufficiency in patients undergoing a major hepatic resection. Am J Transl Res. 2021; 13: 8286-8293.

［8］Zhu P, Liao W, Zhang WG, et al.A prospective study using propensity score matching to compare long- term survival outcomes after robotic-assisted, laparoscopic or open liver resection for patients with BCLC Stage 0-A hepatocellular carcinoma. Ann Surg, 2022, 1: 225-227.

［9］Qin R, Kendrick ML, Wolfgang CL, et al. International expert consensus on laparoscopic pancreaticoduodenectomy . Hepatobiliary Surg Nutr. 2020；9：464-483.

[10] 徐冬，蒋奎荣，陆子鹏，等．根治性顺行模块化胰脾切除术治疗胰体尾癌的临床疗效．中华消化外科杂志．2016；15：567-573.

[11] Kim EY, Hong TH. Initial experience with laparoscopic radical antegrade modular pancreatosplenectomy for left-sided pancreatic cancer in a single institution: technical aspects and oncological outcomes. BMC Surg.2017；17：2.

[12] 徐晓武，张人超，牟一平，等．腹腔镜根治性顺行模块化胰脾切除术治疗胰腺体尾部腺癌12例分析．中华外科杂志．2018；56：212-216.

[13] 霍枫，陈建雄，郑于剑，等．肝移植治疗门静脉高压症的作用与地位及需要注意的问题．中华消化外科杂志．2018；17：976-980.

[14] 杨连粤．门静脉高压症外科治疗进展与展望．中国实用外科杂志．2020；40：180-184.

[15] Deng ZC, Jiang WZ, Chen L, et al.Laparoscopic VS. Open splenectomy and oesophagogastric devascularisation for liver cirrhosis and portal hypertension: A retrospective cohort study.Int J Surg.2020；80：79-83.

[16] Luo HP, Zhang ZG, Long X. et al. Combined laparoscopic splenectomy and esophagogastric devascularization versus open splenectomy and esophagogastric devascularization for portal hypertension due to liver cirrhosis. Curr Med Sci.2020；40：117-122.

第12章 恶性腹水的放疗与化疗

一、概述

恶性腹水（Malignant ascites，MA）是指原发腹膜的肿瘤或其他恶性肿瘤侵犯腹膜引起的腹腔内液体异常聚集。恶性腹水又称恶性腹腔积液，是肿瘤的晚期表现。引起恶性腹水的常见肿瘤有卵巢癌、肝癌、结直肠癌、胃癌、淋巴瘤和输卵管癌等。其他的肿瘤腹腔转移也可以引起恶性腹腔积液。在所有的恶性肿瘤中，卵巢癌是女性合并恶性腹水最多见的肿瘤。男性通常以肝癌和胃肠道肿瘤合并恶性腹水为多见。不同类型的原发肿瘤合并恶性腹水患者的预后有显著差异，淋巴瘤和卵巢癌患者的预后较好，乳腺癌患者的生存期也较胃肠道肿瘤患者长，肝癌患者合并恶性腹水生存期短。恶性腹水具有病情难治、迁延不愈、病情反复、预后差等特征。恶性腹水一旦发生，患者的中位生存期大约为数周至数月。大多数患者一年生存率低于10%。尽管恶性腹腔积液患者的生存期有限，但是姑息治疗对患者的生活质量及预后有改善作用。

恶性腹水形成的机制与肝硬化腹腔积液不同。肿瘤分泌的一些介质导致腹膜血管的通透性增加，以及低蛋白血症所致的流体动力学失衡、营养不良、液体产生过多、门静脉阻塞、淋巴及静脉回流受阻、肝转移可能是形成恶性腹腔积液的主要原因。目前已知的机制包括：①肿瘤阻塞淋巴管，使淋巴回流受阻；②肿瘤侵犯血管，损伤血管内皮，致血管内皮的通透性增加，导致腹水形成；③蛋白丢失，营养物质消耗使得血浆胶体渗透压降低而加重腹腔积液形成；④患者营养消耗，最终发展为恶病质状态；⑤免疫调节因子、血管内皮生长因子等在恶性腹水形成过程中发挥重要作用。例如肿瘤引起门静脉高压状态以及恶性肿瘤引起的腹膜后淋巴结肿大压迫淋巴管导致回流不畅，均可使腹腔积液增多。

二、诊断

临床上恶性腹腔积液表现多种多样，可为腹胀腹痛、腹围增加、食欲减退、足部水肿、乏力、易疲劳、恶心呕吐、呼吸困难、心悸及消瘦等。部分患者甚至可出现呼吸困难、感染、电解质紊乱、肺栓塞等严重并发症。查体包括腹部膨隆，部分患者可扪及腹部肿块，亦可有腹部压痛及反跳痛，腹部叩诊浊音，移动性浊音阳性，大量腹腔积液可有液波震颤，听诊肠鸣音减弱。腹部B型超声是用于发现腹腔积液的首要影像学检查方法。CT扫描不但能查出腹腔积液，还有助于查找原发病灶。必要时可以进一步行PET/CT检查。CT或PET/CT检查可明确原发肿瘤的部位，是否存在广泛转移，这对恶性腹腔积液的病因诊断、肿瘤分期与治疗方案的选择至关重要。

三、鉴别诊断

恶性腹水的鉴别诊断需注意除外其他非恶性腹水，比如肝硬化、系统性红斑狼疮、结核、心肾功能衰竭引起的腹水，偶尔可因放疗或化疗引发的腹水等。80%以上恶性腹水患者在既往数月至数年已有恶性肿瘤病史，但有时某些患者原发肿瘤不易诊断，如能进行腹腔穿刺可有助于恶性腹水与其他原因所致的腹水相鉴别,包括肝硬化、结核、充血性心力衰竭、系统性红斑狼疮及化疗和放疗的并发症等。诊断性腹腔穿刺对明确腹水的性质非常重要,常常行腹水常规及生化、腹水脱落细胞学等检查,为明确腹水性质提供了特异性的检查方法。血性腹水常为恶性,混浊脓性腹水常提示腹膜炎。腹水常规和生化检查提示恶性者常常蛋白含量增高,具体包括外观、颜色、细胞计数、蛋白定量、腹腔积液离心沉淀后涂片染色镜检或用石蜡包埋切片病理检查。恶性腹腔积液多为血性,为渗出液,镜检有大量红细胞,细胞学检查约在60%的恶性腹腔积液中查出恶性细胞。行腹膜活检或在B型超声引导下做经皮壁层腹膜肿物穿刺活检术,可进一步提高诊断率。

细胞遗传学可发现染色体异常和多倍体。细胞遗传学分析有助于识别恶性细胞。恶性腹水主要存在糖代谢和氨基酸代谢异常,其相关代谢通路可能与恶性腹水病程进展密切相关,并有望成为恶性腹水诊治的新方向。结核性腹腔积液亦可为血性及蛋白含量增高,有时与癌性腹腔积液不易鉴别。近来,测定腹腔积液中的腺苷脱氨酶水平有助于结核性腹腔积液的诊断。此外,一些必要的肿瘤标记物检查,如CEA、CA-125、CA19-9、β-HCG及LDH,也有助于恶性腹腔积液的诊断。

四、治疗

临床上,恶性腹水的治疗常常需要全身治疗与局部治疗相结合。若全身治疗原发肿瘤起效,腹水可以得到相应的控制。治疗手段包括全身化疗、免疫治疗、靶向治疗、腹腔内化疗、放射治疗、腹腔内注射放射性核素或生物反应调节剂等,可以辅助输注白蛋白、利尿等对症治疗,可暂时缓解腹水引起的症状,但难以控制腹水生成。迄今还没有哪一种治疗方法的疗效完全令人满意。恶性腹水治疗关键点还在于控制原发肿瘤,若原发肿瘤得到控制,腹水可以消退。因此,应在腹水出现前及时开展对原发病灶的治疗。对于原发肿瘤化疗敏感者,治疗应针对原发肿瘤积极采用全身化疗,如卵巢癌、淋巴瘤等,若原发肿瘤对放疗敏感,则极具采取放射治疗,如小细胞肺癌、霍奇金淋巴瘤等。

腹腔穿刺中心静脉导管置管引流术和腹膜内药物治疗是恶性腹腔积液局部治疗的重要手段。近年来新的治疗手段如腹腔热灌注治疗及加压腹腔内气溶胶化疗在临床中也得到了一定的应用。药物注入腹腔后,腹腔内药物浓度高,提高了局部细胞毒作用;门静脉内药物浓度高,有利于控制门静脉内癌细胞和肝内的微小转移灶;血浆药物浓度较低,全身的不良反应较小。腹腔热灌注化疗技术是热疗与化疗相结合的综合治疗方法。在腹腔内直接杀伤肿瘤细胞,机械冲刷作用也能清除腹腔内的癌细胞;热动力效应增加化疗药物在肿瘤内部的浓度,增强化疗药物的有效性和敏感性。加压腹腔内气溶胶化疗是一种新型腹腔化疗给药技术,是在压力下将化疗药物以气雾剂的形式直接送给腹腔,通过改善化疗药物分布和组织穿透性治疗腹膜转移肿瘤。

(一)腹腔穿刺引流

腹腔穿刺放液不但可以缓解腹腔内压力,还可缓解因腹腔积液过多所致的呼吸困难。体弱的患者,迅速排放大量液体(大于1000ml)可导致低血压及休克。因此在放液过程中,应密切观察患者血压及脉搏。如心率增快及伴有口干,则应停止排放以免引起血压下降。腹腔积液虽然较多,可于24~48小时内逐渐排放。为避免腹水再度生长,可考虑腹腔内注入化疗药物、IL-2、肿瘤坏死因子等,必要时每周1~2次,连续2~4周。反复放液可能会引起低蛋白血症及电解质紊乱,有时还可引起腹腔内感染,需要仔细观察,并及时给予相应处理。

穿刺方法和注意事项:

(1)常常采用中心静脉导管行腹腔置管引流术,术者洗手,患者平卧或半卧位,常选择腹部叩诊浊音最明显区域为穿刺点,或超声定位穿刺点,常规消毒、铺巾,自皮肤至腹膜壁层用2%利多卡因逐层作局部浸润麻醉,套管穿刺针穿刺入腹腔,用导丝经穿刺针缓慢推入腹腔10~15cm,拔出穿刺针，中心静脉导管经导丝进入腹腔 10~15cm，取出导丝，保留导管并用无菌消毒敷贴覆盖，将中心静脉导管远端的三通开关开通，必要时与负压吸引器连接进行引流，2~3 天间断引流。同时常规输注人血白蛋白，以补充蛋白的丢失。一般放腹腔液体 1000ml，补充白蛋白 6~8g，以维持身体有效循环流量。

（2）腹水量多者的腹腔穿刺置管引流，穿刺针自穿刺点斜行方向刺入皮下，然后再使穿刺针与腹壁呈垂直方向刺入腹膜腔，防止内脏血管扩张引起血压下降或休克。

（3）腹水排净后，为了使药物能均匀分布在整个腹腔，与腹腔各个部分充分接触，大量腹水引流完成后注入化疗药物，再注入 1500~2000ml 等渗溶液。腹腔内灌注化疗应避免药物注入腹壁或皮下组织。注药后 1~2 小时内，应每 15 分钟更换 1 次体位，以使药物在腹腔内分布均匀，注药后尽量在 24 小时内不引流腹水，以延长化疗药物在腹腔内的作用时间。

（二）全身治疗

对化疗敏感的肿瘤，如卵巢癌、淋巴瘤、乳腺癌引起的腹腔积液应采用有效的全身化疗。卵巢癌若能行肿瘤减灭术，可先行肿瘤减灭术后再化疗，化疗方案可选用紫杉醇联合卡铂及贝伐珠单抗、卡铂联合多柔比星脂质体及贝伐珠单抗、吉西他滨联合顺铂等方案；淋巴瘤选择 CHOP（CTX，VCR，ADM，PDN）方案；B 细胞淋巴瘤 CD20 阳性可加用利妥昔单抗治疗，乳腺癌选用 TAC（紫杉醇，ADM，CTX）或含紫杉类等联合化疗方案。HER-2 阳性乳腺癌可联合曲妥珠单抗及帕妥珠单抗治疗。胃癌可选用免疫治疗如信迪利单抗或纳武利尤单抗联合 XELOX（奥沙利铂，卡培他滨片）方案化疗。近年来，免疫治疗在各个瘤种中取得了良好的效果。全身治疗还包括抗血管生成治疗、内分泌治疗等综合治疗模式。

（三）局部治疗

如果全身治疗无效，可采用局部治疗方法。目前，局部治疗已成为控制恶性腹水的主要手段。腹腔内灌注细胞毒药物、靶向药物、生物反应调节剂和应用腹腔热灌注化疗、加压腹腔内气溶胶化疗等新技术不仅提高了近期疗效和患者生活质量，还为恶性腹水治疗提供了新思路。腔内注射放射性核素 32P 也有一定的效果。据报道，使用本品后，85% 的恶性腹腔积液患者有效。用于治疗恶性胸腔积液的抗癌药物及生物制剂，也可以用于恶性腹腔积液的治疗，剂量应比治疗恶性胸腔积液相应提高，恶性腹腔积液的疗效及预后一般较恶性胸腔积液差。

1. 腹腔内灌注化疗　是治疗恶性腹腔积液的重要方法。腹膜腔内化疗因腹腔提供了局部化疗条件，易获得较高浓度的化疗药物，药物浓度比全身给药高，并延长了药物与肿瘤直接接触时间，不良反应不增加，已有许多药物用于腹膜腔内化疗。腹腔灌注化疗前应评估患者病情，如患者 ECOG 评分，血常规及肝肾功能情况，完善心电图检查。患者如果没有黄疸、肝肾功能不全、严重骨髓抑制及感染、梗阻等合并症，可考虑给予腹腔内灌注化疗。常用腹腔内灌注化疗药物有铂类、丝裂霉素、5-Fu 等。化疗药物和每次用药量：顺铂 60mg/m²，卡铂 300~400mg，阿霉素 30mg/m²，氟尿嘧啶 1000~1500mg，丝裂霉素 10~20mg，羟基喜树碱 20~40mg，以上药物可单独使用，也可以根据患者情况交替使用或联合应用。腹腔内化疗常见的不良反应包括胃肠道反应如恶心呕吐，骨髓抑制如白细胞及血小板下降，贫血，肝肾功能异常等，腹腔内灌注化疗后需常规复查血常规及肝肾功能电解质，密切观察化疗副反应。大多数患者副反应程度较轻，患者可以耐受，反复多次腔内灌注化疗有引起腹膜炎的风险。部分患者腹腔内灌注化疗后腹腔感染发生率增加，患者发生腹痛、发热、肠粘连及肠梗阻等。

2. 腹腔热灌注治疗　是近年来兴起的治疗手段。腹腔热灌注化疗（Hyperthermic Intraperitoneal Chemotherapy, HIPEC）是一种新的腹腔灌注方法。该方法利用腹腔灌洗、温热效应以及化疗药物进行综合治疗。它是将化疗药物经过恒温处理，然后循环灌注到腹腔的一种治疗方法。癌细胞代谢旺盛，对温度变化敏感，温度升高在加重癌细胞损伤的同时也会对癌细胞内酶类和微细胞器产生直接的抑制作用和破坏作用，使癌细胞代谢减慢，最终导致癌细胞凋亡。此外 HIPEC 可以直接抑制肿瘤细胞遗传物质的转录及复制，甚至是修复，还可以使肿瘤细胞血管形成血栓，阻断肿瘤细胞营养供应，减少肿瘤细胞的生成。HIPEC 治疗过程中腹腔灌注液反复冲刷，可以使肿瘤细胞脱落，肿瘤细胞死亡。腹腔灌注液不断冲刷，循环产生的剪切力也可杀死部分肿瘤细胞。高温还可以使肿瘤细胞膜及肿瘤血管通透性改变，减少了化疗药物在体内的代谢，增加局部化疗药物的浓度。热效应能干扰细胞的代谢，激活溶酶体直接杀死处于细胞分裂合成期、有丝分裂 M 期的细胞。因此腹腔内化疗联合腹腔热灌注技术可以使化疗药物增效。HIPEC 直接作用于腹腔，化疗药物组织穿透深，从而使腹腔热灌注化疗药物在肿瘤细胞中的药物浓度增加。2019 年《妇科恶性肿瘤腹腔热灌注化疗临床应用专家共识》指出，HIPEC 可用于妇科恶性肿瘤引起的难治性胸腔积液、腹水的姑息性治疗（Ⅱ级证据）。一项 HIPEC 联合全身化疗治疗胃癌腹膜转移的荟萃分析显示，HIPEC 组的 1 年生存率明显高于单一化疗组，且中位生存期延长至 11.3~21 个月。

3. 加压腹腔内气溶胶化疗（pressurized intraperitoneal aerosol chemotherapy, PIPAC） 是一种新的腹腔化疗给药技术。PIPAC 可以在特定的压力下将化疗药物以气雾剂的形式直接传送入腹腔，使药物以气溶胶的形式均匀接触腹膜，通过改善化疗药物分布和组织穿透性治疗腹膜转移肿瘤。目前，应用 PIPAC 治疗腹膜转移肿瘤的药物有顺铂、阿霉素和奥沙利铂等。对于以下患者不适合行加压腹腔内气溶胶化疗：曾接受多次腹部手术，有腹部以外的转移，整体身体状况不佳，有胆道或小肠梗阻。

4. 生物反应调节剂治疗　主要通过免疫系统直接或间接增强机体的抗肿瘤效应，取得一定的临床效果。腹腔内应用生物反应调节剂，与单用化疗药物相比疗效增强，不良反应减少，与化疗药物合用可以增加疗效。主要不良反应为发热，对血象及肝肾功能无明显影响。

常用的药物和用法：

（1）白细胞介素-2，每次剂量 200 万 U，每周 1 次，连用 2~4 周。

（2）干扰素，每次剂量 300 万~600 万 U，每周 1~2 次，共 2 周。

（3）高聚金葡素，每次剂量 5000U，每周 1~2 次，共 2~4 周。

（4）沙培林，每次剂量 5~10KE，每周 1~2 次，共 2~4 周。

（5）香菇多糖，每次剂量 4mg，每周 1 次，连用 4 次。

有研究报道腹腔注射重组人腺病毒 P53 及注射用重组改构人肿瘤坏死因子也有一定的疗效。目前临床上腹腔内注射生物反应调节剂已较少应用。

（四）中医治疗

恶性腹腔积液，也有一定的效果。中医讲究标本兼治、内外同施，治疗方法较为丰富，取得了一定的疗效。中医药治疗恶性腹水采用中药内服、外敷、艾灸、针刺及中成药静滴等方法，进行了较多的临床试验，对恶性腹腔积液的产生有一定的遏制作用，不良反应少。其中有单用，也可联合使用。中药内服法如真武汤、十枣汤、当归芍药散等可取得一定的疗效。

（蒋丽琴　陈艳华）

参考文献

[1] Wu J, Wu M, Wu Q. Identification of potential metabolite markers for colon cancer and rectal cancer using serum metabolomics. J Clin Lab Anal. 2020; 34: e23333

[2] Liu J, Luo X, Guo R, et al. Cell Metabolomics Reveals Berberine-Inhibited PancreaticCancer

Cell Viability and Metastasis by Regulating Citrate Metabolism. J Proteome Res.2020; 19: 3825-3836.

[3] Zunino B, Rubio-Patiño C, Villa E, et al.Hyperthermic intraperitoneal chemotherapy leads to an anticancer immune response via exposure of cell surface heat shock protein 90. Oncogene. 2016; 35: 261-268.

[4] 白杰, 郑琪, 张彦兵, 等. 腹腔药物灌注治疗恶性腹水研究进展. 医学综述, 2021; 27: 1740-1746。

[5] Zhang S, Xie B, Wang L, et al. Macrophage-mediated vascular permeability via VLA4/VCAM1 pathway dictates ascites development in ovarian cancer. J Clin Invest. 2021; 131: e140315.

[6] Fucà G, Cohen R, Lonardi S, et al. Ascites and resistance to immune checkpoint inhibition in dMMR/MSI-H metastatic colorectal and gastric cancers. J Immunother Cancer. 2022; 10: e004001.

[7] Tsubokura M, Adegawa Y, Kojima M, et al. Adverse effects of cell-free and concentrated ascites reinfusion therapy for malignant ascites: a single-institute experience. BMC Cancer. 2022; 22: 268.

[8] Almeida-Nunes DL, Mendes-Frias A, Silvestre R, et al. Ricardo S. Immune Tumor Microenvironment in Ovarian Cancer Ascites. Int J Mol Sci. 2022; 23: 10692

[9] Uno K, Iyoshi S, Yoshihara M, et al.Metastatic Voyage of Ovarian Cancer Cells in Ascites with the Assistance of Various Cellular Components. Int J Mol Sci. 2022; 23: 4383.

[10] Geng Z, Pan X, Xu J, Jia X. Friend and foe: the regulation network of ascites components in ovarian cancer progression. J Cell Commun Signal. 2023; 17: 391-407.

[11] Monavarian M, Elhaw AT, Tang PW, et al. Emerging perspectives on growth factor metabolic relationships in the ovarian cancer ascites environment. Semin Cancer Biol. 2022; 86: 709-719.

[12] 刘会岭, 陈兴秀, 蔡小萍, 等. 恶性腹腔积液的分子机制及治疗进展. 消化肿瘤杂志(电子版), 2018; 10: 179-182.

[13] Rickard BP, Conrad C, Sorrin AJ, et al. Malignant Ascites in Ovarian Cancer: Cellular, Acellular, and Biophysical Determinants of Molecular Charactoperistics and Therapy Response. Cancers (Basel). 2021; 13: 4318.

[14] Almeida-Nunes DL, Mendes-Frias A, Silvestre R, et al.Immune Tumor Microenvironment in Ovarian Cancer Ascites. Int J Mol Sci. 2022; 23: 10692

[15] Uno K, Iyoshi S, Yoshihara M, et al. Metastatic Voyage of Ovarian Cancer Cells in Ascites with the Assistance of Various Cellular Components. Int J Mol Sci. 2022; 23: 4383

[16] Monavarian M, Elhaw AT, Tang PW, et al. Emerging perspectives on growth factor metabolic relationships in the ovarian cancer ascites environment. Semin Cancer Biol. 2022; 86: 709-719.

[17] Rickard BP, Conrad C, Sorrin AJ, et al. Malignant Ascites in Ovarian Cancer: Cellular, Acellular, and Biophysical Determinants of Molecular Characteristics and Therapy Response. Cancers (Basel). 2021; 13: 4318

[18] Zeng L, Liao Q, Zeng X, et al. Noncoding RNAs and hyperthermic intraperitoneal chemotherapy in advanced gastric cancer. Bioengineered. 2022; 13: 2623-2638.

[19] Filis P, Mauri D, Markozannes G, et al. Hyperthermic intraperitoneal chemotherapy (HIPEC) for the management of primary advanced and recurrent ovarian cancer: a systematic review and meta-analysis of randomized trials. ESMO Open. 2022; 7: 100586

[20] Lim PQ, Han IH, Seow KM, Chen KH. Hyperthermic Intraperitoneal Chemotherapy

（HIPEC）: An Overview of the Molecular and Cellular Mechanisms of Actions and Effects on Epithelial Ovarian Cancers. Int J Mol Sci. 2022; 23: 10078

[21] Wethington SL, Armstrong DK, Johnston FM.Hyperthermic Intraperitoneal Chemotherapy for the Treatment of Epithelial Ovarian Cancer. JAMA Surg. 2022; 157: 383

[22] Harper MM, Kim J, Pandalai PK. Current Trends in Cytoreductive Surgery（CRS）and Hyperthermic Intraperitoneal Chemotherapy（HIPEC）for Peritoneal Disease from Appendiceal and Colorectal Malignancies. J Clin Med. 2022; 11: 2840

[23] 李晶, 林仲秋. 妇科恶性肿瘤腹腔热灌注化疗临床应用专家共识（2019）. 中国实用妇科与产科杂志, 2019; 35: 194-201.

[24] 陆一丹, 郑松, 柏玉蓉, 等. 腹腔热灌注化疗联合全身化疗治疗胃癌腹膜转移的 meta 分析. 实用肿瘤杂志, 2020; 35: 159-165.

[25] Shariati M, Willaert W, Ceelen W, et al. Aerosolization of Nanotherapeutics as a Newly Emerging Treatment Regimen for Peritoneal Carcinomatosis。Cancers.2019; 11 : 906.

[26] Robella M, Vaira M, Argenziano M, et al.Exploring the Use of Pegylated Liposomal Doxorubicin（Caelyx）as Pressurized Intraperitoneal Aerosol Chemotherapy.Front Pharmacol.2019; 10: 669.

第13章　顽固性腹水的诊断、鉴别诊断与治疗

门脉高压是肝硬化的主要并发症，其特征是门脉压力梯度的病理性增加。这个梯度被定义为门静脉（流入肝脏）和下腔静脉（流出肝脏）之间的压力差。小于 5mmHg 的梯度被认为是正常的，而 ≥ 5mmHg 定义门脉高压。当出现梯度时，会出现临床并发症 ≥ 10mmHg，这定义了所谓的临床显著的门脉高压。大约 80% 的病例中腹水是由于肝硬化。大约 20% 的肝硬化患者在诊断时有腹水，20% 的腹水患者在诊断的第一年内死亡。腹水是肝硬化最常见的并发症，发生率约 50%，其中 5%~10% 病人发生顽固性腹水（refractory ascites, RA），即指重度腹水，中医称膨胀或水腹。其发生为肝硬化病情严重，肝功能障碍明显的标志。顽固性腹水是指腹水不能被动员或药物不能满意地预防其复发，对强峻利尿治疗无反应（利尿抵抗）或患者因发生利尿引起的并发病阻止有效利尿剂的应用使腹水不能得到控制（难治性利尿）。顽固性腹水的临床意义不在于腹水本身，而在于其重要并发病的发生，影响患者的生活质量和增加病死率。肝硬化终末期肾衰竭的总发生率高达 75%，而顽固性腹水病人有 8% 发生肝肾综合征（HRS），顽固性腹水的另一个重要并发病是自发性细菌性腹膜炎（SBP），因此顽固性腹水病人的预后极差。据报告，50%RA 患者 6 个月内死亡，75% 患者 12 个月死亡。

腹水是肝硬化最常见的并发症之一，同时伴有肝性脑病（HE）、肝肾综合征和上消化道出血。腹水的发生与健康相关的生活质量受损和预后不良有关。大约 60% 的肝硬化患者在确诊该疾病后 10 年内会出现腹水。所有肝硬化腹水患者中有 5%~10% 出现顽固性腹水，其死亡率很高。顽固性腹水的平均 1 年生存率约为 50%。腹水可通过大容量穿刺（LVP）、经颈静脉肝内门腔静脉内支架分流术（TIPSS）、腹水回输术、血管收缩药物等进行系统治疗，但肝移植是最有效的治疗方式。然而，肝移植费用高昂，供体数量有限。此外，一些顽固性腹水患者有肝移植禁忌证。

第1节　病因与发病机制

广义的顽固性腹水是指各种原因引起的大量腹水，包括肝病性腹水、心病性腹水、肾病性腹水、弥漫性风湿病腹水、肿瘤性腹水、营养不良性腹水等，凡无自发性利尿效应，腹水量多且持续 3 个月以上者均属之。本章将讨论狭隘的顽固性腹水。

一、病因
（一）肝硬化
（二）重型肝炎
病毒性、中毒性、药物性
（三）自身免疫性肝病
1. 自身免疫性肝炎

2. 原发性硬化性胆管炎

3. 原发性胆汁性胆管炎

（四）遗传性与先天性肝病

1. 肝豆状核变性

2. 血色病

3. α1-抗胰蛋白酶缺乏症

（五）肝肿瘤

1. 原发性肝细胞癌

2. 其他肝脏肿瘤

（六）肠系膜、腹膜、网膜疾病

1. 原发性腹膜炎

2. 乳糜腹水

3. 腹膜与网膜肿瘤

4. 腹膜后肿瘤

（七）酒精性肝病

（八）胰腺疾病

1. 胰腺癌

2. 慢性胰腺炎

3. 胰腺其他肿瘤

（九）心病性腹水

1. 慢性心力衰竭

2. 慢性心包炎

（十）肾原性水肿

1. 慢性肾炎

2. 肾病综合征

3. 慢性肾功能衰竭

（十一）内分泌疾病

1. 垂体功能减退

2. 甲状腺功能减退

3. 甲状腺炎

（十二）营养疾病

1. 营养不良性腹水

2. 蛋白质-能量营养不良

3. 脚气病

（十三）弥漫性风湿病

1. 系统性红斑性狼疮

2. 血管炎

3. 白塞病

4. 系统性硬化病

5. 干燥综合征

二、发病机制

顽固性腹水病人有显著的钠潴留，细胞外液量显著增加，导致大量腹水与水肿。肝硬化严重时有效循环血量减少，促进醛固酮分泌，使肾小管重吸收钠增加，尿钠排出减少，细胞外液容量增加而产生腹水。门脉高压是肝硬化的主要并发症，其特征是病理性肝静脉压力梯度（HVPG）≥5mmHg。观察到的肝脏结构变化导致肝内血管阻力，从而导致肝硬化早期出现门脉高压。临床显著的门脉高压（HVPG≥10mmHg）与若干临床后果相关，如腹水、低钠血症、胃食管静脉曲张出血、肝肾综合征、心肺并发症、肾上腺功能不全和肝性脑病。这些并发症的诊断和处理取决于其早期识别和治疗。严重肝病时常伴肾功能衰竭，致使肾小管对钠的很严重吸收增加，血浆容量扩充，继之出现肝窦压力增高，门脉高压和血浆胶体渗透压降低，引起腹腔血浆容量扩充，最后大量腹水形成。顽固性腹水的发生机制尚不完全明了，可能与下列几个因素有关。

（一）高醛固酮血症

肝硬化失代偿期由于肝血流量显著减少，致使对肾上腺激素的降解减低，同时顽固性腹水时常伴有肾上腺分泌增多，引起血浆醛固酮增高，一般认为高醛固酮血症与钠潴留并不呈平行关系，顽固性腹水病人只有部分呈高醛固酮血症。当有效血循环量不足，尤其在强峻利尿剂作用下，约有70%病人有继发性高醛固酮血症。门脉分流手术病人肾小球输入动脉压降低，或内毒素血症等刺激RAA系统分泌增加，引起高醛固酮血症，伴有肝肾综合征病例几乎都有严重腹水和显著的肾素-醛固酮增加。

（二）前列腺素

前列腺素的存在是肾产生排钠因子的必要条件，前列腺素又可降低入球小动脉阻力和抑制抗利尿激素作用，具有扩张肾血管、促进肾排水和利钠作用。新近研究提出，前列腺素释放的变化决定着钠利尿反应与细胞外液容量的扩充，故肾脏前列腺素合成与释放的减少可引起肾钠潴留。

（三）血管舒缓素

顽固性腹水时可有血中血管舒缓素前体或缓激肽量减少，此可能与严重肝病时血管舒缓素的产生减少有关。顽固性腹水时缓激肽水平降低，同时又有激肽形成减少，引起水钠排泄减少，导致持续顽固性腹水发生。

（四）循环血量变化

有效循环血量减少时，可兴奋主动脉压力感受器及心肺压力感受器，使肾交感神经活动亢进，引起肾血管收缩，肾血流及肾小球滤过率降低；肾内血流的再分配，增加髓层肾单位的血量，使钠重吸收增加；肾上腺素能张力增加，通过肾脏前列腺素的相互作用，可导致钠潴留。

（五）抗利尿激素（ADH）

固性腹水病人常有显著的肾排水障碍。正常人，当细胞外液有效渗透压增高，刺激丘脑下部渗透压感受装置，通过神经体液机制，使垂体后叶释放ADH，以保留较多的水分，从而降低体液的渗透压。肝硬化顽固性腹水时，ADH分泌增加，同时肝脏的降解减少，使自由水在肾集合管反弥散增加，自由水清除障碍，致使水在体内潴留。肾血流减少，使肾小球滤过率降低，尿钠排泄减少，使水分相应地被保留。随着门脉压力的持续增高，加之无自发性利尿反应和利尿效应，使腹水不断增加，可加重低蛋白血症，并引起各种压迫症状，如腹胀、乏力、呼吸困难、消化不良等，继之有低钠和低钾血症，使病情加重。

（六）内毒素血症

肝硬化时易于并发感染，以原发性腹膜炎及内毒素血症为重要。前者发生率为10%~25%，多为革兰阴性杆菌感染。内毒素可直接损害肝细胞，可能是内毒素引起pH和阳离子浓度变化，激活了溶酶体酶造成肝细胞损害。内毒素影响 ATP 酶活性及线粒体能量生成，还可影响胆汁的排泄。

目前认为内毒素血症是助长腹水漏出或顽固不消的原因之一。内毒素通过水肿的肠黏膜或肠壁淋巴管直接渗入腹膜腔，可使腹膜毛细血管通透性增加，使血浆内大分子物质（如蛋白质）易从血管内漏入腹水中，腹水内蛋白质量增多，又增高了腹水的胶体渗透压，加速腹水形成，并使之顽固而不易消退。另外，内毒素还可引起肾小动脉痉挛，导致肾皮质血流减少，肾小球滤过率降低，引起肾钠潴留，加重腹水产生并使之顽固难治。

（七）LT 后持续性腹水的病因与机制

可分为血管、肝脏和肝外原因。肝移植（LT）是失代偿期肝硬化和腹水患者的最佳治疗选择，因为它通过逆转血流动力学紊乱和功能性肾损害来诱导腹水消退。然而，肝移植后的小到中度腹水在术后早期很常见，通常在移植后 2~4 周内消退。LT 后持续性腹水，通常定义为 LT 后持续 4 周以上的腹水，是一种罕见的并发症，据报道发病率为 5%~7%。尽管相对罕见，但它与更差的临床结果相关，包括更高的发病率和 1 年生存率降低。

1. 血管原因　持续性腹水（PA）的血管原因包括肝脏流出和流入障碍。下腔静脉狭窄是 LT 后的一种罕见并发症，据报道发生率为 1%。这种常见的医源性并发症通常位于吻合部位或其上方。根据 Cirera 等的结果，LT 后大量腹水形成的主要机制是继发于肝静脉流出困难的窦后门静脉高压。研究中，根据血流动力学数据，腹水患者的游离肝静脉压力和右心房压力之间的梯度明显大于没有腹水的患者。然而，只有当反映正弦压力的楔形肝静脉压力超过 12 mmHg 的阈值时，才检测到腹水。Nishida 等的研究证实，无论腔静脉背驮式吻合或腔静脉吻合的类型如何，腔静脉吻合狭窄导致的流出阻塞是 LT 后 PA 的原因。

门静脉狭窄和门静脉血栓形成是 LT 后 PA 的罕见原因，发病率为 1%~2%。Bonnel 等表明，在既往有 PVT 病史的患者中，LT 后门静脉血栓形成更为常见。肝动脉至门静脉瘘是 LT 后罕见的并发症，根据已发表的病例报告，这种类型血管异常的患者可能会出现腹水。动脉门瘘与经皮肝穿刺手术相关，如经皮肝活检和经皮肝胆管造影，无论是否放置经皮胆道引流管。

2. 肝脏原因　排斥反应期间肝血管顺应性降低的急性细胞排斥反应是 LT 后腹水形成的拟议机制之一。Gadano 等的研究结果支持了这一理论，其中严重急性排斥反应患者的肝静脉压力梯度高于中度或轻度排斥反应患者。急性细胞排斥反应治疗后，腹水通常会消退。Stewart 等证明，丙型病毒性肝炎诱发的肝硬化以及复发性丙型肝炎会导致 LT 后的 PA。根据组织学发现，大多数复发性丙型肝炎和 PA 患者患有肝硬化或桥接性纤维化，这是众所周知的与门脉高压和腹水相关的因素。然而，应强调的是，PA 可在复发性丙型肝炎患者中发展，而无明显纤维化。

在 Lan 等的研究也证实，在 173 例丙型病毒性肝炎移植中，18 名患者（10%）出现移植后腹水，其中 2/3 的患者腹水发生时无明显纤维化。在对 82 例丙型病毒性肝炎复发的肝移植受者的回顾性研究中，17% 的患者出现了顽固性腹水，在一些患者中，在没有晚期纤维化的情况下出现了难治性腹水。在同一项研究中，系统检测的阳性冷球蛋白血症（P=0.02）和 1 年时的窦周纤维化（P=0.002）与移植后腹水独立相关。这些结果表明，肝微血管病参与了 LT 后复发 HCV 患者腹水的发展。然而，在广泛使用直接作用抗病毒药物的时代，这种 PA 的原因很可能变得不常见。

考虑到 PA 的移植前预测因素，腹水、顽固性腹水、肝肾综合征 1 型、自发性细菌性腹膜炎和肝性脑病的存在显著影响 LT 后 PA 的发展。与手术相关的因素，如冷缺血（CI）时间和移植物的大小，有助于 LT 后的 PA。多项研究表明，长期 CI 显著影响 LT 后 PA 的发展。考虑到 CI 时间在肝脏缺血性损伤中起着重要作用，该损伤主要损害肝窦内皮并导致肝脏抵抗力增加，如果 CI 延长，则可预期 PA。一项涉及 439 名活体供肝移植患者的回顾性研究发现，受体脾与移植物体积比 >1.3，左叶移植物和移植物受体重量比 <0.8 是 LT 后持续性大量腹水的危险因素。在同一项研究中，

移植前血清肌酐 >1.5mmol/L 和剖腹手术时超过 1000 mL 腹水也是 LT 后 PA 的危险因素。这五个围手术期危险因素用于开发预测 LT 后 PA 临床评分系统（范围从 0 到 7）。根据其内部验证，4 分的截止值可能被用作决策改变，但仅在肝脏供体移植的情况下。最后，根据已发表的病例报告，LT 后 PA 可能是由于窦性梗阻综合征引起的，也可能是他克莫司［tacrolimus 是一种大环内酯类抗生素，为一种强力的新型免疫抑制剂，主要通过抑制白介素 -2（IL-2）的释放，全面抑制 T 淋巴细胞的作用，较环孢素（CsA）强 100 倍。近年来，作为肝、肾移植的一线用药］引起的。

3. 肝外原因　LT 后 PA 患者的检查应旨在排除腹水的肝外原因，如心力衰竭、慢性肾病、恶性肿瘤或感染。最后，LT 后 PA 的病因仍然未知。一种假设是，这种类型的腹水是由于持续的侧支循环和门静脉血容量与肝脏摄取不平衡导致的内脏血容量过大所致。

第 2 节　诊断与鉴别诊断

一、诊断标准

目前国内外对顽固性腹水尚无统一诊断标准。一般认为其特点为腹水量多，腹水持续超过 3 个月，无自发性利尿反应和利尿效应，对钠与水均不能耐受时，应想到顽固性腹水可能。1988 年罗马第 13 次国际胃肠病会议，提出凡限制钠摄入（40mmol/L）、应用大剂量利尿剂，包括安体舒通 400mg/天加呋塞米 160mg/天仍不能利尿的腹水称为顽固性腹水。1991 年欧洲肝病研究协会会议上，认为上述定义过于严格，将 RA 定义改为虽经饮食控制和一般药物治疗仍不缓解的大量腹水称之。1996 年 Arroyo 等提出，RA 是指腹水不缓解或快速复发（如穿刺排放腹水后快速复发），且医疗措施不能有效防止的腹水。包括两种不同亚型，一型是利尿对抗腹水，即不缓解或快速复发，对饮食限钠和强峻利尿剂治疗无反应而不能防止的腹水、另一型是利尿剂难治性腹水，即不缓解或快速复发，出现利尿引起的并发症，如肝性脑病、肝肾综合征、电解质紊乱等，无法应用利尿剂有效剂量，从而不能防止的腹水。

1996 年，国际腹水俱乐部将难治性腹水患者分为两个亚组：对最大剂量利尿剂无反应的患者（利尿剂抵抗性腹水）和与利尿剂治疗相关的并发症导致无法使用有效剂量的利尿剂的患者（利尿剂顽固性腹水）。2003 年提出了以下诊断难治性腹水的标准：①治疗持续时间，使用限盐饮食（<5.2g 盐/天），至少 1 周的强化利尿剂治疗［螺内酯（400mg/天）和速尿（160mg/天）］；②缺乏反应，4 天内平均体重下降 <0.8 kg，尿钠输出量低于钠摄入量；③腹水早期复发，初次动员 4 周内再次出现 2 级或 3 级腹水；④利尿剂引起的并发症，利尿剂诱发的肝性脑病（定义为无任何其他诱发因素的脑病的发展）。利尿剂引起的肾损害定义为血清肌酐水平增加 >100% 至 >2mmol/L 治疗反应性腹水患者。利尿剂引起的低钠血症定义为血清钠水平下降 >10 mmol/L 或血清钠水平 <125 mmol/L。利尿剂引起的低钾血症或高钾血症被定义为血清钾含量低于 3 mmol/L 或 >6 mmol/L，尽管采取了适当的措施。

顽固性腹水往往是肝硬化终末期的表现，大量腹水和肝硬化患者，腹水持续超过 3 个月，无自发性利尿反应和利尿效应，对 Na^+ 与 H_2O 均不能耐受，尿钠 <10mmol/24 小时，肌酐清除率下降到 20~50ml/分（正常 80~100ml/分），最大尿流率 2ml/分，24 尿 Na/k<0.5（正常 >2），常有低钠血症，需经限制钠，水摄入和利尿剂治疗仍不能控制的腹水患者可诊断为顽固性腹水。肝硬化顽固型腹水的参考诊断标准：①较大剂量利尿药物（螺内酯 160mg/天、呋塞米 80mg/天）治疗至少 1 周或间断治疗性放腹水（4 000~5000ml/次）联合白蛋白（20~40g/次 -1·d-1）治疗 2 周腹水无治疗应答反应；②出现难控制的利尿药物相关并发症或不良反应，如急慢性肾损伤、难控制的电解质紊乱、男性乳房肿大胀痛等。

腹水无治疗应答反应指 4 天内体质量平均下降 <0.8kg/ 天，尿钠排泄少于 50mmol/ 天；或已经控制的腹水 4 周内复发，腹水增加至少 1 级。

二、顽固性腹水临床表现与诊断

RA 时因腹水量大，使腹内压力增高，患者表现腹胀、腹膨隆、可形成脐疝，由于同时有肠道水肿，使消化不良加重，伴有食欲不振、饭后腹胀加重，而不敢多吃，由于腹部压力太高，使膈肌上升，影响呼吸和循环功能，加重低氧血症，甚至引起肝肺综合征，表现呼吸困难，80%~90% 患者发生直立性脱氧（orthodeoxia），即由仰卧改为站立时 P_2O_2 下降有关，也可出现平卧呼吸，即由仰卧改为站立时发生气短症状，此外尚有发绀、杵状指等表现。

由于肝硬化的存在，难治性腹水的门静脉血流受到限制，随后出现门静脉高压。对于难治性腹水，广泛接受的假设是，导致腹水的最初步骤是肝硬化后的门脉高压。这导致局部血管扩张剂（如一氧化氮）释放增加，导致内脏血管扩张。在晚期肝硬化患者中，内脏动脉血管扩张会减少动脉血容量，并使维持血压变得困难。循环功能障碍和神经体液活化在这些患者中是显著的。为了补偿这种情况，血管收缩剂和抗利尿因子被激活（例如肾素 - 血管紧张素 - 醛固酮系统和交感神经系统），导致钠和水潴留。肠道毛细血管压力和通透性受血管扩张和门静脉高压的影响，导致腹腔积液。肾游离水排泄、肾血管收缩和钠再吸收的明显损害是导致难治性腹水的因素。

三、鉴别诊断

（一）RA 与耐药性腹水的鉴别

肝硬化时长期或大剂量应用利尿剂后，对利尿剂产生耐药性，也可引起尿少和大量腹水，因此诊断时应予鉴别，以免误诊（表 13-1）。

表 13-1 耐药性腹水与顽固性腹水的鉴别

	耐药性腹水	顽固性腹水
腹水程度	中等度或大量腹水	重度
诱因	利尿剂应用不当，腹水感染，蛋白质消耗等	肝硬化末期表现
对利尿剂反应	暂时性失利尿效应 持久性失利尿效应	持久性失利尿效应
血清电解质紊乱	较少，轻度低血钠或低血钾，尿钠/钾 <1	尿钠/钾 <0.5
治疗要点	重点去除病因	纠正危及生命的水，电解质和酸碱平衡失调

（二）与肾性水肿鉴别

常有肾病史，如肾炎或肾病史，在尚未出现腹水前，在眼睑、面部有水肿、晨起为重，肾性水肿之初，伴体循环静脉压不增高，因而外周毛细血管流体静压无明显增高，所以大量液体潴留后，首先分布于组织液压力较低之处，尤其是皮下组织，在腹水形成主要是肾病严重的表现，由 Na^+、H_2O 潴留和低蛋白血症所致。当然，肾病时的尿改变和肾功能改变，如果一个患者有肾病史，出现腹水之前有尿和肾功能改变，则首先应考虑由肾病所致之 RA。

（三）与心病性水肿鉴别诊断

患者有心脏疾病史，如冠心病、风湿性瓣膜病、肺心病、心肌病及心包疾病史，首先表现心功能改变的表现，表现为慢性右心衰竭→心源性肝硬化→顽固性腹水。水肿与体位有关，水肿严重时生殖器、胸壁、手臂甚至颜面也出现水肿。临床上尚有心脏疾病的症状与体征,如呼吸困难、发绀、肺水肿、血压增高、心脏肥厚扩张、静脉压增高、心律失常及心电图和心脏B超改变等可鉴别。

(四)并发肝肾综合征诊断与鉴别诊断

顽固性腹水时,由于血液动力学改变,引起肾GFR和RPF降低;肾交感神经张力增加,加重肾缺血;体液因素的失衡引起持续性肾血管收缩,最后导致肝肾综合征(HRS)发生。新近有人提出肝肾综合征的发生与NO增高有关。NO可引起外周血管扩张,使有效血容量下降,增加出入球小动脉阻力、降低肾小球滤过率,细胞保护作用减弱而致肾损害促使肝肾综合征发生。RA并发自发性细菌性腹膜炎时,细菌产生大量内毒素,内毒素可经侧支循环直接进入体循环,可引起肾小动脉痉挛,导致肾皮质血液减少,GFR降低,导致肝肾综合征发生。

在原发顽固性腹水的基础上,若出现下列情况应考虑并发HRS:

1. **少尿** 少尿是急性肾功能衰竭的重要特征,也是诊断的重要线索。一旦肝肾综合征发生后,即有自发性少尿或无尿,进行性氮质血症,部分病人血肌酐升高比血尿素氮升高更早出现。

2. **氮质血症** 肝肾综合征的另一特点是氮质血症,在BUN增高前常有血清肌酐水平特征性增高。从氮质血症本身,与其他原因所致的肾功能衰竭无法区别,常伴有酸中毒。如果病人存活,有氮质血症病人,往往提示病人可排除肝肾综合征,而是肾前性或急性肾小管坏死或肝病并发肾炎所致。由于病人原有进行性肝病史,因此肝功能障碍都较严重,常伴发肝性脑病。

3. **实验室检查**

(1)尿钠:一般<10mmol/L。

(2)尿常规:正常或改变轻微,或仅有微量蛋白,少数病例尿中有少量红细胞及(或)有颗粒管型或透明管型。尿常呈酸性,尿比重均升高,至晚期尿比重下降。

(3)尿/血清肌酐[(U/P)Cr]:(U/P)Cr比值>20:1。

(4)尿/血浆渗透压[(U/P)mOsm]:(U/P)mOsm比值>1.即大于血浆渗透压,说明肾小管仍有良好的浓缩机能。

(5)血清钠测定:主要为稀释性低钠血症。血清钠低于135mmol/L。

(6)血清尿素氮:在肝肾综合征时尿素氮增高,加上代谢性酸中毒,引起尿毒症。尿素氮可影响酶的活力,引起细胞代谢障碍,故尿素氮上升常表示病情的严重程度。若尿素氮上升不超过5mmol/天表示病情较轻;每天上升5~10mmol为中度;超过10mmol/天表示病情严重。因此,应动态观察尿素氮的变化,应每天测定1次,以了解病情的变化,同时测定二氧化碳结合力,以了解有无代谢性酸中毒发生。

(7)滤过钠排泄分数(FE_{Na}):肝肾综合征时绝大多数患者FE_{Na}<1。

(8)肾衰竭指数(RFI):肝肾综合征时RFI多数患者<1。

出现上述实验室改变应与其他类型的急性肾功能衰竭进行鉴别,如急性肾小管坏死、肾前性氮质血症、急性肾小球疾病等(表13-2)。

表13-2 急性肾功能衰竭化验检查的鉴别诊断

项目	肝肾综合征(HRS)	肾前性氮质血症	急性肾小管坏死(ATN)	急性尿路梗阻	急性肾小球疾病	间质性肾炎
U_a/P_{AC}(mmol/L)	>30:1	>30:1	<15:1	<20:1	常>20:1	<20:1
U_{Na}(mmol/L)	<10	<20	>20	30~90	<20	30~90
RFI	<1	<1	>2	>2	<1	>2
FF_{Na}(%)	<1	<1	>3	>3	<1	>3

（续表）

项目	肝肾综合征（HRS）	肾前性氮质血症	急性肾小管坏死（ATN）	急性尿路梗阻	急性肾小球疾病	间质性肾炎
(U/P)mOsn	>2	>20	0.9~1.05	0.9~1.05	>1	0.9~1.05
蛋白尿	+	+	+-++	+	++-+++	+
尿沉渣	可正常或少许红细胞及管型	可正常或有少许红细胞管型	颗粒管型，上皮细胞管型	可正常或有少许红细胞	红细胞，红细胞管型	白细胞，白细胞管型，可有红细胞，过敏性有嗜酸性颗粒

U_a/P_{AC}：尿肌酐/血肌酐　U_{Na}：尿钠　RFI：肾衰指数　FF_{Na}：滤过钠排泄分数　(U/P)mOsn 尿/血渗透压

在临床上尚应与急性肾小管坏死、肾前性氮质血症、肝病合并肾炎等鉴别（表13-3）。

表13-3　肝肾综合征与其他类型肾衰的鉴别

项目	肝肾综合征	急性肾小管坏死	肾前性氮质血症	肝病合并肾炎
肝病史	有	无	无	有
肾病史	无	无	无	有
诱因	利尿、放腹水、出血、低血压感染、手术等	吐泻、放腹水、利尿、休克感染	—	
起病方式	突然发生或逐渐发生	急	较急	慢
病程	一般较长	短	短	较长
血压	晚期下降	早期下降	不一定	血压升高
腹水	常有（量大）	可有	无	不一定，低蛋白血症时
肝功能障碍	严重	不一定	无	不一定
肝性脑病	常有	可有	无	不一定
门脉高压	常有	可有	无	无
肾脏大小	正常	正常或增大	正常	缩小
肾脏病理改变	无特殊	显著异常，肾小管坏死	无特殊	肾小球玻璃样变、硬化萎缩、肾管萎缩

（五）并发自发性细菌性腹膜炎诊断与鉴别诊断

实际上有人将 RA 作为 SBP 的一个临床类型，表现腹水量大，呈张力性腹水，很难消退。因此从这个观点看来先发生 SBP，然后出现顽固性腹水，而不是先有顽固性腹水并发 SBP。也可能开始有肝硬化失代偿表现单纯性腹水，在这个基础上并发腹膜炎，再进一步演变为顽固性腹水。肝硬化腹水患者易并发 SBP 的发生机制尚不完全明了，可能下列多种因素有关：

1.肝硬化患者肝功能低下，防御机制削弱，使入侵细菌易于致病。表现为：①肝脏网状内皮系统功能低下，吞噬细胞活性减低。②免疫状态低下、失调，血中补体、纤维连接蛋白等调理素降低，腹水中 IgG、IgM 和补体浓度降低。③腹腔防御机制削弱，肝硬化腹水患者，腹水的蛋白量低，调理素少，大量腹水也减少了吞噬细胞与细菌接触的机会，致杀灭细菌的能力降低。④腹水的形式，使膈肌运动受限，消除能力减低。

2.肝硬化患者因门脉高压，侧支循环形成，门体分流，血中细菌可不经肝脏、不被网状内皮系统消除而直接进入体循环。

3. 肝硬化患者因门脉高压，肠黏膜瘀血、水肿，出现门脉高压性肠病，肠黏膜屏障受破坏，通透性增加。且其小肠内细菌过度繁殖并上移，致细菌容易从肠黏膜渗入腹腔，或经黏膜下淋巴管进入腹膜淋巴结与血循环。此肠源性感染目前被认为是 SBP 发生的最主要细菌来源。

4. 其他因素。如肝硬化患者合并食管静脉曲张破裂出血、门胲高压性胃病出血，使用胃镜急诊检查等均有增加细菌感染的机会。

SBP 顽固性腹水型发生于肝硬化失代偿期患者。原有慢性腹水，用利尿剂可改善症状。合并有急性细菌性腹膜炎后，肾功能进一步损害，钠水潴留加重，致顽固性腹水形成。此时对钠和水均不能耐受，无利尿反应和利尿效应，致大量腹水形成。

诊断与鉴别诊断

本病诊断不难。肝硬化腹水患者，如有发热、腹痛、腹部压痛或伴腹肌紧张；腹水符合急性炎症，白细胞 $>500 \times 10^6/L$，中性粒细胞 $>50>25g/L.$（或 $>250 \times 10^6/L$）或伴腹水培养阳性者即可诊断。为争取早期诊断，应注意：①不明原因或不同程度的腹痛；②进行性或难治性腹水；③突然休克；④发生肝昏迷或短期内黄疸明显加深者应颖及是否有并原发性腹膜炎。对非肝硬化而合并原发性腹膜炎者应注意发热与腹痛的症状。

本病主要应与结核性腹膜炎和继发性腹膜炎鉴别。曾有报道误诊为继发性腹膜炎者可达 50% 左右。

1. 结核性腹膜炎　本病的特点：①腹壁软或揉面感；②腹水白细胞增多，以淋巴细胞为主，超过 50%；③全身可能找到结核病灶；④常有午后低热，面颊潮红，夜间盗汗、血沉增快等结核中毒征象；⑤抗结核药物治疗有效，加用激素效果更著；⑥腹水培养或动物接种结核菌可阳性。

肝硬化失代偿期合并结核性腹膜炎，有时诊断较为困难，一般认为腹水蛋白 $>25g/L$ 或白细胞数 $>250 \times 10^6/L$ 中性粒细胞 $<25\%$，应首先考虑为结核性腹膜炎的可能。若中性粒细胞持续大于 30%，则可能性较少。据 Wikins 等观察到结核性腹膜炎的腹水葡萄糖与血液葡萄糖的比值为 0.25 : 0.93，而肝硬化时此比值为 1.00 : 3.68，两组区别值为 0.96，并认为用此值来鉴别肝硬化患者是否合并结核性腹膜炎比腹水白细胞及其分类计数更为可靠。

2. 继发性腹膜炎　其特点：①腹腔有原发病灶，尤其胃肠穿孔、阑尾穿孔等急腹症征象。腹痛多半先局限于上腹部或右下腹部，伴局限性压痛，后波及全腹部，腹肌紧张，而且有明显反跳痛。②腹水蛋白浓度 $>10g/L$。③乳酸脱氢酶增高明显，腹水 LDH> 血清 LDH。④腹水糖含量降低 $<2.2mmol/L$。⑤若为急性重症胰腺炎引起的腹水多为淡红色血性，腹水淀粉酶升高，且高于血、尿淀粉酶。⑥腹水多为混合感染，原发性者多数为单一细菌感染。⑦如有气腹存在，则高度提示继发性腹膜炎。⑧发热、白细胞和中性粒细胞计数升高更为明显。

3. 其他　迅速增多的腹水或腹水呈全血性者应注意有癌性腹水的可能。如为肝癌，应注意是否有原发性肝癌破裂的可能。

第3节　治疗

一、病因治疗

在我国导致肝硬化的病因是肝炎病毒，酒精居于第二，据调查酒精性肝硬化发病率在我国有逐年上升趋势。因此应针对不同病因进行病因治疗。

有关抗病毒治疗在世界范围内进行了广泛的研究，近年初步摸索总结出一套较为完整、实用、有效的治疗方案，对肝硬化失代偿期病人由于抗病毒药物治疗可加重肝功能损害，不但疗效不佳，反而将降低病人的生活质量和提高病死率，因此已往多数学者持反对态度。近年失代偿肝硬化抗病毒治疗的报告逐渐增多。

HBV 相关失代偿肝硬化的治疗常有困难，5 年存活率为 14%~35%。必须指出，严重失代偿肝硬化是 IFN-α 治疗的禁忌证，因应用后可使肝衰竭或细菌性败血症加重。中度失代偿肝硬化（Child-Pugh A 级）因潜在 IFN-α 的不良反应故也不常规推荐使用。轻度或早期失偿肝硬化患者用小剂量 IFN-α（<MU，3/周）强引起 HBV DN 降低和转氨酶复常，临床稳定和肝功能改善。但治疗后有严重的副作用或患者不能耐受，因而大大限制了 IFN-α 的应用。进展性肝硬化病人治疗后使肝硬化加重的发生率很高，有报告 IFN-α 治疗后有 50%~86% 患者发生暴发性肝炎，30%~50% 患者引起严重感染，包括自发性细菌性腹膜炎和败血症，约 50% 失代偿肝硬化患者由于上述副作用而被迫停止治疗。因此多数学者推荐开始用小剂量 IFN-α 治疗，确定耐受后逐渐增加剂量。Perrillo 报告多中心研究，IFN-α 开始剂量 0.5MU，隔日 1 次，根据患者耐受情况增加剂量，结果 38% 有持续 HBC DNA 消失，15% 患者 HBC DNA 一过性丢失，Child-Pugh C 级患者需经常调整剂量，75% 患者因副作用而停止治疗。鉴于上述情况故失代偿肝硬化患者不作常规推荐使用 IFN-α。

对失代偿肝硬化患者近年提倡用拉米夫定和阿地福韦双酯替代 IFN-α，收到较好的疗效。对晚期肝硬化失代偿患者拉米夫定可有效抑制循环 HBV DNA、显著改善肝功能和临床状况、逆转肝失代偿，还可延缓或减少肝移植的需要。用量 100mg/d，1~2 年为一疗程。令人担忧的是拉米夫定治疗可引起 HBV YMDD 变异，发生拉米夫定耐药性，治疗 8~12 个月后约 10%~27% 发生感染暴发，也有肝硬化临床恶化的报告。

阿地福韦双酯是 5'-单磷酸脱氧阿糖腺苷的无环类似物，通过抑制 HBV DNA 转录和 DNA P 活性而抑制 HBV 复制，治疗后可获得肝组织学改善，ALT 复常和 HBV DNA 抑制，推荐剂量为 10mg/d，用 48 周，Hadziyannis 等报告治疗结果 53% 病人炎症坏死减轻，41% 纤维化改善，51%HBV DNA 清除，72% 生化复常。阿地福韦适用于患者对拉米夫定有耐药的患者。

恩替卡韦（entercaVir）是近年新上市的抗病毒药，为环戊酰鸟苷类药物，0.5ml/天可有效抑制 HBV DNA 复制，疗效优于拉米夫定，对发生 YMDD 变异的患者将剂量提高到 1mg/天能有效抑制 HBV DNA 复制。此外尚有 Emtricitabine、tenofoVir Disoproxil fumara 等核苷类抗病毒药，目前正在使用中。

据报道，拉米夫定、恩替卡韦和替诺福韦（TDF）可改善肝纤维化。一项随机对照试验（RCT）显示，与安慰剂相比，拉米夫定的 Child-Pugh 评分恶化程度显著降低。荟萃分析报告了核苷类似物治疗降低了失代偿风险和全因死亡率。与未经治疗的患者相比，接受核苷类似物治疗失代偿期肝硬化的患者无移植生存率提高。在一项用核苷类似物治疗失代偿性肝硬化的前瞻性观察性研究中，12 个月后，恩替卡韦对 Child-Pugh a 的改善率为 66%，替诺福韦（TDF）对 Child-Pug a 改善率为 68.4%。对 10 篇分析肝硬化 HCC 发展的论文进行的荟萃分析报告，核苷类似物治疗显著降低了 HCC 发病率。总之，核苷类似物治疗代偿性肝硬化可改善肝纤维化，防止肝功能恶化和失代偿，抑制 HCC 发展，提高生存率。它还可以改善失代偿期肝硬化患者的肝功能和预期寿命。

代谢相关脂肪性肝病的治疗包括三个方面，即运动、饮食和药物治疗。人们普遍认为，生活方式的改变，即饮食和体育锻炼是治疗 MAFLD 的主要手段，而 MAFLD 至目前为止尚无特效的药物治疗。

MAFLD 通常与肥胖、代谢综合征（MetS）、胰岛素对抗有关，考虑到肝脏和其他系统在维持代谢健康方面的巨大相互关系，这是治疗这种疾病极其困难的最重要原因。MAFLD 的治疗是防止

MASH进展为晚期纤维化、预防肝硬化、防止肝内并发症（如肝失代偿、HCC）甚至肝外并发症发生的关键。众所周知，饮食和体育锻炼对健康有一定的影响，在这种情况下，设计正确的药物策略以对抗疾病的发展是很重要的。

大量的证据表明，MASH与生活方式的改变，包括减肥、体育锻炼和饮食改变之间有着密切的关系。MAFLD患者的体重减轻和体力活动增加与肝酶、组织学、血清胰岛素水平和生活质量的持续改善有关。在体重减轻≥10%的患者中，MASH减少率、MASH解决率和纤维化消退率最高。此外，这些干预措施有助于控制和尽量减少相关共病的风险，如心血管疾病。

（一）饮食

3%~5%的体重减轻可以改善脂肪变性；然而，5%~7%的体重减少对于减少肝脏炎症改变是必要的，7%~10%的体重减少对于MAFLD/MASH的缓解和纤维化的消退是必要的。热量限制本身而不是特定的饮食被认为是有益的。特别是，尽管人们通常强调限制饮食中的碳水化合物，但与低/中脂肪饮食相比，中等碳水化合物饮食不会导致肝酶更大程度的降低。

一般来说，高盐饮食，富含反式饱和脂肪和胆固醇，高果糖玉米糖浆已被证明增加内脏脂肪，并刺激肝脏脂质积累和疾病进展。目前的指导方针建议低热量饮食，30%的能量缺乏的个体有患代谢疾病的风险。

（二）生活方式干预

运动能有效地减少内脏脂肪，也许还有肝脏脂肪。最近的一项荟萃分析发现，有氧运动而非阻力训练运动对T2DM超重/肥胖成人的内脏脂肪减少有效。运动在降低肝内甘油三酯含量方面的益处通常发生在体重下降很少或没有体重下降的情况下，这表明饮食和体育锻炼将改善非酒精性脂肪肝，并且只要可能，它们通过不同的途径起作用，就应该相互关联。事实上，饮食加运动与MAFLD活动评分的提高有关。

减肥已被证明能改善肝脏脂肪变性、炎症，并进一步改善多发性硬化症的危险因素。Vilar Gomez等结果显示，在生活方式改变52周后，25%的患者达到脂肪性肝炎的缓解，47%的患者代谢性相关脂肪性肝病活动评分（Activity score of nonalcoholic fatty liver disease，NAS）降低，19%的患者出现纤维化消退。此外，体重减轻的程度与所有MASH相关组织学参数的改善独立相关。10%的体重减轻与90%的MASH缓解率相关，45%的MASH缓解率为63%。实现减肥的运动方案类型一直受到质疑，并将继续探索。Keating等研究表明，无论运动方案如何，超重、久坐或不运动的成年人肝脏和内脏脂肪都可以得到改善。在他们的研究中，48名患者被随机分为4个运动组中的一个，持续8周：低至中等强度、高容量有氧运动（LO：HI）组、高强度、低容量有氧运动（HI：LO）组、低至中等强度、低容量有氧运动（LO：LO）组和安慰剂组。在8周期间，三个运动组的参与者的肝脏脂肪平均减少了18%~29%，其中HI：LO和LO：HI组的参与者的肝脏和内脏脂肪减少幅度最大。

（三）药物治疗

1. 胰岛素增敏剂和抗氧化剂　大量的研究已经表明胰岛素抵抗是如何触发肝脏脂肪变性的。脂肪堆积是由于胰岛素抵抗导致脂肪组织游离脂肪酸流量增加所致，这是造成这种情况的主要危险因素，重新生成脂肪的过度刺激依赖于高胰岛素血症和线粒体β氧化的相对损害。噻唑烷二酮类药物罗格列酮和吡格列酮通过不同途径调节脂肪组织分布，降低内脏脂肪，包括肝脏脂肪。噻唑烷二酮类（TZD）通过激活过氧化物酶体增殖物激活受体（PPAR）-γ来调节胰岛素敏感性，后者调节脂质代谢相关基因的转录。一致的数据表明，它们有助于改善MASH的组织学和临床特征。

MASH用吡格列酮治疗的患者51%获得脂肪变改善，而安慰剂治疗的患者脂肪变改善率为19%（$p<0.001$），总的NAS改善分别为66%和21%（$p<0.001$）。吡格列酮治疗组的纤维化评分也

显著改善（p=0.039），18个月后，吡格列酮治疗组的纤维化评分进展仅为12%，安慰剂组为28%（p=0.039）。此外，这是迄今为止唯一一个给予TZD超过一年的试验，因此治疗持续时间可能对MASH的组织学表现有影响。女性的骨折、体重增加，以及罕见的充血性心力衰竭都与潜在的长期副作用有关。因此，TZD可用于经活检证实为NAS的T2DMM和非T2DMM患者。

2. 维生素E 氧化应激与MAFLD患者进展为MASH和晚期纤维化有关，以前的数据表明氧化应激程度与MAFLD严重程度之间存在着密切的关系。维生素E具有抗氧化作用，能保护细胞结构的完整性，防止脂质过氧化和氧自由基的损伤，已被研究用于MASH的治疗。然而，流行病学研究表明，低水平的血浆维生素E（<26.8nmol/mL）不仅与MASH的存在有关，而且与MAFLD患者全因死亡率的增加有关。Vilar-Gomez等研究表明，维生素E的使用与组织学证实的MASH和桥接纤维化或肝硬化患者的临床结果改善有关。这项回顾性分析包括90名服用800 IU/天维生素E ≥ 2年的MASH和桥接性纤维化或肝硬化患者，并与90名对照者进行倾向性评分比较。经过5年的中位随访，维生素E使用者的无移植生存率（78%对49%，p<0.01）和肝失代偿率（37%对62%，p=0.04）均高于对照组。维生素E治疗降低了死亡或移植风险（HR：0.30，95%CI：0.12-0.74，p<0.01）和肝失代偿风险（HR：0.52，95%CI：0.28-0.96，p=0.036）。

在PIVENS研究中，以800 IU/天的剂量给予维生素E 96周，并与30mg/天吡格列酮和安慰剂进行比较。与安慰剂相比，维生素E治疗与MASH的改善率显著升高相关（43%对19%，p=0.001），但与安慰剂相比，吡格列酮的改善率不显著（34%和19%，p=0.04）。维生素E和吡格列酮与肝脂肪变性（分别为p=0.005和p<0.001）和小叶炎症（分别为p=0.02和p=0.004）的减少有关，但与纤维化评分的改善无关（分别为p=0.24和p=0.12）。

3. 水飞蓟素（silymarin） 它由6种主要黄酮类化合物（水飞蓟宾A和B、异水飞蓟宾A和B、水飞蓟宾和水飞蓟苷）和其他少量多酚化合物组成。水飞蓟素的抗氧化、抗炎和抗纤维化特性已在一些体外和动物实验中得到证实其功能包括：保护细胞膜免受自由基诱导的损伤，模拟聚合酶和RNA的转录，调节一些细胞信号途径和生物轴。

在一项随机、双盲、安慰剂对照试验中，连续48周每天给药3次水飞蓟素700mg，连续治疗组织学证实的MASH患者。尽管安慰剂组（分别为22.4%和6%，p=023），但显示纤维化的组织学和非侵入性（基于肝硬度测量）改善。水飞蓟素治疗组MAFLD纤维化评分（NAS）与基线相比也降低了30%（p<0.001），但安慰剂组没有观察到这些变化。

（四）开发中的药物

1. 法尼样X受体（FXR）激动剂 FXR是1995年发现的一种核受体，被法尼醇焦磷酸激活，以两种人类变体FXRα（NR1H4）和FXRβ（NR1H5）存在。由于胆汁酸（BAs）是主要的FXR配体，它在参与其代谢和转运的器官（如肝、肠和肾）中大量表达，也在脂肪组织和肾上腺中表达。配体激活后，FXR以单体或具有维甲酸X受体（RXR）的异二聚体的形式与转录反应元件结合。其主要功能是建立BAs肝肠循环。喂养后，BAs激活肠FXR，诱导肠细胞内BA结合蛋白，诱导BA和脂质吸收。此外，肠FXR激活增加成纤维细胞生长因子（Fibroblast growth factor，FGF）15/19的表达，并通过门静脉循环与FGF肝受体CYP7A1结合，后者是BAs合成的限速酶。当肝细胞FXR被BAs激活时，它通过上调小异二聚体伴侣（small heterodimer partner，SHP，NR0B2）抑制CYP7A1的表达，并增加ABCB11（胆汁盐输出泵，BSEP）的表达，ABCB11是肝细胞到胆管的主要BAs转运体。

许多在小鼠和人身上进行的研究报告称，肝FXR的激活减少了脂肪肝。FXR激活可直接调节脂质代谢的基因很少，FXR的抗脂肪变性作用可能是间接的，认为可能是通过改善胰岛素抵抗和脂蛋白转运来实现的。

肠 FXR 在肝脏脂肪变性中的作用尚不清楚。FXR 激活肠内 FGF15/19 表达，通过抑制 CYP7A1 基因表达，导致肝脏 BAs 合成负反馈。FGF15/19 的药理作用提高了代谢率，逆转了高脂诱导的糖尿病，减少了肥胖。因此，FXR 信号的特异性调节，肝脏和肠道特异性 FXR 激动剂，肠道特异性 FXR 拮抗剂，可能是代谢紊乱的潜在治疗方法，包括代谢性相关脂肪性肝病。

奥贝胆酸（Obeticholic acid, OCA）又称 INT-747，是鹅去氧胆酸（CDCA）的 6α-乙基衍生物，是第一类选择性类固醇 FXR 激动剂。它比 CDCA 对 FXR 激活的作用强约 100 倍。

由于它能减少脂肪肝动物模型中的肝脂肪和肝纤维化，2011 年设计了一项临床试验，以评估奥贝胆酸对非酒精性脂肪性肝炎的疗效。在 MASH 治疗 2b 期试验中，法尼样 X 受体配体奥贝胆酸是一项多中心、随机、双盲的试验，在 283 例经活检证实的非酒精性脂肪性肝炎患者中，奥贝胆酸与安慰剂（placebo, PBO）治疗 72 周。结果发现，与 21% 的 PBO 组患者相比，奥贝胆酸（OCA）组 45% 的患者肝组织学改善（MAFLD 活动评分改善 2 分或更大，但纤维化没有恶化）（p=0.0002）。二级组织学结果包括 OCA 和 PBO 组肝细胞膨胀（p=0.03）、脂肪变性（p=0.001）、小叶炎症（p=0.006）、门静脉炎症（p=0.9）和纤维化改善（p=0.004）的个体评分变化。尽管 MASH 的组织学特征有这些改善，但接受 OCA 的患者与接受 PBO 的患者相比，非酒精性脂肪性肝炎的缓解率没有差异（p=0.08）。临床不良事件的严重程度一般为轻至中度，两组相似。一个例外是瘙痒，23% 的 OCA 治疗患者和 6% 的 PBO 治疗患者报告（p<0.0001）。

在 2019 年国际肝脏大会上第 3 期再生试验的 18 个月中期分析结果显示，该人群包括 931 例［PBO（n=311）、OCA 10mg（n=312）或 OCA 25mg（n=308）］患有生理性 MAFLD 和纤维化的 F2-F3 患者。11.9%PBO、17.6%OCA 10mg（p=0.0446）和 23.1%oca25mg（p=0.0002）均能改善肝纤维化而无 MASH 恶化。MASH 的改善无纤维化加重，无统计学意义。

NGM282（称为 M70）是成纤维细胞生长因子（FGF）-19 的一种非致瘤性工程变异体，它结合 FGF 受体 1c 和 4 以减少脂质积聚引起的脂质毒性。啮齿动物 FGF15 和人类类似物 FGF19 在肠细胞中表达并分泌到门静脉循环中，具有 FXR 依赖性转录。它们的功能是调节胆汁酸的合成和碳水化合物的代谢。FGF15/19 抑制胆固醇 7α-羟化酶的转录，抑制肝内胆汁酸的合成，刺激胆囊充满胆汁。FGF15/19 刺激肝脏 FGFR4/β-klotho 受体复合物，促进肝糖原和蛋白质合成，抑制肝糖异生。然而，FGF15/19 通过肝脏增殖参与了肝脏肿瘤的发生。NGM282 是一种改良的 FGF19 的类似物，被设计成一种非肿瘤性变体，但保持了天然 FGF19 的代谢功能。采用随机、双盲、安慰剂对照的第 2 阶段试验（NCT 02443116）对 82 例经组织学证实的 MASH 患者进行了研究，通过核磁共振质子密度脂肪分数（MRI-PDFF）测定肝脏绝对脂肪含量 ≥ 8%。皮下注射，每日 1 次，连续 12 周。6mg 和 3mg 剂量组的脂肪变性较基线水平显著降低，分别为 57% 和 45%（p<0.0001）。ALT（p<0.0001）、AST（p<0.0001）也有改善，但血糖控制组无改善。

在一项为期 12 周的探索性非安慰剂对照研究中，67%（1mg）和 74%（3mg）的受试者显示脂肪变性改善，33%（1mg）和 42%（3mg）的受试者显示炎症改善，42%（1mg）和 53%（3mg）的受试者显示气球扩张改善，25%（1mg）和 42%（3mg）的受试者显示纤维化改善，如肝组织学评估。

西洛非索（Cilofexor），又称 GS-9674，是一种非类固醇 FXR 激动剂。第一批数据来自一项对 140 名 MASH 患者的 II 期研究，这些患者接受西洛非索 100 或 30mg 或安慰剂口服治疗，每天一次，持续 24 周。通过 MRI-PDFF 评估，38.9% 的西洛非索 100mg 治疗组（p=0.011）、14% 的西洛非索 30mg 治疗组（p=0.87）和 12.5% 的安慰剂治疗组的肝脏脂肪变性显著降低。西洛非索治疗后患者的血清 γ-谷氨酰转移酶（GGT）和血清 7α-羟基-4-胆固醇-3-酮（C4）有进一步的显著改善。在 2018 年国际肝病大会上，首次提出了使用西洛非索进行概念验证研究的数据。

托哌外索（Tropifexor）也是一种非类固 FXR 激动剂，其安全性、耐受性和有效性在第二阶段临床试验（FLIFT-FXR）中进行了研究。在 12 周时，33.3% 的患者接受了 90μg 的托哌外索治疗，27.8% 的患者接受了 60μg 的托哌外索治疗，14.6% 的患者接受了 PBO 治疗，通过 MRI-PDFF 评估，肝脏脂肪变性显著降低至少 5%。此外，观察到 GGT 水平的剂量-反应降低以及 FGF19 的增加。

2. 过氧化物酶体增殖物激活受体（PPAR）激动剂 PPAR（peroxisome proliferators-activated receptor）是配体激活的转录因子，代表 NR1C 核受体的一个亚家族，包括 PPARα（NR1C1）、PPARδ（也称 PPARβ 或 NR1C2）和 PPARγ（NR1C3）。每种类型都有不同的组织分布模式和功能，在糖脂代谢和炎症中起着关键作用。PPARγ 及其下游效应酶[即乙酰辅酶 A 羧化酶（ACC）和脂肪酸合成酶（FAS）]调节肝脏、血管内皮、脂肪和肌肉组织中的基因表达，并首先进行了研究。

有研究表明 PPARγ 激活增加 MASH 患者脂肪酸 β-氧化和脂联素水平，减少脂肪组织脂肪酸的肝供应。它能够对进食或饥饿做出动态反应，调节参与代谢稳态的基因转录。此外，PPARα 下调啮齿动物模型炎症和急性期反应相关的信号通路。贝特类作为 PPARα 激动剂，已被评估用于 MAFLD 治疗：已显示对转氨酶和 GGT 有积极作用，但在组织学评估的脂肪变性、炎症和纤维化方面未观察到显著变化。

PPARδ 激活可改善胰岛素敏感性，降低肝葡萄糖输出量，增加 HDL 水平，并作用于 Kupffer 细胞和巨噬细胞，诱导抗炎作用。在人类中也观察到了这些积极的代谢效应，使用了一种 PPARδ 激动剂 GW501516，在一个试验性随机对照试验中与 PPARα GW590735 进行了比较：GW501516 显著降低了三叉戟、载脂蛋白 B、低密度脂蛋白胆固醇、胰岛素和肝脂肪含量。

Elafibranor（GFT505，依拉非诺）是 PPARα 和 PPARδ 的激动剂，最初在动物模型中进行评价，显示了对脂肪变性、炎症和纤维化的保护作用。依拉非诺对肝脏的作用似乎不仅是通过 PPAR-α 依赖性，而且还通过 PPAR-α 非依赖性机制介导的。在 II 期试验中，也观察到了改善血脂异常、糖尿病前期和糖尿病患者胰岛素抵抗和血脂水平的益处。Elafibranor 在多中心国际（GOLDEN-505）随机对照试验中进行评估，包括组织学诊断为非肝硬化的 MASH 患者。

一项国际第三阶段试验（RESOLVE-IT, NCT 02704403）正在进行中：需要招募患者来评估依拉非诺对原发性组织学结果的影响（治疗 72 周后纳什的解决不会使纤维化恶化）已经完成，但它也将继续评估生存率和肝脏相关的结果。

IVA337（Lanifibranor）是一种 pan-PPAR 激动剂，对三种 PPAR 亚型起中度和平衡作用。在一些临床前模型中观察到了有趣的结果。体外抗纤维化作用，特别是抑制血小板源性生长因子（PDGF）诱导的肝星状细胞（HSCs）增殖和僵硬诱导的 HSCs 活化。在动物模型中，IVA337 对减轻体重、改善胰岛素抵抗、预防脂肪性肝炎、减少脂肪变性、球囊扩张、炎症、减少促炎和促炎基因表达上有积极作用。有趣的是，IVA337 在 CCl4 诱导的肝纤维化模型中显示了预防或逆转纤维化的抗纤维化作用。因此，通过与 MASH 中不同纤维化途径的相互作用，推测三种 PPAR 亚型的联合激活可能优于特异性或双重激动剂。基于这些原因，IVA337 是 MASH 治疗的一个有前途的候选药物。

3. 新生脂肪生成抑制剂 药物治疗以从头脂肪生成和脂肪变性为主要靶点，包括乙酰辅酶 A 羧化酶（acetyl CoA carboxylase, ACC）和芳酰氯抑制剂。ACC 酶（ACC1 和 ACC2）通过乙酰辅酶 A 转化为丙二酰辅酶 A 参与脂肪酸的合成和氧化，这是从头脂肪生成的速率决定步骤。在饮食诱导的 MAFLD 啮齿动物模型中评估了 ACC 的药理抑制作用，显示随着肝酮生成的增加，ACC 在降低肝丙二酰辅酶 A 水平、肝新生脂肪生成和肝胰岛素抵抗方面具有显著作用。然而，ACC 的抑制与血浆三酰甘油水平显著升高有关，这可能是由肝脏极低密度脂蛋白生成增加和脂蛋白脂肪酶对三酰甘油清除作用的降低介导的。有趣的是，ACC 抑制可能具有抗肿瘤作用：研究表明，ACC1 上的 AMP 激活蛋白激酶（AMPK）磷酸化位点的突变增加了从头脂肪生成，并刺激了人肝癌细胞的增殖。

用 ND-654（liver-specific ACC inhibitor，肝特异性乙酰辅酶 A 羧化酶抑制剂）。抑制 ACC1，一种模拟 ACC 磷酸化作用的药物，显示出保护作用，不仅对小鼠的从头脂肪生成，而且对小鼠肝癌的发展也有保护作用。

在人类中，ACC 抑制剂首先在一项在超重和肥胖但其他健康男性受试者中进行的随机对照交叉试验中进行评估，显示出良好的安全性，并且在果糖给药后减少肝脏新生脂肪方面具有良好的剂量依赖性结果。

在 MASH（n=10）中进行了一项小规模的开放性试点研究后，在第 2 阶段的 RCT 中评估了 ACC 抑制剂 GS-0976。93 例 MASH 患者（经磁共振弹性成像或组织学检查确诊）被分为 GS-0976 组（46 例剂量为 20mg，47 例剂量为 5mg），26 例接受安慰剂治疗 12 周。与安慰剂相比，GS-0976 20mg 与磁共振成像估计的质子密度脂肪分数（MRI-PDFF）相比至少降低 30% 显著相关（48% 对 15%，p=0.004）。此外，与安慰剂相比，GS-0976 20mg 的 MRI-PDFF 的中位相对降低更为明显。这些结果在安慰剂和 GS-0976 5mg 之间相似。此外，在高剂量治疗的患者中，金属蛋白酶组织抑制物-1（TIMP-1）的剂量依赖性降低，尽管 MRI 弹性成像测量的肝脏硬度没有明显变化。结果发现，13% 服用 GS-0976 的患者血清三酰甘油升高，但通常会自发改善或对标准治疗有反应。今后对 GS-0976 单用或与其他药物联合应用的试验结果需要证实其对改善脂肪变性有良好的疗效。

Aramchol（fatty acid bile acid conjugate，阿仑胆碱，胆汁酸和脂肪酸的结合物），属于合成脂肪酸 / 胆汁酸结合物（Fatty acid bile acid conjugates，FABACs）家族。它通过将饱和脂肪酸转化为单不饱和脂肪酸来抑制硬脂酰辅酶 A 去饱和酶（stearoyl-CoA desaturease，SCD），SCD 是一种参与脂肪毒性和微炎症的酶。在培养的细胞和小鼠中都进行了评估，显示出可降低肝脂肪含量和血浆胆固醇水平，以及增加巨噬细胞胆固醇流出量的作用。此外，它还可能具有直接针对 HSC 的抗纤维化作用，降低胶原和 α-平滑肌肌动蛋白的调节。对 60 例组织学证实为 MAFLD 的以色列患者（MASH 仅占 10%）进行多中心 2 期随机对照试验，这些患者随机接受 Aramchol（100 或 300mg）或安慰剂治疗。经 MR 波谱（MRS）评估，服用 300mg Aramchol 的患者在治疗 3 个月后肝脂肪含量显著降低。相反，在服用 100 毫克阿仑胆碱的患者中没有观察到同样的情况。转氨酶和脂联素水平未见明显改善。最近，国际多中心 Ⅱ b 期 RCT 的结果在 2018 年最后一次美国肝病研究学会（AASLD）肝脏会议上提出。一组 247 名组织学证实为 MASH、NAS ≥ 4 且无肝硬化、2 型糖尿病 / 糖尿病前期患者随机接受阿美胆碱 400mg（n=101）、阿美胆碱 600mg（n=98）和安慰剂（n=48）。主要终点是由 MRS 评估的脂肪变性较基线下降；次要终点是纤维化评分改善而不恶化 MASH 和 MASH 分辨率而不恶化纤维化。使用 Aramchol 600mg 治疗 47% 的患者（安慰剂组为 24%，p=0.0279 或 2.77）（95% 可信区间 1.12-6.89）肝脏脂肪比基线水平至少减少 5%，19% 的患者（安慰剂组为 7.5%，p=0.046）单独使用 MASH 分解率。Aramchol 600mg 在无纤维化恶化的情况下对 MASH 的缓解有轻微显著影响（安慰剂组为 16.7% 对 5%，p=0.051 或 4.74，95%CI 0.99-22.7），而在无 MASH 恶化的情况下对纤维化改善无显著影响。相反地，两种剂量的阿霉素都能显著降低转氨酶水平，尤其是在高剂量治疗后。在缺乏肝毒性信号或体重和血脂参数增加的情况下，安全性和耐受性良好。然而，这些结果需要第 3 阶段 RCT 的确认。

4. 甲状腺激素受体激动剂　甲状腺激素通过对甲状腺激素受体 β（thyroid hormone receptor，THRβ）的影响，在调节体内稳态、脂质和谷氨酸代谢、调节体重和脂肪生成方面发挥关键作用，甲状腺激素受体 β（THRβ）也是肝脏中主要的 THR 亚型。研究表明，甲状腺功能异常，特别是甲状腺功能减退，与胰岛素抵抗、血脂异常和心血管疾病死亡率有关。此外，甲状腺功能减退是 MAFLD 的独立危险因素。由于这些原因，THRβ 激动剂，特别是 MGL-3196 和 VK-2809，仍在研究中。

MGL-3196（Resmetirom）是一种高选择性的THRβ激动剂，在一期研究对降低LDL胆固醇和三酰甘油有积极作用。在NAS评分≥4且纤维化阶段为F1-F3的患者中，用多中心双盲RCT与安慰剂进行比较。78例患者和38例接受安慰剂治疗36周，每日一次剂量80mg。在12周时达到主要终点（MRI-PDFF相对降低）（治疗组为-36%，安慰剂组为-9%）。相反，36周时的组织学终点（球囊扩张或炎症减少≥1分，NAS减少2分）未达到要求（治疗组51%，安慰剂组32%，p=0.09）。然而，将分析局限于在MRI-PDFF中至少降低30%的MGL-3196治疗的患者，与安慰剂相比，有效率显著提高（65%，p=0.006），这表明12周早期肝脂肪减少与36周MASH组织学改善之间的关系。此外，MGL-3196在实现MASH分辨率（27%对6%，p=0.02）和显著降低ALT水平、纤维化生物标志物和脂质方面显示出有效性，具有可接受的安全性。第三阶段试验最近已经开始并正在进行（NCT 03900429）。

VK-2809是另一种THRβ激动剂，在为期12周的Ⅱ期RCT中进行评估，其中16名患者每天服用VK-2809 10mg，16名患者隔日服用10mg，15名患者服用安慰剂。与安慰剂相比，每日给药与12周时肝脂肪含量的中位数降低60%（p<0.01）相关，尽管观察到ALT水平升高，尤其是在早期治疗期间。然而，在治疗12周后，VK-2809和安慰剂的ALT水平相似。评估MASH中THRβ激动剂的Ⅱ期试验的结果似乎很有吸引力，但需要从具有组织学终点的更大的Ⅲ期试验获得进一步的数据。目前，在这种情况下，没有任何此类药物被批准用于临床。

5. 降糖药　胰岛素抵抗是MASH发病的关键机制之一，MAFLD与2型糖尿病的关系是众所周知的。基线时MAFLD是2型糖尿病的独立预测因子，2型糖尿的存在独立预测MAFLD的发生。

胰高血糖素样肽1（GLP-1）在膳食刺激下从肠上皮L细胞释放，并与其受体结合，刺激胰腺β细胞胰岛素分泌，抑制胰高血糖素释放，调节葡萄糖稳态。GLP-1类似物可以降低血糖水平，但也有其他多效的中枢和外周胰腺效应。研究表明，它们参与调节食欲和延缓胃排空。此外，它们能够诱导体重减轻，改善心脏功能，并直接表达对肝脏的影响。然而，GLP-1类似物直接作用于肝脏、确定脂肪变性、炎症和纤维化减少的机制尚不完全清楚，因此需要进一步的证据。

利拉鲁肽（Liraglutide）是一种长效的GLP-1类似物，不仅可以治疗2型糖尿病，还可以治疗肥胖症。26周的利拉鲁肽给药被证明与肝酶的显著改善和6个随机对照试验（涉及4000多名糖尿病患者）的个体患者数据荟萃分析的良好安全性相关。利拉鲁肽在MASH（LEAN）试验（多中心Ⅱ期RCT）中的疗效和作用评估了利拉鲁肽对52例经活检证实的MASH患者肝组织学的影响。48周的皮下注射利拉鲁肽（1.8mg/天）与安慰剂进行比较，主要终点为MASH分辨力，无纤维化损害。39%接受利拉鲁肽治疗的患者与9%安慰剂组患者相比（p=0.019）达到了主要终点，而两组间纤维化进展无显著差异。两名服用利拉鲁肽的患者（与安慰剂组的8名患者相比）显示纤维化恶化。虽然利拉鲁肽治疗可显著改善脂肪变性和球囊扩张，但在小叶炎症和MAFLD活动评分方面无显著差异。推测利拉鲁肽对肝脏组织学的积极作用可能是其直接作用与减肥的协同作用和多因素作用的结果。利拉鲁肽显示出良好的安全性，无论MASH的严重程度和肝硬化的存在。有趣的是，利拉鲁肽的代谢作用在瘦肉精试验的子研究中得到了进一步的阐明，表明利拉鲁肽能够诱导游离脂肪酸浓度降低、外周脂肪分解、从头脂肪生成、肝脏异糖生成和促炎症细胞因子，而对改善胰岛素抵抗和增加脂联素水平有积极作用。最近，一项试验性RCT将新批准的3毫克剂量与亚洲肥胖MAFLD患者的体重下降进行了比较，显示利拉鲁肽治疗的患者在体重减轻和肝酶降低方面有益处，但与生活方式干预组相比没有显著差异。然而，值得强调的是，利拉鲁肽的疗效和安全性已经在小规模的MASH患者中获得了结果，需要在大规模的研究中得到进一步证实。

钠-葡萄糖协同转运蛋白2（Sodium glucose cotransporter protein-2, SGLT-2）由近曲小管上皮细胞表达，在促进糖尿方面有重要作用。SGLT-2抑制剂减少肾脏对葡萄糖的再吸收，决定血糖水平的控制，这与分泌和胰岛素敏感性无关，与其他抗糖尿病药物不同。不同的动物模型显示 SGLT-2 抑制剂的使用与脂肪变性和纤维化的改善之间存在关联。有趣的是，已经证明，糖尿病小鼠模型中，糖尿病药托格列净（Tofogliflozin）可以降低肝细胞癌的风险。SLGT-2 抑制剂对 MASH 患者组织学结果的影响尚未评估，包括 MAFLD 患者在内的 RCT 中仅评估了 ipraglifozin 和 empaglifozin。在 66 例非酒精性脂肪肝患者和 2 型糖尿病患者的随机对照试验中，ipraglifozin 与吡格列酮进行了比较，结果表明，氨基转移酶、糖化血红蛋白和葡萄糖水平没有显著差异。然而，有研究表明，只有伊普雷非嗪治疗的手臂在内脏脂肪和体重方面有显著改善。同样，与护理标准相比，使用 empaglifozin 治疗可显著降低肝脏脂肪，通过 MRI-PDFF 进行评估，并可改善 ALT 水平。无论如何，应该强调的是，SLGT-2 抑制剂已被证明与副作用有关，如泌尿和生殖道感染，这些副作用有利于糖尿，并可能增加乳腺癌和膀胱癌的风险。基于这些原因，他们在 MASH 的使用在有效性和安全性方面需要进一步的证实。

人成纤维细胞生长因子-21（Human fibroblast growth factor-21, FGF21 属于 FGFs 家族，是一组参与细胞增殖、调节糖和脂质代谢的信号蛋白。尤其是，FGF21 主要由肝脏产生，它在调节适应性禁食反应中起作用。以游离脂肪酸水平升高为特征的病理状态导致由 PPARα 介导的 FGF21 上调，并且在肥胖动物模型中 FGF21 循环水平升高。研究表明，在肥胖啮齿类动物模型中，药物治疗或 FGF21 过度表达与白脂肪组织的显著代谢效应有关，包括降低葡萄糖水平、游离脂肪酸和三酰甘油、体重减轻和脂联素分泌增加。通过下调参与肝糖酵解、从头脂肪酸合成和三酰甘油合成的基因，FGF21 的慢性治疗也可改善肝功能，尽管 FGF21 诱导的肝代谢改善是否与 FGF21 对肝的直接作用有关尚不清楚。FGF21 也作用于胰腺，保护 β 细胞免受代谢应激，降低胰高血糖素分泌。

Pegbelfermin（BMS-986036）是一种聚乙二醇化的重组人成纤维细胞生长因子 21（FGF21）类似物，被证明能够改善小鼠模型中的 NAS 和纤维化，有或无 2 型糖尿病肥胖患者的胰岛素敏感性和脂联素水平。最近的多中心Ⅱa期 RCT 评估了非肝硬化患者经活检证实为 MASH 的 pegbelfermin，比较了 pegbelfermin 10mg/天（n=25）和 20mg/周（n=24）皮下注射和皮下安慰剂（n=26）16 周。虽然没有评估组织学结果，但是 pegbelfermin 显示出安全性和良好的耐受性，并且在每天服用 10mg 的手臂中观察到 MRI-PDFF 相对于基线的绝对下降 6.8%，如果与安慰剂相比（1.3%），则明显更高。p=0004），无论是否存在 2 型糖尿病。虽然服用安慰剂的患者肝硬度的平均降低（用磁共振弹性成像法评估）更高，但服用 10mg pegbelfermin 的患者肝硬度至少降低 15% 的患者的患病率明显高于服用安慰剂的患者（分别为 36% 和 7%）。与安慰剂相比，pegbelfermin 治疗导致转氨酶水平降低，脂联素水平升高，有趣的是，它与 PRO-C3 水平（纤维化的生物标志物）显著降低相关。与 pegbelfermin 治疗相关的体重没有明显下降。总的来说，这些数据表明皮下注射 pegbelfermin 治疗 MASH 是安全有效的，但是将来需要更大的样本量、更长的治疗时间和设计用于评估组织学结果的研究。

6. 半胱氨酸天冬氨酸蛋白酶（Emricasan） 肝损伤和细胞凋亡是 MASH 与单纯脂肪变性的区别。它们与免疫细胞的积累和细胞因子的产生（即 TNF-α）有关，导致慢性炎症和纤维化。caspase 的激活与内源性和外源性凋亡途径密切相关。Emricasan 是一种口服的不可逆活化 caspase 的抑制剂，在慢性丙型肝炎中有改善转氨酶水平的作用，在 MAFLD 小鼠模型中也进行了评估，证明它能够改善肝脏炎症和纤维化，而对肝脂肪堆积没有影响。

将 263 名患者随机分为 5、25、50mg 或安慰剂组，每日两次，疗程 48 周，主要结果是 24 周时 HVPG 降低。未达到主要终点，只有基线 HVPG ≥ 16 的患者亚组显示 HVPG 与治疗相关的降低。然而，转氨酶、细胞角蛋白 18 和 caspase 3/7 水平显著下降，提示 Emricasan 对肝损伤有潜在的保护作用。

7. 抗纤维化药物　在酒精性脂肪性肝炎（alcoholic steatohepatitis，ASH）患者中，肝纤维化是预测肝相关和所有原因（如心血管疾病）死亡率的主要特征；肝相关死亡率的风险在纤维化阶段增加。肝巨噬细胞在肝纤维化的发生、发展和进展中起重要作用。在急性或慢性肝损伤的病例中，Ly-6Chi 单核细胞分化为与 hsc 相互作用的促炎巨噬细胞，以通过 TGFβ 的产生促进纤维化。趋化因子（C-C 基序）配体（CCL）2/C-C 趋化因子受体 2（CCR2）途径在 Ly-6Chi 单核细胞的肝脏募集中起着重要作用。也有研究表明，细胞碎片的吞噬促进了从 Ly-6Chi 巨噬细胞到 Ly-6C 低巨噬细胞的表型转换，而 Ly-6C 低巨噬细胞是 MMPs 的主要来源，并促进纤维化的消融。最近的一项研究表明，CCR2+ 巨噬细胞增加与 MASH 严重程度和纤维化阶段平行，伴随着分化簇的炎症极化，门静脉单核细胞衍生巨噬细胞（MoMF）。因此，靶向这些细胞可能是治疗非酒精性脂肪肝的一种有前途的治疗策略。

趋化因子受体 CCR2/5 双重拮抗剂 Cenicriviroc（CVC）是一种口服的 C-C 基序趋化因子受体 CCR 2 型和 5 型双重拮抗剂，可防止巨噬细胞的运输，有效抑制单核细胞的浸润。CVC 的 CCR2 拮抗作用有望减少肝损伤部位促炎性单核细胞和巨噬细胞的募集、迁移和浸润。CVC 介导的 CCR5 拮抗作用预计会进一步损害胶原生成激活的肝星状细胞/肌成纤维细胞的迁移、活化和增殖。一些研究支持 CVC 在肝和肾纤维化动物模型中的抗炎和抗纤维化特性。它还改善了非侵入性肝纤维化标志物，如在人类免疫缺陷感染者中观察到的，并且具有良好的安全性，包括肝硬化患者 Child-Pugh a-B［128130］。在 CENTAUR（nct0221775）研究中评估了 CVC 对 MASH 和肝纤维化（LF）患者的疗效和安全性。这是一项 2b 期、双盲、随机、安慰剂对照、多国研究，纳入 289 名 MASH、非酒精性脂肪肝活动评分（NAS）≥4 和 LF（MASH 临床研究网络 1-3 期）的受试者。受试者随机接受 CVC 150mg/ 次，每日一次（A 组）或安慰剂（C 组）。1 年后，一半接受安慰剂治疗的受试者在预先计划的随机分组基础上转入 CVC（B 组），进行第二年的治疗。1 年后，在接受 CVC 治疗的受试者（N=145）和安慰剂治疗的受试者（N=144；分别为 16% 和 19%；比值比（OR）为 0.82（95% 可信区间为 0.44-1.52；p=0.52）中，意向治疗人群的 NAS 改善的主要终点达到了相似的比例。脂肪性肝炎的缓解和纤维化的无恶化，这是一个关键的次要结果，在两组中也观察到相似的比率（分别为 8% 和 6%；或 1.40（95% 可信区间，0.54-3.63）；p=0.49）。与安慰剂组相比（分别为 20% 和 10%；或 2.20（95%CI，1.11-4.35）；p=0.02），更多 CVC 患者纤维化改善≥1 期，脂肪性肝炎无恶化。当两个关键的二级内点一起分析时（复合二级终点："SH 完全消退，纤维化期无恶化"和"纤维化期改善 1 期，SH 无恶化"），接受 CVC 治疗的受试者比接受安慰剂治疗的受试者有更大的机会获得结果（18% 对 10%；或 1.93（95% 可信区间，1.04-3.61）；p=0.05）。高 NAS、显著肝细胞膨胀、高纤维化、轻度或无门静脉炎症、高体重指数的患者在 CVC 治疗后表现出更大的改善。CVC 患者 CCL-2 和 CCL-4 升高，证实了 CVC 对 CCR2 和 CCR5 的阻断作用。CVC 的安全性和耐受性与安慰剂相当。最后，与安慰剂相比，接受 CVC 治疗的受试者的数量增加了一倍，达到了纤维化改善 1 个阶段而无 SH 恶化的临床重要次要结果。CENTAUR 研究的 2 年初步分析表明，CVC 在患有 MASH 和 LF 的成人中具有良好的耐受性和抗纤维化活性，确定第 1 年的主要终点：CVC 或安慰剂的相似比例达到≥1 级纤维化改善，MASH 无恶化（A 组为 15%（15/99），C 组为 17%（9/54）；然而，CVC 的更高比例达到≥2 级纤维化改善，MASH 无恶化（A 组为 11%（7/65），C 组为 3%（1/34））。目前，AURORA 研究（NCT03028740）是一项三期试验，正在进行中，它将评估 2000 名成人 MASH 受试者（F2-F3）CVC 的疗效（有效性和安全性）。

Selonsertib（原名 GS-4997）是一种选择性细胞凋亡信号调节激酶 1（Apoptosis signal-regulating kinase 1，ASK1）抑制剂。早期的人类研究表明，selonsertib 可以减少炎症和肝细胞凋亡。凋亡和氧化应激相关通路的激活是 MASH 和纤维化进展的标志。凋亡信号调节激酶 1（apoptosis signal regulated kinase 1，ASK1）是一种丝氨酸/苏氨酸激酶，被称为有丝分裂活化蛋白激酶 5，通过肝星状细胞活化介导凋亡、纤维化的途径，导致 c-Jun N-末端激酶（JNK）和 p38 丝裂原活化激酶（p38 MAPK）磷酸化，脂肪生成和炎症细胞因子的释放。在 MASH 的临床前模型中，ASK1 的基因缺失或药物抑制降低 p38 和 JNK 磷酸化，导致肝脂肪变性、炎症和纤维化的减少。

二、排放腹水

目前认为治疗顽固性腹水的三个主要方面是：经颈静脉肝内门腔静脉内支架分流术（TIPS）、静脉注白蛋白和排放腹水。大多数患有难治性腹水的肝硬化患者依赖于姑息疗法，如大容量穿刺术（LVP）或经颈静脉肝内门体分流术来缓解症状。美国肝病研究协会和欧洲肝病研究协会（EASL）目前的指南建议 LVP 作为难治性腹水患者的一线治疗方法。

近几年有些报告认为，排放腹水对系统血液动力学、肾功能、血浆容量、血清肌酐、血清钠浓度、肾小球滤过率和自由水清除率无重要影响。Gine's 等认为，排放腹水是顽固性腹水的一种替代疗法，治疗有效率为 96.5%；利尿剂组为 72.8%，两组有显著差别，$P<0.005$。且发现本疗法引起肝性脑病、肾功能损害、电解质紊乱等并发病也比利尿剂低，前者为 17.2%，后者为 61%，$P<0.001$。尽管 LVP 是肝硬化难治性腹水患者的有效治疗选择，与利尿剂相比，LVP 的再入院风险较低，但 LVP 可能会发生并发症，如穿刺术引起的循环功能障碍（PICD）、急性肾损伤（AKI）和腹水引流相关的细菌性腹膜炎（AdBP）。例如，高达 75% 的肝硬化患者接受 LVP 时，可能发生 PICD，这是由于 LVP 后血流动力学变化导致的全身动脉过度扩张。PICD 也与腹水的快速再积聚、AKI 和肝肾综合征有关。AKI 的发展对肝硬化患者的预后产生不利影响，导致住院时间延长，住院时间增加，90 天死亡率增加。目前的证据表明，静脉注射白蛋白可有效预防 PICD，尤其是当腹水引流大于 5 L 时。缓慢的腹水引流速度和少量腹水引流也可降低 PICD 和 AKI 的风险。

为了防止 LVP 后的 PICD 和 AKI，一些医生可能会在更长的时间内允许缓慢的腹水引流。虽然延迟腹水引流清除术（ascitic drain removal, ADR）理论上会增加细菌性腹膜炎（AdBP）的风险，但在失代偿期肝硬化患者中，72 小时内的 ADR 被认为是安全的。Kathpalia 等报告，LVP 72 小时后发生 ADR 的患者 AdBP 风险较高，生存率较低。

一些医生可能会选择将 ADR 的时间延迟 48 小时，以尽量减少 PICD 和 AKI，或将完全腹水引流优先于 ADR 的时间，以减少难治性腹水患者的再次入院。然而，没有实质性证据表明这种做法有益于患者护理。尽管由于伦理原因，不太可能进行前瞻性随机研究来解决这一临床困境，但本研究强调，LVP 超过 24 小时后的 ADR 会显著增加 AdBP 的风险，同时 AKI 的风险会增加 20 倍。由于大多数患者的早期 AKI 可通过静脉输注白蛋白逆转，因此 AdBP 患者和 AdBP 患者的死亡率没有显著差异。

AdBP 在 LVP 患者中具有重要的临床意义。AdBP 不仅是可预防的，而且与 AKI 风险较高和住院时间延长有关，特别是在 MELD 评分较高的肝硬化患者中。延长住院时间反过来增加了患者的直接医疗费用，并使他们更容易受到多药耐药生物（MDRO）的医院感染。AdBP 中 MDRO 的出现显著影响住院肝硬化患者的生存，并与更高的急性慢性肝衰竭（ACLF）风险相关。现在很明显，ACLF 在失代偿期肝硬化住院患者中的 90 天死亡率很高，为 50.4%~56.1%。作为一种姑息性手术，LVP 的目标应该是症状缓解，而不是完全排出腹水。研究支持在 24 小时内及时 ADR，以减轻 LVP 引起的 AdBP 和 AKI 风险。

尽管 AdBP 和 AKI 的风险较高，但在调整各种临床相关混杂因素后，在 LVP 24 小时内和 24 小时后发生 ADR 的患者之间的总体生存率相似。同时，与低代谢相关脂肪性肝病肝硬化患者相比，酒精性肝硬化的死亡率风险高两倍（HR 2.2, 95%CI 1.4-3.5, $p=0.002$）。先前的研究报告了酒精性肝硬化与腹水和 SBP 发病率较高之间的关联，戒酒可能会改善肝功能，从而可能提高酒精性肝硬化腹水患者的无移植生存率。因此，医生应警惕在需要 LVP 的酒精性肝硬化患者中进行及时 ADR。

研究表明，LVP 超过 24 小时的 ADR 会增加 LVP 患者 AdBP 和 AKI 的风险。虽然在 24 小时内发生 ADR 的患者中没有 AdBP，但超过 24 小时和 48 小时的 ADR 与 AdBP 的风险显著较高（分别为 8.9% 和 15.6%）。

总之，LVP 超过 24 小时的 ADR 会增加 AKI 和 AdBP 的风险，并与 AdBP 的显著风险相关。由于 AdBP 与更具耐药性的生物体和更高的 AKI 风险相关，建议在 24 小时内立即进行 ADR，尤其是在 Child-Pugh C 级或 MELD 评分更高的酒精性肝硬化患者中。

治疗方法，一般均要求住院治疗观察，住院后给饮食钠 500mmol/天，水少于 500ml/天，开始 5 天不接受任何药物治疗，第 5 天收集尿量测定电解质，第 6 天早晨抽空腹血测定电解质、尿素氮、血清肌酐和肝功。如有条件，在治疗前测定血容量、GFR（菊粉清除率）、负荷水 20ml/kg 体重后测定自由水清除率、血浆肾素活性、去甲肾上腺素、抗利尿激素浓度及尿排出 PGE2、PGF1a、PGI2 的量，所有患者每日测体重、尿量。治疗开始后每日测血清肌酐、BUN 及血和尿的 K^+、Na^+。

放腹水时在病人左下腹选择穿刺点，在严格无菌操作下，插管接 Suction 泵，持续抽吸腹水 20~30min，每次排放腹水 4~6L，一日 1 次，直至腹水消失。排液后腹部包扎多头带，患者向穿刺对侧卧床 2 小时，以防止腹水在穿刺部位漏出，记录血压和心率。常规采取腹水标本，测定细胞计数，进行生化检查和细菌培养。每次排放腹水 4~6L，可除去蛋白总量的 75%（平均除去蛋白 15±1.0g/L），因此，排放腹水后静注白蛋白 40g 作容量扩充，不会引起血液动力学改变，为了防止腹水再发出院后用小剂量利尿剂维持治疗，且密切随访。如再次出现大量腹水，可再次排放腹水，仍可获疗效。本疗法简单可行，易于掌握和开展，是一种安全有效的方法。

三、经颈静脉肝内门腔静脉内支架分流术（TIPSS）

（一）适应证与禁忌证

如果进行了四次或四次以上的穿刺手术，或穿刺术不耐受或禁忌，建议使用经颈静脉肝内门腔静脉内支架分流术（Transjugular Intrahepatic Portosystemic Stent Shunt，TIPSS）。TIPSS 可通过直接降低门静脉压力来缓解难治性腹水。TIPSS 最常见的非手术并发症是 HE 的发展，这发生在 15%~48% 的病例中。在一项大型队列研究中，TIPSS 患者肾功能显著改善，尤其是基线估计肾小球滤过率为 < 60 mL/min/1.73 m^2。TIPSS 是否能提高难治性腹水患者的生存率存在争议。TIPSS 可使用两种类型的支架：裸支架和覆盖支架。裸支架与分流功能障碍的高比率相关。70% 的病例在 1 年内出现裸支架狭窄或阻塞。相比之下，覆膜支架，包括聚四氟乙烯（PTFE）覆膜支架，功能障碍发生率低于裸支架。

在难治性腹水患者中使用覆膜支架进行 TIPS 可提高生存率。通过肝脏分流的血液量与 TIPS 后 HE 有关；因此支架直径是重要的。10mm PTFE 支架在控制难治性腹水方面比 8mm 支架更有效，并且不会增加 HE 的发生率。考虑到性别和体重，有必要对支架直径进行额外研究。

TIPSS 与 HE 发病率增加有关。选择合适的 TIPSS 患者对提高生存率很重要。在一项荟萃分析中，37 名 65 岁以上、既往有 HE 病史且 Child-Pugh 评分的患者 ≥ 10 者更有可能发生 TIPSS 后 HE。TIPS 前的临界闪烁频率可预测 TIPSS 后明显 HE 的发生。由于缺乏疗效数据，严重肝病患者不建议使用 TIPSS。但肝性脑病病史不是 TIPSS 治疗难治性腹水的禁忌证。如果得到控制，TIPSS 前 HE 不会对患者生存或临床结果产生不利影响，例如 TIPS 后 60 天内发生 HE 或 6 个月内入院治疗 HE。尽管有 HE 病史，但患者仍可以接受 TIPSS 治疗顽固性腹水。

1. 适应证　目前对经颈静脉肝内门腔静脉内支架分流术（TIPSS）的适应证尚无统一结论，但从临床应用的结果来看，主要包括：①内科治疗无效又不适于外科手术治疗的肝硬化门脉高压性上消化道大出血（急诊 TIPSS）；②既往曾有或无消化道出血病史，但目前有再出血或出血危险的肝硬化门脉高压患者（预防性 TIPSS）；③经多次食道硬化治疗后仍反复了血或有重度胃底静脉曲张或破裂出血者；④门脉高压伴顽固性腹水者；⑤重度肝硬化门脉高压接受肝移植术前需对消化道出血作预防性治疗者；⑥外科手术治疗后复发出血者；⑦巴德－基亚里（Budd-Chiari）综合征继发门脉高压者。

2. 禁忌证　①心、肺、肾、肝等脏器功能有严重障碍者；②有明显凝血机制障碍者；③体内并发感染，特别是有胆系感染者；④因门脉血栓或癌栓形成而导致闭塞或先天性门脉发育不良者应视为 TIPSS 禁忌证。

（二）并发症及处理

1. 与 TIPSS 操作直接有关的并发症

（1）心包填塞：国内外仅见 2 例报道，为 TIPSS 操作时器械损伤右心房所致。一旦出现应及时做心包引流或心包修补术。

（2）腹腔内出血：是 TIPSS 操作可能引起的最严重并发症。文献中已有报道，其发生率一般在 1%~2%，产生的原因有：术中穿破肝被膜、误穿或损伤肝外门脉形成腹腔分流等。

由于肝硬化病人的肝脏体积较小，肝裂增宽，肝内血管走行不规则，术中门脉穿刺时，穿通肝被膜和误穿肝动脉、肝内胆管及胆囊等偶有发生，但一般不会产生严重并发症。术前对肝功不良、凝血机制差的患者给予维生素 K1 肌注，对血小板明显减少者应间断输注血小板，以降低出血的发生率。若术中病人有急性失血表现，应及时行肝动脉造影，明确有无肝动脉损伤，必要时应行肝动脉栓塞止血。若为门脉损伤导致的腹腔内出血，则往往比较凶险，病人可很快出现失血性休克表现。对此应立即输血扑液，并尽快行外科门胶修补术以降低死亡率。

（3）穿刺损伤肝内胆管或分流道阻塞了肝内胆管：术后可出现胆道出血或梗阻性黄疸，但一般发生率极低。

（4）术后感染：如胆系感染及肺炎等，可通过应用足量抗生素进行预防和治疗。

2. 与门腔分流有关的并发症

（1）肝性脑病：一般发生率在 10%~20%，但其程度多数较轻且易于控制。其产生肝性脑病的相关因素主要包括：患者年龄、肝功状态、门腔分流道直径大小以及术前门脉自然分流（侧支循环）多少等。一般认为，肝功能为 Child C 级、年龄大于 60 岁、分流直径大于 12mm 以及术前门脉自然分流量少者，术后出现肝性脑病的比例大，但通过限制性分流（直径 8mm 或 10mm）和治疗前后的积极保肝治疗及术后早期限制高蛋白饮食、保持大便通畅等措施可起到一定的预防作用。对术后出现肝性脑病的患者如采用口服乳果糖（lactulose）、静脉滴注精氨酸注射液和六合氨基酸等药物治疗，可使症状得到有效控制。

（2）对肝功能的影响：观察一组 TIPSS 患者的术前术后肝功能变化情况，结果发现 TIPSS 后一周 81% 患者转氨酶较术前升高（P<0.01）；77% 患者虽有白蛋白的降低，但术前术后对比差异不显著（P>0.05）；0% 患者有总胆红素浓度的升高（P<0.01），但上述指标大多可在术后 3 个月内恢复至术前水平或转至正常。因此，提示这种肝功变化为一过性损害，可能与术中穿刺、扩张肝实质及术后分流引起肝内门脉血流灌注减少有关。

3. 与分流道（含血管内支架）有关的并发症　术后分流道的再狭窄或闭塞是 TIPSS 常见而主要的并发症，也是影响 TIPSS 远期疗效的主要因素。一般发生率为 20%~70%。而且主要发生在术后一年左右。

目前认为，引起术后分流道狭窄闭塞的原因主要有血栓形成、假性内膜增生、肝组织向分流道内的长入及血管内支架的成角等。其中假性内膜增生的作用已引起国内外广泛的注意。假性内膜主要由肉芽组织伴有少量炎性细胞构成。一般说来，分流中部及肝静脉端的假性内膜最厚，而在门脉端则较少；在某些因素作用下，假性内膜可出现过度增生，最终导致分流道的狭窄或闭塞。

对导致分流道内膜过度增生的机制目前尚不十分明确。一般认为主要与下列因素有关：①分流道内表面不光滑；②分流术后高速血流对肝静脉端的长期刺激和损伤；③血管内支架的生物相溶性差；④穿刺路径的肝内小胆管损伤后胆汁外泻对分流道内皮细胞的刺激作用等。

对已发生分流道再狭窄或闭塞的 TIPSS 患者，目前一般采用分流道的再通术治疗。其具体措施可包括：①球囊导管扩张术（PTA），即经颈静脉途径将球囊导管引入分流道内进行扩张治疗，大多可获得再通；②对行单纯球囊导管扩张治疗不满意者，应考虑再置入一组血管内支架，从而可获得更好的开通效果；③局部溶栓治疗，主要适用于由血栓形成引起分流道阻塞者；④采用经皮腔内旋切术，切除分流道内的增生组织；⑤建立第二条肝内分流道（Seconed TIPSS）。

（三）TIPS 技术方面的更新

1.8 mm vs 10 mm 的争论 TIPSS 覆盖支架的可用性显著降低了支架功能障碍的发生率，患者预后也随之改善。尽管覆膜支架已成为全世界 TIPSS 治疗的标准，但 TIPSS 最佳支架直径的问题仍未得到解答。支架的直径决定了分流到全身循环和门体系统梯度的门静脉血的量。几项研究发现门体分流程度与 TIPSS 后 HE 之间存在关系。同样，较低的门体系统梯度（portosystemic gradient, PSPG）也被确定为 TIPSS 后 HE 的风险因素。此外，TIPSS 后经常出现的肝功能损害可以通过减小支架的尺寸来减少，以避免显著的门静脉血流分流并保持足够的肝脏灌注。根据 Poiseuille 定律，分流与支架半径的四次方成正比。这突出了支架直径的微小变化对分流以及最终分流相关并发症的影响。因此，需要使用较小直径的支架。然而，放置直径较小的支架有可能无法充分降低门静脉压力，从而无法达到 TIPSS 的目的。在前 45 名患者的结果显示，在接受 8mm 支架的患者中，对门脉高压（PH）并发症的有效控制明显降低后，最早的对比 8 mm 和 10 mm 覆盖支架用于 TIPSS 的 RCT 不得不提前停止。由于研究过早结束，试验无法提供任何关于 HE 发展风险的证据。相反，另一项来自德国的随机多中心试验比较了直径为 8mm 的 TIPSS 和 HVPG 指导的药物治疗预防 EV 再出血，结果表明 TIPS 比药物更有效地预防静脉曲张再出血，但生存率或生活质量没有任何改善。与使用覆盖 TIPS 支架的其他研究相比，本研究中 TIPS 组两年的显性脑病发生率较低，为 18%。然而，本研究中包括的患者患有代偿性肝病（Child A 或 B 肝硬化），8 mm 和 10 mm 支架之间没有头对头比较。值得注意的是，TIPS 组只有 43% 的患者 PSPG 降低到 10mmHg 以下。8% 的 PSPG<10 mmHg 患者和 29% 的 PSPG 患者需要 TIPS 修正 ≥ 10mmHg。然而，最近一项来自中国的 127 名患者的 RCT 发现，8mm 覆盖的 TIPSS 显示出与 10mm 支架相似的分流功能，自发性显性 HE 的风险减半，肝功能受损较少。值得注意的是，本研究中的大多数患者将乙型肝炎作为肝硬化的病因，这不同于 Sauerbruch 等人的早期研究，其中 60% 以上的患者患有酒精性肝硬化。尽管用于 TIPS 的支架是 Fluence® 而不是 Viatorr®，但两组均使用相同的支架，可能不会影响结果。目前尚不清楚 8mm 支架的有益效果是否可以扩展到接受 TIPSS 治疗顽固性腹水（RA）的患者。在这方面对 171 名患者进行的回顾性研究表明，与 8mm 支架相比，10mm 覆膜支架用于 TIPSS 可更好地控制腹水，而不会增加 HE 的发生率。他们发现，8 mm 支架组 TIPSS 后的平均 PSPG 显著高于 10 mm 支架组，并且在整个研究队列中，需要穿刺与较高的 PSPG 相关。最近对德国 TIPSS 登记处 185 名患者的另一项分析显示，与接受 10mm 支架的患者相比，接受 8mm 支架的患者生存期延长。然而，在这项研究中，静脉曲张出血患者更经常使用 8mm 支架，而 RA 患者更常使用 10mm 支架。由于 RA 患者通常比静脉曲张出血患者处于更晚期的肝硬化阶段，因此本研究无法得出任何关于生存益处的可

靠结论。此外，尽管两组患者在年龄、MELD 评分和血清胆红素浓度方面匹配，但在 CTP 评分和肌酐浓度方面仍存在差异。因此，10mm 组有更多 Child C 肝硬化患者，该组患者的平均肌酐浓度更高。其他影响生存的混杂因素，如肌细胞减少症，无法进行分析，两组 HE 的发生率也未进行比较。本研究也未分析再出血和腹水复发的发生率。本研究也未分析再出血和腹水复发的发生率。因此，无法对两组患者的 TIPSS 临床疗效进行比较，并且通过充分的亚组分析和高质量的前瞻性研究来正确匹配患者队列仍然是澄清当前问题的未满足需求。值得注意的是，与 10 mm 支架相比，8 mm 支架导致 PSPG 减少较少（45% 对 65%），使用 8 mm 支架的患者需要进行更多的翻修。目前的证据不足以推荐所有患者常规使用小直径支架。然而，对于发生肝性脑病（HE）或肝衰竭的风险较高的患者，尤其是 TIPS 用于急性静脉曲张出血时，可能存在 8mm 支架的作用。

2. 扩张不足 TIPSS 的目标 PSPG 降低和被动扩张　已发现，除少数例外情况外，TIPSS 后 HE 复发或恶化的患者门脉压经梯度（PSPG）<12 mmHg，而再出血的患者通常具有 >12 mmHg 的支架功能障碍。因此，TIPS 后 PSPG 的截止值为 12 mmHg 有助于在 HE 或再出血时将患者分为高风险组或低风险组。建议将 PSPG 相对降低 20%~50% 可能更实用。与静脉曲张出血的情况相反，为 RA 放置 TIPSS 时的最佳目标 PSPG 仍不清楚。5 mmHg 或 8 mmHg 的阈值在风险分层中不如 12 mmHg 的临界值有用。尽管存在这些相互矛盾的证据，美国介入放射学学会的质量改进指南建议 TIPSS 后的 PSPG 不应低于 5 mmHg。许多中心都采用了一种策略，通过使用直径增加的球囊导管，从 6mm 或 8mm 球囊开始，逐步扩张直径为 10mm 的 TIPS 支架。当达到目标 PSPG 时，膨胀程度被认为是可接受的。对临床反应不足的患者保留进一步球囊扩张。该方法基于这样的假设：由镍钛诺制成的 TIPS 支架没有必要的径向力在肝硬化肝脏内自行膨胀。然而，据报道，扩张不足的支架在可变时期内被动自动扩张。因此，支架扩张不足的做法可能只是暂时的好处，并不能充分降低分流相关并发症的风险。为了克服这一限制，多位作者描述了 TIPSS 技术的改进，其主要涉及在较小的球囊可扩张支架内部署覆盖的 TIPS 支架，允许在 TIPSS 创建时或稍后需要时将 PSPG 校准到预定值。这种技术被称为"可增量扩张"TIPS 支架。然而，这需要放置额外的支架，增加了手术的成本和复杂性。

可控扩张支架：最近，Gore 及其同事（Viatorr® 可控扩张内支架；VCX, Flagstaff, AZ, United States）将一种新型可控扩张支架引入临床实践，该支架可在植入期间将直径控制在 8 至 10 mm 范围内。VCX 与常规 10 mm Viatorr®e-PTFE 支架移植物相似，增加了外部约束球囊扩张套管的功能，允许调整支架直径。因此，它允许用单个设备校准 PSPG。体内研究表明，VCX 可以在临床随访中假设并保持预期直径。VCX 与良好的短期临床成功相关，HE 和支架功能障碍发生率较低。此外，在 3 个月的随访中观察到败血症和腹水的再入院率降低。然而，需要进一步的研究和更长的随访来证实这一数据。

3. 门静脉穿刺技术的最新进展　门静脉插管是 TIPSS 期间最关键和最具技术挑战性的步骤之一，通常决定手术持续时间和总辐射剂量。大多数潜在的术中并发症也与这部分手术有关，包括动脉和胆道损伤以及肝包膜穿透。TIPSS 期间，最初描述了一种"盲"荧光透视法进入门静脉。许多中心已改用楔形二氧化碳门静脉造影术，以便于在二维（2D）透视下将针推进门静脉。然而，它不能用于门静脉血栓闭塞的病例。动脉门静脉造影是另一种导航技术，但需要动脉内注射造影剂，门静脉的可视化可能不太理想，尤其是当静脉口径较小或显示肝逸流时。许多研究描述了计算机断层扫描或超声引导下使用导丝或金属线圈对门静脉进行经皮标记，这在晚期肝硬化患者中并非没有风险。经腹超声引导门静脉穿刺的使用克服了这些问题，并被证明可以减少辐射剂量。它也适用于门静脉血栓形成患者。血管内超声引导是门静脉进入的一种潜在的激动人心的工具，与常规技术相比，已证明可减少辐射剂量、多次穿刺次数和造影剂用量。然而，血管内超声具有学习曲线，需要额外的昂贵设备。最近，已经描述了使用图像融合技术的3D锥束计算机断层扫描引导门静脉插管。它允许通过2D荧光镜对术前3D多模态成像数据集进行配准，以实现实时仪器可视化，并已被证明可以减少肝脏穿刺、并发症和TIPSS支架置入失败的次数。除了手术过程中门静脉通路的困难和相关的技术挑战外，还描述了与TIPSS技术方面相关的各种其他并发症。

（四）TIPSS后肝衰竭

尽管TIPS具有微创性，但由于实质损伤和已经受损的门静脉血流分流，TIPSS不可避免地对肝脏造成压力。此外，根据支架的位置和配置，门静脉或肝动脉的一个或多个分支可能被阻塞或压迫，从而导致缺血。此外，TIPSS支架的覆盖部分可阻塞一条或多条肝静脉的引流，导致静脉充血。这些可能表现为TIPSS支架置入或肝衰竭后几天内肝功能轻度短暂紊乱。研究表明，TIPS后肝酶和胆红素增加了2至3倍，与基线无关。这些改变通常在2周内得到解决，因为肝动脉血流的代偿性增加，也称为"肝动脉缓冲反应"。然而，肝功能的明显紊乱和延迟稳定可能是不可逆性肝损伤和肝衰竭的指标。胆红素是TIPSS放置后30天死亡率的独立预测因子，每增加1mmol/L超过3.0mmol/L，死亡风险增加40%。在大约50%的死亡患者中，胆红素水平至少增加到基线值的三倍，而在存活患者中只有20%。同样，MELD评分为18或以上的患者的3个月生存率明显低于MELD评分17或以下的患者。建议CTP评分>10或MELD评分>14的患者，TIPS后PSPG不应降至<5 mmHg。因此，TIPS后胆红素持续升高三倍的患者应被视为有肝衰竭风险，需要积极治疗，包括转诊至移植中心。

（五）疗效与评价

经颈静脉肝内门体静脉内支架分流术是目前治疗顽固性腹水的最有效治疗。损伤小，疗效好，对肝功能差，难以忍受手术的患者，曾行断流术、分流术或硬化注射等治疗后复发出血者、顽固性腹水皆可施行。D'Amico等TIPS 330例的荟萃分析，成功率为77%~100%，门体压梯度降低6~14mmHg。疗效显著高于排放腹水治疗，提出选择患者时要根据胆红素水平和TIPSS后肝性脑病危险性预测、费用和生活质量方面进行选择。最近Nishida等报告总结1058例肝移植后有62例（5.9%）发生顽固性腹水，并发自发性细菌性腹膜炎和HCV复发提示预后不良，死亡率增加8.6倍。Albillos等最近报告顽固性腹水用TIPSS治疗与排放腹水的疗效作比较，不包括年龄>76岁，胆红素>85.5~170μmmol/L、肌酐>265μmmol/L患者。TIPSS治疗后与放腹水复发率低（RR 0.56，95%CI 0.47~0.66），发生脑病危险性高（RR 1.36，95%CI 1.1~1.68），结果认为TIPSS比排放腹水能较好的控制腹水，尽管发生肝性脑病的危险性增加，但不影响死亡率。对生活质量的改善上TIPSS和大量排放腹水作比较也相同。

经颈静脉肝内门腔门静支架分流术最初被认为是治疗难治性静脉曲张出血患者的抢救疗法，50多年后，它仍然是临床和生物医学研究的焦点。由于这种干预措施显著降低了门脉压力，再加上其微创性，TIPSS在治疗门脉高压并发症方面获得了越来越多的认可。TIPSS的早期受到支架长期通畅性差和肝性脑病发病率增加的困扰。此外，TIPSS术后门静脉血流的分流通常会导致肝功能紊乱，有时甚至严重。尽管随着覆膜支架的出现，分流功能障碍的发生率显著降低，但TIPSS术后肝性脑病和早期肝衰竭仍然是一个重要问题。多年来发现，仔细选择患者和勤奋的术后护理对于优化TIPSS后的结果至关重要。在过去的二十年中，多项研究重新定义了TIPSS在静脉曲张出血和难治性腹水治疗中的作用，同时探讨了其在肝硬化其他并发症中的应用，如肝性胸水、门脉高压性胃病、异位静脉曲张、肝肾和肝肺综合征、非肿瘤性门静脉血栓形成和乳糜性腹水。在肝外腹部手术之前，它也被用于降低围手术期的发病率和死亡率。

尽管TIPSS在控制腹水方面的有效性已通过多个RCT和随后的荟萃分析得到了充分验证，但HE发病率的增加和生存益处的争议结果导致大容量穿刺术（LVP）在TIPSS之前被继续推荐为顽固性腹水（RA）的一线治疗。然而，这些随机对照试验主要是评估腹水控制的疗效，而不是生存率。此外，早期荟萃分析没有将生存率作为时间依赖性变量进行分析，也没有考虑肝移植对晚期肝硬化患者生存率的混杂影响。随后使用这些随机对照试验的个体患者数据进行的荟萃分析证实，TIPSS 显著改善了 TFS 并减少了紧张性腹水的复发。随后进行的另一项 RCT 采用了更严格的纳入标准（Child-Pugh 评分 <11，血清胆红素 <3mmol/L，肌酐 <1.9mmol/L），并发现 TIPSS 在控制肝硬化 RA 患者腹水方面明显优于穿刺术，一年后的有效率高达 60%。更重要的是，TIPSS 组的生存率明显更高，这证明了谨慎的患者选择是 RA 患者 TIPSS 后获得更好结果的先决条件。这一发现在最近更新的荟萃分析中得到了证实。然而，在所有研究中，TIPSS 增加了治疗后 HE 的概率，每个患者的平均发作次数显著增加。然而，所有这些 RCT 都使用裸金属支架进行 TIPSS，需要支架翻修的分流功能障碍发生率很高。因此，得出的结论不能应用于目前 TIPSS 覆盖支架是标准的临床情况。

此后的多个回顾性研究报告了在该临床环境中覆盖 TIPSS 后的生存益处。有趣的是，最近的 RCT 比较了腹水患者的 TIPS（使用覆膜支架）和 LVP，发现覆膜 TIPS 提高了生存率，并没有增加 HE 的风险。随后进行的另一项回顾性研究（包括 RA 患者）同样表明，TIPSS 组的复发性 HE 风险并未增加。值得注意的是，这项研究采用了直径较小的 8mm TIPS 支架，并发现尽管 TIPSS 应答者和无应答者之间的腹水控制同样有效（定义为 TIPSS 植入后门静脉压力降至 <12mmHg），这意味着减少 PSPG 的攻击性可能对腹水控制足够有效，同时降低 TIPSS 后 HE 的风险。然而，一项比较 8 mm 和 10 mm 覆盖 TIPSS 治疗 RA 的随机研究在早期结果显示 8 mm 支架的腹水控制更差后中途停止。另一项最近的回顾性研究报告，TIPSS 后 PSPG 较高，更需要使用 8mm 支架的 LVP，脑病发生率相似。因此，对于该适应证，覆盖 TIPSS 支架的最佳直径仍不清楚。一些研究表明，TIPSS 不应在高（≥ 18）MELD 评分。然而，MELD 在患者选择中的作用仍不清楚。Salerno 等的荟萃分析表明，与穿刺术相比，TIPSS 对 TFS 的益处可以在所有 MELD 评分中看到。最近，两项回顾性研究发现，与系列 LVP 相比，没有证据表明 TIPSS 的产生会使 MELD 评分较高的患者的生存率更差。较高的 MELD 评分预示着较差的生存率，但与 TIPSS 相比，接受连续 LVP 治疗的 RA 患者的生存率同样较差。另一项回顾性研究表明，MELD 大于 24 的患者在选择性 TIPSS 后早期死亡最高。Gaba 等比较了各种评分，包括 MELD 和 CTP 评分，以预测 TIPSS 后的预后，并发现当 TIPS 用于腹水时，CTP 评分在预测死亡率方面具有最佳的整体能力。Bureau 等提出了使用简单的实验室参数（胆红素 <50μmol/L，血小板 >75×10^9/L）来预测 RA TIPSS 后的 1 年生存率，这是欧洲肝病研究协会指南的基础。

TIPSS 在复发性腹水（一年内有三次症状性腹水复发）患者中的作用引起了新的兴趣。包括初步 RCT 比较 TIPSS 和 LVP 的研究，将复发性腹水患者与 RA 患者进行了分组。然而，对这些随机对照试验的汇总数据进行的亚组分析表明，无论试验中是否包括复发性腹水患者，TIPSS 都能显著改善 TFS。最近一项针对 128 名患者的单中心回顾性研究表明，在 LVP 频率和肌酐水平较低的患者中放置 TIPSS 与腹水控制较好相关。前瞻性 RCT 将 TIPSS 与 LVP 在复发性腹水和 LVP 频率有限的患者中进行了比较，报告了类似的结果，这表明 TIPSS 治疗的患者在腹水控制和生存方面有益处，但两组之间的 HE 无差异。最近对肝硬化和首次出现症状性腹水患者进行的早期 TIPS 研究重申了这一点。因此，当前可用数据建议，对于患有难以治疗的腹水（不一定符合 RA 标准）且基础肝病稳定且肾功能相对保留的患者，应尽早考虑 TIPSS。然而，最近一项关于肝硬化伴复发性腹水患者结局和死亡率的观察性研究发现，复发性腹水和对药物治疗有反应的腹水患者之间的死亡率没有显著差异，并且复发性腹水不一定是肝病恶化的标志，这意味着这些患者不应优先接受 TIPSS 或肝移植。需要进一步的大型多中心前瞻性随机对照试验来评估"早期 TIPSS"在腹水中的作用。

Dhaliwal 等评估 TIPSS 与大容量穿刺术（large volume paracentesis, LVP）患者的预后。对 7 年以上因难治性或复发性腹水而接受 TIPSS 或 LVP 治疗的患者进行回顾性研究。主要结果是无移植生存率（TFS）。通过倾向评分匹配（PSM）进行进一步分析。结果有 150 名患者［TIPSS 组（n=75），LVP 组（n=75）］。TIPSS 组有 7 名患者接受了 LT，而 LVP 组有 22 名患者。总体中位数随访，20（0.47-179.53）个月。在整个队列中，TFS 无差异［风险比（HR）0.80，95% 置信区间（CI）：0.54-1.21］；但 LVP 的新发肝性脑病较低（HR：95%CI：0.20-0.96）。多变量分析显示，基线时白蛋白和肝癌与 TFS 相关。

总之经颈静脉肝内支架门体分流术是一种成功用于治疗门脉高压及其并发症的技术。然而，门静脉分支的选择，左（L）或右（R），导致更好的结果仍在争论中。根据目前可用的证据，通过门静脉左支进行 TIPSS 技术可以显著降低术后总死亡率、肝性脑病和分流功能障碍的发生率。然而，两组患者的再出血率和术后腹水发生率没有显著差异。

（六）结语

经颈静脉肝内门体分流术已被证明有利于肝硬化患者 PH 事件的控制和复发以及无移植生存。尽管如此，TIPSS 在肝硬化患者的特定亚群中的各种适用性需要进一步验证，从而形成未来研究的前景，即观察、假设生成和对照试验验证。其中最重要的包括 Child-Pugh B 级静脉曲张出血患者的效用、β 受体阻滞剂治疗在一级预防无应答者中的作用以及早期使用对不符合难治性标准的复发性腹水患者的益处。进一步研究的其他相关领域包括 TIPSS 在肝肺综合征中与大自发性分流相关的出血 GV 管理中的作用，作为肝移植的桥梁，以及预测 TIPSS 后结果（如支架功能障碍或死亡）的生物标志物。此外，一个令人兴奋的领域还将是在患有晚期肝病和复发或未控制的 PH 相关并发症的患者中使用可控扩张支架进行 TIPSS 植入。

三、腹水回输术

（一）自体腹水回输

根据肝硬化腹水血液动力学改变的规律，晚近学者们再次提出用排放腹水的治疗方法是有效的。自体腹水回输在国外已开始数十年，国内近十年来也已陆续大量报道，尤其对顽固性腹水的治疗取得较为满意的近期疗效。

1. 回输方法

（1）病例选择：一般均要求病人住院以便治疗观察，经严格限水（<500ml/ 天）、限钠（食盐 <500mmol/ 天）、充分卧床休息、用利尿剂治疗无效或在用利尿剂治疗下尿量仍少于每日 500ml 者。回输前行腹水常规检查及培养、腹水鲎试验、并作血生化、肝功及蛋白测定。

（2）方法：

①密闭式：即同静脉输液一样通过密闭方法将自体腹水直接回输。方法为先做大隐静脉切开，把心导管插至上腔静脉近右心房处，心导管尾端通过"四通"连接 CVP 测定管。另将输液吊瓶及备有过滤器的无菌瓶的胶管均接于"四通"上。先以吊瓶维持输液，然后行腹腔穿刺（把针头固定在腹壁上），放腹水于无菌瓶中，再把无菌瓶移至高处，关闭输液吊瓶及连接腹腔的胶管，打开过滤器下的钳夹即可放腹水。在腹水输完后再重复以吊瓶并维持输液，把无菌瓶放置低处，将腹水引入无菌瓶中，如此反复将自体腹水全部清除。密闭式腹水自体回输可分为：ⅰ 一次性全部回输法，即一次性把腹水全部回输至消失，回输量在 9650~30250ml，平均在 17500ml，历时 60~96 小时，平均 77 小时左右。ⅱ 少量多次回输法：每次回输 1000~9000ml，平均 3000~4000ml 历时 4~44 小时平均 6~8 小时。腹水回输次数依腹水消退快慢决定，每周 1~3 次不等。ⅲ 部分腹水回输法：即每次放腹水 4~6L，回输 1/3，每周 2~3 次。

②开放式：排尿后嘱患者仰卧位或半坐位常规消毒腹部皮肤，用无菌输液皮条一头刺入带橡皮塞的无菌盐水瓶中并插入一枚排气针，另一头按常规穿刺部位穿刺（把针头固定在腹壁上）见腹水流出，用调控器控制腹水速度，待灌满一瓶后即拔针，再换另一无菌空瓶接腹水，把灌满自体腹水的盐水瓶常规配输液器从患者肢体静脉输入。开放式自体腹水回输术也可分为一次性全部回输法，少量分次回输法和部分腹水回输法3种。

（3）注意事项：①为防止输液反应，可用氟美松5mg静脉推注；非那根25mg双侧足三里穴位封闭。②为防止DIC的发生，可在500~1000ml的腹水中加入肝素1250U。③利尿，在输入腹水1000~1500ml后仍无尿者，可静脉推注20~40m呋噻咪或利尿酸钠25mg。回输期间总尿量超过或接近回输量，每排尿1000ml者口服10%氯化钾30ml。④如发现瓶内腹水有絮状物，则须用滤网过滤（或用输血皮条）后再输入体内。⑤腹不回输前须做细菌培养、鲎试验。⑥每周复查血钾、钠、氯及尿素氮。⑦拔针后，腹壁局部用纱布覆盖，并向对侧卧位2~4小时，以防针刺部位腹水外溢。

2. 自体腹水回输的治疗效果　国内报道用自体腹水回输治疗顽固性腹水患者259例，有效者248例（95.3%），腹围平均缩小13~24.3cm，体重平均减轻14kg；尿素氮由14.1~22mmol/L降到4.2~1.7mmol/L。腹水自体回输对于肝硬化顽固性腹水合并功能性肾衰竭者尤为适宜，回输后由于排尿增加，肾功能得以改善，使功能性肾衰竭患者转危为安。回输术后由于腹水部分或全部清除，患者腹胀、气短、下肢浮肿得以缓解，进食改善，一般情况明显好转。此外，自体腹水回输可提高血浆白蛋白浓度，每次可回输蛋白24~147g，血浆白蛋白的浓度由术前24.6±1.4g/L增加到30.5±4.1g/L，平均增加5~11g/L。当患者回输前血浆白蛋白小于25g/L者，腹水再现率高，对此类病人可每周加用白蛋白20~40g/L，以巩固腹水回输疗效。在自体腹水回输术后约有1/3患者于短期内腹水再现，但腹水量均较回输前明显减少，且对药物的利尿作用增强，再次行腹水回输仍有效。

3. 适应证和禁忌证

（1）适应证：除肝硬化顽固性腹水、功能性肾衰竭及肾性腹水外，柏-查综合征引起的腹水尤为治疗的适应证。

（2）禁忌证：下列情况禁用腹水回输术①腹水感染。②凝血机制障碍。③严重民功能不全。④严重心率失常。⑤近期内有上消化道出血。⑥肝性脑病Ⅱ级以上。⑦癌性腹水。

4. 副作用和并发症的预防　自体回输最大的缺点是副作用严重，主要有：发热、肝性脑病、DIC、少尿、上消化道出血、过敏反应、腹水外溢、电解质紊乱、腹水感染、心力衰竭。

（二）腹水浓缩回输术

腹水浓缩回输术系将抽吸出来的大量腹水经超滤或透析浓缩，滤掉大量的水和钠，然后将腹水中的自体蛋白质静脉回输给病人。由于本法能在短期内清除患者体内大量的钠和腹水，浓缩的腹水内又含大量的自体蛋白质。静脉回输后能促进利尿，因而对难治性腹水是一种有效的治疗方法。

本法主要适应于经饮食限制钠盐及利尿剂治疗而仍然腹水不减退的患者，腹水的原因大多为肝硬化和肾病所致的大腹水。也有少数报道应用于治疗乳糜胸、腹水等。

Descos等于1983年对肝硬化合并大腹水患者应用六种方法分组进行治疗比较：①安体舒通片（最初100mg/天，每4天加100mg，最大剂量400mg/天）和低盐饮食（钠500mg/天）；②安体舒通、呋噻咪和低盐饮食；③安体舒通、呋噻咪和饮食中不限制钠盐；④低盐饮食和腹水浓缩静脉回输；⑤低盐饮食和腹水非经浓缩后静脉回输；⑥低钠饮食和腹腔插管慢性引流腹水。以上方法治疗1个月，结果发现低盐饮食结合腹水浓缩静脉回输一组患者体重减轻最快，治疗期和住院时间最短，并发症最少，因而所花的治疗费用亦最低。Smart将顽固性腹水患者定为经限钠盐饮食（50mmol/24小时）、限水（150ml/24小时）并应用速尿80mg/天和安体舒通片200mg/天，而尿量仍少，腹水不减退者。他们于1990年对难治性腹水者应用腹水超滤器行腹水浓缩进行静脉回输治疗并且抽放腹水（一次抽吸腹水直至不能再抽吸出腹水为止）并用人体白蛋白静脉滴注（40g/次），结果也发现应用腹水浓缩静脉回输者并发症少，住院期短以及费用便宜等，因而认为对利尿剂无效的难治性腹水者，腹水浓缩静脉回输仍然是一个首选而有效的方法。然而也有报道腹水浓缩静脉回输与单纯应用利尿剂比较虽则能使难治性腹水减退，治疗期缩短，但一旦腹水减退，如不继续应用利尿剂维持治疗，则较容易复发。

1. 腹水浓缩静脉回输的适应证和禁忌证　腹水浓缩静脉回输主要应用于经低盐饮食（小于50mmol/24小时）和利尿剂治疗（安体舒通片大于200mg/天，速尿大于80mg/天）无效的难治性腹水。但下列情况属禁忌：①肝和腹腔内恶性病变所致腹水者；②近2周内有食管和（或）胃底静脉曲张破裂出血者；③腹水有感染者（腹水中白细胞计数大于0.4×10^9/L，中性多核细胞数大于0.25×10^9/L）；④有明显黄疸和肝性脑病征兆者；⑤血性腹水者；⑥结核性腹水者；⑦近期有急性心力衰竭者。周围血电解质紊乱者，最好纠正至接近正常范围后再进行腹水浓缩回输术。

2. 几种常用的腹水浓缩静脉回输术

（1）平板型透析器：主要是应用人工肾超速浓缩腹水，与血液透析机制相似。透析器内的半透膜可使分子量小于35000以下的物质经膜互相渗透，当腹水在膜内流过时，借膜外高渗液体及人工肾超滤负压作用可使膜内液体离子，NPN等外渗，因蛋白质分子量超过60000以上，故保留于膜内。腹水经过人工肾平板超滤浓缩效果与所用透析液渗透压、超滤负压及腹水流经平板时间有关。陈彩玉等应用TX23型人工肾透析平板，采用高渗透析液800mmol渗透压，负压40kPa，每分钟腹水流经平板量600ml，约可使腹水浓缩2~4倍，他们治疗了12例难治性腹水，其中10例在治疗1~2次后腹水全部消失，1例治疗4次后腹水消失，1例获得暂时缓解，需每月治疗1次。上海中山医院应用羟烷基淀粉作为吸附透析剂，使腹水浓缩倍数大大增加。然而平板型透析器的主要缺点为需要大量透析液，操作使用前需对平板事先应用大量消毒液及清洁剂，消毒清洁过程繁琐、费时间，对病毒性肝炎病毒的除净困难，且对腹水及腹水中蛋白质的浓缩倍数不高，并需用血泵等动力机械装置。

（2）中空纤维透析器：原理同平板型透析器，然而体积小呈瓶管状，内含10000根中空纤维，腹水通过透析器的入口端通过中空纤维，然后从末端出口处流出。多用CF（capillary flow dialyzer）（11或12型），其表面积为$0.8m^2$，腹水每次流经量约61ml。该透析器使用后不易再洗净消毒，因而为一次性，使用该法仍需大量透析液并要借助血泵装置运转。我们应用此法治疗15例，80余例次，腹水及腹水中蛋白浓缩倍数平均为2~4倍。

（3）腹水超滤器：1971年Levy设计腹水浓缩机，将腹水中液体超滤排出，使蛋白浓缩后再输入静脉内，能使腹水在1~2天内迅速消失。嗣后，特别在法国该机即被广泛采用。腹水超滤器的原理亦和血液透析的原理相同，腹水不断地通过负压被抽吸通过输送泵注入超滤器（内含数个半透膜，截留分子量45000），浓缩腹水及超滤液分别引出。浓缩的腹水在无菌条件下直接静脉回输。

（4）聚乙二醇和赛璐芬管进行腹水浓缩回输法：本法主要是将腹水引入赛璐芬管内，然后置于装有聚乙二醇粉（分子量20000）溶液的塑料袋内浸泡。利用聚乙二醇粉的高亲水性和高渗透压能将赛璐芬管内腹水中的大量钠和水滤掉而浓缩腹水（内保留大量的自体蛋白），然后静脉回输给病人。此法的优点是操作简便，不需要输送泵等动力机械装置，浓缩倍数甚高，因而也适于基层医院使用，亦不需用透析液。有报告150例难治性腹水（包括肝性腹水和肾病综合征等）进行了近800例次的回输治疗，（平均每例4~5次，间隔7~10天），每次放出腹水3500~4000ml，浓缩后为300~500m，腹水和腹水中蛋白平均浓缩11倍，每次平均回输蛋白质60.7g。每次回输治疗所出现的利尿反应从第2~4天最明显，可持续5~10天，总的腹水消失率可达85%~90%。治疗间歇期可加用利尿剂，往往可使利尿效应恢复。本法使用过程中未发现严重并发症。

3.腹水浓缩回输的副作用和并发症　一般说来腹水浓缩静脉回输无严重的副作用和并发症，根据文献和作者总结的资料可出现下列副作用和并发症：

（1）发热：回输过程中发热反应约占1/5，一般多在37.8～39.5℃，有的可伴寒战，可能与腹水蛋白分解产物有关。若在静脉回输前或同时应用抗过敏药物和静注地塞米松5mg，则往往可预防静脉回输过程中的发热反应。在操作过程中，注意无菌，严密消毒外，应避免腹水蛋白变性和凝块形成。浓缩前腹水内每1 000ml加肝素10mg，可减少浓缩腹水蛋白凝块。应用聚乙二醇和赛璐芬管法者，在腹水回输前应进行腹水内毒素（鲎血试验）及白细胞计数和分类检查，若腹水已有感染征象，则不宜进行回输。

（2）腹部穿刺部位腹水外溢：大多发生于大腹水（腹围直径大于100cm，腹腔内压较高）的患者，发生率约占14%。若在穿刺完毕，腹水减少后仍有穿刺部位腹水外溢者可用胶棉液涂擦局部针孔处，大多能止住腹水外溢。

（3）血电解质紊乱：大多见于明显利尿反应期，主要为低钠血症和低钾血症。补充相应电解质后均可得到纠正。

（4）肺水肿和消化道出血：较少见，一般认为是心肾功能不全和急性容量扩张所致，可见于因腹水浓缩倍数不高而回输量赤多或回输速度过快时，也有报道回输术可诱发凝血机制异常，亦可引起出血。一般主张回输浓缩腹水速度以300~400ml/小时为宜，总量不超过尿量加2 000ml为宜，必要时可合并应用速尿以增加尿量。严格控制回输速度和总量，可避免诱发心衰和消化道出血。

（5）肝性脑病：可能与腹水内变性蛋白或多肽类有关。严格掌握指征，对肝功能损害严重或有肝性脑病征兆者不宜进行回输治疗，对晚期肝病者应谨慎小心，必要时加用抗肝昏迷治疗。

腹水浓缩静脉回输治疗难治性大腹水的疗效虽则比较明显，但仍然是姑息疗法，对肝或肾脏病变本身无明显作用。静脉回输有效后仍应注意饮食疗法，坚持少盐或无盐饮食，以巩固疗效。有门脉高压脾功能亢进者应积极创造条件，抓紧有利时机切除脾脏和降低门脉压力。

（三）无细胞浓缩腹水回输疗法

无细胞浓缩腹水回输疗法（Cell-free and concentrated ascites reinfusion therapy，CART）是治疗晚期癌症或肝硬化等疾病引起的顽固性腹水的方法。CART于1981年在日本由国家健康保险批准，最初用于治疗肝硬化引起的肝腹水患者。最近，CART已广泛应用于恶性腹水患者。CART包括3个过程：①引流过程，包括通过穿刺收集腹水；②过滤和浓缩过程，包括使用过滤过滤器完全去除细胞成分和细菌，并使用浓缩过滤器去除过量水；和③治疗腹水静脉滴注过程。CART可有效缓解症状，并通过腹水引流防止营养状况恶化。此外，还报道了化疗和CART的联合使用以及将采样细胞应用于癌症疫苗，CART被认为是支持癌症治疗的有效治疗方法。

CART中的腹水处理采用滴式方法、抽吸式方法（KM-CART）、无CART模式的滚筒泵设备的泵式方法的组合（如DC-CART方法），以及采用昂贵的多用途血液处理设备的泵型方法，采用CART模式。

自动CART专用设备（M-CART）是一种根据日本法规批准的紧凑型轻型手推车专用设备。该设备具有各种安全措施和自动处理功能，例如使用生理盐水自动清洗堵塞的过滤过滤器和自动调节浓缩比，因此M-CART可以安全轻松地处理大量腹水，而无需操作员的持续协助。

与CART的其他设备相比，M-CART具有一些优势。它主要允许处理大量腹水，而无需操作员的持续协助。作为第二个优势，M-CART中实施了各种安全措施，如报警系统、支持信息系统、安全结构和安全功能。作为第三个优点，M-CART小巧轻便。因此，操作员可以将M-CART转移到任何区域，并可以同时治疗腹水，同时进行另一项工作。

无细胞浓缩腹水回输疗法（CART）是一种改善低蛋白血症的策略，对难治性腹水的治疗有积极作用。CART本身有望作为姑息疗法改善腹水相关症状（如腹胀、全身乏力、呼吸困难和食欲不振）以及肾功能障碍，同时避免使用白蛋白制剂。据报道，CART联合化治疗各种恶性肿瘤与单独化疗相比具有生存优势。据报道，CART可改善造血干细胞移植后的窦性阻塞综合征。然而，CART与不良事件（AE）相关，包括休克、低血压、胸痛、腹痛、穿刺和引流时的呼吸困难和高氨血症，以及回输时的发热、寒战、颤抖、恶心、高血压和头痛，值得重视和避免。目前的研究表明，233例手术中有9.4%发生了不良事件。这些症状主要是轻度和可耐受的，如1至2级的发烧和寒战。不良事件与浓缩腹水的回输率有关。建议浓缩腹水以≤100 mL/小时或≤10.8 g/小时的总蛋白，而不考虑预防性类固醇给药。

恶性肿瘤相关腹水（MRA）最常见的原因是卵巢腺癌，约占所有腹水病例的10%，其次是乳腺癌、结肠癌、胃癌和胰腺癌。MRA会导致生活质量（QOL）受损和显著症状，主要原因是腹内压力和疼痛增加、恶心、厌食、呕吐、疲劳和呼吸困难。它也是癌症晚期和预后不良的标志，从诊断时起平均约20周。

Chen等研究评估了日本2567名患者和6013例手术中CART的效果，均在日本进行。除两篇文章外，其他所有文章均以英文报道。结果下一次穿刺的平均时间为20.7天，显示CART减轻了体重和腹围，增加了血清白蛋白和总蛋白，改善了PS，缓解了症状。在患者中观察到显著的体温升高，平均升高0.4℃。CART后，平均体重减少3.38 kg（95%CI 1.90-4.86 kg；p<0.01；I2=0%，异质性p=0.98），腹围减少7.86 cm（95%CI 6.58-9.14 cm；p<0.01；I1=12%，异质性p=0.34）。CART后第二天，血清白蛋白平均增加0.14mmol/L（95%可信区间 -0.01-0.28mmol/L；p=0.07；I2=91%，异质性p<0.01），血清总蛋白增加0.18mmol/L（95%可信区间 -0.23-0.59mmol/L；p=0.39；I2=98%，异质性p<0.01）。肌酐降低0.1 g/dL（95%CI 0.07-0.13 g/dL；p<0.01；I2=0%，异质性p=0.94），eGFR改善6.95 mL/min/1.73 m^2（95%CI 5.37-8.54 mL/min/1.76 m^2；p<0.01；I1=98%，异质性p=0.68。

在浓缩腹水回输时，发热是一个显著的不良事件。回输前同时使用类固醇和/或非甾体抗炎药（NSAID）与体温升高显著负相关。腹水中炎性细胞因子的浓度与体温变化无关，腹水中IL-10的存在与CART后更长的生存期有关。特别值得注意的是，回输浓缩腹水后，白蛋白、总蛋白和eGFR显著增加。据认为，症状缓解本身可以通过单独穿刺而无需回输收集的腹水来实现。浓缩腹水回输的效果可维持20.7天，这可能比单独进行完全穿刺的效果更长（10至14天）。

总的来说，17%的患者在CART后表现出绩效状态增加，这些患者经常进行持续化疗。在MRA病例中，CART和抗肿瘤药物的组合被证明与单独CART一样安全。CART可能有助于提高晚期妇科和胃肠道癌症患者的生存率。CART联合化疗可能是MRA癌症患者的治疗选择。

四、腹腔颈静脉转流术

腹腔颈静脉转流术是根据胸腹腔压力差的原理，利用灵敏的单向阀将腹水转流入静脉系的一种简便手术。由于静脉导管植入颈内（外）静脉，故名腹腔-颈静脉转流术。对于腹腔与静脉系之间的腹水转流，早年虽亦曾试用，但均未能成功。1962年Smith首次将脑室引流的单向Holter阀用于肝硬化腹水患者获得成功。1966处Methews在应用胸骨后大网膜固定术、腹腔引流和肝或腹腔动脉结扎术等一系列尝试皆以失败而告终之后，受到脑室心房转流治疗脑积水的逻辑性和效果的启发与鼓励，引用类似的方法控制腹水终获成功。这就是腹腔-心房转流（peritoneo-arrial shunt）的由来。1967年Hyde和Eisemen使用改良的手压Holter阀转流腹水入静脉系，结果虽不理想但证实有效。1968年Mortenson通过10例病人的短期观察亦认为是一个有希望的方法。以后进展不大，直至1974年LeVeen与其同事们在动物实验的基础上屡经改进及取得成功。根据这一原理制成不同类型的装置并取得成功的还有 Storz-Denver 管、Cordie-Hakim 管、阿岸铁山、Traverson、薛光华、申耀宗、徐泽、Guzman 等的改良装置。

(一) 手术适应证与禁忌证

1. 手术适应证

急诊期：①肝肾综合征；②由于大量腹水所致的呼吸困难或同时伴有胸水，甚至形成张力性水胸者；③腹水伴有疝并破裂者。

选择期：①低盐饮食2周后体重不减；②不能坚持规定的内科疗法；③反复住院；④利尿剂无效；⑤床边转流有效但不能持久；⑥作为腹水患者进行腹腔内手术的预备阶段。

2. 手术禁忌证

禁忌证包括①重型肝炎伴有黄疸；②活动性肝炎；③急性肾小管坏死；④脑病（除外继发于氮质血症）；⑤感染性腹水或伴有其他脓毒病灶者；⑥新近发生过食管曲张静脉破裂出血；⑦严重的心脏病；⑧严重的出血素质。

根据 LeVeen 的临床实践认为，严重的酒精性肝炎伴有黄疸，肝性脑病和消化道出血史者虽理应列为禁忌，但由于这类患者一旦出现肝肾综合征后短期内可以死亡，而行转流术后却可有少数存活，因此主张在慎重准备之后仍可一试。Mattioli 和 Torre 的意见只有感染性腹水才是禁忌证。另外，具有 DIC 综合征或血栓形成倾向的病例，严重的肾脏病患者，血清胆红素 $>\mu mol/L$ 和肝昏迷时也应视为禁忌。

(二) 应用范围

腹腔-颈静脉转流术的适用范围包括：①肝硬化腹水；②巴德-基亚里（Budd-Chiari）综合征；③乳糜腹水；④肾性腹水；⑤心源性腹水；⑥胰源性腹水；⑦手术后腹水；⑧营养不良性腹水；⑨淀粉样变性腹水；⑩癌性腹水等。

(三) 术前准备

详细询问病史，包括上消化道出血史、肝昏迷史和腹腔手术史。认真估计心、肺功能，常规检查肝肾功能，包括白蛋白、胆红素、凝血酶原时间、血小板计数、纤维蛋白原及各项电解质。腹水穿刺以排除感染或恶性，常规检查包括细胞计数及分类、蛋白、糖定量、细菌培养及癌细胞等。

(四) 手术方法

一般在局麻下进行，如无肝衰必要时亦可应用全麻。病人仰卧，肩下置沙袋，头过伸，略向左转。输液、监测生命体征。

腹部切口根据所用转流装置而略有不同。LeVeen 管在右锁骨中线肋缘下 3~4cm 作横切口，长约 3~4cm。注意肝脏大小，一般应在肝下 2~3cm 为宜，若肝脏太大或局部有手术疤痕，亦可选用左侧相同部位。皮肤切口，分裂肌层，腹横肌筋膜和腹膜作为一层行双荷包缝合，腹腔导管（腹水收集管）自荷包缝线中央戳创插入，尖端指向 Douglas 窝。于阀盒上方切开腹外斜肌筋膜引出静脉导管，阀盒埋藏于肌层深处。颈部切口选在右锁骨中上 2~3cm 处，长约 3~4cm，切开颈阔肌，将胸锁乳突肌拉向外，显露并游离一段颈内静脉。用支气管镜活检钳自腹部切口沿皮下向颈部切口至右心房上缘长度，剪去多余导管。在二支持线间切开颈内静脉，插入静脉导管而固定之，注意使静脉外的导管保持适当弯度，勿成折角，用庆大霉素溶液冲洗，分层缝合创口。全部手术完成后如选用双泡式管，腹部切口设在胸骨剑突下呈弧状，分离皮下组织，在剑突前形成袋状以埋植双泡阀，在右肋缘下 3~4 横指直肌外缘另作切口以备插入腹水收集管。颈部切口及插管手技皆与 LeVeen 氏管相同，仅在插入腹管时关闭转流阀以免腹水外溢污染创口，静脉导管插入前应开放转流阀，复查腹水通过情况。

五、胸导管分流术

胸导管颈内静脉吻合术治疗门静脉高压并发顽固性腹水为 Dumont 于 1960 年首先倡用并取得成功。

（一）基本理论根据

1. 胸导管的解剖学特点

（1）肝淋巴液是来源于迪塞（Disse）间隙内的血液的滤过液，汇合门脉汇管区的组织间液，80% 流向肝门区淋巴管系统，进入乳糜池，沿胸廓内动脉上达颈部，再经胸导管汇流入左颈内静脉和锁骨下静脉交接处。根据毛增荣、丰田德雄及崔功浩的观察注入左颈内静脉角者占多数，分别为 49.1%，82.8% 和 69.8%，但也有的观察认为注入左锁骨下静脉和左颈内静脉为多。

（2）胸导管远端有瓣膜以防止血液倒流入胸导管。根据崔功浩 40 例尸解观察注入静脉前和淋巴干汇合处有囊状膨大者 18 例（45%），无囊状膨大者 22 例（55%），全组有瓣膜者 26 例（65%），其中兼有膨大者 13 例（50%），故认为胸导管开口处有瓣膜者末端多数有膨大。

（3）颈内静脉及左锁骨下静脉在静脉角处皆存在瓣膜。

2. 病理生理因素

（1）肝硬化时肝静脉流出受阻，肝窦内压力升高，肝淋巴流量增多，因而胸导管淋巴流量也相应增高，肝淋巴系统过度膨胀，致使胸导管与静脉结合部扭曲、狭窄、末端呈囊状扩张，形成功能性梗阻。

（2）根据淋巴造影观察淋巴液进入静脉时多呈点滴状，因此在门静脉高压时胸导管内淋巴流量增多，淋巴回流必将受限。

（二）手术方法

病人取仰卧位，左肩部稍垫高，颈部向右后方向伸展，头略右偏，局部麻醉。在左锁骨上 2cm，自胸锁乳突肌内缘向外作横切口长约 5~6cm。切开皮肤、颈阔肌、将胸锁乳突肌牵向内侧，显露颈内静脉并向下分离暴露部分锁骨下静脉。于颈内静脉与锁骨下静脉交界处（静脉角）及其附近分离脂肪组织。寻找导管，管壁薄而透明呈串珠状，有时扩张如静脉，由于淋巴液中含红细胞故大部分病例外观似血管，将入静脉端双重结扎。胸导管干端可插入测压装置，进行测压并留淋巴液送检。游离左颈内静脉 5~6cm 靠头侧切断，远端双重结扎，近端与胸导管近端吻合。检查吻合情况，逐层缝合切口，颈阔肌下置引流条，24 小时后拔除。

（三）手术效果

根据较大的病例组如 Balerao 等报告胸导管颈内静脉吻合治疗顽固性腹水 61 例，40 例有效，20 例无变化，有效率为 65.5%；小林迪夫等他 40 例，有效率为 89.7%。国内 4 篇报告计 30 例，有效率达 70% 以上。

（四）并发症

术后并发症主要有淋巴瘘、败血症、吻合口栓塞等，其中吻合口栓塞（尸检证实为 30%）可引起门静脉压突然升高、腹水加重、甚至引起致命的大出血（3%）。另外，由于短期内血容量急速增加，引起心脏过度负荷。

（五）评价

由于肝硬化腹水的形成与淋巴循环障碍、胸导管引流不畅有一定关系，在正常情况下胸导管与颈内静脉接合处有相对的机械性狭窄及瓣膜以减缓淋巴液流入血循环的速度及防止血液逆流入淋巴管，是正常的生理需要，但在肝硬化门静脉高压时这一生理解剖结构则成为门静脉内压增高及腹水形成的病因之一，故进行胸导管引流及胸导管颈内静脉吻合有降低门静脉压力，减少食管静脉曲张出血和改善腹水的效果。但腹水的形成原因比较复杂，除门静脉高压、淋巴产生过多外，还有肝功能损害、血浆胶体渗透压降低、水钠潴留、肾血流量减低和内分泌紊乱等因素，因此只能暂时控制腹水。况且由于胸导管壁薄，手术比较困难，成功率低、栓塞率高，加上本手术转流的仅为淋巴液，而已经形成的腹水还要靠腹膜的淋巴管逐渐吸收，所以术后腹水消退较慢，近年已少应用。

六、利尿剂、血管扩张剂、扩容剂联合治疗

近几年来有不少作者报告用利尿剂、血管扩张剂、扩容剂联合应用治疗顽固性腹水，收到一定疗效。有以下几种治疗方案：

1. 低分子右旋糖酐 500ml、20% 甘露醇 250ml + 多巴胺 20~40mg 静脉滴注，1/天，液体滴完后静注呋塞米（速尿）40~80mg，14 天为一疗程。

2. 654-2 80~100mg + 多巴胺 10~20mg 于 10% 葡萄糖液 500~1 000ml 中静脉滴注，1/天，7~14 天为一疗程，每次滴完后静注速尿 20~40mg。

3. 多巴胺、呋噻咪各 20mg 注入腹腔内，逐日加大剂量，最大量分别可达 200mg。

4. 普萘洛尔（心得安）40mg、丹参注射液 12ml 加入 10% 葡萄糖液 500ml 中静脉滴注，支链氨基酸 250ml 静脉滴注，654-2 20~40mg 加入小滴管静脉滴注，1/天，每日或隔日注射呋噻咪 20~40mg，2~3 周为一疗程。

5. 复方丹参 16ml 加于 10% 葡萄糖液 250ml 中静脉滴注，1/天，3 周为一疗程。

6. 多巴胺 20~40mg、呋噻咪 40~80mg 腹腔内注射，每 2~3 天注射 1 次，腹水消失后用 654-2 20~40mg、多巴胺 20~40mg 静脉滴注，然后滴注呋噻咪 40~80mg 进行巩固治疗，连用 5~7 天。

7. 20% 甘露醇 250ml，加温至 35℃，1/天，口服，连用 3~5 天。本法因引起病人大便次数增多与腹泻，体弱与病重者常不能耐受。

8. 654-2 阳陵泉穴位注射，每 1 周 10mg/天，从第 2 周开始 20mg/天，1/天，30 次为一疗程，左右两侧穴位每日交替使用。

甘露醇分子量大，口服后使肠内渗透压增高，大量腹水通过肠壁进入肠腔，通过肠道排出体外，同时腹水排出减低了腹内压力，增加肾血流量，使尿量增加。丹参或复方丹参静滴或口服，有保护肝细胞，防治纤维化、促进肝细胞再生的作用；能改善微循环，对肝脏微血管有调节作用，扩张门静脉，降低肝动脉阻力，降低门脉压力，有利于肝微循环灌注；尚有扩张肾血管作用，从而改善肾血流灌注和增加肾小球滤过率。多巴胺刺激肾内多巴胺受体，选择性地使肾小球入球小动脉显著扩张，增加盐和水的排出，提高致密斑的尿流率，阻断肾同时改善肾微循环，增加肾小球滤过率，达到利尿作用，而且随着肝微循环的改善，可在分子水平上恢复 cAMP/cGMP 的相对比例，促进 DNA 和蛋白合成增加，有利于肝细胞恢复再生。

七、β 受体阻滞剂治疗顽固性腹水现状与进展

过去 40 年来，非选择性 β-受体阻滞剂（NSBBs）已用于肝硬化患者门脉高压的治疗。1980 年，Lebrec 及其同事进行了一项随机试验，发现普萘洛尔在降低心率 25% 的剂量下，可显著降低肝硬化门脉高压患者的门脉压力。他们推测，普萘洛尔的门脉降压作用可能有助于预防食管静脉曲张引起的复发性出血。这项开创性的研究通过对肝病心血管异常的研究，帮助开创了心血管肝病的"黄金时代"，反之亦然。如今，NSBB 已被确立为预防静脉曲张出血和再出血的护理标准。

β-受体阻滞剂对预防首次出血和复发性出血非常有效。此外，NSBBs 可改善肠黏膜的充血/缺血，降低肠道通透性，从而间接缓解全身炎症。β 受体阻滞剂可缩短心电图延长的 QTc 间期，也可降低肝细胞癌的发病率。另一方面，肝硬化有害影响的可能性尚未完全消除。NSBB 可能与门

静脉血栓形成风险增加相关。

肝硬化患者许多研究清楚地证明了β-受体阻滞剂对在减少首次静脉曲张出血（一级预防）和再出血（二级预防）的发生率方面的有效性，且相对较少的严重副作用。研究认为降低心输出量从而导致动脉低血压和组织缺血的理论风险被证明是没有根据的，因为慢性β-阻断允许无对抗性的α-肾上腺素能血管收缩，以抵消大多数患者的心输出量减少并维持动脉压。只有一小部分肝硬化患者在开始β-阻断后表现出明显的低血压。此外，已知的不良影响，如哮喘的沉淀/恶化、心电图一级心传导阻滞的增加和运动耐受性的降低，在绝大多数患者中临床上是不重要的。

β-受体阻滞剂可能通过以下几种潜在机制对肝硬化患者产生有害影响：①降低平均动脉压（MAP）、心率和心室收缩力，从而减少器官灌注；②导致急性肾损伤（AKI）；③在大容量穿刺后触发穿刺诱导的循环功能障碍（PICD）；④诱导可能增加闭塞性门静脉血栓形成（PVT）风险的门静脉降压作用。除了对静脉曲张出血和肾脏的影响外，还提出了其他潜在的益处和危害。β受体阻滞剂作用机制概述见图13-1。在这里，我们回顾了肝硬化患者使用非选择性β受体阻滞剂的利弊。

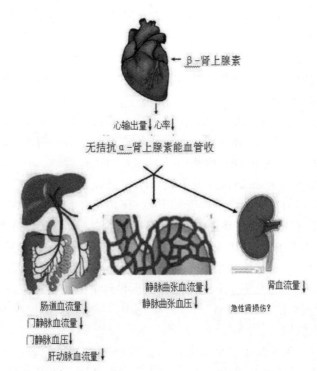

图 13-1　肝硬化患者β-肾上腺素能阻滞作用的机制
CO：心输出量；HR：心率；PV：门静脉；AKI：急性肾损伤。

（一）NSBBs降低门静脉压力

众所周知，β-肾上腺素能受体增加心脏传导、心率和收缩力，从而增加心输出量。肝硬化患者的特征是动脉压降低和心输出量增加，这被称为高动力循环。在高动力循环的多种原因中，肾上腺素能系统起着关键作用，心血管β-肾上腺素受体被过度驱动。β受体的阻断可以保护心脏免受交感神经过度激活而造成的损害，交感神经过度活化会促进儿茶酚胺的心脏毒性。

另一方面，门静脉高压源于肝脏和门静脉的血流阻力增加（逆向流动理论），以及肠系膜血流增加（正向流动理论）。流体动力学公式$P=Q\times R$（门静脉压力=肠系膜血流×肝阻力）表明，β1-受体的阻断降低了心输出量，从而降低了肠系膜血流和门静脉压力。NSBBs的另一个靶点是

β2-肾上腺素能受体，它能扩张肠系膜循环。β2-受体的阻断使内脏血管系统产生无对抗性的血管收缩性 α-肾上腺素能作用，这也减少了血流量，从而降低了门静脉的压力。

Poynard 及其同事分析了四项随机对照试验（RCT），发现在 2 年的随访中，78% 的 β 受体阻滞剂治疗患者（两项 RCT 使用普萘洛尔，两项那达洛尔）没有上消化道出血；对照组为 65%（$P<0.01$）。NSBB 治疗组约 90% 的患者无致命出血；在未接受 NSBB 治疗的患者中，这一比例为 82%（$P=0.01$）。此外，NSBB 组 62% 的幸存者在 2 年后没有发生静脉曲张出血；在未经 NSBB 治疗的患者中，这一比例为 53%（$P<0.05$）。在调整原因、肝硬化严重程度、腹水和静脉曲张大小后，与安慰剂对照组相比，NSBB 组的总出血量（$P<0.01$）和致命出血量（$P<0.05$）仍然较少。作者得出结论，无论肝硬化的严重程度如何，β 受体阻滞剂都能有效预防首次出血，并降低与胃肠道出血相关的死亡率。

出现静脉曲张出血的慢加急性肝衰竭（ACLF）患者是一个特殊的亚群。在这一特定群体中，Shin 和来自韩国 ACLF 财团的同事最近的一项研究表明，与没有 ACLF 的人群相比，ACLF 的存在与死亡率显著增加相关。

此外，Kumar 及其同事证明 NSBB 可以提高 ACLF 患者的生存率，并减少 AKI 和自发性细菌性腹膜炎事件的发生。因此，NSBB 可能是 ACLF 患者静脉曲张出血的有效治疗剂。

据记载，相当一部分（约 30%~50% 的肝硬化患者）对 NSBB 治疗无血流动力学反应，门脉压力显著下降。有趣的是，NSBBs 在很大比例的血流动力学无反应患者中仍能有效预防静脉曲张出血。这表明 NSBBs 可能会防止其他引发静脉曲张出血的因素，如炎症和感染。

（二）NSBBs 减轻全身炎症

Moreau 及其同事研究了 NSBBs 与 ACLF 患者全身炎症之间的关系，发现全身炎症的强度通过白细胞计数和血浆 C 反应蛋白（CRP）浓度等标志物判断与 ACLF 的严重程度相似。炎症反应的程度是 ACLF 和 ACLF 相关死亡率的独立预测因子。Jalan 等人还发现，在 ACLF 患者中，解决炎症（降低 CRP）的能力与预后相关。Cazzaniga 及其同事不仅研究了 ACLF 患者，还研究了连续入院的肝硬化患者，发现全身炎症与肝病的严重程度、门脉高压相关并发症和生存率差密切相关。

这些变化的潜在机制可能是肝硬化的所谓"炎症表型"。肝硬化患者容易产生循环中细菌和细菌毒素水平的增加。这部分是由于肝硬化的先天免疫功能缺陷，包括杀菌和调理活性、趋化性、吞噬作用、单核细胞功能和血清补体水平低下有关。此外，门脉高压压迫肠黏膜和肠动力受损的组合导致肠通透性增加和细菌过度生长。因此，这些因素导致细菌和内毒素的肠道易位，并释放体液和细胞介导的炎症反应，称为"炎症表型"。在肝硬化中，炎症表型可能参与多种心血管并发症的发病机制，包括肝硬化心肌病。

几项研究发现，NSBB 可以缓解全身炎症。β 受体阻滞剂可能通过减少肠系膜静脉瘀血以及直接降低肠通透性来发挥这种作用。Mookerjee 及其同事证明，NSBB 治疗与 ACLF 等级较低有关，而且有更多的 β 受体阻滞剂治疗患者的病情得到改善。这种改善与白细胞计数显著降低有关。相比之下，未接受 β 受体阻滞剂治疗的患者在住院期间往往表现出 ACLF 的恶化。此外，停止 NSBB 治疗的患者 28 天和 3 个月的死亡率明显较高。

（三）NSBBs 降低心电图 QT 间期

心电图（ECG）上的 QT 间期是心室去极化和复极的量度。QT 间期必须根据心率（QTc）进行校正；尽管有几种方法可以做到这一点，但应避免使用常用的 Bazett 公式，而采用更严格的 Friedericia 方法。大约 30%~60% 的肝硬化患者 QTc 间期延长。

先前的两项研究报告，QTc 延长的肝硬化患者的生存率明显低于 QTc 间期正常的患者。然而，这些结果必须得到更大的前瞻性观察研究的证实，因为这种关联可能仅仅反映了 QT 间期通常与肝功能障碍的程度相关；换句话说，更晚期的肝硬化显示 QTc 的延长更大。Peter 及其同事证明，

QTc、血清 Na^+ 浓度和 β 受体阻滞剂的使用预测了 78 名因静脉曲张出血入院的连续患者肝肾综合征（HRS）的发展。然而，由于只有 14 例 HRS，这项小型研究应该得到更大的试验的证实。

β-受体阻滞剂可降低 QTc 间期。Henriksen 及其同事发现，口服普萘洛尔 90 分钟后，急性 β-阻断可降低心输出量、心率、肝静脉压力梯度（Hepatic vein pressure gradient, HVPG）和 QTc。仅在 QTc 延长的肝硬化患者中观察到 QTc 的降低，而对照组没有观察到。此外，QTc 的百分比降低与 HVPG 和心输出量的降低相关。Zabruni 等人报道了在 1~3 个月内长期服用那达洛尔的类似结果，只有 QTc 延长的患者出现了下降。

尽管 QTc 延长与几种非肝硬化心脏病的室性心律失常甚至心源性猝死的风险增加有关，但肝硬化患者是否仍然如此仍值得怀疑。迄今为止，没有令人信服的证据表明肝硬化患者 QT 间期延长不仅仅是一种电生理学上的好奇心，也没有证据表明纠正 QT 间期延长是否能带来任何确切的临床益处。

（四）NSBBS 与肝细胞癌（HCC）

NSBBs 可降低 HCC 发病率的理论途径有几种：① NSBBs 降低门静脉压力。Ripoll 及其同事证明 HVPG 是 HCC 发展的独立预测因子。他们根据 HVPG 的临界值 10mmHg 将患者分为两组，发现 HVPG 超过 10mmHg 的患者 HCC 发病率增加了 6 倍；② β 受体阻滞剂抑制儿茶酚胺的作用。众所周知，儿茶酚胺可以刺激癌细胞迁移、侵袭和增殖。研究表明，NSBBs 可以预防或治疗不同的癌症，如胃癌、胰腺癌和乳腺癌；③ β-受体阻滞剂抑制炎症表型。炎症是肝细胞恶性转化的关键驱动因素；④ β 受体阻滞剂具有抗血管生成作用。

Herrera 及其同事在西班牙国家注册中心报告了 173 名 HCV 相关肝硬化患者，随访时间为 11 年。其中 73 名患者接受了 NSBBs 治疗。他们报告说，未服用 β 受体阻滞剂的患者被诊断为 HCC 的可能性明显更高。使用 Cox 回归模型进行的多变量生存率分析表明，β-受体阻滞剂的长期治疗是 HCC 发展的唯一独立预测因子（危险比[HR]，0.30；95% 可信区间[CI]，0.12-0.79；P=0.015），因为这两组不是随机的，不能排除选择偏差。

2015 年，一项对 12 项试验的荟萃分析显示，NSBB 降低了 HCC 发病率，但降幅很小（-2.6%）。因此，为了预防一例 HCC，需要治疗的人数为 38 人。目前尚不清楚这种发病率的微小下降是否具有生物学意义。此外，荟萃分析严重不足，因为既没有足够的患者，也没有 HCC 病例。在 1391 例患者中，只有 112 例发生 HCC。作者估计，强大的荟萃分析需要大约 3700 名患者。因此，他们强调需要更多的临床试验。

（五）NSBBS 和门静脉血栓形成（Thrombosis of portal vein, PVT）

Xu 及其同事进行了一项荟萃分析，以检查 β 受体阻滞剂是否会增加 PVT 的风险。这一假设的理论基础是，门静脉压力和血流的降低可能会导致该血管内的湍流或缓慢流动，从而增加凝血风险。这些作者在排除病例报告和小系列后，共分析了 9 项研究。他们得出的结论是，服用 β 受体阻滞剂的患者 PVT 风险增加了 4.6 倍。然而，这些研究的质量相对较低，可用数据集中存在显著的异质性。因此，这个问题应该通过一项大型的前瞻性对照观察研究来解决。这种关联仅仅反映了接受 β 受体阻滞剂治疗的人群的性质，即晚期肝硬化患者。PVT 的风险也与肝衰竭的阶段相关。因此，β 受体阻滞剂可能不会导致 PVT，但两者都与晚期肝病有关。

（六）晚期肝硬化的 NSBBS 与生存

在门脉高压研究中，2010 年的主要科学"冲击波"可能是 Lebrec 小组的上述研究。Sersté 等人报道，NSBBs 对难治性腹水患者的死亡率有有害影响。未接受普萘洛尔治疗的患者的中位生存期为 20 个月，接受普萘安治疗的患者为 5 个月（95% 可信区间，4.8~35.2 vs.3.5~6.5 个月；P<0.01）。此外，普萘洛尔患者的 1 年生存率显著低于未经治疗的受试者（64%vs.19%；95%CI，52%~76%vs.9%~29%；P<0.01），这项研究是回顾性的，不是随机的，这增加了选择偏倚的显著可能

性。特别是，可以解释生存差异的一个问题是两组的静脉曲张状态。NSBB治疗组的所有患者都有食管静脉曲张，而NSBB未治疗组的这一比例仅为4%。第三个问题是β受体阻滞剂治疗组的肝功能（总胆红素）更差。

在这项研究被报道后，其他中心试图检验可能的危害假设。目前，文献中充斥着相互矛盾的研究，对β-受体阻滞剂的可能危害做出甚至是初步的结论似乎非常困难。一些研究显示了有益影响，无差异，或有害影响。

Chirapongsathorn及其同事于2016年进行的荟萃分析包括截至2015年1月发表的研究，并检查了三项随机对照试验和八项观察性研究。3145例腹水患者的总队列中有1206例死亡。在整个队列中，两组（服用或不服用NSBB）以及非顽固性腹水和顽固性腹水亚组的全因死亡率相似。无论是在随访6、12、18或24个月时进行检查，两个队列的生存率相似。观察研究的证据质量较低，但三项随机对照试验的证据质量良好。

2019年，Wong及其同事进行了另一项荟萃分析。该分析包括八项研究，包括三项随机对照试验，共3627名腹水患者。他们报告说，β受体阻滞剂治疗的患者的全因死亡率没有显著增加。仅对严重或难治性腹水患者进行的亚组分析也没有显示出显著的死亡率差异。只有三项随机对照试验被评为质量良好，而五项研究被认为质量一般。

鉴于过去5年中两项独立的、技术上表现良好的荟萃分析均显示β-受体阻滞剂对腹水患者的生存率没有类似的有害影响，我们认为，至少在肝硬化腹水患者中，这一问题现在可以"平息"，并得出结论，β-受体阻断剂在这一人群中不是敌人。

（七）NSBBs与肾功能

2015年，Sersté等人回顾了139名严重酒精性肝炎患者，发现86名患者（62%）患有急性肾损伤（acute kidney injury，AKI）。NSBB患者在终末期肝病评分、Maddrey评分和病史方面具有可比的模型。在48名NSBB使用者中，43名（90%）在168天内发生AKI，而非NSBB使用者为50%（P=0.0001）。他们得出结论，NSBB是这些患者AKI的独立危险因素。Mandorfer及其同事发现，β受体阻滞剂显著增加肝硬化患者自发性细菌性腹膜炎的HRS风险。在一组晚期肝硬化和腹水患者中，Kim及其同事也报道了NSBB与AKI相关。

Scheiner等人调查了代偿性肝硬化患者。在3年的随访期间，他们发现，接受和未接受NSBB治疗的患者的肾功能相当；AKI的发生率相似，即使患者有腹水且MAP<90mmHg。

Ngwa及其同事最近报告了170名连续患者的队列，这些患者被转诊到他们的肝移植评估中心。其中，38名患者服用β受体阻滞剂。与未服用β受体阻滞剂组相比，服用β受体阻断剂组AKI的风险增加（22%对11%，P<0.05）。然而，AKI发作为轻度1期，所有患者均已康复。NSBB组90天的短期死亡率实际上高于NSBB组（6%对15%；P<0.05）。

由于所有这些研究都是非随机和回顾性的，因此必须谨慎对待这些结论。目前，还没有足够的证据表明NSBB会增加腹水患者AKI或HRS的风险。

一个相关的问题是β受体阻滞剂是否会导致肝硬化和难治性腹水患者的肝硬化合并腹水患者大量排放腹水（>5 L）所导致的动脉血管扩张和有效循环血容量下降（穿刺诱导循环功能障碍，PICD），且常伴有肾功能恶化及HRS。其诊断标准为排放腹水后4~6天，血清肾素穿刺诱导的活性水平下降>50%。Sen SM针对慢性肝病合并腹水儿童患者的研究证实，大量排放腹水后输注人血白蛋白（HSA）能够降低PICD的发生风险，输注HSA组和未输注HSA组儿童患者PICD的发生率分别为12%和67%（P=0.003）。在Appenrodt B的研究中，大量排放腹水后输注HSA组患者PICD的发生风险明显低于应用米多君治疗组患者。Hussain W新近的一项研究还证实小剂量的HSA输注可以降低肝硬化患者PICD相关肾功能损伤的发生风险。2011年，Lebrec集团的一项血流动力学研究表明，在大容量穿刺术后，10名难治性腹水患者中有8名出现PICD。同样的患者作为自己的对照组，在静脉曲张得到充分治疗后，在停用 β 受体阻滞剂后，进行了反复的血流动力学和血液测试。当这些患者不再服用 β 受体阻滞剂时，只有 1/10 的患者出现 PICD。

Ferrarese 及其同事报告了与上述研究相比不一致的结果。这些作者研究了 10 名开始 NSBB 治疗前后的难治性腹水患者。他们发现，在 β 受体阻滞剂之前，大容量穿刺显著降低了全身血管阻力（1896 至 1348 dyn·s·cm^{-5}；P=0.028）和外周血管阻力（在前臂测量）（47 至 30 mmHg·min·dL·mL^{-1}；P=0.04）；心输出量也有所增加，但没有达到统计学意义（3.9 至 4.5 L/min；P=0.06）。当患者服用 NSBB 时，大容量穿刺并未显著降低全身血管阻力（2002 年 vs.1798 dyn·s·cm^{-5}；P=0.1）或增加心输出量（3.4 至 3.8 L/min；P=0.13）。只有两名患者在服用 β 受体阻滞剂之前出现 PICD；开始用药后，这一比例上升到了 3（P= 无显著性）。作者认为，NSBB 的负性肌力作用可以通过穿刺后血管阻力的轻微降低来补偿。因此，本研究得出结论，β 受体阻滞剂不会增加 PICD 的发病率。

关于 β 受体阻滞剂的 PICD 的现有文献数量有限，目前无法得出任何明确的结论。此外，PICD 是一个实验室定义，可能与临床相关性相对较小。因此，认为更重要的是跟踪临床和可测量的血流动力学结果，如平均动脉压（MAP）、心输出量、低钠血症、肾小球滤过率和急性肾损伤（AKI）/HRS 的发生。

尽管最初的研究似乎显示了 β 受体阻滞剂对难治性腹水患者的有害影响，但它们有一些关键的方法学局限性，包括回顾性和非随机研究设计。另一方面，最近的研究，包括精心进行的前瞻性随机试验和几项荟萃分析，表明 β 受体阻滞剂对生存率甚至改善生存率没有有害影响。此外，治疗窗口的概念虽然有趣且理论上很有吸引力，但在任何临床研究设计中都很难实际测试。

目前总体结论是，β - 受体阻滞剂可能无害；事实上，它们甚至可能对生存和减少失代偿产生有益影响。因此，益处可能远远大于潜在的危害。总之，NSBBs 在肝硬化治疗中的"友好"特性包括预防原发性和复发性静脉曲张出血，减轻全身炎症，并可能减少代偿性肝硬化向失代偿性肝硬化的进展。β - 受体阻滞剂也可能略微降低 HCC 的发病率，尽管需要更多的研究来证实这一点。不良作用方面包括众所周知的不良药物影响，如哮喘、心脏传导阻滞、运动耐受性降低，以及潜在的更严重的影响，如低血压和肾功能恶化。β 受体阻滞剂与门静脉血栓形成（PVT）风险之间也可能存在关联。考虑到静脉曲张出血疗效的无可争辩的证据以及其他显著益处的可能性，当前综合得出结论，β 受体阻滞剂治疗顽固性腹水更像是好处大于不利。

（八）几种新的 NSBB

1.卡维地洛（Carvedilol） 是一种具有额外内在 α-1 阻断作用的 β - 阻断剂，在降低门静脉压力和静脉曲张出血风险方面可能优于传统 NSBBs。然而，由于额外的 α - 阻断，它更容易引起低血压，因此需要从低剂量开始，并小心地向上滴定。当前指南建议使用 NSBBs、卡维地洛或静脉曲张结扎（VBL）作为静脉曲张出血的主要预防。卡维地洛对静脉曲张出血的一级预防有效，一些对传统 NSBBs 无反应的患者可能会对卡维地洛产生反应。

在最近的一项循证医学（Cochrane）荟萃分析中，比较卡维地洛与传统 NSBBs，包括 10 项随机对照试验，810 名食管静脉曲张患者，卡维地洛和传统 NSBB 对死亡率、上消化道出血和不良事件没有明显的有益或有害影响。Sharma 等人的网络荟萃分析系统综述比较了 NSBBs、卡维地洛和 VBL 在静脉曲张出血一级预防和总体生存率方面疗效。尽管每种治疗都降低了全因死亡率和静脉曲张出血风险，但由于缺乏足够有力的研究，没有一种治疗明显优于其他治疗。正在进行的 CALIBRE 试验将比较卡维地洛和 VBL 作为大中型食管静脉曲张患者的主要预防药物。

Sinha 及其同事评估了长期卡维地洛治疗对 325 名腹水患者死亡率的影响。卡维地洛组（n=132）的长期总生存率明显优于未使用卡维地洛的组（校正 HR 0.59；95%CI，0.44~0.80）。然而，中度或重度腹水患者的生存率不再显著。不幸的是，与许多其他研究一样，这是一项非随机的回顾性分析，因此可能的选择偏差极大地限制了任何结论的稳健性。最近，Premkumar及其同事前瞻性地评估了卡维地洛对肝硬化患者心脏功能和生存的影响。单独使用卡维地洛或卡维地洛与新药物伊伐布雷定联合使用以达到目标心率，即心率降低至55~64次/分。伊伐布雷定（Ivabradine）能抑制窦房结If电流，是选择性窦房结起搏电流抑制剂。它能降低心率而不抑制心肌收缩力。Ivabradine选择性地抑制心脏起搏器离子电流（If），从而在不影响血压的情况下降低心率。这项研究发现卡维地洛+伊伐布雷定组左心室舒张功能障碍得到逆转。在达到目标降低率的患者中，各种神经激素，如去甲肾上腺素、N-末端脑钠肽、血浆肾素活性和醛固酮水平均降低。目标率降低的实现降低了脑病和AKI的风险，并提高了总体生存率。因此，联合疗法，尤其是新药物，显示出巨大的前景，需要进一步研究。

2. 托伐普坦（Tolvaptan） 是一种口服加压素-2拮抗剂。Tolvaptan是一种血管加压素选择性V2受体拮抗剂，可抑制精氨酸血管加压素与血管加压素V2受体结合，托伐普坦拮抗V2加压素受体，并通过抑制肾收集管中的水重吸收发挥利尿作用。该药剂用于肝硬化和充血性心力衰竭患者的常规利尿剂难以耐受的液体潴留。由于V2加压素受体激活导致的环磷酸腺苷生成增加导致常染色体显性多囊肾病（autosomal dominant polycystic kidney disease，ADPKD）的发生，托伐普坦也被用于ADPKD的治疗。

通过多变量Cox回归分析对影响托伐普坦反应的临床变量进行了单变量和多变量分析。体重指数（≥24）和尿比重（≥1.018）与托伐普坦的反应呈显著相关。由于本研究中分析的大多数病例都是由于失代偿性肝硬化而并发腹水，体重指数（BMI）显示体液潴留的水平，而不是肥胖的程度。据报道，肝硬化患者和实验性肝硬化大鼠的血管加压素释放增加与体内水分潴留密切相关。考虑到托伐普坦是一种活性血管加压素V2受体拮抗剂，该药物可能对高BMI患者有效，而不是对低BMI患者。需要进一步分析以阐明血清加压素水平与托伐普坦作用之间的关系。日本胃肠病学学会（JSGE）的临床实践指南建议，对于不受100mg/天螺内酯和50mg/天呋塞米影响的难治性腹水，应额外服用托伐普坦（3.75mg/天）。总之，需要大量患者参与临床试验，以确定托伐普坦起始的时间。

众所周知，无法控制的腹水可能导致不良预后。然而，托伐普坦改善了一些失代偿期肝硬化患者的预后。

总之，托伐普坦在给药后的第一周内对超过一半的肝硬化患者发挥了作用。对托伐普坦的反应与良好的肾功能密切相关。然而，在长期观察中经常观察到复发，尤其是Child-Pugh C患者。没有早期再加重，但没有早期托伐普坦反应，与良好的预后相关。

八、输注白蛋白治疗

输注白蛋白治疗顽固性腹水，常与排放腹水联合应用，单用白蛋白者较少。目前推荐肝硬化患者使用白蛋白治疗或预防以有效血容量急性恶化为特征的疾病：其公认的适应证是预防穿刺术引起的循环功能障碍（PICD）、SBP引起的肾功能障碍，以及与血管收缩剂相关的HRS的诊断和治疗。事实上，白蛋白具有独特的胶体功能调节血浆的胶体渗透压特性，可以抵消有效的低血容量，这是肝硬化病理生理学的中心事件。同时，白蛋白分子发挥与其胶体能力无关的多种功能（所谓的非胶体功能），包括抗氧化活性、与许多内源性和外源性物质的结合与转运、免疫调节作用、减轻炎症损伤、维护血管内皮功能、调节凝血功能、恢复内皮完整性和心脏功能。这些多效性作用使其成为一种多靶点药物，从而支持在改变失代偿期肝硬化的长期临床过程中发挥潜在作用。

最近，ANSWER试验首次表明，在标准利尿剂治疗的基础上，长期给予白蛋白可能是肝硬化和2~3级无并发症腹水患者的一种新的治疗方法。事实上，白蛋白给药使18个月的死亡率风险比降低了38%，缓解了腹水的管理（LVP和RA诊断的需要降低了50%），降低了肝硬化主要并发症的发生率。在 ANSWER 试验的阳性结果之后，一项单中心非随机试验表明，长期服用人白蛋白可以提高 RA 患者的 24 个月生存率。MACHT 试验对 ANSWER 试验的结果提出了质疑，这两个试验在生存率和肝硬化并发症发生率方面均未获得差异。然而，与其简单地建议长期使用白蛋白，两项研究的仔细比较可以为其适当使用提供重要信息。

Perkins 报道静脉注射白蛋白治疗腹水的经验，对不能接受 TIPSS 的患者为主要治疗对象，静脉注输白蛋白 50g/周，最少 4 周，治疗 19 例患者，治疗前后作比较，结果 17 例体重下降，无改变 0 例，2 例体重增加，白蛋白从治疗前的 25g/L 提高到 35g/L，结论认为每周静脉内输注白蛋白可引起大量水和腹水排出，因此，凡不适合 TIPPS 的患者可考虑白蛋白治疗。

目前对 3298 名肝硬化患者进行的 30 项研究进行了系统回顾和荟萃分析，全面探讨了人白蛋白（Human albumin，HA）在预防和治疗低钠血症方面的作用。发现，HA 可能被考虑用于预防肝硬化患者（尤其是 LVP 患者）低钠血症的发生，并治疗低钠血症。然而，证据质量低且不足。

HA 已广泛用于失代偿期肝硬化的各种并发症，包括自发性细菌性腹膜炎、肝肾综合征、腹水和肝性脑病。然而，支持其用于低钠血症的证据非常有限。目前的荟萃分析表明，HA 可能有利于肝硬化患者的低钠血症。HA 的益处可以通过肝硬化低钠血症的病理机制和 HA 的生理功能来解释。

肝硬化低钠血症的发病机制是多因素的。肝内血管阻力增加会导致晚期肝硬化门脉高压的发展，这会导致高动力循环状态。此外，失代偿期肝硬化患者的炎症因子显著增加。这两者都会导致血管扩张剂的过度产生，主要包括一氧化氮、P 物质、血小板活化因子和前列环素。扩张性血管扩张会导致外周循环系统低血容量，然后激活肾素 – 血管紧张素 – 醛固酮系统和抗利尿激素的分泌。醛固酮可以激活远端曲小管和集合管上的盐皮质受体，然后储备水和钠。抗利尿激素可以激活肾集合管上的 V2 受体，然后储备大量水并增加尿钠排泄，随后发展为高容量低钠血症。

HA 负责维持胶体渗透压并影响炎症途径。因此，它可能通过改善高动力循环状态和清除炎症因子而作用于低钠血症的上游发病机制。相比之下，右旋糖酐、羟乙基淀粉、赤霉素、米多德林和特利加压素可以改善低血容量和 / 或高动力循环状态，但不清楚炎症因素。

总之，HA 可能有助于预防和治疗肝硬化低钠血症。然而，其最佳剂量和持续时间仍不清楚，可能取决于患者的特征和治疗反应（例如，由血清白蛋白和 / 或钠水平的变化指导）。未来，HA 在预防和治疗肝硬化伴腹水和其他并发症的低钠血症中的作用应通过大规模精心设计的研究（最好是 RCT）进一步探讨。

九、肝硬化并发乳糜腹水的治疗

乳糜性腹水（CA）是由于淋巴系统受损或阻塞，富含脂质的淋巴渗漏到腹膜腔中引起的腹水。淋巴系统通过间质液体重吸收在体液稳态中起着非常重要的作用。淋巴功能障碍在晚期肝硬化患者中很常见，导致腹水和淋巴水肿。肝硬化患者淋巴功能障碍的一个不寻常表现是肠淋巴管扩张。继发于门静脉高压的淋巴压力持续升高通常会导致肠淋巴管扩张破裂，导致血浆蛋白、淋巴细胞和脂质通过淋巴释放进入肠腔而丢失。因此，除了淋巴泵衰竭外，淋巴管扩张还会导致严重的低蛋白血症，导致腹水进一步恶化。

在肝硬化患者中，液体和蛋白质的微循环交换存在障碍，持续性门脉高压（portal hypertension，PHT）逐渐压倒血管内血浆胶体渗透压（Colloid osmotic pressure，COP）的安全因素和导致腹水和水肿的淋巴代偿机制。PHT 不仅导致肝脏和肠道的淋巴输出显著增加，而且 PHT 引起的淋巴压力增加可能导致肠淋巴扩张，称为肠淋巴管扩张（intestinal lymphangiectasia，IL）。

肠淋巴主要含有蛋白质、脂蛋白和淋巴细胞，它们通过淋巴管输送到全身循环。肠淋巴压力的长期升高会导致扩张的肠淋巴破裂，淋巴漏入肠腔，导致低蛋白血症、低白蛋白血症、淋巴细胞减少和低丙种球蛋白血症。因此，在晚期肝硬化患者中，IL 除了增加淋巴流量和减少淋巴回流外，还会导致严重的低蛋白血症，从而导致腹水恶化。

在早期肝硬化患者中，淋巴系统通过重新吸收肝脏和内脏区域多余的液体，有助于防止腹水的发生。然而，在晚期肝硬化中，这种代偿功能不足以避免腹水的发展。此外，晚期肝硬化患者的淋巴运输功能受损。因此，IL可能导致此类患者的难治性腹水。在肝硬化中，淋巴功能障碍的评估通常是困难的。临床上，出现橘黄色和阳性Stemmer征（用拇指和示指捏起手指/足趾根部皮肤或水肿部位皮肤，若可以提起皮肤，则Stemmer征为阴性；如难以捏起皮肤则为阳性）。阳性显示的淋巴水肿可能提示淋巴功能障碍。由于PHT继发的浆膜下淋巴管破裂，肝硬化很少发生乳糜性腹水。评估淋巴系统的放射方法仍在发展中，通常受到缺乏标准化、技术挑战、分辨率不足和可用性低的限制。到目前为止，还没有肝硬化患者使用不同淋巴造影方法的指南。内镜下淋巴管扩张表现为白色扩张绒毛，可在组织病理学检查中确认。

饮食改变目前是淋巴管扩张治疗的基石。由于膳食脂肪显著影响肠道淋巴流，因此患者应进行低脂饮食。MCT应用于脂肪营养，因为它们直接被吸收到门静脉系统中，而不涉及乳糜。饮食干预可能对患者腹水的控制起到了重要作用，因为只有在低脂饮食和MCT开始后，腹水量才在数周内逐渐减少。此外，尽管服用了利尿剂，他还是经历了腹水的恶化，入院后的头三天才得到白蛋白。治疗性白蛋白输注在淋巴功能障碍患者中的作用尚不清楚。由于晚期肝硬化患者的淋巴功能障碍，白蛋白的治疗价值可能会因高的经毛细血管逃逸率和白蛋白从中肠到全身循环的循环受损而受损。奥曲肽已被发现有助于减少肠淋巴漏。最后，已发现肝移植和经颈静脉肝内门体分流术可改善PHT引起的IL和蛋白质丢失肠病。

在所有肝硬化相关腹水病例中，只有0.5%~1%是乳糜性。据信，潜在机制是肝脏和胃肠道淋巴流过多以及PH继发的压力，这可能会导致浆膜淋巴道自发破裂。甘油三酯水平>110mmol/L或胸腔或腹水中存在乳糜微粒可用于确认诊断。高蛋白、低脂肪饮食（补充中链甘油三酯）、限钠和利尿剂是管理的第一线。奥曲肽是一种生长抑素类似物，已在一些患者中成功使用，但需要长期治疗以实现并保持一致的症状控制。鉴于该病的罕见性，关于TIPS在这种情况下的作用的证据仅限于7例病例报告和一系列4名患者。4名患者接受了覆膜支架，5名患者接受裸支架。在两名患者中，没有描述支架类型。TIPSS在所有这些病例中均成功地提供了症状缓解，除3名患者的自限性脑病（HE）外，没有任何与手术相关的主要并发症。TIPSS可被认为是治疗肝硬化患者乳糜胸和乳糜腹水的有效和安全的方法。

十、治疗并发病

（一）肝性胸水

顽固性腹水可有肝性胸水并存。肝性胸水是由胚胎性膈膜缺陷引起的压力梯度导致的胸腔积液（大部分在右侧）。肝性胸水可导致呼吸衰竭，并可并发自发性细菌性脓胸；它的出现恶化了失代偿期肝硬化的预后。

肝性胸水时，其目的的以消除胸水为主，应采用综合性治疗措施。

1. 一般治疗　最初的治疗目标是减少腹水形成，一般采用护肝药物，静脉输注血浆、白蛋白制品、支链氨基酸，以改善低蛋白血症及氨基酸失衡，同时限制水钠的摄入和应用利尿剂。

2. 抗菌治疗　脓胸穿刺尽力获得病原学结果。穿刺标本常规及厌氧菌培养，细菌革兰染色涂片，还应依据临床加做真菌培养。根据菌种和药敏结果，选用抗生素。革兰阴性杆菌感染常用药物为碳青霉烯类、三代头孢+酶抑制剂；厌氧菌感染可选用替硝唑、哌拉西林等；肠球菌感染常用万古霉素、替考拉宁等；对致病菌尚未明确时，可针对革兰阴性杆菌及革兰阳性球菌进行联合治疗。

3. 胸腔穿刺放液　本法可减少胸水，对一般治疗无效者可试用。但大量、反复放液可引起蛋白质丢失，体液和电解质失衡，应慎用。反复抽胸水使腹水不断入胸，不利于横膈裂孔闭合。

4. 胸膜粘连术　少量和部分中量胸水通过一般治疗可消失，大量胸水治疗有困难者，也不宜长期穿刺放液，可用四环素行胸膜粘连术。一般在内科综合治疗基础上，经X线和（或）超声检查定位后作胸腔穿刺放液术，然后注入四环素50~500mg/次（用5~10ml生理盐水溶解），1周后或隔2周后或不定期再次注射，可多次重复应用。Falchuk首次注入50mg，2周后再注入150mg有效。王仲会采用首次注入四环素250~500mg，1周后再注入500mg，治疗14例（54次）效果良好，随访2年未复发，平均使用四环素3.86次（最多1例注入12次），说明胸腔内注入四环素应多次应用才能奏效。盐酸四环素的水溶液呈明显酸性（pH2.0~3.5），注入胸腔后可引起无菌性炎症，破坏胸膜间皮细胞，阻碍胸水产生，促使胸膜粘连和纤维化，从而使胸水消失。副作用有发热、胸痛，一般为低热（约38℃），1周内自行消失，少数病人引起过敏反应。剂量过大时胸痛较剧烈，如在注入四环素前先注射普鲁卡因或利多卡因可使胸痛明显减轻。此外也有人报道用50%葡萄糖粘连胸膜。黄兴耀等在首次放液后注入50%高渗葡萄糖（可损伤胸膜间皮细胞，促使胸膜粘连和纤维化）20ml固定胸膜，治疗15例肝性胸水，结果使14例胸水消失。

5. 腹腔静脉分流术　本法有Denver腹腔静脉分流术和LeVeen腹腔静脉分流术两种。两者主要区别在于分流管分流瓣推开所需的压强差不同，前者分流瓣膜的打开需要0.098kpa，而LeVeen分流瓣的打开需0.294~0.392kPa（3~4cmH$_2$O）。本法尤适用于横膈裂孔较大而使腹胸水交流呈双向的肝性胸水病人。因此，如果能在术前使用放射性核素证实胸腹腔沟通的存在，就有可能选择到较合适的手术病例，从而提高疗效。Ghandour应用本法治疗1例对内科治疗和胸腔穿刺术均无效、大量胸水少量腹水的酒精性肝硬化病人后，获得了1年以上的极佳效果。Hobbs应用LeVeen腹腔静脉分流术治疗2例胸腹水病人，在9个月和18个月的随访期间效果良好。本法可有许多并发症发生，特别是肝功能严重障碍的患者中应避免用本法。维持经常分流的开放性和静脉侧导管输注肝素（预防血液凝固），可使自发性分流阻塞的发生率下降。

6. 胸腔静脉分流术　将Denver腹腔静脉分流管的腹腔侧导管从第5肋间插入胸水侧胸腔，排除大量胸水后，分流管的静脉侧管端插入同侧锁骨上颈内静脉，并使前端留置于上腔静脉，将内藏球颈的泵部固定于前胸壁。Denver分流管具有内藏0.098kPa，（10cmH$_2$O）开启压的防逆流瓣的泵部，由于此经皮压迫作用，促进了导管内流动。维持经常分流的开放性，同时静脉侧导管输注肝素，可预防血液凝固。大泉弘幸应用本法治疗1例严重呼吸窘迫的右侧肝性胸水患者取得疗效。分流失败的原因有导管闭塞、心肾功能不全等所致的中心静脉压上升等。本法可能适用于无腹水性大量顽固性胸水、非横膈穿孔型肝性胸水患者。

7. 横膈裂孔修复术　本法系直接手术封闭裂孔的方法，一般要求剖检适用于横膈裂孔直径小于1mm者，否则缝合关闭有困难，对顽固性肝性胸水患者宜用本法治疗。本法缺点是腹水有可能从缝合的针眼中再穿通进入胸腔。对食管静脉瘤破裂出血、合并有糖尿病或肾功能不全者，用本法治疗危险性大。Rubenstein应用胸廓切开术和横膈修复术治疗2例右侧肝性胸水患者，结果胸水得到控制。

对顽固性肝性胸水的治疗尚可采用：①横膈裂孔修复术。②分流术：凡横膈裂孔所致的肝性胸水且有腹水者，宜采用腹腔静脉分流术；凡无腹水性胸水者适于采用胸腔静脉分流术。③胸膜粘连术：一般引流胸水后向胸腔多次注入四环素水溶液或50%高渗葡萄糖液。

（二）自发性细菌性腹膜炎

自发性细菌性腹膜炎（SBP）是一种危及生命的疾病，通常是肝硬化腹水的并发症，但在非门静脉高压性腹水的病例中很少有文献记载。腹水的一个危及生命的并发症是自发性细菌性腹膜炎（SBP），这是一种无继发腹腔内来源的腹水感染。SBP的病理生理学是肠道细菌易位到腹水中，75%的SBP发生在肝硬化腹水患者中。通过腹水中性粒细胞计数>250/mm3.7进行诊断。治疗开始于根据腹水培养敏感性定制的经验性抗生素第三代头孢菌素。头孢噻肟、头孢曲松和头孢他啶已被证明覆盖了约 95% 的腹水和肠道菌群，最常见的病原体是大肠杆菌、肺炎克雷伯菌和金黄色葡萄球菌。对于肾功能不全患者，头孢曲松和白蛋白应作为经验治疗的选择。值得注意的是，培养阴性腹水大约 60% 的时间出现，并且可能以临床上类似于培养阳性 SBP 的方式出现。培养阴性腹水应根据经验用抗生素治疗，因为培养阳性和培养阴性患者的死亡率相似。即使在非门静脉高压性腹水的情况下，提供者也必须对 SBP 保持高度的临床怀疑，因为如果经验性抗生素治疗延迟，死亡率可能会从 10% 增加到 50%。

自发性腹膜炎的治疗，以控制感染、治疗原发病和对症处理为原则。

1. 一般支持和保肝疗法　输血、输注氨基酸、白蛋白等以提高机体抵抗力。补充热量，每日不低于 2 000~2 500 千卡，以利于炎症控制。补充大量 C 族维生素、B 族维生素和维生素 K。及时纠正水、电解质平衡紊乱。

2. 应用抗生素　使用抗生素的适应证是：①即使无症状但腹水白细胞 >1000×10^6/L，或中性粒细胞 >500×10^6/L；②临床症状符合原发性腹膜炎，腹水白细胞 >500×10^6/L，中性粒细胞 >250×10^6/L，即使细菌培养阴性；③临床症状典型，腹水细胞计数虽未达上述标准。抗生素的选择可根据腹水培养阳性细菌和药敏而定。在细菌培养尚未回报或细菌培养阴性者可根据临床症状用药。鉴于肝硬化合并原发性腹膜炎者，感染的细菌以革兰阴性菌多见，故可采用抗阴性菌及对肝脏毒性少的抗生素，如氨苄青霉素、先锋霉素或用更为广谱的抗生素。用药时间依病情而定，一般需 2 周左右，才能慢慢缓解，然后减量视病情再维持 2~4 周。

3. 利尿剂的应用　安替舒通 40~100mg，每日 3 次，效果不理想者可谨慎加用双氢克尿塞 5mg，每日 3 次，或加速尿注射。用利尿剂期间要密切观察、防止过度利尿导致电解质紊乱、诱发肝性脑病发生。

4. 局部引流或腹腔灌洗　可减轻炎症刺激和毒素吸收。每日或隔日放腹水 1000~2000ml，然后注入抗生素，炎症好转后停止。此法抗生素直接用于腹腔，对控制感染可肥有帮助。每次引流不宜过多，以免诱发肝性脑病。或用 2 条管，用 1 条管灌入林格氏复方氯化钠液及 5% 葡萄糖 2000~3000ml，另一条管放液 2000~3000ml，每日或隔日 1 次。但腹腔穿刺有引发二重感染的可能，宜慎用。对原发性腹膜炎患者不能行腹水回输。顽固性腹水患者在放腹水的同时，宜输注丢失的白蛋白，以提高血清白蛋白水平，提高白/球蛋白比值。

5. 诱因的治疗　对肝硬化患者合并肠炎、菌群失调症、胆囊炎急性发作和上呼吸道感染等应及时给予治疗并控制。非肝硬化患者合并原发性腹膜炎者，如能对原发病及时有效的处理，将有利于原发性腹膜炎的治疗。

（三）肾损害与肝肾综合征

1. 病因与发病机制　顽固性腹水由于有效循环降低，容易导致肝肾综合征发生。HRS 一旦发生，目前尚无特殊治疗，死亡率高。

失代偿性肝硬化患者的肾损害包括慢性肾脏病（CKD）和急性肾衰竭；后一个术语被术语急性肾损伤（AKI）所取代，并被肾脏疾病改善总体结局（KDIGO）组定义为血清肌酐的增加 ≥ 48 小时内 0.3mmol/L 或百分比增加 ≥ 7 天内 50%。AKI 有三个严重阶段：在第一阶段，血清肌酐比基线增加了 2 倍；1 期包括血清肌酐 <1.5mmol/L 的 1A 期和血清肌酐 <1B 期 ≥ 1.5mmol/L；在第二阶段，它比基线增加了 3 倍，在第三阶段，它从基线增加了超过 3 倍。从病因的角度来看，AKI 可分为肾前 AKI、HRS-AKI、肾内或内在 AKI，表现为急性肾小管坏死（ATN）和肾后 AKI。

总之，HRS 只是肝病患者肾损害的可能原因之一；一项研究发现，与肾前或感染相关的肾损伤相比，肾损伤的发生率较低，仅占肾功能恶化潜在原因的 13%。然而，肝硬化腹水中 HRS 的患病率在 5 年后上升至 39%，并明显恶化预后。

HRS 在历史上被定义为肝病患者肾内血管收缩引起的功能性肾衰竭；此外，根据发育时间和预后，HRS 分为 1 型和 2 型。肾实质损伤的缺失及其潜在可逆性被认为是其主要特征。

最近修订了第 1 类和第 2 类的历史分类。类型 1 现在称为 HRS-AKI，满足 AKI 的特征。它发生在肝硬化和腹水患者以及急性肝衰竭患者中，并伴有诱发因素：不仅来自任何来源的细菌感染（特别是来自肠道的细菌易位）似乎在这一过程中起主要作用，但如果没有足够的白蛋白给药和过量的利尿剂给药，LVP 也会引发 HRS-AKI。

目前，HRS-AKI 的诊断基于修订的 ICA 标准：①存在肝硬化和腹水；②存在 AKI；③对利尿剂戒断和白蛋白扩容无反应；④无休克；⑤无肾毒性药物；⑥无结构性肾损伤的宏观迹象（蛋白尿、微血尿和/或异常肾超声）。

由于肾前 AKI 可以通过对血浆体积膨胀的反应来识别，因此 HRS-AKI 和 ATN-AKI 之间的鉴别诊断是一个挑战。ATN-AKI 的特征是实质损害的迹象，如微血尿和蛋白尿，这些症状无法出现。正在研究新的生化标志物来解决这个问题，最有希望的是中性粒细胞明胶酶相关脂质运载蛋白（NGAL）。然而，HRS-AKI 患者中某些管状生物标志物水平的增加可能表明 HRS 与 ATN 之间存在连续性。2 型现在被称为 HRS-NAKI（非 AKI），因为其主要临床后果不是急性肾衰竭，而是难治性腹水。可以认为是肝硬化过程中循环功能受损的极端表现。Angeli 和同事建议将 HRS-NAKI 与 CKD 联系起来，CKD 的定义是肾小球滤过率（GFR）在 3 个月内降低到 60 mL/min 以下（HRS-KD），如果在 3 个多月内降低，而不符合 AKI 标准（HRS-AKD），则应与急性肾病联系起来。HRS-AKI 和 HRS-NAKI 不应被视为一个连续体，因为它们在临床和病理生理上是独立的。

2. 肾损害和 HRS 的管理　当肝病患者患有 AKI 时，应停止任何潜在的主导药物，提供容量替代治疗，在没有明显的潜在原因的情况下，必须连续两天服用 1g 20% 白蛋白/kg 体重的药物。治疗应给予足够的热量以减少机体自身组织分解代谢，同时给予足量而优质的蛋白质以维持氮的平衡。停用任何可诱发氮质血症的药物，限制钠和水的摄入，水每天摄入不应超过 1 000ml 进行有效的扩容治疗。及时应用血管活性物质多巴胺。但疗效甚微。

做好尿少期的治疗是治疗成败的关键，包括防止水中毒、纠正酸中毒、纠正高钾血症及时应用血液透析等。预防和控制感染减少蛋白分解，消除内毒素血症可改善预后。

近年提议用血管加压素衍生物治疗 HRS，目前应用 HRS 治疗的有八肽加压素（octapressin，奥曲肽）、鸟氨加压素（ornipressin）、特利加压素（telipressin），这些药物可导致脾脏血管收缩，而不引起肾脏血管收缩，可导致血流重新分配，使中心动脉压升高，肾脏的灌注压也随之上升，从而使肾功能得到改善，表现为血浆肾素和血管紧张素同幅度地下降，肾脏清除率改善和钠排出增加。特利加压素是一合成的血管加压素类似物，在体内其甘氨酸残基被裂解后转变为血管加压素，有很强的血管收缩作用，对 HRS 患者具有增加肾小球滤过率，改善患者利尿、降低肌酐清除率等治疗作用，剂量 2~4mg/天，持续用 3~7 天。鸟氨加压素的用法尚未完全统一，新近 Guevarn 等应用鸟氨加压素和白蛋白扩容联合应用治疗 HRS，第 1 天 静注鸟氨加压素 2U/小时，第 2 天 4U/小时 第 3 天 6U/小时，白蛋白 20~60g/天静注。此方案可导致肾素-血管紧张素-醛固酮系统和交感神经功能正常，心房利钠因子显著增加，但全身血液动力学无改变。奥曲肽的剂量为 25μg/小时静滴，但停用奥曲肽后 HRS 很快恶化，再次使用奥曲肽时也无反应。Amgeli 等证实采用肾上腺素类似物米多君（midodrine）与奥曲肽联合使用，至 10 天后肾功能获明显好转，使用 20 天后肾功能几乎恢复正常，如同时并用 20% 白蛋白 50~100ml/天，维持 20 天疗效更好。新近 kalambokis 等报告奥曲肽皮下注射可致肾功能、血液动力学改善和利尿反应，对顽固性腹水的治疗有价值。

根据 EASL 指南，HRS-AKI 应使用与血管收缩药物相关的白蛋白治疗。最受认可的血管收缩药物是特利加压素，其剂量为每 4~6 小时 0.5mg，或以 2mg/天的初始剂量连续静脉输注。白蛋白的剂量应为 20~40 g/天；如上所述，在 HRS-AKI 患者中从未研究过治疗 AKI 时考虑的更高剂量，特别是与特利加压素联合使用。考虑到关于失代偿期肝硬化和 HRS 中全身炎症的作用以及白蛋白的生理作用的新理论，我们可以理解 HA 给药在这种情况下的中心作用。一项前瞻性非随机试验中，特利加压素加 HA 组 HRS 逆转率（定义为血清肌酐水平 <1.5mmol/L）明显高于单独使用特利加压素组（77% vs 25%）。

另一种血管收缩剂是去甲肾上腺素，以 0.5~3mg/ 小时的剂量连续静脉输注。这种药物研究较少，需要中心线和重症监护室设置。七项随机对照试验比较了特利加压素和去甲肾上腺素，但只有一项研究发现特利加压素比去甲肾上腺素具有更好的存活率。特利加压素尚未在美国获批使用，因此 AASLD 指南中未提及，该指南建议使用奥曲肽和米多林作为血管活性药物。然而，这一建议是基于小型研究的结果，最近的一项随机对照试验表明，奥曲肽联合米多林治疗 HRS 的效果远不如特利加压素。TIPSS 在 HRS-AKI 中起次要作用，因为由于疾病严重程度限制其应用，TIPSS 通常被禁用；此外，最近的荟萃分析显示 TIPSS 患者肝性脑病的发病率很高。应根据与一般人群相同的标准，考虑对 HA 和血管收缩剂组合无反应的肾替代治疗。无论对药物治疗的反应如何肝移植（LT）是 HRS 患者的最佳治疗选择；此外，HRS-AKI 应考虑同时进行肝肾移植，且对药物治疗无反应。

根据 EASL 指南，在 HRS-NAKI 患者（包括 HRS-KD）中，不推荐使用血管收缩剂和 HA，尽管它们有疗效，因为可能是由于潜在的肾实质损伤导致的高复发率。TIPS 可能在 HRS-NAKI 的治疗中发挥作用，因为其与难治性腹水的频繁关联，TIPS 的疗效已在上文中描述。

肾替代治疗和 LT，特别是同时进行肝肾移植，可用于肝硬化和严重 CKD 患者。

十、肝移植

肝移植是各种终末期肝病的最有效治疗方法之一。已有的众多经验表明，腹水是肝硬化患者死亡率的可靠预测指标；特别是顽固性腹水（RA）患者的 1 年死亡率接近 50%。因此，建议中度腹水但 MELD 评分较低患者应积极寻求并接受高风险供体或边缘供体，以降低其等待期间的死亡风险。硬化性腹膜炎（Sclerosing encapsulating peritonitis，SEP）或茧腹是终末期肝病伴腹水的一类特殊并发症，SEP 的诊断较为困难，且其伴随的腹水通常难以治疗，目前尚无确定的药物或手术治疗方法，并会对肝移植过程造成严重不良影响。值得注意的是肝移植后也可发生腹水，也影响患者的预后。值得重视和研究（参见本书第 14 章）。

（池肇春）

参考文献

[1] Baiges A, Hernández-Gea V. Management of Liver Decompensation in Advanced Chronic Liver Disease: Ascites, Hyponatremia, and Gastroesophageal Variceal Bleeding.Clin Drug Investig. 2022; 42: 25–31.

[2] Zhao R, Lu J, Shi Y, et al.Current management of refractory ascites in patients with cirrhosis. J Int Med Res. 2018; 46: 1138–1145.

[3] Ostojic A, Petrovic I, Silovski H, Kosuta I, et al. Approach to persistent ascites after liver transplantation.World J Hepatol. 2022; 14: 1739–1746.

[4] Jenkins M, Satoskar R. Ascites After Liver Transplantation. Clin Liver Dis (Hoboken). 2021; 17: 317–319.

[5] Charles E.D. Pegbelfermin (BMS-986036), PEGylated FGF21, in patients with obesity and type 2 diabetes: Results from a randomized phase 2 study. Obesity. 2019; 27: 41–49.

[6] Sanyal A, Charles ED, Neuschwander-Tetri BA et al. Pegbelfermin (BMS-986036), a PEGylated fibroblast growth factor 21 analogue, in patients with non-alcoholic steatohepatitis: A randomised, double-blind, placebo-controlled, phase 2a trial. Lancet. 2019; 392: 2705-2717.

[7] Wong YJ, Lum HM, Tan PT, et al. Clinical implications of prompt ascitic drain removal in cirrhosis with refractory ascites. Singapore Med J. 2021; 62: 659-664.

[8] Patil V, Jain M, Venkataraman J. Paracentesis-induced acute kidney injury in decompensated cirrhosis -prevalence and predictors. Clin Exp Hepatol. 2019; 5: 55-59.

[9] Kathpalia P, Bhatia A, Robertazzi S, et al. Indwelling peritoneal catheters in patients with cirrhosis and refractory ascites. Intern Med J. 2015; 45: 1026-1031.

[10] Gaba RC, Parvinian A, Casadaban LC, et al. Survival benefit of TIPS versus serial paracentesis in patients with refractory ascites: a single institution case-control propensity score analysis. Clin Radiol. 2015; 70: e51-e57.

[11] Bureau C, Thabut D, Oberti F, et al. Transjugular Intrahepatic Portosystemic Shunts With Covered Stents Increase Transplant-Free Survival of Patients With Cirrhosis and Recurrent Ascites. Gastroenterology. 2017; 152: 157-163.

[12] Saab S, Zhao M, Asokan I, et al. History of Hepatic Encephalopathy Is Not a Contraindication to Transjugular Intrahepatic Portosystemic Shunt Placement for Refractory Ascites. Clin Transl Gastroenterol. 2021; 12: e00378.

[13] Zhai S, Cui Q, Dong F, et al. Clinical efficacy of transjugular intrahepatic portosystemic shunt created through left or right branches of the portal vein: A meta-analysis. J Interv Med. 2021; 4: 190-196.

[14] Okahisa T, Sogabe M, Nakagawa T, et al. Development of a novel automatic ascites filtration and concentration equipment with multi-ring-type roller pump units for cell-free and concentrated ascites reinfusion therapy. Artif Organs. 2020; 44: 856-872.

[15] Iwasa M, Ishihara T, Kato M, et al. Cell-free and concentrated ascites reinfusion therapy for refractory ascites in cirrhosis in post-marketing surveillance and the role of tolvaptan. Int Med. 2019; 58: 3069-3075.

[16] Yamada Y, Inui K, Hara Y, et al. Verification of serum albumin elevating effect of cell-free and concentrated ascites reinfusion therapy for ascites patients: a retrospective controlled cohort study. Sci Rep. 2019; 9: 10195.

[17] Yoshizawa M, Nakatsuji Y. Improvement of major problems in the cell-free and concentrated ascites reinfusion therapy system—constructing of cell-free and concentrated ascites reinfusion therapy system using external pressure for filtration. Ther Apher Dial. 2019; 23: 233-236.

[18] Tsubokura M, Adegawa Y, Kojima M, et al. Adverse effects of cell-free and concentrated ascites reinfusion therapy for malignant ascites: a single-institute experience. BMC Cancer. 2022; 22: 268.

[19] Matsuzaki K, Orihashi K. Feasibility, Efficacy, and Safety of Cell-Free and Concentrated Ascites Reinfusion Therapy (KM-CART) for Malignant Ascites. Artif Organs. 2020; 44: 1090-1097.

[20] Nagata Y, Kato K, Miyamoto T, Hirano H, Shoji H, Iwasa S, Honma Y, Takashima A, Hamaguchi T, Matsushita H, Nagashima K, Saruta M, Boku N. Safety and efficacy of cell-free and concentrated ascites reinfusion therapy (CART) in gastrointestinal cancer patients with massive ascites treated with systemic chemotherapy. Support Care Cancer. 2020; 28: 5861-5869.

[21] Chen H, Ishihara M, Horita N, et al.Effectiveness of Cell-Free and Concentrated Ascites Reinfusion Therapy in the Treatment of Malignancy-Related Ascites: A Systematic Review and Meta-Analysis.Cancers(Basel). 2021; 13: 4873.

[22] Stukan M. Drainage of malignant ascites: Patient selection and perspectives. Cancer Manag Res. 2017; 9: 115-130.

[23] Ishitani K, Isoai A, Ito T, et al. Clinical usefulness of cell-free and concentrated ascites reinfusion therapy (CART) in combination with chemotherapy for malignant ascites: A post-marketing surveillance study. Int. J. Clin. Oncol. 2021; 26: 1130-1138.

[24] Ohta K, Ikenaga M, Ueda M, et al. Cell-Free and Concentrated Ascites Reinfusion Therapy for Malignant Intractable Ascites from Colorectal Cancer. Gan Kagaku Ryoho. Cancer Chemother. 2017; 44: 1556-1558.

[25] Miraglia R, Maruzzelli L, Tuzzolino F, et al. Transjugular Intrahepatic Portosystemic Shunts in Patients with Cirrhosis with Refractory Ascites: Comparison of Clinical Outcomes by Using 8- and 10-mm PTFE-covered Stents. Radiology. 2017; 284: 281-288.

[26] Miraglia R, Maruzzelli L, Di Piazza A, et al. Transjugular Intrahepatic Portosystemic Shunt Using the New Gore Viatorr Controlled Expansion Endoprosthesis: Prospective, Single-Center, Preliminary Experience. Cardiovasc Intervent Radiol. 2019; 42: 78-86.

[27] Coronado WM, Ju C, Bullen J, Kapoor B. Predictors of Occurrence and Risk of Hepatic Encephalopathy After TIPS Creation: A 15-Year Experience. Cardiovasc Intervent Radiol. 2020; 43: 1156-1164.

[28] Haochen W, Yinghua Z, Jian W. Intrahepatic arterial localizer guided transjugular intrahepatic portosystemic shunt placement: Feasibility, efficacy, and technical success assessed by a case series-a STROBE- compliant article. Medicine(Baltimore).2019; 98: e16868.

[29] Bureau C, Thabut D, Oberti F, et al.Transjugular Intrahepatic Portosystemic Shunts With Covered Stents Increase Transplant-Free Survival of Patients With Cirrhosis and Recurrent Ascites. Gastroenterology. 2017; 152: 157-163.

[30] Bucsics T, Hoffman S, Grünberger J, et al. ePTFE-TIPS vs repetitive LVP plus albumin for the treatment of refractory ascites in patients with cirrhosis. Liver Int. 2018; 38: 1036-1044.

[31] Amitrano L, Guardascione MA, Manguso F, Bennato R, Bove A, DeNucci C, Lombardi G, Martino R, Menchise A, Orsini L, Picascia S, Riccio E. The effectiveness of current acute variceal bleed treatments in unselected cirrhotic patients: refining short-term prognosis and risk factors. Am J Gastroenterol. 2012; 107: 1872-1878.

[32] Piecha F, Radunski UK, Ozga AK, et al. Ascites control by TIPS is more successful in patients with a lower paracentesis frequency and is associated with improved survival. JHEP Rep. 2019; 1: 90-98.

[33] Tonon M, Piano S, Gambino CG, et al. Outcomes and Mortality of Grade 1 Ascites and Recurrent Ascites in Patients With Cirrhosis. Clin Gastroenterol Hepatol. 2020; 19: 358-366.e8.

[34] Dhaliwal A, Merhzad H, Karkhanis S, Tripathi D. Covered transjugular intrahepatic portosystemic stent-shunt vs large volume paracentesis in patients with cirrhosis: A real-world propensity score-matched study.World J Clin Cases. 2022; 10 : 11313-11324.

[35] Yoon KT, Liu H, Lee SS. β-blockers in advanced cirrhosis: More friend than enemy.Clin Mol Hepatol. 2021; 27: 425-436.

[36] Jakab SS, Garcia-Tsao G. Evaluation and management of esophageal and gastric varices in patients with cirrhosis. Clin Liver Dis. 2020; 24: 335-350.

[37] Brunner F, Berzigotti A, Bosch J. Prevention and treatment of variceal haemorrhage in 2017. Liver Int. 2017; 37(Supp 1): S104-S115.

[38] Shin J, Yu JH, Jin YJ, et al. Acute-on-chronic liver failure as a major predictive factor for mortality in patients with variceal bleeding. Clin Mol Hepatol. 2020; 26: 540-553.

[39] Kumar M, Kainth S, Choudhury A, et al. Treatment with carvedilol improves survival of patients with acute-on-chronic liver failure: a randomized controlled trial. Hepatol Int. 2019; 13: 800-813.

[40] Tsiompanidis E, Siakavellas SI, Tentolouris A, et al. Liver cirrhosis-effect on QT interval and cardiac autonomic nervous system activity. World J Gastrointest Pathophysiol. 2018; 9: 28-36.

[41] Santeusanio AD, Dunsky KG, Pan S, Schiano TD. The impact of cirrhosis and prescription medications on QTc interval before and after liver transplantation. J Pharm Pract. 2019; 32: 48-53.

[42] Xu X, Guo X, De Stefano V, et al. Nonselective beta-blockers and development of portal vein thrombosis in liver cirrhosis: a systematic review and meta-analysis.Hepatol Int. 2019; 13: 468-481.

[43] Wong RJ, Robinson A, Ginzberg D, et al. Assessing the safety of beta-blocker therapy in cirrhosis patients with ascites: a meta-analysis. Liver Int. 2019; 39: 1080-1088.

[44] Ngwa T, Orman E, Gomez EV, et al. Non-selective beta blocker use is associated with improved short-term survival in patients with cirrhosis referred for liver transplantation. BMC Gastroenterol. 2020; 20: 4.

[45] Korean Association for the Study of the Liver (KASL) KASL clinical practice guidelines for liver cirrhosis: varices, hepatic encephalopathy, and related complications. Clin Mol Hepatol. 2020; 26: 83-127.

[46] European Association for the Study of the Liver EASL clinical practice guidelines for the management of patients with decompensated cirrhosis. J Hepatol . 2018; 69: 406-460.

[47] Sharma M, Singh S, Desai V, et al. Comparison of therapies for primary prevention of esophageal variceal bleeding: a systematic review and network meta-analysis. Hepatology. 2019; 69: 1657-1675.

[48] Tripathi D, Hayes PC, Richardson P, et al. Study protocol for a randomised controlled trial of carvedilol versus variceal band ligation in primary prevention of variceal bleeding in liver cirrhosis (CALIBRE trial). BMJ Open Gastroenterol. 2019; 6: e000290.

[49] Premkumar M, Rangegowda D, Vyas T, et al. Carvedilol combined with ivabradine improves left ventricular diastolic dysfunction, clinical progression, and survival in cirrhosis. J Clin Gastroenterol. 2020; 54: 561-568.

[50] Bartell N, Al-Judaibi B.Beta-blocker therapy in refractory ascites: A steady march towards the truth.Saudi J Gastroenterol. 2022; 28: 83-84.

[51] Kanayama K, Chiba T, Kobayashi K, et al. Long-term administration of Tolvaptan to patients with decompensated cirrhosis.Int J Med Sci. 2020; 17: 874-880.

[52] Iwamoto T, Maeda M, Saeki I. et al. Analysis of tolvaptan non-responders and outcomes of tolvaptan treatment of ascites. J Gastroenterol Hepatol, 2019; 34: 1231-1235.

[53] Biggins S.W., Angeli P., Garcia-Tsao G., Ginès P., Ling S., Nadim M.K., Wong F., Kim

W.R. Diagnosis, evaluation, and management of ascites and hepatorenal syndrome. Hepatology. 2021; 74: 1014-1018.

[54] Bernardi M, Angeli P, Claria J, et al. Albumin in decompensated cirrhosis: New concepts and perspectives. Gut. 2020; 69: 1127-1138.

[55] Di Pascoli M, Fasolato S, Piano S, et al. Long-term administration of human albumin improves survival in patients with cirrhosis and refractory ascites. Liver Int. 2019; 39: 98-105.

[56] Solà E, Solé C, Simón-Talero M, et al. Midodrine and albumin for prevention of complications in patients with cirrhosis awaiting liver transplantation. A randomized placebo-controlled trial. J Hepatol. 2018; 69: 1250-1259.

[57] Kumar R, Kumar T, Anand U, Priyadarshi RN. Intestinal Lymphangiectasia Associated With Refractory Ascites in a Cirrhosis Patient. Cureus. 2021; 13: e12567.

[58] Chindaratana K, Tanpowpong P, Lertudomphonwanit C, Treepongkaruna S. Gastrointestinal protein loss in children with portal hypertension (IN PRESS). Indian J Gastroenterol. 2021; 40: 333-337.

[59] Khaliq MF, Noorani MM, Chowdhry M, et al. Transjugular Intrahepatic Portosystemic Shunt (TIPS) in Refractory Transudative Chylothorax due to Liver Cirrhosis. Case Rep Med. 2020; 2020: 2581040.

[60] Manzo M, Desai P. Spontaneous Bacterial Peritonitis in a Patient With Nonportal Hypertensive Ascites. Ochsner J. 2022; 22: 100-103.

[61] Biggins SW, Angeli P, Garcia-Tsao G, et al. Diagnosis, evaluation, and management of ascites, spontaneous bacterial peritonitis and hepatorenal syndrome: 2021 practice guidance by the American Association for the Study of Liver Diseases. Hepatology. 2021; 74: 1014-1048.

[62] Angeli P, Ginès P, Wong F, et al. Diagnosis and management of acute kidney injury in patients with cirrhosis: Revised consensus recommendations of the International Club of Ascites. Gut. 2015; 64: 531-537.

[63] Angeli P, Garcia-Tsao G, Nadim MK, Parikh CR. News in pathophysiology, definition and classification of hepatorenal syndrome: A step beyond the International Club of Ascites (ICA) consensus document. J Hepatol. 2019; 71: 811-822.

[64] Arora V, Maiwall R, Rajan V, et al. Terlipressin Is Superior to Noradrenaline in the Management of Acute Kidney Injury in Acute on Chronic Liver Failure. Hepatology. 2020; 71: 600-610.

[65] Song T, Rössle M, He F, et al. Transjugular intrahepatic portosystemic shunt for hepatorenal syndrome: A systematic review and meta-analysis. Dig Liver Dis. 2018; 50: 323-330.

[66] Yoshiji H, Nagoshi S, Akahane T, et al. Evidence-based clinical practice guidelines for Liver Cirrhosis 2020. J Gastroenterol. 2021; 56: 593-619.

[67] Bai Z, Wang L, Lin H, et al. Use of Human Albumin Administration for the Prevention and Treatment of Hyponatremia in Patients with Liver Cirrhosis: A Systematic Review and Meta-Analysis. J Clin Med. 2022; 11: 5928.

[68] Wong F. Management of refractory ascites. Clin Mol Hepatol. 2023; 29: 16-32.

[69] Larrue H, Vinel JP, Bureau C. Management of Severe and Refractory Ascites. Clin Liver Dis. 2021; 25: 431-440.

第14章 肝移植后引起腹水诊断与治疗

一、腹水对肝移植的影响

肝移植是各种终末期肝病的最有效治疗方法之一。常用的肝病评估方法包括 Child-Turcotte-Pugh（CTP）分级和终末期肝病模型（Model for end-stage liver disease，MELD）评分，其中，CTP 分级强调肝性脑病和腹水程度等临床症状对肝病严重分级的价值，但腹水往往被认为是一个主观性指标，且通常是暂时性的，从而影响了其作为风险预测模型标志物的可靠性；而 MELD 评分摒弃主观指标，并加入血肌酐作为肾功能损害指标来反映肝病患者整体疾病严重程度，使其评价更加客观可靠。目前最主要的肝移植器官分配系统是基于 MELD 评分来进行受体选择，评分越高则获得供体的机会越大。上述器官分配系统标准的选择，意味着腹水并不被认为是一个用以筛选肝移植受体的优先指标。然而，已有的众多经验表明，腹水是肝硬化患者死亡率的可靠预测指标；特别是顽固性腹水（RA）患者的 1 年死亡率接近 50%。研究表明，持续性腹水可转化为相当于 4.5 MELD 或 3.5 MELD-Na 评分点的额外等候名单死亡率。这在 MELD<21 的患者组中更为突出。对于 MELD 评分较低的部分 RA 患者，将持续保持在肝移植等待列表的尾端，从而无法及时获得肝脏移植机会，其最终死于肝脏功能衰竭的风险也将明显升高。低钠血症亦与 RA 有明确的相关性，并与肝硬化患者的高死亡率有关，是等待期间死亡率的强有力预测因子，血清钠每降低 1mmol/L，等待期间死亡率将增加 5%~7%。因此，使用 MELD-Na 的器官分配评分模型有望使得 RA 患者更早地接受移植并获得更好的预后。尽管调整了 MELD 和 MELD-Na 评分，多个研究发现腹水仍然是肝病患者短期死亡率的独立预测因子。MELD 和 MELD-Na 评分低估了 24.4% 中度腹水患者的死亡风险，建议将腹水作为肝病患者不良预后的识别标志，特别在高需求而供体有限的地区，中度腹水患者可能需要更积极的监测并考虑扩大供体标准，建议中度腹水但 MELD 评分较低患者应积极寻求并接受高风险供体或边缘供体，以降低其等待期间的死亡风险。

大量腹水可能会增加肝移植手术难度。腹水形成是肝硬化内脏高循环动力状态的表现之一，腹腔浆膜周围可能存在丰富的侧枝静脉及开放的微血管床，且组织水肿明显，使得病肝切除过程的失血程度更加严重。如果伴有自发性腹膜炎，则解剖间隙变得模糊，肝脏与周围脏器可能存在粘连，也会明显增加手术困难。Yuki Kitano 采用外科手术后主观难度量表（difficulty score，DS）评估了 441 例连续肝移植的难度。研究者根据外科医师在肝移植结束时的感觉，使用 0-10 分的量表评价了手术难度。使用 0-10 的 DS（"能想象到的最容易到最难"）与严重并发症发生率相关。1 年时移植物丢失的风险在 DS 从 0 到 6 保持不变，但 DS 超过 6 时增加。与 DS 0-6 组相比，DS 7-10 组的移植物存活率和患者存活率显著受损。DS ≥ 7 的独立预测因素为经颈静脉肝内门体分流、30 天后再次移植、门静脉血栓形成和腹水。其中，腹水是边缘非显著协变量（p=0.04）。

硬化性腹膜炎（Sclerosing encapsulating peritonitis，SEP）或茧腹是终末期肝病伴腹水的一类特殊并发症，特点是穿过脏层和壁层腹膜的内脏表面广泛纤维化，其遍布腹膜表面，且进行性发展，虽然病理学上是良性的，但具有恶性过程，可导致顽固性腹水、肠梗阻和脓毒症，严重者可出现持续的腹痛及营养不良，并最终死亡。SEP 在腹膜透析的患者中常见，尤其是反复发作细菌性腹膜炎者。终末期肝病患者既往多次腹水穿刺引流引起的继发感染、自发性细菌性腹膜炎、腹腔内出血等也被认为是可能的致病因素。计算机断层扫描或磁共振成像可能没有腹水、炎症、小肠增厚和部分性肠梗阻等特异性表现。SEP 病理学检查显示整个腹膜纤维化，伴有实质性异常增厚，急、慢性炎症以及血管闭塞，有时伴有钙化。由于纤维化腹膜不能有效吸收腹水，且感染导致积液分隔，此类患者内脏粘连严重，在病肝分离切除过程中失血量大，易伴随周围空腔脏器损伤，往往预后不良，甚至出现不得不终止手术的情况。Minutolo 等人指出 SEP "临床模式是隐匿性的，但当发生肠梗阻症状时，必须进行手术。外科手术往往很困难，需要注意"。在移植时进行腹膜松解，如果同时存在严重凝血功能障碍，此类操作可能会很困难甚至有危险。Kristin 报告了 3 例与肝移植相关的 SEP 病例。所有 3 例患者在移植前均有大量难治性腹水伴自发性细菌性腹膜炎发作。2 例患者在移植时发现有肝脏及肠管纤维性粘连。术后，所有 3 例患者持续出现难治性腹水和腹膜炎发作，继发部分小肠梗阻、腹痛和营养不良，均因肠梗阻或血管和胆道吻合口梗阻而需要再次手术。第二例患者剥离纤维化粘连时由于 Roux 分支和小肠损伤而导致多次再手术，提示去除纤维化粘连时的困难巨大。2 例患者发生了移植物收缩，导致胆道梗阻和下腔静脉和流出道梗阻，通过胆道和腔静脉球囊扩张和支架置入术后，症状未见改善，吻合口狭窄持续进展。尽管及时进行手术和药物治疗，但 3 例患者腹腔纤维化复发并扩散，并因 SEP 相关并发症最终死亡。Vusal 报道了 4 例活体肝移植术后发生的 SEP 病例。所有患者在移植前或期间都没有 SEP 证据，并分别在移植术后 8 月、12 月、13 年和 14 年表现出 SEP 症状。所有病例均有潜在败血症病史，3/4 的患者有腹水。第 1 例有胆道吻合口狭窄和可疑胆漏。第 1 例和第 4 例经历多次胆管炎发作，分别行经皮胆道引流术（percutaneous biliary drainage, PTBD）或肝空肠吻合术治疗。第 3 例有自发性腹膜炎病史，而第 4 例有腹膜透析史。所有患者均出现肠梗阻症状，CT 检测到腹部茧状表现。4 例患者均行粘连松解手术治疗。第 3 例因肝衰竭死亡。其他 3 例患者手术成功，恢复良好，无 SEP 复发。SEP 的诊断较为困难，且其伴随的腹水通常难以治疗，目前尚无确定的药物或手术治疗方法，并会对肝移植过程造成严重不良影响。

对于伴有腹水的终末期肝病患者，需要仔细追问自发性腹膜炎、反复腹水穿刺引流的病史，谨慎评估腹部影像学特征，排除 SEP 的可能性。对于存在 SEP 的肝移植患者，移植术中需要采取更加审慎的精细操作，尽量减少失血及避免周围粘连脏器损伤。

二、肝移植术后引起的腹水

肝移植术后腹水较为常见。术前大量腹水（≥ 500 ml）、手术操作导致的大面积创面渗出、移植肝功能早期异常、低白蛋白血症等因素，均会引起术后腹水。导致肝硬化腹水形成的异常血流动力学和肾脏病理生理学的完全逆转均需要时间，是术后腹水重要原因。腹水通常在几天内消失，但如果存在大量和长期腹水且上述原因又难以解释的话，则可能严重影响患者预后。尽管肝硬化患者持续性腹水的决定因素和治疗已经相对明确，但关于肝移植后腹水的患病率和预后的数据很少，仅限于小规模的系列研究和病例报告。肝移植术后腹水的发生在儿童中似乎比成人更常见，且婴儿往往比年龄较大的儿童产生更多的腹腔引流液。Herzog 报告儿童肝移植后腹水的总体发生率为 31.2%。而成人肝移植术后腹水的发生率仅为 7%。移植术后大量腹水的定义并未统一，一般认为肝移植术后每天腹水引流量超过 1000ml，持续 7 天以上就可以确定，也有文献将 500ml 持续 10 天、1000ml 持续 14 天定义为大量腹水。2 岁以下儿童腹水量为 500 mL/天，2 岁以上儿童腹水量为 1000 mL/天，持续 7 天以上。有多种病因会导致移植术后的门静脉高压，也是造成大量持续性腹水的原因。有移植中心统计移植后门静脉高压发病率为2.8%。根据门静脉高压发生部位可以简单区分为肝前、肝内和肝后型。肝前型包括门静脉血栓形成和门静脉狭窄，持续性脾功能亢进，局部动静脉瘘，小体积移植物等。肝内型包括慢性胆管炎、丙型肝炎病毒复发和移植排斥、药物性肝损害导致的肝窦阻塞综合征等，肝后型主要是肝静脉流出道梗阻等。其他原因还包括淋巴瘘，腹腔感染等。小儿肝移植术后引流损失的测量可用作移植物功能障碍的非侵入性标志物。大量持续性腹水提示存在移植后早期并发症。移植术后大量腹水可引起感染、低白蛋白血症、肾功能衰竭、移植物丢失甚至死亡的风险增加。腹水常规、白蛋白梯度、腹水培养、乳糜实验等结果对判断移植术后腹水性质、形成原因具有重要的参考价值，需要尽早完善相关检查对于门静脉高压导致的漏出性腹水，最有效的检查是白蛋白梯度检测。血清-腹水白蛋白梯度是区分门静脉高压性腹水（SAAG≥11g/L）和非门静脉高压性腹水（SAAG<11g/L）的最佳单项检测。腹水常规中白细胞水平升高，白蛋白浓度升高，提示腹水为炎性渗出液，如果病原菌培养阳性，可以确诊为感染性腹水。乳糜实验如苏丹三染色、胆固醇甘油三酯在腹水/血中比值升高可以鉴别是否存在乳糜性腹水。在了解腹水性质的同时，可通过彩色多普勒超声检查、CT、MRI等影像学检查了解是否存在移植肝血管问题，通过介入血管造影及血管内测压了解血流动力学异常，以及通过肝组织穿刺活检明确病理学异常。总之，应该通过综合检查手段明确腹水诱因并积极治疗予以纠正。

（一）移植肝静脉流出道梗阻（hapatic venous outflow obstruction，HVOO）

移植肝静脉流出道梗阻是早期开展肝移植时外科技术积累过程中的常见手术并发症，可导致顽固性大量腹水。

成人HVOO主要发生在背驮式肝移植，发生率在1.5%~2.5%。经典肝移植技术包括原位肝移植和背驮式肝移植。原位肝移植术中切除病肝及肝后下腔静脉，血管断端分别吻合供肝肝上、肝下腔静脉。该项技术缺点是术中阻断下腔静脉会导致回心血流减少、血流动力学不稳定、肾脏低灌注等，但发生肝静脉狭窄的风险较低。背驮式肝移植术中，在切除病肝时保留受者的肝后下腔静脉，用供者的肝上下腔静脉与受者成形的肝静脉做端端吻合，术中无需阻断受者下腔静脉。该技术存在发生吻合口狭窄、流出道梗阻、肝脏充血、肝上下腔静脉血栓形成及术后顽固性腹水等问题的潜在风险。发生风险与移植物体积不匹配，直接压迫肝静脉或腔静脉，肝静脉吻合口狭窄或扭转成角，移植肝生长位移导致肝静脉流出道受压及肝静脉血栓形成等相关。为此，依据肝静脉的解剖特点逐渐发展出多种背驮式肝移植的改良术式。如可以采用供体肝上下腔静脉与受体肝上下腔静脉行端侧吻合或供肝肝后下腔静脉与受体肝后下腔静脉行侧侧吻合，其他如供受体下腔静脉的三角切口改良术、梭形切口改良术等，可有效减少流出道梗阻、吻合口狭窄引起的Budd-Chiari综合征，避免顽固性腹水发生。

顽固性腹水是HVOO最常见的症状，其他表现还包括双下肢水肿、肝脾肿大，皮肤黄疸，检验发现肝酶学及胆红素升高、低白蛋白血症、凝血功能异常或伴肾功能异常等。彩色多普勒检查具有无创、简便以及便于动态观察等优点，在肝移植术后常规用于筛查血管并发症。当肝移植术后患者出现顽固性腹水并伴有双下肢水肿和胸水等症状时，需及时行超声检查了解下腔静脉及肝静脉的通畅情况，注意血管有无狭窄、异常频谱及血流信号中断等改变，以排除HVOO。可疑HVOO者应行腹部强化CT检查，对明确诊断具有帮助。高度怀疑HVOO者可进行下腔静脉造影，检测狭窄部位的压力梯度变化，一般认为当压力梯度差达到7~10mmHg时可以确诊存在梗阻，而对亲体肝移植术后肝右静脉狭窄者，其压力梯度差要大于10mmHg才有临床意义。

治疗HVOO可在肝静脉狭窄部位行腔内球囊扩张血管成形术，并同时放置血管内支架术。狭窄部位纤维化并可能具有回缩倾向，因此单纯的经皮腔内血管成形术效果欠佳，狭窄易复发。用腔内血管成形术并同时放置血管内支架的方法，明显降低了吻合口狭窄复发率，疗效可靠。随着肝静脉狭窄的解除，腹水往往也随之消除。

儿童肝移植中采取活体或劈离式肝移植的比例较高，HVOO 的发生率可达 2%~9%，是影响移植物功能恢复及患者生存的严重血管并发症。劈离式移植物肝静脉保留长度较短，开口较小，血管重建时易于出现吻合口狭窄。且伴随着儿童生长发育，供肝会逐渐增生以满足生理需求，在此过程中，可能因移植肝体积增大而导致的吻合口相对位移，出现吻合口扭转狭窄。儿童 HVOO 临床症状和检查方法与成人相似。对于儿童 HVOO 是否应留置静脉内支架仍存在争议。在生长发育过程中，支架是否影响血管发育或增加再次移植手术的难度及风险，仍有待进一步评估。有观察发现，反复球囊扩张可获得预期疗效，因此，部分学者对儿童病例更倾向球囊扩张治疗。也有学者报告儿童留置支架维持长期通畅且生长发育良好的病例，认为 HVOO 患儿留置适合成人使用的静脉支架是安全的，首次球囊扩张术后失败的患儿更应该考虑留置支架。同时，需要重视静脉支架有位置错误、部分移位、急性成角及血栓形成等并发症，在实践中需要尽量避免。

（二）门静脉狭窄

门静脉狭窄可导致肝前性门静脉高压，也会并发移植术后顽固性腹水。

成人肝移植门静脉狭窄的发生率较低，如缺乏经验者吻合时出现门静脉血管过长会出现血管打折成角、血管轴向扭转，而血管过短存在张力亦会导致吻合口进行性狭窄。上述情况在技术成熟中心很少发生。而儿童受者常常存在血管纤细，供受者血管管径不匹配，特别是胆道闭锁患儿可能存在肝门部反复迁延的胆管炎，导致门静脉周围炎，门静脉发育不良，更易发生门静脉狭窄等并发症，文献报道的门静脉并发症可达 3%~17%。门静脉狭窄发生的高危因素包括移植前存在门静脉血栓，门静脉发育异常，移植前脾切除及大的门腔分流。出现门静脉狭窄后，受者早期可无明显症状，肝功能亦相对正常，也可出现大量腹水。但随着门静脉狭窄程度逐渐加重，可进展为门静脉高压并发静脉曲张，上消化道出血，门静脉血栓形成，甚至移植肝功能丧失，因此，需要早期发现并积极治疗。

门静脉狭窄时，多普勒超声检查表现为门静脉管腔变细，血流速度增高，频谱异常，是首选的无创检查方式。增强 CT 检查可以明确门静脉狭窄的位置和程度，也是怀疑门静脉狭窄者的重要检查。经皮经肝穿刺门静脉造影是诊断门静脉狭窄的金标准，对超声及 CT 疑似门静脉狭窄者应尽快行门静脉造影检查。造影时的吻合口局部狭窄、侧支循环出现及球囊扩张时的切迹等都是狭窄存在的直接表象。同时，可行跨狭窄段压力测定以判断狭窄是否存在及狭窄治疗效果。一般将跨狭窄段压力差 >5mmHg 作为诊断标准。

门静脉狭窄诊断明确，则需行经皮肝穿刺门静脉球囊扩张成形术。与肝静脉狭窄不同，球囊扩张成形术治疗肝移植门静脉狭窄效果良好，多数患者不需要同时进行支架置入。对于反复扩张效果不佳的受者则应考虑置入支架。Ohm 等报道，经肝脏和经脾脏不同路径进入门静脉系统治疗门静脉狭窄或分流的经验。18 例患者中 8 例采取经肝路径，10 例采取经脾路径，均完成了相应的球囊扩张、支架置入或者分流支栓塞的治疗目的，患者门静脉高压、腹水及脑病得到有效治疗。18 例中仅有 1 例经脾穿刺者出现穿刺并发症。作者认为，不同穿刺路径都具有很好的安全性。具体选择经肝还是经脾，可以依据门静脉并发症累及的部位和穿刺路径的可及性作出决定。儿童肝移植术后支架置入应谨慎，因儿童生长过程中固定的支架不能随之变化而影响门静脉血流，特别是接受左半肝或左外叶供肝的患儿，门静脉入肝段存在较大角度，支架置入位置存在挑战。对于极少数反复介入治疗无效或门静脉高压所致肝功能失代偿者，可尝试 Meso-Rex 分流术或选择再次肝移植。

（三）导致肝前门静脉高压的其他血流动力学病因

肝移植术后肠系膜和脾血流量增加，可导致持续的门静脉充血，引起门静脉高压。Novelli 报道 2 例患者肝移植术后肝脏功能恢复正常，腹水消失后几个月再次出现大量腹水，在除外肝静脉流出道梗阻及门静脉狭窄、血栓形成后，检查发现存在脾动静脉瘘，其持续增加内脏流最终导致高动力性的门静脉高压，造成顽固性腹水。脾动静脉瘘形成可能为先天性，或是脾动脉瘤的破裂流入到脾静脉，也有因感染和创伤所导致。此类门静脉高压性腹水可通过介入治疗栓塞血管瘘口而缓解。肝动脉-门静脉瘘非常罕见，有统计回顾 1992 例肝移植患者中发现 4 例存在肝动脉-门静脉瘘，发生率为 0.2%。全球发表的病例报告约 20 例，其中大多数与肝脏创伤、肝脏穿刺活检或局部治疗有关，也有考虑为先天性病变所致。临床表现从无症状到轻度肝功能异常不等，可进展为肝纤维化和衰竭。当患者出现的门静脉高压性腹水无其他病因可以解释时，需要警惕存在此种肝动脉-门静脉瘘的可能性。在治疗方面，局部栓塞治疗具有安全、有效和微创特点，是目前的首选方案。对于多发难治性肝内动门脉瘘，可以考虑再次肝移植治疗。

研究发现即使在肝移植术切除了硬化的病肝后，肝性门静脉高压的诱因解除，仍有相当部分患者的脾脏不能缩小至正常状态，持续存在脾肿大。脾肿大有可能导致脾血流量持续升高，引起门静脉高压，并导致移植术后顽固性腹水。Luca 等人研究注意到使用球囊导管暂时闭塞脾动脉导致患有门静脉高压的肝硬化患者的门静脉压力梯度显著降低，并认为压差下降与脾脏体积直接相关，与肝脏体积间接相关，在脾肝体积比 >0.5 的患者中压差下降幅度更大。在肝移植术中通过夹闭脾动脉也可以明确看到门静脉血流下降的现象。为避免术后脾肿大导致的门静脉高压，肝移植术中可以采取近端脾动脉结扎术和脾切除术，特别是采取部分移植物的患者，需要降低门静脉高灌注对较小移植物的冲击损伤，此举尤为重要。脾动脉结扎优于脾切除术，因为脾切除术后移植人群存在早期和晚期脓毒性并发症的风险。但对于脾脏非常巨大者，可以考虑部分脾切除术或者完全脾切除，以减少术后脾功能亢进带来的问题。部分脾切除的手术指征及切除范围目前尚无一致认识，仍需进一步研究观察。脾切除术后可能出现脾静脉血栓形成，进一步导致门静脉血栓，是移植术后严重并发症，需要严格预防和密切监测。对于考虑移植术后脾肿大导致的顽固性腹水，在除外肝静脉流出道梗阻及门静脉狭窄、血栓形成等其他易导致腹水的原因后，可考虑行部分脾动脉栓塞术治疗。Kim 等报道了 11 例受者行部分脾动脉栓塞术治疗肝移植后出现的门静脉高压症。该组病例的脾脏长轴径在 12.1~23.4cm，平均栓塞体积 76.4%（70%~80%）。所有患者在部分脾动脉栓塞术后血小板计数显著增加，4 例血小板减少患者（66.7%）的数值维持在（100~300）×10^9/L 以上。术后顽固性腹水明显减少（100%）。部分患者发生腹痛（81.8%）、发热（18.2%）和腹胀（18.2%）症状。但未出现脾脓肿、脾破裂、胰腺梗死、脓毒症或死亡等严重并发症。显示出部分脾动脉栓塞术具有很高的有效性和安全性。

（四）活体肝移植（living donor liver transplant, LDLT）

活体肝移植术后持续性大量腹水并不罕见，其发生率为 7%~48%。移植后大量腹水形成的主要机制被认为是继发于肝静脉流出困难的肝窦后门静脉高压，这在小体积供肝移植物中更常见。Kelly 等人发现在猪移植模型中采用小于 30% 标准体积的部分供肝，在植入 5 分钟后就发生移植物门静脉和门静脉周围肝窦内皮剥脱，以及严重充血伴门静脉周围肝窦明显破裂和血栓形成。门静脉高灌注可导致肝内皮细胞损伤，影响移植物功能恢复，移植后腹水持续存在，直到静脉高压解除。小肝综合征（Small-for-size syndrome, SFSS）与活体肝移植关系密切，多出现在移植物重量与受体体重比（graft-to-recipient body weight ratio, GRWR）<0.8% 者。SFSS 可表现为门静脉高压症与顽固性腹水。不同研究对 SFSS 的定义有所不同。2003 年 Heaton 提出的概念是：由于供肝体积过小导致功能上不能满足受体的基本生理代谢需求而出现的一种临床综合征，术后表现为胆汁分泌减少、肝脏合成功能恢复延迟、长时间淤胆和顽固性腹水，常常导致感染性并发症的发生。组织病理学特征是肝细胞气球样变性、脂肪变性、胆汁淤积、胆栓形成、斑片状缺血坏死区和增生区并

存。Soejima 等人将 SFSS 的标准定义为术后 14 天（POD）总胆红素（TBil）水平 >171μmol/L，以及在术后 14 天腹水超过 1000ml 或在术后 28 天腹水超过 500ml。2005 年，Dahm 等人对术后第一周内发生的小肝功能不全定义为接受 GRWR <0.8% 移植物且连续 3 天出现以下临床表现中的两种：血生化中总胆红素 >100μmol/L；国际标准化比率（international normalized ratio，INR）>2；脑病 3 或 4 级。接受 GRWR <0.8% 移植物但需要再次移植或死亡者被定义为小肝无功能，同时需要排除手术技术性问题（如血管血栓形成、静脉流出梗阻或胆漏）、免疫学问题（如排斥反应）和感染性问题（胆管炎和败血症）。

GRWR 与术后存活率有显著相关性。在 LDLT 中，由于供、受体的肝静脉、门静脉口径不匹配以及有效血管床的减少，导致术后门静脉的血流增加、压力升高。活体移植物再灌注后门静脉的血流和移植物的体积呈负相关，体积越小门脉血流越快，且这种状态会持续数月之久。再灌注后早期，如果门脉血流大于 260ml/min/100g，以及门静脉压力升高，通常预示着移植物的预后很差。SFSS 的发病机制可能是长期的门脉过度灌注及持续门脉高压，导致肝窦内皮细胞机械性损伤，肝窦间隙肿胀变形，内衬细胞间隙增宽，Kupffer 细胞损伤，释放炎症因子，损伤肝窦内皮细胞和肝细胞，影响肝细胞再生。当 GRWR<0.6% 时，由于门脉血流增加，压力增高，肝窦充血肿胀，导致肝动脉入肝血流阻力增加，使得再灌注早期肝动脉血供仅占全肝血供的 10% 左右，加之受血管吻合技术、冷热缺血和急性排斥反应等因素的影响，经肝动脉入肝的血流会进一步减少，使得移植物更易受到损伤。

此外，肝静脉回流障碍也是小肝综合征（SFSS）发生的又一个重要因素。研究发现，肝静脉回流障碍区域的肝脏组织只有肝动脉供血，而门静脉血流几乎停止，甚至出现反流，从而导致该区域的肝脏无法发挥正常的功能。选择体积足够的移植物可避免 SFSS。对于难以获得替代移植物的小体积活体肝移植病例，选择有效降低移植术后门脉高压及高灌注的方法是预防 SFSS 的重要手段。门静脉部分缩窄或部分门腔分流，脾动脉结扎、栓塞和脾切除，可明显降低门静脉压力，并有效预防 SFSS。

研究发现，除了 SFSS 会引起移植术后腹水外，移植物体积足够的 LDLT 患者术后也会出现大量腹水。Shirouzu 对 58 例 LDLT 病例进行的回顾性研究中，所有患者均接受了右叶移植，GRWR>0.8，患者术后出现持续大量腹水比率为 24%。Matsudaira 等人的一项研究纳入了 59 例使用左叶移植物的 LDLT，显示持续大量腹水的发生率为 27%。Wu 等人回顾性分析 439 例 LDLT 病例，大量腹水发生率为 17%。大量腹水组中 65% 的患者接受了右叶移植物。提示肝脏体积不是影响术后腹水的唯一因素。在超过 25 个研究变量中，发现移植前肌酐 >1.5mmol/L，受体 GRWR<0.8，手术时腹水超过 1000 ml，以及左叶移植是 POD 14 后持续产生腹水 >1000 ml 的独立预测因子。移植前肌酐水平超过 132.6μmol/L 提示发生肝肾综合征，是肝移植预后不良的重要不利因素。在 Mizuno 等人对 113 例 LDLT 患者进行的研究中也发现，术前血清肌酐值升高对存活率有很大影响，肌酐 >132.6μmol/L 预示着移植后肾替代治疗风险增大。由于移植术后持续性门静脉高压和高循环动力状态，小肝移植物会对肾脏稳态造成重大负担。如果移植前已经存在肾损害，这种情况会大大恶化，并可能导致移植后急性肾衰竭。因此，移植前积极纠正肾功能，尽量选择与受者体重相匹配的移植物，对降低术后顽固性腹水的发生率十分重要。Koki 发现，LDLT 术后大量腹水组患者表现出更严重的术前情况，如较高的 MELD 和 Child-Pugh 评分，该团队认为，MELD 评分 >20 分，供体年龄 50 岁或以上，左侧移植物，手术时出现腹水 >500 ml 是难治性腹水的独立危险因素。在上述危险因素中，术前腹水是较有机会得到控制者，应尽最大努力减少术前腹水蓄积，以避免 LDLT 后难治性腹水。利尿剂和白蛋白制品是控制术前腹水的首选治疗方案，其次可以考虑行腹腔穿刺引流术，对于顽固性腹水可能伴随肾功能损害者，可应用特利加压素联合白蛋白治疗。特利加压素是一种奥曲肽类似物,可诱导内脏小动脉血管收缩并减少门静脉血流量,它还将血液从内脏转移到体循环,从而改善肾血流量。此外,它还被用于治疗1型肝肾综合征。围手术期特利加压素给药显著减少腹水引流量和增加尿量。上述治疗失败的情况下,可考虑经颈静脉肝内门体分流术或浓缩腹水回输治疗。

预防LDLT后大量腹水的术中管理包括控制移植物门静脉血流和肝静脉流出:首先确保足够的移植物重量以防止SFSS;术中还需避免移植肝静脉的吻合口狭窄,保证肝脏流出道顺畅,同时,监测门静脉压及门静脉血流量,控制血流量小于200ml/100g肝重,避免肝窦压升高或肝窦后门静脉高压。术中可以采取的措施包括:脾动脉结扎、脾切除、门静脉部分缩窄、门体分流术等。术后可通过供应人血白蛋白和建立早期营养来维持胶体渗透压,提高门静脉渗透压,药物降低门静脉压,直至移植物体积增生到足够生理需要。

(五)丙型肝炎病毒(hepatitis c virus,HCV)复发

肝移植术后HCV复发是导致难治性腹水的常见原因。HCV复发的移植患者中,出现难治性腹水者的移植后生存率显著低于无腹水患者。可在没有HVOO,肝静脉压差正常及早期纤维化(纤维化0~2期)的阶段,出现顽固性腹水。在移植后HCV复发的患者中,女性、冷缺血时间延长和血清肌酐升高是难治性腹水的独立预测因素。然而,尚未发现与之相关的组织病理学特定肝实质或血管特征。HCV给受者术后难治性腹水的发病机制仍不清楚。

混合性冷球蛋白血症定义为循环多克隆免疫球蛋白G,当血清冷却至体温以下时沉淀。B细胞慢性免疫刺激HCV感染者可产生冷球蛋白。在免疫复合物中可分离出大量HCV-RNA。慢性丙型肝炎是混合性冷球蛋白血症的主要原因,但大多数冷球蛋白血症阳性的HCV感染患者仍无症状。只有少数患者(5%~10%)发生明显的血管炎。血管炎是由于循环冷球蛋白和含有HCV颗粒的免疫球蛋白M复合物沉积在血管壁中所致。虽然冷球蛋白血症相关血管炎已在皮肤、肾脏和周围神经系统中进行了广泛研究,但对冷球蛋白血症对肝脏微循环和门脉流量的潜在影响知之甚少。研究表明,在HCV感染患者中,与冷球蛋白血症阴性患者相比,冷球蛋白血症阳性患者的窦状隙T细胞淋巴细胞显著增加,可能与持续抗原刺激有关。在一组HCV感染患者中,发现抗内皮细胞自身抗体的存在。Simona报道82例HCV复发肝移植受者有14例(17%)发生难治性腹水。出现腹水时,纤维化分期为F0-F1(36%)和F2-F3(57%)。与移植后腹水独立相关的因素是移植前难治性腹水($P=0.001$)、1年时≥2期纤维化($P=0.002$)、1年时窦周纤维化($P=0.02$)和冷球蛋白血症阳性($P=0.02$)。肝移植受者在无晚期肝纤维化的情况下HCV复发可能发生难治性腹水。1年时冷球蛋白血症阳性和窦周纤维化均与腹水显著相关,表明肝微血管病变参与HCV相关腹水的机制。目前,直接抗病毒药物的应用使得HCV在肝移植术后复发概率明显下降,由此导致的难治性腹水得到有效控制。

(六)肝窦阻塞综合征(hepatic sinusoidal obstruction syndrome,HSOS)

以前称为肝静脉闭塞病(Hepatic Veno-occlusive Disease,HVOD),是一种以腹水、疼痛性肝肿大、体重增加和黄疸为特征的罕见疾病。肝移植术后腹水在除外血管性病变等常见病因后,需要考虑HSOS的可能性。该病变初始起源于肝窦内皮细胞的损伤,随后损伤向小叶中央静脉进展,从而导致小叶中央静脉及小叶间静脉内皮细胞损伤,并进行性纤维闭塞和肝窦静脉充血,最终导致肝内窦后门静脉高压。大多数HSOS为轻型经过,但严重患者可导致多器官功能障碍甚至衰竭,病死率高。因而,尽早识别HSOS并给予及时的治疗至关重要。由于缺乏特异性症状,HSOS的诊断相对困难。虽然腹水、疼痛性肝肿大和黄疸被确定为HSOS最典型的症状,但临床表现却多种多样,从轻微症状到多器官衰竭甚至死亡。目前,临床主要的HSOS诊断标准包括巴尔的摩标准和改良西雅图标准,均为造血干细胞移植(Hematopoietic Stem Cell Transplantation,HSCT)受者HSOS的诊

断而形成。我国专家2017年为了指导吡咯生物碱相关HSOS的诊治，提出了"南京标准"。目前尚无肝移植术后HSOS的诊断标准。结合腹水、疼痛性肝肿大和肝功能异常等临床表现，多普勒超声检查可呈现HSOS的一些非特异性体征，包括腹水、肝肿大和肝静脉变细。CT主要表现为平扫显示腹水，肝实质密度不均匀减低，增强后呈特征性"地图样""花斑样"不均匀强化，且肝脏异常斑片强化程度与临床严重程度相关。MRI表现为门静脉期及延迟期肝实质不均匀片状强化，肝叶、段静脉腔内造影剂充盈不良。此外，还需排除其他疾病，如布加综合征、急性排斥反应、缺血性肝损伤、胆道狭窄等。肝活检是诊断HSOS的金标准。高度怀疑HSOS者可经皮经肝或经颈静脉肝穿刺取肝组织做病理检查。典型病理可表现为肝腺泡Ⅲ区肝窦内皮细胞肿胀、损伤、脱落，肝窦显著扩张、充血和肝细胞凝固性坏死。但由于HSOS病变分布不均匀，肝活检不一定能取到典型病变，排除诊断需要谨慎。

最常见的HSOS发生主要与造血干细胞移植中应用的大剂量细胞毒性药物如环磷酰胺、白消安等有关。国内常与口服含有吡咯烷生物碱的中草药有关。据报道，肝移植术后HSOS的发病率很少见，仅为1.9%~2.3%。然而，虽然罕见，但严重HSOS的死亡率超过90%。对于肝移植受者，免疫抑制剂和急性排斥反应被认为是HSOS的两个主要原因。最近，多项研究报道他克莫司可引起HSOS，停药可能是唯一有效的治疗方法。

最近的几项研究表明，他克莫司是最可能诱发肝移植术后HSOS的诱发因素。Jiang报道了3例肝移植后与他克莫司（Tacrolimus）相关的HSOS。HSOS的诊断首先基于腹水、痛性肝肿大和黄疸等典型症状。2例患者门静脉斑片状强化和腹部增强CT延迟期表现符合HSOS特征，最终经肝活检和组织学检查确诊。在停用他克莫司后观察到腹水明显减少，腹胀和腹痛临床症状缓解。该作者同时回顾了7个移植中心的共59例HSOS临床病例报告，临床表现也以腹水、腹胀和肝功能异常为主，具有典型影像学表现，通过肝组织活检获得确诊，治疗采用停药、抗凝、颈静脉门体分流术（transjugular intrahepatic portosystemic shunt, TIPS）直至再次肝移植。一些研究还报道了肾、胰腺和肺移植中与他克莫司相关的HSOS。然而，他克莫司相关HSOS的机制仍不清楚。一种可能的解释是细胞色素P450和谷胱甘肽-S-转移酶的遗传多态性影响他克莫司的代谢，从而导致肝毒性。上述研究多为单中心回顾性病例报告，样本量较小，证据说服力低。未来还需要多中心、大样本、回顾性病例对照研究和随机对照研究来验证这些结果。除此之外，有研究报道，在移植后12个月内接受他克莫司治疗的545例肝移植患者中，20%~30%观察到液体潴留。推测他克莫司可引起浆膜炎症，导致液体蓄积。当他克莫司转换为环孢霉素时，才观察到腹水消退，表明可能与药物相关性。M Hosseini报道一例肝移植后10天出现大量腹水病例。腹部彩色多普勒超声显示肝血管、下腔静脉和门静脉均正常。常规治疗对腹水效果不明显，肝活检病理检查亦未见明显异常。他克莫司被认为是唯一的可疑药物，将他克莫司转换为西罗莫司（sirolimus）后10天，腹水消退。随访两年未在出现上述症状。以上报道说明，除了HSOS机制之外，可能还存在他克莫司导致腹水的其他机制，需要进一步观察研究。

霉酚酸酯（Mycophenolate mofetil，吗替麦考酚酯）是实体器官移植后常用的抗增殖免疫抑制剂。在肝移植中常与钙调磷酸酶抑制剂联合使用以减少其药物不良反应。Weber等人报告1例肾胰移植患者因霉酚酸酯引起的难治性腹水病例。Edoardo报道1例肝移植后难治性腹水，经组织学证实为霉酚酸酯诱导的HSOS。患者因乙型肝炎后肝硬化失代偿接受肝移植治疗，术后12天出院，但移植后6周出现腹水。生物学检查显示胆红素和国际标准化比值轻微升高。增强计算机断层扫描显示肝实质不均匀伴灌注障碍，无肝前或肝后大血管问题。经颈静脉肝活检，病理学检查发现小叶中心窦扩张和充血出血性改变，肝细胞坏死，小叶中心静脉部分闭塞，支持HSOS。应用抗凝治疗，停用非必需药物，症状无任何改善。停用霉酚酸酯10天后，观察到腹水显著改善，停止利尿剂治疗。肝移植后9个月，在他克莫司单药治疗下，患者临床状况良好，无腹水。该病例显示，霉酚酸酯导致的HSOS是难治性腹水的病因。尿苷二磷酸葡萄糖醛酸基转移酶（UGT）家族多态性与多种疾病相关，UGT2B7可能影响霉酚酸酯的药代动力学，增加药物毒性。在该病例供体肝脏样本和患者血液样本遗传学分析中，发现了UGT2B7 T802C等位基因的杂合突变。作者认为，移植物脂肪变性和基因突变导致霉酚酸酯代谢受到影响，可能是霉酚酸酯血管毒性引起HSOS的两个诱发因素。

Hector报告1例肝移植术后使用哺乳动物雷帕霉素靶（mammalian target of rapamycin, mTOR）抑制剂依维莫司（everolimus）导致的延迟自发乳糜性腹水。患者由于他克莫司诱导的微血管病在移植后早期使用依维莫司抗排斥治疗。几年后患者出现自发性乳糜性腹水。在排除乳糜性腹水的其他原因后，停用依维莫司，并通过增加泼尼松和继续霉酚酸酯维持免疫抑制，同时接受经皮引流管置入治疗，并开始低脂、高蛋白饮食。一个月后，患者症状完全消退，腹水未复发。这是第一例肝移植后由依维莫司引起的迟发型大量腹水。

急性排斥反应可能导致腹水，但发生率较低，其病理生理学特征尚不清楚。Stewart等发现9例急性细胞性排斥反应（acute cellular rejection, ACR）患者出现持续性腹水。Gadano等发现重度急性排斥反应患者的肝静脉压梯度高于中度或轻度排斥反应患者。排斥治疗逆转后，腹水通常会消失。Sebagh等人报道1.9%的患者在肝移植术后发生HSOS，几乎都是ACR导致。大多数患者症状轻微，只在肝活检中明确诊断。4例患者发生腹水，其中3例患者在活检时观察到显著ACR表现，发现明显的内皮损伤。Mohammad观察到在169例ACR病例中有5例出现腹水，并证实腹水和HSOS相关。尽管对ACR进行了治疗，但HSOS未能得到缓解。所有5例SOS患者均出现移植失败，接受了再次移植或最终死亡。与未发生腹水的重度ACR患者相比，在这些发生腹水患者的初始组织学检查中，存在明显的小静脉周围纤维化和充血。ACR的内皮损伤是SOS组织学变化的基础，同时晚期小静脉周围纤维化的存在和持续性是难治性腹水发生的重要原因。无腹水组中，有几例患者有明显的中心静脉炎，但没有一例有晚期静脉周围纤维化或明显充血。严重ACR发生腹水是提示HSOS的预警标志，也是HSOS发展的结果。

Carme报告1例肝移植后急性抗体介导性排斥反应（Acute antibody mediated rejection, AMR）导致的HSOS，继发门静脉高压并出现胸腔积液和腹水。患者移植后1个月出现大量胸腔积液、轻度腹水，肝功能检查正常。在排除胸腔积液的常见原因后，血液检测到新生供体特异性抗体（donor special antibody, DSA）。肝活检显示非典型排斥反应，直接免疫荧光显示弥漫性内皮窦状隙C4d染色阳性，小叶中央静脉明显的内皮炎、静脉周围纤维化和瘀血，提示HSOS。经去纤维蛋白多核苷酸、类固醇冲击和利尿剂治疗效果不佳，采用血浆置换和静脉注射免疫球蛋白方案后，患者状况缓慢改善，胸腹水消退。血浆置换后3周，复查DSA为阴性。随访2年，患者未在出现腹水或胸腔积液，肝功能正常，DSA阴性。

（七）乳糜性腹水

乳糜性腹水是富含乳糜微粒的淋巴液积聚在腹腔内所致。虽然腹水是肝硬化的常见特征，但乳糜性腹水仅见于0.5%~1%的肝硬化患者，病理生理机制被认为是腹内压升高和内脏淋巴管的退行性变化，导致腹腔内淋巴液渗漏。大量腹水及腹胀是最常见的临床表现，腹腔引流液呈白色乳糜样是其最显著特征，也有部分患者腹水呈淡黄色或者粉红色。乳糜性腹水是肝移植术后顽固性腹水的少见原因，发病率为0.6%~6%。因体内约半数乳糜由肠道和肝脏产生，当肝移植过程中病肝切除会破坏相应淋巴回流通道，会增加乳糜瘘风险。Yilmaz等回顾性分析631例行肝移植术患者，术后发生乳糜漏24例，发病率为4.7%，发生时间为术后5~17天。Yilmaz观察到，在乳糜性腹水患者中，术前有腹水者占83.3%。表明术前存在腹水是移植后乳糜性腹水一个独立的危险因素。另外一个常见的原因是手术损伤淋巴管。大多乳糜漏发生于术后1周左右，在患者经口进食后出现。乳糜性腹水诊断主要依赖于腹腔引流液的生化检测，一般认为，腹腔引流液中脂质高于血清中脂质，腹水化验乳糜实验阳性即可诊断。也有诊断标准定义为腹水甘油三酯 ≥ 1.21 μ mol/L 或 ≥ 2 μ mol/L，或腹水/血清甘油三酯 >1.0，腹水/血清胆固醇比值 <1.0。此外，腹水中细胞计数 >500 或 1000/μl 且以淋巴细胞为主，而培养结果为阴性也有重要的提示意义。由于肝移植术后常有大量腹水产生，乳糜性腹水可因稀释作用使腹腔引流液的甘油三酯含量低于血清甘油三酯，从而导致假阴性诊断，上述诊断标准并不能作为诊断肝移植术后乳糜性腹水的金标准。同时，乳糜瘘的诊断需要与导致大量腹水的其他疾病和手术并发症相鉴别，如结核性腹膜炎、流出道梗阻等鉴别。

目前国内外关于肝移植术后乳糜性腹水的报道较少，且多为个案报道，因此，其确切的发生率仍不清楚。可能的原因包括：①术前即存在乳糜性腹水者。肝硬化患者的肝脏和内脏区域中存在淋巴液产生增加，常常超出肠道淋巴引流系统的容量，且门静脉高压引起淋巴液回流阻力增加，引起乳糜性腹水；②肝移植病肝切除术需游离切断肝周韧带，而肝周淋巴管路丰富，且肝硬化致淋巴管增生，术中易损伤肝后淋巴管和肝门淋巴管；③供肝修整过程中也可能损伤淋巴管引起术后乳糜漏。

肝移植术后乳糜性腹水的治疗方案与其他腹部手术后发生乳糜性腹水的治疗基本相似，包括禁食或低脂高蛋白饮食、肠外营养、利尿剂、生长抑素及其类似物等保守治疗和腹腔穿刺引流术、腹水颈静脉分流术、外科结扎受损伤的淋巴管等手术治疗。其中，绝大多数肝移植术后乳糜性腹水可通过保守治疗治愈。生长抑素在乳糜性腹水的治疗中占有重要地位，生长抑素联合饮食调整，可减少小肠淋巴系统流量从而促进淋巴管愈合。

此外，通过加强利尿可增加腹水的重吸收。腹腔引流术既可作为诊断手段，也可作为缓解腹胀症状的治疗方法，还能观察病情的严重程度和治疗效果。淋巴管造影，既可作为诊断手段也可作为治疗手段，在淋巴漏病情严重或迁延不愈时，可考虑使用。

（八）感染性腹水

移植术后出现腹腔感染的诱因，包括术前自发性腹膜炎，术后肠屏障功能异常导致菌群异位，局部胆瘘、肠瘘继发感染，来源于供体的病原菌感染等。感染的病原菌以革兰氏阴性杆菌为主。临床表现可以为不同程度的发热、寒战、腹痛、腹泻。查体可见腹部张力增高，有程度不等的压痛和反跳痛。一部分患者并无腹部体征，易被临床医生忽视，延误诊治。对于可疑腹腔感染患者，需要仔细观察腹水引流液性状，如果腹水量突然增加，由清亮变得浑浊，伴有异味等情况，要高度警惕是否出现了腹腔感染情况。可以通过腹水检查明确诊断。腹水中白细胞总数 >500×10^6/L 或多形核细胞（polumorphonuclear，PMN）>250×10^6/L，则高度提示存在腹腔感染。腹水培养是确诊手段，药物敏感试验为选择有效的抗生素提供了线索，是常规应用的检测方法。但腹水培养耗时较长、阳性率偏低，影响早期发现。二代测序技术（Next-generation sequencing，NGS）方法具有通量大、时间短、精确度高和信息量丰富等优点，可以做到快速病原学鉴定，最快在24小时内提供可疑致病微生物的基因序列拷贝数及可能存在的耐药基因，为腹水感染确诊及指定有效抗感染治疗方案提供重要参考，是细菌培养检测的有益补充方案。对于合并外科并发症的腹水感染，则应在积极抗感染同时，首先解决如胆瘘、肠瘘、肠梗阻等外科问题，才能够最终使腹水感染得到有效控制。

移植术后腹水除了上述常见病因外，还可能出现的如血性腹水，是肝功能恢复障碍、血管吻合口或创面出血，感染导致血管破裂出血等；肿瘤腹腔种植转移导致的恶性腹水；特殊感染如腹腔结核性腹水等，这里不再赘述。

另外，由于原发病如病毒性肝炎、自身免疫性肝病复发也常导致门静脉高压性腹水，其诊断与治疗方法可参考肝硬化腹水。肝外器官功能障碍，如心功能衰竭、肾功能衰竭也常伴随腹水发生，则需要进行原发病的治疗。

三、肝移植术后腹水的治疗

肝移植术后腹水根据其成因选择相应的治疗策略。对于存在引起门静脉高压的血液动力学异常者，首先考虑通过介入手段治疗。选择球囊或者支架解决肝静脉、门静脉血管局部狭窄、扭转或者血栓形成，弹簧圈或者明胶海绵等栓塞动静脉瘘或者肝动脉-门静脉瘘，脾大脾亢也可考虑行脾动脉栓塞治疗，如前文所述，治疗效果可靠，产生的副作用也可以接受。对于利尿剂和脾栓塞治疗效果不佳者，可以考虑行脾切除术，也能够有效缓解脾大引起的顽固性腹水，此类报道多为个案，且移植术后往往局部粘连严重，手术创伤较大，术后易于出现严重感染，选择手术切除时，需要权衡利弊，谨慎决定。

肝移植后由于门静脉高压内脏充血持续、移植物肝动脉去神经引起的血管扩张导致肝血流量增加，肝血流量增加会增加肝窦压力，从而促进腹水形成，这是移植术后腹水的可能机制之一。减少内脏血流量的药物，如生长抑素或甘氨加压素可考虑用于治疗这种原因的腹水。Lee回顾性研究28例肝移植术后并发大量腹水病例，其中10例接受生长抑素治疗，观察术后病程及药物不良反应。与非生长抑素组相比，生长抑素组移植后腹水引流量显著减少，且应用生长抑素后，尿量显著增加，生长抑素治疗后，也未发生影响移植肝功能的严重不良反应或致死性并发症。Lee认为，生长抑素治疗有利于肝移植术后大量腹水的治疗。值得注意的是，该研究中生长抑素组中4例及非生长抑素组7例在围手术期进行脾切除术，但亚组分析中，脾切除术对大量腹水没有显著改善。生长抑素组在术后第14天或21天停止生长抑素干预，但腹水未复发。生长抑素未出现明显不良反应。Nutu报道1例肝移植术后顽固性腹水，脾动脉栓塞治疗后腹水症状未见明显改善，在应用四月时间的生长抑素治疗后，腹水终于消失。生长抑素更多的应用经验来自于移植术后乳糜性腹水的治疗。对于高危受者，如术前就存在大量腹水患者，围手术期早期应用生长抑素可降低大量腹水的发生率，并保护肾功能。

特利加压素是一种奥曲肽类似物，可诱导内脏小动脉血管收缩并减少门静脉血流量。它还将血液从内脏转移到体循环，从而改善肾血流量，常规用于治疗1型肝肾综合征。当特利加压素应用于肝移植时，可降低门静脉高压，减少门静脉高灌注对移植物的损伤，改善肾血流量。Wagener等人报道肝移植过程中应用特利加压素可使门静脉压力降低11%，门静脉流量降低25%。Mukhtar报道发现，特利加压素可以降低患者门静脉压力，改善肾功能，减少术后腹水量，减少术后血管活性药物需求，缩短围手术期ICU住院时间。Reddy等人进行了一项双盲对照试验，以研究接受LDLT的患者的特利加压素常规给药，报告围手术期给药显著减少腹水引流量和增加尿量。需要注意的是，特里加压素使用中存在一定不良反应，与心脏相关的如心律失常、心绞痛或心肌梗死，用药前需心电图等检查，排除冠状动脉狭窄等情况。其内脏血管收缩所致的腹部痉挛或绞痛，腹泻，恶心呕吐等副作用，也较为常见，通过减量或停药可减轻或消除以上不良反应。

经颈静脉肝内门腔静脉分流术（transjugular intrahepatic portosystemic shunt，TIPS）已被证明对肝硬化背景下的门静脉高压症治疗有效。一系列报道也确认TIPS治疗肝移植术后患者门静脉高压症的有效性和安全性。TIPS最常见的适应证包括难治性腹水、食管静脉曲张出血和肝性胸水。TIPS在控制和预防食管静脉曲张出血方面的疗效超过了内镜治疗，达到80%。在治疗腹水方面，TIPS已被证明比药物治疗更有效。肝性脑病仍是TIPS后最常见的并发症。在过去十年中，TIPS在肝移植接受者中的经验越来越多。Saad等人回顾性分析39例肝移植患者资料，其中90%因顽固性腹水，10%因静脉曲张出血行TIPS治疗。TIPS置入后门体静脉压差的中位数降低了10 mmHg。但需要注意的是，患者MELD评分中位数增加了6分。King等报道22例接受TIPS的肝移植病例，从肝移植到 TIPS 置入的中位时间为 45 个月，50% 者因血管源性门静脉高压、32% 者因原发病复发导致门静脉高压而接受 TIPS。Feyssa 发现，接受 TIPS 前 MELD 评分 >15 分的肝移植受者肝功能损伤显著，死亡率较高或者需要再次肝移植。Mazen 报道 15 例移植术后 TIPS，其中包括难治性腹水 12 例、肝性胸水 2 例，出血性食管静脉曲张 1 例。TIPS 术后 7 例（46.6%）腹水完全消退，8 例（53.4%）腹水部分消退或未消退。两组 TIPS 术后门静脉压和门静脉 - 右心房压差相似。腹水部分消退或未消退组的血氨水平较高，其中 2 例患者发生脑病。该报道中，6 例存活且无腹水消失，两例需再次移植，7 例患者死亡。该报道提示，门静脉压力变化与腹水消退无明显相关性，TIPS 后腹水消退不佳可能导致移植物功能障碍，与预后不良密切相关，需要更加积极考虑早期再次移植。Giuseppe 报道 3 例肝移植术后门静脉高压病例伴顽固性腹水，患者均没有明显的血管性或者原发病复发等原因，需要 TIPS 的时间在移植后 90 天内。其中病例 1 和 3 通过 TIPS 治疗实现了腹水的完全消退，患者逐渐出院并恢复正常生活，而病例 2 在 TIPS 术后腹水缓解，肾功能改善，但因严重感染死亡。TIPS 是治疗肝移植术后难治性腹水的安全有效的方法，可解决各种原因导致的门静脉高压性腹水，但对于治疗前存在肝功能障碍或者治疗后效果欠佳者，往往预后不良，可能需要考虑采取更加积极的治疗手段，如再次肝移植。

综上所述，肝移植术后难治性腹水是一种少见但严重的并发症，治疗基于准确诊断和病因治疗。血管性异常原因在早期开展肝移植的中心难以避免，是需要首先排除的导致腹水的病因，在技术成熟的移植中心已较少发生。在病程早期对有血管性病因者进行介入干预，可以防止移植物丢失，并消除腹水。减少内脏血流量的药物，如生长抑素或甘氨加压素，用于治疗门静脉高压性腹水的临床报道在增多，显示出良好的效果。脾动脉栓塞术可以显著降低脾大导致的内脏高循环动力状态，正在成为门脉高压性腹水潜在的替代治疗选择。对于疾病复发或移植排斥反应的患者，在病因治疗不理想时，TIPS 治疗可能会消除腹水，提高生活质量。

肝移植后顽固性腹水原因多种多样，常提示预后不良，需要临床医生提高警惕，采取多学科会诊的诊疗策略十分重要，早期发现病因并精准施治，提高移植患者长期生存率；而对各种治疗效果不佳的顽固性腹水者，往往提示预后不良，则需要考虑积极的再次肝移植治疗。

（蔡金贞　滕大洪）

参考文献

[1] Freeman RB Jr, Wiesner RH, Harper A, et al. The new liver allocation system: moving toward evidence-based transplantation policy. Liver Transpl. 2002; 8: 851-858.

[2] Balcar L, Tonon M, Semmler G, et al. Risk of further decompensation/mortality in patients with cirrhosis and ascites as the first single decompensation event. JHEP Rep.2022; 4: 100513.

[3] Costa D, Simbrunner B, Jachs M, et al. Systemic inflammation increases across distinct stages of advanced chronic liver disease and correlates with decompensation and mortality. J Hepatol. 2021; 74: 819-828.

[4] Prohic D, Mesihovic R, Vanis N, et al. Prognostic significance of ascites and serum sodium in patients with low MELD scores. Med Arch. 2016; 70: 48-52.

[5] Kitano Y, Pietrasz D, Fernandez-Sevilla E, et al. Subjective Difficulty Scale in Liver Transplantation: A Prospective Observational Study. Transpl Int.2022, 35: 10308.

[6] Aliyev V, Yagi S, Hammad A, et al. Sclerosing encapsulating peritonitis after living-donor liver transplantation: A case series, Kyoto experience. Ann Hepatobiliary Pancreat Surg.2018; 22: 144-149.

[7] Yi-Ju W, Shih-Ho W, Elsarawy AM, et al. Prediction of the Development of Persistent Massive Ascites After Living Donor Liver Transplantation Using a Perioperative Risk Score. Transplantation.2018; 102: e275-e281.

[8] Marseglia A, Ginammi M, Bosisio M, et al. Determinants of large drain losses early after pediatric liver transplantation. Pediatr Transplant. 2017, 21(5).

[9] Ting-Ying L, Hsiu-Lung F, Chia-Wen W, et al. Somatostatin Therapy in Patients with Massive Ascites After Liver Transplantation. Ann Transplant.2019; 24: 1-8.

[10] Iwaki K, Yagi S, Morita S, et al. Impact of Graft Quality and Fluid Overload on Postoperative Massive Ascites After Living Donor Liver Transplantation. Transplant Proc.2019; 51: 1779-1784.

[11] Tolan HK, Barut B, Kutlutürk K, et al. Ectopic Balloon Device Placement to Correct the Positional Hepatic Venous Outflow Obstruction in Liver Transplantation. Exp Clin Transplant.2020; 18: 89-92.

[12] Monroe EJ, Jeyakumar A, Ingraham CR, et al. Doppler ultrasound predictors of transplant hepatic venous outflow obstruction in pediatric patients. Pediatr Transplant.2018; 22: e13310.

[13] Galloux A, Pace E, Franchi-Abella S, et al. Diagnosis, treatment and outcome of hepatic venous outflow obstruction in paediatric liver transplantation: 24-year experience at a single centre. Pediatr Radiol.2018; 48: 667-679.

[14] Alfares BA, Bokkers RPH, Verkade HJ, et al. Portal vein obstruction after pediatric liver transplantation: A systematic review of current treatment strategies. Transplant Rev (Orlando).2021; 35: 100630.

[15] Joon-Young O, Gi-Young K, Kyu-Bo S, et al. Safety and efficacy of transhepatic and transsplenic access for endovascular management of portal vein complications after liver transplantation. Liver Transpl.2017; 23: 1133-1142.

[16] Dumortier J, Erard-Poinsot D, Bosch A, et al. Diffuse Hepatic Arterioportal Fistulas After Liver Transplantation. Exp Clin Transplant.2021; 19: 1114-1115.

[17] Masuda Y, Yoshizawa K, Ohno Y, et al. Small-for-size syndrome in liver transplantation: Definition, pathophysiology and management. Hepatobiliary Pancreat Dis Int.2020; 19: 334-341.

[18] Matsudaira S, Ishizaki Y, Yoshimoto J, et al. Risk Factors for Intractable Ascites After Adult-to-Adult Living Donor Liver Transplantation Using Left Lobe. Transplant Direct.2017; 3: e138.

[19] Yi-Ju W, Shih-Ho W, Elsarawy AM, et al. Prediction of the Development of Persistent Massive Ascites After Living Donor Liver Transplantation Using a Perioperative Risk Score. Transplantation.2018; 102: e275-e281.

[20] Sato K, Ohira M, Shimizu S, et al. Risk Factors for Refractory Ascites After Living Donor Liver Transplant. Transplant Proc.2019; 51: 1516-1519.

[21] de Lédinghen V, Villate A, Robin M, et al. Sinusoidal obstruction syndrome. Clin Res Hepatol Gastroenterol. 2020; 44: 480-485.

[22] 中华医学会消化病学分会肝胆疾病协作组. 吡咯生物碱相关肝窦阻塞综合征诊断和治疗专家共识意见（2017年，南京）. 中华消化杂志, 2017; 37: 513-522.

[23] Liu F, Rong X, Guo H, et al. Clinical characteristics, CT signs, and pathological findings of Pyrrolizidine alkaloids-induced sinusoidal obstructive syndrome: a retrospective study. BMC Gastroenterol. 2020; 20: 30.

[24] Yang XQ, Ye J, Li X, et al. Pyrrolizidine alkaloids-induced hepatic sinusoidal obstruction syndrome: Pathogenesis, clinical manifestations, diagnosis, treatment, and outcomes. World J Gastroenterol. 2019; 25: 3753-3763.

[25] Jiang JY, Fu Y, Ou YJ, Zhang LD. Hepatic sinusoidal obstruction syndrome induced by tacrolimus following liver transplantation: Three case reports. World J Clin Cases. 2022; 10: 13408-13417.

[26] Jia-Yun J, Fu Y, Yan-Jiao O, et al. Hepatic sinusoidal obstruction syndrome induced by tacrolimus following liver transplantation: Three case reports. World J Clin Cases.2022; 10: 13408-13417.

[27] Zhou SN, Feng DN, Zhang N, et al. Hepatic sinusoidal obstruction syndrome due to tacrolimus in a liver-transplantation recipient. Gastroenterol Rep (Oxf). 2021; 9: 485-487.

[28] Hosseini M, Aliakbarian M, Akhavan-Rezayat K, et al. Tacrolimus-induced Ascites after Liver Transplant. Int J Organ Transplant Med. 2018; 9: 102-104.

[29] Weber NT, Sigaroudi A, Ritter A, et al. Intractable ascites associated with mycophenolate in a simultaneous kidney-pancreas transplant patient: a case report. BMC Nephrol .2017; 18: 360.

[30] Poli E, Ilias Kounis, Catherine Guettier, et al. Post-Liver Transplantation Sinusoidal Obstruction Syndrome With Refractory Ascites Induced by Mycophenolate Mofetil. Hepatology.2020; 71: 1508-1510.

[31] Saucedo-Crespo H, Roach E, Sakpal SV, et al. Spontaneous Chylous Ascites After Liver Transplantation Secondary to Everolimus: A Case Report. Transplant Proc.2020; 52: 638-640.

[32] Ostojic A, Petrovic I, Silovski H, et al. Approach to persistent ascites after liver transplantation. World J Hepatol.2022; 14: 1739-1746.

[33] Baliellas C, Lladó L, Serrano T, et al. Sinusoidal obstruction syndrome as a manifestation ofacute antibody-mediated rejection after liver transplantation.Am J Transplant.2021; 21: 3775-3779.

[34] Mar Miserachs, Eberhard Lurz, Aviva Levman, et al. Diagnosis, Outcome, and Management of Chylous Ascites Following Pediatric Liver Transplantation. Liver Transpl.2019; 25: 1387-1396.

[35] Oana-Anisa Nutu, Alejandro Manrique Municio, Alberto Marcacuzco Quinto, et al. Using octreotide for refractory ascites after liver transplantation.[J].Rev Esp Enferm Dig, 2019, 111(11): 882-884.

[36] Tommy Ivanics, Semeret Munie, Hassan Nasser, et al. Combined Chylothorax and Chylous Ascites Complicating Liver Transplantation: A Report of a Case and Review of the Literature.[J].Case Rep Transplant, 2019, 2019: 9089317.

[37] Reddy MS, Kaliamoorthy I, Rajakumar A et al: Double-blind randomized controlled trial of the routine perioperative use of terlipressin in adult living donor liver transplantation. Liver Transpl. 2017; 23: 1007-1014.

[38] Bianco G, Pascale MM, Francesco Frongillo F, et al. Transjugular portosystemic shunt for early-onset refractory ascites after liver transplantation.Hepatobiliary Pancreat Dis Int, 2021; 20: 90-93.

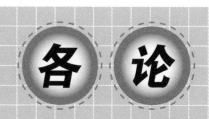

各论

消化系统及其他系统疾病引起腹水的诊断、鉴别诊断与治疗

第15章　肝硬化腹水的诊断、鉴别诊断与治疗

第1节　肝硬化腹水的病因与发病机制

（一）肝硬化腹水的病因

腹水是多种疾病的表现，根据引起腹水的原因可分为肝源性、癌性、心源性、血管源性（静脉阻塞或狭窄）、肾源性、营养不良性和结核性等。我们重点介绍肝源性腹水中由肝硬化引起的腹水。50%肝硬化患者10年内会出现腹水。临床上腹水是肝硬化患者常见的严重并发症之一，也是预示肝硬化预后不良的一种临床表现。有研究表明，出现腹水的肝硬化患者1年病死率约为15%，而5年病死率为44%~85%。其中顽固性腹水患者6个月病死率达50%，1年病死率可达75%。在肝源性腹水中，肝硬化是引起腹水的最主要原因，其他肝外疾病约占15%。有以下肝病基础进展为肝硬化的患者，其发生肝硬化腹水的可能性最大。当然，腹水的形成原因庞杂，即使有慢性肝病基础疾病，也会因患者的合并疾病如感染、冠心病、肾功能不全、恶性肿瘤等，导致腹水的发生。此章节我们重点列举引起肝硬化的常见慢性肝病，专注于肝硬化相关腹水的基础病因（表15-1）。

表15-1　肝硬化的常见病因

肝炎病毒感染	慢性乙型肝炎、丙型肝炎
酒精性肝病循环障碍	-
非酒精性脂肪性肝病	-
药物或化学毒物	对乙酰氨基酚、抗结核药物（异烟肼、利福平、吡嗪酰胺等）、抗肿瘤化疗药物、部分中草药（雷公藤、何首乌、土三七等）、抗风湿病药物等毒蕈、四氯化碳等
寄生虫感染	血吸虫病、华支睾吸虫病等
遗传、代谢性疾病	血色病、肝豆状核变性、肝淀粉样变、α-抗胰蛋白酶缺乏、糖原累积症、半乳糖血症、高酪氨酸血症、肝性卟啉病
循环障碍	布-加综合征、右心衰竭
自身免疫性肝病	原发性胆汁性肝硬化（原发性胆汁性胆管炎）、原发性硬化性胆管炎、自身免疫性肝炎
隐源性肝硬化	

（二）肝硬化腹水的发病机制

肝硬化腹水患者中，全身血管阻力和平均动脉压通常是明显下降的，同时其心输出量却有所增加。这些异常可导致机体高动力循环状态。平均动脉压在临床上与肝硬化患者的预后成负相关，这与后续肝硬化腹水患者降压药物的应用相关。我们将在肝硬化腹水治疗中详细介绍。

腹水的形成是肝硬化患者所发生的一系列解剖异常、病理生理异常和生化异常的最终结果。腹水形成的原理（图15-1）与其他部位水肿形成的原理相同，均涉及毛细血管通透性、有效流体静压和胶体渗透压梯度。具体发生机制包含以下4点：

1. 门静脉高压　门静脉高压（通常指门静脉压>12mmHg）是腹水形成的使动因素。不伴有门静脉高压的肝硬化患者不会出现腹水或水肿。肝硬化门静脉高压的形成主要是由于肝硬化时，假小叶形成，导致肝内血管变形、阻塞，门静脉血回流受阻，门静脉系统血管内压增高；另外肝动脉门静脉肝内异常吻合支的形成，使肝动脉血流入门静脉，也会导致门静脉压增高。

门静脉高压引起腹水的机制主要有以下2点：

（1）使肠系膜毛细血管静水压增高，直接导致液体漏入腹腔形成腹水。

（2）通过"动脉血管扩张假说"（图15-2），导致钠、水潴留的发生。一方面门静脉高压促使门体侧枝循环形成，减低了全身血管阻力。另一方面通过门体侧枝循环、网状内皮细胞功能减退、肠道移位菌群等引起内毒素/其他细菌产物（如细菌DNA）的增多，进而刺激循环血管扩张因子（如一氧化氮、前列腺素）增加，进一步引起全身血管扩张，减低全身血管阻力。全身血管阻力减低刺激颈动脉窦压力感受器和肾压力感受器，进一步引起保钠性神经体液机制激活（主要包括肾素-血管紧张素-醛固酮系统、抗利尿激素系统及交感神经系统）。临床上醛固酮、抗利尿激素等的分泌量与血流动力学不足的严重程度成正比，其净效应是过度的钠、水潴留。

2. 血浆胶体渗透压降低　肝功能障碍，白蛋白合成不足（通常白蛋白低于30g/L时会有腹水的生成），血浆胶体渗透压降低，促使液体漏入腹腔增多。

3. 淋巴回流不足　肝硬化时，肝静脉受挤压发生扭曲、闭塞，继而引起肝窦内压增高，淋巴生成增多。有研究发现淋巴液生成增加与动脉扩张导致的内脏微循环血流增加进而引起毛细血管压和通透性升高有关。此外，淋巴管受压等因素，淋巴回流能力不足，液体从肝表面漏入腹腔，形成腹水。

4. 钠、水潴留　通过上述的动脉血管扩张假说，其净效应是过度的钠、水潴留，且水的潴留更甚，临床上可见稀释性低钠血症。钠潴留的程度与生存时间呈负相关，是肝硬化患者整体状况的一个敏感标志。对于晚期肝硬化患者其24小时排钠量一般会降至10mmol/L以下。水潴留是肝硬化患者自然病程中的一个重要标志，与肝硬化的严重程度大致相符，因此稀释性低钠血症的严重程度也可以反映肝脏疾病的严重程度，且其与钠潴留的程度都具有预后价值。低钠血症的严重程度与生存情况的恶化相关。

综上所述，门静脉高压是肝硬化腹水的必要条件之一，钠、水潴留、体内钠总量增加是肝硬化腹水形成的全身因素。这也决定了我们后续肝硬化腹水的治疗方向是降门静脉高压及减轻钠、水潴留，并进一步强调减轻钠潴留在治疗中的重要价值。

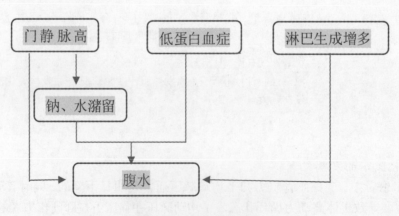

图15-1　腹水形成机制

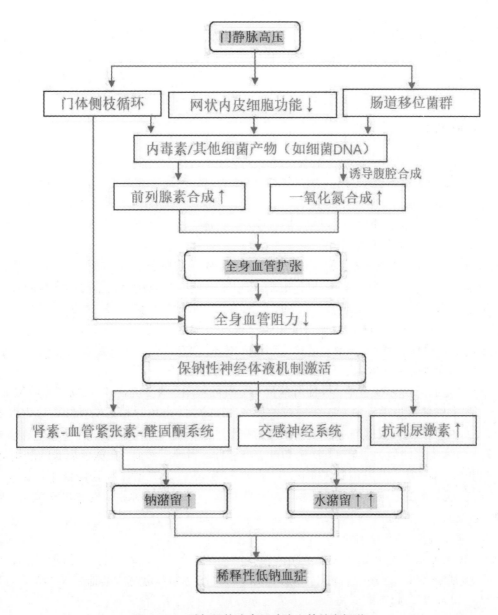

图 15-2　引起门静脉高压动脉血管扩张假说

第2节　肝硬化腹水的诊断与鉴别诊断

一、肝硬化腹水的诊断

肝硬化腹水指在肝硬化患者中，由于上述发病机制导致腹膜腔中液体量增加超过200ml时，称为肝硬化腹水。关于肝硬化腹水的诊断我们可以从临床表现、体格检查及影像学检查确定。对于是否为肝硬化导致的腹水，我们需要进行腹水的评估。

（一）肝硬化腹水的临床表现

肝硬化患者的腹水出现较快，可在数周内大量生成。其临床表现主要有进行性腹部膨隆、腹壁紧张度增加，重增加，直立时下腹部饱满，伴腹胀、早饱、食量减少等消化道不适，仰卧时则腹部两侧膨隆呈蛙腹状。大量腹腔积液使腹压增高时，脐受压而凸出形成脐疝。严重者因膈肌上抬、腹水通过膈肌变薄的孔道和胸膜淋巴管流入胸腔，可产生胸腔积液出现呼吸急促、心悸等症状。腹水压迫下腔静脉可引起肾瘀血和下肢水肿。

此类患者易发生肝硬化腹水常见的并发症：自发性腹膜炎（spontaneous bacterial peritonitis，SBP）。患者一旦出现自发性腹膜炎，临床上常表现为发热、腹部疼痛等表现。

同时肝硬化腹水患者可伴有基础疾病相关临床表现，包括食欲减退、消化不良、腹胀、恶心、大便不规律等消化系统症状及乏力、头晕、消瘦等全身症状。失代偿期肝硬化时上述症状加重，并可出现水肿、黄疸、皮肤黏膜出血、发热、肝性脑病、少尿、无尿等症状。

（二）肝硬化腹水的体格检查

肝硬化腹水的体格检查包括：视诊可见腹部膨隆，腹壁静脉曲张，门静脉高压使脐静脉重新开放与腹壁静脉形成侧支，使脐周腹壁静脉曲张，脐以上腹壁静脉血流经胸壁静脉和腋静脉回流入上腔静脉，脐以下腹壁静脉经大隐静脉、髂外静脉回流入下腔静脉，在剑突下，脐周腹壁静脉曲张处可听到静脉连续性营营声。腹壁静脉高度曲张外观可呈水母头状。叩诊有移动性浊音（腹腔内液体>1000ml），大量腹腔积液可有液波震颤（腹腔内液体>3000ml）。自发性腹膜炎腹部检查可发现典型的腹膜炎三联征：腹肌紧张、压痛和反跳痛。

同时肝硬化的阳性体征包括：慢性肝病面容（面色灰暗，缺少光泽），皮肤、巩膜黄染，面部、颈部、肩部和上胸部可见毛细血管扩张或蜘蛛痣，手掌的大、小鱼际和指端有红斑称为肝掌，男性常有乳房发育并伴压痛。腹壁静脉曲张。蜘蛛痣在最明显，脐以下不常见。肝硬化中肝掌呈现"斑点状"，在小鱼际隆起处最为明显，其次为鱼际，而掌心不出现。然而，在深色皮肤的肝硬化患者中不易发现蜘蛛痣和肝掌。肝脏由肿大而变小，质地变硬，表面不光滑。脾脏轻至中度肿大，当发生脾周围炎时，可出现左上腹隐痛，脾区摩擦感和摩擦音。下肢常有水肿，皮肤可有疲点、瘀斑、苍白等肝功能减退。

（三）肝硬化腹水的影像学检查

肝硬化腹水最常用的影像学检查是超声检查。简单、无创、价廉。超声可以确定有无腹水及腹水量，初步判断来源、位置（肠间隙、下腹部等）以及作为穿刺定位。其他影像学检查如腹部CT和MR检查，也可以发现腹水。

临床上关于腹水量的评估可分为3级，主要参照超声检查结果：1级或少量腹水：只有通过超声检查才能发现的腹水，患者一般无腹胀的表现，查体移动性浊音阴性；超声下腹水位于各个间隙，深度<3cm。一项观察性研究纳入了547例肝硬化患者，中位随访29个月，发现1级腹水患者出现明显腹水的比率与无腹水者没有显著差异。2级或中量腹水：患者常有中度腹胀和对称性腹部隆起，查体移动性浊音阴/阳性；超声下腹水淹没肠管，但尚未跨过中腹，深度3~10cm。3级或大量腹水：患者腹胀明显，查体移动性浊音阳性，可有腹部膨隆甚至脐疝形成；超声下腹水占据全腹腔，中腹部被腹水填满，深度>10cm。

（四）顽固性腹水

参见本书第13章　顽固性腹水诊断、鉴别诊断与治疗。

（五）自发性腹膜炎

自发性腹膜炎（spontaneous bacterial peritonitis，SBP）指在腹腔内无继发性病源（如内脏穿孔）证据的情况下，患者本身既有的腹水发生感染。占腹水住院患者的发生率10%~30%。生，是终末期肝病患者常见并发症（40%~70%）。患者可有发热、腹痛、腹部压痛及神志改变等症状。部分患者可无症状，只有实验室检查结果轻度异常。临床上出现上述症状或腹水检查中总蛋白浓度小于1g/dl发生自发性腹膜炎的风险高。如不早期进行抗生素治疗，SBP的死亡率很高，因此对于疑似SBP患者，应尽快腹水化验并开始经验性治疗，以尽可能提高患者的生存概率。自发性腹膜炎的发病机制包括：肠内细菌移位入血、网状内皮系统吞噬功能下降引起的持续的菌血症和腹水抗菌能力减弱。肝硬化SBP患者多数起病隐匿，临床表现多种多样，容易漏诊。约1/3患者具有典型腹膜炎的症状与体征，表现为发热、腹痛或腹泻，腹部压痛和/或反跳痛。大部分患者无典型的腹膜炎症状与体征，可表现为顽固性腹水、休克、肝性脑病等。SBP高危人群包括曾发生SBP；老年人（>65岁）；伴糖尿病；伴肝癌或其他肿瘤；使用免疫抑制剂；严重肝功能受损的患者（Child-Pugh B/C级、肝衰竭），食管胃底静脉曲张出血后者。对可疑细菌感染经抗菌治疗无效的发热，或原因不明的肝功能衰竭、脓毒血症不典型的症状、长时间低血压（收缩压<80mmHg，且>2小时）并且对扩容复苏无反应的腹水患者，要警惕SBP。

SBP的诊断标准：

1. 有以下症状或体征之一

（1）急性腹膜炎：腹痛、腹部压痛或反跳痛，腹肌张力增大，呕吐、腹泻或肠梗阻；

（2）全身炎症反应综合征的表现：发热或体温不升、寒战、心动过速、呼吸急促；

（3）无明显诱因肝功能恶化；

（4）肝性脑病；

（5）休克；

（6）顽固性腹水或对利尿剂突发无反应或肾功能衰竭；

（7）急性胃肠道出血。

2. 有以下实验检查异常之一

（1）腹水细菌培养呈阳性且/或腹水多形核白细胞（polymorphonuclear leukocyte，PMN）绝对计数升高（≥250/mm）。PMN绝对计数的计算方式为白细胞总数（或"有核细胞"总数）乘以PMN在白细胞分类计数中的比例。

（2）腹水细菌培养阳性。

（3）血小板比容（PCT）>0.5ng/ml，排除其他部位感染。国内报道，体温、腹部压痛、外周血中性粒细胞百分比、总胆红素、腹水PMN计数5个指标联合对早期筛查无症状SBP具有一定的应用价值。

（六）肝硬化腹水的评估

诊断腹水后要对腹水的性质和量以及是否合并SBP进行评估，包括病史、体格检查、实验室检查、腹部影像学检查及诊断性腹腔穿刺。腹水实验室检查和分析：腹水实验室检查内容见表15-2。

表15-2 腹水实验室检查内容

常规	选择性检查	偶查
细胞计数及分类	培养（细菌、厌氧菌）	结核菌涂片和培养
白蛋白	糖	脱落细胞学
总蛋白	LDH	胆红素
淀粉酶	甘油三酯	甘油三酯
	革兰染色	

腹水外观可无色透明、浑浊、脓性、血性、乳糜样等。腹水实验室常规检查包括细胞计数、分类、白蛋白、总蛋白定量等。腹水细胞计数及分类是腹水检测的首要指标，无并发症的肝硬化腹水细胞总数 $<500×10^6$ 个/L。如腹水的中性粒细胞（PMN）计数 $>250×10^6$/L，即使患者无任何症状，也应考虑自发性腹膜炎，此时 PMN 比例 > 腹水白细胞总数 50%。并发结核性腹膜炎或肿瘤则以淋巴细胞增高为主。腹水细菌培养阳性率较低，一般在 20%~40%。为了提高阳性率，应以血培养瓶在床旁取得腹水立即注入 10~20ml。不可先沉淀腹水，以沉淀物培养，这会增加 PMN 吞噬细菌的机会，反而不易得到阳性结果。如已明确是肝硬化腹水，且考虑为单纯性的，只需对首次样本进行常规检查。若患者有发热、腹部疼痛、不明原因的肝性脑病等，临床怀疑腹腔感染时可使用血培养瓶在床旁行腹水细菌培养和厌氧菌培养，应在使用抗菌药物治疗之前留取标本，立刻送检，严格无菌操作，以免污染。在床旁取得腹水立即注入血培养瓶 10~20ml，并即刻送检。

肝硬化引起的腹水常通过腹水实验室检查判断漏出液或渗出液。肝硬化腹水中蛋白含量与门脉压力呈负相关。腹水中的白蛋白含量可体现腹水的渗透压，其与血清白蛋白含量之差可间接反映血清与腹水的渗透压差，可间接判断腹水是否因为门静脉压力增高而引起。目前血清－腹水白蛋白梯度（serum-ascites albumin gradient, SAAG）可更好的判断门静脉高压性或非门静脉高压性腹水。SAAG 即血清白蛋白与同日内测得的腹水白蛋白之间的差值（SAAG= 血清白蛋白 - 腹水白蛋白）。SAAG 与门静脉压力呈正相关，SAAG 越高，门静脉压就越高。SAAG ≥ 11g/L 的腹水为门静脉高压性，常见于各种原因导致的门静脉高压性腹水。

二、肝硬化腹水的鉴别诊断

（一）肝硬化腹水与其他类型腹水鉴别

乳糜腹水多根据其黄白色性状可考虑诊断，静置后分出乳酪样，无臭味，TG 水平 >1.25 mmol/L（高于血浆 2~8 倍），无菌，苏丹红染色可见脂肪球，淋巴管核素显像或直接淋巴管造影可见造影剂进入腹腔。胰腺炎可出现胰周积脓，外观与乳糜腹水相似，且乳糜腹水外观并非均为典型的黄白色，单凭外观容易漏诊、误诊，仍需结合化验结果。乳糜腹水的形成机制主要为：各种原因引起的胸导管、腹腔淋巴管及其分支的损伤、破裂或阻塞导致淋巴液回流障碍；来自肠道的淋巴液进入腹腔。引起乳糜腹水的主要病因包括：肝硬化门脉高压症、恶性肿瘤、结核、丝虫病等感染性疾病、外伤及手术创伤、先天性疾病、自身免疫病等，乳糜腹水在西方国家最常见的是腹部肿瘤及肝硬化，在发展中国家以结核病、丝虫病等传染性疾病为主，急性胰腺炎也是引起乳糜腹水的少见病因。

症状上存在肝硬化的患者可能有与肝功能失代偿相关的其他症状，如消化道出血的证据或意识模糊。在肝硬化腹水中，肝硬化性乳糜性腹水：外观呈乳白色，腹水的甘油三酯水平超过 200mmol/L（11.11mmol/L）支持诊断，小于 50mmol/L 则可排除诊断。肝硬化患者乳糜性腹水可出现在肝硬化各期，诊断时应排除恶性肿瘤、腹部手术、硬化治疗相关的胸导管损伤、感染（特别是肺结核、丝虫病）和先天异常等因素引起腹腔或胸腔淋巴管阻塞或破坏。肝硬化乳糜性腹水的发生率为很低，约 0.5%~1%，易漏诊。而单纯乳糜性腹水患者则可能报告腹泻和脂肪泻、营养不良、水肿、恶心、淋巴结肿大、早饱、发热及盗汗。恶性腹水患者可能有与基础恶性肿瘤相关的症状，如体重减轻，而心力衰竭所致腹水的患者可能报告呼吸困难、端坐呼吸和外周性水肿。肾性腹水发病机制可能与腹膜毛细血管通透性增加（部分由透析不充分引起）相关，其 SAAG<11g/L。结核性腹水患者可伴有腹膜刺激征，腹痛、腹泻，午后低热等感染表现。

实验室检查上，常见的腹水鉴别诊断见表 15-3。

表15-3 肝硬化腹水的鉴别诊断

	肝硬化腹水	恶性腹水	心源性腹水	肾病性腹水	结核性腹水
外观	澄清	血性（从洗肉水样到静脉血样）	澄清	澄清	草绿色
SAAG	≥11g/L	<11g/L	≥11g/L	<11g/L	<11g/L
细胞计数和分类计数	<100，可见淋巴细胞和间皮细胞	>500，以淋巴细胞为主；可见浆细胞，间皮细胞、肿瘤细胞；红细胞计数≥50000/mm³	<100，可见浆细胞、嗜酸性粒细胞、间皮细胞	<100，可见嗜酸性粒细胞	>500，以淋巴细胞为，可见间皮细胞
总蛋白浓度	<25g/L	≥25g/L	≥25g/L	<25g/L	>30
葡萄糖浓度	接近血糖水平	接近血糖水平	接近血糖水平	接近血糖水平	<3.33
乳酸脱氢酶（LDH）	与正常血清相似	++	与正常血清相似	与正常血清相似	+
腺苷脱氨酶（ADA）	-	-	-	-	+++
癌胚抗原（CEA）	-	+	-	-	-

（二）与心脏和血管慢性疾病所致腹水鉴别

1.慢性充血慢性心力衰竭　慢性充血慢性心力衰竭多为高排血量心力衰竭。主要是由于外周血管阻力降低，进而导致水钠潴留。两者均可导致有效循环血容量降低，激活血管紧张素－肾素－醛固酮及交感神经系统，使肾血管收缩及水钠潴留，肝窦瘀血，淋巴液漏入腹腔，腹水为高SAAG，腹水中总蛋白治疗增高。由于白细胞可从充血的肝窦中渗出，因而腹水中白细胞计数可增高。如门脉高压和被动静脉充盈降低，则SAAG亦可降低。

2.心包积液　心包积液是引起低排血量心力衰竭最常见的原因。心包积液导致心肌顺应性降低、心脏舒张受限、静脉回流受阻、静脉瘀血、静脉压增高，从而出现胸水、腹水等。此类患者通常由心包积液特有的临床表现：①呼吸困难：心包积液可进一步增加心脏负担，导致呼吸急促、气短等症状。当积液严重时，患者可能需要进行呼吸机治疗。②胸痛或胸闷：一部分患者可能会出现胸痛或胸闷的症状，这是因为心包积液渗压增加，刺激心脏神经末梢和胸膜，引起不适感。③心音低钝：当心包积液严重时，液体可压迫心脏，使心音变得低沉、静听区变窄或消失。④心电图改变：心包积液可导致心电图ST段压低、T波倒置、QT间期延长等心电图异常。⑤诊断性穿刺：通过在胸部进行抽液实验，可以对心包积液进行确认和分析，帮助确定病因、分类和治疗方案。及时发现并处理积液可以有效缓解患者的症状和减少并发症的出现。

3.Buddudd-Chiari综合征　Budd-Chiari综合征是指由于肝静脉主干或其分支阻塞，引起肝回流受阻和肝内窦周围区域静脉高压，进而导致肝功能损害、肝纤维化、门脉高压等。常见的病因包括肝静脉血栓形成、肝脏肿瘤或缺血性肝病等。Budd-Chiari综合征的临床表现包括肝肿大、腹水、腹痛、黄疸等，严重者会出现肝功能衰竭、肝性脑病等并发症，其SAAG可增高，但腹水蛋白质浓度高低不一。

4.门静脉血栓形成　门静脉血栓形成的特点是指门静脉内发生血栓形成时所呈现的一些特征，其主要表现为：①明显的腹水：由于门静脉是脾、胃、肠等消化系统器官的主要供血管道，当其被血栓阻塞时，消化系统中的血液无法正常回流，易导致腹水的产生，而且这种腹水通常较多，甚至伴随腹胀、恶心、呕吐等症状。②脾功能异常：因门静脉是脾脏的主要供血管道，血栓形成导致门静脉血流受阻，会对脾脏造成一定的影响，出现脾脏肿大、脾亢等症状。③肝脏功能异常：门静脉血栓形成不仅会影响脾脏功能，还会对肝脏造成损害，因为门静脉是肝脏的主要入口，血栓形成后肝内血流减少，易导致肝功能异常，出现黄疸、肝功能不全等症状。④腹部疼痛：当门静脉内形成血栓时，会对消化系统器官造成一定的压迫，从而引起腹痛或不适感，通常表现为腹部胀痛、疼痛、刺痛等。⑤出现肝硬化症状：门静脉血栓形成是肝硬化的常见原因之一，如果这种情况持续较长时间，可导致肝脏组织逐渐硬化，出现腹水、消瘦、食欲不振等严重症状。而肝硬化患者由于长期肝硬化，门静脉血流减慢，也易形成门静脉血栓，这时候鉴别两者无明显意义。

（三）与腹膜疾病所致腹水鉴别

1. 结核性腹膜炎 已少见，结核菌可刺激腹膜使渗出蛋白质样液，而细胞外液进入腹腔以维持渗透压平衡。腹水是渗出液，比重 >1.020，总蛋白 >25g/L，糖 <50mmol/L，腹水白细胞计数为（100~300）× 10^6/L，主要为淋巴细胞。腹水红细胞计数可中度增高，为（200~700）× 10^6/L，但可为非血性腹水。一般为低 SAAG，若合并门脉高压，则 SAAG 可增高。腹水腺苷脱氨酶（ADA）升高，抗酸染色和培养可阳性。结核杆菌感染 T 细胞 γ- 干扰素释放试验（T-Spot 试验）阳性支持诊断。偶见肝硬化腹水患者合并有结核性腹膜炎，这种患者对抗结核药物治疗耐受性低于无肝病者。

2. 胆固醇性腹膜炎 这种腹水少见，是由于胆管手术或穿刺损伤，或胆管自发性破裂所致，或老年人胆囊炎坏疽发生胆汁漏，腹水的生成机制同胰性腹水相似。腹水常呈棕褐色，腹水内胆红素浓度升高，腹水 / 血清的胆红素比例大于 1.0，往往属高 SAAG。

3. 多发性浆膜炎 系统性红斑狼疮引起的多发性浆膜炎、腹膜炎症伴蛋白质样液渗入腹腔，SAAG 往往较低。

第3节 肝硬化腹水的治疗

腹水的发生 85% 是肝硬化引起的。10 年内，58% 的肝硬化患者也由代偿期进展为腹水。肝硬化腹水患者的治疗目标是在不引起血管内容量不足的前提下，最大程度地减少腹水并减轻外周性水肿。值得注意的是，腹水患者的成功治疗取决于对腹水形成原因的准确诊断，若患者的腹水形成并非由肝硬化所致，则用于肝硬化患者的治疗可能对其无效。腹膜转移癌致腹水的患者尤其如此，限钠和利尿剂用于此类患者会引起血管内容量不足，不能达到动员腹水的效果。

减少腹水对患者的获益包括：减少腹部不适感、进食后饱胀及活动后气短；降低自发性腹膜炎的发生；减少蜂窝织炎风险、与张力性腹水相关的腹壁疝形成或膈肌破裂导致的肝性胸水的发生。

临床上仅在影像学上可见而并未察觉到腹部肿胀的少量腹水，可只针对病因对症处理如酒精性肝硬化患者忌酒，病毒性肝硬化患者抗病毒治疗，上消化道出血进行液体复苏时的腹水减少液体的补充等。相比之下，大部分其他肝硬化的病因不可逆。为根治这些疾病，考虑肝移植可能更恰当，而不是对腹水进行长期内科治疗。

有明显腹胀等不适的显性腹水，尤其是移动性浊音阳性的患者，单纯的病因治疗不能逆转腹水的发生。具体治疗主要参照 2018 年中华医学会肝病学分会发表的《肝硬化腹水及相关并发症的诊疗指南》：1 级腹水和轻度 2 级腹水可门诊治疗，重度 2 级腹水或 3 级腹水需住院治疗。一线治疗包括：限制盐的摄入（4~6 g/ 天），合理应用螺内酯、呋塞米等利尿剂。二线治疗包括：合理应用缩血管活性药物和其他利尿剂，如特利加压素、盐酸米多君及托伐普坦；腹腔穿刺大量放腹水及补充人血白蛋白；TIPS。三线治疗包括肝移植、腹水浓缩回输、肾脏替代治疗等。二线治疗级三线治疗适用于顽固性腹水患者。

（一）限制钠盐

由于钠水潴留在肝硬化腹水生成中的重要作用，限制钠盐在肝硬化腹水治疗中的地位非常高，贯穿腹水治疗的全过程。临床上，忌酒限盐是对肝硬化腹水患者的基本要求。对患者来讲限盐要比限制水分的摄入相对容易得多。由于液体随钠盐被动运动，所以限盐即可不需要进行液量限制。但血清钠极低（<120mmol/L）的腹水患者可能需要进行液量限制。具体限钠方案：每日钠的摄入量应限制在4~6g。严格限钠患者可最低每日2g（2g=88mmol/L）。住院患者由于静脉用药常用的溶质有生理盐水，每0.9%的氯化钠100ml，钠含量为0.9g，对肝硬化腹水患者应限制应用，可尽量选用葡萄糖作溶质，避免医源性钠输入过多导致腹水疗效减弱。临床上关于机体钠含量变化的监测，可参考24小时尿钠排泄量及随机尿钠/钾比值测定。

尿钠临界值为78mmol/L反映的是推荐摄入量88mmol/L减去非尿液丢失量10mmol/L。对利尿剂敏感的患者因利尿剂的作用每日尿钠排泄量≥78mmol/L。单纯限钠（不加用利尿剂）仅对24小时尿钠排泄量超过78mmol/L的小部分患者是足够的。大多数患者限盐需结合利尿剂的应用。临床上，限盐饮食的依从性判断：24小时尿液中钠含量<78mmol/L或尿钠<尿钾说明未严格限盐。

临床实际中，收集完整的24小时尿液是一个重要的问题，因为收集不足可导致低估尿钠排泄量。尿肌酐测定对于估计尿液收集的完整性通常有所帮助。血清肌酐浓度稳定的肝硬化男性肌酐排泄量应大于15mg/（kg·d），而女性应大于10mg/（kg·d）。然而，一些晚期肝硬化患者存在肌萎缩和较低的肌酐排泄率。对于此类者，可能难以使用肌酐排泄情况作为尿液收集是否完整的标志。由于24小时尿钠的收集及实时监测相对烦琐，临床上也可通过随机尿钠/钾（Na/K）比值测定评估利尿药物的治疗应答反应。一般尿钠/钾比值>1的患者其24小时尿液标本中钠排泄量>78mmol/L提示利尿药物治疗有应答反应。

关于尿电解质对临床解读如下表15-4。

表15-4　尿电解质的临床解读

24h尿钠排泄量	随机尿钠/尿钾	体重变化	临床解读
≥78mmol/L	>1	减轻	对利尿剂敏感且有坚持饮食限盐
<78mmol/L	<1	几乎未减轻或增加	对当前剂量的利尿剂抵抗或未限盐
<78mmol/L	>1	几乎未减轻或增加	对利尿剂敏感但没有坚持饮食限盐

值得一提的是生活习惯中忌酒可以是酒精性肝病患者的病因治疗，也可以是喜欢饮酒的其他肝病相关肝硬化患者的不可缺少的治疗措施。在酒精性肝硬化患者中，戒酒可能使有显著纤维化和炎症反应的部分患者的肝脏组织学得到改善、门静脉压降低甚至恢复正常，以及腹水消退或更易于治疗。难治性腹水逆转为利尿剂治疗有效的腹水，这种情况可能最常见于酒精性肝病患者完全戒酒后。如果患者不能自觉戒酒，药物治疗酒精依赖可能会改善戒酒。可选择巴氯芬药物治疗。巴氯芬的起始剂量为一次5mg，一日3次，连用3天。随后将剂量增加至一次10mg，一日3次。剂量还可以按需进一步增加，直至患者不再渴求酒精。患者可随身携带该药，在其渴望饮酒时服用。

（二）利尿剂治疗

1. 常用利尿剂　临床上最常用的利尿剂有醛固酮拮抗剂、袢利尿剂及血管加压素V2受体拮抗剂等。醛固酮拮抗剂最常用的是螺内酯。袢利尿剂最常用的是呋塞米，其次是托拉塞米。血管加压素V2受体拮抗剂最常用的是托伐普坦。其次是利伐普坦。临床上常选用螺内酯与呋塞米，按照每日100mg:40mg的比例应用，每3~5天可按需按比例上调剂量（最高至螺内酯400mg/天，呋塞米 160mg/天）。

（1）螺内酯：在肝硬化腹水中以螺内酯为主，加用呋塞米可增强螺内酯的利尿效果。少量腹水时可选择单用螺内酯。水潴留的主要原因是肾脏近曲、远曲肾小管钠重吸收增加。螺内酯为醛固酮的竞争性抑制剂，作用于远曲小管和集合管，阻断钠钾和钠氢交换，导致水钠排泄增多。同时具有保钾功效，所以其最常见不良反应有高钾血症，其次是男性乳房发育胀痛，女性月经失调，行走不协调等。

（2）其他保钾类利尿剂：盐酸阿米洛利（amiloride）和氨苯喋啶：与噻嗪类或袢利尿剂合用有协同作用。如果螺内酯不能耐受（螺内酯偶可引发伴疼痛的男性乳房发育），可用阿米洛利替代治疗，10~40mg/天。它是另一种可直接关闭集合小管醛固酮敏感性钠通道的保钾利尿剂，由于该药价格较贵且疗效较螺内酯差，临床应用很少。

（3）呋塞米：中等量腹水多连用药物治疗。呋塞米存在明显的剂量效应关系，随着剂量加大，利尿效果明显增强，且药物剂量范围较大。主要通过抑制肾小管髓袢升支粗段与 Na^+、Cl^- 配对转运有关的 Na^+-K^+-ATP 酶，从而抑制钠、钾的主动重吸收，导致水钠排泄增多。肝硬化患者口服呋塞米的生物利用度较好，静脉效果优于口服。对于肝硬化腹水复发及顽固型腹水患者，袢利尿剂联合螺内酯的疗效与安全性优于单用螺内酯。不良反应：体位性低血压、低钾、低钠、心律失常等。

（4）托伐普坦：血管加压素 V2 主要介导血管加压素激活集合管水通道蛋白-2，导致水重吸收增加。V2 受体拮抗剂可以竞争性结合位于肾脏集合管主细胞上的 V2 受体，减少集合管对水的重吸收，从而改善肝硬化腹水、稀释性低钠血症及周围组织水肿，且该药几乎不影响心脏、肾脏功能。临床上常用的托伐普坦对肝硬化腹水和/或伴低钠血症患者、终末期肝病患者合并腹水或顽固型腹水均有较好的疗效及安全性。短期（30天内）应用托伐普坦治疗肝硬化腹水和/或伴低钠血症患者安全有效，且血钠纠正患者其生存率显著提高。但由于其升钠作用，因此不能长期应用。开始一般 15mg/天，根据服药后 8 小时、24 小时的血钠浓度与尿量调整剂量，最大剂量 60mg/天，最低剂量 3.75mg/天，一般连续应用不超过 30 天。禁忌证为低血容量低钠血症。不良反应：口渴、高钠血症、肾功能衰竭等，需密切监测血钠及肝肾功能。对于 1 级腹水患者不推荐托伐普坦，对于 2/3 级腹水、复发性腹水患者，当常规利尿药物（呋塞米 40mg/天，螺内酯 80mg/天）治疗应答差者，可应用托伐普坦。

2. 利尿剂常见不良反应　由于是肝硬化腹水的一线治疗。利尿剂应用多频繁，结合每种利尿剂自身的不良反应，肝硬化腹水患者利尿剂相关不良反应可出现：进行性氮质血症、肝性脑病、进行性电解质紊乱、利尿剂抵抗。大多出现在治疗 1 周内，因此建议在用药 3 天监测血肌酐、血钠、钾离子浓度、随机尿 Na/K。

（1）进行性氮质血症：利尿剂引起的氮质血症可在特别是在无外周水肿的患者中液体清除过快时出现。可通过补液和停止利尿剂治疗而改善。利尿剂并不会引起肝肾综合征，停用利尿剂，通常也无法避免肝肾综合征的病情恶化。因此判断患者是病情进展到肝肾综合征还是利尿剂应用导致的尿素氮升高，可以通过利尿剂停用后指标有无改善判断。

（2）肝性脑病：过快过量利尿，同过快、过量放腹水都可引起肝性脑病的发生，注意轻微肝性脑病的早期识别。减少利尿剂剂量或暂时停用，对症应用门冬氨酸鸟氨酸，白醋灌肠等可很快恢复。

（3）进行性电解质紊乱：如上所述，保钾类利尿剂可引起高钾血症，袢利尿剂可引起低钾血症，低钠血症，V2 受体拮抗剂可引起高钠血症。因此利尿剂应用期间建议每 3~5 天复查电解质，及时纠正电解质紊乱。

（4）利尿剂抵抗：进展为利尿剂抵抗一般是一个不可逆的过程。其最常见的原因是肝病进展，肝细胞癌发生和门静脉栓子形成（由血栓或转移性肝细胞癌导致）。

3.利尿剂的组配应用　肝硬化腹水最成功的治疗方案是联合口服螺内酯和呋塞米，初始剂量分别为 100mg 和 40mg。每 3~5 天评估利尿效果。可以等比例进行增量。最大推荐剂量为螺内酯 400mg/天和呋塞米 160mg/天。

注意事项：

（1）呋塞米、螺内酯推荐口服：同时螺内酯的半衰期长，因此最适合每日单次给药。两种药物都在每日清晨同时给药，一日 1 次，这样做也可以最大程度地提高依从性并减少夜尿。在肝硬化患者中，口服呋塞米吸收良好。静脉给予呋塞米常会引起不能用利尿来解释的肾功能急性减退，并可能导致进展性氮质血症，进而可能会造成肝肾综合征的假象。因此在肝硬化腹水患者中尽量避免采用静脉给予呋塞米来治疗腹水，除非别无选择（如，不能经口摄入的软组织水肿或肺水肿患者）。另外，在判断患者有无利尿剂抵抗时可静脉给予单次剂量的呋塞米（80mg）监测 8 小时内的尿钠分泌小于 50mmol 则提示存在利尿剂抵抗。

（2）推荐等比例应用：临床上使用比例为 100mg：40mg 的螺内酯与呋塞米的联合疗法通常能维持血钾正常。螺内酯联合呋塞米通常能实现更好的尿钠排泄和血钾正常。单用螺内酯（特别是更大剂量）常导致肝硬化腹水患者出现高钾血症。启用螺内酯单药疗法的唯一情况是患者出现严重的低钾血症（最常见于严重酒精性肝炎的情况下）。一旦血钾恢复正常，则加用呋塞米，并且不再需要进行钾替代治疗。在肾小球滤过率极低或患者出现高钾血症时才考虑停用螺内酯。肾脏实质性疾病患者或已经接受肝移植的患者可能需要更低剂量的螺内酯，以防止发生高钾血症。对这些患者，我们所用螺内酯与呋塞米的比例小于 100mg：40mg，如 100mg：80mg 或 100mg：120mg。需要反复尝试来确定剂量，以达到不伴高钾血症的尿钠排泄。因年龄较大患者，肾小球滤过率随年龄增长而呈无症状性降低，不能耐受大剂量螺内酯。在这些患者中，利尿剂的常用起始剂量为 25mg 螺内酯和 20mg 呋塞米，口服，一日 1 次。如果该剂量的疗效并不充分，可给予 50mg 螺内酯和 40mg 呋塞米，一日 1 次。再大计量的利尿剂则需评估对患者的利弊。

4.利尿药物治疗应答反应评估和停药时机　利尿剂应用中要随时对利尿剂药物治疗应答反应进行评估，判断合适的停药时机。肝硬化患者腹水可以被安全消除的速率取决于是否存在外周水肿。当诱导利尿时，液体最初会从血管腔内丢失；血管内压力随之下降，从而动员水肿液体以补充血浆容量。外周性水肿患者的液体转移可以非常迅速，有时可超过 2kg/天且无可检出的血管内容量不足。相比之下，无水肿仅有腹水的患者仅可通过腹膜动员腹水。这种情况下液体清除的最大速率仅为 300~500mL/天；使用利尿剂来更快速地清除液体（体重减轻 >0.75kg/天）可引起血浆容量不足和氮质血症。如果需要更快去除腹水，腹腔大量穿刺放腹水则可实现。

（1）利尿药物治疗应答反应的评估：利尿药物治疗应答反应（显效、有效及无效）包括 24 小时尿量、下肢水肿及腹围 3 个主要指标综合评估，其中下肢水肿应选择双足中水肿程度较重一侧，检查部位选择胫骨嵴或足背。具体评估利尿药物治疗应答反应见表 15-5。

表 15-5　利尿药物治疗应答反应

评估指标	显效	有效	无效
24 小时尿量	较治疗前增加大于 1 000ml	较治疗前增加 500~1 000ml	较治疗前增加小于 500ml
下肢水肿	完全看不到压痕为无水肿	可见压痕为轻度水肿	明显压痕为重度水肿
腹围	腹围减少 2cm 以上	腹围减少 0~2cm	无减少或增加

（2）腹水治疗无应答反应：① 4 天内体质量平均下降 <0.8kg/天，24 小时尿钠排泄少于

50mmol/L；或已经控制的腹水4周内复发，腹水增加至少1级；②出现难控制的利尿药物相关并发症或不良反应。如急慢性肾损伤、难控制的电解质紊乱、男性乳房肿大胀痛等。

（3）利尿药物何时停药：①如果患者体重迅速减轻，则可以逐渐减量或暂时停用利尿剂。一旦患者失去对钠的渴求，则我们开始逐渐减少利尿剂剂量至最低剂量，即螺内酯50mg加呋塞米20mg，再至最终停用。理论上肝硬化腹水患者利尿药物需要长期维持治疗，以避免腹水反复发生，特别是Child B/C级肝硬化患者。②停药：出现直立性低血压症状、氮质血症，腹水和水肿消失，出现不可控制的或反复性脑病、尽管限制液体摄入而血清钠仍低于120mmol/L（这类患者通常尿钠排泄量很低并出现肝肾综合征的前兆）或血清肌酐大于2.0mmol/L（180μmol/L）时，应考虑停用利尿剂。虽然肝肾综合征时停用利尿药物仍存在争议，迄今，没有证据支持1型HRS应用呋塞米是安全的，但它可维持足够的尿量。

（三）血管活性药物

1. 肝硬化腹水常用血管活性药物

（1）特利加压素：内脏血管扩张是肝硬化腹水，特别是顽固型腹水或大量放腹水后发生循环功能障碍（post-paracentesis circulatory dysfunction，PICD）的关键因素。在大量腹腔放液后给予特利加压素（6~12mg/天）联合人血白蛋白（$1g \cdot kg^{-1} \cdot d^{-1}$）可以有效预防大量放腹水后循环功能障碍及肝肾综合征，可用于肝硬化患者顽固性腹水和肝肾综合征的治疗。特利加压素禁忌证为孕妇及未控制的高血压；相对禁忌证包括缺血性心血管疾病等。不良反应为腹部绞痛、大便次数增多、头痛和动脉压增高等。特利加压素不良反应与剂量及静脉点滴速度有关。用法：1~2mg/次，12小时一次静脉缓慢推注（至少15分钟）或持续静脉点滴，有治疗应答反应则持续应用5~7天；如果无反应，1~2mg/次，6小时一次静脉缓慢推注或持续静脉点滴，有反应则持续应用5~7天。停药后病情反复，可再重复同样剂量。如果无反应，可增加剂量，最大剂量12mg/天。

（2）盐酸米多君（midodrine）：为α1受体激动剂，可改善肾灌注、增加肾钠排泄、减少腹水并改善生存情况。常用于治疗低血压，可增加肝硬化顽固型腹水患者24小时尿量和钠排泄，对非氮质血症肝硬化腹水患者有较好疗效。用法：起始剂量为一次5mg、一日3次、口服，每24小时调整1次剂量（每次调整时剂量增加2.5mg，最大剂量为一次17.5mg，一日3次），以实现平均动脉压（mean arterial pressure, MAP）>82mmHg。国内缺乏应用盐酸米多君经验及数据。

2. 血管活性药物治疗应答反应指标

（1）完全应答：72小时内血清肌酐（SCr）降低至基线值0.3mmol/L（27μmol/L）以下或较用药前下降50%以上。

（2）部分应答：72小时内急性肾损伤（acute kidney injury，AKI）分期下降及SCr降低至≥基线值27μmol/L或较用药前下降>25%。③无应答：AKI无恢复。

（四）排放腹水

除诊断性穿刺治疗外。针对张力性腹水首选治疗性放腹水联合静脉输注白蛋白。可快速改善患者呼吸困难、腹胀腹痛、进食困难等症状。临床上对于恶性腹水患者留置引流管相对较多，这与恶性腹水生成过快，持续张力性腹水有关。对于肝硬化相关腹水患者，一般不选择留置引流管放腹水，这样会增加腹腔感染风险。大量放腹水会损伤循环系统，因此治疗中需适当补充白蛋白进行扩容。放腹水后的扩容，继续联合上述限钠利尿治疗，才能有效预防腹水的再发。

（五）经颈静脉肝内门腔内支架分流术（TIPS）

腹腔静脉分流及经颈静脉肝内门体分流是治疗顽固性腹水的有效方法。常用于经药物和内镜治疗失败的急性GEVB患者的"挽救性"治疗，以及针对HRS和难治性腹水的治疗。但肝性脑病等并发症发生率高，且分流丧失功能时亦不能改善住院时间及存活时间。此外，TIPS治疗会加重右心功能不全，因此禁用于有门静脉高压性肺动脉高压者；是否可用于肝肺综合征患者，尚存在争议。临床上肝性脑病、心肺疾病、肝功能衰竭（胆红素 99.18μmol/L 以上）、脓毒血症、70 岁以上高龄 Child-Pugh 评分 12 以上被认为是 TIPS 的绝对禁忌证。

我国关于顽固性腹水的 TIP 治疗建议如下：对肝硬化顽固性或复发性腹腔积液患者，建议优先考虑覆膜支架 TIPS 治疗。对有心脏舒张功能障碍（二尖瓣口 舒张早期峰值/舒张晚期血流峰值≤1）、年龄 >60 岁、胆红素 >51.3μmol/L、血小板计数 $<75×10^9$/L 或血钠浓度 <130mmol/L 的顽固性腹腔积液患者，应仔细权衡 TIPS 的风险和获益。

顽固性腹腔积液是肝硬化失代偿期的严重并发症，中位生存时间仅 6~12 个月。TIPS 可以显著改善顽固性腹腔积液患者尿钠排泄和血肌酐水平。RCT 和 Meta 分析结果显示，对于顽固性腹腔积液采用裸支架 TIPS 与大量抽放腹腔积液联合白蛋白治疗相比，TIPS 控制腹腔积液疗效更佳，但 TIPS 术后 HE 的发生率显著升高。二者改善生存的效果仍存在较大分歧。Bureau 等的 RCT 研究结果显示，覆膜支架 TIPS 可以在明显改善复发性腹腔积液生存的情况下不增加发生 HE 的风险。对于有心脏舒张功能障碍、年龄 >60 岁、胆红素 >51.3μmol/L、血小板计数 $<75×10^9$/L 或血钠浓度 <130mmol/L 的顽固性腹腔积液患者，预后较差。因此，对于这些患者应仔细权衡 TIPS 治疗的风险和获益。

（六）腹水超滤浓缩回输及肾脏替代治疗

1. 无细胞腹水浓缩回输　无细胞腹水浓缩回输（cell free and concentrated ascites reinfusion therapy，CART）也是临床治疗顽固型腹水的方法之一。CART 可提高药物治疗无反应的失代偿期肝硬化顽固型腹水患者的生活质量，改善部分患者的症状，对肾功能无明显影响，也可作为一种有效的姑息性治疗方法。大部分患者可出现发热。

2. 腹腔 α-引流泵　一种自动化腹水引流泵系统，通过腹腔隧道 PleurX 引流导管将腹水回输至膀胱，可通过正常排尿来消除腹水。对恶性腹水具有一定的效果，对肝硬化顽固型腹水患者的应用经验较少。

3. 腹腔-静脉分流　20 世纪 70 年代腹腔静脉分流（Denver）是常见的外科治疗腹水方法。然而，与内科治疗比较，腹腔静脉分流并发症多、生存期无延长，临床不推荐使用。

4. 肾脏替代治疗　有报道通过床旁血液透析或持续静脉血液滤过治疗肝硬化顽固型腹水及 HRS，但肾脏替代治疗与其他治疗方法（如血管收缩药物）之间并无对照研究。

（七）肝移植

肝移植前尽可能控制急慢性肾损伤及感染，在等待肝移植的患者中，对血管活性药物治疗有反应者，有可能延缓进行肝移植的时间。

（八）顽固性腹水的治疗

参见本书第 13 章　顽固性腹水诊断、鉴别诊断与治疗

（九）自发性腹膜炎的治疗

自发性腹膜炎（SBP）的治疗建议应停用非选择性 β 受体阻滞剂。

1. 白蛋白应用　研究发现，首日应用人血白蛋白 1.5g/kg，第 2~5 天人血白蛋白 1g/kg，与未使用人血白蛋白患者比较，肝硬化 SBP 患者肾衰竭发生率、在院期间病死率和 3 个月病死率明显降低（分别为 4.7%、3.1% 和 7% 比 25.6%、38.2% 和 47%）。

2. 抗感染治疗　SBP 早期临床诊断、早期病原学诊断及早期经验性的抗感染治疗仍是临床医师面临的巨大挑战。区别社区获得 SBP 与院内感染 SBP 对于经验性选择抗菌药物非常重要。肝硬化腹水患者住院 48 小时以后，出现 SBP 的症状与体征或符合 SBP 实验室诊断条件，可认为是院内获得 SBP。SBP 的治疗建议尽早经验性广谱抗生素治疗。

（1）经验性抗感染治疗：单一广谱抗菌药物也可使腹水细菌培养阴性率达86%，只能检测到耐药菌株。由于肝硬化SBP患者高病死率，早期经验性正确使用抗菌药物，对于降低其病死率很重要。对于社区获得性SBP，其经验治疗要覆盖革兰阴性肠杆菌和革兰阳性球菌，并尽可能选择可以覆盖厌氧菌的抗菌药物。初始治疗获得满意临床疗效时不需要改变治疗方案，即使之后报告显示存在未被覆盖的病原体。对于轻中度社区获得性SBP推荐头孢西丁、莫西沙星、替卡西林/克拉维酸单药方案，联合方案推荐头孢唑林、头孢呋辛、头孢曲松或头孢噻肟联合甲硝唑以及氟喹诺酮联合甲硝唑；对于重度社区获得性SBP，单药方案推荐亚胺培南/西司他丁、美罗培南、比阿培南、哌拉西林/他唑巴坦，联合方案推荐头孢他啶、头孢吡肟联合甲硝唑，氟喹诺酮联合甲硝唑。

针对医院获得性SBP的经验性抗菌药物治疗，应根据当地微生物学调查结果来确定，为了实现对可能病原菌的经验性覆盖，需要使用包含广谱抗革兰阴性菌与厌氧菌的多药联合治疗方案，这些药物包括亚胺培南/西司他丁、美罗培南、比阿培南、哌拉西林/他唑巴坦，头孢他啶、头孢吡肟联合甲硝唑，亦可需要替加环素或黏菌素类药物。治疗严重社区获得性感染和医院获得性感染的药物不推荐用于治疗轻中度社区感染。可疑SBP可选用头孢噻肟或类似三代头孢类抗菌药物，可以覆盖95%的细菌。但是，长期经验性应用三代头孢类抗菌药物为基础的治疗方案，增加细菌耐药的风险及较差的临床预后。研究发现：肝硬化院内SBP患者随机接受美罗培南联合达托霉素比头孢他啶更有效。因此，院内获得性SBP经验抗感染治疗首选碳青霉烯类为基础的联合治疗，可显著降低病死率。

（2）三代头孢类抗菌药物联合人血白蛋白：研究发现，SBP患者使用头孢噻肟后6h内加用人血白蛋白1.5g/kg、第3天1.0g/kg和单用头孢噻肟进行比较：病死率明显下降，可有效控制肝硬化并发症。抗菌药物联合人血白蛋白延迟肝硬化SBP患者急性肾损伤的发生，对预后没有影响。

（3）特利加压素、人血白蛋白联合三代头孢类抗菌药物：肝硬化SBP是急性肾损伤及HRS的重要诱因。特利加压素联合人血白蛋白、三代头孢类抗菌药物可显著提高住院生存率。

（4）耐药细菌的目标治疗：由于氟喹诺酮类抗菌药物的广泛使用、患者频繁住院以及广谱抗菌药物的使用，导致腹水感染菌株发生变化，革兰阳性菌和产ESBL大肠埃希菌等多重耐药菌株的增加，严重影响抗感染治疗的效果和患者的预后。国内针对革兰阴性杆菌耐药率较低的为哌拉西林/他唑巴坦，头孢派酮舒巴坦、亚胺培南、美罗培南、比阿培南、阿米卡星、盐酸米诺环素和磺胺类药物；对葡萄球菌敏感的药物为万古霉素、达托霉素、替考拉宁、利奈唑胺和利福平；对肠球菌耐药率较低的为万古霉素、替考拉宁、利奈唑胺和达托霉素。万古霉素耐药肠球菌（VRE），主要是屎肠球菌，宜选择达托霉素、利奈唑胺、米诺环素或大剂量氨苄西林；针对常见真菌如白念珠菌耐药率较低的为伏立康唑、氟康唑和两性霉素B等。多重耐药（MDR）及泛耐药（XDR）致病菌感染的危险因素包括：院内感染，长期氟喹诺酮类药物预防用药、近期曾感染耐药细菌或使用β-内酰胺类抗菌药物。这些耐药细菌的感染与较高的病死率相关。为了尽量减少细菌耐药性，谨慎的做法是限制预防性应用抗菌药物。一旦获得感染证据，应缩短抗菌药物用药时间，根据体外药敏实验，选择窄谱抗菌药物。对于高度疑似耐药菌感染的SBP患者，可选择哌拉西林/他唑巴坦或头孢哌酮舒巴坦或碳青霉烯类抗菌药物联合达托霉素、万古霉素或利奈唑胺经验性治疗策略。对于抗菌药物治疗无应答反应的肝硬化腹水患者应该监测真菌性腹膜炎。

（5）肠道非吸收抗菌药物：利福昔明（rifaximin）是利福霉素的衍生物，可广谱、强效抑制肠道内细菌生长，具有杀菌抑菌，免疫调节和抗炎活性，它与肠微生物环境的相互作用了解甚少。利福昔明-α晶型可用于治疗肝性脑病，同时可减少内毒素血症和改善肝硬化患者的血流动力学，降低包括HE、SBP和消化道出血在内的多种严重并发症的发生率。对肝硬化SBP及顽固性腹水的防治具有一定效果。

(十）禁用及慎用的药物

1. 非甾体类抗炎药（nonsteroidal anti-inflammatory drugs，NSAIDs）及氨基糖苷类抗菌药 此类药物可降低尿钠排泄量和诱发氮质血症。NSAIDs，如布洛芬、阿司匹林等，又称前列腺素抑制剂，可致肾脏前列素合成从而减少肾血流灌注，增加出现急性肾衰、低钠血症等风险。NSAIDs用于肝硬化患者还可促成上消化道出血。

ACEI和ARB类药物可引起血压降低，肾功能损伤；氨基糖苷类抗菌药物单用或与氨苄西林、美洛西林、头孢类等抗菌药物联用均可增加肾毒性；造影剂有可能加重肾功能异常患者肾脏损伤的风险。

2. 降压类药物 随着肝硬化病情的加重，全身血压呈进行性下降趋势，特别是对于失代偿期肝病患者。全身血压进行性降低会引起肾灌注减少、肾小球滤过率降低和肾素–血管紧张素系统活性增加。许多患者在失代偿之前都有高血压，尤其是由非酒精性脂肪性肝炎导致肝硬化的肥胖患者，因而有"肝硬化治愈高血压"一说。患者一旦出现腹水（尤其是利尿剂抵抗性腹水），则不能耐受降压药。研究表明在肝硬化患者中，较低的动脉血压与较低的生存率相关，所以降低血压的药物可能会降低患者的生存率。平均动脉压（MAP）与肝硬化患者的预后成负相关。肝硬化腹水患者的生存率取决于MAP，临界值为82mmHg：MAP≤82mmHg时，2年生存率仅为20%，而MAP>82mmHg时，2年生存率为70%。当MAP≤82mmHg时，必须停用降压药。如果继续使用，预计患者会出现低血压加重、低钠血症和氮质血症。

（1）血管紧张素转换酶抑制剂（angiotensin converting enzyme inhibitor，ACEI）、血管紧张素Ⅱ受体阻滞剂（angiotensin Ⅱ receptor blocker，ARB）：可减少肾脏灌注，降低尿钠排泄量和诱发氮质血症，在肝硬化腹水患者中应慎用。同时也不用于合并失代偿期肝硬化的蛋白尿性慢性肾病患者。

（2）非选择性β受体阻滞剂：不能用于有顽固性腹水、SBP、HRS、出血、重度酒精性肝炎或血压低于90/60mmHg者，以及存在门静脉高压性肺动脉高压者。β受体阻滞剂可使肝硬化门静脉血栓形成（portal vein thrombosis，PVT）的风险增加5倍。降低利尿剂抵抗性腹水患者的生存率，其生理机制是心脏功能受损，以及对维持肾脏灌注的代偿反应迟钝。对于SBP患者，应用β受体阻滞剂增加患者死亡风险已有报道，因此建议终生停用；而对于门静脉曲张破裂出血患者的一级或二级预防，首选静脉曲张套扎术。非选择性β受体阻滞剂不能用于有顽固性腹水、SBP、HRS或血压低于90/60mmHg者，以及存在门静脉高压性肺动脉高压者。

3. 明确有肾损伤的药物 如氨基糖苷类抗菌药物单用或与氨苄西林、美洛西林、头孢类等抗菌药物联用均可增加肾毒性；造影剂有可能加重肾功能异常患者肾脏损伤的风险。均应慎用。

4. 其他 他汀类药物用于失代偿期患者时，可能需要调整剂量，并应警惕药物性肝损伤的发生。

（耿 宁 辛永宁）

参考文献

[1] European Association for the Study of the Liver. EASL Clinical Practice Guidelines for the management of patients with decompensated cirrhosis. J Hepatol. 2018；69：406-460.

[2] Biggins SW, Angeli P, Garcia-Tsao G, et al. Diagnosis, Evaluation, and Management of Ascites, Spontaneous Bacterial Peritonitis and Hepatorenal Syndrome：2021 Practice Guidance by the American Association for the Study of Liver Diseases. Hepatology. 2021；74：1014-1048.

[3] Bernardi M, Moreau R, Angeli P, et al. Mechanisms of decompensation and organ failure in

cirrhosis: From peripheral arterial vasodilation to systemic inflammation hypothesis. J Hepatol. 2015; 63: 1272-1284.

[4] 韦炜, 洪依萍. 肝硬化门静脉高压相关并发症的防治原则. 临床肝胆病杂志, 2021; 37: 22-25.

[5] 李越, 丁惠国. 乳糜性腹水诊治现状. 实用肝脏病杂志, 2018; 21: 665-668.

[6] 关富, 王胜炳, 张鸣青. 2022年美国肝病学会实践指南: 肝硬化失代偿期的症状管理和姑息性治疗. 临床肝胆病杂志, 2022; 38: 784-787.

[7] 王宇, 王民, 张冠华, 等. 肝硬化的诊断、分期及治疗原则. 临床肝胆病杂志, 2021; 37: 17-21.

[8] 中华医学会放射学分会介入学组. 经颈静脉肝内门体分流术专家共识. 临床肝胆病杂志, 2017; 33: 1218-1228.

第 16 章 病毒性肝炎引起腹水的诊断、鉴别诊断与治疗

在肝源性腹水中，除了最常见的肝硬化相关腹水外，临床中腹水发生的非肝硬化肝病有肝癌、急性/亚急性肝衰竭（ALF）、Buddi-Chiari 综合征，门静脉血栓形成等疾病。病毒性肝炎引起腹水主要涉及前两大类疾病。本章重点介绍病毒性肝炎相关肝衰竭引起的腹水

第 1 节 概述

病毒性肝炎相关肝衰竭常见的病因有：病毒性肝炎嗜肝病毒（甲型、乙型、丁型和戊型肝炎），进展为急性肝功能衰竭（ALF）的风险因病毒类型不同而有差异。甲型肝炎继发的 ALF 有 70% 的自发恢复率。急性甲型肝炎感染后进展为 ALF 的危险因素包括年龄超过 40 岁、静脉注射药物史、酒精性肝病和潜在的慢性乙型肝炎病毒（HBV）或丙型肝炎病毒感染。在发达国家，乙肝病毒导致约 8% 的 ALF 病例，其中 2/3 来自急性感染，其余来自免疫抑制或化疗后。慢性感染的再激活乙肝病毒通过性接触和使用被感染血液污染的针头或剃须刀传播发生 ALF 后的自发恢复率明显低于甲型肝炎诱导的 ALF。在我国，引起肝衰竭的主要病因是肝炎病毒（尤其是 HBV），其次是药物及肝毒性物质（如酒精、化学制剂等）。HBV 感染是引起慢加急性肝衰竭 70% 的病因。HBV 感染是一个全球都面临的健康负担，全世界约有 3.5 亿人慢性感染，每年约有 88.7 万人死于 HBV 感染相关疾病。此外，单纯疱疹病毒（herpes simplex virus，HSV）、水痘-带状疱疹病毒、EB 病毒（Epstein-Barr virus，EBV）、腺病毒和巨细胞病毒（cytomegalovirus，CMV）感染时也可发生急性肝衰竭。腹水在肝衰竭中的出现是肝脏重症化的表现。

乙肝病毒感染病例中有 0.1%~1.2% 发生 ALF。女性似乎比男性更常见。总的来说，HBV 相关 ALF 在亚洲和东欧国家更为常见，在西方国家较少见。在慢性 HBV 感染病例中，须将 HDV 重叠感染作为 ALF 的一个危险因素加以考量，这种情况占到所有 HBV 相关 ALF 的 5%。在接受免疫抑制治疗或癌症化疗的乙肝表面抗原（HBsAg）阳性患者中，高达 20% 的 HBV 相关 ALF 病例是继发于病毒再激活。值得注意的是，与原发性 HBV 相关 ALF 相比，病毒再激活患者的非移植生存率较低（43% vs 63%）。急性 HBV 感染的肝损伤是由于宿主对 HBV 感染肝细胞产生过度强烈的免疫反应所致。慢性 HBV 患者在突然停用皮质类固醇或化疗后出现的 ALF 也可能与这种过度的免疫反应有关，这种情况通常会导致在发病前病毒复制激增。已对 HBV 产生免疫且乙型肝炎核心 IgG 抗体（抗-HBc IgG）检测呈阳性患者，在接受基于利妥昔单抗的化疗和血液恶性肿瘤接受化疗时，也存在病毒再活化的风险。与 HBsAg 持续阳性患者相比，病毒清除更快的患者预后更好（死亡率分别为 53% 和 83%）。此外，获得病毒清除的患者在肝移植后也有更好的转归。

关于乙肝相关急性肝衰竭腹水的发生，Chu 等报道了 82 例急性重型肝炎伴腹水的患者，这些患者要么是新发的，要么是潜在慢性肝病的急性失代偿。在另一项研究中，25 例 FHF 患者中有 24

例出现腹水。近年病毒性肝炎引起腹水研究表明，腹水和自发性细菌性腹膜炎（SBP）是成年 ALF 患者预后不良的因素。

第 2 节　急性乙型肝炎重型（急性肝衰竭）引起腹水的发病机制

（一）门脉高压

门静脉高压是急性肝衰竭的一个普遍特征，有腹水的患者比无腹水的患者发生频率高得多。门静脉高压似乎是急性肝衰竭的并发症，而不是一般急性肝炎的并发症，因为研究表明门静脉压正常，在少数情况下，良性病毒性肝炎的门静脉压略有升高。Lebrec 等发现 10 例急性肝衰竭患者楔形和自由肝静脉压之间的梯度均升高，其中 7 例（70%）出现腹水。Valla 等认为肝细胞脱落导致的窦塌陷是急性肝炎门静脉高压症发病的一个重要因素。他们测定了急性肝炎合并腹水患者肝组织活检中色染色切片的窦型塌陷分数区和天狼星红染色胶原纤维密度，发现肝静脉压梯度与窦型塌陷分数区和天狼星红染色胶原纤维密度显著相关。有腹水的患者肝静脉压梯度高于无腹水的患者。当肝静脉压梯度为 6 mm Hg 时，临床未发现腹水。

（二）血浆胶体渗透压降低

ALF 患者肝细胞急剧破坏，合成功能严重受损，常伴有白蛋白合成减少。血浆白蛋白低于 30 g/L 时，毛细血管内液体漏入腹腔或组织间隙而形成腹水。

（三）肾小球滤过率下降

在我国，乙型肝炎病毒（HBV）相关的肝衰竭患者的特点是高水平的全身性炎症、器官衰竭和高 90 天死亡率（50%~70%）。肾小球滤过率进行性下降，急性肾损伤（AKI）的发生通常会加重病情，并经常导致不良预后影响。最近的一项荟萃分析得出结论，大约 40% 的 ACLF 患者有 AKI 并发症，AKI 与短期死亡率增加有很大关系。实验研究表明，高迁移率组框 1（High mobility group box 1，HMGB1）是一种促炎细胞因子，细胞的 HMGB1 释放是由脂多糖（LPS）诱导的，随后会加重 AKI。HMGB1 的释放加重了循环功能障碍。急性肾损伤导致

（四）醛固酮增高

具体机制包括：

1. 肝脏对醛固酮和抗利尿激素灭能作用减弱，导致继发性醛固酮增多和抗利尿激素增多。前者作用于远端肾小管，使钠重吸收增加；后者作用于集合管，使水的吸收增加，水钠潴留，继而出现腹水。

2. ALF 患者出现高动力循环状态，特征为内脏血管舒张，全身和肺血管阻力低，心输出量增加，代谢率增加和全身低血压。有效循环血量不足，肾血流减少，肾素 – 血管紧张素系统激活，肾小球滤过率降低，排钠和排尿量减少，引起腹水。

（五）腹水源性内毒素血症

ALF 患者感染的风险明显增加，因为免疫功能广泛受损，包括中性粒细胞和库普弗细胞功能受损以及调理素缺乏。ALF 合并 SBP，SBP 的发生是细菌从肠道转移到腹水的结果，这在 SBP 中经常分离出肠道来源的细菌。由于死亡率高，肝脏疾病的严重程度似乎是生存率的主要决定因素。腹部穿刺术只适用于那些有腹膜炎迹象的患者，如发热、外周血白细胞增多或肠梗阻。在没有监测穿刺的情况下，不可能知道是否所有的 SBP 发作都被检测到。Dhiman RK 等研究发现：腹水是 ALF 的常见症状（28.9%），在发生腹水的患者中有 17.7% 合并 SBP。在肝细胞衰竭持续时间较长的患者，腹水的发生更为频繁。入院时黄疸 – 脑病间隔时间为 14 天，血清白蛋白（25 g/L）可预测腹水

的发生。

第3节 病毒性肝炎引起腹水的诊断、鉴别诊断

一、诊断

(一)病毒急性感染引起的急性肝衰竭

急性起病(新发乙肝病毒/丙肝病毒/戊肝病毒/甲肝病毒感染),2周内出现Ⅱ度及以上肝性脑病(按Ⅳ级分类法划分)并有以下表现者:①极度乏力,并伴有明显厌食、腹胀、恶心、呕吐等严重消化道症状;②短期内黄疸进行性加深,血清总胆红素≥10×正常值上限或每日上升≥17.1μmol/L;③有出血倾向,凝血酶原活动度(PTA)≤40%,或国际标准化比值(INR)≥1.5,且排除其他原因;④肝脏进行性缩小。

急性肝衰竭的特征为急性肝损伤、肝性脑病,以及凝血酶原时间增加。该病也称暴发性肝衰竭、急性肝坏死、暴发性肝坏死和暴发性肝炎。如不治疗,预后较差,因此及时识别和治疗急性肝衰竭至关重要。急性肝衰竭患者应尽可能在肝移植中心的ICU接受治疗。

(二)慢加急性肝衰竭

在慢性肝病基础上,由各种诱因引起以急性黄疸加深、凝血功能障碍为肝衰竭表现的综合征,可合并包括肝性脑病、腹水、电解质紊乱、感染、肝肾综合征、肝肺综合征等并发症,以及肝外器官功能衰竭。患者黄疸速加深,血清总胆红素≥10×正常值上限或每日上升≥17.1μmol/L;有出血倾向,凝血酶原活动度(PTA)≤40%,或国际标准化比值(INR)≥1.5。根据不同慢性肝病基础分为3型,A型:在慢性非肝硬化肝病基础上发生的慢加急性肝衰竭;B型:在代偿期肝硬化基础上发生的慢加急性肝衰竭,通常在4周内发生;C型:在失代偿期肝硬化基础上发生的慢加急性肝衰竭。

二、鉴别诊断

(一)酒精性慢加急性肝衰竭

酒精性慢加急性肝衰竭可见于多种慢性感染性或非感染性肝病终末期。病毒相关慢加急性肝衰竭是我国主要发病类型,酒精性慢加急性肝衰竭是西方型慢加急性肝衰竭的主要发病类型。因此,基于二者病因方面存在明显差异,无论从临床特征、病理生理学以及诊疗措施上,可以说是两类不同临床综合征。研究发现,通过HBV抗病毒药物的诞生,通过早预防、早诊断、早治疗,改变病毒相关慢加急性肝衰竭预后的可能性大于酒精性慢加急性肝衰竭。

(二)慢性肝衰竭

慢性肝衰竭是在失代偿肝硬化基础上,肝功能缓慢进行性下降,直至不可逆性的肝衰竭,没有"过度炎症反应"所导致的肝脏大块或亚大块坏死的病理及相应的病理生理学改变。而病毒相关慢加急性肝衰竭是在慢性肝病患者肝脏功能变化处于相对稳定的状态下,因各种急性损伤,如HBV突破、特异性免疫应答激活、合并其他肝炎病毒感染、药物性肝损伤、酒精性肝损伤或身体其他部位的感染和炎症等,导致肝功能迅速恶化直至肝衰竭。

值得注意的是急性肝衰竭与病毒相关慢加急性肝衰竭的区别主要在于有否原发病。肝穿刺证明几乎没有炎症和纤维化的慢性HBV携带者,如果由于重叠嗜肝病毒或非嗜肝病毒或细菌感染而导致的肝衰竭,仍然应该诊断为急性肝衰竭,而非病毒相关慢加急性肝衰竭。

（三）肝硬化腹水

与病毒相关肝衰竭腹水相比，影像学或病理学已经提示肝硬化的患者，考虑肝硬化腹水的可能更大。即使患者是由于病毒急性发作导致肝衰竭的发生，其腹水的成因中也不除外肝硬化因素。当然，临床上单纯影像学提示的肝硬化并不准确，一些血管性疾病如特发性门脉高压，下文提到的下腔静脉阻塞及Budd-Chiari综合征，肝静脉阻塞综合征等易被误诊为肝硬化，临床上推荐病理诊断来明确肝硬化。

（四）心源性腹水

心源性腹水是指由心脏疾病引起的腹水，属于肝后性门静脉高压，肝窦压力升高，因此腹水SAAG>11g/L，但是肝窦通透性正常，大分子蛋白可以通过肝窦。其主要特点包括：①这类患者往往有长期心脏基础疾病：如冠心病，瓣膜疾病等，即使是急性心脏病如突发性心包填塞常伴有严重的胸闷憋气症状；②大多数心源性疾病肝功能无明显异常，但严重的肝脏缺血或瘀血可出现转氨酶的重度升高，伴或不伴胆红素的升高，这也是与肝衰竭相鉴别的地方；③慢性疾病：心源性腹水通常是慢性的，即病情会逐渐恶化，但发展速度较缓慢；④双侧下肢水肿：心源性腹水患者通常伴随着双侧下肢水肿。尤其在晚上或长时间站立后更明显。能起床活动者，最早出现于踝内侧，行走活动后明显，休息后减轻或消失；经常卧床者以腰骶部较为明显，颜面一般不出现水肿。水肿为对称性、凹陷性 此外，通常有颈静脉怒张、肝肿大、静脉压升高，严重时才会出现胸水、腹水等表现。⑤脑利钠肽BNP升高（>365pg/ml）有利于心力衰竭的诊断。

（五）下腔静脉阻塞及Budd-Chiari综合征

下腔静脉阻塞是指由于某种原因导致下腔静脉部分或完全阻塞，引起下肢水肿、腹胀、胃肠道症状等。常见的原因包括深静脉血栓形成、肝肿瘤压迫等。严重的下腔静脉阻塞可导致下肢深部静脉曲张、静脉血栓、肾功能损害等并发症。Budd-Chiari综合征是指由于肝静脉主干或其分支阻塞，引起肝回流受阻和肝内窦周围区域静脉高压，进而导致肝功能损害、肝纤维化、门脉高压等。常见的病因包括肝静脉血栓形成、肝脏肿瘤或缺血性肝病等。Budd-Chiari综合征的临床表现包括肝肿大、腹水、腹痛、黄疸等，严重者会出现肝功能衰竭、肝性脑病等并发症。由于肝窦压力升高，腹水SAAG>11g/L，又由于肝窦毛细血管化和纤维化，阻止了大分子物质如球蛋白通过肝窦进入肝淋巴液和腹腔，因此腹水的总蛋白<25g/L。

（六）胰性腹水

见于重症胰腺炎，由于胰液从胰腺的胰管渗出或者假性囊肿破裂，也可以是慢性胰腺炎及胰腺癌的一种并发症。随胰液漏入腹腔，腹膜因化学刺激而有渗出，形成腹水。细胞外液也进入腹腔以维持渗透压平衡，其中淀粉酶>1000U/L，腹水比重>1.020，蛋白质含量高，可以同时伴有胰性胸水。腹水颜色可正常或是茶色，如腹水呈黑色，提示有胰腺坏死。若伴有肝脏病变，则50%患者的SAAG可以增高。

（七）胆汁性腹水

腹水少见，是由于胆管手术或穿刺损伤，或胆管自发性破裂所致，或老年人严重感染相关胆汁漏，腹水的生成机制同胰性腹水相似。腹水常呈棕褐色，腹水内胆红素浓度大于102.6μmol/L。往往属高SAAG。

第4节 病毒性肝炎引起腹水的治疗

一、一般治疗

肝衰竭相关对症保肝，纠正电解质紊乱，改善肝脑、肝肾功能，人工肝及肝移植治疗。肝移植是治疗其最有效的治疗手段，适用于经积极内科和人工肝治疗疗效欠佳者。

二、抗病毒治疗

HBV相关肝衰竭患者的病死率高，若HBsAg阳性建议应用抗病毒治疗。抗HBV治疗可改善HBV相关ACLF的长期预后。多项临床研究显示，ETV、TDF或TAF可用于治疗HBV相关的ACLF。与TDF相比，TAF在保持抗病毒疗效的同时可减轻肾脏毒性。早期快速降低HBV DNA定量水平是治疗的关键，若HBV DNA定量水平在2~4周内能下降2 log10 IU/ml，患者生存率可提高。抗病毒药物应选择快速、强效、低耐药的NAs（ETV、TDF或TAF）。肝衰竭患者恢复后，抗病毒治疗应长期坚持。

三、腹水的治疗

腹水在肝衰竭中的发生往往是顽固性腹水。在肝衰竭中低钠血症、顽固性腹水与急性肾损伤等并发症相互关联。托伐普坦作为精氨酸加压素V2受体阻滞剂，可通过选择性阻断集合管主细胞V2受体，促进自由水的排泄，已成为治疗低钠血症及顽固性腹水的新措施。对顽固性腹水患者：①推荐螺内酯联合呋塞米起始联用，应答差者，可应用托伐普坦；②特利加压素1~2mg/2小时；③腹腔穿刺放腹水；④输注白蛋白。详细治疗方法请参见本书第10~13章。

（耿 宁 辛永宁）

参考文献

[1] Wu W, Yan H, Zhao H, et al. Characteristics of systemic inflammation in hepatitis B-precipitated ACLF: Differentiate it from No-ACLF. Liver Int.2018; 38: 248-257.

[2] Dhiman RK, Makharia GK, Jain S, Chawla Y. Ascites and spontaneous bacterial peritonitis in fulminant hepatic failure. Am J Gastroenterol. 2000; 95: 233-8.

[3] 中华医学会感染病学分会肝衰竭与人工肝学组，中华医学会肝病学分会重型肝病与人工肝学组.肝衰竭诊治指南（2018年版）.中华肝脏病杂志，2019；27：18-26.

第17章 药物性肝病引起腹水的诊断、鉴别诊断与治疗

第1节 概述

一、引起药物性肝病的常见药物

药物性肝病，亦称药物性肝损伤（drug-induced liver injury，DILI），是指由各类处方或非处方的化学药物、生物制剂以及传统中药、天然药及其代谢产物等等所诱发的肝损伤。在药物使用过程中，因药物本身和/或其代谢产物直接导致，或由于特殊体质对药物的超敏感性或耐受性降低导致DILI发生，临床上表现为急性或慢性肝病，可进展为肝硬化，严重者可致急性肝衰竭甚至死亡。

引起DILI的常见药物包括：非甾体类抗炎药、抗感染药物（含抗结核药物）、抗肿瘤药物、中枢神经系统用药、心血管系统用药、代谢性疾病用药、激素类药物、某些生物制剂和TCM-NM-HP-DS等。对乙酰氨基酚是引起急性肝衰竭最主要的原因，在我国引起肝损伤的最主要药物为中药、膳食补充剂、抗结核药、抗肿瘤药或免疫抑制剂，见表17-1。

表17-1 引起药物性肝病的常见药物

药物分类	常见药物
非甾体类抗药	对氨基水杨酸钠、对乙酰氨基酚、布洛芬、吲哚美辛、羟氯喹、阿司匹林
抗感染药物（含抗结核药物）	利福平、吡嗪酰胺、链霉素、异烟肼、青霉素、苯唑西林、氨苄西林、哌拉西林、阿莫西林、头孢唑林、头孢拉定、头孢氨苄、头孢呋辛、头孢曲松、头孢他啶、阿米卡星、庆大霉素、多西环素、米诺环素、红霉素、阿奇霉素、克拉霉素、克林霉素、复方磺胺甲噁唑、磺胺嘧啶、诺氟沙星、环丙沙星、左氧氟沙星、莫西沙星、甲硝唑、替硝唑、氨苯砜、氟康唑、两性霉素B、伊曲康唑、阿昔洛韦、更昔洛韦、奥司他韦、恩替卡韦、利巴韦林、氯喹、羟氯喹、伯氯喹、乙胺嘧啶
抗肿瘤药物	环磷酰胺、环孢素、异环磷酰胺、白消安、甲氨蝶呤、巯嘌呤、阿糖胞苷、氟尿嘧啶、吉西他滨、顺铂、奥沙利铂、卡铂、维A酸、卡培他滨
中枢神经系统用药	奥卡西平、卡马西平、金刚烷胺、苯海索、溴隐亭、苯妥英钠、苯巴比妥、拉莫三嗪、氟哌啶醇、氯氮平、利培酮、喹硫平、氟西汀、多塞平、米氮平、文拉法辛、地西泮、艾司唑仑、唑吡坦、咪达唑仑
心血管系统用药	胺碘酮、硝普钠、缬沙坦、卡托普利、赖诺普利、依那普利、美西律、阿替洛尔、硝苯地平、地尔硫䓬、普萘洛尔、美托洛尔、艾司洛尔、拉贝洛尔、非洛地平、波生坦、阿托伐他汀、瑞舒伐他汀、非诺贝特
代谢性疾病用药	胰岛素、二甲双胍、阿卡波糖、利拉鲁肽、瑞格列奈、吡格列酮、西格列汀、利格列汀、甲巯咪唑、丙硫氧嘧啶

(续表)

药物分类	常见药物
激素类药物	甲羟孕酮、胰岛素、甘精胰岛素、他莫昔芬、来曲唑、甲状腺片、左甲状腺素钠、己烯雌酚、尼尔雌醇
生物制剂	英夫利昔单抗、曲妥珠单抗、培美曲塞、干扰素 β-1a/1b
*TCM-NM-HP-DS	何首乌、薄荷、柴胡、黄芪、雷公藤、番泻叶、菊三七、鱼藤、蓖麻子、小柴胡汤、消银片、洋甘菊、崔草花

＊生物制剂及传统中药、天然药、保健品、膳食补充剂

二、分类

（一）DILI 按病程可分为急性和慢性

1. 急性 DILI 指 DILI 发生 6 个月内肝功能恢复正常，无明显影像学和组织学肝功能损伤证据。

2. 慢性 DILI 指 DILI 发生 6 个月后，血清丙氨酸转氨酶（ALT）、天冬氨酸转氨酶（AST）、碱性磷酸酶（ALP）及总胆红素（TBiL）仍持续异常，或存在门静脉高压或慢性肝损伤的影像学和组织学证据。

（二）DILI 按受损靶细胞可分为肝细胞损伤型、胆汁淤积型、混合型和肝血管损伤型

其中前 3 种类型可根据 R 值划分，R 值 = 血清［ALT 实测值/ALT 的正常值上限（ULN）］/（ALP 实测值/ALP 的 ULN）

1. 肝细胞损伤型 临床上最为常见，血清生化特征为 ALT ≥ 3 倍 ULN 且 R 值 ≥ 5，临床表现类似急性病毒性肝炎，常于停药 1~2 个月恢复正常，少数并发肝衰竭者死亡率高达 90%，组织学以肝细胞坏死以及汇管区淋巴细胞和嗜酸性粒细胞浸润为特征。对乙酰氨基酚和异烟肼为代表性药物。

2. 胆汁淤积型 血清生化学特征为 ALP ≥ 2 倍 ULN 且 R 值 ≤ 2，临床表现为黄疸和瘙痒，组织学以毛细胆管型胆汁淤积为特征。雌激素和雄激素为代表性药物。

3. 混合型 血清生化特征为 ALT ≥ 3 倍 ULN，ALP ≥ 2 倍 ULN 且 2<R 值 <5，常有黄疸，组织学改变以毛细胆管胆汁淤积伴肝细胞坏死和汇管区炎症细胞浸润为特征。诱导此型肝损伤的药物较多，别嘌呤醇、阿莫西林-克拉维酸、硫唑嘌呤为代表性药物。

4. 肝血管损伤型 此型相对少见，且发病机制尚不清楚，临床类型包括肝窦阻塞综合征/肝小静脉闭塞病、紫癜性肝病、巴德-吉亚里综合征、特发性门静脉高压症等。导致血管性肝损伤的药物主要包括含有吡咯里西啶生物碱的中药如土三七等。

（三）DILI 按发病机制可分为固有肝毒性、特异质肝毒性和间接肝毒性三种。

1. 固有肝毒性 指摄入人体内的药物和/或其代谢产物对肝脏产生的直接损伤，具有可预测性和剂量依赖性，潜伏期短，个体差异不显著，临床合理用药的情况下可以避免肝损伤的发生。

2. 特异质肝毒性 指因个体药物代谢异常、个体遗传差异或药物介导免疫损伤等因素，导致个体药物性肝病的易感性增加，具有不可预测性，通常与药物剂量和疗程无明确相关性，潜伏期几天至几周不等，临床表现多样化，个体差异显著，临床上大部分肝损伤属于此类。

3. 间接肝毒性 是由药物作用引起，而不是由药物的固有肝毒性或免疫原性引起，通常不依赖给药剂量，可有数周到数月不等的潜伏期，代表药物包括免疫检查点抑制剂等。

第2节 药物性肝病引起腹水的发病机制和诊断

一、发病机制

1. 肝细胞氧化应激　一般来说，氧化应激是由高活性分子的生成与细胞内抗氧化防御系统的解毒之间的不平衡引起的。药物代谢过程中过度产生的活性代谢产物可直接导致细胞和组织中的核酸、蛋白质、酶和脂质等的过氧化损伤，并诱导免疫介导的肝损伤。

2. 变态反应性损伤　药物或其代谢物单独不能激活免疫反应，但可以与内源性蛋白质结合形成加合物，引起机体的特异性免疫应答。药物-蛋白质加合物释放后被抗原提呈细胞所吸收，并由主要组织相容性复合体Ⅱ类分子（MHC-Ⅱ）呈递给T细胞，产生细胞毒性反应，介导肝细胞凋亡。

3. 中毒性肝损伤

（1）直接损害：指药物经过肝脏代谢产生的第Ⅰ相代谢产物对肝脏所产生的损害，包括导致细胞内钙稳态的失调、细胞膜脂质过氧化及破坏膜的完整性等。

（2）间接损害：指药物对肝细胞正常代谢途径的干扰，继之发生肝组织结构的改变。

4. 药物对胆红素代谢和胆汁的影响

（1）阻碍胆红素的转运：胆红素在血浆中转运时与白蛋白结合，部分药物能够取代胆红素在其白蛋白上的结合位点，从而增加游离胆红素的水平。

（2）抑制肝细胞摄取胆红素：肝细胞基底外侧膜转运蛋白可选择性地摄取和运输胆红素，某些药物通过损害基底外侧膜转运蛋白减少胆红素的摄取，从而导致高胆红素血症。

（3）干扰肝细胞内胆红素的结合：在肝细胞中，脂溶性非结合型胆红素通过肝微粒体的尿苷二磷酸-葡萄糖醛酸糖基转移酶（UDP glucuronosyltransferase1 family, polypeptide A1, UGT1A1）催化形成结合型胆红素，某些药物通过抑制UGT1A1的功能干扰胆红素代谢，从而升高胆红素水平。

（4）干扰肝细胞分泌胆红素：在肝细胞毛细管膜中，结合型胆红素通过ATP依赖性多药耐药相关蛋白（multidrug resistance-associated protein, MRP）-2等多种转运体穿过胆小管侧基底膜转运至胆小管，药物可通过抑制胆红素外排转运体使肝细胞基底外侧膜的MRP3表达上调，结合型胆红素反流入血，引发胆汁淤积和结合型高胆红素血症。

（5）溶血反应：其发病机制涉及药物依赖性抗体、药物非依赖性抗体或非免疫蛋白吸附对红细胞的损伤。

上述机制的共同作用引起肝细胞或胆管的炎症、坏死、纤维化和门脉高压，最终导致腹水形成。

二、诊断

药物性肝病引起腹水的诊断是排除性诊断，全面、细致地追溯可疑用药史和除外其他肝损伤的病因对诊断至关重要。必要时对组织学进行评估。

临床上习惯用Roussel Uclaf因果关系评估量表（Roussel Uclaf Causality Assessment Method, RUCAM）定量评估药物诱发的肝损伤的因果关系，指导对疑似DILI患者进行系统和客观地评估，该量表目前可用作辅助诊断，但不宜作为DILI唯一的诊断工具，见表17-2。

表 17-2　Roussel Uclaf 因果关系评估量表

药物	初始 ALT		初始 ALP		R 值 = [ALT/ULN] ÷ [ALP/ULN] =
肝损伤类型：肝细胞损伤型（R ≥ 5.0），胆汁淤积型（R ≤ 2），混合型（2.0<R<5.0）					
	肝细胞损伤型		胆汁淤积型或混合型		评价
1. 用药至发病的时间	初次用药	再次用药	初次用药	再次用药	计分
○从用药开始					
●提示	5~90d	1~15d	5~90d	1~90d	+2
●可疑	<5d 或 >90d	>15d	<5d 或 >90d	>90d	+1
○从停药开始					
●可疑	≤ 15d	≤ 15d	≤ 30d	≤ 30d	+1
注：若肝损伤反应出现在开始服药前，或停药后 >15d（肝细胞损伤型）或 >30d（胆汁淤积型），则应考虑肝损伤与药物无关，不应继续进行 RUCAM 评分					
2. 病程	ALT 在峰值和 ULN 之间的变化		ALP（或 TBil）在峰值与 ULN 之间的变化		
○停药后					
●高度提示	8 天内下降 ≥ 50%		不适用此指标评价		+3
●提示	30 天内下降 ≥ 50%		180 天内下降 ≥ 50%		+2
●可疑	不适用此指标评价		180 天内下降 <50%		+1
●无结论	无资料或 30 天后下降 ≥ 50%		不变、上升或无资料		0
●与药物作用相反	30 天后下降 <50% 或再次升高		不适用此指标评价		-2
○若继续用药					
●无结论	出现以上任何情况		出现以上任何情况		0
3. 危险因素					
○饮酒或妊娠	饮酒		饮酒或妊娠（任意 1 种）		
	有		有		+1
	无		无		0
○年龄	≥ 55 岁		≥ 55 岁		+1
	<55 岁		<55 岁		0
4. 伴随用药					
○无伴随用药，或无资料，或伴随用药至发病时间不相合					0
○伴随用药至发病时间相合					+1
○伴随用药已知有肝毒性，且至发病时间提示或相合					+2
○伴随用药的肝损伤证据明确（再刺激反应呈阳性，或与肝损伤明确相关并有典型的警示标志）					+3
5. 除外其他肝损伤原因					
第Ⅰ组（6 种病因）					
○急性甲型肝炎（抗 -HAV-IgM+）或 HBV 感染（HBsAg 和/或抗 -HBc-IgM+）或 HCV 感染（抗 -HCV+ 和/或 HCV RNA+，伴有相应的临床病史）					

（续表）

药物	初始 ALT	初始 ALP	R 值 =[ALT/ULN] ÷ [ALP/ULN]=
○胆道梗阻（影像检查证实）			
○酒精中毒（有过量饮酒史且 AST/ALT ≥ 2）			
○近期有高血压、休克或肝脏缺血史（发作 2 周以内）			
第Ⅱ组（2 类病因）			
○合并自身免疫性肝炎、脓毒症、慢性乙型或丙型肝炎、原发性胆汁性胆管炎（PBC）或原发性硬化性胆管炎（PSC）等基础疾病，或			
○临床特征及血清学和病毒学检测提示急性 CMV、EBV 或 HSV 感染			
●排除组Ⅰ和组Ⅱ中的所有病因			+2
●排除组Ⅰ中的所有病因			+1
●排除组Ⅰ中的 5 或 4 种病因			0
●排除组Ⅰ中的少于 4 种病因			-2
●非药物性因素高度可能			-3
6. 药物既往肝损伤信息			
○肝损伤反应已在产品介绍中标明			+2
○肝损伤反应未在产品介绍中标明，但曾有报道			+1
○肝损伤反应未知			0
7. 再用药反应	ALT 水平	ALP 或 TBil 水平	
○阳性	再次单用该药后 ALT 升高 2 倍	再次单用该药后 ALP（或 TBil）升高 2 倍	+3
○可疑	再次联用该药和曾同时应用的其他药物后，ALT 升高 2 倍	再次联用该药和曾同时应用的其他药物后，ALP（或 TBil）升高 2 倍	+1
○阴性	再次单用该药后 ALT 升高，但低于 ULN	再次单用该药后 ALP（或 TBil）升高，但低于 ULN	-2
○未做或无法判断	其他情况	其他情况	0

总分意义判定：>8 分为极可能；6~8 分为很有可能；3~5 分为可能；1~2 分为不太可能；≤ 0 分可排除

注：ALT 丙氨酸转氨酶；ALP 碱性磷酸酶；ULN 正常值上限；TBil 总胆红素；HBV 乙型肝炎病毒；HCV 丙型肝炎病毒；AST 天冬氨酸转氨酶；CMV 巨细胞病毒；EBV EB 病毒；HSV 单纯疱疹病毒

1. 明确服药史　发病前 180 天内的详细的用药史。大多数肝毒性药物在用药 6 个月内发生，可偶见长潜伏期或停药后出现肝损伤的情况。用药史应包括可疑药物的开始和停止日期、剂量变化和时间、先前使用药物、脱挑战数据（即药物停药后的临床过程）和再挑战结果（即对再暴露的反应）等。尽管 DILI 常见于服用口服药的患者，但也要重视静脉药物的暴露。

2. 相应的临床表现与生化指标改变　DILI 可以模拟各种病因的急性和慢性肝病，多数患者有血清 ALT、AST、ALP 及 γ-谷氨酰转肽酶（γ-GT）等肝脏生化指标不同程度的升高；部分患者有乏力、食欲减退、厌油、肝区胀痛及上腹不适等消化道症状；淤胆明显者可有全身皮肤黄染、大便颜色变浅和瘙痒等；病情严重者可出现急性或亚急性肝衰竭。

2019年欧洲肝病学会（EASL）指南和2021亚太肝脏研究协会（APASL）指南推荐的诊断药物性肝病应至少满足以下条件之一：① ALT ≥ 5×ULN；② ALP ≥ 2×ULN，特别是伴随 γ-GT 升高，并能排除骨骼疾病引起的 ALP 升高；③ ALT ≥ 3×ULN 同时伴随 TBil>2×ULN。特异质型药物性肝病应根据 R 值分为肝细胞型、胆汁淤积型和混合型，这有助于指导评估肝损伤的其他原因。

3. 应排除其他肝损伤因素　包括病毒性肝炎、代谢性肝病、自身免疫性肝炎和胆道胰腺疾病。

4. 必要时肝活检　肝活检可以帮助排除其他原因引起的肝损伤，从而增加临床药物性肝病诊断的可信度。

第3节　药物性肝病引起腹水的鉴别诊断

一、药物性肝病所致肝内胆汁淤积的鉴别诊断

药物性胆汁淤积临床上多为急性发病，多在使用抗生素、非甾体类消炎药、精神类药物 5~50 天内出现。临床可通过查病毒抗原、DNA 或 RNA 水平，自身抗体水平与病毒性肝炎、免疫性肝病、原发性胆汁性肝硬化相鉴别；通过询问饮酒史与酒精性肝病相鉴别；通过 CT 等辅助检查与其他肝外梗阻性病变鉴别。

二、药物性肝病与代谢相关脂肪性肝病（MAFLD）的鉴别诊断

代谢相关脂肪性肝病临床上起病隐匿，发病缓慢，部分病人出现黄疸、乏力、上腹隐痛等非特异性症状。实验室检查以 γ-GT 和 ALT 升高为主，可伴有尿酸、血脂、转铁蛋白和空腹血糖升高或糖耐量异常。超声是肝脏组织传导明显衰减，CT 平扫肝脏密度普遍降低，肝/脾密度比值 ≤ 1，肝穿刺活检组织学以大泡性或大泡为主的肝脂肪变性为特征。

三、与妊娠急性脂肪肝的鉴别诊断

妊娠期急性脂肪肝（AFLP）常见于初产妇，妊娠 35 周左右，起病急，病情重，病死率高。以下几方面有助于鉴别：① AFLP 无明确用药史；② AFLP 仅出现于妊娠期；③ AFLP 常有明显上腹痛，药物性肝损伤少见；④ AFLP 的病人尿酸水平明显升高，尿胆红素阴性；⑤肝脏超声示肝脏高回声，CT 示肝脏密度减低；⑥肝穿刺检查示严重脂肪变性。

四、与其他原因引起的炎性腹水和肿瘤性腹水的鉴别诊断

DILI 引起的腹水清亮透明，比重 <1.015，清蛋白梯度（SAAG）>11g/L，腹水总蛋白 <25g/L，不易凝固，pH>7.4，LDH<200，细胞总数 <100×10^6/L，Rivalta 实验阴性，有核细胞多为淋巴细胞和间皮细胞。炎性腹水淡黄浑浊，比重 >1.018，pH<7.4，细胞数增多 >500×10^6/L，以中性粒细胞为主，查血炎症指标升高明显。肿瘤性腹水腹水常规可见肿瘤细胞，可有肿瘤标志物升高，影像学检查可见原发或转移肿瘤病灶。

五、与自身免疫性肝病的鉴别诊断

自身免疫性肝病主要包括自身免疫性肝炎（AIH）、原发性胆汁性胆管炎（PBC）、原发性硬化性胆管炎（PSC）、IgG4 相关性肝胆疾病。其共同特点是，在肝脏出现病理性炎症损伤的同时，血清中可发现与肝脏有关的自身抗体。以下几种抗体有助于自身免疫性肝病的诊断：①血清核抗体

(ANA)≥1：40；②抗平滑肌抗体≥1：40；③抗肝肾微粒体抗体≥1：40；④抗可溶性肝抗原(SLA)阳性；⑤抗1型肝细胞溶质抗原抗体(LC1)阳性；⑥IgG4阳性。

第4节 药物性肝病的治疗

药物性肝病的治疗目前尚无特效治疗方法，治疗原则：①首先停用和防止再次使用导致肝损伤的相关药物，早期清除和排泄体内药物，并避免使用药理作用和化学结构相同和相似的药物；②应充分权衡停药引起原发病的进展和继续用药导致肝损伤加重的风险；③根据DILI的临床类型和症状进行适当的对症治疗；④急性、亚急性肝衰竭(ALF/SALF)的重症患者必要时可考虑紧急肝移植。

1. 一般治疗　建议卧床，严禁大量体力活动；保证机体内环境平衡；防治肝性脑病、肝肾综合征等并发症出现，根据情况可输注白蛋白、血浆等改善凝血功能。

2. 停药　应及时停用可疑的肝损伤药物是最为重要的治疗措施。美国食品药品监督管理局(FDA)制定了药物临床试验中出现DILI的停药原则。出现下列情况之一应考虑停用肝损伤药物：①血清ALT或AST>8 ULN；②ALT或AST>5 ULN，持续2周；③ALT或AST>3 ULN，且TBIL>2 ULN或INR>1.5；④ALT或AST>3 ULN，伴逐渐加重的疲劳、恶心、呕吐、右上腹疼痛或压痛、发热、皮疹和/或嗜酸性粒细胞增多(>5%)。

3. 药物治疗

(1) N-乙酰半胱氨酸(NAC)，FDA推荐NAC治疗DILI的剂量，成人：50~150mg/(kg·d)，总疗程不少于3天，严格控制给药速度，以防不良反应发生。

(2) 还原性谷胱甘肽作为抗氧化剂，能通过清除自由基，抑制细胞膜脂质过氧化减轻DILI。

(3) 熊去氧胆酸具有改善受损肝细胞和胆管细胞分泌、促进胆汁酸盐排泄和免疫调节的作用，用于胆汁淤积型DILI。

(4) 甘草类药物具有有稳定肝细胞膜、降低血清转氨酶的作用，异甘草酸镁可用于治疗ALT明显升高的急性肝细胞型或混合型DILI。

(5) 多烯磷脂酰胆碱可以起到修复稳定保护生物膜的作用，同时阻止免疫介导的肝损伤。

(6) S-腺苷蛋氨酸可促进谷胱甘肽与半胱氨酸的生成，对抗自由基导致的肝损伤，增加胆酸可溶性，对胆汁淤积型DILI有效。

(7) 对肝窦阻塞综合征/肝小静脉闭塞早期应用低分子肝素等抗凝治疗有一定效果。

(8) 小剂量糖皮质激素适用于有重症倾向的DILI患者的早期治疗，宜用于自身免疫症状明显、停用肝损伤药物后生化指标改善不明显的病人。若已进展至肝衰竭晚期，出现腹水、肝性脑病等并发症，属于激素治疗禁忌。

4. 肝衰竭治疗　对于已经肝衰竭的重症患者，应进行对症支持治疗，治疗相关并发症，必要时人工肝、肝移植治疗。

5. 腹水的治疗　参见本书相关章节。

(李晓宇　辛一平　李冰清)

参考文献

[1] 中华医学会, 中华医学会杂志社, 中华医学会消化病学分会, 等. 药物性肝损伤基层诊疗指南(2019年). 中华全科医师杂志, 2020; 19: 868-875.

[2] 景婧, 何婷婷, 柏兆方, 等. 2022美国肝病学会实践指南: 药物、草药和膳食补充剂诱导的肝损伤. 临床肝胆病杂志, 2022; 38: 2219-2223.

[3] Hansen, TWR, Wong RJ, Stevenson DK. Molecular Physiology and Pathophysiology of Bilirubin Handling by the Blood, Liver, Intestine, and Brain in the Newborn. Physiol Rev. 2020; 100: 1291-1346.

[4] Hoofnagle JH, Björnsson ES. Drug-Induced Liver Injury-Types and Phenotypes. N Engl J Med. 2019; 381: 264-273.

[5] Andrade RJ, Chalasani N, Björnsson ES, et al. Drug-induced liver injury. Nat Rev Dis Primers. 2019; 5: 58.

[6] Hayashi PH, Lucena MI, Fontana RJ, et al. A revised electronic version of RUCAM for the diagnosis of DILI. Hepatology. 2022; 76: 18-31.

[7] Villanueva-Paz M, Morán L, López-Alcántara N, et al. Oxidative tress in Drug-Induced Liver Injury (DILI): From Mechanisms to Biomarkers for Use in Clinical Practice. Antioxidants (Basel). 2021; 10: 390.

[8] Andrade RJ, Chalasani N, Björnsson ES, et al. Drug-induced liver injury. Nat Rev Dis Primers. 2019; 5: 58.

[9] Lucena MI, Sanabria J, García-Cortes M, et al. Drug-induced liver injury in older people. Lancet Gastroenterol Hepatol. 2020; 5: 862-874.

[10] Sandhu N, Navarro V. Drug-Induced Liver Injury in GI Practice. Hepatol Commun. 2020; 4: 631-645.

[11] Yamashita YI, Imai K, Mima K, et al. Idiosyncratic drug-induced liver injury: A short review. Hepatol Commun. 2017; 1: 494-500.

第18章 肝细胞癌引起腹水诊断、鉴别诊断与治疗

第1节 概述

肝细胞癌（以下简称肝癌）是世界上最流行的十种恶性肿瘤之一，2020年全球肝癌新发病例数估计90.6万，死亡病例数约83万，据估计，到2025年，每年将有100万人患肝癌，肝细胞癌（HCC）是最常见的肝癌形式，约占所有病例的90%。全球每年有70多万例肝癌新发病例，60多万人死于肝癌，其中男性发病率高于女性。HCC是第五大最常见的癌症，也是癌症死亡的第二大常见原因。肝癌新发病例数和死亡例数在所有肿瘤中分别排第6位和第3位。就全球而言，肝癌高发地区主要分布在东南亚，西太平洋地区以及非洲东南部，多见于30~60岁年龄组。据世界卫生组织报告，原发性肝癌占所有恶性肿瘤和所有尸解中的比例在高发达国家分别为30%、5%，中发达国家分别为10%、2%，不发达国家分别为2%、0.5%，在亚洲和非洲的某些地区，肝癌发病率实际上高于30/10万，而澳大利亚以及欧洲、北美洲的大多数地区，肝癌的发病率低于5/10万。在中国，肝癌是影响人们健康的重要因素，在六大癌症（肺/支气管、肝、胃、食道、结肠和胰腺）中排名第二。一项利用中国国家死亡率监测系统的原始数据评估2004~2018年所有癌症和位点特异性癌症死亡率的研究显示，肝癌是中国65岁以下人群死亡的一个重要原因，占所有癌症死亡的44.35%，而HCC占这些肝癌病例的绝大多数。2000~2014年全球肝癌的5年净生存率在5%~30%之间；2010-2014年我国人群肝癌的5年净生存率为14%左右，我国肝癌主要分布在我国东南沿海，其气候温暖、潮湿、多雨的地区，主要的四个高发区与这些气候条件和地理环境有关。一般地区男性肝癌患者多于女性，男女比例为2∶1。肝癌高发地区男女患者比例均高于3∶1，肝癌低发地区男女比例接近，约为1~1.5∶1，有些低发地区肝癌男女比例竟为0.5~0.7∶1，女性略高于男性。大量调查资料表明，肝癌流行程度较严重的地区，40岁以下年龄组的肝癌发病率较高，而流行程度较低的地区60岁以上年龄组的发病率较高。即高发区肝癌多于青壮年，低发区肝癌多发于中老年，流行愈严重地区肝癌患者的平均年龄愈低。

慢性乙型肝炎仍是全球肝癌的主要病因，全球每年慢性乙型肝炎相关肝癌新发病例为36万例，年龄标准化发病率为4.1/10万人年，中国由于HBV感染造成的肝癌新发病例高达25万例，占全球HBV感染造成的肝癌新发病例的69%，中国慢性乙型肝炎患者HCC的年龄标准化发病率为11.7/10万人年，血中HB_sAg（携带者）比非感染者的HCC发生率高100倍以上，而且世界上HBV携带者的地理分布与HCC发生率相一致。西欧、美国等低HBV感染国家，男性肝癌标化发病率约为3/10万；而非洲、东南亚、日本及我国均为中~高发感染区，其中有些地区肝癌发病率可达25~100/10万。我国一般人群HBsAg流行率为5%~6%，约7000万例；其中慢性乙型肝炎患者2000万~3000万例；每年约有30.8万人死于HBV感染相关疾病，占全球HBV感染相关疾病死亡人数的30%以上；每年死于乙肝相关的肝硬化和原发性肝细胞癌分别约100万人和30万人。一项全国性肝炎、肝癌普查分析表明，近48万的自然人群HBsAg标化流行率与肝癌死亡率呈正

相关（r=0.4023，p<0.05），而与胃癌、食管癌无关。启东肝癌高发区自然人群中 HBsAg 流行率为 24.91%，抗–HBs 为 21.94%；上海市分别为 7.5% 及 6.39%。

研究表明，HCV Ⅱ（1b）型与 HCC 相关性更密切。其致癌性比 2a、2b 亚型更强。主要与急性感染清除失败引起的持续的宿主免疫反应和慢性炎症有关，进而导致肝纤维化和肝硬化的发生，最终发展为 HCC。大多数相关的 HCC 是基于肝纤维化或肝硬化的背景。即使在 HCV 清除后，残余肝纤维化仍有进展为 HCC 的风险，这需要额外的监测和治疗 HCV 还能使 HBV 致肝癌发生。有报道，HBV 和 HCV 重叠感染引起的肝硬化患者发生 HCC 的概率比非病毒所致的肝硬化患者发生率高 6.5 倍。HCV 致癌机制尚不明确，一些证据提示可能与 HCV 的直接细胞毒作用和宿主方案的免疫损伤有关。HDV 致肝癌机制尚不知，其与 HBV 交互作用致肝癌可能是研究的热点。HGV 与肝癌间相关性目前尚未完全证实。有人提出 HGV 只不过是一个过路者（Tourist），像其他大多数消化道病毒一样，并不会造成难以逆转的肝损伤。输血传播病毒〔TTV〕与肝癌的关系研究有一些报道，揭示 TTV 感染与肝癌发生有一定相关性。

P53 基因具有表达 53 000 磷酸蛋白的功能，P53 蛋白定位于细胞核内，能与病毒及细胞蛋白形成复合物，能参与细胞周期的调控，阻止细胞由 G_1 期进入 S 期。起癌基因作用的是 P53 基因的突变体 HBV 可导致 P53 基因发生突变，失去对细胞生长的调控，导致细胞的恶性增殖。

肝癌的其他病因尚有黄曲霉素 B（AFB_1），可能的机制是 AFB 与 HBV 有协同致癌作用，AFB_1 解毒酶变异与 AFB1– 白蛋白加合物，P53 基因突变与肝癌发生有关。亚硝胺类化合物与霉变复合物和 HBV 有协同致癌作用，饮水污染也与肝癌发生有关。动物试验证明，肝癌的发生与缺硒有关。

总之肝癌的发生是多因素、多步骤过程，因而推测应有多基因参与，多突变所致。遗传流行病学调查表明，肝癌不是单基因遗传病，而符合多基因遗传癌特征。

第 2 节　肝癌并发腹水诊断与鉴别诊断

肝癌并发腹水，可能是在原有失代偿肝硬化基础上的继续或加重，有关肝硬化致腹水的发生机制在肝硬化腹水和顽固性腹水中作了详细介绍，在此不多赘述。本章着重介绍肝癌并发腹水的诊断与鉴别诊断。

一、腹水形成原因与诊断

（一）肝癌转移腹膜引起腹水形成

主要与急性感染清除失败引起的持续的宿主免疫反应和慢性炎症有关，进而导致肝纤维化和肝硬化的发生，最终发展为肝硬化。

肝癌至晚期当癌细胞种植于腹膜，使腹膜分泌增加和侵蚀血管常引起血性腹水，而且腹水生长迅速，对利尿效应差。关于血清–腹水白蛋白浓度梯度（SAAG）测定，如果患者原先即有门脉高压则 SAAG≥11g/L，反之若无门脉高压有腹膜癌转移，则可能 SAAG<11g/L。这是由于腹膜癌症直接作用或毛细血管通透性物质释放增加，使蛋白漏出增多所致。

（二）肝癌合并门静脉癌栓（TTPV）导致门脉高压并发腹水

肝癌合并门脉血栓时引起门静脉高压。根据 Starling 理论，水肿液的蛋白含量体现该水肿液的渗透压，其与血清蛋白含量之差反映相应的毛细血管静脉压梯度。当门脉高压时，门静脉至腹膜毛细血管的静脉压升高，故血清与腹水之间的渗透压差也相应提高。血清–腹水白蛋白浓度梯度（SAAG）可间接反映门脉压，实践表明，门脉癌栓所致腹水 SAAG≥11g/L，提示腹水由门脉高压所致。当 SAAG ≤ 11g/L，则为非门脉高压性腹水。

目前 TIPV 的诊断主要靠影像学诊断：

1. 超声检查　B 超可显示癌栓的部位和范围，具有检出率高、重复性好、简单方便、无创伤性等优点，可作为诊断 TTPV 的首选方法。正常情况下，门静脉主干及分支显示为管壁光滑、反向增强、管腔内无回声，当静脉内存在癌栓时，管腔内可见呈光带或光团的栓子反射，多为等回声的细小密集光点回声，边缘整齐。门静脉三级以上分支由于管腔细小，癌栓检出较为困难；术中 B 超检查有助于提高检出率。

2. CT 检查　一般扫描难以显示，5cm 以下的肝癌极少在 CT 图上出现可显示的 TTPV。但动态 CT 扫描检出率可的达 88%，特别是血管造影 CT 更可提高其检出率。由于 CT 不能显示肝内门静脉分支的整体长度，故难以显示癌栓的范围。TTPV 的图像可归纳为如下几种：①平扫可见被阻塞的门静脉扩张，腔内低密度灶或密度高低不均，其供血区肝实质呈片状低密度，密度值介于肿瘤低密度和肝实质之间；②增强扫描时，门静脉的密度较主动脉低 20-30HU。TTPV 表现为门静脉内低密度区，周围为一圈密度增高的静脉壁所环绕；③快速静脉注射 60% 泛影葡胺 60ml，15S 和 30S 动态扫描图上，可见低密度的门静脉癌灶，伴有门静脉周壁血管增多，似双轨状（rail sign）；④在增强图上，低密度的癌栓与高密度的血液形成鲜明对比，癌栓呈现为柱状、树枝状或分叉状充盈缺损条状影像。

3. MRI 扫描　由于血管影像的流动效应，不需注射造影剂即可清楚显示门静脉的大、中分支的走行、分布情况，如有癌栓形成，栓塞部位在 T1 加权图上中等信号强度，而在 T2 加权图则为高信号。MRI 扫描还可直接观察 TTPV 合并门静脉高压患者的胃底和食管静脉曲张的程度及分布，有助于 TTPV 治疗方法选择及预后的评估。但由于 PRI 扫描时间长、价格昂贵，目前尚难以普遍推广应用。

4. 肝血管造影　应用肝动脉插管造影术可观察门静脉癌栓的范围、大小，有无动静脉短路，以及栓子与主瘤的关系；其检出率高，定位准确，被认为是比较好的插管造影途径。在 B 超引导下经皮经肝门青岛穿刺造影术，可使门静脉充分显影，检出率为 70.6%，且能较准确判断门静脉闭塞的原因。TTPV 在血管造影时有以下三种表现：①在门静脉显像中，可见门静脉主干有栓塞、中断、充盈缺损像；②在动脉造影中，动脉相期或毛细血管相早期可见肝动脉—门静脉短路像；③在动脉相期出现沿动脉支并行的线状和条状血管影像，即"线束征"（thread and streaks sign）。其病理学基础为 TTPV 异常增殖，直接侵犯与其伴行的肝动脉，形成动、静脉短路。

以上各种诊断技术都各有其优点，同时又均有一定的局限性，应根据具体条件结合应用才可提高 TTPV 的检出率和准确性。

（三）肝癌并发自发性细菌性腹膜炎（SBP）伴腹水

肝癌患者 85% 伴有肝硬化，有或无伴发门脉高压。肝硬化并发肝癌时肝功能低下，防御机能削弱，使细菌容易入侵；如同时有门脉高压，有侧支循环形成，门体分流，血中细菌不经肝脏可直接进入血循环；门脉高压性肠病时肠黏膜瘀血，通透性增加，且小肠细菌过度生长并上移，致细菌容易从肠黏膜渗入腹腔，或经黏膜下淋巴管进入腹膜淋巴结与血循环。

并发 SBP 时少数病人无症状，多数病人表现为轻度腹痛，中等度发热，腹肌轻度紧张，轻度腹胀、压痛、肠鸣音减弱。诊断 SBP 时应与结核性腹膜炎、继发性腹膜炎鉴别。

（四）肝癌结节破裂内出血

肝癌破裂多见于肝癌位于靠近肝表面的肝癌。患者剧烈腹痛，继之腹胀，如腹部有肌卫及压痛，迅速发生化学性腹膜炎全腹压痛、反跳痛、晚期可叩出移动性浊音，腹膜试探穿刺抽出血性液体，显微镜下见满视野的红细胞。有大血管破裂可迅速发生休克，可因出血性休克而威胁患者生命。

诊断肝破裂时首先应与胃穿孔或肠穿孔鉴别,胃穿孔多有消化性溃疡或胃癌史,穿孔发生后X线检查可见膈下游离气体,腹腔穿刺可抽出混浊液体,显微镜下可见满视野白细胞和脓细胞。肠穿孔可能有肠伤寒、肠结核、克罗恩病、急性缺血性肠炎、肠梗阻等疾病史,患者有上述各疾病的症状与体征,鉴别并不困难。

二、原发性肝癌鉴别诊断

(一)与转移性肝癌鉴别

1. AFP ≥ 400μg/L 者原发性肝癌的机会较多,AFP<400μg/L 者甚至 <20μg/L 者则原发性与转移性肝癌皆有可能。

2. 肝内病灶呈巨块型者多为原发性肝癌,呈大小较均一的多数结节型者则转移性肝癌的可能性较大。

3. 有明确肝硬化者多为原发性肝癌,转移性肝癌几乎皆发生于无明显肝硬化者中。一般鉴别转移性肝癌不难,必要时可作肝穿刺活组织检查可确诊。

(二)与肝硬化鉴别

心源性肝硬化、胆汁性肝硬化、血吸虫病肝硬化等大致与肝癌无关。需加鉴别的是肝炎后肝硬化,在我国尤其需加注意的是乙肝或丙肝病毒感染后的肝硬化。由于原发性肝癌多有肝炎后肝硬化的背景,故不能因检出肝硬化的证据即定为肝硬化,而是应在排除肝癌后才能确诊为"单纯的"肝硬化。通常可从以下几方面考虑:

1. AFP明显增高的多为肝癌,轻微增高或不增高的则可能为"单纯的"肝硬化。

2. 肝区有明确占位性病变的多为肝癌,"单纯的"肝硬化应无占位性病变发现。不过"未发现占位性病变"应是在十分仔细的影像学检查后作出的结论。

(三)与肝脓肿的鉴别

肝脓肿是炎症性病变,其临床表现如发热、白细胞中及中性分类增高、肝区叩压痛等应有别于非炎症性病变。但肝癌既可表现为发热,亦可有白细胞及中性分类的增高,故常需仔细鉴别,其要点如下:

1. AFP增高的为肝癌,AFP不高的则为肝脓肿或肝癌。

2. 有阿米巴痢疾、败血症、胆道感染史者多为肝脓肿,无此类病史者多可能为肝癌。

3. B型超声波检查为液性占位性病变者多为肝脓肿,肝癌多只在中心部位可有液化坏死。CT检查肝脓肿病灶周围多有一圈炎症反应带,而肝癌则至多为薄薄一层的假包膜。

4. 用甲硝唑(灭滴灵)、抗生素作试验性治疗,如病情显著改善者提示为肝脓肿。

5. 应作诊断性穿刺,获得脓液者多为肝脓肿,若获病理组织或细胞作病理学检查则可作鉴别。

(四)与肝海绵状血管瘤鉴别

肝海绵状血管瘤一般皆无症状,常在体格检查时被偶然发现。与肝癌的鉴别应从以下各点考虑:

1. AFP增高者,尤其是明显增高者考虑为肝癌,AFP不增高者则可能为肝血管瘤或肝癌。

2. 伴有肝炎、硬硬化背景者为肝癌,肝血管瘤一般无此类肝病背景。

3. 彩色多普勒超声、CT增强扫描及MRI检查多能作出明确的鉴别。

(五)与肝腺瘤及其他肝脏良恶性占位性病变的鉴别

在除上述转移性肝癌、肝脓肿、肝海锦状血管瘤以外的肝脏占位性病变中,囊性的肝囊肿、肝包囊虫病等一经BUS等检查诊断即可明确。困难的是实质性的占位性病变,包括肝腺瘤、炎性假瘤、错构瘤及各种肉瘤等，鉴别的方法包括：

1. AFP 检查，增高者为肝癌，不增高者则可能为其他各种肝脏良恶性占位性病变或肝癌。

2. 合并肝硬化者多考虑为肝癌，其他肝脏良恶性病变合并肝硬化者少。

3. 作 ^{99m}Tc-PMT（N-吡哆基-5-甲基色氨酸）扫描，如得阳性结果可以排除肝癌与肝腺瘤以外的各种肝脏良恶性占位性病变。

4. 肝穿刺取病理组织学检查是必备的鉴别诊断方法。

（六）与肝外肿瘤或良性疾病的鉴别

肝外肿瘤如右肾癌、结肠肝曲癌、胆囊癌等因部位相近，有可能被误诊为肝癌。甚至曾具有结核性腹膜炎，在右上腹形成一包块被误诊为肝癌的。鉴别的要点为：

1. 应仔细分辨病人之症状，凡已在右上腹形成包块者其原患疾病必已有相应的症状，如血尿、便血、腹痛等等可资鉴别。

2. AFP 增高者考虑有肝癌的可能，AFP 正常者应考虑到肝外疾病的可能性。

3. 仔细的超声波检查应有助于鉴别，绝大多数病例作 CT 检查后应即明确。

此外，肝癌腹水应与其他肿瘤引起腹水相鉴别；还应与肝硬化腹水、心源性腹水、肾性腹水、胰源性腹水、免疫性腹水、结缔组织疾病引起腹水等相鉴别，可参见本书相关章节。

第3节　肝癌并发腹水的治疗

由于导致肝癌腹水的因素不同，临床表现不一，治疗也应针对不同病因进行分别治疗。

一、肝癌腹膜转移的治疗

主要是治疗原发性肝癌，见下。

二、肝癌合并门静脉癌栓

主要针对原发性肝癌进行治疗，此类患者无手术切除机会，主要采取肝动脉化疗栓塞（transcatheter arterial chemoembolization，TACE）、经皮无水乙醇注射（percutaneous ethanol injection，PEI）、肝脏移植和化学药物治疗。详细内容参见本节治疗部分。

三、肝癌并发自发性细菌性腹膜炎

主要抗菌治疗，参见本书第29章自发性细菌性腹膜炎治疗部分。

四、肝癌结节破裂内出血

如有可能应急症手术行肿瘤切除，止血或作肝切除。如肝癌属早期，行急诊手术有可能切除肿瘤而获得治疗；如肝癌已属中期，手术尚可争取切除或作肝动脉结扎或合并插管以达姑息控制的效果。若为肝癌晚期病人则手术意义不大。同时应给及时补充血容量，伴有休克者按出血性休克处理。

五、腹水的治疗

肝癌并腹水的患者，应作一般腹水治疗常规，包括低盐饮食、限制水分摄入、应用利尿剂等，但利尿剂对此类患者疗效甚微，甚至无效。

近年有人提倡腹腔内灌注化疗药物治疗癌性腹水，结果疗效报告不一，有些作者认为不但对减轻腹水效果不佳，对提高生活质量也不明显。近年提出用持续腹腔热灌注化疗治疗癌性腹水是一种新的有效治疗方法。近10年国内的主要研究特点总结如下：①腹腔热灌注化疗的使用不局限于联合手术治疗；②纳入的肝癌腹膜转移患者少，多为肝癌自发破裂出血患者；③文献报道并发症轻微，多数对症治疗后消失；④存在阴性研究。中国石油天然气集团公司中心医院对比腹腔热灌注化疗和一般支持治疗对81例TNM（T是指原发肿瘤、N是区域淋巴结、M是指远处转移）Ⅲa或Ⅲb期原发性肝癌患者的临床疗效，接受腹腔热灌注化疗治疗的患者（n=42）总有效率高于一般支持治疗，中位OS分别为17个月和3个月（$P<0.05$），对腹水控制率分别为86%和50%。江汉大学附属湖北省第三人民医院将86例原发性肝癌伴恶性积液患者随机分组，治疗组行腹腔热灌注化疗治疗，对照组行缓慢腹腔灌注治疗，治疗组腹腔积液吸收总有效率高于对照组（93.0% vs 76.7%，$P<0.05$），两组患者生活质量及6个月生存率（88.4% vs 69.8%）、肿瘤标志物、肝功能等指标均优于治疗前，且治疗组显著优于对照组（$P<0.05$）。武警后勤学院附属医院同样探讨了腹腔热灌注化疗对比腹腔化疗的疗效及安全性，观察组予CRS+腹腔热灌注化疗治疗（丝裂霉素C 30mg，60~90分钟），对照组予CRS+腹腔注射化疗，观察组中位OS为40.1个月，对照组为28.3个月（$P<0.01$），两组不良反应发生率分别为70%和60%（$P>0.05$）。

六、原发性肝癌的治疗

（一）肝癌手术切除

由于技术的改进，手术治疗在现代肝癌治疗中的作用更显重要，手术切除仍为肝癌患者获得长期生存的最重要手段。大规模定期普查高危人群，肝癌的早期发现、早期诊断、早期治疗，使肝癌手术切除率和生存率都显著提高。在国外，至90年代，手术死亡率已下降，5年生存率已从70年代的8.5%~30%提高到90年代的17%~76%；小肝癌的手术死亡率为2.2%以下，5年生存率达38%~75%。国内郑树森等报告原发性肝癌268例手术率为51%（137/268），手术切除率为85%（116/137），手术死亡率2.2%（3/137），术后并发症发生率20.9%，6个月内复发和转移率为20.7%（32/115）。周信达等报道了上海医科大学中山医院40年间（1958年1月至1997年12月）收治的3227例原发性肝癌，2276例病人手术切除后5年生存率为44.3%，其中小肝癌为65.5%。肝癌缩小后择期切除5年生存率为64.5%。肝癌复发再切除5年生存率为35.4%。随着肝癌外科治疗水平的不断提高，1958~1967年、1968~1977年、1978~1987年、1988~1994年4个阶段，5年生存率分别为2.8%、7.3%、27.1%和52.5%。随着综合治疗方法的增加，我国的肝癌治疗，尤其是上海的肝癌外科治疗已经达到国际先进水平。目前临床上影响肝癌手术切除率的主要因素为：肿瘤在肝脏左右叶已存在多个病灶；单个肿瘤但已经侵犯肝门部大血管难以分离；肿瘤<10.0cm，肝功能Ⅲ级；手术切除后出现多发性肝内转移灶；肝功能虽然在Ⅰ-Ⅱ级之间，但同时伴有门静脉癌栓及远处转移等。肝癌切除后的局部残留和复发是影响预后的主要因素。日本有关临床报道，肝癌根治性切除术后5年复发率可以高达80%，小肝癌也达40%~50%。因而手术后抗复发、抗转移治疗、残留和复发病灶的治疗等仍然是肝癌外科治疗中的一个重要课题。

包括肝癌切除术、小肝癌切除、大肝癌切除、不能切除肝癌的缩小后切除、肝癌手术后复发再切除术。最新报告用腹腔镜治疗外生长肝癌切除，侵袭和并发症少，是值得进一步探讨新治疗法。对门静脉癌栓（PVTT）行TIPS治疗对控制出血和腹水是一个有效的姑息治疗。

（二）肝癌介入治疗

1.肝癌的超声介入疗法 目前主要用经皮瘤内无水酒精注射（PEI）治疗，5年生存率达38%~55%。

2. 经血管介入治疗　包括经肝动脉化疗栓塞（transcatheter arterial chemical embolization, TACE）肝动脉门双重化疗栓塞（TACE+PVCE）和肝动脉门静脉置泵（drug delivery system, DDS）。近年发现TACE+PVCE的疗效优于单一的TACE。前者可使大肝癌缩小，并为择期外科治疗提供机会，增加了择期手术切除和局部消融治疗的疗效。近年来应用于临床的新药如紫杉醇（paclitaxel）、拓普替康（tapotecan）、草酸铂（oxaliplatin, L-OPH）吉西他滨（gemcitabine）等已试用于不能手术的较晚期肝癌治疗疗效尚可。

（三）肝癌的放射治疗

1. 适应证和禁忌证

（1）原发性肝癌的根治性放射治疗适应证：①一般情况好或中等，Karnofsky评分在60分以上。②肝癌病灶较局限，为Ⅰ或Ⅱ期病例。③对肝功能的要求，不一定很严格，转氨酶升高者不定禁忌证，白蛋白应在30g/L以上。④肝硬化不严重，但应无脾功能亢进现象，不致因血象过低而影响放射治疗的进行。⑤无明显的食管静脉曲张，不致因肝硬化导致上消化道出血而干扰治疗。

（2）原发性肝癌的姑息性放射治疗适应证：①一般情况尚好，估计能耐受放射反应，肝功能正常或基本正常，无黄疸或腹水，且肿瘤发展较慢、肿块较局限、无远隔转移者。②即使肿瘤已有内播散，只要还局限在肝脏，一般情况好，中等程度的肝肿大亦可试以全肝放疗。③如果肿瘤长在第一肝门区，由于压迫肝门而引起黄疸、腹水，也可试行放射治疗以缓解症状。④肝硬化不是放疗的禁忌证，因为肝癌往往伴有肝硬化，何况，肝脏有强大的代偿功能，只要不是严重的肝硬化伴肝功能损害，也可作放疗。⑤Karnofsky评分在60分以上，白蛋白在30g/L以上。

（3）原发性肝癌的放射治疗禁忌证：①一般情况极差，有恶病质，Karnofsky评分在50分以下。②重度肝硬化。③严重肝功能损害者。④炎症性肝癌，病情险恶发展迅速者。

2. 放疗类型

（1）术前放疗：对手术切除有困难的病例可考虑应用术前放疗。术前放疗能使肿瘤血管减少，肿瘤缩小，门静脉高压改善，降低腹水发生率及使肝功能好转，从而提高肿瘤的切除率及手术治疗的效果。Phillips曾报道过术前放射治疗，先行全肝照射2400~3000cGy/3周，放射后3~4周手术，若手术不彻底，在术后7~10天再作局部放疗，剂量2000cGy。

（2）术后放疗：若手术不彻底，在术后7~10天开始放射治疗，剂量2400~3000cGy，休息4周后，再照射2000cGy。目前术后放疗多属姑息性质，而对术后无肉眼残留病灶的患者给予预防的照射，国内较少有报道。国内卫光宇首先报道对术后无残留癌瘤的肝癌患者给予术后全肝预防性照射，获得了较好的结果，提示尽可能切除探查所见肿瘤后给予术后全肝预防性照射，对亚临床病灶有可能达到消灭或控制，与手术切除有互补长短的作用，从而获得更长的生存期。

（3）术中放疗：术中放疗作为肿瘤放疗技术的一个分支，在放射肿瘤学领域里有一席之地，它是对肿瘤放疗方法的一种改进，又称为直接打击的放疗。单次大剂量照射不利于肿瘤细胞的修复，超出了细胞存活曲线的"肩剂量"，显示明显的生物效应。Goldson等依据动物实验结果，在提高晚期腹、盆腔肿瘤手术切除后的局部控制方面，术中放疗可能有较高的临床价值。

（四）肝癌热化疗

1. 抗癌机制

（1）热化疗有利于化疗药物进入癌细胞：高温状态下，癌细胞膜流动性增高，肿瘤血管通透性增高，化疗药物进入并蓄积于癌细胞内增多，增强了化疗抗癌作用。进一步研究发热热疗（42℃）可消除某些癌基因对细胞摄取和排泄化疗药物的调控力，造成热化疗后癌细胞内化疗药物排泄减少，蓄积浓度增加。值得注意的是这种热化疗的协同作用也同样见于癌组织内处于静息状态的癌细胞。

（2）热化疗促使癌细胞凋亡发生：Othman 等的研究显示在相同的时间、浓度条件下，联合紫杉醇对肝癌热化疗，发现热化疗凋亡率明显地高于单纯热疗与单纯化疗之和，机制与热化疗可能与抑制 Bcl-2 基因的表达、促进细胞凋亡发生有关。

2. 具体方法

（1）局部高温治疗：对于较小的肿瘤，最理想的是小于 3~4cm 的肿瘤，消融是一种合适的治疗方法。临床最常应用的局部疗法有射频、激光和微波。多项研究显示微波消融和射频消融的疗效相当，但最近的研究表明微波消融改善了对肿瘤的局部进展的控制。治疗前需评估肿瘤大小、肿瘤的位置，肿瘤播散的风险，以及无法获得病理证据。肿瘤应位于中心位置，并有足够的正常肝组织边缘，以确保消融成功。一般来说，使用消融技术应该在肿瘤周围达到 10mm 的边缘。这是为了最大限度地去除任何微卫星病变，目前有证据显示，射频消融和微波消融与手术切除较小肿瘤（<2cm）相比，远期预后无明显差别，应作为一线治疗方案。射频消融的中位 OS 为 60 个月，5 年相对风险为 50%~70%。最近的一项荟萃分析比较了局部消融技术和外科切除技术，显示了相似 OS，但切除后改善了 RFS 和局部复发率。与微波消融和射频消融 TACE 相比，切除可改善 OS 和 RFS。消融技术的主要并发症包括感染或脓肿形成、大出血、肝衰竭和肿瘤播散。并发症风险增加的预测因素包括晚期肝病、肿瘤大小增加和消融区大小增加。

（2）全肝灌注热化疗：全肝灌注热化疗对于无法手术切除患者以及微小癌灶具有显著的临床意义。最早的方法是经肝动脉置入球囊导管灌导管灌注 45℃溶有抗癌药物的热盐水治疗肝癌患者。其缺点是肝脏的温度无法达到热化疗的有效温度（43℃）。肝脏隔离灌注化疗也能应用于肝热化疗，不仅保证了高温，还能保证高浓度化疗药物所致的全身性毒副反应。全肝高温低氧肝脏隔高灌注较常温有氧化疗对肝癌具有更好的治疗效果。

（3）温度的选定：肝瘤组织中心温度与热化疗效果密切相关，在一定范围内，瘤块中心温度越高，肿瘤坏死越完全，但温度过高又可造成正常肝细胞损伤。通常认为 41~43℃是比较适宜的热化疗温度，但也有学者使用略高的温度，如 47℃，热化疗作用时间仅为 20 分钟。相关实验显示，肿瘤细胞经 43℃ 120 分钟处理后的培养结果与 47℃ 20 分钟处理后的培养结果相近似。

为了提高热化疗结果，近来有学者将经肝动脉进行热灌注化疗温度提高到 60℃，实验动物犬肝组织仅受到轻微的一过性损伤，肝的正常生理功能未受到明显破坏。更有甚者，有学者试验使用 110~120℃的高温碘化油 - 顺铂混悬乳剂栓塞治疗肝癌，因高温混悬乳剂可损伤靶器官动脉及其引流静脉（小叶中央静脉）内皮，使之闭塞，达到了热疗化疗栓塞疗法有机结合的目的；另外由于高热碘化油黏度降低，容易通过肝癌组织进入肿瘤周围的门静脉，因而显示出肝动脉及门静双重栓塞的效果。

3. 全肝灌注热化疗灌注液成分

（1）化学药物：细胞热化疗实验早已证实乏氧的肿瘤细胞比正常组织细胞对热更敏感。Marc 认为低氧使肿瘤细胞在有丝分裂周期中停止分裂并停留在 G1 期，有利于细胞周期特异性药物如丝裂霉素（MMC）、5- 氟尿嘧啶（5-FU）等充分发挥作用。临床常联合应用 5-FU、MMC 或顺铂（DDP）、阿霉素（ADM）中的 2~3 种。特殊的是吡柔比星（pirarubicin）对癌细胞的损失作用与温度关系不大。

（2）免疫药物：肝脏高温隔离灌注 TNF-a 和美法兰代表了一种新的肝癌化学免疫疗法。实验证明肿瘤坏死因子 -α（TNF-α）主要作用于肿瘤新生血管，启动血凝并损伤血管内皮细胞；同时还激活中性粒细胞及其他细胞因子，活化巨噬细胞和 NK 细胞，激活体内细胞免疫系统杀灭癌细胞。Alexander 等对 34 例不能手术的肝癌患者用 TNF-α 和美法兰，在 39.5℃~40℃的温度下经肝动脉入路进行 60 分钟的治疗。结果完全缓解 1 例（3%），部分缓解 26 例（72%）。

（3）血管生成抑制剂：Nishmura 联合热疗（42℃~44℃）和血管生成抑制剂夫马菌素醇（TNP-470）后证实该组联合抗癌机制在于热疗可损伤肿瘤组织的血管，而血管抑制剂则抑制肿瘤血管发育生长。Xia 等认为血管生成抑制 TNP-470 还能有效地抑制肝癌细胞的生长、复发和转移。

4. 灌注途径　肝癌灌注热化疗的最佳途径应是化疗效果及热效应均能达到最好的路径。关于肝癌灌注化疗的途径讨论主要集中在经肝动脉还是经门静脉效果更好。

（1）肝动脉：是最常见的灌注途径，原理在于原发性肝癌绝大部分血供来自肝动脉，经肝动脉高压灌注较经门静脉低压灌注能更有效地将抗癌药物注入瘤体。Iwasaki 以狗为实验对象，分别经肝动脉、门静脉灌注阿霉素，发现肝动脉注组肝组织药物吸收率明显高于门静脉灌注组（84.6%：58.1%），因而支持肝动脉途径。

（2）门静脉：与肝动脉途径相对应，也有人支持将门静脉作为灌注途径，周期热效应最好。大鼠动物实验表明，经肝门静脉化疗药物灌注后肝组织浓度明显高于经肝动脉灌注组，且术后肝功能变化轻微。目前的研究提示门静脉主要充当肿瘤的引流静脉，播散的肿瘤细胞首先在门静脉系统增殖，而化疗药物在低压力低流速灌注时能增加门静脉系统中肿瘤细胞与化疗药物的作用时间。因此亦有人认为联合肝动脉作高压灌注与门静脉低压灌注能更有效地使抗癌药物达到已存在的肿瘤灶和新发生的微小转移灶。

（五）肝癌靶向治疗

1. 多激酶抑制剂　多激酶抑制剂是一类可以通过多途径抑制肿瘤生长发展的药物。它们可以通过抑制 VEGFR 和血小板源性生长因子受体（PDGFR）-B 酪氨酸激酶来抑制肿瘤血管生成，同时也可以通过调节下游信号通路的影响来抑制肿瘤生长。该类药物包括索拉非尼、仑伐替尼、瑞戈非尼、卡博替尼等。

索拉非尼是一种口服的多激酶抑制剂，已被广泛应用于晚期肝癌的一线治疗。多项临床试验证实，与安慰剂相比，索拉非尼可以显著延长患者的中位生存期（mOS）和中位疾病进展时间（mTTP）。然而，索拉非尼常常会引起患者手足口病、腹泻等不良反应。

仑伐替尼是继索拉非尼之后被研发出来的口服多激酶抑制剂。相关临床试验证实，仑伐替尼的临床疗效优于索拉非尼，而且它是目前唯一能够同时抑制 VEGFR 和成纤维细胞生长因子受体（FGFR）的药物。因此，仑伐替尼已成为国内外晚期肝癌患者首选的一线靶向治疗药物。

瑞戈非尼是在优化索拉非尼的过程中被发现的药物。相较于索拉非尼，瑞戈非尼的抗血管生成能力和对信号通路的影响更强。目前，瑞戈非尼被广泛应用于晚期肝癌索拉非尼治疗后进展的治疗，或作为索拉非尼治疗失败的二线治疗。

卡博替尼是另一种口服的多激酶抑制剂。一项研究表明，卡博替尼与安慰剂相比可以显著延长患者的中位生存期（mOS）和中位无进展生存期（mPFS），表明它可以延长晚期肝癌经过全身治疗后患者的生存期。

2. 单纯血管生成抑制剂类　肝癌是一种富血流的肿瘤，肿瘤细胞通过促进血管生成来提供所需的营养物质，而且丰富的血流也为肿瘤细胞的转移提供便利。单纯血管生成抑制剂类药物可以有效地抑制肝癌细胞的血管生成从而阻止肿瘤的发展。其中，雷莫芦单抗（Ramolumab）是一种适用于肝癌治疗的单克隆抗体药物，于 2019 年在国外获批成为肝癌的二线治疗药物。其主要靶点为血管内皮生长因子受体（VEGFR），能够抑制血管生成及肿瘤生长。多项随机对照研究发现，雷莫芦单抗可以显著延长 AFP≥400ng/ml 的肝癌患者的中位总生存期（mOS）。然而，目前我国尚未将雷莫芦单抗列入晚期肝癌的二线治疗药物。

（六）肝癌免疫治疗

1. 细胞因子免疫　如干扰素、肿瘤坏死因子、白细胞介素等、集落细胞刺激因子等，目前多采用细胞因子联合治疗，有的采取免疫化学疗法，但总的疗效并不理想，有报告免疫化学疗法平均生存期为 20.3~24 个月。

2. 过继免疫治疗　如 TIL、（肿瘤浸润性淋巴细胞）、CTL（杀伤性 T 细胞）NK（自然杀伤细胞）、LAK 细胞（淋巴因子激活的杀伤细胞）的应用。LAK 细胞对肝癌治疗效果很低。TIL 细胞是以 T 细胞为主体的、非均一的细胞群体，它只对自体的瘤细胞有杀伤作用，对自体的正常细胞无杀伤作用或杀伤作用很低。方法为切除肿瘤组织分离出 TIL 细胞后，在体外与 IL-2 共同培养 3~6 周。在接受 TIL 治疗前，先用环磷酰胺 25mg/kg，24 小时后静脉注入 TIL 1×1011~3×1011 个，并接受 IL-2 7.2×10^5U/kg，每 8 小时注射 1 次。

3. 主动免疫治疗　包括特异性和非特异性主动免疫，前者尚处于临床研究阶段，后者常用短小棒状。有学者应用 Coleg 毒素，联合放疗、化疗和肝动脉结扎不能切除的肝癌，发现能明显提高患者的免疫功能和肝癌二期手术切除率。

（七）肝癌基因治疗

目前，肝癌基因治疗仍属临床前研究阶段，包括：

1. 自杀基因/前药疗法　Nagy 等用表达单纯疱疹病毒胸苷激酶（Herpes simplex virus thymidine kinase, HSV-tk）的逆转录病毒转染结肠癌和肝癌细胞株，构建了单纯疱疹病毒胸苷激酶（HSV-TK）+ 实验性肝癌动物模型，然后给予或不予 GCV 治疗。结果接受 巨细胞病毒（cytomegalovirus, GCV）治疗的荷瘤鼠，瘤体显著退缩，生存期明显延长。为了增加 HSV-tk/GCV 系统的靶向性，现多采用将特异性转录调控序列与自杀基因相连，调控其在肿瘤组织中高效表达。目前，常用甲胎蛋白（AFP）作为启动子和/或增强子，会重新出现并且过度表达，Kanai 等用含 AFP 启动子/增强子的腺病毒表达 HSC-tk 基因，转染肝癌细胞后，予 GCV 治疗，结果 GCV 对产 AFP 的肝癌细胞敏感，而对非产 AFP 的肝癌细胞则不敏感。另一种常用的自杀基因为胞嘧啶脱氨酶（CD），能将无毒性的嘧啶类似物 5-氟胞嘧啶（5-Fc）转化为有细胞毒性的 5-氟尿嘧啶（5-Fu）。除了直接的细胞毒效应外，自杀基因/前药系统还存在着"旁观者效应"：即在前药存在的情况下，已转染自杀基因的瘤细胞对未转染的瘤细胞有细胞毒作用，可导致其死亡。

2. 细胞因子基因疗法　此法是将细胞因子（如 IL-2，IL-12，IFN 等）基因和/或 HLA 基因（如 B7 等）导入肿瘤细胞或转染机体免疫活性细胞，以提高机体抗肿瘤免疫的能力。肿瘤患者的免疫系统不能有效清除肿瘤的原因在于肿瘤抗原不能刺激机体产生有效的抗肿瘤免疫应答。细胞因子在免疫应答中起重要的调节作用，因此利用基因转移，修饰肿瘤细胞产生细胞因子，一直是肿瘤免疫基因治疗的研究热点。

He 等用含人甲胎蛋白增强子（EAFP）、白蛋白启动子（PALB）和 IL-2 基因的重组质粒转染肝癌细胞，结果在 AFP 和白蛋白（ALB）阳性的肝癌细胞中，IL-2 低表达。Cao 等将一段 5.1kb 的人 AFP5' 侧翼序列（含整个增强子，静止区和启动子）插在由 猴病毒 40（Simian virus 40, SV40）启动子控制的 IL-2 基因的下游而构建成质粒，用于体外转染肝癌细胞，瘤细胞产 IL-2 的能力显著增强。可见，通过合适的转录调控，可使细胞因子在肿瘤局部产生增加。

在细胞因子基因治疗中，含人 TNF cDNA 重组质粒载体导入肝癌细胞可表达 TNF。在裸鼠人肝癌模型中直接瘤内注射，可以观察到外周血 TNF 水平一过性增高，成瘤体积明显缩小，荷瘤裸鼠生存期亦明显延长。在逆转录病毒的介导下，将 TNF 基因转染人 LAK 细胞，可使 TNF 分泌水平提高，其体外生长能力和杀伤活性均显著提高。在腹水型肝癌小鼠的腹腔内注射亦有显著疗效。以逆转录病毒介导入 IL-2 基因转染鼠肝癌细胞，观察到 IL-2 基因的表达可促使肿瘤细胞发生凋亡，致瘤性下降。成纤维细胞介导的人 IFN-α 基因治疗荷人肝癌裸鼠，肿瘤生长抑制，生存期延长。当 IFN-α 基因治疗与以 IL-2 为基础的化学免疫治疗，可取得更好的疗效。以表达小鼠 IL-2 基因的重组腺病毒载体治疗小鼠肝癌后，50%的肝肿瘤长期缩小，巨噬细胞和T淋巴细胞在肿瘤组织中广泛浸润。构建含AFP启动子的人IL-2基因重组腺病毒载体在肝癌组织中可特异表达，在移植肝癌的SCID小鼠中，瘤内注射可引起大多数肝癌缩小而且全身毒性低。

3. 抑制癌基因疗法　抑癌基因失活和（或）癌基因的过度表达在肿瘤的发生中起着重要的作用，故向癌细胞导入抑癌基因（如p53）或反义癌基因（如ras, mys等），可达到抗肿瘤的效果。p53基因表达p53蛋白是一含有392氨基酸的蛋白质，其一级结构氨基酸序列含有5个区（I~V），这在各不同种类中高度保守，说明其在p53蛋白的功能与调节中具有重要的作用。在此保守区内有几个残基在人类肿瘤中常发生突变，我国肝癌p53突变多发生在249密码子。这些突变破坏了p53序列特异的结合DNA活性，说明此功能对于肿瘤的抑制是很关键的。现认为野生型p53变异或失功能可导致恶性肿瘤的发生及肿瘤细胞对化疗药物的抵抗。肝癌常存在p53变异，特别在HBV高感染或黄曲霉素B污染饮食的地区，故有研究尝试向肝癌细胞导入野生型p53基因。Xu等用表达野生型p53的逆转录病毒转染肝癌细胞，可显著抑制p53突变或缺失的肝癌细胞生长，并增加其对顺铂的敏感性。

不同肿瘤的p53突变基因谱亦各有不同。黄耀煊等曾对肝癌的p53突变进行分析。取肝癌患者的手术肝组织标本和血标本中的外周血单个核细胞（PBMC），分别用单链构象多态性分析法（PCR-SSCP法）作p53突变分析，在第5、6、7和8外显子中，上述两种标本均发现第7外显子有突变，阳性率分别为40.0%和41.6%，均较高，与文献上报道的相似。

4. 反义基因疗法　肝癌的发生、发展涉及至少两种或两种以上原癌基因激活和抑癌基因的失活过程，部分自分泌生长因子和/或受体的过量表达与肝细胞癌变独特的和自分泌或邻分泌机制有关。因此，针对性选择肝癌癌变中发挥重要作用的癌基因、抑癌基因、生长因子和/或受体，通过反义核酸技术特异性地进行封闭可以达到治疗肝癌的目的。

有证据表明肝癌细胞或瘤株可自分泌ICF-Ⅱ调节其生长，ICF-Ⅱ的持续性过表达可能是肝癌的致癌机制之一。研究人员设想抑制过表达的ICF-Ⅱ基因有可能防止肝细胞癌变和遏止肝癌细胞无限制的增殖。研究将反义ICF-Ⅱ基因导入SMMC-7721人肝癌细胞株，通过与靶mRNA互补的RNA序列选择性封闭过量表达的ICF-Ⅱ，以阻断肝癌细胞的自分泌或旁分泌生长刺激机制。目前多采用寡聚核苷酸或构建表达载体的方法。现有结果表明反义ICF-Ⅱ具有明显抑制肝癌细胞生长的效应。

肿瘤生长的一个显著特征是通过肿瘤新生血管的形成不断供给肿瘤生长的养料。因而设计用载体将抗血管生长促进因子的基因或血管生长抑制因子的基因导入肿瘤细胞，可抑制肿瘤血管的形成，使肿瘤细胞因血供不足而发生凋亡，即称之为抗肿瘤血管生长反义基因疗法。Kang等构建了含血管内皮生长因子（VEGF）反义cDNA序列的重组真核表达载体pZeoVEGFa，将其转染SK-HEP1肝癌细胞，可使VEGF蛋白合成受抑制；建立肝癌动物模型，将其瘤周注射后可使肿瘤生长受抑制。血管抑制素（angiostatin），内皮抑素（endostatin）作为血管生长抑制因子也被探索用于肿瘤基因治疗。此一研究目前尚局限于实验性肝癌动物模型中。

（八）肝脏移植的治疗

肝移植是全世界公认的治疗终末期肝病最有效的手段之一。迄今，手术切除仍是可能使肝恶性肿瘤患者获得长期生存的唯一希望，但在我国，大多数肝癌患者确诊时已届中晚期且同时伴有肝硬化，肝储备功能不足，使得根治性手术切除受到限制。肝移植作为一种更彻底的肝癌潜在根治疗法，能同时去除肿瘤和硬化的肝组织，避免了残余病肝组织的恶变可能，是目前最彻底、最有效的治疗手段。有选择地实施肝恶性肿瘤肝移植，对更多能获得较好预后的肝恶性肿瘤患者尽早实施肝移植以达到供肝资源的最合理利用是当前肝移植领域的主流意见。1996年Mazzaferro等率先提出选择合并肝硬化的小肝癌患者进行肝移植，建立米兰标准。该标准要求单一癌灶长径 <5 cm 或多发癌灶数目 <3 个，且最大长径 <3 cm；此外肿瘤无肝内大血管侵犯及远处转移。符合米兰标准的肝癌肝移植受者获得了长期生存，但米兰标准对肝癌大小和数目的限制过于严格，如果根据米兰标准，很多肝癌患者将失去肝移植机会。基于此，国际上出现了一些新的肝癌肝移植受者选择标准，如加州大学旧金山分校（University of California, San Francisco, UCSF）标准、U-to-Seven 标准等。这些标准经临床验证，不仅扩大了受者人群，并取得与米兰标准相似的移植生存率。但上述标准仅关注肿瘤大小、数目，而忽略肿瘤的生物学特性。

2008 年，中国提出的杭州标准首次引入肿瘤生物学特性和病理学特征作为肝癌肝移植受者选择标准，这是对以往标准局限于肿瘤形态学的突破。多项临床研究证实：符合杭州标准的肝癌受者均获得满意的术后生存率。根据全国多中心临床研究结果，杭州标准可进一步分为两类：A 类为肿瘤长径 <8cm，或肿瘤长径 >8 cm 且 AFP<100μg/L；B 类为肿瘤长径 >8 cm 且 AFP 为 100~400μg/L；符合杭州标准 A 类的受者预后更好。对于肝癌切除术后复发者，如符合肝癌肝移植准入标准，可行挽救性肝移植。

肿瘤分期较晚的肝癌患者可进行肝移植术前降期，其治疗目的是减轻肿瘤负荷、降低分期、使超出肝癌肝移植选择标准的患者能够获得肝移植机会。降期治疗主要适用于不符合现有肝癌肝移植选择标准，且无门静脉主干或下腔静脉等大血管侵犯、无远处转移的肝癌患者。有效的降期治疗方法主要包括 TACE、钇-90 微球肝动脉放射栓塞和局部消融治疗等。TARE 的降期效果令人满意，在缩短住院时间及减少并发症方面比 TACE 更具优势。局部消融治疗包括 RFA 微波消融、冷冻消融和经皮无水乙醇注射等方法。近年来兴起的免疫治疗药物和分子靶向药物为降期治疗提供新选择。以免疫检查点抑制剂如 PD-1/PD-L1 抗体等为代表的免疫治疗药物在肝癌降期治疗领域的研究日趋增多，但多为个案报道或小样本临床研究。PD-1 抗体联合 TACE 和（或）分子靶向药物等降期治疗新方案仍需多中心、大样本临床验证。关于免疫治疗与肝移植手术的安全时间间隔目前尚无定论。有个案报道经免疫检查点抑制剂成功降期后停药 8 天行肝移植，受者出现排斥反应。但多数研究结果显示：停药 >4 周后行肝移植的病例术后未发生排斥反应或其他严重并发症。这些研究提示经免疫检查点抑制剂降期治疗至符合移植标准后进行肝移植具有一定可行性，但须认识到其可能增加术后发生排斥反应的风险，应加强监测，必要时加强抗排斥反应治疗。

（蔡金贞　吴　斌）

参考文献

[1] Shen C, Jiang X, Li M, Luo Y. Hepatitis Virus and Hepatocellular Carcinoma: Recent Advances.Cancers（Basel）. 2023; 15: 533.

[2] 中国肝癌肝移植临床实践指南（2021 版）. 中华消化外科杂志, 2022; 21: 433-443.

[3] Vogel A, Martinelli E. Updated treatment recommendations for hepatocellular carcinoma（HCC）from the ESMO Clinical Practice Guidelines. Ann Oncol. 2021; 32: 801-805.

[4] Apisarnthanarax S, Barry A, Cao M, et al. External Beam Radiation Therapy for Primary Liver Cancers: An ASTRO Clinical Practice Guideline.Pract Radiat Oncol. 2022; 12: 28-51.

[5] 陈观源, 陈小铭, 等. 腹腔热灌注化疗在肝癌治疗中的研究进展. 肝胆胰外科杂志, 2021; 3: 701-704.

[6] Hsieh YC, Limquiaco JL, Lin CC, et al. Radiofrequency ablation following artificial ascites and pleural effusion creation may improve outcomes for hepatocellular carcinoma in high-risk locations.

Abdom Radiol(NY). 2019; 44: 1141-1151.

[7] Ganesan P, Kulik LM. Hepatocellular Carcinoma: New Developments. Clin Liver Dis. 2023; 27: 85-102.

[8] Llovet JM, Zucman-Rossi J, Pikarsky E, Hepatocellular carcinoma. Nat Rev Dis Primers. 2016; 2: 16018.

[9] Abou-Alfa GK, Meyer T, Cheng AL, et al.Cabozantinib in patients with advanced andprogressing hepatocellular carcinoma.N Engl J Med.2018, 379: 54-63.

第19章 自身免疫性肝病引起腹水的诊断、鉴别诊断与治疗

第1节 概述

一、自身免疫性肝病引起腹水的定义、范围、临床特点

（一）定义与病理机制

自身免疫性肝病（autoimmune liver diseases，AILDs）引起腹水是在自身免疫反应为基础的肝脏病变逐渐发展形成的肝硬化腹水。自身免疫性肝病引起的腹水是肝源性腹水的疾病之一，自身免疫性肝病引起腹水的病理机制有：

（1）门静脉高压：因疾病进展到肝硬化程度，肝血窦压力的增加，而导致整个腹腔内脏血管床静水压增高，水分从门脉系统渗出到腹腔中，组织液回吸收减少而漏入腹腔，形成腹腔积液。

（2）低蛋白血症：肝硬化患者的肝功能减退，白蛋白水平下降，而导致血管胶体渗透压下降，毛细血管内水分渗出到腹腔中形成积液。

（3）有效循环血容量不足：肾血流减少，肾素血管紧张素系统激活，肾小球滤过率降低，排钠和排尿量减少。

（4）肝脏对醛固酮和抗利尿激素的灭活能力减弱：导致继发性醛固酮增多和抗利尿激素增多，前者作用于远端肾小管，使钠重吸收增加，后者作用于集合管，水的吸收增加，水钠潴留，尿量减少。

（5）肝淋巴量超过了淋巴循环引流的能力：肝窦内压升高，当淋巴液生成增多，自肝包膜表面漏入腹腔，参与腹水形成。

（二）范围

AILDs引起腹水的疾病包括自身免疫性肝炎（autoimmune hepatitis，AIH）自身免疫反应介导的肝脏炎症性病变；原发性胆汁性胆管炎（primary biliary cholangitis，PBC），自身抗体导致肝内小胆管的慢性淋巴细胞性非化脓性胆管炎；原发性硬化性胆管炎（primary sclerosing cholangitis，PSC），肝内外胆管（以大胆管受累为主）的洋葱皮样纤维化；重叠综合征，同时存在以上两种疾病或两种以上疾病的临床特征；以及IgG4相关肝脏疾病，包括IgG4相关硬化性胆管炎、IgG4相关自身免疫性肝炎，主要是IgG4阳性的浆细胞在肝脏胆管的浸润等疾病的基础。

（三）临床特点

自身免疫性肝病（autoimmune liver diseases，AILDs）引起腹水的患者有着不同程度的自身免疫性肝病的临床表现，无特异性，常见症状有：乏力、疲劳、瘙痒、黄疸、厌食、恶心、厌油腻等。部分患者可无症状，仅在体检或者其他疾病的检查中偶然发现肝功异常，并有腹水和肝硬化。也有部

分患者以并发症（腹水、脾大、食管胃底静脉曲张引起的呕血、黑便等）为首发症状。此外，自身免疫性肝病常合并其他器官的自身免疫性疾病，如干燥综合征、系统性红斑狼疮、自身免疫性甲状腺炎、结缔组织病、类风湿关节炎等，伴随着这些自身免疫性疾病的发生，患者常常会发生肝外表现，如眼干、口干、皮疹、关节疼痛、甲状腺肿大等。自身免疫性肝病（autoimmune liver diseases，AILDs）进展相对缓慢，但一旦出现腹水，表明肝脏已经受到严重的损害，有肝硬化，甚至有恶变倾向，可发展为肝癌。

二、近年进展

自身免疫性肝病引起腹水的进展，主要是对 AILD 的发病机制研究，目前主要集中在遗传易感性和自身免疫异常活化两个方面。遗传易感性在 AILD 疾病发病中处于关键地位。双胞胎家族及群体研究结果表明，遗传因素在 AIH、PBC 等 AILD 疾病患病风险中起重要作用。人类白细胞抗原（HLA）基因与 AILD 遗传有关，HLA-C*08：01、HLA-B*35：01、HLA-B*40：02 与 AILD 发病存在密切关联。HLA-B*08 可能是青年个体患 AIH 和 PSC 的易感基因，HLA-DRB1*04：05、HLA-DQB1*04：01 可能是成年个体患 AIH 的易感基因。最新研究显示与 AIH 显著相关的两个非 HLA 基因座分别为 CD28-CTLA4-ICOS 和 SYNPR[6]。马雄团队通过 1931 例 PBC 队列进行了全基因组关联分析，首次发现 19p13.3 区域遗传变异通过调控 ARID3A 基因表达，增加 PBC 的发病风险，抑制 ARID3A 基因有助于维持肝脏免疫微环境的稳态。表观遗传机制例如胆道上皮细胞的端粒调节异常参与了 PBC 的发病，同时性染色体的缺失和 X 染色体基因表达的倾斜一定程度上解释了 PBC 的女性优势。全基因组分析和相关遗传研究进一步明确了遗传因素与 AILD 的联系，遗传背景在 AILD 中潜在具体机制仍待证实。遗传和环境因素的双重作用导致肝脏自我免疫耐受突破和免疫反应激活是 AILD 重要的发病机制。肝脏作为一个免疫器官，调节着全身和自身的免疫反应。AILD 患者体内存在多种自身抗体，这些自身抗体是引起抗原抗体反应必不可少的媒介。AIH 的免疫特征表现为 T 淋巴细胞的激活和大量细胞因子的释放，浸润并破坏肝实质，导致持续的免疫介导的肝损伤和功能障碍。在免疫反应中，调节性 T 细胞与辅助性 T 细胞的数量和功能失衡是导致 AILD 患者免疫系统紊乱的关键因素。针对自身抗原-丙酮酸脱氢酶复合体 E2 亚单位（PDC-E2）免疫耐受性的丧失或破坏及肝内胆道上皮细胞凋亡在 PBC 免疫发病机制发挥重要作用。PBC 阴离子交换蛋白 2 表达下调影响了胆道上皮细胞的凋亡，进而促进 PDC-E2 免疫耐受性破坏。深入研究 AILD 的免疫发病机制，将为确定治疗干预的关键环节、改善患者生化指标及临床症状、降低或延缓肝移植需求提供新观念。

第 2 节　自身免疫性肝炎引起腹水的诊断、鉴别诊断与治疗

一、自身免疫性肝炎（autoimmune hepatitis，AIH）引起腹水的诊断

自身免疫性肝炎（autoimmune hepatitis，AIH）是一种针对肝细胞自身免疫反应所介导的肝脏实质坏死性炎症性肝病，以血清自身抗体阳性、高免疫球蛋白 G 和（或）γ 球蛋白血症、肝组织学上存在界面性肝炎为特点，未能得到早期诊断和治疗可导致肝硬化肝衰竭，进而引起腹水。其引起腹水的主要机理是门脉高压和低蛋白血症。早期诊断并恰当治疗能够显著改善 AIH 患者的生存期及生活质量，甚至可延缓或避免肝腹水的产生。

AIH 引起腹水患者的临床特点存在 AIH 疾病的临床表现，包括血清氨基转移酶水平升高、高

免疫球蛋白 G 血症、血清自身抗体阳性、肝组织学上存在中重度界面性肝炎等，影像学检查有肝硬化表现。多数患者出现乏力、腹胀伴尿少等症状。大部分 AIH 引起腹水患者为慢性 AIH 的急性加重，甚至发展为急性肝功能衰竭。约 1/3 的患者初诊即为肝硬化表现。

AIH 引起腹水的患者在任何年龄和种族人群中都可发生，欧洲与亚洲人群中患者以女性居多，发病率和疾病状态存在种族差异。体格检查常见表现包括肝脾肿大、腹水体征、黄疸或慢性肝病。在其自然过程中，约 30% 患者确诊时已存在肝硬化，约 25%AIH 患者起病为急性发作，甚至可发展为急性肝衰竭。

实验室检查：血清氨基转移酶水平升高、自身抗体阳性、免疫球蛋白 G 和 / 或 γ-球蛋白水平升高是 AIH 的重要实验室特征。

血清生物化学指标：AIH 的典型血清生物化学指标异常主要表现为肝细胞损伤型改变，ALT 和 AST 水平升高，而 ALP 和 GGT 水平基本正常或轻微升高。病情严重或急性发作时血清总胆红素水平可显著升高。

自身抗体与分型：大多数 AIH 患者血清中存在一种或多种高滴度的自身抗体，但这些自身抗体大多缺乏疾病特异性。AIH 可根据自身抗体的不同分为两型：抗核抗体（ANA）和 / 或抗平滑肌抗体（抗 SMA）阳性者为 1 型 AIH，约占 AIH 病例的 90%；抗肝肾微粒体抗体 -1 型（抗 LKM-1）和 / 或抗肝细胞溶质抗原 -1 型（抗 LC-1）阳性者为 2 型 AIH。

血清免疫球蛋白：IgG 和 / 或 γ-球蛋白升高是 AIH 特征性的血清免疫学改变之一。血清 IgG 水平可反映肝内炎症活动，经免疫抑制治疗后可逐渐恢复正常。

肝组织活检：门管区特征如下。

1. 界面性肝炎　在组织学上，肝细胞和门管区 / 纤维间隔交界处称为"界板"，炎症细胞由该区域向小叶内延伸，导致相邻肝细胞呈单个或小簇状坏死、脱落，称为界面性肝炎。界面性肝炎是 AIH 的组织学特征之一，中重度界面性肝炎支持 AIH 的诊断，但需排除其他慢性肝病如病毒性肝炎、药物性肝损伤、Wilson 病等。

2. 淋巴 - 浆细胞浸润　门管区及其周围浸润的炎性细胞主要为淋巴 - 浆细胞。浆细胞评分 >3 分（即浆细胞占炎症细胞 ≥ 20%）或小叶内 / 门管区见浆细胞灶（≥ 5 个浆细胞聚集为 1 灶）。

AIH 的诊断主要是基于临床表现、实验室检查和肝组织学特征性表现，并排除其他肝病病因。国际自身免疫性肝炎小组（International Autoimmune Hepatitis Group，IAIHG）于 1993 制定了 AIH 描述性诊断标准和诊断积分系统，并于 1999 年进行了修订，系根据患者是否已接受糖皮质激素治疗分为治疗前和治疗后评分（表 19-1）。2008 年 IAIHG 提出了 AIH 简化诊断积分系统（表 19-2）。

表 19-1　自身免疫性肝炎综合诊断积分系统（1999 年）

参数 / 临床技能	计分	参数 / 临床技能	计分
女性	+2	药物史	
ALP（正常上限倍数）与 AST（或 ALT）（正常上限倍数）的比值		阳性	-4
<1.5	+2	阴性	+1
1.5–3.0	0	平均乙醇摄入量（g/d）	
>3.0	-1	<25	+2
血清 γ-球蛋白或 IgG 与正常值的比值		>60	-2
>2.0	+3	肝组织学检查	

(续表)

参数/临床技能	计分	参数/临床技能	计分
1.5~2.0	+2	界面性肝炎	+3
1.0~1.5	+1	主要为淋巴-浆细胞浸润	+1
<1.0	0	肝细胞呈玫瑰花环样改变	+1
ANA, ASMA 或 LKM-I 滴度		无上述表现	−5
>1:80	+3	胆管改变	−3
1:80	+2	其他改变	−3
1:40	+1	其他免疫性疾病	+2
<1:40	0	其他可用的参数	
AMA 阳性	−4	其他特异性自身抗体（SLA/LP, LC-1, ASGPR, pANCA）阳性	+2
肝炎病毒标志物		HLA-DR3 或 DR4	+1
阳性	−3	对治疗的反应	
阴性	+3	完全	+2
		复发	+3
总积分的解释			
治疗前		治疗后	
明确的 AIH	≥16	明确的 AIH	≥18
可能的 AIH	10~15	可能的 AIH	12~17

表 19-2　国际自身免疫性肝炎小组的自身免疫性肝炎简化诊断标准

变量	标准	分值	备注
ANA 或 SMA	≥1:40	1	相当于我国常用的 ANA1:100 的最低滴度
ANA 或 SMA	≥1:80	2	多项同时出现时最多 2 分
LKM-1	≥1:40	2	
SLA	阳性	2	
IgG	>正常值上限	1	
	>1.1 倍正常值上限	2	
肝组织学	符合 AIH	1	界面性肝炎、汇管区和小叶内淋巴-浆细胞浸润、肝细胞玫瑰样花环以及穿入现象被认为是特征性肝组织学改变，4 项中具备 3 项为典型 AIH 表现
	典型 AIH 表现	2	
排除病毒性肝炎	是	2	
≥6 分：AIH 可能　≥27 分：确诊 AIH			

二、鉴别诊断

自身免疫性肝炎（autoimmune hepatitis，AIH）引起腹水的鉴别诊断，主要是针对引起腹水的基础疾病进行鉴别。ANA 和 ASMA 等自身抗体缺乏疾病特异性，低滴度的自身抗体也可见于其他多种肝内外疾病如病毒性肝炎、药物性肝损伤、代谢相关性脂肪性肝病、Wilson 病等肝病以及乳糜泻、系统性红斑狼疮、类风湿性关节炎等，需重视鉴别诊断，见表 19-3。

表 19-3 AIH 的鉴别诊断

疾病	临床表现和实验室检查	病理学表现
HCV 感染	血清 ANA 可低滴度阳性或 LKM-1 阳性，IgG 水平轻度升高；抗-HCV 抗体和 HCVRNA 阳性	肝细胞脂肪变性、淋巴滤泡形成、肉芽肿形成
药物性肝损伤	药物性明确，停用药物后好转；血清氨基转移酶水平升高和/或胆汁淤积表现	汇管区中性粒细胞和嗜酸粒细胞浸润、肝细胞大泡脂肪变性、肝细胞胆汁淤积、纤维化程度一般较轻（低于 S2）
代谢相关性脂肪性肝病	1/3 患者血清 ANA 可低滴度阳性，血清氨基转移酶轻度升高，胰岛素抵抗表现	肝细胞呈大泡脂肪变性、肝窦纤维化、汇管区炎症较轻
系统性红斑狼疮	ANA 阳性，狼疮细胞阳性，或抗 dsDNA 阳性，或抗 Sm 抗体阳性，或梅毒血清试验假阳性	病理改变通常表现多样，缺乏特异性
Wilson 病	血清 ANA 可阳性，血清铜蓝蛋白低，24h 尿铜升高，可有角膜色素环（K-F 环）阳性	存在肝细胞脂肪变性、空泡状核形成、汇管区炎症、可伴界面炎、可有大量铜沉着

（一）与慢性病毒性肝炎鉴别

慢性病毒性肝炎患者体内常包括 SMA、SLA/LP、ANA、AMA 等自身抗体，但是器官非特异性 ANA 是最为常见的自身抗体，肝炎病毒感染会引发患者出现自身免疫系统紊乱，进而出现自身免疫抗体，但是滴度相对自身免疫性肝炎血清中的自身抗体水平来说较低。不同阶段的 HBV 感染者均有可能产生如 ANA、抗平滑肌抗体 ASMA、抗线粒体抗体 AMA、抗肝肾微粒体 1 型抗体（抗 LKM-1）等多种自身抗体。慢性 HCV 感染的患者中，有报道指出 61.7% 的患者曾出现至少一种肝外自身免疫现象。HCV RNA 阳性患者，自身抗体阳性率更高。

（二）与 SLE 鉴别

系统性红斑狼疮（systemic lupus erythematosus，SLE）一种多发于青年女性，的累及多脏器的自身免疫性炎症性结缔组织病，多系统受累的临床表现和免疫学异常（特别是 ANA 阳性）是 SLE 的主要特点。部分 SLE 患者出现表现血清转氨酶水平轻到中度升高，仅少数出现严重肝损伤和黄疸。免疫荧光抗核抗体（IF-ANA）对 SLE 的诊断灵敏度为 95%，特异度为 65%。除 SLE 之外其他结缔组织病的血清中也常存在 ANA，部分慢性感染也可出现低滴度的 ANA。ANA 包括一系列针对细胞核中抗原成分的自身抗体。抗 Sm 抗体见于 10%-30% 的 SLE 患者，对 SLE 诊断具有高度特异性；抗 SS-A 和抗 SS-B 抗体是干燥综合征的特征型抗体，也可见于 SLE 患者。60%~80% 的 SLE 患者存在抗 dsDNA 抗体，该抗体对 SLE 诊断灵敏度为 70%，特异度为 95%。此外，SLE 患者常出现抗磷脂抗体（anti-phospholipid antibody，APL），APL 包括狼疮抗凝因子（Lupus anticoagulant cofactor，LAC）、抗心磷脂抗体（Anticardiolipin antibody.ACA）和抗 β2 糖蛋白抗体（Glycoprotein antibodies，GPA）。

(三)与药物性肝损伤鉴别

自身免疫性肝炎（autoimmune hepatitis, AIH）与药物性肝损害（drug-induced liver injury, DILI）都存在异常免疫应答。临床上都表现为肝功能异常，自身抗体阳性，病理上均表现为界面炎、点状坏死、汇管区炎症。DILI的诊断要点包括：根据肝功能异常情况确定肝损类型；搜索相关药物（包括草药和膳食添加剂、非处方药等）的肝损害信息；排除其他疾病（包括病毒性肝炎、自身免疫性疾病、胆道疾病、酒精性肝病等）引起的肝损。DILI和AIH的相互关系复杂，可分为三种：患者有AIH的基础，用药后合并DILI；药物诱导的自身免疫性肝炎（drug-induced AIH, DI-AIH），本质为AIH，但由药物诱发，对激素应答良好，需行长期的免疫抑制；免疫介导的DILI，（AIH-like DILI, AI-DILI），即药物导致具有AIH的肝损伤特点，如自身抗体阳性及IgG水平升高，但患者停药后肝损伤能够自发缓解或静止，无需长期免疫抑制。引起DI-AIH的常见药物为米诺环素、呋喃妥因、他汀类药物等。AL-DILI与AIH均呈界面炎、点状坏死、汇管区炎症等病理表现，AIH有如下典型的病理表现，如中重度以上的汇管区炎症、玫瑰花结节、浆细胞浸润及淋巴细胞穿入现象等，而AL-DILI表现为汇管区中性粒细胞浸润及肝内胆汁淤积。

三、治疗

（一）原发病治疗

对于未经治疗的AIH成人患者，若非肝硬化或急性重症者，建议将泼尼松（龙）联合硫唑嘌呤（Azathioprine, AZA）作为初始一线标准治疗方案，即泼尼松（龙）用于诱导缓解，AZA用于维持缓解。该方案可显著减少泼尼松（龙）剂量及其不良反应。泼尼松（龙）可快速诱导症状缓解，而AZA需6~8周才能发挥最佳免疫抑制效果，多用于维持缓解。联合治疗尤其适用于同时存在下述情况，如：绝经后妇女、骨质疏松、脆性糖尿病、肥胖、痤疮、情绪不稳以及高血压患者。泼尼松（龙）初始剂量为0.5~1mg·kg, 1/天（通常30~40mg/天），诱导缓解治疗一般推荐如下用药方案：泼尼松（龙）30mg/天 1周、20mg/d天 2周、15mg/天 4周，泼尼松（龙）剂量低于15mg/天时，建议以2.5mg/天的幅度渐减至维持剂量（5~10mg/天）；维持治疗阶段甚至可将泼尼松（龙）完全停用，仅以AZA 50mg/天单药维持。需要强调的是，糖皮质激素的减量应遵循个体化原则，可根据血清ALT、AST和IgG水平改善情况进行适当调整。如患者改善明显可较快减量，而疗效不明显时可在原剂量上维持2~4周。可在使用泼尼松（龙）2~4周后出现显著生化应答后再加用AZA，初始剂量为50mg/天，可视不良反应和应答情况渐增至1~2mg·kg, 1/天。理想情况下泼尼松（龙）可撤药，仅AZA单药维持。伴发黄疸的AIH患者可先以糖皮质激素改善病情，总胆红素水平恢复至较低水平（<50μmol/L）时再考虑加用AZA联合治疗。

1. 泼尼松（龙）单药治疗适用于合并血细胞减少、巯基嘌呤甲基转移酶功能缺陷、并发恶性肿瘤的AIH患者。AIH"可能"诊断患者也可以单药泼尼松（龙）进行试验性治疗。活动性AIH相关肝硬化失代偿期患者在预防并发症的基础上可谨慎使用小剂量糖皮质激素（一般剂量为15~20mg/天）口服，疾病好转后应快速减量至维持量（一般剂量为5.0~7.5mg/天）。

2. 布地奈德（budesonide）作为第2代糖皮质激素，特点为肝脏首过清除率约90%，主要部位为肠道和肝脏，所以全身不良反应较少。布地奈德可作为AIH的一线治疗方案，适用于需长期应用糖皮质激素维持治疗的AIH患者以减少不良反应。但不宜用于肝硬化患者，布地奈德可通过肝硬化患者门静脉侧支循环直接进入体循环而失去首过效应的优势，同时还可能有增加门静脉血栓形成的风险。布地奈德在急性重症AIH或急性肝功能衰竭中的作用尚不明确，所以不建议在此类情况下使用。

（二）腹水治疗

除原发性疾病的治疗外，腹水治疗包括限钠、利尿、卧床休息等措施。

1. 限制钠盐摄入　肝硬化伴腹水患者应适当限制钠盐摄入量，每日钠盐摄入量不超过 5~6.5 g（87~113mmol 钠）。肝硬化伴腹水患者应接受限盐教育。

2. 利尿　对于首次出现中度腹水的患者，建议应用螺内酯单药治疗（起始剂量为 100mg，最高可增加至 400mg）。对于复发性重度腹水的患者，如需更快速的利尿效果（例如住院患者），推荐使用螺内酯（起始量 100mg，最高至 400mg）联合呋塞米（起始量 40mg，最高至 160mg）治疗。注意监测利尿剂不良反应。对于在利尿剂治疗期间出现低血容量性低钠血症的患者，应停用利尿剂并注射生理盐水扩容。对于临床高血容量性且伴有严重低钠血症（血钠 <125mmol/L）的患者，应限制每日液体摄入 1~1.5 L。对于有严重临床症状的急性低钠血症患者，应使用高渗氯化钠（3%）缓慢纠正血清钠浓度。

3. 腹腔穿刺放液　术前应获得患者的知情同意，常规在超声引导下进行，术前常规检测患者的凝血酶原时间和血小板计数，不建议输注血液制品。

4. 人血清白蛋白溶液的使用　当腹腔穿刺抽放腹水的体积 >5 L 时，每抽放 1 L 腹水同时给予输注 8 g 人血白蛋白。对于慢加急性肝衰竭患者或腹腔穿刺抽放腹水后出现急性肾损伤的高风险患者，即便放腹水的体积 <5 L 时，每抽放 1 L 腹水也可给予输注 8 g 人血白蛋白。对于自发性腹膜炎患者，若血清肌酐水平已存在升高或血清肌酐水平进行性升高，建议在诊断后 6 小时内输注人血白蛋白 1.5 g/kg，并在第 3 天再输注人血白蛋白 1 g/kg。

5. 经颈静脉肝内门体分流术（TIPS）　顽固性腹水患者应考虑行 TIPS 治疗。对于年龄 >70 岁、血清胆红素 >50μmol/L、血小板计数 <75×10^9/L、MELD 评分 ≥ 18 分、存在肝性脑病、活动性感染或肝肾综合征的患者，应慎重考虑 TIPS 治疗。

第 3 节　原发性胆汁性胆管炎引起腹水的诊断、鉴别诊断与治疗

一、原发性胆汁性胆管炎引起腹水的诊断

（一）临床表现

原发性胆汁性胆管炎（primary biliary cholangitis，PBC）是一种以肝内中、小胆管慢性非化脓性胆管炎伴肝实质损伤为病理特征的自身免疫性疾病。

大多数 PBC 患者早期无明显临床症状，疲劳是 PBC 最常见的症状之一，20%~70% 的 PBC 患者可伴有瘙痒症状，夜间、高温及妊娠均可见瘙痒症状加重。后期可出现皮肤和巩膜黄染、纳差、恶心等胆汁淤积及门静脉高压相关临床表现，部分合并口干、眼干、骨质疏松及其他自身免疫病相关表现。该病的自然史分为如下四个阶段：

临床前期：仅血清中抗线粒体抗体（AMA）等自身抗体阳性，无血清生物化学指标异常，该阶段通常在 10 年以上；

无症状期：可见生物化学指标异常，无明显临床症状，该阶段 5~10 年；

症状期：可出现乏力、瘙痒等临床表现，从症状出现至加重至肝硬化 5~8 年；

失代偿期：可出现门静脉高压等肝硬化失代偿表现，生存期可能小于 3 年。

PBC 患者尤其进展至肝硬化的 PBC 患者患肝细胞肉瘤的风险显著高于健康人群。PBC 患者在肝硬化晚期发生肝细胞癌的风险增加。

（二）诊断标准

以下3条中，如满足2条，可诊断为PBC：①存在胆汁淤积的生物化学证据（主要是ALP、γ-GT升高），且影像学检查排除了肝外或肝内大胆管梗阻；②血清AMA/AMA-M2或抗sp100抗体、抗gp210抗体阳性；③肝脏组织病理学提示非化脓性破坏性胆管炎和小叶间胆管破坏等改变。

二、鉴别诊断

PBC引起腹水的鉴别诊断主要是对PBC的鉴别诊断，包括其他多种病因所致的肝外或肝内胆汁淤积。结石、炎性狭窄或肿瘤等引起的肝外或肝内大胆管梗阻，一般经超声、CT、MRI等影像检查即可发现。肝内胆汁淤积的病因需依靠病史、体检、生化、免疫、影像、病理及基因检测等手段综合判断。

PBC引起腹水需要与如下疾病相鉴别：主要累及肝细胞的疾病，例如酒精性肝病、药物性肝损伤（DILI）等；主要累及胆管的疾病，例如小胆管型原发性硬化性胆管炎（PSC）、IgG4相关性胆管炎、成人特发性胆管减少症及良性再发性或进行性家族性肝内胆汁淤积等；主要累及血管性疾病，例如肝窦阻塞综合征、Budd-chiari综合征等，以及结节病、朗格汉斯细胞组织细胞增生症及肝淀粉样变性等。

三、治疗

（一）原发病的治疗

包括症状治疗、UDCA、中医中药、免疫抑制剂、手术治疗。

1. 基础用药 13~15mg/kg UDCA 是治疗PBC的一线用药，其作用机制包括利胆、细胞保护、抗炎、免疫调节等，具有改善患者生化指标、缓解病理改变和延缓病程进展的作用。对肝功能异常和肾功能不全的PBC患者，无需调整UDCA的剂量。主要不良反应包括腹泻、胃肠道反应、皮肤瘙痒等。UDCA应终生服用，停药可能导致生化指标反弹甚至疾病进展。

2. 二线用药 40%的PBC患者对UDCA不敏感，推荐二线治疗药物为奥贝胆酸。其他药物包括糖皮质激素（布地奈德、泼尼松龙、甲泼尼龙等）、吗替麦考酚酯、硫唑嘌呤、甲氨蝶呤、环孢素、他克莫司等免疫抑制剂，秋水仙碱，甚至利妥昔单抗（CD20单抗）等生物制剂等，多项临床研究探索这些药物在UDCA治疗反应不佳的PBC患者中的疗效，但均未经过大样本随机对照试验证实。

3. 对症及并发症治疗 针对瘙痒症状的主要药物是消胆胺和利福平。消胆胺的推荐剂量为4~16g/天，与UDCA等药物服用时的时间间隔需至少4小时。消胆胺不耐受或疗效不佳的PBC患者，可使用利福平作为二线治疗，推荐剂量为150 每日2次，疗效欠佳者可逐渐加量至600mg/天，使用过程中需密切监测肝功能。

4. 血脂显著升高且具有心血管高危因素的PBC患者处理 可考虑加用降脂药物，他汀类药物和贝特类药物相对安全，注意监测肝功能。骨质疏松治疗主要以补充钙剂和维生素D为基础。

5. 门静脉高压的处理 与其他类型肝硬化相似。如有食管胃底静脉曲张，需采用非选择性β受体阻滞剂，严重时需使用内镜下曲张静脉结扎术等预防出血的措施；如出现腹水，可使用螺内酯、呋塞米等利尿药。部分PBC患者可在肝硬化发生前出现窦前性门静脉高压，这些患者肝脏合成功能尚可，不适合肝移植，必要时可采取门-体静脉分流或断流手术。

6. 肝移植 如患者出现顽固性腹水、自发性腹膜炎、反复食管胃底静脉曲张破裂出血、肝性脑病、肝细胞癌等预计存活时间少于1年的情况，可考虑肝移植。即使肝移植后，仍有部分患者可能在平均3~6年的时间复发，使用UDCA可能延缓肝移植后复发。

7. 合并妊娠的处理 部分育龄期PBC患者面临生育问题，多数患者妊娠期病情稳定，部分产后有生化指标恶化。UDCA在妊娠期和哺乳期均有相对较好的安全性，无证据显示其有致畸性，可在此期间持续使用，但建议妊娠早期慎用，孕期密切监测肝脏生化指标变化，警惕病情进展（图19-1）。

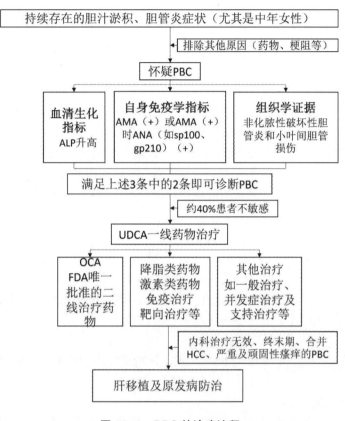

图 19-1 PBC 的诊疗流程

（二）腹水的治疗

除原发性疾病的治疗外，腹水治疗与其他肝源性腹水治疗措施基本相同。

第4节 原发性硬化性胆管炎引起腹水的诊断、鉴别诊断与治疗

一、概述

原发性硬化性胆管炎（primary sclerosing cholangitis，PSC）引起腹水基于PSC疾病的基础上，PSC是一种多灶性胆管狭窄和持续进展性肝病为特征的少见疾病，从肝内外胆管炎症、胆管纤维化、肝硬化、肝功能衰竭直至死亡。PSC临床表现多样，病程多变，在排除其他病因后，PSC诊断主要依赖胆管影像学和肝脏组织病理学。PSC患者常合并炎症性肠病（inflammatory bowel disease，IBD），且患胆管癌和结直肠癌风险显著增加。目前尚无有效的治疗药物，肝移植是唯一有效的救治手段。

目前PSC的发病机制尚不明确，可能是遗传、环境、免疫、胆汁酸代谢及肠道菌群等多种因素共同参与所致。以上多因素导致胆管慢性炎症、纤维化，肝脏星状细胞、肌纤维母细胞激活，并与

胆管细胞交互作用进一步加重胆管损伤和肝脏纤维化，胆管长期慢性炎症进一步导致胆管狭窄、肝内胆汁淤积、肝脏纤维化、肝硬化以致腹水形成甚至引起胆管癌。

二、诊断

（一）临床表现

原发性硬化性胆管炎（primary sclerosingcholangitis，PSC）引起腹水的临床表现多为PSC的临床表现特点，PSC是一种多灶性胆管狭窄和进展期肝病为特征的典型的自身免疫性肝病。PSC临床表现多样，病程多变，中年女性是主要受累人群，在排除其他病因后，PSC诊断主要依赖胆管影像学和肝脏组织病理学，其特点为肝内破坏性淋巴细胞性胆管炎和血清中明显升高的抗线粒体抗体，患者常合并炎症性肠病，且患胆管癌和结直肠癌风险显著增加。

PSC临床表现多样，早期多无症状，部分患者体检或因IBD进行肝功能筛查时诊断PSC。约50%患者表现为间断右上腹疼痛、黄疸、瘙痒、乏力、发热和体质量下降。黄疸呈波动性、反复发作，可伴有中低热或高热及寒战。进展期肝病、肝硬化所致症状：可出现门静脉高压引起静脉曲张出血、腹水等表现。

（二）诊断

诊断主要依据影像学检查：胆管系统呈多灶性狭窄、节段性扩张、串珠状及枯树枝样改变等，以及碱性磷酸酶（ALP）和γ-谷氨酰转移酶（GGT）等相关肝酶指标升高和/或胆汁淤积症状等表现。对于经典PSC患者，肝脏组织病理检查并非必须。诊断小胆管型PSC需要肝脏组织病理，表现为小胆管周围纤维组织增生，呈同心圆性洋葱皮样改变。

（三）诊断标准

国际PSC研究小组2021年发布的PSC共识，分别制定出大胆管型PSC和小胆管型PSC的诊断标准。

1. 大胆管型PSC诊断标准：

（1）胆管成像具备PSC典型特征。

（2）以下标准至少满足一条：①胆汁淤积的临床表现及生物化学改变（成人ALP升高、儿童GGT升高）；②IBD临床或组织学证据；③典型PSC肝脏组织学改变。

（3）除外其他因素引起继发性硬化性胆管炎。

对于胆管成像无PSC典型表现，如果满足以上标准第2条中2条以上或仅有PSC典型胆道影像学特征可疑诊PSC。

2. 小胆管型PSC诊断标准：

（1）近期胆管影像学无明显异常改变。

（2）典型PSC肝脏组织病理学改变。

（3）除外其他因素所致胆汁淤积。

如果患者胆管影像学无异常，但肝脏组织学具有PSC特点但不典型时，若患者同时存在IBD临床或组织学证据及胆汁淤积的生物化学证据时，也可诊断小胆管型PSC。

三、鉴别诊断

（一）PSC需要与继发性硬化性胆管炎进行鉴别诊断

继发性硬化性胆管炎的病因见表19-4。

表 19-4　继发性胆管炎的病因分类

病因分类	常见病因
慢性梗阻	胆管结石
	胆管狭窄（手术或慢性胰腺炎继发）
	肝移植后吻合口狭窄
	良恶性肿瘤
感染性疾病	寄生虫感染
	病毒感染（HIV、巨细胞病毒等）
药物、毒物	意外在胆管内注入酒精或福尔马林、药物性损伤（氯胺酮、塞来昔布、七氟烷、阿莫西林克拉维酸、阿托伐他汀、英夫利昔单抗等）
免疫性	IgG4 相关自身胰腺炎或 IgG4 相关硬化性胆管炎
	嗜酸性粒细胞性胆管炎
	肥大细胞性胆管疾病
	淀粉样变性
	Bechet's 病
缺血性胆管疾病	肝移植后肝动脉血栓
	肝移植排斥反应
	肝动脉内插管化疗
	肝动脉栓塞化疗
	系统性血管炎
	放射损伤
缺血样胆管疾病	危重症患者继发性硬化性胆管炎（创伤、烧伤、心胸手术、呼吸系统疾病、HELLP 综合征、胰腺炎、急性心肌梗死、蛛网膜下腔出血、脑出血等）

（二）PSC 需要与 IgG4 相关硬化性胆管炎（IgG4-SC）相鉴别

两者胆管影像学表现相似，IgG4-SC 的诊断主要根据典型胆管影像学改变、血清 IgG4 升高、同时存在胆管外 IgG4 相关疾病表现和典型的组织学改变。

（三）原发性硬化性胆管炎与导致肝硬化和继发性硬化性胆管炎的疾病相鉴别

包括获得性免疫缺陷综合征性胆管病变、慢性化脓性胆管炎、复发性化脓性胆管炎、化疗性胆管炎、各种原因导致的缺血性胆管炎、放射性胆管炎、肝移植后排斥反应、淀粉样变、弥漫性胆管癌、转移瘤和淋巴瘤。

四、治疗

（一）原发病的治疗

1. 药物治疗

（1）熊去氧胆酸：推荐 UDCA 15mg·kg^{-1}·d^{-1}。

（2）糖皮质激素：不应作为 PSC 患者的常规用药，仅可用于重叠 AIH 或具有 AIH 特征的 PSC 患者。

2.PSC 瘙痒治疗　伴有严重瘙痒的 PSC 患者，可应用舍曲林、利福平、纳曲酮或考来烯胺等治疗。

3.胆管狭窄的内镜治疗　PSC 患者发生胆管显性狭窄，可行内镜下球囊扩张或者短期支架置入进行胆管引流治疗，首选 ERCP 下胆管球囊扩张。PSC 患者行 ERCP 治疗时，需对胆管可疑恶性病变取材进行组织学检查以排除胆管癌。ERCP 术前应预防性使用抗菌药物。

4.肝移植　PSC 唯一有效的治疗方法是肝移植，对于 MELD 评分 ≥ 15 分或 CTP 评分 C 级的肝硬化失代偿期的 PSC 患者可行肝移植术前评估，术后应警惕其疾病是否复发。

5.小胆管 PSC　小胆管 PSC 患者临床症状及生化指标提示胆汁淤积，胆管成像无特异性改变。小胆管 PSC 患者肝组织学检查可观察到典型的胆管周围洋葱皮样向心性纤维组织增生样组织学改变。极少数的小胆管 PSC 最终会出现胆管癌，其总生存期或无肝移植生存期均显著长于大胆管 PSC，这提示小胆管 PSC 可能是一类长期预后较好的 PSC。

（二）腹水的治疗

除原发性疾病的治疗外，腹水治疗与其他肝源性腹水治疗措施基本相同。参见本书相关章节。

第5节　重叠综合征引起腹水的诊断、鉴别诊断与治疗

一、重叠综合征引起腹水的诊断

重叠综合征引起腹水基于自身免疫性肝病（AILDs），AILDs 是一类由肝脏免疫反应介导的非传染性慢性进行性肝脏炎性疾病，包括 PBC、AIH 和 PSC 等。在病程中同时或相继出现以上任意两种单独自身免疫性肝病的临床、生化、免疫以及组织学特征称为重叠综合征（overlap syndrome, OS）。包括 PBC 重叠 AIH、AIH 重叠 PSC、PBC 重叠 PSC，其中以 PBC 重叠 AIH 和 AIH 重叠 PSC 最为常见，PBC 重叠 PSC 罕见。

PBC-AIH OS 的发病机制可能与遗传、环境等因素相关，涉及细胞因子、淋巴细胞等因素对肝小叶、胆管细胞的攻击。与单纯 PBC 相比，PBC-AIH 重叠综合征患者病情进展快、预后差。若不及时治疗，发生肝硬化不良事件、肝移植和死亡的风险都显著升高。

约 7.4%~14% 的 PSC 患者会发生 AIH-PSC OS。AIH-PSC OS 多见于中青年男性，主要的临床特征包括乏力、黄疸、皮肤瘙痒、右上腹痛、反复出现胆道感染等。实验室检查除 ALT、AST、血清免疫球蛋白升高外，碱性磷酸酶（ALP）和 GGT 明显升高。AIH-PSC OS 患者伴有较高的炎性肠病（IBD）发生率。并存自身免疫性硬化性胆管炎的儿童 AIH 患者可伴有或不伴有 IBD。同时患 AIH 和 IBD 的成人患者中，有些患者胆管造影术提示存在 PSC 样的胆管改变。不伴 IBD 的成人 AIH 患者中，磁共振成像检查提示仅 8% 存在胆管改变。除非发病时伴有胆管改变，伴随自身免疫病并不影响 AIH 患者预后。

（一）临床表现

PBC-AIH OS 最常见的表现形式为两种疾病同时发生，PBC 和 AIH 序贯发生相对少见，这种情况下多表现为 PBC 先发病。PBC 重叠 AIH 中女性患者更常见，约占 87%；多为中年发病，其中约 46.7% 的患者还伴其他自身免疫性疾病。PBC 及 AIH 的临床表现多样，大部分患者起病隐匿，早期常无症状，因体检发现自身抗体或生化异常而确诊；部分患者起病急，因急性重症肝炎或肝衰竭而就诊。PBC-AIH 重叠综合征患者同时具有 PBC 和 AIH 两种疾病的主要特征，既存在 PBC 的胆管酶升高、血清抗线粒体抗体（AMA）阳性、进行性非化脓性肝内小胆管炎的特征，同时又有 AIH 的

转氨酶升高、血清抗平滑肌抗体（ASMA）和/或抗核抗体（ANA）阳性、高免疫球蛋白 G（IgG）、界面性肝炎的特点。PBC-AIH 重叠综合征患者可出现乏力、皮肤瘙痒、嗜睡等不适，随着疾病进展，骨代谢异常、脂溶性维生素缺乏和脂肪泻、高脂血症和皮肤黄色瘤等也有发生。

AIH-PSC 是一种相对少见的综合征，主要见于儿童、青少年、中年。AIH-PSC 通常是序贯发生，典型表现为 AIH 先发病，数年后出现 PSC。AIH-PSC 无特异性临床表现，主要为瘙痒、黄疸、腹痛等；血清学通常有 AIH 特征如血清转氨酶、免疫球蛋白水平升高及 PSC 特征如胆汁淤积指标 ALP、GGT 升高。组织学同时具有 AIH 和 PSC 特征如界面性肝炎、淋巴浆细胞浸润和玫瑰花环、胆管周围纤维化等。

（二）诊断

1. PBC 诊断标准包括

（1）血清 ALP ≥ 2×ULN 或者血清 GGT ≥ 5×ULN；

（2）血清 AMAs/AMA-M2 阳性；

（3）肝脏组织学表现为汇管区胆管损伤。

2. AIH 诊断标准包括

（1）血清 ALT ≥ 5×ULN；

（2）血清 IgG ≥ 2×ULN 或者血清抗平滑肌抗体（ASMA）阳性；

（3）肝脏组织学提示中-重度淋巴、浆细胞浸润为主的炎症坏死性界面炎。

3. PBC-AIH OS 的诊断标准　应在满足 PBC 三条诊断标准中两条的同时，满足 AIH 三条诊断标准中的两条（1+2 或 1+3）：

（1）中-重度淋巴细胞、浆细胞性界面炎；

（2）AST 或 ALT ≥ 5×ULN；（3）IgG ≥ 1.3×ULN 或 ASMA 阳性。

其中肝组织活检病理符合（1），是诊断 PBC-AIH OS 必备条件。

AIH-PSC OS 诊断标准：在明确诊断 PSC 的基础上，同时存在 AIH 特征性表现。磁共振胰胆管造影是 PSC 的首选诊断方法，内镜逆行胰胆管造影是诊断 PSC 的金标准。PSC 典型影像学表现为肝外和（或）肝内胆管局限或弥漫性狭窄；典型的病理改变是胆管周围同心圆性洋葱皮样纤维化，但相对少见。

二、重叠综合征的鉴别诊断

（一）与系统性红斑狼疮相鉴别

系统性红斑狼疮是器官非特异性的自身免疫性疾病，肝脏的受累也很常见，有个别患者甚至以肝损害为突出或首发表现。对糖皮质激素治疗反应很好。但系统性红斑狼疮的特征是多系统受累，除肝脏外，肾脏、血液系统、神经系统受累更常见，有特异的自身抗体谱。

（二）与病毒性肝炎相鉴别

病毒性肝炎是由多种肝炎病毒引起的，以肝脏损害为主的一组全身性传染病，按病原学分类，目前已经确定的有甲型肝炎、乙型肝炎、丙型肝炎、丁型肝炎、戊型肝炎，通过实验诊断排除上述类型肝炎者称为非甲-非戊型肝炎；按照临床表现又可将病毒性肝炎分为急性肝炎、慢性肝炎、重型肝炎、淤胆型肝炎及肝炎肝硬化。

三、治疗

（一）原发病治疗

PBC-AIH OS 的治疗目前尚无统一方案。目前推荐的是糖皮质激素单药或联合硫唑嘌呤，或二线免疫抑制药物（如吗替麦考酚酯、他克莫司、环孢素 A）。有中度界面炎的 PBC-AIH 重叠综合征患者，推荐使用UDCA联用免疫抑制剂治疗或使用UDCA单药初始治疗，应答不佳时再加用免疫抑制剂治疗；对有重度界面炎表现的PBC-AIH重叠综合征患者，应使用免疫抑制剂治疗，包括糖皮质激素单药治疗，或糖皮质激素联合吗替麦考酚酯0.5-1.0g/天或硫唑嘌呤50mg/天。

AIH-PSC OS推荐使用UDCA（15-20mg/kg）联合糖皮质激素（泼尼松龙）治疗，可改善患者血清生化指标，组织学及长期疗效仍需进一步证实。PBC-PSC OS推荐治疗方案是大剂量UDCA或内镜治疗。

重叠综合征患者即使经过上述治疗后仍有大部分患者最终发展至肝硬化，肝移植是终末期重叠综合征患者的推荐救治手段。即使运用肝移植救治手段，该类患者复发率高于单一自身免疫性肝病患者。

（二）腹水治疗

主要是原发病治疗，腹水的治疗参见本书相关章节。

（刘　玉　王介非）

参考文献

[1] Grønbæk L, Vilstrup H, Pedersen L, et al. Family occurrence of autoimmune hepatitis: A Danish nationwide registry-based cohort study. J Hepatol. 2018; 69: 873-877.

[2] Rosa R, Cristoferi L, Tanaka A, Invernizzi P. Geoepidemiology and (epi-) genetics in primary biliary cholangitis. Best Pract Res Clin Gastroenterol. 2018; 34-35: 11-15.

[3] Zhang HP, Liu YM, Li Z, et al. Clinical characteristics and HLA genotypes in Chinese patients with anti SLA/LP-positive autoimmune hepatitis. Ann Transl Med. 2021; 9: 153.

[4] Ma Y, Su H, Yuksel M, et al. Human Leukocyte Antigen Profile Predicts Severity of Autoimmune Liver Disease in Children of European Ancestry. Hepatology. 2021; 74: 2032-2046.

[5] Umemura T, Joshita S, Saito H, et al. KIR/HLA genotypes confer susceptibility and progression in patients with autoimmune hepatitis. JHEP Rep. 2019; 1: 353-360.

[6] Li Y, Sun Y, Liu Y, et al. Genome-wide meta-analysis identifies susceptibility loci for autoimmune hepatitis type 1. Hepatology. 2022; 76: 564-575.

[7] Li Y, Li Z, Chen R, et al. A regulatory variant at 19p13.3 is associated with primary biliary cholangitis risk and ARID3A expression. Nat Commun. 2023; 14: 1732.

[8] Li Y, Tang R, Ma X. Epigenetics of Primary Biliary Cholangitis. Adv Exp Med Biol. 2020; 1253: 259-283.

[9] Chen R, Tang R, Ma X, Gershwin ME. Immunologic Responses and the Pathophysiology of Primary Biliary Cholangitis. Clin Liver Dis. 2022; 26: 583-611.

[10] Tilg H, Adolph TE, Trauner M. Gut-liver axis: Pathophysiological concepts and clinical implications. Cell Metab. 2022; 34: 1700-1718.

[11] anaka A, Leung PSC, Gershwin ME. Evolution of our understanding of PBC. Best Pract Res Clin Gastroenterol. 2018; 34-35: 3-9.

[12] Prieto J, Banales JM, Medina JF. Primary biliary cholangitis: pathogenic mechanisms. Curr Opin Gastroenterol. 2021; 37: 91-98.

[13] Sasaki M, Sato Y, Nakanuma Y. An impaired biliary bicarbonate umbrella may be involved in dysregulated autophagy in primary biliary cholangitis. Lab Invest. 2018; 98: 745-754.

[14] Pape S, Snijders RJALM, Gevers T, et al. Systematic review of response criteria and endpoints in autoimmune hepatitis by the International Autoimmune Hepatitis Group. J hepatol. 2022; 76: 841-849.

[15] Li Y, Xiao X, Miao Q, Ma X. Rapid response predicts complete biochemical response and histologica remission in autoimmune hepatitis. J Hepatol. 2022; 77: 1463-1464.

[16] Lohse AW, Sebode M, Bhathal PS, et al. Consensus recommendations for histological criteria o autoimmune hepatitis from the International AIH Pathology Group: Results of a workshop on AIH histology hosted by the European Reference Network on Hepatological Diseases and the European Society of Pathology: Results of a workshop on AIH histology hosted by the European Reference Network on Hepatological Diseases and the European Society of Pathology.Liver Int.2022; 42: 1058 1069.

[17] Li Y, Yan L, Wang R, et al. Serum Immunoglobulin G Levels Predict Biochemical and Histological Remission of Autoimmune Hepatitis Type 1: A Single-Center Experience and Literature Review. Clin Rev Allergy Immunol. 2022; 62: 292-300.

[18] Hu M, You Z, Li Y, et al. Serum Biomarkers for Autoimmune Hepatitis Type 1: the Case for CD48 an Review of the Literature. Clin Rev Allergy Immunol. 2022; 63: 342-356.

[19] Terziroli Beretta-Piccoli B, Mieli-Vergani G, Vergani D. Autoimmmune hepatitis. Cell Mol Immunol.2022; 19: 158-176.

[20] Mack CL, Adams D, Assis DN, et al. Diagnosis and Management of Autoimmune Hepatitis in Adult and Children: 2019 Practice Guidance and Guidelines From the American Association for the Study of Liver Diseases. Hepatology. 2020; 72: 671-722.

[21] Roberts SB, Hirschfield GM, Worobetz LJ, et al. Ethnicity, disease severity, and survival in Canadian patients with primary biliary cholangitis. Hepatology. 2022; 76: 303-316.

[22] Lindor KD, Bowlus CL, Boyer J, et al Primary biliary cholangitis: 2021 practice guidance update from the American Association for the Study of Liver Diseases. Hepatology. 2022; 75: 1012-1013.

[23] Tanaka A, Hirohara J, Nakano T, et al. Association of bezafibrate with transplant-free survival in patients with primary biliary cholangitis. J Hepatol. 2021; 75: 565-571.

[24] Natarajan Y, Tansel A, Patel P, et al. Incidence of Hepatocellular Carcinoma in Primary Biliary Cholangitis: A Systematic Review and Meta-Analysis. Dig Dis Sci. 2021; 66: 2439-2451.

[25] Corpechot C, Chazouillères O, Belnou P, et al. Long-term impact of preventive UDCA therapy after transplantation for primary biliary cholangitis. J Hepatol. 2020; 73: 559-565.

[26] Liu Q, Li B, Li Y, et al. Altered faecal microbiome and metabolome in IgG4-related sclerosing cholangitis and primary sclerosing cholangitis. Gut. 2022; 71: 899-909.

[27] Bowlus C, Arrivé L, Bergquist A, et al. AASLD practice guidance on primary sclerosing cholangitisand cholangiocarcinoma. Hepatology . 2023; 77: 659-702.

[28] 史鑫,王向平,张妍,等. 原发性硬化性胆管炎的内镜治疗及预后分析. 中华消化内镜杂志, 2022; 992-997.

[29] Özdirik B, Scherf M, Brumercek A, et al. Biliary microbial patterns in primary sclerosing cholangitis are linked to poorer transplant-free survival. Hepatol Commun. 2023; 7: e0156.

[30] Saner FH, Frey A, Stüben BO, et al. Transplantation for Primary Sclerosing Cholangitis: Outcomes and Recurrence. J Clin Med. 2023; 12: 3405.

[31] Chalasani N, Vuppalanchi R, Lammert C, et al. Circulating cell-free messenger RNA secretome characterization of primary sclerosing cholangitis. Hepatol Commun. 2023; 7: e0140.

第 20 章 遗传与先天性肝病引起腹水的诊断、鉴别诊断与治疗

第 1 节 肝豆状核变性引起腹水的诊断、鉴别诊断与治疗

一、概述

肝豆状核变性（hepatolenticular degeneration，HLD）是一种代谢性、遗传性疾病，属常染色体单基因隐性遗传。流行病学显示，HLD 在世界范围内的患病率较高，且男性稍多于女性，病情进展缓慢，可有阶段性缓解或加重，亦有进展迅速者。我国患病率为 1.96/10 万，明显高于欧美国家。HLD 由于铜的转运与代谢发生障碍，过量蓄积于肝、脑、肾等部位，造成多系统损害。由于肝脏是铜代谢的主要器官，并且具有最高表达水平的铜转运 ATP 酶，因此肝脏变化通常是 HLD 患者中最早和最常见的表现，大脑基底节区、肾脏、角膜、骨关节、皮肤及内分泌系统也常受累。本病是少数可治性遗传性疾病，若得到良好的治疗和护理，大多可获得较好疗效，并能长期存活。但多数患者长期存在误诊、误治而耽误病情，部分患者甚至出现肝硬化失代偿期表现，出现肝硬化腹水、脾肿大、侧枝循环的建立和开放，严重者可以出现肝性脑病、消化道出血、肝肾综合征等并发症危及生命。故 HLD 的早期诊断、治疗至关重要。

二、发病机制

（一）门脉高压

肝内血管抵抗是门脉高压进展的原发因素。在 HLD 的晚期，当铜大量沉积在线粒体中时，活性氧的过度产生导致线粒体膜解体，引发肝纤维结构重建和肝星状细胞、内皮细胞功能异常导致的功能改变，从而导致肝内血管抵抗，诱发门脉高压。

（二）腹膜炎症

在 HLD 的晚期，大量肝细胞的死亡，易引发肝硬化。肝硬化发展过程中常伴肠屏障功能障碍，肠黏膜通透性增高会引起细菌移位，导致小肠细菌过度生长，促使肠源性内毒素血症加重，进一步破坏肠屏障，导致患者无直接细菌感染来源（如肠穿孔、肠脓肿等）情况下出现腹腔感染性疾病，并加重肝细胞的损伤。

（三）肝脏癌变肝癌腹膜转移

目前国际上普遍认为肝癌腹水的机制主要包括以下 3 个方面：①大多数肝癌合并慢性乙型肝炎、肝硬化或肿瘤侵犯肝脏引起肝功能严重损伤，肝脏合成功能受损，导致白蛋白的合成不足，加上肝癌腹水患者蛋白摄入严重不足，血浆白蛋白下降，血浆渗透压降低，血浆渗透进入腹腔形成；②癌瘤、癌栓压迫或阻塞门静脉，门静脉高压，腹腔内静脉的静水压升高导致血浆漏出，或者癌瘤

压迫、阻塞主要淋巴管，导致淋巴液回流不畅而使淋巴液漏出，引起腹水形成；③癌瘤向腹腔内转移并侵犯腹膜引起腹膜炎症，从而形成渗出性腹水。

三、诊断

（一）原发病的诊断

1. 临床表现

（1）肝损害表现：肝损害是 HLD 患者的主要临床表现，如倦怠、乏力、纳差、黄疸、腹水、下肢水肿、肝脾肿大甚至肝硬化等症状和体征。部分患者表现为白细胞、红细胞二系或白细胞、红细胞、血小板三系细胞减少；还有部分患者可无明显症状和体征，仅在体检时发现肝功能异常。

（2）神经精神损害表现：神经损害现象也是 HLD 患者的常见临床表现，如言语不清、发音吃力、口角流涎、饮水呛咳、行走不稳、肢体震颤、肌强直，亦可有边缘性头疼和失眠、癫痫等；部分患者有行为改变，不能完成精细动作，小儿患者常有学习成绩下降、写字潦草等表现。

（3）除肝和神经系统之外的其他系统损害表现：HLD 患者还会伴有除了肝脏、神经系统以外的其他系统损害现象，如眼睛损害，主要表现为铜沉积在角膜的周围缘形成一个金黄色或褐色的色素环，即角膜 K-F 环；肾损害，主要表现为肾功能异常、氨基酸尿和肾结石等；骨关节肌肉损害，主要表现为骨质疏松和骨关节的疼痛、积液、炎症等；血液系统损害，主要表现为溶血性贫血；此外，部分患者还会伴有比较罕见的临床症状，如青春期月经延迟、皮肤损害、鼻衄、心脏左房左室增大、中枢性尿崩症等。

2. 生化检查诊断

（1）与铜代谢相关的生化指标检测：依据 HLD 的诊断与治疗指南标准：①铜蓝蛋白（CP）：正常值为 150~600mg/L，<80mg/L 是诊断 HLD 的强烈证据；② 24 小时尿铜：正常值 <100 μg，≥100μg 时可确诊为 HLD；③肝铜量（血清）：正常值男 10.99~21.98 μmmol/L，女 12.6~24.34 μmmol/L，>39.25 μmmol/L 可确诊为 HLD。

（2）血、尿常规检查：HLD 患者血常规可能有白细胞和（或）红细胞、血小板计数（PLT）减少；红细胞计数减少和血红蛋白浓度降低，可能与肝细胞受损，尤其是终末期肝型患者出现肝硬化、消化道出血等并发症引起贫血有关，尿常规检查镜下可出现红细胞、微量蛋白等。

（3）肝功能检查：肝是人体进行铜离子代谢的重要脏器，HLD 患者铜代谢障碍致肝细胞受损，肝细胞受损越严重，酶的活性就会越低，有可能出现血清转氨酶、胆红素升高和（或）白蛋白降低。

（4）放射铜活性：放射铜以 CP 中铜的形式出现，HLD 患者的放射性铜活性呈持续性下降趋势，因此可将正常人和 HLD 患者进行鉴别，但由于放射铜同位素存在一定的辐射风险，不易获取，目前该项检查很少用于临床检测。

（5）肝活检：HLD 患者肝脏损伤程度不同，其病理组织学改变也不尽相同。HLD 疾病早期肝组织光学显微镜下可观察到汇管区肝细胞核的糖原样变性、中度脂肪浸润和胆管增生；部分患者可发生慢性活动性肝炎、坏死和肝纤维化，甚至可进展为肝硬化或很快发展为暴发性肝炎。

（6）裂隙灯检查：角膜 K-F 环是 HLD 患者的一个特征性改变，可用裂隙灯检查发现。角膜 K-F 环与临床分型、病程长短密切相关。

（7）基因检查：ATP7B 基因致病变异的筛查对于临床证据不足而又高度怀疑 HLD 的患者具有指导诊断的意义。基因检查对无临床表现的症状前个体或杂合子可以作出准确的诊断，特别是对于有家族史的个体或产前的胎儿是否携带 HLD 致病基因的诊断具有指导意义。

3. 影像学检查诊断

（1）头颅 CT 或 MRI 检查：HLD 患者脑部病变累及范围比较广泛，主要累及部位有豆状核、中脑、脑桥、丘脑、外囊、内囊后肢、苍白球、尾状核及壳核。利用 MRI 或 CT 检查可以发现其病变，CT 表现为病变区低密度阴影，MRI 检查较 CT 检查更为灵敏，MRI 检查对病变区的异常信号表现为 T1 低信号、T2 高信号，少数情况下可出现 T1 高信号或 T1、T2 均为低信号。T2 加权成像时，壳核和丘脑容易出现混杂信号，苍白球易出现低信号，尾状核及壳核等部位多为高信号；此外，脑萎缩也是 HLD 患者脑部较常见的异常改变，可有不同程度的脑沟增宽、脑室扩大及额叶皮质软化灶等，T2 加权成像高信号和低信号可反映 HLD 患者脑部的病理改变过程，随着治疗病情好转，MRI 病灶可逐渐变浅、变小。

（2）骨平片检查：对于有颅骨损害的 HLD 患者，骨平片上可出现骨质疏松、皮质变薄、骨关节炎、关节内钙化、关节间隙狭窄、骨关节畸形等改变，颅骨平片可以定位征象，颅壁局部改变，靠近颅壁的脑肿瘤可压迫或侵蚀颅壁，造成局部骨质破坏或增生，大部分均可在颅骨平片中发现，脑肿瘤的位置可以根据骨改变的位置来确定，进而可对有颅骨损害的 HLD 患者进行辅助诊断。

（3）超声检查：肝脏是人体最大的代谢器官，HLD 患者铜代谢障碍疾病早期，过量的铜积聚于肝脏中即可导致肝的声学界面发生改变，其可发生在肝损害症状出现之前，通过超声检查可发现，肝脏超声表现为肝实质回声增强、增粗，甚至结节状改变。利用彩色多普勒超声检查，通过监测供血动脉的血流动力学改变，可评估脏器的血流灌注和再分布情况，对协助临床诊断、观测病情转归、指导后期治疗及疗效观察、预后评估具有重要意义。

（二）腹水诊断

1. 临床表现　肝硬化患者近期出现乏力、食欲减退等或原有症状加重，或新近出现腹胀、双下肢水肿、少尿等表现。查体见腹壁静脉曲张及腹部膨隆等。移动性浊音阳性提示患者腹腔内液体 >1000ml，若阴性则不能排除腹水。

2. 腹水检查　最常用的是腹部超声，简单、无创、价廉。超声可以确定有无腹水及腹水量，初步判断来源、位置（肠间隙、下腹部等）以及作为穿刺定位。其次包括腹部 CT 和 MRI 检查。

四、鉴别诊断

HLD 患者临床表现涉及全身各个系统，复杂、多样，因首发症状不同而就诊于不同的科室，临床上应与其他相关的疾病进行鉴别。

（一）与慢性病毒性肝炎引起肝硬化腹水鉴别

病毒性肝炎主要表现为黄疸、乏力、食欲不振、恶心、腹痛等肝脏炎症的症状。肝豆状核变性的肝功能一般正常，但可能伴有轻度胆红素升高。病毒性肝炎的肝功能检查通常会显示肝功能异常，如转氨酶升高、胆红素升高等。可以通过检测特定的病毒标志物，如乙型肝炎病毒表面抗原（HBsAg）、丙型肝炎病毒抗体（HCV 抗体）等进行鉴别。裂隙灯检查角膜 K-F 环和血清铜蓝蛋白的检测是鉴别这两种疾病的重要特点。

（二）与原发性胆汁性胆管炎引起肝硬化腹水鉴别

原发性胆汁性胆管炎主要表现为乏力、瘙痒、黄疸、肝脾肿大等与胆管炎症相关的症状。肝功能检查通常会显示胆碱酯酶升高、碱性磷酸酶升高、胆红素升高等。免疫学指标的检查，如抗线粒体抗体（AMA）、抗核抗体（ANA）等升高；可以通过腹部超声、CT 或 MRI 检查来观察胆管的炎症和病变。肝穿刺活检是确定原发性胆汁性胆管炎诊断的关键，通过病理学检查可以观察到胆管炎症的改变和免疫球蛋白沉积。

（三）与先天性门静脉狭窄引起腹水鉴别

先天性门静脉狭窄没有明确的遗传学基础，主要表现为肝脾肿大、腹水、上消化道出血等肝脏循环障碍的症状，可以通过超声、CT 或 MRI 检查来观察门静脉的狭窄程度和有无侧循支。

第20章 遗传与先天性肝病引起腹水的诊断、鉴别诊断与治疗

（四）与多发性浆膜炎鉴别

多发性浆膜炎主要表现为神经系统症状，如视力障碍、感觉异常、肌力减退、运动协调障碍等；脑部MRI通常显示多发性病灶，呈现脱髓鞘和炎症性改变；脑脊液检查可能显示蛋白质升高、淋巴细胞增多和免疫球蛋白合成异常等炎症指标；病情常常呈现复发-缓解的过程，患者可能有多次症状发作和缓解。而肝豆状核变性的脑脊液检查一般无特殊异常，病情进展较为缓慢和稳定。

（五）与肿瘤性腹水鉴别

肿瘤性腹水主要表现为腹部肿块或肿瘤相关症状，如消瘦、恶心、腹痛等；可以通过腹部超声、CT或MRI检查来观察腹腔内的肿瘤或肿块。肝豆状核变性通常不会引起腹水积聚，而肿瘤性腹水是由于肿瘤细胞在腹腔内生长导致的。腹水穿刺是鉴别肿瘤性腹水的重要方法。通过腹水的外观、细胞学分析和化验，可以确定是否存在肿瘤细胞和其他病理特征，以及腹水的成分。肝豆状核变性的肝功能一般正常，而肿瘤性腹水可能伴有肝功能异常和肿瘤标志物的升高。

（六）与POMES（周围神经病变-脏器肿大-内分泌障碍-m蛋白血症-皮肤病变）综合征鉴别

POMES综合征的症状通常涉及多个系统，包括周围神经病变、脏器肿大、内分泌障碍、皮肤病变等；通常伴随着自身免疫反应，检测免疫学指标可以发现自身抗体的异常升高。肝豆状核变性的神经影像学检查可以发现脑部病变，如脑萎缩和豆状核的异常信号改变。而POMES综合征的神经影像学检查常常是正常的。通过组织学检查，可以确定POMES综合征的病变特点，如免疫球蛋白的沉积和组织破坏。

五、治疗

对于腹水的治疗必须在积极驱铜综合治疗的基础上，采取卧床休息和饮食调理，同时积极防治和处理其他并发症的出现，腹水可减轻或消失。

（一）腹水的治疗

1. 一般治疗　注意多卧床休息，应按病情给予高蛋白、高热量、高维生素、低脂肪、易消化的混合性饮食，食物宜少渣，并少量多餐，以减轻消化道负担，避免因毛细血管脆性增加、凝血因子减少等原因引起的上消化道出血，同时绝对禁酒，限制钠、水的入量，每日摄入钠盐500~800mg，进水量在1000ml左右，如有显著低钠血症，限水在500ml以内。慎食辛辣食品。应注意肾功能下降或肝昏迷先兆者，应控制或禁食蛋白质。

2. 利尿剂应用　常联合使用螺内酯与呋塞米利尿治疗，剂量比为100mg∶40mg，开始应用螺内酯100mg/天，数天后加用呋塞米40mg/天。如果效果不明显，可按照比例加大两种药物的剂量，最大剂量螺内酯400mg/天，呋塞米160mg/天；也可酌情配合静脉输注白蛋白。进行利尿治疗时，切勿使用过大的剂量，切勿以过快的速度进行利尿，以避免导致肝性脑病、肝肾综合征等的发生。

3. 排放腹水　单纯放腹水只能减轻临床症状，2~3天即可恢复，可行放腹水加输注白蛋白治疗难治性腹水，每次放腹水4000~6000ml，加输白蛋白40~60g，比大剂量利尿药治疗效果好，可缩短住院时间，减少并发症。

4. 降低门脉压力药物应用　硝酸酯类如单硝酸异山梨酯片可降低门静脉压力，减少腹水生成。但应从小量开始，递增给药，二度以上房室传导阻滞及严重心衰、支气管哮喘等为其禁忌证。

（二）肝豆状核变性治疗

1. 饮食治疗　禁止使用铜制的炊具、器皿；禁止食用坚果类（如花生、核桃）、深色蔬菜（如菠菜、芹菜、香菜）、蘑菇、动物脂肪、贝类、海产品；推荐食用低铜食物，如精米、白面、淡色蔬菜、新鲜水果、瘦肉、禽肉、禽蛋、牛奶等。

2.药物治疗

(1)驱铜药物:①青霉胺(D-penicillamine,PCA):目前仍然是国内治疗HLD的首选驱铜药,治疗早期排铜量达5~10mg/天。治疗剂量750~1000mg/天,最大剂量可达2000mg/天,小儿剂量为20mg/(kg·d)。每天3~4次,餐前1小时或餐后2小时服。但其副作用较大,最严重的副作用是引起免疫异常进而导致系统性红斑狼疮及免疫复合物性肾炎,其他不良反应包括发热、皮疹、贫血、骨髓抑制、淋巴结肿大、神经症状加重等。需谨慎规范服用,服用期间应严格监视停药指征。②曲恩汀(trientine):是治疗HLD的二线药物。排铜效率低于PCA,治疗早期2~3mg/天。治疗剂量1g/天,分2~4次口服,餐前30分钟或餐后1小时服。不良反应比PCA少,主要不良反应包括皮疹、铁粒幼红细胞性贫血、狼疮样反应、出血性胃炎、味觉丧失、蛋白尿、神经症状加重等。大多研究建议该药用于不能耐受PCA的HLD患者。③二巯基丙磺酸钠(sodium dimercaptosulfonate):为人工合成的低毒、高效巯基络合剂,可较强地络合锌和钙,抢救爆发性HLD患者的疗效确切,但治疗过程中需要补充锌和钙。治疗剂量2.5~5mg/kg,可分次静脉推注(每天3次)或滴注(每天1次),5天1个疗程。该药也有加重精神症状的可能,约5%的WD患者在治疗早期发生短暂脑症状的加重。④二巯基丁二酸(dimercaptosuccinic acid,DMSA):可用于有轻-中度肝脏损害和神经精神症状的WD患者。成人0.75~1.0g,每天2次;儿童35mg/(kg·d),每天2次。患者对PCA过敏或不耐受时,可以用DMSA替代;也可与PCA交替服用,减轻PCA不良反应及长期用药后的药效衰减作用。不良反应少,包括胃肠道反应,偶见皮疹、转氨酶一过性增高。⑤四硫钼酸盐(tetrathiomolybdate):是一种新型药物,并不络合铜,而是通过与铜、血清白蛋白一起结合成稳定的复合体从胆道排出。不同于其他络合剂,此药可透过血脑屏障,因此不仅可抑制肝细胞,也可抑制神经细胞的铜摄取。治疗剂量15mg/天(一般疗程数月,不易长期服用)。四硫钼酸盐是治疗神经型WD患者非常有前途的候选药物,但其骨髓抑制的副作用限制了其在儿童中的应用。

(2)阻止铜吸收的药物:锌能增加小肠黏膜细胞金属硫蛋白合成,后者对铜的结合力大于锌,不仅可竞争性地抑制食物中铜在肠道的吸收,而且能与从组织进入肠黏膜的内源铜结合,再随肠黏膜脱落排出体外。同时锌还是一种羟自由基清除剂,可以阻止脂质过氧化而增加体内的谷胱甘肽,逆转HLD患者体内氧化型与还原型谷胱甘肽的失衡。成人治疗剂量50mg/d(以锌元素计),每天3次;5岁以下25mg/天,每天2次;5~15岁25mg/天,每天3次。餐前或餐后1h服。美国肝病研究学会及欧洲肝病研究学会一致将锌剂用于脑型HLD患者的初始治疗、妊娠HLD患者的初始治疗、无症状HLD患者的初始治疗、儿童HLD患者的初始治疗、术前HLD患者的治疗及各型HLD患者的维持治疗。但锌剂起效慢(4~6个月),严重病例不宜作为首选。主要不良反应为胃肠道反应。

3.肝移植 HLD患者突然出现重度黄疸、低血红蛋白、低胆碱酯酶、转氨酶轻度升高以及低碱性磷酸酶,应该高度怀疑急性病变。暴发性肝衰竭患者及慢性失代偿性HLD患者突发急性肝衰竭是肝移植的最佳适应证,且各临床中心的报道显示肝移植治疗WD疗效确切,预后良好。肝移植对于药物治疗无效的神经型HLD患者也是有益的,但这类患者由于移植术后服药依从性过差,会导致预后不良。

4.新疗法 基因疗法、细胞移植、抗氧化治疗等新策略的提出为HLD的治疗带来乐新的希望。但目前的这些疗法尚处于研究阶段,还未真正应用于临床。

5.对症治疗

(1)神经症状:①震颤:HLD常表现为意向性和姿势性震颤,可选用β受体拮抗剂,如普萘洛尔,该药还可以降低肝硬化所致食管胃静脉曲张的压力,减少消化道出血风险;另外,还可用氯硝西泮、扑痫酮等,但要注意肝脏损害。②肌张力障碍:全身或多节段的肌张力障碍可选用苯海索、巴氯芬、氯硝西泮以及多巴胺受体激动剂、抗癫痫药物（如奥卡西平、加巴喷丁）等。局灶性的肌张力障碍可局部注射肉毒杆菌A型毒素。③帕金森样症状：可选用左旋多巴、金刚烷胺等。④舞蹈样动作：氟哌啶醇、丁苯那嗪等。⑤流涎：苯海索、阿米替林或涎腺局部注射肉毒杆菌A型毒素。

（2）保护或改善肝功能：对于肝脏损害较明显的患者，可以酌情用护肝药物，一般在肝转氨酶正常后停用。脾大、脾功能亢进导致白细胞或血小板减少，早期可用升白细胞和血小板药物。

（3）精神和心理症状：部分HLD患者以精神症状为首发症状，而即使以其他症状为首发症状的患者，在病程中也常会出现精神症状或各种心理障碍。对神经症状可选用对锥体外系影响小的抗精神病药如奥氮平、喹硫平等，以免加重肌张力障碍，必要时加上苯海索。对淡漠、抑郁的患者可用抗抑郁药物，如有抑郁与兴奋躁动交替者可加用丙戊酸钠，但要注意肝功能损害。

第2节 遗传性血色病引起腹水的诊断、鉴别诊断与治疗

一、概述

遗传性血色病（Hereditary Hemochromatosis，HH），是一种以铁沉积为病理特征的遗传病，累及肝脏、内分泌腺（尤其是胰腺）及心脏从而表现为肝硬化、糖尿病及心脏病等一系列严重并发症的疾病。HH发病遍及全球，在18~70岁人口中，HH的发病率为（1.5~3）/1 000人。而在北欧日耳曼和高加索人群中，HH是最常见的常染色体隐性疾病，其发病率可高达1/220~1/250。男女患病比例高达8∶1，发病年龄多在40~50岁之间。HH女性发病年龄较晚，病情较轻，可能与月经、哺乳及妊娠生理性失铁有关。然而HH在我国较少见，

且多为散发病例，正是由于我国HH研究滞后，导致临床医生对血色病认识不足，漏诊率和误诊率很高。HH早期患者往往被忽视，通常拖延4~5年，患者多发生晚期肝硬化或糖尿病严重并发症后才入院治疗，预后差，病死率高。早期HH患者如能及时通过放血疗法排除体内多余的铁，则不影响生活质量及寿命。因此，HH的早期诊断与治疗至关重要。

二、发病机制

腹水在HH患者中可以是肝硬化的一种并发症，而肝硬化是由于长期铁积聚导致肝细胞损害和纤维化。在HH患者中，肠道对铁的吸收过程异常，导致体内铁的过度积聚。这使得肝脏成为铁的主要沉积器官，引起肝细胞损害和纤维化，逐渐发展为肝硬化。肝硬化导致肝内血管结构改变和纤维组织增生，阻碍了正常的血液循环，肝内和腹腔血管的压力升高，导致门静脉高压的发生，增加了腹水的形成。

三、诊断
（一）临床表现

HH的典型临床表现为中年男性常见原因不能解释的肝硬化、皮肤青铜色外观、糖尿病（或其他内分泌疾患）、关节炎和心脏病，而血细胞比容正常。但随着基因检测技术的相对普及，这些表现目前在临床中已不多见。最常见的症状、体征包括：容易疲劳、乏力、关节痛和肝脏肿大。根据发病机制，HH的临床表现异同主要由循环铁过载发生的速度和程度所决定，后者则由参与各型HH发病的不同相关蛋白功能异常及其与铁调素的关系所决定。青少年型HH即ⅡA型HH因大量铁快速地进入血循环会导致严重的器官功能异常，包括心衰和受累内分泌腺功能不足，可能因线

粒体含量高而抗氧化体系不足，心脏和内分泌腺对快速的铁过载比肝脏更敏感；比较而言，典型的人铁相关 HH 由缓慢的铁过载引起，症状出现较晚而轻，偶有中间表型发生。但铁过载带来的靶器官并无区别（即肝脏、心脏和内分泌腺），所有这些基因突变均可导致相同的铁过载综合征，因而对具体患者而言，这些临床表型间的差别可能并不都那么明显。

（二）辅助检查

1. 实验室诊断　转铁蛋白饱和度 TS 反映体内铁代谢状况，用于筛查铁代谢异常或一级亲属中有确诊 HH 患者的人群。铁蛋白 SF 是衡量机体内铁储备情况的指标，通常用于评价组织铁沉积状况，若血清铁蛋白 SF 正常，则铁沉积可被排除。但其他疾病也可引起 SF 升高，这些疾病包括各种炎症、代谢综合征、糖尿病、酗酒、肝炎及肿瘤等。排除上述影响因素后，高铁蛋白血症（女性 >200μg/L，男性 >300μg/L）的 C282Y/C282Y 患者可诊断为组织内铁沉积。此外，血清铁蛋白可作为肝损伤程度的预测指标，当 SF 超过 1000μg/L 时，则很有可能发生肝纤维化。TS 和 SF 合用，可以排除 97% 的阴性 HH 患者，超过单独应用其他指标的准确性。

2. 影像诊断

（1）CT 检查：当铁沉积到一定程度时，CT 表现为密度弥漫性的增高，甚至似增强后肝脏的表现，称为"白肝症"，CT 值达 75~130Hu，肝内血管密度相对减低；肝实质内囊肿、血管瘤、肝癌等病在肝实质高信号背景下，病灶显示清楚，但脾脏密度正常，此为原发性血色病的特点，可与继发性血色病鉴别。但 CT 对肝铁沉积的检测敏感性和早期诊断价值有限，仅能用作诊断不明确晚期患者无 MR 检测条件时的备选手段。

（2）MRI 检查：MRI 铁的顺磁性给组织铁含量 MRI 评估带来了方便。1.5T 磁共振的梯度回波技术能敏感地测定组织铁含量，表现为沉积器官内小颗粒状低信号影，在 T2 加权像降低更为明显。用于肝脏检测时，铁的超顺磁性效应使肝组织的 T1 弛豫时间延长，T2 弛豫时间缩短所致，肝脏信号强度明显减低，形成低信号的肝脏，称为"黑肝症"。且以 T2 缩短更明显，故 T2W1 对病灶的显示优于 T1W1，且 MRI 信号不受脂肪肝的影响，较 CT 更适合对肝血色病的评价。MRI 还可帮助分析肝内铁沉积的部位，区分实质器官（脾脏信号正常而肝、胰腺、心脏信号降低）和间质器官（脾脏信号降低）的铁沉积，以及检出不含铁的小占位灶。

3. 肝活检病理诊断　以往认为肝活检（liver biopsy, LB）是诊断 HH 的金标准，随着基因检测技术的出现，LB 的作用由疾病诊断转向对患者的预后评估。SF 大于 1000μg/L、转氨酶升高、肝肿大或年龄大于 40 岁的 C282Y 纯合子患者，必须进行肝活检来评价肝的受损程度（肝纤维化或者肝硬化）。检测内容包括组织形态分析、纤维化程度分期及评价组织铁沉积范围及程度。其中肝铁浓度（Hepatic Iron Centration, HIC）是评价肝铁沉积的首选指标；肝铁指数（Hepatic Iron Index, HII=HIC/ 年龄）是反映铁沉积速度的指标。病理表现为：细小的铁颗粒主要沉积在胆管上皮细胞，浓度从肝小叶中央向外呈梯度降低；当高浓度的铁引起肝细胞坏死时，间叶组织中可见铁颗粒。此种情况应首先排除因骨髓无效造血导致的继发性铁过载性贫血，同时排除肝硬化晚期：铁主要沉积在肝结节、纤维组织、胆管壁，而血管壁中未见铁颗粒。

四、治疗

对于腹水的治疗必须在积极祛铁治疗的基础上，同时积极防治和处理其他并发症的出现，腹水可减轻或消失。遗传性血色病的治疗方法包括放血疗法、口服或静脉注射铁螯合剂以及针对并发症的治疗，静脉放血疗法是目前最安全、有效的方法。如存在放血禁忌或不能耐受放血治疗，可予铁离子螯合剂处理。在部分地区，红细胞吸附过滤技术也是一种治疗选择。肝硬化、肝细胞癌、糖尿病和其他内分泌腺病变、心功能衰竭、关节炎等组织器官功能受累后祛铁治疗多数疗效有限，建议参考相应疾病行对症处理。

(一)腹水的治疗

1. 一般治疗　注意多卧床休息,应按病情给予高蛋白、高热量、高维生素、低脂肪、易消化的混合性饮食,食物宜少渣,并少量多餐,以减轻消化道负担,避免因毛细血管脆性增加、凝血因子减少等原因引起的上消化道出血,同时绝对禁酒,限制钠、水的入量,每日摄入钠盐500~800mg,进水量在1000ml左右,如有显著低钠血症,限水在500ml以内。慎食辛辣食品。应注意肾功能下降或肝昏迷先兆者,应控制或禁食蛋白质。

2. 利尿剂应用　常联合使用螺内酯与呋塞米利尿治疗,剂量比为100mg:40mg,开始应用螺内酯100mg/天,数天后加用呋塞米40mg/天。如果效果不明显,可按照比例加大两种药物的剂量,最大剂量螺内酯400mg/天,呋塞米160mg/天;也可酌情配合静脉输注白蛋白。进行利尿治疗时,切勿使用过大的剂量,切勿以过快的速度进行利尿,以避免导致肝性脑病、肝肾综合征等的发生。

3. 排放腹水　单纯放腹水只能减轻临床症状,2~3天即可恢复,可行放腹水加输注白蛋白治疗难治性腹水,每次放腹水4000~6000ml,加输白蛋白40~60g,比大剂量利尿药治疗效果好,可缩短住院时间,减少并发症。

4. 降低门脉压力药物应用　硝酸酯类如单硝酸异山梨酯片可降低门静脉压力,减少腹水生成。但应从小量开始,递增给药,二度以上房室传导阻滞及严重心衰、支气管哮喘等为其禁忌证。

(二)HH的治疗

1. 病因治疗

(1)放血疗法:HH最根本的治疗是清除体内过多的铁,静脉放血治疗是最有效和主要的治疗选择。初始阶段通常是每周取出500 ml血液,如果耐受,可以清除大量血液,通常为1000 ml,以加快去除多余的铁;相反,对于不耐受每周放血的患者,可以抽取少量血液或增加两次抽血之间的间隔。在放血过程中,应每月检查血清铁(SF)水平,直到达到每升50~100 μg的目标SF水平。此后,进行维持治疗以稳定目标血清铁蛋白水平。大多数情况下,这需要每三个月进行一次放血,但所需的频率是高度可变的,需要个性化。

(2)铁螯合剂治疗:可采用祛铁胺口服、静脉、肌肉注射、皮下注射,但口服效果较差,也可采取植入式微量泵皮下应用,20~40mg/(kg·d)24小时持续应用,作用比放血慢,但贫血、严重低蛋白血症及不宜放血者可采用,而且相比放血而言,螯合剂疗法患者更易接受。地拉罗司是一种新型铁螯合剂,临床试验证明,C2785Y纯合子服用地拉罗司,是安全有效的。

(3)红细胞去除术:放血疗法的替代方法是红细胞去除术,选择性去除红细胞并将剩余成分(如血浆蛋白、凝血因子和血小板)返回给患者。这种干预对患有低蛋白血症或血小板减少症的患者特别有用。此外,红细胞去除术每次手术最多可去除1000 ml的红细胞,而静脉切开术可去除200~250 ml的红细胞。此外,红细胞去除术可根据体重、性别、血细胞比容和总血容量以提高其有效性,从而减少所需的治疗程序数量。一项针对维持治疗期患者的大规模试验报告,红细胞去除术与静脉切开术同样有效,年治疗次数显著降低(1.9 vs 3.3),但红细胞去除术的成本仍然较高。

(4)激素替代疗法:铁调素是铁代谢的负调节激素,与HC的发病机制密切相关,有研究表明铁调素直接抑制肠上皮细胞的铁吸收和诱导单核巨噬细胞铁滞留,贫血和缺氧可抑制其表达。因此激素替代疗法是未来HH的治疗前景,但具体的治疗量及使用方法尚在探索中。

(5)质子泵抑制剂:胃酸在释放非血红素铁方面起着重要作用,非血红素铁是大多数食物中铁的主要形式。质子泵抑制剂(PPI)抑制HH患者对铁的吸收,从而减少将SF维持在目标水平以下所需的放血次数。然而,相关临床研究较少,目前暂不推荐常规使用PPI作为HC的治疗方法。然而,如果其他主要适应证需要它们,它们可能具有减少所需放血频率的好处。

（6）饮食治疗：多食蔬菜水果、豆类、低脂奶制品；避免饮酒，减少饮食中含铁量，减少维生素C的摄入，避免食用含有海水的煮熟的海鲜，当有开放性皮肤损伤时避免接触海水，因为海鲜多有细菌附着，在铁过多的条件下，更易发生细菌感染。

2.对症治疗

（1）关节病变治疗：对于关节病变较严重者需行手术治疗，不严重者可以使用抗炎药或者生物制剂。

（2）腺垂体功能减退治疗：对性腺功能减退者雄激素通常有效，但肝纤维化者应避免应用；对于其他腺垂体功能减退者激素替代疗法是最佳选择。

（3）肝脏并发症者：戒酒是第一步，予以保肝药对症治疗；对于患有终末期肝病或肝细胞癌的HH患者，应考虑转诊进行肝移植。

（4）糖尿病治疗：糖尿病饮食，针对饮食疗法效果不佳者可予以口服降糖药或者胰岛素皮下注射。

（5）心脏病治疗：部分早期心脏并发症在使用去铁治疗后症状有所改善，不能改善者，心律失常应予以控制心律，心力衰竭予以强心利尿等对症处理。

第3节 α1-抗胰蛋白酶缺乏症引起腹水的诊断、鉴别诊断与治疗

一、概述

α-1抗胰蛋白酶缺乏症（AATD）是一种罕见的遗传性疾病，其特征是血清α-1抗胰蛋白酶（AAT）蛋白水平降低及其等电聚焦电泳表型异常。本病一方面表现为错误折叠的AAT蛋白蓄积所导致的肝细胞凋亡、自噬、再生及氧化应激，引起门静脉高压和肝硬化，从而导致腹水的积聚；另一方面表现为由于血循环中AAT水平降低，不能有效对抗弹性蛋白酶对肺组织的破坏作用，从而导致肺气肿等慢性阻塞性肺病（COPD）的表现。经典的AATD由纯合的Z突变体引起，约占临床AATD患者的95%，Z基因的携带频率从美国人的4%到爱尔兰人的25%不等。我国目前对该疾病的研究调查较少，临床对AAT的检查也没有普及。因此，有必要进一步探讨AATD的诊断与治疗，以期进行早期的诊治，减少相关并发症的损害。

二、诊断

（一）临床表现

1.AATD相关的肝脏病的临床表现

（1）儿童时期肝脏病变临床表现：尽管大部分AATD患者只和单个基因的变异有关，但临床表现却有很大的不同。有一些新生儿出生后很快发展成胆汁淤积性黄疸和肝炎，称为新生儿肝炎综合征，这和先天性肝外胆道闭锁、囊性纤维化、宫内感染等其他情况不同。表现为黄疸、食欲缺乏、腹胀、体重增长缓慢和肝脾肿大；实验室检查可表现为总胆红素和结合胆红素、谷丙转氨酶、谷草转氨酶升高，低白蛋白血症、维生素K缺乏或肝脏合成功能下降等所致的凝血障碍。婴儿AAT缺乏症肝活检表现多样，包括巨细胞变、小叶性肝炎、显著的脂肪变、纤维化、肝细胞坏死、小胆管缺失或增生等。幼儿AAT缺乏症可表现为生长发育迟滞、食欲缺乏或肝大。一部分儿童在新生儿晚期或儿童期呈现不明原因的转氨酶升高、肝肿大，偶有患儿出现肝硬化或急性肝功能衰竭，极罕见的情况下，AATD患儿不进食或生长发育不良。患儿发展成肺气肿一般需要10年的时间，因此儿

童时期一般看不到肺气肿表现,但是患儿容易患哮喘病。

(2)成人患者肝脏疾病临床表现:大部分成年的 AATD 患者肝功能检测基本正常或轻微异常,没有任何症状。也可以表现为肝酶不正常,但无症状,可以发展到肝硬化或肝癌。肝脏是 AATD 患者仅次于肺脏外的第二种受累器官。AATD 患者行尸检发现 43% 的患者存在肝硬化,28% 的患者已经发展到肝癌。因此罹患 AATD 是成年人肝癌发生的高危因素。AATD 相关的慢性活动性肝炎或肝硬化,常伴咳嗽、气急及反复肺部感染等肺气肿表现。病情进展时表现为血清胆红素增加,ALT、碱性磷酸酶升高,血清白蛋白降低等。

2.AATD 患者的呼吸道临床表现 由基因突变引起的 AAT 缺乏导致肺泡组织受损,最终导致 COPD、肺气肿的形成。对于内科医生来讲最大的挑战是 AATD 可以导致同哮喘或 COPD 相似的临床症状,肺部疾病最早期的症状,包括气短、咳嗽、咳大量痰、运动功能下降和喘息。症状可以不定时发作,但是,喘息是主要的症状,患者经常被诊断成哮喘病。吸烟或经常被动吸烟可以加快肺部症状的出现和肺部的损伤。肺气肿是 AATD 相关的最常见的疾病,一般在早期(40~50 岁)发病,主要影响肺基底部全小叶,出现不对称的病理变化。

(二)辅助检查

1.血浆 AAT 水平检测 正常血清 AAT 水平大约在 20~53μmol/L。AAT 水平检测用于最初的筛选,方法简便低廉但不能用来排除 AATD,因为它的敏感性和特异性均较低。检测血清 AAT 浓度方法必须可靠,水平不正常或在临界值附近时提示需要做蛋白表型和基因检测。血清 AAT 水平若不到正常值的 50% 可以确定 AATD 的诊断。但是发生炎症反应时,C-反应蛋白和 AAT 水平会增加,由于 C 反应蛋白的敏感性优于 AAT,因此建议同时检测 C-反应蛋白。当 C-反应蛋白检测结果异常时,AAT 检测结果则不予采纳。C-反应蛋白结果正常,AAT 水平低于正常值时,则可以通过蛋白表型测定、基因型测定鉴别突变类型。

2.蛋白表型测定 对定量检测 AAT 水平异常的患者可进行蛋白表型检测,依据各种突变蛋白在 pH 梯度下的电泳迁移率不同,将它们分成不同的类型。因为表型分析太主观且变化较大,因此不建议用于诊断有肝脏疾病的 AATD 患者。

3.基因型测定 基因分析可以做出最后的诊断,确定特异性的表型变化。最常检测的基因类型是 MM、MZ、SS、SZ 和 ZZ 型,不能检测无效突变类型。如果其他未知的突变类型需要鉴定,可以采用直接测序法或变性梯度凝胶电泳法。

4.肝活检 虽然肝活检并不是诊断 AATD 的特异方法,但可以帮助排除其他原因引起的肝脏疾病并且可以评估肝脏病变的严重程度。

三、鉴别诊断

(一)与结核性腹膜炎鉴别

AATD 主要表现为肺部症状(如呼吸困难、慢性咳嗽等)和肝脏病变(如肝硬化、肝功能减退等)。结核性腹膜炎则表现为腹痛、腹胀、腹水、发热等症状,可能会有腹部压痛、腹部包块等体征,其诊断需要通过腹水涂片、培养以及结核菌素试验等实验室检查。AATD 引起的腹水通常是漏出性腹水,其成分与血浆相似。而结核性腹膜炎引起的腹水则是渗出性腹水,含有大量淋巴细胞和结核分枝杆菌。

(二)与肾源性腹水鉴别

肾源性腹水则通常伴随肾疾病的症状,如尿量减少、尿蛋白增加、血尿等,腹部体征如肾区压痛或肿块,其诊断可以通过尿液分析、血清肌酐和尿蛋白定量等检查来评估肾功能和确定肾脏疾病的存在;AATD 引起的腹水通常是漏出性腹水,其成分与血浆相似,肾源性腹水则是渗出性腹水,含有较高的蛋白质和细胞成分。

（三）与慢性充血性右心衰竭鉴别

慢性充血性右心衰竭主要表现为体循环瘀血症状，如下肢水肿、颈静脉怒张等；一般有明显的心脏体征，如心脏听诊发现第三心音和（或）第四心音增强，肝脏和颈静脉怒张等；可以通过胸部X线或CT扫描显示肺部充血和心脏扩大的特征。AATD通常不会引起明显的肺部和心脏改变；实验室检查通常可测得B型钠尿肽（BNP）水平升高。

四、治疗

（一）原发病的治疗

1. 病因治疗

（1）行为疗法：目前针对AATD最有效的策略是预防。AATD患者必须戒烟，日常活动需要注意防护，防止灰尘和感染，这将有助于保护肺功能。还需要避免过度饮酒和注意控制体质量以预防肝损伤。对于儿童，AATD的预防更为重要，尤其是一些抗胰蛋白酶水平较低的早产儿。

（2）增强疗法：①静脉输注：AATD患者发生肺气肿与嗜中性粒细胞丝氨酸蛋白酶失去控制有关，因此通过补充AAT抑制丝氨酸蛋白酶的活性是可行的，可以降低呼吸道感染频率，并减少炎症痰标志物。为使AAT保持有效的浓度（通常 $>11\mu mol\cdot L^{-1}$），需要定期补充AAT，静脉注射剂量大约每周 $60mg\cdot kg^{-1}$。缺点主要是需要终身治疗并且价格昂贵，难以普及。②吸入治疗：作为补充AAT的另一种策略，吸入给药可以阻断弹性蛋白酶刺激巨细胞的过程，在呼吸道内直接发挥作用。但是需要考虑制剂的颗粒大小和给药剂量，还要考虑药物是否能够穿过上皮组织进入肺部结缔组织从而发挥保护作用。

（3）基因治疗：目前依然限制在动物试验阶段，已经成功将AAT基因转移至小鼠，并且能够持续的表达人AAT。虽然基因治疗也许能够彻底治愈AATD患者，但未来的研究应重点关注其在临床上的应用。

（二）腹水的治疗

1. 一般治疗 注意多卧床休息，应按病情给予高蛋白、高热量、高维生素、低脂肪、易消化的混合性饮食，食物宜少渣，并少量多餐，以减轻消化道负担，避免因毛细血管脆性增加、凝血因子减少等原因引起的上消化道出血，同时绝对禁酒，限制钠、水的入量，每日摄入钠盐500~800mg，进水量在1000ml左右，如有显著低钠血症，限水在500ml以内。慎食辛辣食品。应注意肾功能下降或肝昏迷先兆者，应控制或禁食蛋白质。

2. 利尿剂应用 常联合使用螺内酯与呋塞米利尿治疗，剂量比为100mg：40mg，开始应用螺内酯100mg/天，数天后加用呋塞米40mg/天。如果效果不明显，可按照比例加大两种药物的剂量，最大剂量螺内酯400mg/天，呋塞米160mg/天；也可酌情配合静脉输注白蛋白。进行利尿治疗时，切勿使用过大的剂量，切勿以过快的速度进行利尿，以避免导致肝性脑病、肝肾综合征等的发生。

3. 排放腹水 单纯放腹水只能减轻临床症状，2~3天即可恢复，可行放腹水加输注白蛋白治疗难治性腹水，每次放腹水 4000~6000ml，加输白蛋白 40~60g，比大剂量利尿药治疗效果好，可缩短住院时间，减少并发症。

4. 降低门脉压力药物应用 硝酸酯类如单硝酸异山梨酯片可降低门静脉压力，减少腹水生成。但应从小量开始，递增给药，二度以上房室传导阻滞及严重心衰、支气管哮喘等为其禁忌证。

（三）肝移植

当AATD患者的病情进展到晚期肝衰竭，且其他保守治疗措施无效时，肝移植可以考虑作为最终治疗手段。

（王　佳　曹　彬）

参考文献

[1] 张瑞, 王剑, 陈世耀. 肝硬化门脉高压症并发血栓形成机制和治疗研究进展. 实用肝脏病杂志, 2019; 22: 930-933.

[2] 杨振二, 李英荃, 潘素华, 等. 肝硬化自发性腹膜炎患者腹水炎症因子水平与肠黏膜屏障功能的关系. 现代消化及介入诊疗, 2020; 25: 500-503.

[3] Shribman S, Marjot T. Sharif A, et al. Investigation and management of Wilson's disease: a practical guide from the British Association for the Study of the Liver. Lancet Gastroenterol Hepatol. 2022; 7: 560-575.

[4] ShribmanS A. Poujois O, Bandmann O, et al. Wilson's disease: update on pathogenesis, biomarkers and treatments. J Neurol Neurosurg Psychiatry. 2021; 92: 1053-1061.

[5] Gerosa C, Fanni D, Congiu T, et al. Liver pathology in Wilson's disease: From copper overload to cirrhosis. J Inorg Biochem. 2019; 193: 106-111.

[6] 梁娜. 肝豆状核变性的临床特点及诊断研究进展. 现代医学与健康研究电子杂志, 2022; 6: 134-138.

[7] Olynyk JK, Ramm GA. Hemochromatosis. N Engl J Med. 2022; 387: 2159-2170.

[8] Corradini E, Buzzetti EA. Pietrangelo A. Genetic iron overload disorders. Mol AspectsMed.2020; 75: 100896.

[9] McElvaney OF, Fraughen DD, McElvaney DJ, et al. Alpha-1 antitrypsin deficiency: currenT therapy and emerging targets. Expert Rev Respir Med.2023; 17: 191-202.

[10] Guillaud O, J Dumortier E, Couchonnal-Bedoya, E, Ruiz M. Wilson Disease and Alpha1-Antitrypsin Deficiency: A Review of Non-Invasive Diagnostic Tests. Diagnostics (Basel), 2023, 13: 256.

[11] 杨子新, 王胜兰. α-1抗胰蛋白酶缺乏症相关肝病的诊治研究进展. 肝脏, 2022; 27: 959-962.

第21章 代谢相关脂肪性肝病引起腹水的诊断、鉴别诊断与治疗

第1节 概述

代谢相关脂肪性肝病是指除外酒精过量摄入和其他继发因素所致的，以脂类物质在肝内过度沉积并超过肝重5%为特征的代谢相关性疾病，包括代谢相关脂肪性肝病（MAFLD）、代谢相关脂肪性肝炎（MASH）、肝硬化以及相关的肝细胞癌（HCC）。越来越多的证据表明MAFLD是代谢综合征累及肝脏的表现，与T2DM、代谢综合征互为因果，共同促进肝硬化、HCC、心血管疾病、慢性肾病及肝外多种恶性肿瘤和多系统疾病的发病。基于代谢异常在本病中的关键作用，同时考虑到与其他慢性肝病并存成为趋势，2020年国际脂肪肝专家小组达成共识，提出代谢相关脂肪性肝病（MAFLD）这一新定义，并提出全面、明确而简便的MAFLD诊断标准；该标准从原先的排他性标准转为肯定性标准，即不再考虑饮酒量的多少，可与慢性乙型病毒性肝炎、酒精性肝病、自身免疫性肝病等其他肝病疾病合并存在，只要肝组织活检或影像学、甚至血液生物指标/评分等提示脂肪肝的，再合并有超重/肥胖、T2DM、代谢功能障碍等任一条件的患者即可诊断（规定满足7项代谢异常风险因素中2项及以上者为代谢功能障碍）。此外，专家建议不再区分MAFLD患者有无脂肪性肝炎，而是根据肝脏炎症损伤、肝纤维化程度进行炎症程度评估与危险分层管理。

近年来，由于生活水平的提高、生活方式的改变，MAFLD的患病率不断增高，呈全球化、低龄化和大众化趋势。有研究结果显示，1990~2017年期间全球MAFLD病例从3.912亿增加至8.82亿例。目前MAFLD的全球患病率估计为25%，其中中东（32%）和南美洲患病率最高，其次是亚洲、欧洲和北美洲，最低是非洲（13%）。亚洲MAFLD的总体患病率为29.62%，但因种族、经济条件和生活方式等差异，各国之间患病率存在很大差异，其中印度尼西亚最高（51.04%），日本最低（22.28%），我国处于中上水平，目前我国成人MAFLD的患病率高达29.2%。MAFLD患者中有10%~30%是MASH，近年流行病学证实由MASH导致的肝硬化、HCC不断增多。一项基于8个国家数字建模显示，预计2016~2030年期间，MASH的患病率将增长15%~56%，而肝脏病死率和晚期肝病将增加1倍以上。各个国家MAFLD发病率与代谢综合征、肥胖、T2DM流行趋势相平行，临床上与慢性肝病并存的情况日益增多，这些因素共同导致了肝内外多种不良结局的发生，已成为医学领域的新挑战。

慢性肝病的自然史以长期无肝脏功能不全的症状或处于代偿期为特征。在这个漫长的阶段，肝纤维化不断进展并最终导致肝硬化和肝癌，进而发生肝脏失代偿，包括肝性腹水，门静脉高压相关出血和肝性脑病。腹水是失代偿期肝硬化患者常见且严重的并发症之一，也是肝硬化自然病程进展的重要标志，一旦出现腹水，1年病死率约15%，5年病死率约44%~85%。因此加强代谢相关脂肪性肝病的研究对于降低其不良结局的发生以及对人民健康和社会发展具有重要的现实意义。

第2节 代谢相关脂肪性肝病引起腹水的发病机制

一、代谢相关脂肪性肝炎（MASH）并发腹水

MAFLD 在肝脏的疾病表现包括单纯性脂肪肝、脂肪性肝炎及其相关肝硬化和肝细胞癌，不同阶段肝脏病理表现不同，预后也不同。其中单纯性脂肪肝是一个相对良性的过程，而 MASH 阶段属于代谢相关脂肪性肝病的中间环节，伴随肝纤维化的发生，有发展为肝硬化、肝癌的潜在风险。阻断脂肪性肝炎的发生发展对于疾病的治疗具有重要意义。

在 MASH 的发病机制中，氧化应激与脂质过氧化扮演了主要角色，伴随着氧化应激反应，更多的活性氧自由基产生，进而肝细胞膜脂质及蛋白质出现氧化，肝细胞结构也随之发生改变，加速了肝细胞炎症渗出及坏死，从而使 MASH 进展恶化。

二、代谢相关脂肪性肝病导致肝纤维化和肝硬化

代谢相关脂肪性肝炎是肝脏炎症的慢性状态，这种状态可使肝星状细胞转化为成纤维细胞，而成纤维细胞可产生细胞外基质，导致肝纤维化，经进一步发展可表现肝硬化。当肝硬化处于失代偿期时可出现腹水，肝硬化时腹水的形成常是几个因素联合作用的结果，门静脉高压是腹水形成的主要原因及始动因素。肾素-血管紧张素-醛固酮系统（RAAS）失衡以及低蛋白血症也在腹水的形成中发挥作用。

1. 门静脉高压　门静脉高压是肝硬化发展到一定程度的必然结果。肝硬化导致肝内血管变形、阻塞，门静脉血回流受阻，门静脉系统血管内压增高，毛细血管静脉端静水压增高，水分漏入腹腔。当门静脉压力 <12mmHg 时，很少形成腹水。研究表明断流术后腹水发生率远高于门体静脉分流术。

2. RAAS 活性增强　门静脉高压引起脾脏和身循环改变致使 RAAS 活性增强，导致钠水潴留，是腹水形成与不易消退的主要原因。

3. 其他血管活性物质分泌增多或活性增强　肝硬化时，其他血管活性物质如心房肽、前列腺素、血管活性肽等分泌增多及活性增强，使脾脏小动脉广泛扩张，促使静脉流入量增加，同时引起小肠毛细血管压力增大和淋巴流量增加，可产生钠潴留效应。

4. 低白蛋白血症　肝硬化时，白蛋白合成功能明显减低，引起血浆胶体渗透压降低，促使液体从血浆中漏入腹腔，形成腹水。

5. 淋巴回流受阻　肝硬化时肝内血管阻塞，肝淋巴液生成增多，当回流的淋巴液超过胸导管的引流能力时，可引起腹水。如有乳糜管梗阻及破裂，形成乳糜性腹水。

三、代谢相关脂肪性肝病并发肝细胞癌并发腹水

世界范围内，肝细胞癌（HCC）发病率在各类肿瘤中位列第六，死亡率位列第四。我国数据则显示，原发性肝癌是目前第四位常见恶性肿瘤，其致死率更是排到第二位。肝癌最常见的危险因素是慢性（长期）感染乙型肝炎病毒（HBV）或丙型肝炎病毒（HCV）所导致的肝硬化。其他危险因素还包括代谢相关脂肪性肝病、其他因素导致的肝硬化、原发性胆汁性肝硬化、遗传代谢相关疾病、肥胖、2 型糖尿病，另外还有性别、种族、酗酒、吸烟、黄曲霉毒素等因素。在美国，丙型肝炎感染是肝癌更常见的病因。另一个因素则是脂肪肝。目前在我国乙型肝炎则更为常见，但随着脂肪肝

发病率的逐年增加，不久的将来非酒精性脂肪性肝病也会成为导致肝癌的一大因素。

现有研究发现，相比于肝炎病毒相关性HCC，MAFLD相关HCC发生的年龄往往更大，且不同于其他一些导致HCC的病因，有部分MAFLD患者会不经过肝硬化阶段而直接发展至HCC。而在HBV感染的HCC病例中，大多数（高达80%）是肝硬化患者。另外，MAFLD相关HCC诊断时常常分期较晚，与病毒性肝炎相关的HCC相比生存率较低。令人欣慰的是，有研究发现相比于不合并MAFLD者，合并MAFLD的CHB患者更易出现肝功异常，从而能够更早的被发现，HCC分期会更早。

代谢相关脂肪性肝病并发肝细胞癌时多数患者会出现腹水，目前普遍认为肝癌腹水的机制主要包括以下3个方面：①大多数肝癌合并肝硬化或肿瘤侵犯肝脏引起肝功能严重损伤，肝脏合成功能受损，导致白蛋白的合成不足，加上肝癌腹水患者蛋白摄入严重不足，血浆白蛋白下降，血浆渗透压降低，血浆渗透进入腹腔形成；②癌瘤、癌栓压迫或阻塞门静脉，门静脉高压，腹腔内静脉的静水压升高导致血浆漏出，或者癌瘤压迫、阻塞主要淋巴管，导致淋巴液回流不畅而使淋巴液漏出，引起腹水形成；③癌瘤向腹腔内转移并侵犯腹膜引起腹膜炎症，从而形成渗出性腹水。

四、代谢相关脂肪性肝病并发感染引起腹水

MAFLD被认为是代谢综合征的肝脏表现，但有多种因素可以加速疾病的进展．这些危险因素包括饮食、生活方式、遗传特性、药物摄入、男性性别和特殊感染等。据报道最多见的感染因素是幽门螺杆菌、丙型肝炎病毒（hepatitis C virus, HCV）、乙肝病毒（hepatitis B virus, HBV）、冠状病毒和人体免疫缺陷病毒（human immunodeficiency virus, HIV），这些感染可直接或间接导致肝脏脂质积聚和炎症从而加重MAFLD，并相互作用加重肝脏疾病．

研究表明，幽门螺杆菌与多种胃肠外疾病有关，包括代谢综合征、代谢相关脂肪性肝病（MAFLD）等。多项研究表明，幽门螺杆菌参与了肝脏疾病包括MAFLD的发病。其中胰岛素抵抗（IR）被认为是幽门螺杆菌参与MAFLD发病的主要机制。由脂质代谢紊乱和脂肪酸在肝脏中积累引起的IR是联系幽门螺杆菌感染与肝脂肪变性的主要环节。幽门螺杆菌主要通过引起慢性炎症状态、改变脂质谱、调节脂肪组织分泌的相关激素等过程引起IR，在MAFLD发病中发挥作用。幽门螺杆菌还能通过改变胃肠道菌群和肠道通透性参与MAFLD的发病。另外，在特定基因型个体中，幽门螺杆菌可激活MyD88和TLR4等促肝脏纤维化信号分子表达，参与MAFLD的发生发展。

全世界约有2.5%的人口感染丙型肝炎病毒。这些病例中有70%伴有肝脏脂肪变性，约20%患有肝硬化。慢性HCV感染期间的肝脂肪变性可促进坏死、炎症和纤维化。此外，"HCV相关代谢异常综合征"的存在被认为是丙型肝炎患者存在代谢综合征特征的一个可能的分子基础。根据一些证据显示，HCV可能直接导致肝细胞脂质积聚。

乙肝病毒（hepatitis B virus, HBV）与MAFLD（HBV-MAFLD）的结合是亚洲国家MAFLD的一种特殊亚型。研究发现，HBV感染前后MAFLD患者的代谢成分无明显差异，可能由于HBV感染的存在致使MAFLD的脂肪变性程度较低有关，但MAFLD的炎症和纤维化程度较高，实验结果表明，乙肝病毒X蛋白通过激活过氧化物酶体增殖物激活受体γ、甾醇调节元件结合蛋白1和肝脂肪酸结合蛋白1诱导肝脏脂肪沉积，提示乙肝病毒本身可能导致肝脏脂肪变性。

在临床上与COVID-19感染和肝损害有关的主要因素是肺受累导致缺氧、静脉充血伴肝脂肪变性、免疫细胞作用、药物性肝损害、合并凝血障碍和细胞因子风暴。MAFLD本身可能是由于持续的脂肪毒性、慢性炎症状态、代谢综合征、氧化应激反应和免疫反应所致，也可能是其他同时存在的代谢紊乱，这些代谢紊乱将加重新冠肺炎的临床进程。患者也可能会因持续感染新冠肺炎造成的损害而加重先前的肝病。

人体免疫缺陷病毒 HIV 是一种单链 RNA 病毒，属于病毒科，分为 HIV-1 和 HIV-2。每天约有 14000 人感染艾滋病毒。HIV 感染者脂肪肝发生率高达 48%。病毒本身、肠 – 肝轴和高活性抗逆转录病毒治疗是 HIV 感染者发生 MAFLD 的主要因素。抗 HIV 治疗促进 MAFLD 的发展，即摄入核苷类逆转录酶抑制剂（nucleoside reverse transcriptase inhibitors，NRTIS）、非核苷类逆转录酶抑制剂和蛋白酶抑制剂，往往伴随着脂肪营养不良，这一过程最终导致脂肪细胞储存缺乏，过多的脂肪酸和三酰甘油导致脂肪肝发生。

人巨细胞病毒（human cytomegalovirus，CMV）感染与发生 MAFLD 的代谢危险因素之间的相关性似乎与性别和体重指数（body mass index，BMI）有关。研究发现 CMV 感染似乎只与女性的代谢综合征有关，其原因可能是氧化应激，从而诱发高三酰甘油和高脂肪酸血症发生，导致 MAFLD 的进展。

五、代谢相关脂肪性肝病并发肾病引起腹水

流行病学研究证据表明超过 1/3 的 MAFLD 患者有肾功能受损，MAFLD 患者的肾功能受损程度与肝病严重程度相关。MAFLD 是代谢综合征在肝脏损害的表现，高血糖、高血压、高脂血症等可导致微血管和大血管损害，也是 CKD 发生的危险因素。与非 MAFLD 患者相比，MAFLD 患者估算的肾小球滤过率（eGFR）较低且容易合并蛋白尿，排除高血压、糖尿病、肥胖等因素后，MAFLD 是 CKD 的独立危险因素。MAFLD 与 CKD 共同发病机制包括代谢综合征、胰岛素抵抗、脂代谢异常等。高血糖时胰岛素促进新生脂肪合成，胰岛素抵抗可引起游离脂肪酸异位沉积于非脂肪组织及脂联素水平下降，进而导致 MAFLD 的发生。动物实验证实胰岛素抵抗引起的高胰岛素血症可激活交感神经系统，引起肾小球毛细血管内皮收缩，肾脏血流动力学改变，导致肾脏损伤。胰岛素抵抗引起的脂代谢紊乱及炎症反应可损伤肾脏足细胞，引起蛋白尿及肾功能下降。

MAFLD 患者内脏肥胖和异位脂肪堆积增加，血浆中非酯化脂肪浓度增加，在高胰岛素血症期未能充分抑制非酯化脂肪酸的浓度，引起肝巨噬细胞激活。肝巨噬细胞激活及肝脏炎症可致炎症细胞因子释放增加、肾素 – 血管紧张素 – 醛固酮系统活性增加及氧化应激等作用，导致 CKD 风险升高，最终导致肾性腹水发生。

六 MAFLD 并发心血管疾病引起腹水

MAFLD 与主要心血管疾病（cardiovascular disease，CVD）事件（如冠状动脉粥样硬化、心肌病、心脏瓣膜病和心律失常等）的风险增加有关，且 MAFLD 本身可能是 CVD 独立危险因素。

研究证实，充血性心力衰竭患者中 36.27% 伴有 MAFLD，而且 MAFLD 与左心室大小、质量和纤维化严重程度呈独立正相关。MAFLD 加速冠状动脉粥样硬化，而且影响心脏解剖结构，使心肌病的患病风险增加，并合心脏瓣膜钙化和心律增加，最终导致急或慢性心力衰竭发生，引起心源性腹水。

第 3 节　代谢相关脂肪性肝病引起腹水的诊断与鉴别诊断

一、代谢相关脂肪性肝病诊断标准

MAFLD 已于 2020 年 2 月经全球 30 位相关专家讨论正式更名为 MAFLD，并对代谢相关脂肪性肝病的诊断标准达成共识。MAFLD 新诊断标准采用肯定性诊断标准，不再考虑饮酒或合并其他

肝脏疾病。推荐意见指出 MAFLD 的诊断标准是基于肝脏脂肪积聚（肝细胞脂肪变性）的组织学（肝活检）、影像学及血液生物标志物证据，同时合并以下 3 项条件之一：超重/肥胖、2 型糖尿病、代谢功能障碍。该规定明确指出满足腹型肥胖、高血压、血液甘油三酯水平升高、高密度脂蛋白水平下降、血糖升高但无糖尿病、胰岛素抵抗指数升高、超敏 C 反应蛋白升高等指标中 2 项及以上者即为代谢功能障碍（图 21-1，表 21-1）。

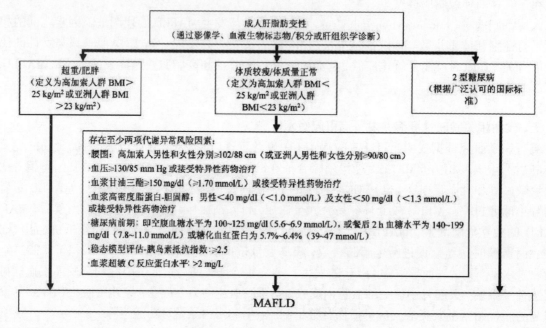

图 21-1　MAFLD 诊断标准流程图

表 21-1　代谢异常风险因素聚集的诊断标准

存在下面两种及以上代谢异常风险因素定义为心血管代谢异常风险和 MAFLD 风险增加
腰围：亚洲人男性和女性分别 ≥ 90 cm 和 80 cm
血压：≥ 130/85 mm Hg 或接受降血压药物治疗
血液甘油三酯：≥ 1.7mmol/L 或接受降血脂药物治疗
血浆高密度脂蛋白胆固醇：男性和女性分别 <1.0 和 1.3mmol/L 或接受调脂药物治疗
糖尿病前期：空腹血糖 5.6~6.9mmol/L 或餐后 2 h 血糖 7.8~11.0mmol/L 或糖化血红蛋白为 5.7%~6.4%
稳态模型评估胰岛素抵抗指数：≥ 2.5
血液超敏 C 反应蛋白：>2mg/L

二、代谢相关脂肪性肝病引起腹水的诊断

（一）临床表现

代谢相关脂肪性肝病出现腹水时多出现腹胀大、乏力、水肿、腹壁静脉曲张、黄疸，严重者可出现消化道出血、肝性脑病等。

（二）实验室诊断

1.肝功能　肝功能检查是肝病患者最常用的检查之一，临床上多用 AST、ALT、GGT、ALP 等实验室指标评估肝脏受损程度,但并不是所有 MAFLD 患者的肝功能皆异常,还有其他疾病也可以导致肝功能指标的变化,于是人们提出了由临床和实验室检查指标组成的更为完善的评分模型。目前临床上应用的评分模型包括 BARD、FIB-4、BAAT、NFS、APRI、NAS 等,这些模型结合了年龄、性别、血小板计数、血脂、白细胞计数、BMI、AST/ALT、血压等指标。

2.生物标志物 目前已经发现了多种基于血液的生物标志物可以用来鉴别 MAFLD 及其相关纤维化,其中细胞角蛋白 18(Cytokeratin-18, CK18)在国内比较认可。CK18 是构成肝细胞细胞骨架系统中间丝蛋白的重要组成部分,在肝病患者中由于肝细胞被诱导凋亡,CK18 被胱天蛋白酶水解释放到血液循环中。在 MAFLD 患者中血清 CK18 水平显著升高且与脂肪变性、肝细胞气球样变和小叶炎症相关。

3.炎症标志物 在营养过剩的情况下,淋巴细胞会渗入脂肪组织和肝脏,其中 Th1 细胞分泌一种叫白介素-32(interleukin-32, IL-32)的新型细胞因子,Baselli 等发现,在 MAFLD 患者中肝脏 IL-32 过度表达,这一细胞因子与 MAFLD 及其严重程度独立相关。Dali-Youcef 等还发现,IL-32 与 NAS 评分显著相关,由此推测 IL-32 可能成为检测 MAFLD 的新型循环标志物及治疗靶点。

(三)影像诊断

1.超声 因为超声检查无辐射、可重复性高、设备可移动、方便廉价等优点,常常在临床上作为 MAFLD 筛查的首选检查。超声图像的亮度取决于超声波的反向散射和衰减。与正常肝脏组织相比,脂肪组织散射并衰减声波,因此,随着肝脏脂肪含量的增加,超声波变得衰减,超声图像也就更亮。操作者通过肝肾回声

对比、肝实质、肝内血管和膈肌的回声评估肝脏脂肪变性程度。以肝活检为标准,对于中-重度脂肪肝的诊断,超声具有较高的灵敏度和特异度,分别为 80%~89% 和 87%~90%,然而当肝脏脂肪浸润<30%时,超声诊断的灵敏度降低。另外,操作者的主观判断、能力、经验和肠道内气体的干扰均会对结果产生影响。最重要的是超声并不能准确定量肝脏脂肪。

2.瞬时弹性成像技术(transient elastography,TE) TE 包含 Fibroscan 和 Fibrotouch 两种设备,是以超声技术为基础,通过受控/脂肪衰减参数(CAP 或 FAP)来评估肝脏脂肪变性程度。此外,TE 还可以通过测量低振幅剪切波的速度,从而计算肝脏硬度值(LSM)来评估肝纤维化程度。一项包含 1297 例受试者,9 项研究的荟萃分析表示,用 Fibroscan 测量的 CAP 诊断轻、中、重度脂肪变性的灵敏度分别为 87%、85%、76%。Tovo 等提出,在诊断晚期肝纤维化方面,Fibroscan 明显优于 FIB-4、APRI、NAS 评分模型(AUROC 为 0.87)。文献报道称,Fibrotouch 在诊断 MAFLD 方面与超声和肝脏组织活检均具有较高的一致性,与 CT 符合率则不高。关于这两者的对比,在检测 LSM 上,Fibrotouch 与 Fibroscan 检测的价值相近(r=0.91)。代炼等提出,Fibroscan 可以分辨肝细胞脂肪变的轻重,Fibrotuch 则不能。曾静等却认为,Fibroscan 与 Fibrotouch 在脂肪定量方面也显著相关(r=0.620,P<0.01),且综合时间、次数以及成功率来看,Fibrotouch 在检测效能方面似乎优于 Fibroscan。由于无创、迅速、便于监测回访等优点,TE 近年来在临床广泛应用,但 TE 并不适用于过于肥胖、腹水、孕妇、肋间隙过窄及植入起搏器的患者。

3.声辐射力脉冲成像技术(acoustic radiation force impulse,ARFI) ARFI 是基于超声的一种新型非侵入性技术,在诊断肝纤维化方面具有良好的前景。通过向组织发射短持续时间、高强度的声脉冲对组织弹性进行定性、定量分析,其应用剪切波速度(SWV)与 LSM 成正比。对于不能接受肝脏活检的儿童患者,ARFI 是一个不错的选择,其诊断准确率要高于实验室检查。相比于 TE 而言,ARFI 有两大优势:一是 ARFI 在普通的超声机器上也能进行检查,只需要安装 ARFI 成像技术软件即可;二是肥胖并不能影响 ARFI 对 MAFLD 的诊断。但对于各级肝纤维化的诊断,TE 的准确性均高于 ARFI。目前 ARFI 在 MAFLD 的诊断方面还处于初步研究阶段,还需要更大的样本量检测

和更多的临床对照研究。

4.计算机断层扫描（computed tomography，CT） 肝脏的CT值约60 HU，较高于脾脏，当肝脏脂肪浸润时，CT值就会降低，临床上常用肝/脾CT值比值（liver spleen ratio，LSR）来判断是否患有脂肪肝。其诊断标准为：当0.7<LSR≤1.0时为轻度脂肪肝；当0.5<LSR≤0.7时为中度脂肪肝；当LSR≤0.5时为重度脂肪肝。CT对于中-重度脂肪肝的诊断也有较高的灵敏度和特异度，且与超声相比CT的一大优点是可对脂肪进行定量分析，但CT对轻度脂肪变性仍不敏感。另外由于CT有辐射，价格偏贵，且有些病理情况也造成肝脏密度的异常，所以CT并不推荐作为脂肪肝的首选检查。近年来，双能量CT（dual-energy CT，DECT）也被用于脂肪肝的诊断，但尚无临床相关研究。

5 磁共振

（1）磁共振波谱（magnetic resonance spectroscopy，MRS）：MRS分析是一种新型技术，包括氢谱和磷谱，在MAFLD方面多用氢质子磁共振波谱（1H-MRS）。1H-MRS通过计算脂峰与水峰峰下面积之比来计算出肝细胞脂质相对含量，被认为是非侵入性方法定量肝脏脂肪的"金标准"。与超声和CT不同的是，1H-MRS在诊断轻度脂肪变性上也很优异，灵敏度为80.0%~91.0%，且重复测量误差小。在MAFLD的分级上，1H-MRS与肝脏活检得出的结果有显著相关性。但目前MRS并未在临床上广泛应用，因为它需要复杂的后期处理方法和专业知识，对设备的要求也较高，容易受到磁场强度的影响。并且与肝脏活检相同，MRS也存在样本量小造成的误差问题。

（2）磁共振弹性成像（magnetic resonance elastogaphy，MRE）：MRE是基于磁共振技术，利用剪切波来测定LSM，与TE的原理类似。但在各个级别肝纤维化的测定上，多篇文献报道称MRE均比TE更为准确（AUROC分别为0.82和0.67），且与TE不同，MRE并不需要考虑患者肋间隙狭窄的问题，在严重肥胖的患者中失败风险也较低。与ARFI相比，在肥胖的MAFLD患者中，MRE诊断肝纤维化的准确性要高于ARFI。与MRS相比，MRE在普通的MR设备中即可完成，只需要加入一套能够对检查部位施加剪切波的装置，对设备要求不高，并且不需要复杂的后期处理。但昂贵的价格是MRE在临床使用受限的原因之一，患有幽闭恐惧症和体内植入金属的患者也无法进行MRE检查。

（3）质子密度脂肪分数：磁共振成像—质子密度脂肪分数（magnetic resonance imaging-proton density fat fraction，MRI-PDFF）是一种新型安全无创的成像方法，其原理是通过计算来自可移动的甘油三酯的质子密度与可移动的甘油三酯和水的质子总密度之比，对整个肝脏进行脂肪测绘。经横断面和纵向研究中证明，MRI-PDFF确定的肝脂肪变性分级与经肝活检确定的是一样的，并且MRI-PDFF对肝脏脂肪含量的微小变化（<5%）也很敏感。Patel等通过一项包含50例经肝脏活检证实的MAFLD患者的临床研究发现，MRI-PDFF相对减少29%与MAFLD患者的组织学应答（NAS评分下降≥2分）相关，随后的研究也证明了这一点，所以MRI-PDFF还可用于评估MAFLD患者的治疗效果。此外，MRI-PDFF对MAFLD患者肝纤维化和脂肪变性的诊断准确性还被证实优于TE。与MRS相比，其可以对整个肝脏进行脂肪测绘的特点也避免了样本量小造成的误差。

三、代谢相关脂肪性肝病引起腹水的鉴别诊断

（一）药物性肝病

药物性肝损害（drug induced liver injury，DILI）是一种在药物使用过程中因药品本身及其代谢产物引起的肝脏毒性反应或机体对药物及其代谢产物发生过敏反应所导致的肝脏毒性损害。一般将其分为可预测的固有型肝损害和不可预测的特异型肝损害两类。DILI发病因素主要分为药物、宿主和环境相关的三个方面。由于缺乏特异的生物标志物，DILI的发生与相关致病药物联系隐秘不易检出。DILI的诊断主要是通过详细的临床病史、生化检测和肝活检等几方面分析，一方

面是要排除肝病产生的其他原因，另一方面是要将药物和肝病联系起来。目前国际上达成共识根据生化指标变化将肝损害分为胆汁淤积型、肝细胞型和混合型，通过血清丙氨酸转氨酶（alanine aminotransferase，ALT）与碱性磷酸酶（alkaline phosphatase，ALP）的比值 R=（ALT/ULN）/（ALP/ULN）得出 ALT≥3×ULN 且 R≥5 为肝细胞损伤型，ALP≥2×ULN 且 R≤2 为胆汁淤积型肝损伤，ALT≥3×ULN、ALP≥2×ULN 且 2<R<5 为混合型肝损伤。多数患者可无明显症状，部分患者可表现为慢性肝炎、肝纤维化、代偿性和失代偿性肝硬化。

（二）病毒性肝炎

病毒性肝炎（viral heptitis）是由多种肝炎病毒引起的常见传染病，具有传染性强、传播途径复杂、流行面广泛、发病率较高等特点。临床上主要表现为乏力、食欲减退、恶心、呕吐、肝肿大及肝功能损害，部分病人可有黄疸和发热。有些患者出现荨麻疹、关节痛或上呼吸道症状，病毒性肝炎分甲型、乙型、丙型、丁型和戊型肝炎五种。其中慢性乙型病毒性肝炎和慢性丙型病毒性肝炎进一步进展可发展为肝硬化甚至肝癌，肝硬化失代偿期和肝癌在临床上常常见到腹水这一并发症。

（三）自身免疫性肝炎

AIH 是一种由异常自身免疫反应介导的针对肝细胞的肝脏实质性炎症病变，女性多发，部分患者合并肝外自身免疫性疾病。主要临床特征为反复发作的肝细胞损伤，伴或不伴典型临床症状，可自行缓解。血清学表现为氨基转氨酶水平升高、自身免疫抗体阳性、高免疫球蛋白血症（γ-球蛋白或 IgG）等。AIH 多以慢性起病为主，可隐匿发病，部分患者在诊断时已进展至肝硬化阶段，少数患者表现为急性发作或肝衰竭起病。

（1）慢性发病 AIH：患者表现为反复或持续发作的慢性肝炎，临床症状不典型且无特异性，症状多见乏力、纳差、黄疸、腹胀、脾大、皮肤瘙痒等，或表现为无症状隐匿起病，常常在体检中发现异常。

（2）急性发病 AIH：具有急性肝炎的临床特征，相比较慢性起病，急性发作患者黄疸、疲劳、瘙痒、恶心、厌食等急性肝损伤症状发生率更高，往往伴高胆红素血症，炎症活动更严重，更容易进展为重型肝炎甚至肝衰竭，部分患者预后不佳。且由于症状不典型、不具特异性，常被误诊为药物性肝损伤（DILI）或病毒性肝炎。

（3）AIH 肝硬化：初期患者常隐匿进展，随着病情进展，部分患者有乏力、黄疸、肝脾肿大、皮肤瘙痒、体重下降等表现，随着纤维化进展、炎症活动减轻，临床和病理特征趋于不典型，至肝硬化失代偿阶段后，可出现腹水、肝性脑病、食管静脉曲张出血等重症。

（四）酒精性肝病

酒精性肝病（alcoholic liver disease，ALD）是一组由于酒精使用障碍（酒精滥用和酒精依赖）导致的慢性肝病。疾病初期表现为酒精性脂肪肝，继而发展成酒精性肝炎、肝纤维化和肝硬化，甚至是广泛的肝细胞坏死导致肝衰竭。ALD 致病因素单一，但机制复杂，涉及脂肪变、炎症、纤维化及癌变多个环节，是易感基因、肠道微生态、氧应激损伤、免疫损伤与程序性细胞死亡等多方面因素共同作用的结果。ALD 患者往往就诊时已处于肝功能失代偿期，对于存在酒精使用障碍的患者多不能坚持戒酒，且患者可能合并酒精性胰腺炎与酒精性心肌病等多系统损害，这些因素综合导致患者预后不佳。

（五）Budd-Chiari 综合征

Budd-hiari 综合征是由各种原因所致肝静脉和其开口以上段下腔静脉阻塞性病变引起的，常伴有下腔静脉高压为特点的一种肝后门脉高压症。临床上主要表现为肝肿大、进行性肝功能损害和大量腹水，严重患者可有上消化道出血、呕血和黑便，晚期患者均并发肝硬化。治疗以手术或介入性治疗为主，早期经及时治疗，多数患者预后良好。急性布加综合征多以右上腹痛、大量腹腔积液和肝脏肿大为突出症状；慢性病例多以肝脏肿大，门-体侧支循环形成和持续存在的腹腔积液为特征。无创的实时超声和多普勒超声及CT扫描可对95%以上的病例提示Budd-hiari综合征的临床诊断，腔静脉造影检查是诊断布加综合征的金标准。

（六）门静脉血栓形成

门静脉血栓形成（portalthrombosis，PT）可发生于门静脉的任何一段，是指在门静脉主干、肠系膜上静脉、肠系膜下静脉或脾静脉的血栓形成。门静脉血栓可造成门静脉阻塞，引起门静脉压力增高、肠管瘀血，是导致肝外型门静脉高压症的主要疾病。临床较为少见。近年来随着彩色多普勒的广泛应用和诊断水平的提高，病例报告数日渐增多，病因可能与全身或局部感染及门静脉瘀血有关，还可见于肝胆术后和脾切除术后，临床上仍有半数以上的病例找不到病因。门静脉血栓形成分为原发性和继发性，根据部位可分肝内和肝外，根据发病情况可分急性和慢性，临床上以继发性门静脉血栓形成相对多见，多继发于慢性肝病及肿瘤疾患，肝外门静脉阻塞多继发于肝内型的门静脉高压症。临床表现以腹痛为主，其轻重决定于血栓形成的部位、急缓、范围和栓塞的程度，单纯的肝外门静脉阻塞最突出的症状为食管胃底静脉曲张出血。因本病无特征性表现，临床上很容易误诊。急性型发病突起，有剧烈腹痛、腹胀和呕吐，主要因胃肠瘀血所致；若血栓繁衍至肠系膜上静脉，则可有腹泻、血便、腹痛、腹胀、腹部压痛、腹肌紧张和叩击痛等腹膜炎或麻痹性肠梗阻的表现。在婴幼儿，可表现为突发性上消化道出血，脾肿大多属轻微；若血栓蔓延至门静脉主干及肝内分支则可出现大量腹水。慢性型病人若渡过急性期，由于门-体静脉建立了广泛的侧支循环——即自然分流的形成，腹水可能缓解或减少，脾肿大常是一个突出的症状。一般来说，脾脏肿大的程度取决于病程的长短；脾脏长期充血后，脾髓细胞增生及纤维组织沉积，大量抑血细胞使血细胞破坏增多，出现脾功能亢进，临床表现为不同程度的贫血、血小板计数减少。此时部分患者发生鼻出血，但很少发生紫癜。

（七）原发性胆汁性胆管炎

原发性胆汁性胆管炎（PBC）是一种慢性肝内胆汁淤积性疾病。PBC发病与遗传因素和环境因素相关，但具体发病机制尚未阐明，现代病理学研究证实，肝纤维化、肝胆炎症、胆汁排泄不畅等是PBC主要病理特点。该病临床特征无特异性，约50%患者可无明显临床症状，若不及时发现并进行有效治疗，病情持续进展至肝硬化失代偿期出现腹水，也可引起肝性脑病、消化道出血等严重并发症，影响疾病预后。

第4节 代谢相关脂肪性肝病引起腹水的治疗

一、代谢相关脂肪性肝病的治疗

（一）饮食治疗

饮食管理的基础是限制热量的摄入。有研究发现，低热量饮食能够减轻肝脏脂质沉积，同时降低CVD的发生率。欧美国家推荐的地中海饮食、生酮饮食等，不仅可以减轻体质量，并对MAFLD、T2DM、血脂异常有较大益处。患者可以根据自身饮食习惯制定减重计划，我国指南建议每日减少2092~4184 kJ（500~1000 kcal）热量，膳食结构以50%~60%的碳水化合物、20%~25%的脂质为主，限制含糖饮料、糕点和深加工精致食品的摄入，增加全谷类食物、ω-3脂肪酸以及膳食纤维摄入，并严格控制晚餐的热量和晚餐后进食行为。在T2DM患者中，需要根据血糖指数来平衡脂质和碳水化合物，同时根据患者的基础代谢率进行调整。

此外,MAFLD 患者需要戒酒。即使少量酒精的摄入也可以促进 MAFLD 患者肝纤维化进展,过量饮酒能够触发"二次打击",导致单纯性脂肪肝出现炎症,而慢性肝炎患者偶尔醉酒甚至会诱发慢加急性肝衰竭。研究证明,喝茶、饮用无糖咖啡都可以起到减轻体质量和肝脏脂肪堆积的作用。

(二)运动

运动可以有效减轻肝脂肪堆积,提高胰岛素敏感性并改善 CVD。一项系统评价结果显示,仅运动干预就足以改善 30% 的脂肪变性,而运动与饮食相结合可改善 49% 的脂肪变性,并提高胰岛素敏感性。国内外大多数指南将有氧训练和阻力训练作为 MAFLD 的推荐干预方式,并建议每周进行 150~200 分钟。例如:对于 MAFLD 患者,国内指南建议中等量有氧运动 30 分钟,每周进行 4 次,或 8~10 组阻抗训练,每周 2~3 次。其中抗阻力训练对操作者心肺功能要求较低,当 MAFLD 患者有其他合并症时也可进行。对于已达到短期目标的患者,应该实施长期(≥ 1 年)体质量逐渐下降和维持计划。建议患者每月随访 1 次,鼓励持续监测,控制膳食热量,参加高水平的体力活动(200~300 分 / 周)。

(三)药物治疗

MAFLD 是一种缓慢的进行性疾病,由于难以确定最佳治疗终点,因此其研究难度较大。欧美共识推荐 MAFLD 伴有代谢紊乱和 / 或严重纤维化(F2 期纤维化)的患者给予药物治疗。国内指南推荐有合并 T2DM、高血压、高脂血症等给予相应的胰岛素增敏剂、降压类、减肥降脂类药物,出现肝损伤、进行性肝纤维化的患者可选用保肝、抗炎等药物。也可以在 MAFLD 的不同阶段选择性使用中药。

1. 胰岛素增敏剂

(1)二甲双胍:两项系统评价表明二甲双胍仅可改善胰岛素抵抗,不能改善肝脏组织学;另有研究显示,二甲双胍可减轻非酒精性脂肪性肝病患者体质量并控制血糖,但在脂肪变性、纤维化、非酒精性脂肪性肝炎(NASH)活性评分方面,与安慰剂无差异,并未对肝脏疾病产生实质性影响。因此,尽管有数据表明二甲双胍可改善患癌(包括肝癌)风险,但将其作为治疗 MAFLD 的首选药物还有待证实。

(2)吡格列酮:吡格列酮已被证实对合并或不合并 T2DM 的 MAFLD 患者有效。在对 55 例经活检证实的 MAFLD 和糖代谢异常 /T2DM 患者的研究中,每天服用 45mg 吡格列酮可改善胰岛素敏感性、转氨酶水平、组织学脂肪变性和炎症,并有改善纤维化的趋势。另一项研究中,同时服用吡格列酮 45mg/ 天和低热量饮食,结果 58% 的组织学参数和纤维化得到改善,而安慰剂组则为 21%。吡格列酮治疗非糖尿病性 MAFLD 的疗效得到证实。研究提示,吡格列酮组患者中有 34% 表现出组织学改善,而安慰剂组为 19%。然而,吡格列酮治疗的主要缺点是可能导致体质量增加,其原因可能与甘油三酸酯合成增加和 / 或脂肪胰岛素敏感性改善有关,这限制了吡格列酮在常规实践中的临床应用。

(3)利拉鲁肽:利拉鲁肽可增加胰岛素敏感性、过氧化物酶体增殖剂激活受体 γ 转录,降低葡萄糖输出并减少肝脂肪变性,增加脂肪酸的氧化,延迟胃排空,并抑制食欲。一项 Ⅱ 期临床试验表明,利拉鲁肽对脂肪变性的改善率为 83%(安慰剂 45%),肝纤维化进展概率为 9%(安慰剂 36%),患者体质量减轻幅度为 5.5 kg(安慰剂 0.6 kg)。其有望成为 MAFLD 的候选治疗药物,然而有效性和安全性仍需进一步被证实。

2. 维生素 E 氧化应激被认为是 MAFLD 患者肝细胞损伤和疾病进展的关键机制。维生素 E 作为一种抗氧化剂,已被多数研究者列为 MAFLD 的治疗方法之一。研究认为维生素 E 可改善肝脏脂肪变性、炎症,以及改善部分非糖尿病患者肝细胞膨胀,促进脂肪性肝炎的消退,对肝纤维化没有影响。维生素 E 的长期安全性也是讨论的热点。既往一项荟萃分析表明，每天 >800 IU 的维生素 E 摄入会增加全因死亡率。然而另一项荟萃分析结果反对这一观点。对此，有学者认为第一项研究选择性排除了部分死亡率低的研究，而未考虑同时给予维生素 A 和其他药物以及吸烟等常见因素的影响，因此其结果存在偏倚。2011 年发布的一项大型随机对照试验结果表明，400 IU/ 天的维生素 E 摄入可能增加前列腺癌风险。因此指南推荐，经活检证实的 MALFD 无糖尿病患者可以考虑使用维生素 E。在没有进一步数据支持其有效性和安全性之前，不建议在糖尿病患者、无肝活检及肝硬化的 MAFLD 患者中使用。

3. 减肥降脂药　奥利司他是一种脂蛋白的饱和衍生物，可以通过抑制肠和胰脂肪酶，防止甘油三酯的吸收，从而减轻体质量。研究表明，奥利司他能够降低 MAFLD 患者血清 ALT，改善脂肪变性。另有研究进行分层分析发现，体质量减轻 5% 后患者脂肪变性得到改善，体质量减轻 9% 后肝脏炎症得到改善，认为肝脏组织学的改善是由于体质量减轻而非奥利司他本身引起。最近的一项荟萃分析表明奥利司他可以改善 BMI、胰岛素抵抗，但不能改善肝纤维化。这些结果表明奥利司他可以改善肝脂肪变性和肝脏炎症，但仅在体质量明显减轻的人群中较为明显。MAFLD 增加心血管疾病的风险，因此他汀类药物的使用非常重要。在动物模型中，他汀类药物对纤维化和血管生成有明显作用，尤其对 MAFLD 模型中的胰岛素抵抗、内皮功能和门静脉压力产生影响。这些发现为他汀类药物作为 MAFLD 的辅助治疗提供了依据。既往普遍认为，他汀类药物在转氨酶升高的 MAFLD 患者中具有潜在的肝毒性作用，然而 MAFLD 患者使用他汀类药物并未增加肝损伤的风险。尽管尚无证据支持其可作为 MAFLD 的推荐药物，但对血脂异常的 MAFLD 患者提倡使用他汀类药物和 / 或其他降脂药物来积极改变血脂异常。

4. 保肝降酶药　保肝降酶药物作为辅助治疗，推荐用于以下类型的 MAFLD 患者：(1) 肝活检确诊的 NASH；(2) 临床特征、实验室及影像学检查提示存在 NASH 或进展性肝纤维化；(3) 应用相关药物治疗 T2DM 过程中出现肝酶升高；(4) 合并药物性肝损伤、自身免疫性肝炎、慢性病毒性肝炎等其他肝病。建议根据肝脏损伤类型、程度及药物效能和价格选择一种保肝药物，疗程需要 1 年以上。对于血清 ALT 高于正常值上限的患者，口服某种保肝药物 6 个月，如果血清氨基酸转移酶仍无明显下降，则可改用其他保肝药物。

5. 中医药治疗　MAFLD 通常与肥胖、高脂血症和糖尿病有关，是一种复杂的多器官受累的代谢性疾病。中药复方具有多成分，多靶点的药理作用和个体化治疗的特点，可与 MAFLD 的复杂发病机制兼容，用于防治 MAFLD 和合并疾病。中医强调差异化治疗，在不同的 MAFLD 患者中存在不同类型的综合征。因此，每种具体治疗都需要采用不同的处方。关于差异化治疗，从整体角度对 MAFLD 进行治疗，基本治则包括健脾益气、化痰除湿、活血化瘀、清肝利胆等。同时，应注重肾气调节，因为肾气不足和肾阳不足会导致气机障碍，从而加重痰湿瘀滞。

二、代谢相关脂肪性肝病引起腹水的治疗

（一）一般治疗

1. 饮食　肝硬化腹水患者的饮食和营养，总的原则是根据病人饮食习惯，给予易消化、富含蛋白质、维生素及足够热量和适量脂肪的清淡食物为宜。

肝硬化腹水患者，肝脏合成白蛋白功能低下，多伴有低白蛋白血症，适当增加蛋白质的摄入量是必要的。每日摄入量以 1~1.5g/kg 体重为宜，且应摄入含有必需氨基酸的蛋白质，如蛋类、奶、肉等。但不宜食入过多而引起腹胀不适，增加肝脏负担和增加钠潴留，加重腹水。对有肝昏迷或其前驱症状的患者，应限制蛋白质的摄入。糖是供给热量的主要来源，摄入含糖量较高的饮食，可减少体内蛋白质的消耗，血中糖的浓度稍高有利于肝糖原的合成，对肝细胞功能的恢复具有重要作用。

每日约需糖300~500g，每日能进主食（面或米）400g左右，就可提供足够热量。但过量的糖可影响食欲，加重胰腺负荷，造成胰岛功能下降，引起糖代谢异常。

2. 合理限盐　补钠和限盐一直是肝硬化腹水治疗中争论的问题。限盐是指饮食中钠摄入80-120mmol/d（4~6g/天）。若更大程度限制钠的摄入，虽然有利于消退腹水，且10%~20%初发型腹水患者的钠水潴留明显改善，减少腹水复发风险，但长期限钠会导致患者食欲下降及低钠血症，加重营养不良。另一方面，严格限钠，血浆低钠时RAAS活性增强，尿钠排泄减少，形成难以纠正的恶性循环。研究表明，短期大剂量利尿药物及适当补充盐治疗肝硬化腹水安全有效。因此，多数学者认为肝硬化腹水不必严格限制钠的摄入。肝硬化患者每天摄入热量应在2000卡以上，以补充碳水化合物为主，肝硬化低蛋白血症时应补充优质蛋白质及维生素，蛋白质1~1.2g·kg-1·d-1，明显肝性脑病时蛋白应限制在0.5g/kg/d内，补给的营养成分可参考相关指南。肝硬化患者夜间加餐3个月，多数患者血清白蛋白水平和氮平衡可恢复正常。

3. 人血白蛋白及新鲜血浆　人血白蛋白具有十分重要的生理功能。在肝硬化腹水，特别是顽固型腹水、HR患者的治疗中，补充人血白蛋白对于改善肝硬化患者预后及提高利尿药物、抗菌药物的治疗效果都十分重要。国外指南建议，每放1000ml腹水，补充6~8g白蛋白，可以防治大量放腹水后循环功能障碍，提高生存率。临床试验发现，在腹腔穿刺放腹水即将结束或刚结束时，补充人血白蛋白8g/1000ml或减半剂量4g/1000ml，大量放腹水后循环功能障碍的发生率相似。对于肝硬化腹水伴SBP患者，首日应用人血白蛋白1.5g/kg，第2~5天人血白蛋白1g/kg，与未使用人血白蛋白患者比较，肝硬化SBP患者肾衰竭发生率、在院期间病死率和3个月病死率明显降低（分别为4.7%、3.1%和7%VS25.6%、38.2%和47%）。人血白蛋白的疗效及安全性均优于右旋糖酐、聚明胶肽等其他扩容剂。我国肝硬化住院患者多数病情较重，对于一次性放腹水不超过5L或伴SBP患者，补充人血白蛋白剂量缺乏临床循证医学的依据，专家意见仍不统一，值得进一步研究。

（二）药物治疗

利尿药物是治疗肝硬化腹水的主要方法，常用的利尿药物种类：醛固酮拮抗剂、袢利尿剂及血管加压素V2受体拮抗剂等。其他类利尿药物还有噻嗪类利尿药（如氢氯噻嗪）、保钾利尿药（如盐酸阿米洛利、氨苯喋啶），常用药物还有收缩血管活性药物（如特利加压素、盐酸米多君）

（三）腹水治疗

1. 腹腔穿刺放液　腹腔穿刺放腹水仍然是顽固型腹水的有效治疗方法，也是快速、有效缓解患者腹胀的方法。大量腹腔穿刺放液后的常见并发症是低血容量、肾损伤及大量放腹水后循环功能障碍。研究证实，连续大量放腹水（4~6L/天）同时补充人血白蛋白（8g/1000ml腹水）较单用利尿剂更有效，并发症更少。对于伴大量或张力性腹水患者，大量放腹水联合人血白蛋白治疗，可明显缓解患者的临床症状。肝硬化顽固型腹水患者早期大量放腹水可显著降低30天再住院率及90天病死率。目前有关放置腹腔引流管放腹水的报道，大多数为癌症相关腹水。比较腹腔放置引流管与反复腹腔穿刺大量放腹水（间隔10天，每次5000ml）的效果及安全性，放腹水次数>9次或存活时间<90天的患者，放置引流管的优势仅为节省费用。因此，即使为癌症相关腹水，患者预期生存超过90天，也不推荐放置腹腔引流管放腹水。

2. 经颈静脉肝内门体分流术（TIPS）　TIPS是治疗顽固性腹水的有效方法之一，可以作为需要频繁进行腹穿放腹水或频繁住院患者（≥3次/月）或肝移植的过渡治疗。TIPS同样可以缓解60%~70%难治型肝性胸腔积液患者的症状。研究显示，TIPS不仅降低门静脉压力，缓解腹水，而且能改善尿钠排泄和肾脏功能。但TIPS后肝性脑病发生率25%~50%，60岁以上者风险更高。TIPS会增加心脏前负荷，既往有心脏病的患者容易诱发心衰。因此，肝性脑病、心肺疾病、肝功能衰竭（胆红素5.8mmol/L以上）、脓毒血症被认为是TIPS的绝对禁忌证，2012年AASLD治疗指南中，还将 70 岁以上高龄 Child-Pugh 评分 12 分以上作为 TIPS 的禁忌证。

3. 腹水超滤浓缩回输及肾脏替代治疗

（1）无细胞腹水浓缩回输：无细胞腹水浓缩回输（CART）也是临床治疗顽固型腹水的方法之一。CART 可提高药物治疗无反应的失代偿期肝硬化顽固型腹水患者的生活质量，改善部分患者的症状，对肾功能无明显影响，也可作为一种有效的姑息性治疗方法。大部分患者可出现发热。

（2）腹腔 α-引流泵：一种自动化腹水引流泵系统，通过腹腔隧道 Pleur X 引流导管将腹水回输至膀胱，可通过正常排尿来消除腹水。对恶性腹水具有一定的效果，对肝硬化顽固型腹水患者的应用经验较少。

（3）腹腔－静脉分流：20 世纪 70 年代腹腔静脉分流（Denver）是常见的外科治疗腹水方法。然而，与内科治疗比较，腹腔静脉分流并发症多、生存期无延长，临床不推荐使用。

（4）肾脏替代治疗：有报道通过床旁血液透析或持续静脉血液滤过治疗肝硬化顽固型腹水及 HRS，但肾脏替代治疗与其他治疗方法（如血管收缩药物）之间并无对照研究。

4. 肝移植　对于 Child C 级肝硬化合并顽固型腹水患者应优先考虑肝移植。肝移植前尽可能控制急慢性肾损伤及感染，在等待肝移植的患者中，对血管活性药物治疗有反应者，有可能延缓进行肝移植的时间。

（四）中医中药治疗

肝硬化腹水属于中医"鼓胀"范畴。主要病因有虫毒感染、酒食不节、黄疸、胁痛、积聚失治等，情志所伤、劳欲过度常是本病诱发和加重的因素。本病病位在肝脾两脏、甚则及肾。肝失疏泄，脾失健运，肾失气化是形成鼓胀的关键病机。气滞、血瘀、水停是形成鼓胀的基本病理因素；其病理性质为本虚标实，正邪交争。虚为肝脾肾亏虚，或阳气衰微，或阴血不足。实多指邪实，常气、血、水、毒互结。常见证型有气滞水停证、脾虚水停证、湿热水停证、血瘀水停证、脾肾阳虚水停证、肝肾阴虚水停证。"本虚标实"是本病的基本特征，治则当权衡虚实，或扶正，或扶正与泻实并用，注意补虚不忘实，泻实不忘虚，切忌滥攻滥补，慎用峻下逐水药。临床常用方剂有胃苓汤、猪苓汤、五苓散、实脾饮、茵陈蒿汤等，中成药亦有良好疗效，如扶正化瘀片、复方鳖甲软肝片、安络化纤丸、臌症丸、和络舒肝胶囊、强肝胶囊等。

（杨洪超）

参考文献

[1] 王子金，李学锋，向明钧，欧芳波. 代谢相关脂肪性肝病诊断与治疗研究进展. 吉首大学学报：自然科学版，2022；43：81-86.

[2] 徐小元，丁惠国，李文刚，等. 肝硬化腹水及相关并发症的诊疗指南（2017，北京）. 中华胃肠内镜电子杂志，2018；5：1-17.

[3] Eslam M, Sanyal AJ, George J. MAFLD: A Consensus-Driven Proposed Nomenclature for Metabolic Associated Fatty Liver Disease.Gastroenterology. 2020; 158: 1999-2014.

[4] 薛芮，范建高. 代谢相关脂肪性肝病新定义的国际专家共识简介. 临床肝胆病杂志，2020；36：4.

[5] Eslam M, Dufour JF, Schattenberg J, et al. A new definition for metabolic associated fatty liver disease: an international expert consensus statement. J Hepatol. 2020; 73: 202-209

[6] 赵瀚东，杨帆，詹丽. 非酒精性脂肪性肝病发病机制研究进展. 解放军医学院学报，2022，43：366-371.

[7] de Faria Ghetti F, Oliveira DG, de Oliveira JM, et al. Influence of gut microbiota on the development and progression of nonalcoholic steatohepatitis.Eur J Nutr. 2018; 57: 861-876.

[8] Henkel AS. Unfolded Protein Response Sensors in Hepatic Lipid Metabolism and Nonalcoholic Fatty Liver Disease.Semin Liver Dis. 2018; 38: 320-332.

[9]崔会鹏,田昊宇,关琳,李异玲.代谢相关性脂肪性肝病无创诊断方法研究进展.胃肠病学和肝病学杂志,2022; 31: 99-103.

[10]池肇春.代谢相关脂肪性肝病与病毒感染疾病相关性研究进展.世界华人消化杂志,2022; 30: 783-794.

[11]蔡士铭,李月红.非酒精性脂肪性肝病与慢性肾脏病的相关性研究进展.临床内科杂志,2022; 39: 210-211.

[12]曾赏,李三强,李前辉.酒精性肝病的研究进展.世界华人消化杂志,2022; 30: 535-540.

[13]简鸣,阳学风,周爽,等.药物性肝损害病因及诊治研究进展.世界华人消化杂志,2019; 27: 715-720.

[14]王丽,杨永峰.自身免疫性肝炎诊治—病理必不可缺.临床肝胆病杂志,2023; 39: 504-510.

第22章 肝血管疾病引起腹水的诊断、鉴别诊断与治疗

第1节 Budd-Chiari综合征引起腹水的诊断、鉴别诊断与治疗

Budd-Chiari综合征是肝静脉和（或）肝后段下腔静脉阻塞导致的肝后型门静脉高压和（或）下腔静脉高压综合征。本病流行病学特点在全球范围内存在显著地域差异，我国发病平均年龄为36~41岁，男女患病比例约为1.5：1，黄淮流域是本病的高发地区。静脉隔膜形成是肝静脉流出道阻塞的重要原因，在西方国家，本病患者多存在血栓前状态，血栓机化形成隔膜，造成肝静脉的广泛性阻塞，而在我国，本病患者较少合并血液高凝状态，且静脉阻塞部位并非以肝静脉为主，而是以下腔静脉膜性或节段性阻塞多见，多数观点认为，我国患者静脉隔膜的形成可能与血管内皮损伤、修复增生继发血栓形成有关。除此以外，先天性血管发育异常、血管壁病变、囊肿或肿瘤等病变压迫或浸润血管也可引起肝静脉和（或）肝后段下腔静脉阻塞从而引起本病。本病多数患者病情进展缓慢，发病早期多无明显症状，失代偿期可出现肝功能损害、门静脉高压症及下腔静脉高压综合征等表现，如未及时处理，预后通常较差，早期诊断和治疗意义重大。

一、Budd-Chiari综合征引起腹水的发生机制及诊断

（一）腹水的发生机制

当肝静脉流出道阻塞而侧支循环未能充分代偿时，门静脉压力升高，血浆漏入腹腔形成腹水；同时肝窦静水压升高，血浆渗入Disse间隙，肝脏淋巴液生成增多，超出了胸导管的引流能力，过多的淋巴液经肝包膜漏入腹腔，形成腹水。此外，肝功能损害导致肝脏合成白蛋白的能力下降，血浆白蛋白水平降低，引起血浆胶体渗透压下降，液体从血管进入组织间隙，也会导致腹水的发生。

（二）诊断

1. 临床表现　本病临床表现各异，主要与血管阻塞部位及病情进展速度有关。根据血管阻塞部位不同，本病分为肝静脉型、下腔静脉型及混合型，肝静脉型可出现腹痛、肝脾肿大、腹水、食管胃底静脉曲张、上消化道出血等门静脉高压症的表现，下腔静脉型除上述表现外，还可见下肢水肿、色素沉着、难愈性溃疡、下肢静脉曲张及胸腹壁浅表静脉曲张等下腔静脉高压综合征的表现。根据病情进展速度不同，本病分为暴发型、急性型、亚急性型及慢性型，暴发型和急性型可在短时间内出现严重肝功能衰竭、肝性脑病、难治性腹水等，亚急性型和慢性型则以门静脉高压、肝硬化为主要表现。

2. 实验室诊断　本病实验室检查缺乏特异性。部分患者因肝静脉流出道阻塞、肝脏瘀血而出现肝功能异常，例如转氨酶升高、胆红素升高、血清白蛋白降低、凝血功能异常等。若合并上消化道出血或脾功能亢进，血常规可示红细胞减少或三系血细胞减少。本病所致腹水多为漏出液，但蛋白浓度常高于25~30g/L。

3. 彩色多普勒超声诊断　彩色多普勒超声能够动态观察管腔内血流情况，根据血流情况判断

肝静脉和下腔静脉阻塞的部位、范围及程度，并评估静脉侧支情况，尤其对于肝内静脉侧支的准确性高。膜性阻塞者超声下可见管腔内线状或条索状高回声，阻塞部位近端血流信号减少或消失，远端静脉扩张伴血液反流，部分患者下腔静脉隔膜内存在细小孔道，可见隔膜回声连续性中断；节段性阻塞者表现为管腔内血流信号消失；伴有静脉侧支者可见"蜘蛛网状"或"逗号样"侧支、肝静脉间交通支建立或粗大的副肝静脉，偶见下腔静脉阻塞后自下腔静脉、肝脏回流入右心房的回流旁路出现。彩色多普勒超声还能够判断是否合并血栓并鉴别血栓性质，新鲜血栓透声性好，超声下常呈低回声，而陈旧性血栓多呈高回声，血栓性质的鉴别为后续溶栓治疗提供了指导信息。此外，肝脾肿大、尾状叶肥厚、肝实质回声不均、腹水等也是本病常见的超声下表现。彩色多普勒超声因其简便易行、安全无创、可重复的优势，已成为本病诊断及介入治疗后随诊的首选检查手段，准确率可达80%以上。

4. CT和CTV诊断　与超声检查相比，CT检查对肝实质的改变更敏感，肝实质中央斑片状强化、周边强化程度较低是本病CT增强扫描的特征性改变，同时本病慢性型患者常合并肝内再生结节，呈动脉期和静脉期均明显强化的特点，能够与肝癌相鉴别。CT静脉血管成像（CTV）检查能够同时显影肝静脉、下腔静脉和门静脉系统，肝静脉型Budd-Chiari综合征CTV检查示肝静脉管腔消失、远端肝静脉扩张、肝静脉间交通支形成；下腔静脉型可见肝后段下腔静脉管腔狭窄或消失，部分患者下腔静脉内合并血栓或钙化，此外，CTV检查还能测量阻塞部位远端血管直径及阻塞处与右心房的距离，对介入治疗具有较高指导价值。近年来，CT技术的发展为本病的诊治提供了更详细的信息，多层螺旋CT能够多角度显示肝静脉和下腔静脉阻塞部位、范围及与周围脏器解剖关系，对本病手术方案的制定具有重要参考价值，CT成像技术的应用还可帮助评估肝纤维化程度和肝功能状态。

5. MRI诊断　磁共振成像（MRI）检查具有软组织对比度高的优势，阻塞部位近端血流减少或消失，其MRI呈明显低信号，与远端血流瘀滞所致的高信号形成明显对比，MRI诊断本病的准确率高达95%，尤其对于节段性阻塞的准确率与数字减影血管造影（DSA）检查相当。MRI增强扫描及MR血管成像可观察到本病患者尾状叶体积增大、尾状叶静脉扩张，下腔静脉型和混合型患者由于下腔静脉高压的存在，尾状叶静脉管径常大于肝静脉型患者，且病程越长，其尾状叶静脉扩张越明显。尾状叶的改变为本病的诊断、病变类型及病程提供了参考信息。

6. DSA诊断　DSA检查可以清晰显示血管阻塞的位置、范围、程度及静脉侧枝，是诊断本病的"金标准"。然而DSA检查的显示效果受多种因素影响，例如一次造影难以显示病变血管全貌、血管影像重叠阻挡病变部位观察等，同时DSA作为一种有创性检查，发生继发性血栓等并发症的风险高，不适合用于本病的筛选诊断，通常与血管介入治疗同时进行，术中辅助测量病变远近端静脉腔内压力、确定导管、导丝的位置并评估治疗效果，减少并发症的发生。

二、鉴别诊断

（一）肝硬化

肝硬化是一种肝脏慢性、进行性、弥漫性纤维化疾病。肝硬化进展至失代偿期也常引起门静脉高压及肝功能损害而发生腹水，但肝硬化患者多有病毒性肝炎或大量饮酒史，肝组织活检表现为肝小叶结构塌陷、假小叶形成及肝细胞结节性再生；而Budd-Chiari综合征患者肝炎病毒标志物多为阴性，部分患者可出现下肢水肿、色素沉着、下肢静脉曲张、胸腹壁浅表静脉曲张等下腔静脉高压综合征的表现，影像学检查观察到肝静脉和（或）下腔静脉阻塞可明确诊断。

（二）门静脉血栓

门静脉血栓可导致门静脉血流受阻而形成窦前性门静脉高压症。门静脉血栓所致腹水者肝功能多正常，门静脉系统内可见血栓，而肝静脉及肝后段下腔静脉结构多正常，部分患者伴有门静脉海绵样变性，影像学检查示肝门区结构紊乱，正常门静脉结构消失，代之以蜂窝状管状回声。

（三）急性肝炎

急性型 Budd-Chiari 综合征患者需与急性肝炎相鉴别。急性肝炎患者肝炎病毒标志物阳性，肝组织活检可见肝细胞气球样变、嗜酸性变和点状坏死。急性型 Budd-Chiari 综合征患者多无病毒性肝炎病史，可在短时间内出现大量腹水，肝组织活检可见肝小叶中央静脉及肝窦严重瘀血扩张，DSA 检查可明确诊断。

（四）肝小叶静脉闭塞病

肝小叶静脉闭塞病是肝小叶中央静脉和小叶下静脉闭塞导致的窦后性门静脉高压症，常见于食用含毒性生物碱的中草药或接受化疗或免疫抑制剂的患者。肝小叶静脉闭塞病患者行肝静脉、下腔静脉造影检查多无异常，肝活检示肝小叶中央静脉和小叶下静脉管腔狭窄或阻塞，小叶中央区肝细胞变性坏死，肝窦纤维化。

（五）肾病综合征

肾病综合征所致腹水蛋白含量通常较低，可依据其大量蛋白尿、低血清白蛋白血症、水肿和高脂血症的典型特征与 Budd-Chiari 综合征相区分。

（六）缩窄性心包炎

缩窄性心包炎因心室舒张期充盈受限、静脉回流受阻、静脉压升高而发生腹水。缩窄性心包炎患者常有急性心包炎、心包积液等病史，可出现劳力性呼吸困难、心音遥远、心包叩击音、颈静脉怒张等。胸部 X 线检查发现左右心缘变直，多数患者可见心包钙化，超声心动图示心包增厚等典型表现。

（七）右心功能不全

右心功能不全患者肝静脉流出道通常无梗阻，下腔静脉和肝静脉多瘀血扩张，其所致腹水多发生于疾病晚期，与心源性肝硬化相关。结合患者临床表现、血浆脑钠肽等生物学标记物及超声心动图检查可明确诊断。

（八）胰源性门静脉高压

慢性胰腺炎、胰腺囊肿、胰腺癌等病变压迫脾静脉引起脾静脉回流障碍，导致门静脉压力增加，引起腹水。患者存在胰腺病史或胰腺疾病症状，并伴有脾大、脾功能亢进的表现，影像学检查示胰腺病变、脾静脉血流受阻或周围侧支循环形成。

（九）结核性腹膜炎

结核性腹膜炎多继发于肺结核或其他部位结核，有发热、盗汗、腹痛等结核中毒症状，可触及腹壁柔韧感，PPD 试验或结核感染 T 细胞斑点试验 T-SPOT TB 试验阳性。结核性腹膜炎所致腹水多为草黄色，以淋巴细胞为主且腺苷脱氨酶活性升高。

三、治疗

本病治疗的关键是开通阻塞的肝静脉和（或）下腔静脉，降低门静脉及下腔静脉压力，达到治愈或改善患者临床症状的目的。内科治疗主要用于改善患者的一般状况，提高患者对介入治疗及外科手术治疗的耐受力。外科手术是既往治疗本病的主要方法，其疗效良好，但创伤大、术后并发症多，现阶段介入治疗因具有疗效好、创伤小、安全性高的优点，已成为本病首选的治疗方法。

（一）内科治疗

1. 基础治疗　对于肝功能异常的患者可使用护肝药物改善肝功能；合并腹水者可限制钠和水的摄入、利尿、输注白蛋白或腹腔穿刺排放腹水，若自身腹水条件适合再利用，可进行腹水回输或腹膜腔颈内静脉腹水转流，减少腹水的同时补充白蛋白；对于严重上消化道出血或脾功能亢进者，可止血或输注红细胞、血小板改善其一般状况。

2. 抗凝治疗　西方国家本病患者多存在血液高凝状态，因此若无禁忌证，抗凝治疗可贯穿治疗全程。而在我国，血液高凝状态并非本病发生的主要原因，对于无血栓形成危险因素者，抗凝治疗不作为一线治疗方案，仅用于介入治疗及外科手术的术后辅助治疗，以预防血栓形成。抗凝治疗的药物尚未达成共识，目前常用的抗凝药物包括低分子肝素、维生素K拮抗剂和新型直接口服抗凝药物，近年来发现，利伐沙班、达比加群等新型直接口抗凝药物与传统抗凝药物相比，起效更快、依从性更好，但在临床的应用仍较少，还需大规模研究评估其在Budd-Chiari综合征中的有效性和安全性。

（二）介入治疗

介入治疗是Budd-Chiari综合征治疗的主要手段，能明显提高静脉通畅率、改善患者生存率，具有创伤小、可重复性强、术后并发症少的优势。目前介入治疗的主要手段包括腔内血管成形术和经颈静脉肝内门体静脉分流术（TIPS）。

1. 腔内血管成形术　腔内血管成形术是通过置管溶栓、球囊扩张、支架植入等手段解除血管阻塞、恢复血流通畅，是本病首选的介入治疗方法。

阻塞部位远端血流呈涡流状态，易形成血栓，对于静脉阻塞合并血栓者应先溶栓治疗，待血栓清除后再开通阻塞静脉。与全身溶栓相比，局部置管溶栓效果更好、安全性更高。置管溶栓术是经颈静脉或股静脉将溶栓导管置于血栓处，注入溶栓药物溶解血栓。对于静脉闭塞严重影响置管者，可行小球囊预扩张后再行置管溶栓，以提高溶栓效果。

球囊扩张术是根据管腔直径选择合适大小的球囊，对阻塞静脉进行扩张，以恢复血流畅通，尤其适合膜性阻塞者。对于完全性膜性阻塞者，可先用破膜针破膜，再行球囊扩张；对于隔膜带孔者，可直接行球囊扩张；对于节段性闭塞者，可用穿刺针开通闭塞段后先行球囊扩张，并逐渐增加球囊直径，再根据术中血管造影显示的血管狭窄情况行支架植入。球囊扩张术具有疗效好、创伤小、可重复操作的优势，但应术中充分扩张以避免术后再狭窄的发生，对于一次球囊扩张失败者，主张反复多次扩张，而非直接采用支架植入。

支架植入术是利用支架的支撑作用使阻塞血管长期保持通畅，适用于静脉节段性阻塞、阻塞合并血栓及多次球囊扩张后效果仍不佳。但支架植入存在静脉再次闭塞或支架折断脱落的可能，风险及后续治疗难度显著增加，且利用支架压迫固定血栓的方式尚存在争议，部分学者认为，支架植入并压迫固定血栓的方法增加了支架移位封堵肝静脉开口、加重肝静脉流出道阻塞的风险。

2. 经颈静脉肝内门体静脉分流术（TIPS）　西方国家对本病患者以肝静脉广泛性阻塞为主，腔内血管成形术对广泛阻塞者开通效果通常不佳，TIPS是其主要治疗手段。而在我国，TIPS多用于内科治疗及腔内血管成形术治疗失败或存在顽固性腹水、食管胃底静脉曲张等门静脉高压症的患者，大量临床研究证明，TIPS能明显降低门静脉压力、控制腹水并改善肝脏肿大及肝功能。TIPS采用经下腔静脉直接穿刺肝内门静脉分支的方法，在门静脉与下腔静脉间建立通道，其缓解门静脉高压的效果显著。TIPS的关键步骤是成功穿刺门静脉，既往国内外多采用经肠系膜上动脉间接门静脉造影和经皮经肝穿刺直接门静脉造影的方式引导门静脉穿刺，但静脉造影存在静脉广泛阻塞导致导管插入困难、二维图像空间显示效果不佳、有创性操作增加患者出血风险等限制，近年来三维可视化技术可立体显示门静脉阻塞位置及静脉走行，帮助术者精确测量穿刺位置及方向，显著提高了门静脉穿刺的准确性和成功率，减少了并发症的发生。

（三）外科手术治疗

外科手术治疗主要包括病变隔膜切除并取栓术和分转流手术，多用于介入治疗失败或不适合介入治疗者。病变隔膜切除并取栓术是在直视下将肝静脉和（或）下腔静脉阻塞性病变及血栓彻底切除，恢复正常血流通道，这种手术方式能够根治性解除静脉阻塞，但存在创伤大、视野暴露困难、术中及术后并发症多等缺点，且仍存在复发可能。分转流手术是将门静脉血液转移至体循环系统，或利用人工血管在下腔静脉病变远近端之间或远端与右心房之间建立通道，降低门静脉和下腔静脉压力，分转流联合手术可用于混合型的治疗。对于上述治疗方案均失败者，肝移植可作为补救性治疗措施，但应慎重考虑。

第2节 肝海绵状血管瘤引起腹水的诊断、鉴别诊断与治疗

肝海绵状血管瘤是常见的肝脏良性肿瘤，也是临床上肝血管瘤最常见的组织学类型。肝海绵状血管瘤可发生于各年龄段人群，以30~50岁女性多见，可单发、多发（2~5个）或弥漫（>5个）生长，以单发病灶最为常见，左、右肝发生率大致相等。肝海绵状血管瘤大小不一，根据瘤体直径可分为3级：瘤体直径<5.0cm者为小海绵状血管瘤，瘤体直径5.0~9.9cm者为大海绵状血管瘤，瘤体直径≥10.0cm者为巨大海绵状血管瘤。肝海绵状血管瘤多认为是胚胎发育过程中未分化毛细血管网发育异常导致的血管末梢扩张畸形，此外，性激素也会导致血管瘤的发生发展。本病病情进展缓慢，无恶变倾向，一般预后良好，少数患者血管瘤破裂出血可危及生命。

一、肝海绵状血管瘤引起腹水的发生机制和诊断

（一）腹水发生机制

肝海绵状血管瘤发生腹水者少见。若肿瘤压迫肝静脉和（或）下腔静脉可导致Budd-Chiari综合征而发生腹水，其发生机制详见本章第1节Budd-Chiari综合征。血管瘤破裂者可出现血性腹水。

（二）诊断

1. 临床表现　本病临床表现无特异性。血管瘤直径<5.0cm者通常无明显症状，多于其他原因行影像学检查或手术时偶然发现；血管瘤直径>5.0cm者可出现右季肋区胀痛不适，少数患者因血管瘤压迫邻近脏器结构而出现临床症状，例如血管瘤压迫胃肠道导致腹痛、腹胀、恶心、呕吐等，压迫胆道引起梗阻性黄疸，压迫肝静脉和（或）下腔静脉导致Budd-Chiari综合征而发生腹水，此外，患者的焦虑心理也是引发临床症状的重要原因。偶见巨大海绵状血管瘤因瘤内多处血栓形成、凝血因子消耗及瘤内出血而出现以贫血、血小板减少、低纤维蛋白原血症为特征的血管瘤血小板减少综合征（Kasabach-Merritt综合征）。还可见极少数血管瘤自发破裂或在外力作用下破裂而导致腹腔出血等。体格检查可触及腹部肿块与肝脏相连，表面光滑，边界清晰，随呼吸上下移动，压之有囊性感，无压痛，偶可闻及肝区血管杂音。

2. 实验室诊断　本病实验室检查无特异性。血常规、肝功能一般正常，甲胎蛋白（AFP）阴性。伴血小板减少性紫癜的毛细血管瘤综合征（Kasabach-Merritt Syndrome）患者可出现全血细胞减少。腹水多为漏出液，血管瘤破裂者可出现血性腹水。

3. 影像学诊断

（1）超声诊断：超声检查具有安全无创、简便易行的优势，常作为本病首选影像学检查方法。典型肝海绵状血管瘤B超下表现为边界清晰、形态规则的圆形或类圆形高回声，但当瘤体较大或瘤体内部存在血栓、瘢痕、出血、坏死时，B超图像常不典型。近年来发现肝脏超声造影检查对肝海绵状血管瘤诊断效果理想，其敏感性达98%，特异性达100%，典型肝海绵状血管瘤超声造影表现为动脉期瘤体周边结节状强化，随后强化灶向瘤体中央扩展，至门脉期和延迟期瘤体被造影剂填

充,呈"快进慢出"的典型特点。

(2) CT诊断:肝海绵状血管瘤CT平扫多表现为边界清晰的圆形或类圆形均匀低密度影,增强扫描可见动脉期瘤体周边结节状、片状或连续环状强化,门静脉期强化灶向瘤体中央扩展融合,出现自瘤体边缘向中央密度逐渐减低的图像,延迟扫描可见瘤体被造影剂等密度填充,这种"快进慢出"的典型增强特点与超声造影检查相似。

(3) MRI诊断:MRI检查诊断肝海绵状血管瘤的敏感性和特异性高,诊断准确率可达92%,是本病的主要影像学诊断方法。T1加权像可见边界清楚的类圆形均匀低信号,T2加权像表现为边界清晰的明显高信号,即特征性的"灯泡征",且T2加权成像时间延长。这一成像特点使得MRI在鉴别肝海绵状血管瘤与肝癌方面有良好的应用价值。

(4) 肝动脉造影诊断:肝动脉造影不仅能进行血管瘤的定性和定位诊断,还能了解其血供情况,是诊断肝海绵状血管瘤的可靠方法,其典型表现是造影剂在肿瘤血管内较早显影但消失缓慢,这种"早出晚归"现象是血管瘤特有的表现。但多数血管瘤通超声检查及CT和MRI检查即可确诊,肝动脉造影很少单纯用于血管瘤的诊断,其在肝动脉介入栓塞治疗中有较高的指导价值。

二、鉴别诊断

(一) 肝癌

原发性肝癌患者多有乙型和(或)丙型肝炎病毒感染、过度饮酒或非酒精性脂肪性肝炎、肝硬化病史,好发于中老年男性,病情进展迅速,晚期可发生腹水,部分患者腹水中可找到肿瘤细胞。其甲胎蛋白(AFP)≥400ng/ml,影像学检查主要依据"快进快出"的强化方式与其他肿瘤性疾病相鉴别,必要时可行肝穿刺活检。

(二) 肝囊肿

临床最常见的肝囊肿为先天性肝囊肿,可单发也可多发,囊肿大小不一,生长缓慢,多无临床症状,囊肿较大时可压迫邻近器官而出现右上腹痛等临床表现。超声检查是诊断肝囊肿的首选检查方法,表现为边界清晰的类圆形低回声区。CT和MRI增强扫描病灶无明显强化。

(三) 肝棘球蚴病

本病患者有流行地区居住史或犬、羊等接触史,部分患者嗜酸性粒细胞计数增多,包虫囊液皮内试验(Casoni skin test)阳性,补体结合试验阳性。

(四) 肝动脉瘤

肝动脉瘤是一种罕见的血管性疾病,通常无临床症状,动脉瘤破裂可引起剧烈腹痛、胆道出血、消化道出血或腹腔出血等。彩色多普勒超声检查示瘤体内单色血流信号或红蓝相间涡流状彩色血流信号,CT或MRI增强扫描可见瘤体与主动脉同时显影,肝动脉造影检查是诊断肝动脉瘤的"金标准"。

三、治疗

肝海绵状血管瘤是良性肿瘤,无恶变倾向,多数患者无明显临床症状,定期随访动态观察其变化即可。当患者出现以下情况时应考虑外科治疗:①血管瘤伴有临床症状或伴发严重并发症;②血管瘤进行性增大;③血管瘤诊断不明确,不能排除恶性肿瘤;④因血管瘤而导致严重焦虑等精神症状;⑤存在妊娠、重体力劳动等增加血管瘤破裂风险的危险因素,需要预防性治疗。手术切除、肝动脉介入栓塞术和局部消融术是治疗肝海绵状血管瘤的主要方法。肝海绵状血管瘤引起腹水者,应限制钠和水的摄入,必要时给予利尿、输注白蛋白或腹腔穿刺排放腹水等治疗。

(一) 手术切除

手术切除是目前肝海绵状血管瘤最彻底的治疗手段,能够将血管瘤完整切除达到根治目的。

血管瘤剥除术和肝切除术是手术切除血管瘤的主要手术方式。血管瘤剥除术是沿瘤体表面包膜与周围正常肝组织之间的间隙将肿瘤完整剥除，其对肝实质损伤小、术中出血量少且术后并发症少。肝切除术可用于占据大部分肝叶或肝段的血管瘤、深部血管瘤或肝叶内多发血管瘤等情况。近年来腹腔镜技术和机器人手术在血管瘤切除术中的应用日益增多，与开腹手术疗效相近，且具有创伤小、术后并发症少等优势。

（二）肝动脉介入栓塞术

肝动脉介入栓塞术是目前应用最多的治疗方法，常采用通过肝动脉插管注射平阳霉素碘油乳剂或博莱霉素碘油乳剂的方式，抑制血管内皮细胞增生，闭塞血管瘤内血窦，以阻断瘤体血供，使血管瘤纤维化从而促使瘤体缩小。与手术切除相比，肝动脉介入栓塞术具有对正常肝组织损伤小、近期疗效及安全性好的优势。但有学者发现，肝海绵状血管瘤在行介入栓塞后能较快建立侧支循环，远期复发率较高，并且存在栓塞胆管或正常肝组织供血动脉的风险，造成胆管或正常肝组织的缺血性坏死，因此把握介入栓塞治疗的适应证及术中精准栓塞是治疗的关键。肝动脉介入栓塞术适用于非弥漫型血管瘤、伴有黄疸或消耗性凝血病者以及手术切除风险较大或不能耐受手术者，对于巨大血管瘤或血管瘤破裂者也可先行肝动脉介入栓塞，以减小血管瘤体积，再行手术切除，从而减少术中出血、降低手术风险。

（三）局部消融术

局部消融术主要包括射频消融术和微波消融术，通过高频电流或微波高频电磁波产生的热量使瘤体组织温度升高而发生凝固性坏死，是一项微创治疗肝血管瘤的新技术。与射频消融术相比，微波消融术消融范围更大，对巨大肝血管瘤治疗效果好。但二者都可能导致大量红细胞破裂而发生溶血现象，引起血红蛋白尿、溶血性黄疸甚至急性肾损伤。

（四）其他治疗

患者耐受性较差时可选择放射治疗、化疗或单克隆抗体治疗等。对于血管瘤巨大无法手术切除或合并 Kasabach-Merritt 综合征等情况可行肝移植。

（五）腹水治疗

参见本书相关章节。

第3节　肝动脉瘤引起腹水的诊断、鉴别诊断与治疗

肝动脉瘤是以肝动脉及其分支异常扩张为特点的罕见血管性疾病，约80%发生于肝外动脉。肝动脉瘤的发生多与腹部外伤、医源性损伤、胰腺炎、胆道感染、动脉粥样硬化及血管炎有关。近年来介入治疗、肝移植术等有创性操作的应用增加，医源性肝动脉假性动脉瘤常有报道。肝动脉瘤通常无明显临床症状，但有较高破裂出血的风险，一旦破裂可短时间内大量出血危及患者生命，死亡率达35%，因此早期检出动脉瘤并及时治疗意义重大。

一、肝动脉瘤引起腹水的发生机制与诊断

（一）腹水的发生机制

肝动脉瘤较少引起腹水。若动脉瘤压迫门静脉或瘤体破裂形成动脉-门静脉瘘，可导致门静脉压力升高，引发门静脉高压性腹水。肝动脉瘤破入腹腔还可引起血性腹水。

（二）诊断

1.临床表现　肝动脉瘤通常无明显临床表现，部分患者可能因瘤体压迫胆道而发生梗阻性黄

疸，或压迫门静脉引起门静脉高压性腹水。肝动脉瘤破裂出血时患者可出现右上腹痛、黄疸、腹水、胆道出血、上消化道出血甚至低血容量性休克。体格检查可触及右上腹搏动性肿块或闻及肝区收缩期血管杂音。

2. 影像学诊断

（1）超声检查：超声检查具有便捷易行、安全无创的优点，是诊断肝动脉瘤的首选影像学手段。肝外型动脉瘤超声下呈混合回声团块，而肝内型动脉瘤多表现为类圆形囊状无回声区。彩色多普勒超声可确定瘤体的大小、位置及血流情况，其特征性表现为瘤体内红色或蓝色单色血流信号或红蓝相间涡流状彩色血流信号。但超声检查不能准确显示动脉瘤与载瘤动脉的关系，并且受腹水、肠气及操作者水平影响较大，需要结合 CT、MRI 及动脉造影检查综合判断。

（2）CT、MRI、CT 血管造影术（CTA）和磁共振血管成像（MRA）检查：CT 和 MRI 检查能够显示动脉瘤与载瘤动脉的解剖关系，对于动脉瘤破裂出血者还可以评估腹腔内出血情况；CT 和 MRI 增强扫描的重要特征是瘤体与主动脉同时显影，为肝动脉瘤的诊断和鉴别诊断提供了重要的信息。CTA 和 MRA 作为非侵入性检查手段，在准确率方面接近动脉造影检查，可用于动脉瘤治疗后的定期随访，CTA 和 MRA 三维重建能够立体、直观、清晰显示肝动脉瘤的位置、大小及与周围血管、脏器的空间关系，为本病的诊断和治疗提供了更详细的信息。

（3）选择性肝动脉造影检查：选择性肝动脉造影能清楚显示动脉瘤的位置、大小，评估载瘤动脉血流情况，并明确出血部位，是诊断肝动脉瘤的"金标准"。选择性肝动脉造影常与介入栓塞治疗联合应用，有助于明确诊断的同时，提高栓塞准确率，并评估治疗效果。

二、鉴别诊断

（一）肝囊肿

肝囊肿的临床表现缺乏特异性，囊肿较大压迫邻近器官时可能引起右上腹痛。影像学检查是鉴别肝囊肿与肝动脉瘤的主要手段，B 超下肝囊肿表现为边界清晰的类圆形低回声区，彩色多普勒超声示囊肿内无彩色血流信号，CT 或 MRI 增强扫描囊肿无明显强化，可与肝动脉瘤相鉴别。

（二）肝血管瘤

肝血管瘤是常见的肝脏良性肿瘤。肝血管瘤直径较小者多无明显症状，瘤体直径较大时可引起右季肋区疼痛，体格检查可触及与肝脏相连的囊性肿块。肝血管瘤行增强扫描表现出"快进慢出"的增强特点，肝动脉造影检查也可见造影剂在瘤体血管内较早显影但消失缓慢，这一特征性影像学表现有助于与肝动脉瘤相鉴别。

三、治疗

肝动脉瘤有较高破裂出血的风险，可危及患者生命，因此一旦诊断成立，无论患者有无症状，均应尽早接受治疗。肝动脉瘤的治疗以外科手术治疗和血管内介入治疗为主。对于肝动脉瘤发生腹水者，应限制钠和水的摄入，必要时给予利尿、输注白蛋白或腹腔穿刺排放腹水等治疗。

（一）外科手术治疗

既往肝动脉瘤多采用外科手术治疗，手术方式主要包括肝动脉结扎术、动脉瘤切除术及肝部分切除术。手术治疗疗效确切，还能清除血肿和缺血坏死组织，但创伤大、术后并发症多，目前多用于肝内动脉瘤破裂合并血肿或感染以及血管内介入治疗失败者。

（二）血管内介入治疗

血管内介入治疗因其微创、精确、可重复操作且并发症少的优势，已成为肝动脉瘤的一线治疗方法，临床上常用的介入治疗方式包括经导管动脉栓塞和覆膜支架植入。

经导管动脉栓塞是通过栓塞病变段载瘤动脉、阻断瘤体血供，使瘤体内形成血栓从而自行闭塞。目前常用的栓塞材料包括弹簧圈、聚乙烯醇颗粒、明胶海绵等，其中弹簧圈具有 X 射线下可视性，方便术中监测栓塞位置，避免易位栓塞的可能，是临床上最常用的栓塞材料。研究表明，同时栓塞动脉瘤近、远端的载瘤动脉是效果最佳的栓塞方式，可以有效防止侧支循环形成，降低动脉瘤再出血及复发的风险，对于导管可到达载瘤动脉近、远端者，可利用弹簧圈同时栓塞近、远端，对于导管不可到达载瘤动脉远端者，可自载瘤动脉近端注入明胶海绵，使其漂至载瘤动脉远端发挥栓塞效果，并以弹簧圈栓塞载瘤动脉近端，但明胶海绵此类易变形的不可视性栓塞材料增加了异位栓塞的风险。

覆膜支架植入是利用覆膜支架完全隔绝动脉瘤与载瘤动脉，在封闭动脉瘤的同时还能保持载瘤动脉畅通。但覆膜支架植入效果受血管迂曲程度及覆膜支架顺应性影响较大，常无法满意植入，并且存在肝动脉痉挛或支架移位的风险，目前仅用于部分肝动脉主干动脉瘤的治疗。

（三）腹水治疗

参见本书相关章节。

第4节 门静脉血栓形成引起腹水的诊断、鉴别诊断与治疗

门静脉血栓形成是指门静脉主干和（或）其肝内分支内形成的血栓，可累及肠系膜静脉和脾静脉，是肝前型门静脉高压症最常见的病因。门静脉血栓在不同风险人群中的患病率存在差异，肝硬化患者是门静脉血栓的高发人群，据统计，肝硬化患者门静脉血栓的发生风险是普通人群的7倍，其中失代偿期肝硬化患者门静脉血栓患病率高达25%，与门静脉血流速度下降、血液高凝状态及血管内皮损伤有关，此外，凝血功能障碍、外伤性或医源性因素引起的门静脉损伤、腹腔内炎症或感染、恶性肿瘤等也是诱发门静脉血栓形成的常见危险因素。门静脉血栓如未及时处理，可致门静脉回流受阻、门静脉高压加重，顽固性腹水、消化道出血等门静脉高压症的发生风险明显增加，血栓还可能累及肠系膜静脉引起肠缺血、肠坏死，严重时可危及生命，因此应高度重视本病的早期诊断和合理干预，以预防严重并发症发生、改善患者生活质量并降低病死率。

一、门静脉血栓形成引起腹水的发生机制与诊断

（一）腹水发生机制

门静脉血栓形成部分或完全阻塞管腔，导致门静脉回流受阻、压力升高，血浆漏入腹腔形成腹水；同时肝内门静脉血流灌注减少，存在肝脏基础疾病者肝功能损害加重，肝脏合成白蛋白的能力下降，引起血浆胶体渗透压下降，液体从血管进入组织间隙，也会导致腹水的发生；血栓累及肠系膜静脉时还可能引起肠缺血、肠坏死而发生血性腹水。

（二）诊断

1. 临床表现　本病部分患者无明显临床症状，多于其他原因行影像学检查时偶然发现。对于存在临床症状者，根据症状缓急可分为急性症状性和非急性症状性。急性症状性患者可出现急性腹痛、腹胀、恶心、呕吐、发热等表现，当血栓累及肠系膜静脉时，可能造成肠系膜缺血、肠坏死，患者腹痛加剧，严重时可能出现腹膜炎、感染性休克甚至多器官功能衰竭而危及生命；非急性症状性多以腹水、肝脾肿大、食管胃底静脉曲张、上消化道出血等门静脉高压症为主要表现，当形成侧支循环或发生门静脉海绵样变性时，门静脉高压症状可能会进一步加重，或压迫胆道系统出现门静脉高压性胆道病。

2. 实验室诊断　急性门静脉血栓形成可能伴随急性期反应物的升高；血栓阻塞门静脉、入肝血

液减少会进一步加重肝硬化患者的肝功能损害;部分患者合并上消化道出血或脾大、脾功能亢进时还会出现贫血或三系血细胞减少;本病发生腹水者多为漏出液,偶见血性腹水。但上述实验室检查指标均缺乏特异性,近年来发现,D-二聚体、P选择素和血栓弹力图对门静脉血栓形成具有早期预测和诊断价值,IL-6水平和淋巴细胞计数也与门静脉血栓形成存在相关性,但还缺乏足够的数据支持,尚不能作为门静脉血栓的诊断标志物。

3.彩色多普勒超声诊断　彩色多普勒超声检查具有简便易行、安全无创、可重复的优势,多用于本病的早期筛查。彩色多普勒超声可直接探及门静脉内血栓回声并鉴别血栓性质,急性门静脉血栓超声下呈实性低回声,而慢性门静脉血栓多表现为高回声,血栓性质的鉴别为后续抗凝及介入溶栓治疗提供了指导信息。彩色多普勒超声还能动态观察门静脉血流速度、方向,并评估侧支循环情况,尤其对发生于门静脉主干及肝内门静脉分支的血栓具有较高准确性,血栓阻塞门静脉会导致血流信号减少或消失,阻塞部位远端管腔扩张、血流紊乱,若门静脉正常结构消失,代之以网状小血管影,则提示门静脉海绵样变性。但彩色多普勒超声诊断肠系膜静脉血栓和脾静脉血栓的敏感性较低,评估静脉阻塞程度及周围脏器情况的价值受限,还需结合CT和MRI检查进一步明确诊断。

4.CT和MRI诊断　相较于超声检查,CT和MRI检查能清楚显示门静脉系统及侧支循环管径大小,明确血栓阻塞静脉的程度和范围,对肠系膜静脉血栓和脾静脉血栓的敏感性高,还有助于血栓与癌栓的鉴别诊断;同时CT和MRI检查还能评估门静脉周围脏器情况,对肠缺血、肠坏死、腹水等显示效果良好。CT和MRI血管成像对病变部位与周围脏器解剖关系的显示更清晰,是介入治疗前评估的重要影像学手段。多层螺旋CT具有高时间发病率及空间分辨率的优势,还可利用图像重建获得病变部位的三维立体图像,为临床制定治疗方案提供了更详细的信息。

5.门静脉造影诊断　门静脉造影能够动态、精确显示门静脉血栓的部位、范围及管腔狭窄程度,是诊断本病的金标准,但其属于有创性检查,目前很少用于本病的诊断,常与介入治疗同时进行,用于术中评估门静脉及分支的通畅情况、测量门静脉压力,并监测治疗效果。

二、鉴别诊断

影像学检查是区分门静脉血栓和癌栓的主要手段,其鉴别的关键在于栓子内有无动脉血流,若彩色多普勒超声检查探及门静脉内动脉样血流信号,增强CT扫描动脉期示血栓内点状或线状强化,说明栓子内存在动脉血流,提示癌栓可能性大,此外,癌栓多具有完全充盈管腔、周围管壁破裂或欠光滑等特点,而血栓多为偏心性栓塞、管壁多连续。

三、治疗

门静脉血栓发生腹水者,可通过限制钠和水的摄入、应用利尿剂、输白蛋白、腹腔穿刺排放腹水等措施控制腹水发生,但本病治疗的关键仍在于开通阻塞的门静脉、防止血栓进展和防治并发症。门静脉血栓的治疗方案以抗凝治疗、介入治疗及外科手术治疗为主,现阶段更倾向于抗凝治疗与介入治疗相结合的方式。

1.抗凝治疗　肝硬化是门静脉血栓发生的常见原因,由于存在出血倾向,肝硬化合并门静脉血栓患者应用抗凝治疗常存在争议,但近年来大量临床研究发现,抗凝治疗促进门静脉再通、降低血栓进展风险的效果显著,且并未增加患者出血及死亡风险,反而能降低静脉曲张破裂出血的发生率、提高血清白蛋白水平并有效控制腹水的发生,抗凝治疗的有效性和安全性已得到充分的数据支持,是现阶段门静脉血栓的一线治疗方法。指南推荐,门静脉闭塞程度≥50%伴或不伴肠系膜静脉血栓、症状性门静脉血栓以及等待肝移植的患者发生门静脉血栓时,应在控制门静脉高压症的基础上尽早启动抗凝治疗,通常建议抗凝治疗周期为6个月,若患者存在血栓形成倾向或伴有肠系膜静脉血栓时需长期抗凝治疗。

常用的抗凝药物包括低分子肝素、维生素 K 拮抗剂和新型直接口服抗凝药物。低分子肝素和维生素 K 拮抗剂临床应用广泛，疗效肯定，其中低分子肝素常作为门静脉血栓的首选抗凝药物，但其为皮下注射给药，使用不便，维生素 K 拮抗剂虽为口服给药，但使用剂量不固定，需要根据国际标准化比值（INR）频繁调整，此二类传统抗凝药物的局限性导致患者依从性较差。近年来利伐沙班、达比加群等新型直接口服抗凝药物的出现为抗凝治疗提供了新的选择，新型直接口服抗凝药物具有起效快、使用方便、无需监测 INR 等优势，临床应用前景良好，并且现有研究认为，其有效性和安全性不劣于传统抗凝药物，但还需要大规模临床试验进一步明确其在门静脉血栓患者中的应用价值。

2. 介入治疗　对于存在抗凝治疗禁忌证、抗凝治疗效果欠佳或合并严重门静脉高压症的门静脉血栓患者，应积极考虑介入治疗。介入治疗的主要方式包括介入溶栓治疗和经颈静脉肝内门体静脉分流术（TIPS）。

介入溶栓治疗的主要方式包括经门静脉直接介入治疗和经肠系膜上动脉间接介入治疗。经门静脉直接介入治疗多采用经皮经肝或经颈静脉途径穿刺门静脉，留置溶栓导管于血栓处行局部溶栓，或将血栓搅拌破碎后负压抽吸取栓，也有研究报道置管溶栓联合血栓抽吸对血栓的清除效果更佳。经肠系膜上动脉间接介入治疗是将导管置入肠系膜上动脉内，利用血液的回流作用将溶栓药物送至门静脉，发挥其溶栓作用。介入治疗是现阶段最常用的介入治疗手段，对尚未形成侧支循环的急性门静脉血栓和静脉闭塞程度较轻者治疗效果好，门静脉再通率高，且术后血栓复发率低，但对慢性门静脉血栓或门静脉严重闭塞者意义不大。对于溶栓效果欠佳者，可选择球囊扩张或支架植入解除门静脉阻塞，改善患者的临床症状。

TIPS 通过在门静脉和肝静脉间建立分流，为门静脉提供低阻力流出通道，既能加快门静脉血流速度，充分发挥血流的冲刷作用，促进门静脉再通并降低血栓发生风险，还能明显降低门静脉压力，从而改善门静脉高压症。对于合并难治性食管胃底静脉曲张破裂出血、顽固性腹水、门静脉海绵样变性等严重门静脉高压症的患者，TIPS 是安全有效的首选治疗方法。

3. 手术治疗　对于急性起病、高度怀疑血栓累及肠系膜静脉导致肠坏死等并发症的患者，应尽早行外科手术治疗；失代偿期肝硬化合并门静脉血栓患者采用上述治疗方法效果均欠佳时可考虑肝移植。

4. 腹水治疗　参见本书相关章节。

（丛羽晨　曹　彬　孟毓珊）

参考文献

[1] 陈世远，余朝文，聂中林，等. 布加综合征腔内治疗再干预原因分析及对策. 中国普通外科杂志，2018；27：1517-1524.

[2] Li Y, De Stefano V, Li H, et al.Epidemiology of Budd-Chiari syndrome: A systematic review and meta-analysis.Clin Res Hepatol Gastroenterol.2019; 43: 468-474.

[3] Gupta P, Bansal V, Kumar-M P, et al.Diagnostic accuracy of Doppler ultrasound, CT and MRI in Budd Chiari syndrome: systematic review and meta-analysis.Br J Radiol.2020; 93: 20190847.

[4] Shukla A, Shreshtha A, Mukund A, et al.Budd-Chiari syndrome: consensus guidance of the Asian Pacific Association for the study of the liver (APASL).Hepatol Int.2021; 15: 531-567.

[5] Mathew RP, Sam M, Raubenheimer M, et al.Hepatic hemangiomas: the various imaging avatars and its mimickers.Radiol Med.2020; 125; 801-815.

［6］Xu L, Yang X, Ke S, et al.Resection as first-line therapy for large hepatic sclerosing hemangioma: a case report.Onco Targets Ther.2019; 12: 6839-6842.

［7］邓亚竹,张云,张燕,等.肝总动脉瘤外科治疗一例.中华肝胆外科杂志,2019; 25: 625-626.

［8］李臻,李鑫,詹鹏超,等.肝动脉假性动脉瘤相关胆道出血介入治疗效果.介入放射学杂志, 2018; 27: 889-892.

［9］Northup PG, Garcia-Pagan JC, Garcia-Tsao G, et al.Vascular Liver Disorders, Portal Vein Thrombosis, and Procedural Bleeding in Patients With Liver Disease: 2020 Practice Guidance by the American Association for the Study of Liver Diseases.Hepatology.2021; 73: 366-413.

［10］马婧嶔,罗剑钧.门静脉系统血栓的介入治疗.临床肝胆病杂志,2018; 34: 2053-2057.

［11］Faccia M, Ainora ME, Ponziani FR, et al.Portal vein thrombosis in cirrhosis: Why a well-known complication is still matter of debate.World J Gastroenterol.2019; 25: 4437-4451.

［12］马雷,许伟,祖茂衡,等.AngioJet血栓抽吸联合置管溶栓与单纯置管溶栓治疗门静脉血栓形成对比研究.介入放射学杂志,2020; 29: 1088-1092.

第23章 肝脏感染性疾病引起腹水诊断、鉴别诊断与治疗

第1节 肝结核引起腹水的诊断、鉴别诊断与治疗

一、概述

肝结核（tuberculosis of the liver）系指肝脏的结核杆菌感染，在肺外结核病例中肝结核临床上少见，但实际上并非少见，由于临床上轻、重程度相差很大，又无特异表现，如无肺结核同时存在，则临床诊断相当困难。因缺乏特征性临床表现，而易导致漏诊与误诊。据统计在以发热为表现的消化系疾病中，本病约占4.2%~15%，在结核病死亡者中，尸检时发现累及肝脏者占79%，粟粒性结核中占76%~100%。肝结核通常有以下两种情况：①肝结核是全身性结核的组成部分，患者的临床表现主要是全身性结核，如肺、肠结核等引起的。②肝结核是患者疾病的主要表现，结核杆菌主要进入肝脏，患者具有结核病的全身表现和肝脏病变的局部表现，但肝外常找不到结核病灶。此时肝结核成为一种独立的疾病。结核杆菌进入肝脏的途径，体内任何部位活动性结核病灶破溃，结核杆菌进入血循环，即发生全身性血行播散性结核，结核杆菌也经肝动脉进入肝脏。此时肝结核就是全身结核的一部分。肠道、肠系膜淋巴结结核病灶中，结核杆菌经过门静脉进入肝脏引起肝结核。胎儿期胎盘中结核病灶内结核杆菌通过脐静脉进入胎儿体内引起肝结核，称为先天性肝结核。肝内淋巴管直接与腹腔淋巴结、腹膜后淋巴结相通，故腹腔内结核可经淋巴道进入肝脏。腹腔结核、脊柱结核可以直接蔓延到肝脏，引起肝结核。

胃肠道结核是肺外结核的一种重要形式，但肝脏受累并不常见。肝结核可以以多种方式表现，包括占位性病变、肉芽肿弥漫性浸润（肉芽肿性肝炎）和肝脓肿。肝结核通常与其他地方的病变有关，但由于罕见，通常不考虑诊断。肝结核是腹部结核的一种罕见形式，可表现为多种临床模式。虽然肝结核可能作为粟粒性结核的一部分发生，但局部形式可能表现为肝占位性病变（结核瘤）、脓肿或肉芽肿性肝炎。肝结核是一种罕见的受累形式，通常与其他部位的受累一起发生。肝脏受累可能是肺病灶经肝动脉血行扩散的一部分，但也可能是胃肠道病灶经门静脉扩散的结果。

二、诊断与鉴别诊断

肝结核的表现可能是由伴有肝肿大和碱性磷酸酶升高的肉芽肿性肝炎引起的浸润型。局限型肝实质可出现单个或多个肿块形成病变。另一种模式是以非消退性肝脓肿的形式出现，事实上，对于流行地区的肝脓肿患者，如果对针对阿米巴或化脓性病因的初始治疗没有反应，则必须考虑诊断。包括GeneXpert全自动荧光定量PCR系统在内的分子诊断可能有助于诊断。诊断评估主要由放射学结果指导。对于浸润性疾病（弥漫性肝肿大、碱性磷酸酶升高）的患者，可以进行肝活检，

而对于肿块性病变的患者，应该在引导下进行经皮成像引导的活检。在脓肿样病变的患者中，脓肿液的分析可以帮助做出诊断。组织病理学检查结果包括肉芽肿，约 2/3 的患者可发现肉芽肿。

肝脓肿是结核的一种罕见表现，患病率为 0.34%，无论是孤立的原发性肝结核脓肿还是与肺结核相关。由于罕见和非特异性症状，包括发烧、右上象限疼痛和厌食症，诊断易被遗漏。肝肿大是最常见的身体症状，黄疸并不常见。超声和计算机断层扫描（CT）等诊断方法也可能会错过它。诊断的金标准是在吸出的脓液中显示抗酸分枝杆菌。

肝结核也可分为：①粟粒性结核；②肺部受累的原发性肺结核；③原发性肝结核；④结核瘤；⑤结核性胆管炎。

结核性肝脓肿的症状是非特异性的，包括隐隐作痛、发烧、食欲不振和体重减轻。最常见的表现是肝肿大，黄疸并不常见。由于这种疾病的非特异性症状和罕见的发生，故常被漏诊。

发热是肝结核肉芽肿最常见的症状，其次是体重减轻和腹痛。50% 以上的患者出现肝肿大，33% 的患者出现脾肿大。

（一）诊断

1. 流行病学资料　当地结核病流行情况，本人是否患过肺结核等，家族中有无结核病史可供参考。

2. 长期发热　多数为低热和弛张热，少数为稽留热，有发热者约占 80%~98%，患者有食欲不振，上腹部胀痛，恶心、呕吐、盗汗、肝区痛、少部分人有腹水。

3. 黄疸　约有 10%~35% 出现黄疸，黄疸的程度往往说明肝脏受损的严重程度，有的病例出现阻塞性黄疸的表现。肝脏肿大者占 76%~100%，多属轻度肿大，个别病例肝大平脐，有的可触到结节，多数病例肿大的肝脏有触痛。有 1/4~1/2 的病例脾脏肿大，多在肋缘下 2~3cm，其中有的有触痛。

4. 实验室检查　血白细胞计数多数正常或偏低，少数可有增高，多数血色素降低占 80%，血沉多数增快，有黄疸者血胆红素升高，由于长期消耗有白蛋白减少，球蛋白增高，ALT 升高。

5. X 线检查　胸部平片大部分可发现不同程度的结核病灶，但有 1/4~1/3 的病人胸片正常，腹部平片可能发现肝内钙化灶。据 Alvarez 对 119 例肝胆结核病历腹部平片检查分析，发现 86% 异常，其中 58 例占 49% 肝区有钙化灶，圆形钙化区有钙化边缘的结核病灶，可弥漫性分布于肝区。

6. 超声波和 CT 检查　B 超和 CT 检查可确定肝脏的大小，发现较大的结节、钙化灶和脓肿病灶。胆道阻塞时，可发现阻塞的部位及其上游的胆管扩张。

7. 腹腔镜检查　通过腹腔镜可见到肝表面的情况，如大小不等的结核结节，呈乳酪色或亚样白色，有时可见到突起的肿块，也可收集腹水标本。根据情况进行肝穿刺活检。

8. 结核菌素试验　肝结核病人结核菌素试验，一般为强阳性，但阴性结果不能排除结核，因为重症病人合并糖尿病、酒精中毒、营养不良及老年人因免疫功能差均可出现假阳性。60 岁以上老人阳性率约 80%，每增加 10 岁阳性率下降 10%，如果原来阴性的病例以后转为阳性，则具有重要的诊断价值。

9. GeneXpert MTB/RIF 诊断　基因结核分支杆菌/利福平耐药基因快速测定能 2 小时内从患者标本中直接检出是否含有结核分支杆菌及该菌是否对利福平耐药。目前对诊断肝结核的特异性和敏感性尚不确定。对于腹膜结核的诊断，与培养相比，腹水检测的敏感性为 64%，特异性为 97%。与复合参考标准相比，敏感性为 30%，特异性为 100%。

（二）鉴别诊断

包括两个部分，一是肝结核与其他肝病鉴别，二是导致腹水时与其他原因所致腹水相鉴别。前者应与急、慢性病毒性肝炎、肝脓肿、肝肿瘤、各型肝硬化鉴别，还需与多种发热、肝脾肿大或肝上的各种病变性疾病鉴别。

肝结核引起腹水者少见，如有多为渗出液，如并发肝硬化则可为漏出液。应与肝内外原因引起的腹水相鉴别。

肝脏肉芽肿，是非特异性的，可能发生在许多疾病中，包括其他感染（非典型分枝杆菌、布鲁氏菌病、李斯特菌病、Q热、梅毒、惠普尔病、血吸虫病、弓形虫病、隐球菌病、念珠菌感染、诺卡氏病）、自身免疫性疾病（结节病、原发性胆汁性胆管炎、Churg Strauss、结节性多动脉炎）、肿瘤性疾病（淋巴瘤），金属毒性和异物摄入等，应认真加以鉴别。干酪物质的存在可能为结核病的诊断提供一定程度的特异性。

三、治疗

（一）一般治疗

应卧床休息，增加营养，保护肝脏，避免各种加重肝损害的因素，密切观察病情变化，防治合并症及对症治疗。

（二）抗结核治疗

抗结核药分为一线药和二线药。一线药为异烟肼、利福平、吡嗪酰胺、乙胺丁醇、链霉素等，其中除乙胺丁醇外，均为杀菌药物。二线药物为环丝氨酸、乙硫异烟胺、卡那霉素、卷曲霉素、对氨水杨酸、氨硫脲。二线药物均为抑菌药，主药用以防止结核菌耐药性的产生。

新研制的抗结核药物：

（1）利福霉素类衍生物：利福喷丁（Rifapentine，RFT）长效杀菌药物每周1次与RMP每日1次的方案具有同样近远期疗效。利福布丁（Rifabutine）对30%耐RMP菌株是敏感的。对细胞内分支杆菌MIC显著低于RMP及RFT。成人剂量300~450mg/天顿服。毒副作用与RMP相似，白细胞减少较常见。

（2）喹诺酮类：杀菌机制为干扰细菌DNA螺旋酶的活性。与其他抗结核药物无交叉耐药性。氧氟沙星（ofloxacin，OFLX）环丙沙星（环丙氟沙星 ciprofroxacin）对结核菌的MIC分别为1.0~2.0mg/L、0.25~4.0mg/L 成人剂量0.2~0.4，2/天，空腹服用。左氧氟沙星（Levofloxacin，LVFX，左旋氧氟沙星，来立信）对细胞内或细胞外结核菌的抑菌和杀菌作用，比OFLX强2倍，急性毒性比OFLX低，渗如支气管—肺屏障的浓度极高，目前美国国家卫生研究所已将该药与其他治疗结核病的标准药物联合应用，治疗HIV者合并的结核病。成人每次0.1~0.2g，2~3/天，静脉滴注每次0.1~0.2，1~2/天。重者适当增加剂量，每日最大剂量不能超过0.6g. 正在研究的还有司巴沙星（帕氟沙星，Sparfloxacin）为含双氟的新型衍生物，MIC为0.1μg/ml，可与INH和RFP媲美，对结核菌有良好抗菌活性，抗菌活性较OFLX强6~8倍，也比CPLX强，目前正在临床试用。是一个抗结核菌有前途的药物。要注意喹诺酮类药，儿童、妊娠及哺乳期妇女禁用。

众所周知抗结核药物是引起药物性肝损伤的最常见原因。有许多研究揭示了药物基因多态性与抗结核药物性肝损伤（ATDILI）风险之间的关系。据报道，细胞色素P450家族2亚家族E成员1（CYP2E1）和谷胱甘肽S转移酶[谷胱甘肽S-转移酶μ1（GSTM1）和GSTT1（GSTT1）]与ATDILI风险增加有关。

值得注意的是肝结核并发肝炎病毒感染时影响抗结核药的疗效也直接影响患者的预后。乙型肝炎或丙型肝炎合并结核病会增加治疗失败的风险，激活潜伏性结核病，增加死亡风险和药物性肝损伤。乙型肝炎感染使结核病的治疗成功率下降了20.6%；丙型肝炎病毒感染使结核病的治疗成功率降低了35.7% 即患有乙型或丙型肝炎会降低治疗成功率。这可能是由于抗结核药物的依从性差，肝炎病毒感染导致的反复呕吐导致药物的生物利用度和代谢不良。

结核病患者中乙型肝炎病毒感染的患病率为 15.1%（95%CI：13.92~16.28%）。HIV 阳性结核病患者中丙型肝炎病毒感染率为 35.27%。结核病患者中丙肝病毒感染负担为 17.3%（95%CI：16.06~18.55%），但这一患病率在 HIV 感染的结核病患者中上升到 46.09%。研究显示 89.5% 的乙型肝炎阴性结核病患者的治疗效果良好，乙型肝炎阳性患者的治疗成功率为 68.9%。乙型肝炎阳性结核病患者的结核病表现严重程度为 80%。在 92.6% 的丙型肝炎阴性结核病患者和 56.9% 的丙型肝炎阳性患者中观察到良好的治疗结果。在丙型肝炎阳性结核病患者中，严重结核病的患病率为 58%，在丙型肝炎阴性结核病患者中为 23.5%。

乙型肝炎感染使肺结核的严重程度增加 59.5%，丙型肝炎使肺结核严重程度增加 34.5%。这一发现与先前的研究结果一致。这是因为肝炎病毒重新激活肺结核并导致严重的临床表现。在乙型肝炎感染的直接观察治疗 + 短程化疗（directly observed treatment +short course chemotherapy，DOTS）患者中，肝毒性的风险高出 6 倍，在丙型肝炎感染的结核病患者中，肝脏毒性高出 3 倍。这是因为肝炎病毒加速了抗结核药物对肝细胞的损伤所致。

（三）激素治疗

肾上腺皮质激素有报道用后取得较好效果，如果病人毒血症明显又无明显的禁忌，可在有力的抗结核治疗的基础上慎重进行短程治疗。

（四）手术治疗

肝结核一般不需手术，少数病例具有下列情况之一者，可考虑手术治疗。但必须在内科治疗的基础上才能进行。

（1）结核瘤时结核结节融合形成较大的干酪性脓肿，药物治疗不能消除，或向胆系穿破引起胆道出血者。

（2）并发门静脉高压，食道胃底静脉曲张出血，或有脾结核与脾机能亢进者。

（3）肝结核伴肝门部淋巴结结核压迫阻塞胆管者。

（4）肝结核伴肠结核并发穿孔者。

（5）经各种检查诊断不明，必须剖腹探查时。

第 2 节　肝肉芽肿引起腹水的诊断、鉴别诊断与治疗

一、概述

肝脏肉芽肿病，又称肉芽肿性肝炎，是由多种原因引起，均是炎症反应的一种增生性病变，因此并非是一种独立的疾病。可发生于体内任何器官或组织，不管发生在什么部位，由于何种原因引起，都有相同的病理组织学改变。肉芽肿是一种非特异性的，由许多因素中任何一种引起的病理学反应，从病理生理学观点来看，它表现肝在破坏过程中或抗原、外来体被细胞或免疫反应清除之中。因此，不同病因所致的肉芽肿除有相似的病理改变外，还可在肉芽肿标本证实有各自特殊的病因，如抗酸染色找到结核杆菌或麻风杆菌、找到各寄生虫的蚴虫、虫卵等，为诊断提供可靠依据。肉芽肿形成的基本过程是致敏的单核细胞和 / 或巨噬细胞在抗原的刺激下转化成上皮样细胞，但有些肝脏非特异性间质性肉芽肿改变并无肝实质的广泛损害。该病的临床表现因其病因不同而异，根据文献报告引起肝肉芽肿的病因已达 60 多种。包括：①感染性疾病：细菌、病毒、真菌、寄生虫、立克次体、螺旋体。②系统性疾病：结节病、淋巴瘤（霍奇金病和非霍奇金病淋巴瘤）、溃疡性结肠炎等。③药物、外来物质：青霉素、磺胺类、苯妥英钠等。④肝胆疾病：慢性肝炎、肝硬化、

原发性胆汁性肝硬化等。⑤其他：空-回肠搭桥、低γ-球蛋白血症、各种癌等。来自一份伊朗的报告肝肉芽肿最常见的原因是感染性的，结核分枝杆菌占52.8%。第二个最常见的原因是内脏利什曼病，占活组织检查的8.3%。其他不太常见的原因是真菌感染、内脏幼虫移行症、原发性胆汁性肝硬化和丙型肝炎，各占病例的4.2%。2.8%的患者被诊断为自身免疫性肝炎。总体而言，最常见的病因是结核（35.8%），其次是原发性胆汁性胆管炎（PBC）15.0%，12.5%肉芽肿为特发性。在美国，最常见的原因是结节病、肺结核、原发性胆汁性胆管炎和药物反应，它们加起来约占所有病例的50%~75%。

肉芽肿的病因虽不同，但其病理改变是相似的，病变可发生于汇管区或肝实质内，其外形为较明确的肿瘤样结节状包块组织，在光镜下表现为一种增生性炎症改变，是一种紧密的慢性炎症细胞聚集，主要由成熟的单核吞噬细胞构成，其周围有淋巴细胞，成纤维细胞和少量其他炎症细胞浸润。肉芽肿中含有上皮样细胞及Langhan巨细胞，尚有不同程度的肝脏退行性变，大多为干酪性肉芽肿。有些肉芽肿具有不同形态的干酪样、化脓性或树胶样坏死等特征，也可有副淀粉样物质。陈旧性者可有纤维组织包裹包绕、愈合者可有透明样变或钙化。由于肝脏是人体最大的器官，含有高度发达的网状内皮系统，其功能是清除循环中外来物质，如病原微生物，抗原异物和免疫复合物，因此肝脏是肉芽肿的好发部位之一。

肉芽肿是由特定的慢性炎症反应引起的一种界限分明的病变，其特征是中央积聚的单核细胞，主要是巨噬细胞，周围的外周边缘由淋巴细胞和成纤维细胞组成。组织学上，肝肉芽肿有4种变异。非干酪样肉芽肿常见于结节病，干酪样肉芽肿见于肺结核，纤维蛋白环变异见于某些感染，以及血管炎，最后，脂肪肉芽肿变异见于摄入矿物油。活化的巨噬细胞释放细胞因子，可引起全身性症状（发烧、厌食、盗汗）或直接引起肝损伤。

肉芽肿性肝炎是一种罕见的与炎症性肠病（IBD）相关的疾病，患病率低于1%。这种情况在乳糜泻患者中更为常见。这也可能与美沙拉明和磺胺嘧啶等药物的不良反应有关。急性肉芽肿性肝炎通常表现为发烧、肝肿大和碱性磷酸酶升高。

二、肉芽肿并发腹水的发生机制、诊断与鉴别诊断

（一）腹水发生机制

肉芽肿并发腹水的机会较少，在下列情况下可导致腹水的发生：

1. 腹水与某些原发病的并发表现　如慢性结节病与原发性胆汁性肝硬化、日本血吸虫病、酒精性肝病和结核病联合发生可引起肝失代偿和腹水发生。

2. 门脉高压　结节病少数患者因结节病变、结缔组织增生浸润、纤维化、血管损伤、肝细胞破坏与损伤等因素造成门脉高压，表现肝脾肿大、腹水和食管静脉曲张。据统计有肝肿大者战幕7%，23%有脾肿大。

腹水多为漏出液，但也可并发自发性腹膜炎出现渗出液。因此结节病并发腹水时首先应与各种原因所致肝硬化、肝肿瘤鉴别，同时也应排除其他疾病所致腹水的可能，如竹蛋白血症慢性肾病、心力衰竭、缩窄性心包炎等。它们之间的鉴别要点可参阅本书有关章节。

（二）诊断与鉴别诊断

由于肝肉芽肿不是一个独立的疾病，由多种病因引起，因此鉴别诊断也显得错综复杂。

1. 肉芽肿性肝炎与丙型病毒性肝炎并存　自1991年常规血清学检测可用以来，慢性丙型肝炎病毒仅被认为是肝肉芽肿的原因，在HCV感染患者的肝脏活检中，高达10%的患者被描述为肝肉芽肿，尽管这一发现的临床相关性尚不清楚，但目前认为丙型肝炎病毒是肝肉芽肿的重要原因。

2. 与肝结节病鉴别　大多数肝结节病患者无症状。最常见的症状是腹痛和肝脾肿大。偶尔，

主要表现为肝酶升高。结节病是一种多器官疾病,最常累及肺部结节病的肺外表现包括淋巴结、皮肤、眼和肝脏孤立的肝脏受累。肝结节病是一种排除性诊断,因为肝活检没有病理征象可以确定诊断。必须排除其他原因,如感染、自身免疫性疾病、药物性肉芽肿和恶性肿瘤。虽然没有肝外受累不能排除肝结节病的诊断,但明确的诊断需要至少一个其他器官有结节病变的证据。

3. 肝肉芽肿与结节病重叠　肝肉芽肿是一种罕见的克隆病(CD)并发症。由乳糜泻引起的肝肉芽肿的患病率尚不清楚。结节病和乳糜病同时发生是一种非常罕见的现象,遗传分析已经在这两种疾病中发现了 Nod2/CARD15 多态性,以及染色体 10p12、2、31 上的共同易感位点,CD 和结节病对抗 TNF 治疗都有反应,这一事实也支持了一个共同的与遗传相关的发病机制。

三、肝肉芽肿并发腹水的治疗

肝肉芽并发腹水的治疗可包括两大方面,一是治疗原发病,二是腹水的治疗。有关腹水的治疗可针对漏出液或渗出液不同情况给予相应处理。包括限制钠、水摄入,应用利尿剂,治疗门脉高压,腹水排放与浓缩回输及外科手术治疗等。

病因治疗可针对不同病因给予病因治疗。

(1) 结核病伴肝肉芽肿可用抗结核药。

(2) 结节病伴肉芽肿:主要应用糖皮质激素治疗,疗程及剂量均根据病情决定。一般泼尼松 30~40mg/天。症状改善后再服 2 周,以后逐渐减量。减药速度一般每两周减 5mg,最好采用隔日减药,但减到 15mg/天一个月后,减药速度应。慢。如初始泼尼松 30~40mg/天,一个月后仍不见疗效,可考虑换药或加用其他免疫抑制剂。泌尼松持续时间不宜少于半年,而反复发作者可长期隔日服用泼尼松 5~15mg/天维持。抗疟药如氯化喹啉可使肉芽肿的某些症状改善,最近有报道环孢霉素 A(cyclosporine A)治疗取得良好疗效,瘤可宁、硫唑嘌呤、甲氨喋呤等免疫抑制剂对结节病有一定疗效,并可减少皮质激素的用量。淋巴细胞对放射治疗敏感。有时可考虑,养阴清热、软坚散结的中药,炙鳖甲、龟板、黄芩、海藻等对早期轻症有效。

(3) 肝血吸虫病伴肝肉芽肿:吡喹酮(Praziquantel)是一新型广谱抗寄生虫药物。对血吸虫有 5-羟色胺样作用,造成虫体肌肉挛缩,同时也可改变虫体浆膜对钙的通透性,引起虫体肌肉收缩瘫痪。对血吸虫有杀灭作用。急性血吸虫病成人为总剂量 120mg/kg(儿童 140mg/kg),4~6 天疗法,每日剂量分 2~3 次服。慢性血吸虫病成人总剂量 60mg/kg,每次 10mg/kg(体重以 60kg 为限),每日 3 次连服 2 天。本药安全,副作用轻,偶有头昏、头痛、乏力、少数出现心悸、胸闷、早搏,5%~10% 病人有 T 波与 ST 段轻度变化。

第3节　肝血吸虫病(日本血吸虫病)引起腹水的诊断、鉴别诊断与治疗

一、概述

肝血吸虫病是一种重要但往往被忽视的热带病,对全世界 2.5 亿多人的健康构成严重威胁。血吸虫病主要由血血吸虫、曼氏血吸虫和日本血吸虫引起。日本血吸虫是肝肠血吸虫病的病原,主要流行于中国,菲律宾和印度尼西亚的流行率较低。

血吸虫病是血吸虫寄生于人体的寄生虫病,由于成虫和虫卵寄生和沉积于肝脏及门静脉系统所属脏器,使肝脏和肠系膜血循环障碍,因此可导致肝细胞营养不良和萎缩。晚期有肝细胞水肿与水样变性,使肝脏纤维增生而肝脏变性变小,形成门静脉高压等一系列临床与实验室改变。血吸虫

有5种,我国所见为日本血吸虫,血吸虫病是一种人畜共患病、危害严重。日本血吸虫雌雄异体、合抱寄生在门静脉系统。存活时间平均为4~5年,长者达10~20年。雌虫在肠黏膜下末梢静脉内产卵,大多数虫卵沉积于黏膜和肝组织内,仅少许进入肠腔排出体外。每条雌虫每日产卵3000枚,随粪便排出的虫卵入水后,温度适宜(25~30℃)则孵出卵内的毛蚴。毛蚴在水面下作直线游动,当遇中间宿主—钉螺时,则钻入其体内而发育繁殖,经母胞蚴和子胞蚴二代发育,约7~8周后,即有尾蚴从螺体逸出,每日数十条至数百条。尾蚴尾部分叉,随水流在水中浮游。当人畜(耕牛和猪)接触疫水时尾蚴很快(10分钟)穿过皮肤或黏膜侵入体内,变成童虫并随血流经心肺抵达肝门静脉内,约15~16天发育后雌雄虫体合抱,再从肝门静脉移行到肠系膜静脉或直肠静脉内寄生产卵。从童虫发育为成虫产卵约1个月左右。发病机制是血吸虫逆行至门静脉内产卵,虫卵随血流沉积于肝和大肠引起虫卵肉芽肿导致血管纤维化。由于日本血吸虫产卵量大引起的虫卵肉芽肿体积较大,其中央出现坏死现象,形成嗜酸性脓肿。虫卵周围出现抗原、抗体复合物,沉积于肉芽肿内,称为何博礼现象(hoeppli phenomenon)。肝脏是成虫侵犯的主要器官。但活成虫包有宿主蛋白质,可长期栖息于门静脉血流中,不起免疫反应,只当虫体大量死亡之后,才引起局部组织坏死,形成嗜酸性肉芽肿。肝内可见纵横交错的干线纤维化,由于病变主要在汇管区,肝小叶无显著破坏,一般无肝细胞再生结节。晚期产生窦前性门脉高压,现称为肝血吸虫病纤维化,极易造成侧支循环。脾肿大主要与抗原刺激有关。后期有充血性脾肿大因素参与,形成脾功能亢进。

二、血吸虫病分子学发病机制

日本血吸虫的主要发病机制是在肝脏和肠道内形成卵肉芽肿,进而发展为肝纤维化。当肝纤维化的发展不能完全逆转时,就会发展为肝硬化和门静脉高压症等,这是血吸虫感染者发病和死亡的主要原因。因此,逆转纤维化进展是治疗血吸虫病的关键。

日本血吸虫病(Schistosoma japonicum)即肝血吸虫病的雌虫和雄虫寄生在人的静脉中交配产生受精卵。这些卵分泌抗原糖蛋白,通过诱导炎症反应促进它们从血管(产卵部位)转移到肠道或膀胱。此外,这些可溶性卵抗原(Soluble egg antigen, SEAs)还能诱导肉芽肿,肉芽肿是卵周围和周围组织中炎症细胞的集合。肉芽肿的主要细胞成分包括巨噬细胞,巨噬细胞在日本血吸虫引起的卵类肉芽肿炎症中起重要作用。巨噬细胞分为两种:M1巨噬细胞和M2巨噬细胞,它们在炎症反应中具有相反的功能。M1巨噬细胞通过分泌IL-1β等促炎细胞因子来促进炎症反应的进展,而M2巨噬细胞通过诱导IL-10和TGFβ的高表达来发挥抗炎作用。此外,巨噬细胞还可调控血吸虫病引起的炎症。

(一)长链非编码RNA(lncRNAs)可以调控肝脏疾病发展的关键基因和途径

沉默肝纤维化相关长链非编码RNA 1(liver fibrosis-associated lncRNA1, lnc-LFAR1)可减少TGFβ诱导的肝细胞凋亡,损害体外肝星状细胞(HSC)活化,减轻CCL4诱导的肝纤维化。lnc-LFAR1在调节巨噬细胞的活化和凋亡中起着至关重要的作用,从而为包括肝纤维化在内的炎症相关疾病提供了潜在的靶点,通过抑制NF-κB活性减轻血吸虫病肝肉芽肿。lncRNAGm16685在巨噬细胞中显著上调。研究还发现LPS处理促进了小鼠巨噬细胞RAW264.7细胞中Gm16685的表达。结果显示Gm16685对巨噬细胞具有促炎作用。同时,在小鼠巨噬细胞系中,Gm16685敲低与组织内的变化趋势一致,显示促炎细胞因子下调,抗炎细胞因子上调。

迄今为止,一系列研究证明lncRNA的亚细胞定位对其功能至关重要。位于细胞质中的lncRNAs可以干扰蛋白质的翻译后修饰,作为miRNA的诱饵,或调节mRNA的翻译、稳定和降解。研究发现,荧光原位杂交技术(Fluorescence in situ hybridization, FISH)和核质分离实验显示Gm16685主要定位于细胞的细胞质中。敲低Gm16685后,miRNA-205-5p表达上调。已有研究报道 miRNA-205-5p 的功能与炎症有关，过表达 miRNA-205-5p 可抑制炎症。

（二）高迁移率族蛋白 B1 在血吸虫诱导的肝损伤中的作用

高迁移率组框 1（HMGB1）是一种多功能细胞因子，通过与细胞表面 Toll 样受体和晚期糖基化终产物受体结合，参与血吸虫病肝损伤、炎症和免疫反应。HMGB1 在血吸虫病患者血清中升高，使肝星状细胞呈增生性肌成纤维细胞样表型，这对血吸虫诱导的肉芽肿形成至关重要。在动物模型中发现抑制 HMGB1 可产生对纤维化疾病的保护性反应。在临床上，HMGB1 是治疗血吸虫病慢性后遗症的潜在靶点。

高迁移率组框 1（High mobility group box 1，HMGB1）是一种高度保守的 DNA 引导蛋白（DNA-shepherding protein）大量存在于细胞核中。HMGB1 可由巨噬细胞、单核细胞、树突状细胞、自然杀伤细胞、内皮细胞和血小板等多种细胞主动分泌，也可由坏死和受损细胞被动分泌。两种模式均可释放大量细胞外 HMGB1，参与多种生物学功能。在一些有炎症反应的血吸虫病患者中，血清和肝脏 HMGB1 水平显著升高，提示其与疾病进展密切相关。此外，最近的研究表明，HMGB1 在血吸虫肝纤维化患者和动物模型中均显著上调。同时，抑制 HMGB1 的翻译和释放或通过 HMGB1 受体阻断相关信号通路可防止肝脏炎症和纤维化，这表明 HMGB1 可能是血吸虫引起的肝脏疾病的重要因素，也是潜在的治疗靶点。

1. HMGB1 与肝脏炎症　动物研究发现高迁移率组框 1（HMGB1）可引发全身性炎症性疾病，包括乳腺炎、败血症、关节炎、癫痫发生、坏死性小肠结肠炎、急性肺损伤、外伤性脑损伤和肝损伤。在肝损伤中，活化的 HSC 可表达 TLR2、TLR3、TLR4 和 TLR9。TLR4 与肝脏炎症的相互作用已被广泛报道。有报道称 TLR4 可激活 HSC 中的 Myd88/NF-κB 通路。NF-κB 复合物由 p50 和 p65 二聚体组成，它们通过与抑制蛋白 i-κB 结合而保留在细胞质中。NF-κB 一旦被激活，就会从细胞质转移到细胞核，在细胞核中与靶基因的 κB 位点结合，诱导炎症细胞因子的刺激，从而导致肝损伤。Seki 等研究发现，与野生型小鼠相比，myd88 缺失小鼠的促炎因子 TNF-α 和 IL-6 的表达显著降低。HMGB1 与 NF-κB 通路通过 TLR4 紧密相连。HMGB1 及其下游信号通路的激活有助于炎症，并在包括肝脏在内的多种器官的血吸虫感染中发挥关键作用。结果表明，抑制 HMGB1 可下调促炎细胞因子 IL-6、il-4、IL-5、IL-13、IL-17A，上调抗炎细胞因子 IL-10，使肝脏更健康，生存率更高，表明 HMGB1/TLR4 信号通路在血吸虫诱导的肝脏炎症中的重要作用。由于 HMGB1 在多种炎性疾病中的作用，血吸虫卵释放的毒性和抗原物质可能直接或间接触发 HMGB1 的促炎功能，进而下游激活 TLR4/NF-κB 信号通路。

2. HMGB1 与肝纤维化　HMGB1 是肝纤维化的一个促进因子。肝实质损伤触发 HMGB1 的释放，导致造血干细胞转分化为形成瘢痕的肝肌成纤维细胞。活化的 HSC 分泌 α-SMA 和 I 型胶原等基质蛋白进入细胞外空间，导致肝瘢痕形成。血吸虫肝纤维化的发病机制涉及多种途径。研究表明，HMGB1 主要定位于急性血吸虫病小鼠肝脏中血吸虫诱导肉芽肿周围的肝细胞细胞质中，以及慢性感染时肝细胞细胞核中。

最近一项关于 HMGB1 在血吸虫肝纤维化中的研究发现，日本血吸虫肝脏中 HMGB1 的血清水平和相对 mRNA 表达量显著升高。而促炎和纤维化细胞因子 IFN-γ、TGF-β1 和 IL-6 的表达水平降低。基于 HMGB1、TGF-β1 和 PI3K/AKT 通路在各种纤维化疾病中的密切关系，HMGB1/TGF-β1 和 HMGB1/RAGE/PI3K/AKT 通路在肉芽肿相关性肝纤维化中可能具有协同作用。由于 HMGB1 的血清和组织水平升高与肝、肺和肾纤维化中炎症和/或纤维化介导的病理相关，HMGB1 作为潜在的药物靶点应进一步研究。

(三)转录活化因子3(signal transducer and activator of transcription 3, STAT3)与肝损伤及肝纤维化

STAT3是一种细胞质信号转录因子,是Janus蛋白酪氨酸激酶(JAK)-STAT通路的一部分,在肝损伤的调节过程中起着至关重要的作用。哺乳动物中的JAK/STAT通路是许多细胞因子和生长因子的重要调控通路。通常,细胞因子与受体结合后,诱导受体二聚化,然后受体连接的JAK二聚化。JAK的激活触发特定酪氨酸残基受体的磷酸化,磷酸化的酪氨酸位点与周围的氨基酸序列形成特定的"对接位点"。STAT蛋白被招募到这个"对接点"。STAT蛋白立即被磷酸化,激活后的STAT蛋白以二聚体的形式进入细胞核,与靶基因结合并调节基因转录。有40多种肽激素可以激活STAT3。然而,STAT3通路在肝纤维化中的作用存在争议,因为STAT3具有肝脏保护和增殖功能。STAT3在许多方面改善细胞存活和增殖。然而,当STAT3持续激活时,它会产生有害的影响,并引起各种病理状况。STAT3的激活发生在许多纤维化组织中。

肝脏磷酸化信号传导子及转录激活子3(p-STAT3)缺乏可减轻日本血吸虫感染引起的肝损伤。此外,肝脏p-STAT3缺乏减少了纤维化面积。肝脏p-STAT3缺乏促进细胞凋亡,阻断日本血吸虫诱导的肝脏炎症、增殖和氧化应激。炎症反应是肝纤维化的典型表型。日本血吸虫感染小鼠的促炎趋化因子和细胞因子,包括CCL-2、CXCL-1、TGF-β、IFN-γ、IL-1β、IL-4、IL-13、NF-κB和TNF-α明显高于未感染小鼠,而肝脏p-STAT3缺乏逆转了这种增加。因此,STAT3在加速肝脏炎症中起关键作用。

肝肉芽肿和纤维化的发生、发展和消退与炎症、氧化应激、增殖和细胞凋亡有关。我们发现日本血吸虫感染可引起肝脏炎症、氧化应激、细胞增殖和细胞凋亡。肝脏p-STAT3缺乏促进细胞凋亡,阻断日本血吸虫诱导的肝脏炎症、增殖和氧化应激。最近的研究表明,肝脏炎症伴随着肝纤维化的发展。其特点是肝纤维化中存在大量炎症因子。研究发现日本血吸虫感染小鼠肝脏中促炎因子CCL-2、CXCL-1、TGF-β、IFN-γ、IL-1β、IL-4、IL-13、NF-κB和TNF-α的基因水平升高。此外,肝脏p-STAT3缺乏抑制促炎基因的增加。

研究发现日本血吸虫感染小鼠肝脏中Ki-67蛋白水平升高,Bax与Bcl-2比值升高。p-STAT3缺乏可上调Bax与Bcl-2的比值和Bax蛋白水平,降低Ki-67的表达。因此,日本血吸虫诱导的细胞凋亡和增殖至少部分依赖于STAT3的激活。

综上所述,研究揭示了日本血吸虫感染触发JAK2/STAT3信号通路,导致炎症、氧化应激、增殖和凋亡。p-STAT3缺乏可改善日本血吸虫感染相关的肝损伤。

(四)日本血吸虫卵源外泌体中一种新的miRNA促进小鼠血吸虫病肝纤维化

最近研究发现日本血吸虫卵源性外泌体携带一种新型microRNA(miRNA-33)。在体外实验中,该miRNA在mRNA和蛋白水平上上调人肝星状细胞(LX-2)细胞系中平滑肌肌动蛋白(α-SMA)和胶原1α1(Col 1α1)的表达。在体内,这种新型miRNA在感染小鼠的血清中表达上调,通过尾静脉注射到小鼠体内后,肝组织中α-SMA、Col 1α1和Col 3α1的mRNA和蛋白水平均上调。研究结果表明,日本血吸虫卵源性外泌体的这种新型miRNA可以跨物种促进宿主肝纤维化,通过抑制该miRNA的表达可以降低纤维化程度。

血吸虫卵引发的肉芽肿和管道纤维化可发生在肝窦和门静脉分支内。日本血吸虫卵源性外泌体引起了重大的研究兴趣。它们可以通过细胞外囊泡传递到其他细胞,调节远处受体细胞的基因表达和表型。MicroRNAs(miRNAs)是一类内源性非编码单链RNA分子,长度为20~24个碱基对(bp),具有进化保守性,在调节基因表达中起关键作用。它们可以通过化学修饰特异性有效地抑制反义寡核苷酸,mRNA靶标也可以调节miRNAs的水平和功能。miRNAs的作用表明,造血干细胞的激活和转化对肝纤维化的发病机制至关重要。它可以激活寄生虫感染小鼠的HSC,导致肝纤维

化。新型miRNA-33是血吸虫病新的生物标志物,可作为治疗日本血吸虫肝纤维化的靶点。

(五)TIGIT受体抑制肝脏自然杀伤细胞功能与肝纤维化

日本血吸虫虫卵在肝脏内沉积可导致肉芽肿形成和肝纤维化,这是慢性和晚期血吸虫病患者死亡的主要原因。明确血吸虫病肝纤维化的调控机制对抑制其发展至关重要。自然杀伤细胞(NK)杀死活化的肝星状细胞或诱导其凋亡,从而阻止肝纤维化的进展。

日本血吸虫感染后,寄存于宿主肝脏的日本血吸虫卵释放可溶性卵抗原,诱导宿主免疫应答,激活肝星状细胞(hepatic stellate cells, hsc)向肌成纤维细胞转化,分泌大量细胞外基质。肝细胞外基质过度沉积导致肝纤维化。

自然杀伤(NK)细胞作为先天免疫系统的一部分,是抵御急性感染的第一道防线,并调节适应性免疫反应。NK细胞是肝脏非实质细胞的一个主要亚群,在小鼠中占肝脏淋巴细胞的10%~15%,在人和大鼠中占30%~50%。先前有研究报道NK细胞通过产生干扰素(IFN)-γ杀死活化的hsc,或通过NKG2D与RAE-1相互作用破坏HSC,或诱导其凋亡,从而抑制肝纤维化。

TIGIT是一种在淋巴细胞上表达的抑制性受体,近年来被认为是癌症免疫治疗的重要靶点。TIGIT(也称为WUCAM、Vstm3或VSIG9)是Ig超家族的一种受体,对免疫反应至关重要。在人和小鼠中,TIGIT在NK细胞和T细胞中表达。TIGIT在静息细胞中的表达通常较低,但在活化的T细胞和NK细胞中表达上调。TIGIT作为CD155的配体,间接通过干扰CD226共刺激或直接通过向效应细胞传递抑制信号来发挥作用。阻断TIGIT可阻止NK细胞耗竭并促进NK细胞介导的杀伤。TIGIT与抗原呈递细胞上表达的CD155的相互作用抑制NK细胞的细胞毒性和IFN-γ的产生,这可以通过抗TIGIT抗体阻断TIGIT来逆转。因此,敲除TIGIT或用抗TIGIT单克隆抗体阻断TIGIT都能增加IFN-γ的产生并增强NK细胞的杀伤作用。结论认为TIGIT抑制NK细胞功能,可降低血吸虫病肝纤维化程度。

(六)NLRP3炎症小体与肝纤维化

NOD样受体蛋白3(NLRP3)炎性小体主要参与日本血吸虫感染急性期的炎症反应,诱导免疫细胞KCs大量产生IL-1β、IL-6、IL-17、IL-18、TGF-β等细胞因子。这些大量释放的细胞因子改变了肝脏的免疫微环境,并通过细胞膜表面的细胞因子受体本身引起级联信号反应。这些诱导静止的肝星状细胞激活并转化为肌成纤维细胞,最终形成ECM沉积并导致肝纤维化。此外,没有证据表明NLRP3炎性体直接参与肝纤维化过程。

证据表明NLRP3炎性小体通过NF-κB信号参与日本血吸虫诱导的肝纤维化过程。结果表明,NLRP3炎性体的激活在库普弗细胞(KCs)和HSC中都存在,且在KCs中作用更强。我们推测,KCs中NLRP3炎性体的激活可能伴随着细胞因子的产生,例如IL-1β。这随后激活HSC并伴有NLRP3炎性体激活,然后导致ECM沉积和肝纤维化。这些数据为日本血吸虫感染后肝纤维化的发展提供了新的论据。

(七)CHOP与肝纤维化

CCAAT/增强子结合同源蛋白(CHOP)是内质网应激诱导的转录调节因子,是内质网应激介导的细胞凋亡通路中的关键因子。既往研究表明CHOP参与多种组织纤维化的形成,并与巨噬细胞的选择性活化有关。

CHOP也被称为CHOP 10、DDIT 3或GADD153;尽管CHOP在促进细胞凋亡、未折叠蛋白反应(UPR)和综合应激反应(ISR)中的作用已得到广泛认可,但其在纤维化过程中的促进作用越来越多地得到证实。此外,CHOP缺乏可减轻肺纤维化、肾纤维化、肝纤维化,并伴有M2巨噬细胞极化降低。

CHOP被认为是内质网应激的特异性和会聚转录因子之一,其激活一般在转录水平受到调控。

在 CHOP-/- 动物纤维化模型中可以观察到 M2 巨噬细胞的浸润减少。与未感染组相比，感染组血清 IL-13 明显升高，肝组织免疫荧光显示感染组 CHOP+ CD206+ 巨噬细胞数量明显增加。因此认为 CHOP 可能介导 M2 巨噬细胞的极化，参与日本血吸虫引起的肝脏肉芽肿和纤维化的形成。

信转导和转录激活因子 6（TAT6）是 M2 巨噬细胞极化的重要调控转录因子。越来越多的证据表明 stat6 介导的 M2 巨噬细胞极化激活有助于组织纤维化。据报道，核转录因子（KLF4）对 IL-4 介导的巨噬细胞 M2 极化至关重要，并与 STAT6 协同促进 M2 巨噬细胞极化。Men 等研究发现，活化的肝星状细胞（hepatic stellate cells, HSC）和肝硬化肝组织中 KLF4 减少，KLF4 缺乏促进 HSC 活化。研究发现，在肝纤维化患者和大鼠肝脏中，KLF4 表达降低，结果表明 KLF4 表达降低可以激活 HSC。HSC 活化是肝纤维化的重要过程，可分泌大量 ECM，高表达 α-SMA 和胶原，促进纤维化的发生发展。研究发现，KLF4 的减少参与了日本血吸虫诱导肝纤维化的过程。CHOP 可能通过降低 KLF4 的表达，激活 M2 巨噬细胞，促进日本血吸虫引起的肝纤维化。

（八）活性氧与肝肉芽肿和纤维化

日本血吸虫卵引起巨噬细胞大量产生 ROS，这是卵介导的 M2 巨噬细胞分化所必需的，并促进日本血吸虫感染小鼠的肝脏肉芽肿和纤维化。在血吸虫感染过程中，巨噬细胞是肝肉芽肿的主要细胞成分之一，在先天免疫和适应性免疫中都发挥重要作用，已知巨噬细胞根据其效应表型调节慢性肉芽肿炎症的发生、维持和消退。

活性氧（Reactive oxygen species，ROS）是一组高活性的含氧化学物质，参与多种疾病和生物功能。此外，ROS 也是先天免疫和适应性免疫反应的关键因素。巨噬细胞作为专业的吞噬细胞，产生大量的 ROS 作为其对抗入侵病原体的主要武器，是肝纤维化过程中产生 ROS 的主要细胞来源之一。

日本血吸虫卵抗原（S.japonicum egg antigens，SEA）SEA 诱导巨噬细胞产生大量活性氧以促进 M2 巨噬细胞分化。病原体引起宿主体内快速大量产生活性氧，活性氧在免疫反应中起着许多重要作用，密切参与宿主防御病原体入侵和免疫病理损伤。在肝性血吸虫病期间，观察到大量 ROS 积聚在肝卵周围的肉芽肿中，参与触发血吸虫病相关肝纤维化的发展。ROS 通过直接诱导促纤维化因子和成纤维细胞活化或间接启动和加速炎症反应，是促进肝纤维化疾病发展的关键。肝性血吸虫病期间，卵类诱导的肉芽肿性炎症是导致肝纤维化的核心因素。研究结果表明，ROS 在增强 M2 巨噬细胞分化和 Th2 反应中导致肝血吸虫病肝脏免疫病理损伤。

（九）白细胞介素-9 阻断减少肝肉芽肿形成和纤维化

T 辅助 9 型细胞（Th9）是一类新型的 T 辅助细胞，主要分泌特异性细胞因子白细胞介素-9（IL-9）。体内研究发现，IL-9 的中和可减少肝脏肉芽肿炎症和寄生虫卵周围的胶原沉积。体外研究发现，用 IL-9 处理原代肝星状细胞可诱导胶原蛋白和 α-平滑肌肌动蛋白显著增加。研究结果表明，IL-9 可能在早期血吸虫病的肝纤维化调控中发挥作用，并成为调控日本血吸虫引起的肝纤维化的一种有前景的途径。

IL-9 可能加重肝脏肉芽肿性炎症。众所周知，在感染后约 5~6 周的产卵期出现肉芽肿反应。大量嗜酸性粒细胞、巨噬细胞、淋巴细胞、肥大细胞、单核细胞和中性粒细胞聚集在血吸虫卵周围，保护宿主免受过度病理的侵害。大量研究表明，IL-9 可能与这些炎症细胞的浸润和成熟有关。另一项研究表明，IL-9 可能积聚肥大细胞，IL-9 的中和可以减少肥大细胞的浸润。其他研究发现，IL-9 可诱导 Th17 细胞迁移，促进炎症。此外，IL-9 还能增强 B 淋巴细胞免疫球蛋白的产生。抗 IL-9 可能通过类似于上述机制有效地减少鸡蛋肉芽肿炎症和减少被困鸡蛋周围的炎症细胞浸润。研究结果表明，IL-9 可以增加 α-SMA 的表达，促进 HSC 中胶原-Ⅰ和胶原-Ⅲ的分泌。因此，IL-9 通过上调 α-SMA、胶原-Ⅰ和胶原-Ⅲ发挥促纤维化作用。因此，IL-9 中和可能对人类慢性肝炎和肝纤维化患者有潜在的益处。

三、血吸虫病并发腹水的机制、诊断与鉴别诊断

血吸虫病并发腹水见于慢性血吸虫病和晚期血吸虫病患者,随着病程进展,脾脏逐渐肿大,故有肝-脾型血吸虫病之称。晚期血吸虫病主要是指血吸虫性肝纤维化而言。根据其主要临床症状分为巨脾型、腹水型和侏儒型。腹水是晚期血吸虫病肝功能显著丧失代偿的表现。腹水形成与门静脉阻塞,低蛋白症,以及继发性醛固酮增多引起水、钠潴留有关。腹水程度轻重不等,病程长短不一,可反复发作。患者诉腹胀难忍,腹部膨隆,常有脐疝与腹壁静脉曲张。有时于脐周可听到连续性血管杂音—克-鲍综合征。少数患者出现轻度黄疸,蜘蛛痣与肝掌较少见,下肢浮肿常见。慢性肝卵肉芽肿可导致严重的并发症,包括肝硬化、门脉高压甚至肝功能衰竭。

鉴别诊断方面应注意与其他引起腹水的疾病鉴别外,尚应注意血吸虫病性肝硬化与其他原因所致肝病、有关传染病相鉴别。慢性血吸虫病肝-脾型者应与无黄疸型慢性肝炎早期肝硬化鉴别,后者食欲减退,乏力、肝区疼痛与肝功能受损较明显。可有乙、丙型肝炎病毒标志阳性。晚期血吸虫病应与门脉性和坏死后肝硬化鉴别。前者有慢性腹泻、便血史,门静脉高压引起巨脾与食管下段静脉曲张较多,肝功能损害较轻,黄疸、蜘蛛痣与肝掌较少见,但仍需依赖多次病原学检查才能鉴别。应当指出,在流行区血吸虫病合并乙型病毒性肝炎在国内较为常见,应该综合分析来确定。

四、治疗

除腹水治疗外,主要是病原学治疗。治疗的最佳药物为吡喹酮。吡喹酮毒性低,治疗剂量对心血管系统、肝、肾、造血器官与神经组织均无损害,并且证明无致突变、致畸胎与致癌作用,适用于各期各型血吸虫病患者。

吡喹酮治疗血吸虫病的剂量与疗程:慢性血吸虫病:成年病人总剂量为60mg/kg,每次10mg/kg,3/天,连续2天。体重以60kg为限。儿童体重<30kg者,总剂量为70mg/kg。近年来在现场大规模治疗,轻流行区用40mg/kg一剂疗法;重流行区50mg/kg,一天分2次服。也取得满意效果。左旋吡喹酮治疗慢性血吸虫病可采用吡喹酮一半剂量。晚期血吸虫病:根据药代动力学研究,晚期血吸虫病患者口服常规吡喹酮剂量后,药物在肝脏内首次通过效应差,而且药物由门静脉侧支循环直接进入体循环,故血浓度较高,药物半减期明显延长,故以适当减少总剂量或延长疗程为宜,否则有引起严重心律紊乱的可能。疗效:吡喹酮治疗血吸虫有良好疗效。急性血吸虫病轻、中、重型患者平均退热时间分别为3.9天、6.5天与9.5天。粪便毛蚴孵化于18~20天内阴转。治疗后6~12个月的远期疗效更好。根据全国血吸虫病研究委员会吡喹酮协作组,在无重复感染的轻流行区1276例治疗后,3个月与6个月以及8~12个月粪便孵化复查,其转阴率分别为高达99.4%、98.4%与90.9%。但在湖北与四川重流行区可能由于重复感染,远期疗效较低,为75.3%~88.2%。药物副作用:轻而短暂,与服药后0.5~1小时出现,不需处理,数小时内便消失。少数病人出现心脏早搏(房性与室性)。心电图检查发现5%~10%患者有T波与ST段极轻度变化;偶有QT延长与轻度房室传导阻滞,为时短暂,迅速恢复正常。神经肌肉反应以头昏、头痛、乏力较常见。消化道反应轻微,可有轻度腹痛与恶心,偶有食欲减退、呕吐等应当指出,少数重感染患者发生大量便血。晚期血吸虫病患者如果吡喹酮剂量偏大或过量有引起严重心律紊乱的可能。总之,吡喹酮具有广谱、高效、低毒、副作用轻、口服方便,疗程短的优点,是治疗血吸虫病较理想的药物。

对症治疗:急性血吸虫病患者应卧床休息,中、重型患者应加强营养,注意水、电解质平衡,加强护理。晚期血吸虫应按肝硬化治疗,采取内外科结合,中西医结合,病原治疗与对症治疗结合的原则。可按病型分类。①腹水型患者应给予低盐,高蛋白饮食。给予利尿剂如氢氯噻嗪(双氢克尿塞)、呋塞米(速尿)和安体舒通、氨苯蝶啶等,应排钾及保钾利尿剂合用,以防低钾,如氢氯噻嗪和安体舒通合用,要从小剂量开始,逐见增量和减量,不能开始就大量,见效就停药。根据病

情可输注白蛋白、血浆等。对顽固性腹水可试用腹水浓缩回输等方法治疗。治疗中可按祖国医学分型可选用加减胃苓丸，舟车丸等也可用五苓散煎剂。严重型患者以补虚扶正为主，可用十全大补丸，独参汤等。有人用心肝宝治疗，心肝宝是冬虫夏草制剂。蔡卫民等的研究证实大剂量心肝宝每次 8 粒（每粒 0.25g/粒）3/天，连服 3 个月，治疗腹水型晚期血吸虫病 20 例，多数患者有食量增加、乏力、头昏、腹胀消失，腹围及脾脏缩小，腹部超声检查治疗前和治疗后门静脉直径分别为 $1.44 \pm 0.14cm$ 和 $1.31 \pm 0.12cm$。结合其他化验指标提示心肝宝有抗血吸虫病肝纤维化的作用。②对于巨脾型患者为降低门静脉高压，消除脾功能亢进，可作脾切除加大网膜腹膜后固定术。术后长期随访结果，患者生存率与保持劳动力均达 80% 以上。近年来有报告用部分脾栓塞术（放射介入法）以治疗巨脾伴脾机能亢进的晚期患者，术后跟踪随访，患者症状好转，脾亢消失。对食管静脉曲张并上消化道大出血患者可采用硬化剂注射疗法或静脉断流手术。脾－肾静脉分流手术也可选择性采用。其他并发症如肝性脑病、原发性腹膜炎等都要对症治疗。

第 4 节　肝包虫病引起腹水的诊断、鉴别诊断与治疗

一、概述

肝包虫病又称肝棘球蚴病（Hepatic echinoccosisic），是由棘球绦虫属绦虫引起的一种寄生虫性人畜共患病。全球每年新增病例约 1.8 万例，疫区发病率为 0.03~1.2/10 万，分布于全世界，主要分布在法国、德国、瑞士、奥地利和中国等北半球国家，其中 90% 以上发生在中国。

目前在我国常见的有两种，即细粒棘球蚴病又称囊型包虫病；多房棘球蚴病又称泡型包虫病（AE）是最致命的疾病，近年来逐渐成为一种新兴疾病。囊肿多位于肝右叶，少数见于左叶，或左、右两叶均受累。早期一般均无特殊不适，随着囊肿增大，患者可出现肝区局部胀痛、钝痛，有时疼痛可向右肩部放射。可有食欲减退、进食后上腹不适、恶心，少数病例可有乏力、消瘦或黄疸。肝脏肿大为其重要体征，多数病例在就医时可触及包块。少数病例可发现右侧胸腔积液体征。也有少数病人因囊肿压迫门静脉而引起腹水。AE 已被联合国粮食及农业组织和世界卫生组织列为全球第二大食源性寄生虫病。值得注意的是，在流行地区，水可能是人类和动物感染多房绦虫的潜在来源。在多房棘球绦虫的生命周期中，人类是中间宿主。

肝包虫病的传染源主要为犬。主要流行于牧区和半农半牧区，在我国主要流行于新疆、甘肃、青海、内蒙古、西藏、宁夏、陕西及四川西部等地。河北与东北等省亦有散发病例。引起人类感染的虫种，最常见的是细粒棘球绦虫，其次为多房棘球绦虫，其成虫寄生于犬的小肠内，虫卵随犬的粪便排出体外，污染牧场，羊吃了含有这种虫卵的草，即可使羊引起包虫病。人因与羊、犬密切接触而通过污染虫卵的手引起感染。

包虫的幼虫可寄生于体内多个器官，以肝（65.5%）和肺（22%）最多见，其次为肠系膜现网膜，再其次为胸腔、肺、脑、骨等。

肝包虫病最常见，因肠系膜上静脉的引流以及右门脉支粗，所以包虫病多寄生于右叶，约占 80%~85%。囊肿长大时，囊肿向下生长压迫胆管与门静脉可致梗阻性黄疸与门脉高压或可致腹水形成，但临床上并不多见。

二、囊型棘球蚴病（细粒棘球蚴病，囊型包虫病）

囊性棘球蚴病（CE）是由细粒棘球绦虫引起的一种人畜共患寄生虫病。狗和其他食肉动物代

表了这种寄生虫生命周期的最终宿主,而草食动物/杂食动物,包括人类,是中间宿主,幼虫阶段(metacestode)主要是在肝脏和肺部发育。

囊性棘球蚴病是由细粒棘球绦虫(Echinococcus granulosus)幼虫期(metacestodes)引起的人畜共患寄生虫病。成虫寄生在包括狗和其他犬科动物在内的食肉终性宿主的小肠中,并产生含有感染性癌球的卵。癌球被中间宿主吞食,随后,癌球在脏器(主要是肝脏和肺部)发展成充满液体的囊肿。人类可能作为中间宿主,主要通过直接接触受感染的狗粪便或受污染的食物或水而无意间感染。细粒棘球绦虫囊肿具有非常复杂的组织结构,其结构由寄生(包虫体)和宿主衍生(外膜)组成。来源于寄生虫的器官由两层组成:一层是产生原头节(Protoscolex, PSC)、卵囊、子囊泡和包虫囊液HCF)的内层有核层,称为生发层;另一层是脱细胞层,称为层压层。生发层和层压层由寄主产生的纤维包膜包裹。根据包囊内或包囊壁是否存在原头节,可以认为包囊是可育的或不育的。对颗粒棘球绦虫感染的免疫反应被经典地分为两个不同的时刻,即包囊前和包囊后阶段,它们的不同之处在于在正在发育的感染癌球周围形成层状层。几位作者报道,在中间宿主中,早期建立期的囊肿刺激Th1型免疫反应,这可能是消除大多数感染性寄生虫的原因,同时也诱导了对后续攻击的高水平保护。然而,宿主和寄生虫之间的免疫相互作用是多方面的,包括由寄生虫调节的有效地杀死寄生虫的免疫机制,而这些机制反过来又由宿主实施。中间宿主与成熟的包虫囊肿可长期共存,多无临床症状,炎症较差至中度。在人类和动物CE模型中,一种被广泛接受的情况表明,典型的Th2型反应在棘球蚴囊性阶段起着重要作用,涉及细胞因子IL-4、IL-5、IL-10和IL-13,以及嗜酸性粒细胞、肥大细胞、选择性活化的巨噬细胞、淋巴细胞和浆细胞等混合炎症细胞群。然而,目前正在调查Th2反应在寄生虫感染中的确切作用;E. granulosus可能能够通过释放抗原诱导Th2应答和下调调节性T和B细胞来控制免疫系统细胞间的相互作用。此外,据推测,Th2型免疫反应可能不仅参与寄生虫感染的决定,而且可能与慢性感染有重要的关联。在中间宿主中,绵羊作为颗粒棘球绦虫感染的宿主最近得到了更多的关注。

囊性包虫病在地中海盆地周围的几个欧洲国家流行。最终宿主(狗和其他犬科动物)将颗粒棘球绦虫卵释放到环境中,中间宿主摄入这些卵,从而保存了寄生虫的生命周期,其中寄生虫的幼虫阶段(包虫囊)可以在组织和器官中存活很长时间,通常引起慢性感染。一旦生殖上皮和层压层发育完成,并且开始生长到目标组织的最终位置,就认为包虫囊肿已经形成。在自然感染的中间宿主中,有两种类型的包囊:可育包囊,其特征是原头节游离到包囊液中或附着在生发层上;无菌囊肿,其特征是没有原头节。这两种不同类型的包囊存在的原因尚不清楚,但宿主免疫反应可能参与了包囊无菌的产生。研究发现发现显示一种严重的,局部广泛的,肉芽肿性慢性炎症浸润在可育和不育包虫囊肿周围。炎性浸润主要由单核细胞、淋巴细胞和浆细胞组成。炎性浸润弥漫性分布在寄生囊肿周围,有时以伪滤泡形式(伪滤泡淋巴样结构),证明存在长期存在的抗原刺激。免疫组化结果显示炎症浸润主要由Iba-1(是在巨噬细胞/小胶质细胞中特异性表达的分子量为17,000的钙结合蛋白,Iba-1)阳性巨噬细胞组成,淋巴细胞中以B淋巴细胞多于T淋巴细胞。

研究中发现可以肯定巨噬细胞主要参与了绵羊对包虫囊肿的局部免疫反应。巨噬细胞是先天免疫系统的重要组成部分和强大的效应细胞,在炎症、宿主防御和胚胎发育、细胞碎片清除和组织修复等方面发挥着重要作用。传统上,两种主要的巨噬细胞激活途径被识别:经典(M1)和替代(M2)。巨噬细胞激活(M1 vs. M2)是巨噬细胞响应微环境特定信号所采取的不同功能表型的途径。具体来说,M1巨噬细胞被认为是一种促炎细胞类型,参与直接防御病原体并产生促炎细胞因子和杀微生物分子。相反,M2巨噬细胞被认为具有相反的功能,包括炎症消退和组织修复。Atmaca的一项非常重要且精心设计的研究表明,M1和M2表型都参与了对不育和可育包虫囊肿的局部免疫反应,并且Th1和Th2免疫反应刺激持续存在。我们的研究结果表明,Th2免疫反应可能在CE中占主导地位，这证实了 B 细胞对寄生虫感染期间免疫反应的控制极其重要，最近发现 B 细胞可以负性调节免疫反应，因此有了调节性 B 细胞（Breg 或 B10 细胞）的新定义。调节性 B 细胞可引起多种 IL-10 依赖的调节作用，包括下调促炎细胞因子、诱导 Treg 细胞和产生 TGF-β。

研究指出，TGF-β 阳性巨噬细胞的存在以及 IL-10 和 TGF-β mRNA 水平的升高是可育和不育包虫病肝脏中针对寄生虫形成的炎症防御线的突出特征。IL-10 和 TGF-β 在 CE 感染宿主的白细胞中大量表达，特别是在寄生虫的邻近区域，可能在确保寄生虫在宿主内持续存在方面起着重要的免疫调节作用。实验研究表明，B 细胞在非蛋白抗原反应中建立极化的 2 型细胞因子和早期分泌 IL-10 可能有利于局部免疫抑制，并允许寄生虫存活。同样，IL-10 和 TGF-β 调节了巨噬细胞破坏寄生虫和修复寄生虫引起的组织损伤的免疫机制。

最后结论认为广泛了解包虫病的免疫病理学知识对于实施针对绵羊以及其他动物和人类的包虫病的诊断、预防和治疗策略是具有重大的现实意义。

三、多房棘球蚴病（泡型棘球蚴病，泡型包虫病）

多房棘球蚴（AE 的病原体）广泛分布于北半球，通常维持在野生动物循环中，包括犬科动物作为最终宿主和啮齿动物作为中间宿主。AE 和 CE 都被认为是被忽视的人畜共患疾病，由于其全球分布和高区域患病率，CE 的总体疾病负担较高，但 AE 的致病性和病死率较高，特别是在亚洲。在过去的二十年中，大量的研究解决了这些棘球蚴在世界范围内的流行病学和分布，从而更好地定义了流行区域的边界。

多房棘球蚴由许多小囊泡组成，埋在致密结缔组织内，无纤维性包膜。囊泡内含黏液性基质。多房棘球绦虫的终末宿主以狐、狗为主，幼虫（包球蚴）主要寄生在中间宿主啮齿动物或人体的肝脏。

四、发病机制

虫卵吞入后在肝脏中形成棘球蚴囊，少数可通过肝静脉和淋巴液到达肺、心、脑、肾等器官，但经肺入侵循环系统为数极少。故包虫寄生部位以肝脏为首位（75%~78%），肺次之（10%~15%），也可侵及肠系膜、网膜、脾、肌肉、乳腺、女性生殖系统、肾、膀胱、胸腔、心、骨、眼眶、甲状腺等器官与组织，但较少见。

棘球蚴致病主要是机械压迫，棘球蚴体积逐渐增大压迫周围组织和细胞，影响其功能或压迫邻近脏器产生相应症状。棘球蚴生长缓慢，因此从感染到出现症状常需 10 年以上；其次，因棘球蚴囊囊液含有毒性白蛋白，可能是囊肿破裂、囊液漏出引起异性蛋白过敏反应的原因之一。

棘球蚴囊中分内外两囊，内囊为虫体本身，外囊为宿主组织形成的纤维包膜，两者间有轻度粘连，内有来自宿主的微血管供给营养。囊壁由角皮层和生发层（胚层）组成。生发层具细胞核，实系寄生虫的本体，向囊腔芽生出成群的细胞，形成许多带小蒂的育囊、子囊和原头蚴。游离于囊液中的育囊、原头蚴、子囊统称为棘球蚴砂（hydatid sand）。包虫囊穿破而囊液逸出时，原头蚴可在邻近组织形成新囊肿。成人或动物中的包虫常见由子囊形成，在成人 90% 以上的肝包虫囊含子囊，但儿童则 90% 以上的肝包虫囊不含子囊。肺包虫囊含子囊者不到 10%。包虫囊占位压迫邻近组织器官引起病变。肝棘球蚴在肝脏内逐渐增长时，肝内胆小管常受压，可被包入外囊中；有时胆小管因压迫坏死破入囊腔，使子囊染成黄色，易继发细菌感染。肺棘球蚴可破入支气管，角质层旋转收缩使内面向外翻出，偶使生发层及头节及囊液一起咳出，易并发细菌感染。破入细支气管，因空气进入内外囊之间即可呈现新月状气带。大量囊液与头节破入体腔可引起过敏性休克与继发性棘球蚴囊肿。

五、诊断

（一）临床表现

包虫病可在人体内数年至数十年不等。本病的临床表现视包虫囊部位、大小和有无并发症而不同。因寄生虫的虫种不同临床上可表现为囊型包虫病（单房型包虫病）、泡型包虫病（多房型包虫病）、混合型包虫病，后者是由伏氏棘球绦虫或少节棘球绦虫的幼虫致病，国外见于中、南美洲，国内尚未发现。

肝棘球蚴病最常见

（1）症状：包虫囊压迫邻近组织或牵拉肝脏，可引起患者肝区疼痛，坠胀不适，上腹饱满、食欲减退。巨大肝包虫囊肿可使横膈抬高，活动受限，甚至出现呼吸困难。压迫胆总管可引起阻塞性黄疸。

（2）体征：包虫囊多位于肝脏右叶，近肝表面。体检时可发现右上腹或上腹部无痛性肿块，与肝脏相连。表面光滑，质地坚韧，有时可扪及波动感。肝包虫囊向下生长，压迫肝门区胆总管与门静脉，可引起阻塞性黄疸，门脉高压，甚至出现腹水。肝脏顶部包虫囊向上生长，引起膈肌升高，向胸腔突起，可引起反应性胸腔积液、肺不张等；合并感染时与肝脓肿和膈下脓肿症状类似。棘球蚴破入腹腔、胸腔，可引起弥漫性腹膜炎、胸膜炎及过敏反应，甚至发生过敏性休克，并可使囊液中头节播散移植至腹腔或胸膜腔内发生多发性棘球蚴病。通常由细粒棘球蚴所致称为单房型包虫病；而由多属棘球蚴所致的称为多房型包虫病，简称泡球蚴病。包虫增殖方式呈浸润性，酷似恶性肿瘤。肝泡球蚴尚可通过淋巴或血路转移。继发肺、脑泡型包虫病。故有恶性包虫病之称。肝质地变硬，表面不平。

包虫在人体多部位寄生，临床表现颇为复杂，但共同的表现可归纳为以下几个方面：

（1）压迫和刺激症状：在包虫囊寄生的局部有轻微疼痛和坠胀感，如：肝包虫病常见肝区胀痛、肺包虫病常见呼吸道刺激症状，脑包虫病有颅内压增高的一系列症状。

（2）全身中毒症状：包括食欲减退、体重减轻、消瘦、发育障碍等。

（3）局部包块：肝和腹腔包虫病常可触及不同大小包块，表面光滑，境界清楚。

（4）过敏症状：常见的有皮肤瘙痒、荨麻疹、血管神经性水肿等，包虫破时经常引起严重的过敏性休克。晚期患者可见恶液质现象。

（二）并发症

并发症常为患者就诊时的首发病症。并发感染的占20.2%，破裂占9.9%，过敏性休克1.9%，播散性继发性包虫囊肿1.4%，门静脉高压症2.4%。

1. 囊肿穿破 棘球蚴囊肿破裂是常见而严重的并发症，常因外伤或穿刺引起。囊肿可破入胆管、腹腔或胸腔。当破入胆道时可引起胆道阻塞，发生阵发性胆绞痛及黄疸。破入胸腔可引起脓胸、肺脓肿、肝-支气管瘘，出现胸痛、咳嗽、咳出味苦的胆汁性脓液或黄色子囊。破入腹腔则引起剧烈腹痛、腹肌痉挛、压痛等急腹症表现。棘球蚴内张力甚高，诊断性穿刺无不引起囊液外溢，继而引起剧烈的过敏反应，甚至发生过敏性休克。囊液内的头节可播散种植，因此，穿刺是绝对禁忌。

2. 感染 20%~25%肝包虫囊有继发感染，感染多来自胆道。临床症状有肝区疼痛、肝脏肿大和压痛，白细胞和中性粒细胞增多，酷似肝脓肿。肺包虫囊并发感染者亦颇常见。感染可促使包虫死亡，但亦明显加重病情。

（三）实验室检查

1. 血象 嗜酸粒细胞增多见于半数病例一般不超过10%，偶可达70%。包虫囊肿破裂或手术后，血中嗜酸粒细胞每有显著增高现象。

2. 皮内试验 又称 Casoni 试验。操作简便，快速，以囊液抗原 0.1ml 注射前臂内侧 15~20 分钟后观察反应，阳性者局部出现红色丘疹，可有伪足（即刻反应），2~2.5 小时后始消退，约 12~24 小时继以红肿和硬结（延迟反应）。当患者血液内有足量抗体存在时延迟反应常不出现。在单纯性病例，即刻反应和延迟反应均呈阳性。在穿刺、手术或感染后即刻反应仍为阳性，但延迟反应每被抑制。皮内试验阳性率在 90% 以上。囊虫病、并殖吸虫、结核病、肝癌等患者可出现假阳性。广泛用于流行病学调查与临床诊断的参考。

3. 血清试验 血清免疫学试验用以检测患者血清抗体，试验方法多种，但以间接血凝试验和 ELLSA 最为常用，阳性率约 90% 左右，亦可出现假阴性或假阳性反应。与囊虫患者血清的交叉反应率可高达 20%~30%。采用抗原 5 和抗原 B 的亚单位。800/12000 抗原是抗原 B 的亚单位，能识别患者血清中特异性抗体，故对人、畜细粒棘球蚴病有诊断价值。肺囊型包虫病血清学试验阳性率低于肝囊型包虫病，补体结合试验阳性率为 80%，约 5% 呈假阳性反应（本病与肺吸虫病和囊虫病有交叉免疫反应）。

（四）影像诊断

包括 X 线检查、超声检查、CT 和放射核素扫描检查等，上述检查虽均为诊断包虫病的重要手段但在判断结果时，应相互结合并进行全面分析才有助于诊断。如胸片有助于肺包虫病的定位。肝包虫病者在肝 CT 上显示大小不等的圆形或椭圆形低密度影，囊肿内或囊壁可出现钙化，低密度影边缘部分显示大小不等的车轮状圆形囊肿影，提示囊内存在着多个子囊。B 型超声检查有助于流行区人群包虫病的普及、手术前包虫囊肿的定位以及手术后的动态观察。

六、鉴别诊断

本病应与肝脏非寄生虫性良性囊肿、肝脓肿、肠系膜囊肿、巨型肾积水、肺脓肿、肺结核球、脑瘤、骨肿瘤等鉴别，根据各种疾病自身的特点一般不难作出诊断。

七、治疗

（一）手术治疗

外科手术为根治本病的首选方法，应争取在压迫症状或并发症发生前施行。包虫病的治疗手术治疗仍然是本病的主要治疗方法。手术应争取在未发现包虫囊肿破裂前进行。囊肿较小时尤为容易进行。在手术摘除包虫囊肿前先抽出少量囊液（应防止囊液漏出，以免引起种植性感染及术后复发），然后向囊内注入 2% 福尔马林（或 0.01% 过氧化氢或 0,05% 次氯酸或 25% 甘油）杀灭原头蚴。然后摘除内囊，剥离时应小心防止囊肿破裂。

0.1% 西曲溴胺杀原头蚴，并认为是毒性低、效果好的理想杀原头蚴剂用于人体包虫囊摘除术前，可防止包虫病复发。术时先用细针将囊液抽去（慎防囊液外溢），然后将内囊摘除。内囊与外囊仅有轻度粘连，极易剥离，常可完整取出。肺、脑、骨等部位的包虫病亦应行摘除手术。手术前后 2 周服阿苯达唑以减少术中并发症及术后复发。

（二）药物治疗

一般认为包虫病采用药物治疗的指征为：①不宜手术治疗者：如已发生包虫囊肿破裂，已有种植性扩张者；多发性或多脏器受累者；包虫囊肿位于某些重要部位而难以手术者；病人体质极度衰弱而不能耐受手术或拒绝手术者。②作为包虫病患者手术前准备，可在术前先服用化疗药为 1~2 个月，以杀灭原头蚴、减少手术后复发的机会。

苯并咪唑类化合物按照 WHO 意见，阿苯达唑和甲苯咪唑均列为抗包虫的首选药物。阿苯达唑吸收较好，其血清浓度比甲苯咪唑高 100 倍。包虫囊液中浓度比甲苯咪唑高 60 倍。在治疗囊型包虫病时国际上推荐的剂量与疗程为：阿苯达唑每日 8~15mg/kg 连续 4 周，停药 2 周，可反复治疗 3~4 个疗程。对泡型包虫病国内有人建议长期较大剂量的阿苯达唑治疗其每日剂量为 20mg/kg，疗程可从 17~66 月（平均为 36 月）不等，大部分病例原病变区域全部钙化而获痊愈，有效率达 91.7%。一般患者对长期治疗均能耐受，未见严重的毒副作用，但治程中宜随访肝肾功能与骨髓。孕妇忌用。

荟萃分析支持对无并发症的单一肝脏囊肿可行经皮吸引 – 注射 – 再吸引 + 阿苯达唑治疗。具体是：在引流前及引流后：阿苯达唑（体重 ≥ 60kg）400mg 口服 2 次 / 天或（体重 <60kg）15mg/（kg·d），2 次 / 天，进餐时服用。然后：穿刺和针吸囊内容物。注入高渗盐水（15~30%）或无水乙醇，等待 20~30 分钟，然后再吸出，并进行终末灌洗。阿苯达唑持续给药 28 天，治愈率 96%，手术切除治愈率 90%。

房棘球绦虫阿苯达唑疗效尚未明确证实，可试用治疗棘球蚴病的剂量。唯一可靠的治疗是广泛手术切除。

（三）腹水的治疗

参见本书相关章节。

第 5 节　华支睾吸虫病

一、概述

华支睾吸虫病（Clonorchiasis）俗称肝吸虫病，是华支睾吸虫寄生在人体胆道系统内引起的寄生虫病，其临床特征为肝肿大、上腹隐痛、腹泻等症状。轻者可无临床症状，严重者可引起胆管炎、胆结石及肝硬化等并发症，并与肝癌的发生有关；儿童严重感染可引起营养不良与发育障碍。

华支睾吸虫的成虫腹背扁平，灰白或淡黄色，体形狭长，形如葵花籽状。成虫雌雄同体，睾丸呈珊瑚状分支，故又名分支睾吸虫。成熟成虫子宫盘曲，内充满虫卵。华支睾吸虫虫卵细小，呈芝麻状，卵内含一个毛蚴。虫卵随粪便排出，落入水中后即被第一中间宿主豆螺、纹沼螺或涵螺等淡水螺吞食，在螺体内孵出毛蚴。毛蚴在螺体内经胞蚴、雷蚴两个阶段，最后繁殖为千百条尾蚴。尾蚴自螺体逸出，在水中游动，在遇到第二中间宿主淡水鲤科鱼或虾类后，即钻入鱼或虾肌肉内，经 20 余日发育为成熟囊蚴。幼虫常盘曲其内。人是华支睾吸虫的终宿主，猫、狗、猪、鼠等多种肉食或杂食哺乳动物均可为贮存宿主，人主要通过食入含有华支睾吸虫囊蚴的生鱼或半生鱼、虾而感染。人对该虫普遍易感，感染率高低与饮食习惯有关。当人或其他动物生食或半生食含有囊蚴的淡水鱼、虾后，幼虫在十二指肠受消化液作用破囊而出成为童虫。童虫在胆总管、肝胆管至肝内小胆管内寄生。少数患者内，童虫可穿过肠壁，经腹腔进入肝胆管。童虫约经 1 个月后发育为成虫并开始排卵。成虫在人胆管中可存活 20~30 年。

据估计目前全球受华支睾吸虫感染威胁人口达 2 亿，1500 至 2000 万人口被感染，其中 150~200 万人口出现症状或并发症。华支睾吸虫病流行广泛，地区分布差异显著。各地人群感染率高低不一。主要分布在东亚和东南亚各国，尤多见于中国、日本、朝鲜、印度、菲律宾、越南、老挝等地。我国重度流行区主要分布在广东、广西、吉林、辽宁和黑龙江等 5 省（区）。2002~2004 年对全国 27 个省（市、区）按不同流行程度和水系流域进行分层整群随机抽样，结果调查 217 829 人，检出华支睾吸虫感染者 5 230 例，感染率为 2.40%。19 个省（市、区）查出感染者，感染率居前 3 位的是广东、广西和黑龙江。男性平均感染率高于女性。各年龄组均有感染，其中 50~59 岁年龄组感染率最高。在以食生鱼片为主要感染方式的地区,成人感染为主,其他地区则以儿童为主。不同地形间感染率亦有差异,水网地区感染率最高,其次为丘陵地区。人感染华支睾吸虫后可产生抗体,但不能防止再感染。当胆管中寄生的虫数少时一般并无临床症状,但虫数超过100条,则受感染者常出现明显病理改变与临床症状。当胆管被大量虫体和虫卵长期阻塞后,由于虫体和虫卵的机械刺激和代谢排泄物毒性作用,胆管上皮细胞脱落,管壁增厚,管腔逐渐狭窄,加上虫体及虫卵造成的阻塞,引起胆汁淤积。胆管可明显扩张。扩张的胆管压迫肝组织加上虫体、虫卵毒素的刺激,肝实质细胞可以发生营养不良、脂肪变性、萎缩、坏死甚至可发生门脉性肝硬化。偶可由于长期胆汁淤滞,演变成胆汁性肝硬化者。肝脏病变以左叶为重,此乃因左肝胆管和胆总管间几乎无角度,童虫较易进入有关。胆管阻塞常继发细菌感染,导致胆管炎、胆囊炎、胆管源性肝脓肿等。死虫碎片、虫卵、脱落的胆管上皮细胞还可成为胆石的核心。华支睾吸虫长期机械作用和毒性产物刺激,可造成胆管上皮腺瘤样增生,并在此基础上癌变,形成胆管上皮癌。成虫偶可寄生在胰腺管内,引起胰管炎和胰腺炎。

二、发病机制

长期感染食源性寄生虫华支睾吸虫(中国或东方的肝吸虫)可导致人类出现严重症状和严重疾病。全世界有超过1500万人感染华支睾吸虫,主要集中在中国、韩国和越南。在人类中,华支睾吸虫的囊蚴在十二指肠内囊出,然后迁移到胆管进一步发育成成虫。成虫可在胆管中存活长达30年,可引起胆管增生、管周纤维化、肝硬化,甚至引发胆管癌(CCA)。由于华支睾吸虫寿命长,侵袭能力强,易发生早期转移,而后者对抗癌药物的敏感性较低,预后通常较差。

华支睾吸虫(C.sinensis)的排泄-分泌产物(Excretory-secretory products of C.sinensis, CsESPs)包括多种可溶性蛋白和其他因子,介导人与寄生虫相互作用的许多方面,如营养物质的消化、组织入侵、细胞增殖和宿主免疫系统的调节。之前的研究发现,华支睾颗粒蛋白(c.sinensis granulin,CsGRN)是CsESPs最重要的成分之一;在体外能促进胆管细胞癌(CCA)和肝细胞癌(HCC)的转移,诱导肝细胞的恶性转化。长期来看,CsESPs可引起慢性刺激和长期炎症,这与致癌密切相关。巨噬细胞在炎症的发生、维持和消退中起着关键作用。众所周知,巨噬细胞能够显示不同甚至相反的表型,这取决于它们的微环境。活化的巨噬细胞通常分为M1(经典活化的巨噬细胞)和M2(交替活化的巨噬细胞)表型。一般来说,M1巨噬细胞被认为是抗肿瘤的,而M2极化巨噬细胞在癌症中往往通过血管生成、免疫抑制、肿瘤细胞增殖和转移等促进许多致瘤结局。有报道称M2型巨噬细胞通过分泌肝细胞生长因子影响肝癌细胞的迁移和生长。M1型肝巨噬细胞的数量在华支睾吸虫感染的早期阶段增加,但在晚期,特别是在纤维化和肝硬化期间,逐渐转向M2型肝巨噬细胞。

(一)华支睾吸虫颗粒蛋白,促进人肝内胆管上皮细胞的恶性转化。

CsGRN在人肝内胆道上皮细胞(HIBECs)与巨噬细胞相互作用可能是HIBECs恶性转化的可能分子机制。研究发现CsGRN在胆道细胞中引发炎症反应,从而促进HIBECs的恶性转化。此外,巨噬细胞分泌大量白细胞介素-6(IL-6),这是CsGRN促进HIBECs异常增殖所必需的。IL-6进一步激活HIBECs中的Janus激酶(JAK)/信号转导和转录激活因子3(STAT3)和丝裂原活化蛋白激酶(MEK)/细胞外信号调节激酶(ERK)通路,导致HIBECs异常增殖和迁移。

慢性华支睾吸虫感染可引起肝胆异常,系通过破坏氧化还原稳态和生理信号通路失调,导致胆管细胞的异常增殖。目前认为CCA的癌变是一个多步骤的过程,包括病原体对正常胆管细胞的识别、慢性炎症、伤口愈合、细胞增殖、遗传和表观遗传突变,以及通过一系列后续事件使胆管细胞发生恶性转化。据报道,CsESPs负责激活多种致癌途径。此外,被CsESPs激活的Toll样受体可以通过酶促产生自由基,进而促进核因子κB介导的炎症过程。在早期的研究中,我们发现CsGRN作为CsESPs的重要组成部分,在体外参与肝细胞的恶性转化以及HCC和CCA细胞的转移过程。

研究发现CsGRN通过诱导上皮间质细胞的转化(Epithelial-mesenchymal transition, EMT)促进胆道上皮细胞的异常增殖和转移,而EMT在癌变、创面愈合和器官纤维化中起着至关重要的作用。此外,CsGRN通过引发小鼠肝脏胆管周围的炎症而引起胆道损伤。这些反应被称为导管反应,可导致肝内胆道瘤变炎症微环境中胆管细胞异常增殖。研究结果表明,CsGRN在体外显著促进HIBECs的恶性转化和体内胆道损伤,并证明CsGRN可能是华支睾吸虫诱导的CCA的致癌因子。

在HCC中,IL-6/STAT3通路异常激活,导致癌细胞的进展、侵袭和迁移增加。STAT3的激活是一个重要的标志,因为它有助于癌症的发生和进展,通过转录调控增强细胞增殖、迁移、侵袭和血管生成。此外,IL-6通过激活STAT3和上调下游TFF3,促进HIBECs的迁移。除了激活JAK2外,IL-6还可以通过细胞外调节蛋白激酶(MEK/ERK)途径激活STAT3的磷酸化。IL-6可通过激活MEK/ERK和磷脂酰肌醇3-激酶/蛋白激酶B(PI3K/AKT)通路调节上皮紧密连接的通透性。此外,IL-6经典信号通路可刺激STAT3的瞬时磷酸化,反式信号通路可导致MEK信号通路的激活。研究结果显示,CsGRN刺激与巨噬细胞共培养的HIBECs分泌IL-6,激活JAK2和MEK/ERK通路,导致p-STAT3表达升高,以致HIBECs恶性转化。

综上所述M2型巨噬细胞在CsGRN促进的胆管上皮细胞恶性转化过程中被募集。此外,HIBECs和M2巨噬细胞之间的相互作用导致IL-6水平显著增加。HIBECs激活JAK2/STAT3和MEK/ERK通路可能调节STAT3磷酸化,从而促进过度增生和异常增殖。所有这些机制可能最终导致胆管癌发生。

(二)华支睾吸虫感染激活TLR3与肝纤维化

Toll样受体(TLRs)是炎症反应最有效的启动者,是宿主抵御病原体的第一道防线。TLR4-TGF-β/Smad信号通路调控青霉诱导的肌成纤维细胞活化。TLR2调控的MAPK通路和活性氧的释放调节中华梭菌诱导的炎症反应。TLR9识别csev,促进IL-6和TNF的释放,调节支睾吸虫病的炎症反应。有证据表明,TLR3参与肝纤维化的进展。研究证实,TLR3是调节肝星状细胞(Hepatic stellate cells, HSC)活化、促进肝脏再生的重要靶蛋白。多肌酸-多胞酸(polyinosic-polycytidylic acid, Poly(I:C))是TLR3的一种激动剂,可显著抑制HSC的活化,阻断肝脏再生。此外,TLR3激活可促进骨髓间充质干细胞(bone marrow mesenchymal stem cells, BMMSCs)分泌IL-10和PGE2,从而提高BMMSCs的治疗作用。

研究证实,TLR3缺失引起重度华支睾吸虫病,增加寄生虫负担,加重促炎细胞因子表达和肝脏病变,促进TGF-β1/Smad2/3通路和肌成纤维细胞活化,加重肝纤维化(与WT小鼠相比)。Poly(I:C)干预增加了小鼠体重,降低了小鼠死亡率和寄生虫负担,减轻了肝脏炎症,减轻了中华绿脓杆菌引起的肝纤维化。此外,与对照组相比,C. sinensis胞外囊泡(CsEVs)通过p38/ERK途径促进WT胆道上皮细胞(BECs)中IL-6和TNF的产生,而TLR3缺失诱导TLR3-/- BECs中IL-6和TNF的水平远高于WT BECs。综上所述,TLR3通过p38/ERK信号通路抑制IL-6和TNF的产生,这一现象导致了C. sinsinis诱导的肝纤维化减轻。聚(I:C)是一种治疗华支睾吸虫病的潜在方法.

华支睾吸虫感染显著激活TGF-β/Smad通路,导致肝纤维化。重组蠕虫蛋白rCsMF6p/HDM通过丝裂原活化蛋白激酶(mitogen-activated protein kinase, MAPK)通路促进免疫应答和细胞分化。然而,TGF-β/Smad与p38在肝纤维化中的相互作用尚不清楚。研究表明,TGF-β/Smad通路和p38通路在调节上皮-间质转化和肝纤维化中具有相互调节作用。华支睾吸虫产生的胞外囊泡(EV)携带寄生虫信息,激活小鼠巨噬细胞和BECs的先天免疫反应,产生促炎细胞因子。胆管是华支睾吸虫的正常寄生部位，BECs TLRs 的免疫应答在华支睾吸虫感染过程中起重要作用。

胆道上皮细胞（biliary epithelial cells，BECs）中 TLRs 对病原相关分子模式（PAMPs）反应的失调可导致多种肝脏疾病。BECs 和巨噬细胞分泌的 IL-6 和 TNF 是华支睾吸虫诱导的肝损伤和纤维化的重要细胞因子。目前的数据表明，BECs TLR3 缺失导致华支睾吸虫胞外囊泡（CsEV）诱导的 IL-6 和 TNF 分泌明显增加，这可能是 TLR3-/- 感染中华梭菌小鼠肝损伤和肝纤维化更为严重的重要机制。

（三）华支睾吸虫感染诱导肝胆损伤机制

华支睾吸虫（C. sinensis）感染可引起严重的肝胆损伤，华支睾吸虫主要生活在胆管内，引起多种病理生理变化，如炎症、上皮细胞增生、黏膜化生等，尤其是严重的胆道损伤，可导致胆管炎、管周纤维化、晚期肝硬化，甚至胆管癌。鞘脂代谢途径负责 1-磷酸鞘氨醇（sphingosine-1-phosphate，S1P）及其受体 S1P 受体（S1PRs）的产生，与许多肝脏相关疾病有关。然而，S1PRs 在华支睾吸虫介导的胆道上皮细胞（BECs）增殖和肝胆损伤中的作用尚未阐明。

胆道上皮细胞，也称为胆管细胞，位于肝外和肝内胆管内，是高度特化的细胞。它不仅参与胆汁的产生和体内平衡，还可以通过分泌趋化因子和细胞因子而被激活并参与炎症反应。它还可以直接调节肝内胶原沉积的肌成纤维细胞的生物学特性。C. sinensis 居住在胆管中，蠕虫本身和华支睾吸虫排泄分泌产物（Clonorchis sinensis excretory-secretory products，CsESPs）都与 BECs 完全接触。因此，关注 BECs 对进一步探讨华支睾吸虫感染的致病机制具有深远意义。损伤后，激活的 BECs 扩张，形成短暂的管腔上皮，并建立辅助胆道系统，这一过程被称为导管反应（DR）。DR 可以通过分泌各种细胞因子、趋化因子和生长因子来改变导管周围的微环境，引发并持续炎症和纤维化反应（Guicciardi et al., 2020）。DR 的特点是各种肝损伤引起的反应性胆管增生。

鞘脂是一种具有生物活性的代谢物，不仅是生物膜的脂质成分，而且是参与调节细胞生长、存活、免疫细胞运输以及血管和上皮完整性的关键分子，在炎症和癌症中尤为重要，在许多疾病的多个阶段发挥着关键作用。大约 40 种生物合成酶及其途径中相应的代谢物都可以影响哺乳动物的生物活性鞘脂。鞘脂到达溶酶体腔室，在那里它们依次降解为神经酰胺，神经酰胺是所有复杂鞘脂的核心成分，包括鞘磷脂和鞘糖脂，然后被神经酰胺降解为鞘磷脂。鞘氨醇可以通过循环途径再生为神经酰胺或被鞘氨醇激酶（Sphk1 和 Sphk2）磷酸化形成 S1P（Green et al., 2021）。1-磷酸鞘氨醇（Sphingosine 1-phosphate，S1P）是鞘脂膜代谢的产物，在脊椎动物中通过 G 蛋白偶联的 S1P 受体（有 S1PR1、S1PR2、S1PR3、S1PR4 和 S1PR5 5 种亚型）分泌并起作用。S1PR 信号调节多器官病理生理过程。

1-磷酸鞘氨醇受体 2（S1PR2）也被称为内皮分化基因（endothelial differentiation gene-5，EDG-5），在树突状细胞、巨噬细胞、淋巴细胞、平滑肌细胞、心肌细胞、肝细胞和肠上皮细胞中普遍表达。S1PR2 具有多种功能，并与许多器官系统病理有关，调节肝脏脂质代谢，结直肠癌抑制因子，激活不同的信号通路，从而发挥不同的生物学作用，如 MAPK 信号通路（Hou 等人，2021a），ERK1/2，JNK 信号通路，PI3K/AKT 信号通路。JTE-013 是一种有效的选择性 S1PR2 拮抗剂，可以对多种细胞发挥 S1PR2 的抑制作用，也可以通过介导多种信号通路发挥不同的作用。近期研究表明，S1PR2 在 BECs 中表达升高，S1PR2 被偶联胆汁酸激活，诱导 BECs 增殖，促进胆管癌细胞侵袭性生长。

新近报告研究发现：

（1）华支睾吸虫感染激活了大量溶血磷脂酰胆碱（lysophosphatidylcholine，LPC）和鞘脂代谢途径的产生。

（2）S1PR2 是体外和体内感染华支睾吸虫后胆道上皮细胞中高表达的显性膜受体。

（3）与华支睾吸虫感染小鼠相比，发现JTE-013阻断S1PR2可减轻肝胆损伤。（4）CsESPs可以激活AKT和ERK1/2信号通路，而JTE-013可以抑制这些信号通路。

脂质、蛋白质和核酸是生物膜的重要组成部分，调节脂质代谢对维持细胞稳态至关重要（Bian et al.，2021）。鞘脂是一种必需的脂质成分，是哺乳动物细胞膜普遍存在的组成部分。大量证据表明鞘脂代谢产物，特别是神经酰胺和S1P是调节多种细胞过程的信号分子，这些细胞过程在免疫、细胞活化、癌细胞的侵袭和转移中起重要作用（Grbcic et al.，2020；Olona et al.，2021）。

溶血磷脂酰胆碱（Lysophosphatidylcholine，LPC）是一类脂类生物分子，在生物体中具有促炎、氧化应激、诱导细胞凋亡等多种生物学功能（Liu et al.，2020b）。代谢组学结果显示，华支睾吸虫感染小鼠的LPC表达显著增加。此外，调节LPC生物合成的酶Lpcat4、Pla2g4f在华支睾吸虫感染的肝胆组织中显著增加，表明膜磷脂代谢发生了改变。除LPC外，鞘脂shexer（一种生物活性鞘脂）也显著升高。基于代谢组学的KEGG通路分析表明鞘脂代谢参与了华支睾吸虫感染。神经酰胺和鞘鞘醇-1-磷酸（S1P）是调节许多病理生物学过程的关键鞘脂信号分子。在目前的研究中，研究发现多种酶参与神经酰胺和S1P的调控。通过对未感染和华支睾吸虫感染小鼠进行代谢组学研究，华支睾吸虫感染激活了鞘脂代谢途径。qRT-PCR数据显示，鞘脂代谢关键基因编码酶Cers2、Gba2、Gla、Asah1、Asah2、Acer2、Acer3、Neu3、Sgpp1和Sphk1的mRNA水平在感染后显著上调。这些数据描绘了一种重新连接的鞘脂代谢，最终在华支睾吸虫感染的肝胆组织中产生S1P。S1P是一种生物活性鞘脂代谢物，通过其G蛋白偶联受体S1PRs参与许多关键的细胞过程，而S1P也可以在细胞内作为第二信使发挥作用。因此，推测由华支睾吸虫感染引起的肝胆损伤与Sphk/S1P/S1PRs的表达增加有关。

S1PRs是一种G蛋白偶联受体（GPCR），有5种不同的亚型：S1PR1–S1PR5。S1PRs分布在脊椎动物的不同组织中。一些研究报道，在胆汁淤滞动物模型中，激活S1PR2可促进肝纤维化、门脉高压、BECs增殖和肝损伤。

综上所述，C.sinensis感染激活S1PR2，促进sinensis感染引起的肝胆管损伤和纤维化。

三、诊断

（一）临床表现

1. 按感染程度来分

（1）轻度感染：无症状与体征，仅于其粪便中发现虫卵。

（2）中度感染：多次重复感染后，患者常有中上腹或右上腹隐痛、腹泻、食欲减退等消化不良症状。肝脏肿大，尤以左叶明显，质地中等，可有轻压痛。肝功能试验大多正常，少数患者血清ALT轻度升高，血象中嗜酸性粒细胞数正常或轻度增多。

（3）重度感染：大量虫体阻塞胆总管可引起胆绞痛，也可引起黄疸。重度感染儿童常有显著营养不良，如全身水肿与腹水。患儿肝脏显著肿大，质坚硬，尤以左叶为著；而且严重影响生长发育，引起侏儒症；成人严重感染者可有门脉性肝硬化，出现门静脉高压症。

2. 按病期来分可以分为急性期与慢性期　急性华支睾吸虫病患者均有近期明确生食或半生食鱼、虾史，潜伏期约1个月，偶见集体发病，多系初次大量感染者，免疫力低下者的重度感染常出现急性症状，如寒战、高热、腹泻、食欲不振、乏力、腹胀等。体征有肝脏肿大、轻度黄疸、部分患者脾肿大。肝功能试验示血清ALT显著增高，嗜酸性粒细胞也显著增多，数周后进入慢性期。慢性期表现为乏力、消化不良、头晕、眩晕、消瘦、水肿、贫血等，儿童患者有生长发育障碍。左叶肝肿大，质多偏硬，有压痛。重复感染可导致门脉性肝硬化。

3. 临床类型

（1）无症状型：无自觉症状，仅在粪便检查或十二指肠引流中发现虫卵。

（2）肝炎型：最为常见，有乏力、上腹不适、腹胀、食欲减退、肝区不适或隐痛。体检可发现有肝脏轻、中度肿大，常无压痛，部分患者血清转氨酶轻度升高。如不注意询问流行病学史，易将本病误诊为病毒性肝炎。

（3）胆管炎型：患者有畏寒、寒战、发热，同时伴有右上腹阵发性绞痛，有时有黄疸，周围血白细胞总数增高。此型患者常并发胆管炎或胆囊结石，手术时可从胆管内取出大量成虫。

（4）胃肠炎型：表现为慢性腹泻、稀便，伴上腹与脐周隐痛、腹胀、纳差、庆油、乏力等症状。患者逐渐消瘦，可有贫血，肝脏显著肿大。粪便检查可发现大量虫卵。

（5）肝硬化型：表现有食欲不振、腹胀、乏力显著，肝脾肿大、腹水、脾功能亢进、低蛋白血症，血清透明质酸，Ⅰ、Ⅲ、Ⅳ、Ⅵ型胶原明显升高。多见于重度感染区的儿童患者，可因恶病质或继发感染而死亡。

（6）侏儒型：幼年期反复严重重度感染，引起侏儒症。此型在重流行区并不少见。Ⅶ营养不良型：表现为水肿，贫血。血浆蛋白降低，见于重度感染的儿童。

（7）类神经衰弱型：表现为头晕、头痛、心悸、失眠、多梦、急躁、记忆力差等。Ⅸ混合型：在患病期间同时伴有上述各类型。

（二）并发症

胆结石、急性胆囊炎及化脓性胆管炎最为常见，流行区有虫地域的发病率明显高于无虫地域，其次为肝脓肿、胆道狭窄，偶尔并发门脉性肝硬化，食管静脉曲张、破裂和成虫阻塞造成长期梗阻性黄疸，进而可导致胆汁性肝硬化。肝细胞或胆管性原发性肝癌的发病率有虫地域也明显高于无虫地域。成虫阻塞胰管时可引起胰管炎及腺炎。

（三）实验室检查和辅助检查

1. 血象 急性期白细胞数增高，可高达 50×10^9/L，嗜酸性粒细胞一般在 10%~40% 之间，偶可高达 60% 以上。

2. 虫卵检查

（1）粪便检查：主要方法有：①直接涂片法：操作简便，但轻症感染者的粪中虫卵很少，不易检出，需重复检查以提高检出率；②沉淀集卵法：因虫卵较重，可用清水沉淀，清水沉淀后可离心处理，亦可用盐酸乙醚处理再行离心，使虫卵集中沉在玻璃尖端而易检出；③氢氧化钠消化法：可兼作虫卵计数检查法，取粪便1克，置于装有10%氢氧化钠溶液5ml的离心沉淀管内，充分搅拌，消化1小时后，用司氏计数管搅匀并吸取在显微镜下计数。此外，采用PCR或实时荧光PCR法检测粪便中虫卵DNA，其敏感性及特异性均较高。

（2）胆汁或十二指肠液检查：以十二指肠引流术取出十二指肠液，虫卵检出率大为提高。因虫卵从胆管直接排入十二指肠内，胆汁中虫卵最多，且无杂物相混合 容易检出。用引流出的全部胆汁沉淀浓集检查虫卵，则阳性率更高。此外，在胆道手术中发现成虫，胆道引流管中发现成虫或虫卵，或在肝穿刺术时发现成虫或虫卵等，均可确诊。

3. 免疫学诊断 可用以协助临床诊断并在流行病学调查中用于筛查，尚不能作为确诊本病的唯一根据。已经被认可的免疫诊断方法有皮内试验、间接红细胞凝集试验、间接荧光抗体试验和酶联免疫吸附试验等。大多检测特异抗体，也可检测循环抗原。

（1）皮肤试验：宜选用高稀释度抗原做皮试。通常以成虫盐水冷浸为抗原做皮内试验，阳性率可高达97.9%，与粪检阳性符合率高达99.5%。本试验简便易行，特异性高，与其他吸虫类疾病几无交叉反应，具有辅助诊断和普查初筛的价值。

(2)血清学试验：①间接红细胞凝集试验：具有操作简易的优点，但稳定性尚不理想。检测的阳性率在 68.4%~98.7% 之间，差异较大。②酶联免疫吸附试验：此法多用，敏感性和特异性均较高，检测抗体敏感性多为 90%~95%，假阳性率 1%~5%，对并殖吸虫病、血吸虫病患者血清有 10% 的交叉反应。③双夹心法酶联免疫吸附试验检测患者血清循环抗原，用于疗效考核明显优于检测抗体。

4. 超声检查　可见弥漫性肝内胆管扩张、管壁膜增厚，中小胆管呈不同程度的扩张，扩张的胆管内有斑点、斑块状或条索形中等强回声。M 型超声波可记录条形回声的运动和运动曲线，管腔内有否光团或回声影，以确定有否结石或虫团，或呈肝硬化图像。

5. 肝脏 CT 扫描　清楚地显示被该虫寄生的肝内胆管有不同程度的扩张，胆管壁增厚及胆管周围增强，或呈肝硬化、肝癌图像。

（四）诊断依据

1. 流行病学资料　居住或旅行于流行区，有进食生鱼或虾以及未烧熟的鱼（包括鲜鱼、干鱼、腌鱼）史。

2. 临床症状　急性感染者有寒战、高热伴消化道症状，肝左叶肿大伴压痛；慢性感染者以消化道症状与左叶肝肿大为主或伴有其他肝胆胰系统症状。黄疸、腹水、水肿仅见于重症晚期患者。

3. 实验室检查和辅助检查　确诊有赖于粪便或胶囊拉线法采集十二指肠引流液中或活组织检查找到虫卵。胆道手术中找到成虫；肝、胆区 B 型超声波、CT、MRI 检查及血清免疫学试验对诊断有帮助。

四、并发腹水的鉴别诊断

（一）病毒性肝炎、肝硬化

多有肝炎的一般症状，肝脏呈弥漫性肿大伴压痛（可有脾肿大），并不以左叶肿大为主。肝功能损害、病原血清学标志的检测及肝穿刺组织病理检查皆有助于诊断。

（二）原发性肝癌

病情多迅速恶化、肝痛较显著，肝脏进行性肿大，表面可触及明显结节及肿块，血甲胎蛋白含量每显著增高，肝脏核素扫描、CT 或 MRI 检查有诊断价值。

（三）肝片吸虫病

临床表现与华支睾吸虫病相似，但病情及梗阻性黄疸较严重，常合并胆道出血。粪检发现虫卵可确诊。

（四）猫后睾吸虫、横川后殖吸虫及异形吸虫病

偶可引起人体感染，其临床症状与华支睾吸虫病相似，粪检发现虫卵可确诊，须与华支睾吸虫虫卵鉴别。

此外，一旦发生肝硬化、门脉高压并发腹水时，还应作腹水的鉴别诊断，一般腹水多为漏出液，当并发自发性腹膜炎时则为渗出液。

五、治疗

（一）一般治疗和对症治疗

对重度感染有较重营养不良者，应给予高蛋白、高热量饮食，每日蛋白质 60~80g，少量多餐。如患者消化功能不良，不能接受过多饮食，则考虑静脉输注葡萄糖液、复合氨基酸、5% 水解蛋白、血浆、20% 人血白蛋白、小剂量输血等以提供热量及补充蛋白质，矫正贫血。口服维生素 C、复合维生素 B、肝太乐、凯西莱等保护肝脏，情况好转后及时驱虫。合并胆道细菌感染时，加用抗菌药物，总胆管梗阻则予手术治疗。

（二）病原治疗

1. 吡喹酮　服用自吡喹酮的患者通过经胆总管 T 管引流观察：最早排虫时间在服药后 6~8 小时（服本药第 2 个剂量后），排虫高峰时间出现在首次服药后 23 小时。虫体从胆管排至肠腔被消化，破损虫体释出其体内的大量虫卵，致粪中虫卵数骤增，以后迅速下降，治后 7~10 天虫卵消失。重度感染的患者可见有数百条成虫从粪便中排出。大量虫体被驱出后，胆汁引流通畅，肿大的肝脏也明显缩小。但有个别患者因大量虫体引起胆总管暂时性堵塞与肝胰壶腹括约肌（Oddi 括约肌）痉挛而诱发胆绞痛，可用解痉、利胆药，以利死虫排出胆道。吡喹酮治疗本病最合适剂量与疗程须视不同感染度（虫卵计数）而异，一般采用短程大剂量分次服用。儿童按每次 25mg/kg，3/ 天，连服 2 天，总剂量为 150mg/kg；成人按每次 20mg/kg，3/ 天，连服 2 天，总剂量为 120mg/ kg。

2. 阿苯达唑　用药后虫体变化出现的时间远较吡喹酮为晚，杀虫作用缓慢，强度不及吡喹酮。剂量为每次 10mg/ kg，每天 2 次，连续 7 天疗法，总剂量 140mg/kg 为宜，虫卵阴转率均可达 90% 以上。

（三）手术治疗

凡华支睾吸虫病合并急性或慢性胆囊炎、胆总管炎、胆石症者，均应行手术治疗，切除胆囊。必要时应作胆总管探查及 T 管引流术。如伴有黄疸可行胆汁转流手术，如胆囊空肠吻合及空肠输入与输出袢侧侧吻合术，胆总管空肠 Rouxen-Y 吻合术等。术后给予驱虫治疗。

（池肇春　董丽丽）

参考文献

［1］Choudhury A, Shukla J, Mahajan G, et al.Hepatic tuberculosis: myriad of hues. Germs. 2021; 11: 310-313.

［2］Goyal P, Shah J, Gupta S, et al.Imaging in discriminating intestinal tuberculosis and Crohn's disease: past, present and the future. Expert Rev Gastroenterol Hepatol. 2019; 13: 995-1007.

［3］Agarwala R, Dhooria S, Khaire NS, et al. Xpert MTB/RIF for diagnosis of tubercular liver abscess. A case series. Infez Med. 2020; 28: 420-424.

［4］Sharma K, Gupta N, Goyal K, et al. Evaluation of polymerase chain reaction in space-occupying lesions of liver reported as granulomatous inflammation/tuberculosis on fine-needle aspiration cytology. Cytojournal. 2017; 14: 1.

［5］Dhungel S, Mishra S.Tubercular Hepatic Abscess: An Incidental Finding.Cureus. 2023; 15: e35447.

［6］Sharma V, Soni H, Kumar-M P, et al. Diagnostic accuracy of the Xpert MTB/RIF assay for abdominal tuberculosis: a systematic review and meta-analysis. Expert Rev Anti Infect Ther. 2021; 19: 253-265.

［7］Bao Y, Ma X, Rasmussen TP, Zhong XB. Genetic variations associated with anti-tuberculosis drug-induced liver injury. Curr Pharmacol Rep. 2018; 4: 171-181.

［8］Feleke BE, Feleke TE, Adane WG, Girma A. Impacts of hepatitis B and hepatitis C co-infection with tuberculosis, a prospective cohort study.Virol J. 2020; 17: 113.

［9］Chen L, Bao D, Gu L, et al.Co-infection with hepatitis B virus among tuberculosis patients is associated with poor outcomes during anti-tuberculosis treatment. BMC Infect Dis. 2018; 18: 295.

［10］Pedrosa M, Nogales S, Vergara M, et alReactivation of peritoneal and pleural tuberculosis during hepatitis C treatment with direct-acting antivirals. Gastroenterol Hepatol. 2019; 42: 174-175.

[11] Kirby BJ, Symonds WT, Kearney BP, Mathias AA. Pharmacokinetic, pharmacodynamic, and drug-interaction profile of the hepatitis C virus NS5B polymerase inhibitor sofosbuvir. Clin Pharmacokinet. 2015; 54: 677-690.

[12] Gaspar R, Andrade P, Silva M, et al. Hepatic granulomas: a 17-year single tertiary centre experience.Histopathology. 2018; 73: 240-246.

[13] Saad E, Agab M, Ozcekirdek EC, et al.The Diagnostic Dilemma of Acute Granulomatous Hepatitis in a Patient With Crohn's Disease: A Case Report and Review of Literature.J Investig Med High Impact Case Rep. 2022; 10: 23247096211069764.

[14] Patedakis Litvinov BI, Pathak AP. Granulomatous hepatitis in a patient with Crohn's disease and cholestasis. BMJ Case Rep. 2017; 2017: bcr2017220988.

[15] Zhao R, Tang X, Lin H, et al. Knocking Down Gm16685 Decreases Liver Granuloma in Murine Schistosomiasis Japonica.Microorganisms. 2023; 11: 796.

[16] Lam HYP, Liang TR, Peng SY. Ameliorative effects of Schisandrin B on Schistosoma mansoni-induced hepatic fibrosis in vivo. PLoS Negl Trop Dis. 2021; 15: e0009554.

[17] Takaki KK, Rinaldi G, Berriman M, et al.Schistosoma mansoni Eggs Modulate the Timing of Granuloma Formation to Promote Transmission. Cell Host Microbe. 2021; 29: 58-67.

[18] Zhao J, Ling L, Zhu W, et al. M1/M2 re-polarization of kaempferol biomimetic NPs in anti-inflammatory therapy of atherosclerosis. J. Control Release. 2022; 353: 1068-1083.

[19] Zhang K, Shi ZM, Zhang MX, et al.Silencing lncRNA Lfar1 alleviates the classical activation and pyoptosis of macrophage in hepatic fibrosis. Cell Death Dis. 2020; 11: 132.

[20] Guo CJ, Ma XK, Xing YH, et al. Distinct Processing of lncRNAs Contributes to Non-conserve Functions in Stem Cells. Cell. 2020; 181: 621-636.

[21] Sang L, Yang L, Ge Q, et al. Subcellular distribution, localization, and function of noncoding RNAs. Wiley Interdiscip Rev RNA. 2022; 13: e1729.

[22] Yang JJ, Zhao YH, Yin KW, et al.Dexmedetomidine inhibits inflammatory response and oxidative stress through regulating miR-205-5p by targeting HMGB1 in cerebral ischemic/reperfusion. Immunopharmacol Immunotoxicol. 2021; 43: 478-486.

[23] Zhong H, Gui X, Hou L, et al.From Inflammation to Fibrosis: Novel Insights into the Roles of High Mobility Group Protein Box 1 in Schistosome-Induced Liver Damage.Pathogens. 2022; 11: 289.

[24] Hu Y, Wang X, Wei Y, et al. Functional Inhibition of Natural Killer Cells in a BALB/c Mouse Model of Liver Fibrosis Induced by Schistosoma japonicum Infection. Front Cell Infect Microbiol. 2020; 10: 598987.

[25] Chen H, Li G, Zhang J, et al. Sodium butyrate ameliorates Schistosoma japonicum-induced liver fibrosis by inhibiting HMGB1 expression. Exp Parasitol. 2021; 231: 108171.

[26] Li Y, Xu B, Yang J, et al. Liraglutide protects against lethal renal ischemia-reperfusion injury by inhibiting high-mobility group box 1 nuclear-cytoplasmic translocation and release. Pharmacol Res. 2021; 173: 105867.

[27] Guo Q, Qu H, Zhang H, et al. Attenuates Experimental Autoimmune Thyroiditis by Inhibiting HMGB1/TLR9 Signaling. Drug Des Dev Ther. 2021; 15: 4559-4574.

[28] Khambu B, Yan S, Huda N, Yin XM. Role of High-Mobility Group Box-1 in Liver

Pathogenesis. Int J Mol Sci. 2019; 20: 5314.

[29] Zhao J, Liu X, Chen Y, et al.STAT3 Promotes Schistosome-Induced Liver Injury by Inflammation, Oxidative Stress, Proliferation, and Apoptosis Signal Pathway.Infect Immun. 2021; 89: e00309-20.

[30] Kasembeli MM, Bharadwaj U, Robinson P, Tweardy DJ. 2018. Contribution of STAT3 to inflammatory and fibrotic diseases and prospects for its targeting for treatment. Int J Mol Sci.2018; 19: 2299.

[31] Aydin MM, Akcali KC. Liver fibrosis. Turk J Gastroenterol. 2018; 29: 14-21.

[32] Wang Y, Gong W, Zhou H, et al.A Novel miRNA From Egg-Derived Exosomes of Schistosoma japonicum Promotes Liver Fibrosis in Murine Schistosomiasis.Front Immunol. 2022; 13: 860807.

[33] Gao Y, Zhang X, Jiang T, et al. Inhibition of hepatic natural killer cell function via the TIGIT receptor in schistosomiasis-induced liver fibrosis. PLoS Pathog. 2023; 19: e1011242.

[34] Gutiérrez-Hoya A, Soto-Cruz I. NK cell regulation in cervical cancer and strategies for immunotherapy. Cells. 2021; 10: 3104.

[35] Siemaszko J, Marzec-Przyszlak A, Bogunia-Kubik K. NKG2D natural killer cell receptor-a short description and potential clinical applications. Cells. 2021; 10: 1420.

[36] Chauvin JM, Zarour HM. TIGIT in cancer immunotherapy. J Immunother Cancer. 2020; 8: e000957.

[37] Rotte A, Sahasranaman S, Budha N. Targeting TIGIT for immunotherapy of cancer: update on clinical development. Biomedicines. 2021; 9: 1277.

[38] Zhang WJ, Fang ZM, Liu WQ. NLRP3 inflammasome activation from Kupffer cells is involved in liver fibrosis of Schistosoma japonicum-infected mice via NF-κB.Parasit Vectors. 2019; 12: 29.

[39] Carson JP, Ramm GA, Robinson MW, et al.Schistosome-induced fibrotic disease: the role of hepatic stellate cells. Trends Parasitol. 2018; 34: 524-540.

[40] Duan M, Yang Y, Peng S, et al. C/EBP Homologous Protein (CHOP) Activates Macrophages and Promotes Liver Fibrosis in Schistosoma japonicum-Infected Mice.J Immunol Res. 2019; 2019: 5148575.

[41] Tao L, Ma W, Wu L, et al. Glial cell line-derived neurotrophic factor (GDNF) mediates hepatic stellate cell activation via ALK5/Smad signalling. Gut. 2019; 68: 2214-2227.

[42] Yu Y, Wang J, Wang X, et al, Schistosome eggs stimulate reactive oxygen species production to enhance M2 macrophage differentiation and promote hepatic pathology in schistosomiasis. PLoS Negl Trop Dis. 2021; 15: e0009696.

[43] Ivanov AV, Bartosch B, Isaguliantsmg. Oxidative Stress in Infection and Consequent Disease. Oxid Med Cell Longev. 2017; 2017: 3496043.

[44] Zhan T, Ma H, Jiang S, et al.Interleukin-9 blockage reduces early hepatic granuloma formation and fibrosis during Schistosoma japonicum infection in mice.Immunology. 2019; 158: 296-303.

[45] Niu X, Hu T, Hong Y, The Role of Praziquantel in the Prevention and Treatment of Fibrosis Associated with Schistosomiasis: A Review. J Trop Med. 2022; 2022: 1413711.

[46] Yang WB, Luo F, Zhang W, et al. Inhibition of signal peptidase complex expression affects the development and survival of Schistosoma japonicum.Front Cell Infect Microbiol. 2023; 13: 1136056.

[47] Guo Q, Wang M, Zhong K, et al.Application of hepatic lobe hyperplasia techniques in the treatment of advanced hepatic alveolar echinococcosis: a single-centre experience.BMC Surg. 2022; 22: 415.

[48] Borhani M, Fathi S, Darabi E, et al. Echinococcoses in Iran, Turkey, and Pakistan: old diseases in the new millennium. Clin Microbiol Rev. 2021; 34: e0029020.

[49] Peters L, Burkert S, Grüner B. Parasites of the liver—epidemiology, diagnosis and clinical management in the European context. J Hepatol. 2021; 75: 202-218.

[50] Casulli A. Recognising the substantial burden of neglected pandemics cystic and alveolar echinococcosis. Lancet Glob Health. 2020; 8: e470-e471.

[51] De Biase D, Prisco F, Pepe P, et al.Evaluation of the Local Immune Response to Hydatid Cysts in Sheep Liver. Vet Sci. 2023; 10: 315.

[52] Bosco A, Alves LC, Cociancic P, et al. Epidemiology and spatial distribution of Echinococcus granulosus in sheep and goats slaughtered in a hyperendemic European Mediterranean area. Parasites Vectors. 2021; 14: 421.

[53] Jiménez M, Stoore C, Hidalgo C, et al. Lymphocyte populations in the adventitial layer of hydatid cysts in cattle: Relationship with cyst fertility status and Fasciola hepatica co-infection. Vet Pathol. 2020; 57: 108-114.

[54] Atmaca HT. Determination of macrophage types by immunohistochemical methods in the local immune response to liver hydatid cysts in sheep. Acta Trop. 2022; 229: 106364.

[55] Abo-Aziza FAM, Hendawy SHM, Oda SS, et al. Cell-mediated and humoral immune profile to hydatidosis among naturally infected farm animals. Vet World. 2020; 13: 214-221.

[56] Cringoli G, Pepe P, Bosco A, et al.An integrated approach to control Cystic Echinococcosis in southern Italy. Vet Parasitol. 2021; 290: 109347.

[57] Paredes R, Godoy P, Rodríguez B, et al. Bovine (Bos taurus) humoral immune response against Echinococcus granulosus and hydatid cyst infertility. J Cell Biochem. 2011; 112: 189-199.

[58] He Q, Pan X, Yin Y, et al.Clonorchis sinensis granulin promotes malignant transformation of human intrahepatic biliary epithelial cells through interaction with M2 macrophages via regulation of STAT3 phosphorylation and the MEK/ERK pathway.Parasit Vectors. 2023; 16: 139.

[59] Na BK, Pak JH, Hong SJ. Clonorchis sinensis and clonorchiasis. Acta Trop. 2020; 203: 105309.

[60] Zheng Q, Zhang B, Li C, Zhang X. Overcome drug resistance in cholangiocarcinoma: new insight into mechanisms and refining the preclinical experiment models. FrontOncol. 2022; 12: 850732.

[61] Wang C, He Q, Yin Y, et al. Clonorchis sinensis granulin promotes malignant transformation of hepatocyte through EGFR-mediated RAS/MAPK/ERK and PI3K/Akt signaling pathways. Front Cell Infect Microbiol. 2021; 11: 734750.

[62] Cheng D, Chai J, Wang H, et al.Hepatic macrophages: key players in the development and progression of liver fibrosis. Liver Int. 2021; 41: 2279-2294.

[63] Hin Tang JJ, Hao Thng DK, Lim JJ, Toh TB. JAK/STAT signaling in hepatocellular carcinoma. Hepat Oncol. 2020; 7: 18.

[64] Wang Y, Gong P, Zhang X, et al.TLR3 activation by Clonorchis sinensis infection alleviates the fluke-induced liver fibrosis. PLoS Negl Trop Dis. 2023; 17: e0011325.

[65] Yan C, Fang F, Zhang YZ, et al. Recombinant cshscb of carcinogenic liver fluke Clonorchis sinensis induces IL-10 production by binding with TLR2. PLoS Negl Trop Dis. 2020; 14: e0008643.

[66] Wang Y, Wang X, Zhang N, et al. Extracellular vesicles of Clonorchis sinensis promote IL-6 and TNF-α secretion via the Toll-like receptor 9-mediated ERK pathway in biliary epithelial cells. Dev Comp Immunol. 2023; 139: 104555.

[67] Stöß C, Laschinger M, Wang B, et al. TLR3 promotes hepatocyte proliferation after partial hepatectomy by stimulating uPA expression and the release of tissue-bound HGF. FASEB J. 2020; 34: 10387-10397.

[68] Yan C, Zhou Q, Wu J, et al. Csi-let-7a-5p delivered by extracellular vesicles from a liver fluke activates M1-like macrophages and exacerbates biliary injuries. Proc Natl Acad Sci. 2021; 118: e2102206118.

[69] Wang Y, Zhang X, Wang X, et al. Clonorchis sinensis aggravates biliary fibrosis through promoting IL-6 production via toll-like receptor 2-mediated AKT and p38 signal pathways. PLoS Negl Trop Dis. 2023; 17: e0011062.

[70] Yan C, Koda S, Wu J, et al. Roles of trained immunity in the pathogenesis of cholangiopathies: A therapeutic target. Hepatology. 2020; 72: 1838-1850.

[71] Liu JX, Liu M, Yu GZ, et al. Clonorchis sinensis infection induces hepatobiliar injury via disturbing sphingolipid metabolism and activating sphingosine 1-phosphate receptor 2. Front Cell Infect Microbiol. 2022; 12: 1011378.

[72] Yan C, Zhou Q Y, Wu J, et al. Csi-let-7a-5p delivered by extracellular vesicles from a liver fluke activates M1-like macrophages and exacerbates biliary injuries. Proc Natl Acad Sci USA. 2021; 118: e2102206118.

[73] Guicciardi ME, Trussoni CE, LaRusso NF, Gores GJ. The spectrum of reactive cholangiocytes in primary sclerosing cholangitis. Hepatology.2020 71: 741-748.

[74] Hannun YA, Obeid LM. Sphingolipids and their metabolism in physiology and disease. Nat Rev Mol Cell Biol.2018; 19: 175-191.

[75] Green CD, Maceyka M, Cowart LA, Spiegel S. Sphingolipids in metabolic disease: The good, the bad, and the unknown. Cell Metab.2021; 33: 1293-1306.

[76] Hou L, Zhang Z, Yang L, et al. NLRP3 inflammasome priming and activation in cholestatic liver injury via the sphingosine 1-phosphate/S1P receptor 2/Galpha(12/13)/MAPK signaling pathway. J Mol Med. 2021(Berl); 99: 273-288.

[77] Bian X, Liu R, Meng Y, et al.(2021). Lipid metabolism and cancer. J Exp Med. 2021; 218: e20201606.

[78] Grbcic P, Car EPM, Sedic M. Targeting ceramide metabolism in hepatocellular carcinoma: New points for therapeutic intervention. Curr Med Chem.2020; 27: 6611-6627.

[79] Olona A, Hateley C, Muralidharan S, et al. Sphingolipid metabolism during toll-like receptor 4(TLR4)-mediated macrophage activation. Br J Pharmacol. 2021; 178: 4575-4587.

第24章 酒精性肝病引起腹水的诊断、鉴别诊断与治疗

第1节 概述

酒精性肝病（alcoholic liver disease，ALD）是因为长期大量饮用各种含乙醇的饮料所致的肝脏损害性病变，主要表现为三种形式：酒精性脂肪肝（alcoholic fatty liver，AFL）、酒精性肝炎（alcoholic hepatitis，AH）、酒精性肝硬化（alcoholic cirrhosis，AC），这三种形式可单独存在或混合存在。在世界范围内已经成为慢性肝病的主要原因。ALD从酒精性脂肪肝发展为酒精性肝炎，最终导致纤维化和肝硬化，进一步可导致肝细胞癌（hepatocellular carcinoma，HCC）。酒精滥用是一个世界性的问题，其发病率及死亡率在世界范围内呈较高水平。在西方国家，由于文化习俗等社会原因，酗酒等现象比较普遍，酒精性肝病的发病率较高。据估计，酒精中毒作为肝硬化的病因在欧洲为42%，美洲为66%，而在亚洲为11%。国外研究还显示，酒精过度消耗约占全球死亡人数的3.8%，占全球残疾调整生命年的4.6%。

我国尚缺乏全国性的酒精性肝病流行病学资料，但地区性的流行病学调查结果显示，我国饮酒人群比例和酒精性肝病患病率均呈现上升趋势。从华北地区流行病学调查的结果显示，从20世纪80年代初到90年代初，嗜酒者在一般人群中的比例从0.21%升至14.3%。21世纪初，东北地区流行病学调查结果显示，嗜酒者比例高达26.98%。南方及中西部省份流行病学调查结果显示，饮酒人群增至30.9%~43.4%。部分嗜酒者或饮酒过量者会出现乙醇（酒精）相关健康问题，其中酒精性肝病是乙醇（酒精）所致的最常见的脏器损害。21世纪初，我国部分省份酒精性肝病流行病学调查资料显示，酒精性肝病患病率为0.50%~8.55%；其中40~49岁人群的酒精性肝病患病率最高，达到10%以上。酒精性肝病占同期肝病住院患者的比例不断上升，从2000年的2.4%上升至2004年的4.3%；酒精性肝硬化占肝硬化的病因构成比从1999年的10.8%上升到2003年的24.0%。酒精性肝病已成为我国最主要的慢性肝病之一。

酒精性肝损伤及酒精性肝病的影响因素较多，包括饮酒量、饮酒年限、乙醇（酒精）饮料品种、饮酒方式、性别、种族、肥胖、肝炎病毒感染、遗传因素、营养状况等。根据流行病学调查资料，乙醇（酒精）所造成的肝损伤具有阈值效应，即达到一定饮酒量或饮酒年限，就会大大增加肝损伤风险。然而，饮酒量与肝损伤的量效关系存在个体差异。乙醇（酒精）饮料品种较多，不同乙醇（酒精）饮料对肝脏所造成的损伤也有差别。饮酒方式也是酒精性肝损伤的影响因素，空腹饮酒较伴有进餐的饮酒方式更易造成肝损伤；相比偶尔饮酒和酗酒，每日饮酒更易引起严重的酒精性肝损伤。与男性相比，女性对乙醇（酒精）介导的肝毒性更敏感，表现为更小剂量和更短的饮酒期限就可能出现更重的酒精性肝病，也更易发生严重的酒精性肝炎和肝硬化。饮用同等量的乙醇（酒精）饮料，男女血液中乙醇（酒精）水平明显有差异。种族、遗传、个体差异也是酒精性肝病的重要影响因素。汉族人群的酒精性肝病易感基因乙醇脱氢酶（ADH）2、ADH3和乙醛脱氢酶（ALDH）2的等位基因频率以及基因型分布不同于西方国家，可能是中国嗜酒人群和酒精性肝病的发病率低于西

方国家的原因之一。此外，酒精性肝病并非发生于所有的饮酒者，提示酒精性肝病的易感性存在个体差异。

酒精性肝病表现多样，初期通常表现为脂肪肝，进而可发展成酒精性肝炎、酒精性肝纤维化和酒精性肝硬化。在严重酗酒时可诱发广泛肝细胞坏死甚或肝功能衰竭发生。

1. 轻型酒精性肝病　有长期饮酒史，但肝功检验基本正常，肝组织学表现符合轻型酒精性肝病者。

2. 酒精性脂肪肝　影像学诊断（CT 或 B 超）有脂肪肝特异性表现或经病理证实者。

早期认为乙醇会使肝细胞中烟酰胺腺嘌呤二核苷酸还原态/氧化态（NADH/NAD+）的比值升高，从而抑制脂肪酸氧化导致脂肪变性。近年来发现乙醇还可以改变自噬、枯否细胞和肠道微生物群，或间接修饰许多因素，包括 HIF-1、补体 C3、PKCε23、iNOS 从而调节肝脏脂肪变性。除了改变脂肪代谢，还可通过影响脂肪酸动员和清除促使脂肪沉积在肝脏。近期研究发现转录因子在 ALD 脂肪代谢中发挥着重大作用，乙醇可以直接或者间接调控脂肪代谢相关的转录因子。乙醇可直接上调固醇调节元件结合蛋白-1（sterol regulatory element bindingprotein-1c，SREBP-1c）活性，或通过内质网应激反应、腺苷、2-花生酰甘油（2-AG）、补体、等信号传导间接上调 SREBP-1c；或下调包括 AMPK、脂联素和沉默信号调控因子1、转录信号转换器和激活因子3、组蛋白 H3K9 等 SREBP-1c 的负性调节因子，来促进脂肪合成。乙醇还抑制过氧化物酶体增殖活化受体（peroxisome proliferator activated receptor α，PPARα）或间接通过 P450 2e1 衍生的氧化应激、脂联素、腺苷等下调 PPARα 的转录活性，从而抑制脂肪酸氧化，同时上调脂肪合成基因，如脂肪酶合酶和磷脂酸磷酸酶的表达来促进肝细胞中脂肪积累进而引发酒精性脂肪肝。最新的研究中发现乙醇诱导的线粒体氧化应激有助于 PTEN（10号染色体）的可逆氧化，导致 Akt 和 MAPK 过度活化，使脂肪生成调节因子 SREBP1c 和 PPARγ 水平升高。此外，还发现线粒体过氧化还原蛋白ⅲ可以去除 ROS，通过 PTEN 氧化还原调节对脂肪生成具有拮抗作用。

3. 酒精性肝炎　未作活检，应符合下列诊断依据和附加项目中3项或以上。

诊断标准：①饮酒量增加可作为发病或恶化的诱因；② AST 为主的血清转氨酶升高；③血清胆红素升高（>34.2μmol/L）。

附加项目：①右上腹部胀痛；②发热；③外周血象白细胞增加；④ ALT 增高 >2.0ULN；⑤ γ-GT 增高 >2.0ULN。

重型酒精性肝炎可合并肝性脑病和凝血酶原活动度降低（<40%）等肝功能衰竭表现，或出现严重内毒素血症、急性肾功能衰竭和消化道出血等，尽管禁酒，肝脏持续肿大，凝血酶原活动度 <40%，白细胞明显增高，组织学可见多数酒精透明小体和严重肝细胞变性坏死。本型包含合并肝硬化者，但晚期肝硬化者除外。

4. 酒精性肝纤维化　肝纤维化是肝硬化发展的前提。脂多糖（lipoplysaccharide，LPS）通过肝星状细胞（HSC）和窦状内皮细胞中的 TLR4 信号通路，致 HSC 活化导致纤维化。乙醛也可直接促进 HSC 中胶原蛋白的生成。除此之外，活化的 Kupffer 通过各种促纤维化介质也可活化 HSC 促进纤维形成，其中活性氧（ROS）参与这些介质的激活。研究表明，ROS 降低金属蛋白酶的作用导致胶原积累，还刺激 HSC 促纤维化信号通路（ERK、PI3K/AKT 以及 JNK）促进纤维化生成。综上所述，活化 HSC 产生的细胞外基质是肝纤维化发生的关键原因。其他细胞如门脉成纤维细胞和肌成纤维细胞在较小程度上也参与肝纤维化的形成，最近也被开发于肝硬化的治疗。

近期研究表明，乙醇可抑制 NK 细胞的抗纤维化作用。NK 细胞破坏活化的 HSC 并产生干扰素（IFN-γ）诱导 HSC 细胞周期停滞和凋亡，为 ALD 治疗提供了新的策略。

5 酒精性肝硬化　酒精性肝硬化属于门脉性肝硬化类型，仅次于病毒性肝炎后肝硬化。有肝硬化临床表现者，在诊断时应区分为代偿性和失代偿性。

酒精性肝硬化的发病机制比较复杂，主要见于以下几点：

（1）酒精在肝细胞中代谢异常，使其形态发生改变，对肝细胞进行直接和免疫性损伤，从而形成肝硬化。

（2）ALC患者的肝细胞中抗氧化物质下降，加重氧化应激，使肝细胞发生变性。

（3）长期大量饮酒，肠黏膜抵抗力下降，内毒素借助于Kupffer细胞损伤肝细胞。

（4）细胞因子及基因的多形态性，有研究表明ALC患者血中细胞因子（TGF-β1、IL-10等）的含量明显高于正常人，这些因子能加重肝纤维样变性。也有研究显示酒精代谢过程中起作用的转录启动子（各种酶及细胞因子）具有多态性，能致ALC发生。

（5）ALC患者由于长期大量饮酒，导致抗氧化物质（胆碱、维生素E和C、卵磷脂及还原型谷胱甘肽等）的吸收障碍，这些物质减少能加重氧化应激，导致产生氧自由基（ROS），从而损伤肝细胞，同时多不饱和卵磷脂的缺乏能促进肝星状细胞（HSC）的启动增加，加重肝纤维化。

酒精性脂肪肝预后良好，一般在戒酒0~2个月可恢复。酒精性肝炎在戒酒及经治疗后也可恢复。但重症肝炎患者预后较差。酒精性肝纤维化和酒精性肝硬化患者的预后也较差，但其预后仍优于其他原因所致的肝硬化。已戒酒且无并发症的患者5年生存期为89%，但对于已出现黄疸、腹水、静脉曲张呕血的患者5年生存率降至60%。酒精性肝硬化的死亡原因多为上消化道出血、感染、肝肾综合征、肝性脑病。

第2节 酒精性肝病引起腹水的发病机制和诊断

一、发病机制

（一）肝硬化

肝内组织学变化，造成肝组织学变化，导致门静脉高压症。其机制为：

（1）液体静水压增高：肝静脉回流障碍，肝窦静水压增高，致Disse腔组织液生成增多。

（2）门静脉回流障碍：门脉静水压增高，门脉床组织液生成增多。

（3）血浆胶体渗透压下降：肝硬化白蛋白合成减少，尤其是低于30g/l时，胶体渗透压减低，液体容易从血管中进入组织间隙及腹腔。

（4）淋巴液生成增多、回流受阻：淋巴液生成增多，回吸收减少，进一步导致肝肠淋巴生成增多淋巴管、胸导管扩张，压力增高，加速输送回流。当超过代偿输送能力时，则从肝表面、胃肠脏层腹膜渗漏形成腹水。

（5）ADH分泌：有效血容量不足还引起抗利尿激素分泌增多而储水。

（6）有效血容量不足：引起肾小球滤过率（GFR）减低而储水；还引起交感神经兴奋，肾血管收缩，不但进一步减少GFR，还导致肾内血液分布异常，钠回吸收增多，并引起肾素—血管紧张素—醛固酮生成增多，通过血管紧张素II和醛固酮进一步加重钠水潴留。

（7）继发性醛固酮增多：导致肾纳重吸收增加。肝窦和门脉静水压升高、胶体渗透压的减低是肝硬化腹水原发的、基本的形成因素，肝肠淋巴生成增多回流超代偿是腹水形成的直接原因。神经、内分泌因素的介入，不但可形成或加重腹水，更是继发的腹水持续的因素。

（二）其他因素导致腹水的形成

1.门脉压力和胸导管压力　当压力过高时，可使少数病人门脉床毛细血管或毛细淋巴管破裂，引起血性或乳糜性腹水。

2. 腹膜炎症　发生腹膜感染时，炎症导致腹腔血管通透性增高，液体外漏。

3. 肿瘤因素　部分酒精性肝病时可发生肝癌，可转移至腹膜，导致蛋白含量高的液体渗入腹膜腔；也可发生门静脉癌栓阻塞导致门脉高压形成；或肝癌破裂引起血液进入腹腔。

二、诊断

根据 2018 年 3 月中华医学会肝病学分会脂肪肝和酒精性肝病学组和中国医师协会脂肪性肝病专家委员会修订的《酒精性肝病防治指南（2018 更新版）》制定酒精性肝病诊断标准：

（1）长期饮酒史，一般超过 5 年，折合乙醇量男性多 >40g/ 天，女性 >20g/ 天，或 2 周内有大量饮酒史，折合乙醇量 >80g/ 天。但应注意性别、遗传易感性等因素的影响。乙醇量（g）换算公式 = 饮酒量（ml）× 乙醇含量 % × 0.8。乙醇（酒精）使用障碍筛查量表（AUDIT）、密西根乙醇（酒精）依赖筛查量表（MAST）、CAGE 问卷等量表可以用来筛选乙醇（酒精）滥用和乙醇（酒精）依赖。

（2）临床症状为非特异性，可无症状，或有右上腹胀痛、食欲不振、乏力、体质量减轻、黄疸等；随着病情加重，可有神经精神症状、蜘蛛痣、肝掌等表现。

（3）血清学谷氨酰转肽酶（GGT）、总胆红素（TBIL）、天门冬氨酸氨基转移酶（AST）、丙氨酸氨基转移酶（ALT）、凝血酶原时间（PT）和平均红细胞容积（MCV）和糖缺失性转铁蛋白（CDT）等指标升高。其中 AST/ALT> 2，GGT 升高、MCV 升高为酒精性肝病的特点，而 CDT 测定虽然较特异但临床未常规开展。禁酒后这些指标可明显下降，通常 4 周内基本恢复正常（但 GGT 恢复至正常较慢），有助于诊断。

（4）肝脏 B 型超声、X 线计算机断层摄影技术（CT）、磁共振成像（MRI）或瞬时弹性成像检查有典型表现。

（5）肝组织穿刺活检或腹腔镜诊为肝硬化。

（6）排除嗜肝病毒的感染以及自身免疫性肝病和药物、中毒性肝损伤等。

符合第 1、2、3 项和第 6 项或第 1、2、4 项和第 6 项可诊断为酒精性肝病；仅符合第 1、2 项和第 6 项可疑诊酒精性肝病。符合酒精性肝病临床诊断标准者，有肝硬化的临床表现和血清生物化学指标的改变，可被诊断为酒精性肝硬化。

（一）临床表现

1. 症状　轻度腹水有腹胀、腹部饱胀不适感、纳差、恶心等，重度腹水病人可引起呼吸困难、厌食、烦躁、甚至昏迷，多数伴有双下肢水肿，部分患者还存在肝性胸水。合并有腹水感染时可有腹部疼痛、发热等症状。癌性腹水多表现为隐痛，并呈渐进性加重；脏器破裂引起腹水多呈局部剧痛，而后累及全腹。

2. 原发病症状　肝硬化腹水病人有乏力、食欲不振、肝区不适、恶心、低热等症状。

3. 体征　腹水在 500ml 以上时可叩出有移动性浊音，如腹部少量积液可用肘膝位叩诊法诊断。腹部有大量腹水（3000~4000ml）时可有液波震颤现象，此外腹部可明显隆起，甚至有脐疝。腹壁静脉显露或曲张。酒精性肝硬化时常有肝掌、蜘蛛痣、毛细血管扩张、黄疸、脾肿大及腹壁静脉曲张等体征。

（二）辅助检查

1. 腹水的检验　腹水呈漏出液。多为淡黄色，少数可呈血性腹水或乳糜样。比重多低于 1.018，Rivalta 试验阴性、蛋白总量多在 25g/L 以下、细胞较少，常低于 100×10^6/L。当腹水发生感染时为渗出液，Rivalta 试验阳性、蛋白总量多在 25g/L 以上、细胞常高于 500×10^6/L、以中性粒细胞为主，腹水细菌培养常为革兰阴性杆菌。当酒精性肝病发生癌变发生癌性腹水时除了腹水呈渗出液外，可查到脱落细胞。但腹水中红细胞数大于 $500×10^6/L$ 者大多为肿瘤及部分结核所致，而肝硬化及其他疾病仅部分达到此标准。

2. 腹水白蛋白梯度（SAAG） 即血清白蛋白与同日内测得的腹水白蛋白之间的差值，是诊断门脉高压性腹水的最佳指标。酒精性肝病引起肝硬化门脉高压时 SAAG ≥ 11g/L。

3. 影像学检查 超声和 CT 是目前诊断腹水敏感简便的方法，一般腹腔内有 300ml 左右液体便可探查出，并可鉴别腹水是游离状还是分隔状。同时还可发现肝脏增大或缩小，肝脏各叶比例失调，脾大，门脉和脾静脉内径增宽等肝硬化的变现。CT 除了可发现腹水存在部位外还可从 CT 值较准确地判断腹水的密度及均匀度，对区别液性或脓性、血性有一定参考价值，因一般血和脓性物的 CT 值高于水。若伴发血栓的患者还可发现门静脉、肝静脉、下腔静脉扩张及腔内血栓形成等。

第 3 节 酒精性肝病引起腹水的鉴别诊断

一、结核性腹膜炎

结核性腹膜炎是引起腹水较常见的疾病。发病以青年女性居多。常有发热、盗汗等结核毒血症表现，并有腹痛、腹胀、腹水、腹泻，可有腹块及肠梗阻。腹部触诊有腹壁柔韧感，并有弥漫性压痛。腹水为典型的渗出液，白细胞 $>500×10^6/L$，以淋巴细胞为主。偶尔为淡血性。腹水腺苷脱氨酶（adenosine deaminase，ADA）活性明显升高，但结核菌检查很难发现。SAAG 不增高，结核菌素试验常为强阳性。常有结核既往病史和腹膜外结核证据。抗结核治疗有效。单纯的结核性腹膜炎与酒精性肝病引起的腹水容易鉴别。

但是要注意的是约 2%~5% 的酒精性肝病的患者有"混合性"腹水，即肝硬化与结核性腹膜炎同时并存，尤其是大量腹水并发结核性腹膜炎的患者不易鉴别。此类患者症状不典型，除了肝硬化的乏力、纳差、上腹不适、腹胀、腹痛、黄疸外有午后低热、盗汗，腹壁柔韧感可不明显，腹部多有脐周或中腹部压痛，腹水可呈淡黄色、草绿色、血性腹水，腹水检查不典型，细胞常增高，但一般 $>300×10^6/L$，以淋巴细胞为主，Rivalta 试验多为阳性，腹水 ADA 活性升高，结核菌素试验常为强阳性，血沉增快，若同时伴发肺结核、肠结核有助于鉴别诊断。经常需进行试验性抗结核治疗。腹腔镜检查结合病理是诊断的最佳手段。对于肝硬化病人近期内无明显诱因腹水增加明显，有腹痛、腹水检查呈渗出液，腹水 ADA 活性升高的患者要高度怀疑并发了结核性腹膜炎。

二、缩窄性心包炎

主要症状为呼吸急促、腹胀明显、下肢凹陷性腹水、颈静脉怒张、肝大、静脉压升高、脉压变小、奇脉、心音遥远，腹水的发生与全身性水肿不相平衡，且常出现较早且较明显，甚至部分病人无全身水肿而以腹水为主要表现，易误诊。本病除了腹水外常无明显的肝功能损伤，可有静脉压升高和奇脉、颈静脉怒张、Kussmaul 征阳性，可闻及心包叩击音，X 线下可见心脏搏动减弱、心脏边缘有钙质沉着，心电图有 QRS 低电压、T 波低平或倒置，心脏彩超可见心包增厚、室壁活动减弱、室间隔矛盾运动。

三、慢性充血性右心衰竭

慢性充血性右心衰竭的病人常常有腹水，甚至出现瘀血性肝硬化，与肝硬化不易鉴别。慢性充血性右心衰竭病人常有既往心脏病史如冠心病、风心病、肺心病等，同时有劳力性呼吸困难、咳嗽、咯痰等左心衰竭的表现，体检可有颈外静脉充盈、心脏增大、奔马律、肺部湿啰音、水肿出现于身体的下垂部位，下肢水肿常比腹水出现早，X线和心脏彩超可发现心脏原发病的改变。

四、Budd-Chiari综合征

该病是各种原因引起的肝静脉和肝段下腔静脉的部分或完全梗阻，使HV或IVC血液回流障碍而表现为门静脉高压症和下腔静脉高压的症候群。常有血栓或癌栓栓塞病史、口服避孕药、外伤、炎症等，主要表现为：不明原因的肝脾肿大或顽固性腹水，并呈进行性发展，肝功能可无明显异常，食管胃底静脉曲张和下肢水肿。超声、CT或MRI对诊断Budd-Chiari综合征有较大价值。血管造影是明确诊断的重要手段。经过造影仍然不能明确诊断者可作肝穿活检。

五、腹膜肿瘤

原发于腹膜的肿瘤少见，多来源于转移瘤，胃、肝、肠、胰消化系统癌肿多见；女性也可来自卵巢癌。主要临床表现为原发癌的局部症状伴腹水，腹壁可有柔韧感，有弥漫性压痛，可伴有恶病质等，腹水生长迅速，多为血性渗出性腹水，也可呈漏出性或中间型腹水，腹水穿刺通常白细胞计数升高，以淋巴细胞为主，腹水中可找到癌细胞，低SAAG。对诊断困难的病例，可行腹膜活检和腹腔镜检查。

六、门静脉血栓

常见于脾切除术后、肝硬化、肝癌。急性型可出现急性腹痛、腹胀、呕吐、腹泻；慢性型可促进上消化道出血，加重脾大，加重腹水，甚至引起顽固性腹水。非肝硬化的门静脉血栓可由脐部感染、腹腔脏器感染灶波及门静脉而形成，也可由门静脉外在压迫致血流缓慢而发生，一般不易产生腹水，即使产生，当门体侧支形成后即自然消失。

七、自发性腹膜炎或感染性腹膜炎

肝硬化腹水合并自发性细菌性腹膜炎常见。患者出现发热、腹痛及腹部压痛、反跳痛等腹膜刺激症；腹水常规呈渗出液，或不典型的渗出液，腹水白细胞可增高，大部分腹水白细胞>300×10^6/L，多形核白细胞为主，腹水培养有致病菌生长，多为革兰阴性杆菌，或涂片阳性。但是部分患者无临床症状，腹痛等症状也不明显，只表现为顽固性腹水，需试验性抗炎治疗。

八、胰源性腹水

是指胰管或胰腺假性囊肿破裂导致的大量胰液在腹腔内积聚的腹水。最常见于慢性胰腺炎患者和近1/3的急性胰腺炎病人。尤其是慢性者，平素有慢性腹痛、腹胀、腹泻等消化系统症状而于酒精性肝硬化病人容易混淆，此类病人除上消化系统症状为表现为腹围增大，腹水通常澄清，呈淡黄色，偶呈乳糜状或血性。腹水化验特点为高蛋白（>25g/L），低SAAG，腹水淀粉酶值明显增高，在800~3200U/L之间，一般在1000U/L以上。

血清淀粉酶增高、腹水淀粉酶增高和腹水蛋白含量增加为本病的三联征，是诊断本病的重要依据。内镜下进行胰胆管造影（ERCP）可显示胰液从胰管漏入腹腔，是诊断本病的重要手段。

第4节 酒精性肝病并发腹水的治疗

一、腹水的治疗

1. 戒酒 有效的治疗依赖于针对腹水病因的治疗。戒酒后几个月就可以看到酒精性肝病的明显改善。在有腹水的患者,腹水可以明显消退或对药物反应更敏感。

2. 休息 直立位时,由于压力感受器系统的激活,易引起血浆肾素水平增加,增加水钠的潴留。卧床休息则相反,可以助于利尿和腹水的消退。

3. 限制钠盐摄入 (不超过88mmol/天,即2000mg/天),限制钠盐后约有15%的患者可发生自发性利尿,腹水消退。腹水消退后,仍需限制钠盐摄人,否则腹水再度出现。

肝硬化腹水的治疗,不必限制水的入量。在肝硬化患者中,慢性低钠血症很常见,但患者很少因此而死亡。而过快纠正低钠血症会导致出现严重的并发症,因此,只有当血钠<120~125mmol/L时,才需要补充高张钠。但部分学者认为不仅要限钠,还要限制水的入量。因为只限钠不限水不可能维持血浆钠浓度,短时间内可使血浆钠迅速下降,发生所谓稀释性低钠血症,这种稀释性低钠血症实为一种低钠性低钠血症。

4. 利尿剂 使用利尿剂的治疗原则:联合、间歇、交替应用。一般选用螺内酯100mg和呋塞米40mg,每日早晨顿服。每3~5天可同时将调整两种利尿剂的剂量(保持螺内酯和呋塞米5∶2的比例),最大剂量为螺内酯400mg/天,呋塞米160mg/天。利尿治疗中腹水的每日最大吸收量不超过1L,故保持低钠饮食情况下每天降低体重不应超过0.5kg。如果同时存在周围性水肿,每天可接受体重下降最大为2.5kg。丁脲胺(布美他尼)注射液作用机制基本同呋塞米,其利尿作用比呋塞米强20~60倍。0.5~1mg静脉注射或肌内注射,最大剂量为每日10mg。静脉注射呋塞米会致肾小球滤过率下降,应尽量避免使用。

利尿药物是治疗肝硬化腹水的主要方法,常用的利尿药物种类:醛固酮拮抗剂、袢利尿剂及血管加压素V2受体拮抗剂等。

(1)醛固酮拮抗剂:螺内酯是临床最广泛应用的醛固酮拮抗剂,肝硬化腹水患者钠、水潴留的主要原因是肾脏近曲、远曲肾小管钠重吸收增加。螺内酯为醛固酮的竞争性抑制剂,作用于远曲小管和集合管,阻断$Na-K^+$和$Na-H^+$交换,导致水钠排泄增多。推荐螺内酯起始剂量40~80mg/天,以3~5天阶梯式递增剂量,常规用量上限为100mg/天。最大剂量不超过400mg/天。

不良反应:高钾血症,男性乳房发育胀痛,女性月经失调,行走不协调等。

(2)袢利尿剂:呋塞米是最常用的袢利尿剂,其他有托拉塞米等。呋塞米存在明显的剂量效应关系,随着剂量加大,利尿效果明显增强,且药物剂量范围较大。主要通过抑制肾小管髓袢升支粗段与Na+、CL-配对转运有关的Na^+-K^+-ATP酶,从而抑制NaCL的主动重吸收,导致水钠排泄增多。肝硬化患者口服呋塞米的生物利用度较好,静脉效果优于口服。对于肝硬化腹水复发及顽固型腹水患者,袢利尿剂联合螺内酯的疗效与安全性优于单用螺内酯。呋塞米推荐起始剂量20~40mg/天,3~5天可递增20~40mg,呋塞米常规用量上限为80mg/天,每日最大剂量可达160mg。不良反应:体位性低血压、低钾、低钠、心律失常等。

(3)高度选择性血管加压素V2受体拮抗剂:血管加压素V2主要介导血管加压素激活集合管水通道蛋白,导致水重吸收增加。血管加压素V2受体拮抗剂可以竞争性结合位于肾脏集合管主细胞上的V2受体,减少集合管对水的重吸收,从而改善肝硬化腹水、稀释性低钠血症及周围组织水肿，且该药几乎不影响心脏、肾脏功能。V2受体拮抗剂可能成为治疗肝硬化腹水特别是伴低钠血症者的新方法。这类药物包括托伐普坦、利伐普坦等。托伐普坦对肝硬化腹水和/或伴低钠血症患者、终末期肝病患者合并腹水或顽固型腹水均有较好的疗效及安全性。短期（30天内）应用托伐普坦治疗肝硬化腹水和（或）伴低钠血症患者安全有效，且血钠纠正患者生存率显著提高。开始一般15mg/天，根据服药后8小时、24小时的血钠浓度与尿量调整剂量，最大剂量60mg/天，最低剂量3.75mg/天，一般连续应用不超过30天。禁忌证为低血溶量低钠血症。不良反应：口渴、高钠血症、肾功能衰竭等，需密切监测血钠及肝肾功能

（4）其他类利尿药物：噻嗪类利尿药 氢氯噻嗪是最常用的噻嗪类利尿药，通过抑制近曲小管、肾小管髓袢升支对钠、氯离子的重吸收，促进钠、氯、钾离子的排泄。常用量口服每次25~50mg，每日1~2次。噻嗪类利尿剂可引起糖代谢紊乱与胰岛素抵抗，可增加糖尿病的发生，因此肝硬化腹水患者不建议长期应用。不良反应与呋塞米相似。

盐酸阿米洛利和氨苯喋啶：系保钾利尿药，与噻嗪类或袢利尿剂合用有协同作用。如果螺内酯不能耐受，可用阿米洛利替代治疗，10~40mg/天。由于该药价格较贵且疗效较螺内酯差，临床应用很少。

（5）收缩血管活性药物：①特利加压素：在大量腹腔放液后给予特利加压素（6~12mg/天）联合人血白蛋白可以有效预防大量放腹水后循环功能障碍及肝肾综合征（HRS）。特利加压素联合人血白蛋白与单用人血白蛋白比较，1型HRS及全身炎症反应综合征患者的肾功能有明显改善，可用于肝硬化患者顽固型腹水和HRS的治疗。特利加压素禁忌证为孕妇及未控制的高血压；相对禁忌证包括缺血性心血管疾病等。不良反应为腹部绞痛、大便次数增多、头痛和动脉压增高等。特利加压素不良反应与剂量及静脉点滴速度有关。用法：1mg/次，每12小时一次静脉缓慢推注（至少15分钟）或持续静脉点滴，有治疗应答反应则持续应用5~7天；如果无反应，1~2mg/次，每6小时一次静脉缓慢推注或持续静脉点滴，有反应则持续应用5~7天。停药后病情反复，可再重复同样剂量。如果无反应，可增加剂量，最大剂量12mg/天。②盐酸米多君：为α1受体激动剂，常用于治疗低血压，可增加肝硬化顽固型腹水患者24小时尿量和钠排泄，对非氮质血症肝硬化腹水患者有较好疗效。用法：12.5mg，3次/天，口服。国内缺乏应用盐酸米多君经验及数据。

血管活性药物治疗应答反应指标：①完全应答：72小时内血肌酐（SCr）降低至基线值0.3mmol/L（26.5μmol/L）以下或较用药前下降50%以上。②部分应答：72小时内急性肾损伤（AKI）分期下降及SCr降低至≥基线值0.3mg/d或较用药前下降>25%。③无应答：AKI无恢复。

5. 提高胶体渗透压 有低蛋白血症者可输注血浆、新鲜血或白蛋白，定期少量多次输注，能恢复肝功能、提高胶体渗透压，促进腹水消退。

6. 顽固性腹水治疗 是指对限制钠的摄入和大剂量的利尿剂（螺内酯400mg/天，呋塞米160mg/天）无效的腹水，或者治疗性腹穿放腹水后很快复发。顽固性腹水患者的死亡率很高。6个月的死亡率达50%，而1年的死亡率可达75%。

利尿治疗失败表现为：①尽管应用利尿剂但体重降低很少或无降低，同时尿钠的排出低于78mmol/天；②利尿剂导致有临床意义的并发症，如肝性脑病、血清肌酐大于2.0mmol/L，或血清钾大于6.0mmol/L。

7. 肝移植 肝移植应限于Child-pugh C级肝硬化患者。多项研究显示，接受肝移植的酒精性肝硬化患者的生存率与其他病因引起的肝硬化患者相似。移植后生活质量的改善也与其他移植指征相似。

二、酒精性肝病的治疗

(一)戒酒

戒酒是最重要的方法。戒酒可以逆转或延缓酒精性肝病的发展。但是对于大量饮酒已经形成酒精依赖者,戒酒时应逐渐递减,不可操之过急。因为戒酒患者可发生戒酒综合征(alcohol withdrawal syndrome,AWS),小剂量的氯氮平或镇静剂等可预防和治疗酒精戒断症状;同时应用低饮酒欲望的药物如戒酒硫、纳曲酮(阿片拮抗剂)、纳麦芬和 Acamprosate。

(二)高蛋白、高热量、高维生素饮食

ALD 患者均有不同程度的 B 族维生素缺乏,补充 B 族维生素。并给予足量的氨基酸,纠正存在的蛋白质—热量不足的营养不良,促进肝细胞再生。

(三)美他多辛胶囊

为吡哆醇 L-2 吡咯烷酮羧酸形成的复合物,为乙醛脱氢酶激活剂,是维生素 B6 的衍生物。它的主要药理作用能加速酒精的代谢清除,防止酒精引起的肝脂肪变,防止酒精引起的细胞膜脂质成分改变和氧化还原系统失衡,能改变酒精引起的精神和行为异常;且增加细胞中乙醇和乙醛脱氢酶的活性。适用于急慢性酒精中毒、酒精性肝病、戒酒综合征。用量 0.5g,3 次/天,餐后服用。

(四)类固醇激素

激素有减轻急性酒精性肝炎的炎症反应,减少细胞因子的产生,抑制乙醛化合物和胶原的产生,改善严重酒精性肝炎生存率,特别是合并有酒精性肝病脑病期、凝血障碍、高胆红素血症或腹水等,短期内明显降低病死率,但对远期的疗效及对发展至肝硬化的预防作用等尚不清楚。

(五)保肝、抗肝纤维化治疗

参见本书有关章节。

(六)ALD 的干细胞治疗

尽管 ALD 候选治疗药物在临床前研究中取得了有希望的结果,但其疗效低于预期,或在临床试验中未观察到。干细胞的治疗作用已被证明可用于慢性肝病,如 ALD、NAFLD 和急性肝功能衰竭。多能干细胞、胚胎干细胞(ESCs)和诱导多能干细胞(iPSC)可以分化为肝细胞样细胞。与接受不含 ESCs 的细胞培养基的对照组相比,来源于人 ESCs 的肝细胞样细胞的移植通过替换受损细胞和促进肝脏再生来减轻 CCl4 诱导的肝脏损伤。移植 iPSCs 衍生的肝细胞样细胞也提高了急性肝功能衰竭小鼠的存活率。尽管它们不像 ESCs 和 iPSC 那样具有分化能力,但 MSC 也是多能的。此外,它们的免疫原性较低。因此,间充质干细胞是肝脏疾病干细胞治疗中常用和广泛研究的一种细胞。在高脂饮食诱导的 NAFLD 小鼠中,MSC 移植通过抑制 CD4+T 细胞的活化或挽救线粒体功能障碍,显著减少炎症和脂肪变性。

1.骨髓间充质干细胞在 ALD 治疗中的直接移植　包括间充质干细胞在内的干细胞已被直接移植,其在各种疾病中的成功修复作用已被证明。骨髓来源的骨髓间充质干细胞移植已被证明可以显著减轻酒精引起的 AH 小鼠肝脏损伤,如脂质积聚、氧化应激和炎症。Ge 等人表明,BM-MSC 移植减少了 NK B 细胞的激活和 IL-18 的分泌,IL-18 是酒精喂养小鼠的一种促炎细胞因子。移植人脂肪来源的间充质干细胞有效地降低了 CYP2E1 的表达,并增加了乙醛代谢酶 ALDH2 的活性,减轻了酒精诱导的损伤,包括脂质积聚和纤维化。根据临床前研究的结果,MSCs 已用于酒精性肝硬化患者。在几项临床试验中,通过静脉注射给药的骨髓间充质干细胞显著改善了肝脏组织学和 Child-Pugh 评分,表明肝功能更好。此外,BM-MSC 治疗后患者的纤维化相关标志物,如 TGF-β1、1 型胶原和 α-平滑肌肌动蛋白的表达显著下调。今后还需要进一步的研究,包括大规模的临床试验,以验证骨髓间充质干细胞长期临床应用的有效性。

2. ALD 治疗无细胞策略的潜力 MSCs 分泌多种因子,包括细胞因子、趋化因子、游离核酸和细胞外小泡(EVs),以响应生理或病理刺激。这些 MSC 衍生的分泌体和 EVs 与其来源 MSC 具有许多共同的特征。它们模仿骨髓间充质干细胞的治疗功能,包括调节免疫途径、细胞增殖和迁移,从而创造有利于再生的微环境。肿瘤坏死因子诱导型基因 6 蛋白(TSG-6)是一种由间充质干细胞释放的抗炎细胞因子,已被证明在肝脏中对 NAFLD 和纤维化进展的保护作用。在最近的一项研究中,TSG-6 被证明可以减轻 TSG-6 治疗的 AH 小鼠的肝脏脂质、MDA 和促炎细胞因子水平,并提高 GSH 和抗炎细胞因子的含量。在该实验动物模型中,TSG-6 诱导库普弗细胞向 M2 表型极化,并减少肝脏炎症和 STAT3 激活。骨骼肌卫星细胞衍生的间充质干细胞(skMSCs)分泌的 HGF 显著改善了酗酒小鼠酒精诱导的肝损伤。来自骨骼肌来源的干细胞(skMSCs)的肝细胞生长因子(hepatocyte growth factor, HGF)直接恢复了乙醇暴露的肠上皮细胞的活力和通透性,并增强了肠屏障,以抑制肠道来源的肝毒素泄漏引起的肝脏炎症。然而,关于干细胞衍生因子对 ALD 的治疗作用的研究是有限的,因为没有动物模型完全模拟人类 ALD 的光谱。与人类不同,啮齿类动物天生厌恶酒精,酒精分解代谢速度要快得多。因此,酒精诱导的肝脏病理在 ALD 啮齿动物模型和 ALD 患者中是不同的。特别是,在 ALD 发病过程中,啮齿类动物中几乎没有检测到中性粒细胞浸润,而这是人类酒精性脂肪性肝炎的关键特征之一。

干细胞衍生因子的治疗潜力已在与 ALD 有共同病理学的其他肝病模型中得到证实。这些发现表明了它们对 ALD 的治疗潜力。此外,来源于人脐带间充质干细胞(UC MSCs)的 EVs 中的谷胱甘肽过氧化物酶 1 已被证明通过诱导细胞外信号调节蛋白激酶 1/2 磷酸化和 Bcl-2 表达,在肝脏氧化损伤的恢复和氧化应激诱导的细胞凋亡的逆转中发挥关键作用。已发现 MSC 衍生的外泌体可改善肝脏再生。在 CCl4 诱导的肝损伤模型中,从人类胚胎干细胞系 HuES9 衍生的 MSCs 释放的 EVs 通过上调启动期基因,包括增殖细胞核抗原和细胞周期蛋白 D1,促进肝脏再生过程。来自胎盘来源的间充质干细胞(PD-MSCs)的 EVs 可改善胆管结扎引起的肝功能衰竭。此外,PD-MSCs 分泌的外泌体中的 C 反应蛋白触发 Wnt 信号通路的激活,并上调血管内皮生长因子(VEGF)和 VEGF 受体 2,它们参与血管生成和肝脏再生。

MSC 衍生因子已在几种肝脏疾病中得到广泛研究,大量研究表明,MSC 衍生的外泌体通过减少炎性细胞因子或促进巨噬细胞的 M2 极化来降低炎症。在急性肝功能衰竭的小鼠模型中,脂肪 MSC 或 UC MSC 分泌的 EVs 均下调炎症细胞因子,如 IL-6、IL-1β 和 TNF-α。BM MSC EVs 的给药通过将 EVs 中负载的 IL-10 递送到失血性休克诱导的肝损伤小鼠中的 Kupffer 细胞靶向,将 Kupfer 细胞转换为抗炎表型。TSG-6 诱导活化的 HSC 向干细胞的反分化,减轻肝纤维化,再生肝功能和结构。在注射 CCl4 的小鼠中,乳脂肪球表皮生长因子 8 蛋白通过降低 HSC 中 TGF-β 受体 1 的表达以及减少细胞外基质沉积和肝纤维化来抑制 TGF-β 信号传导。此外,携带微小 RNA(miR)的 MSC EVs,如 miR-486-5p、miR-150-5p 和 miR-125b,通过灭活 HSC 来减少肝纤维化。因此,积累的数据表明,来源于间充质干细胞的分泌组和 EVs 介导各种类型肝病的治疗效果,并暗示它们在 ALD 治疗中具有治疗潜力。需要进一步的研究来获得关于 MSC 释放因子的特征和作用机制的额外数据,以支持其治疗潜力。

(七)中医中药治疗

化瘀软坚复方具有抗肝纤维化作用。中药丹参、当归、赤芍、川芎等都具有改善肝脏微循环、防止肝细胞变性坏死、减少胶原纤维的产生或增强胶原酶的活性、清除自由基的作用。

1. **常用中成药** 针对肝硬化,降低门静脉压力,预防腹水复发,可以用以下中成药:

扶正化瘀片 活血祛瘀,益精养肝。用于乙型肝炎肝纤维化属瘀血阻络,肝肾不足证。

复方鳖甲软肝片 软坚散结,化瘀解毒,益气养血。用于慢性乙型肝炎肝纤维化,以及早期肝硬化属瘀血阻络、气血亏虚兼热毒未尽证。

安络化纤丸　健脾养肝，凉血活血，软坚散结。用于慢性乙型肝炎，乙肝后早、中期肝硬化。

和络舒肝胶囊　疏肝理气，清化湿热，活血化瘀，滋养肝肾。用于慢性肝炎及早期肝硬化。

强肝胶囊　清热利湿，补脾养血，益气解郁。用于慢性肝炎、早期肝硬化、脂肪肝、中毒性肝炎等。

大黄䗪虫丸　活血破瘀，通经消癥。用于瘀血内停证。

2.中药敷脐　神阙穴是五脏六腑之本，冲脉循行之地，元气归藏之根，利用中药敷脐疗法辅助治疗肝硬化腹水，有着单纯口服中药不及的优势。敷脐中药可选用甘遂、炒牵牛子、沉香、木香、肉桂、附子等研末以醋（或蜂蜜）调，加冰片外敷于神阙穴，4~6h后取下，每日1次。

3.中药灌肠　中药灌肠可以改善肠道环境，减少肠源性毒素的产生与吸收，促进腹水吸收。一般以健脾调肠、化湿解毒为主，也可配合通利泻水药物。中药灌肠可选用大黄、郁金、金钱草、赤芍等。

（吴　军）

参考文献

［1］中华医学会肝病学分会脂肪肝和酒精性肝病学组，中国医师协会脂肪性肝病专家委员会.酒精性肝病防治指南（2018年更新版）.临床肝胆病杂志，2018；34：939-946.

［2］Zhang Y, Park J, Han S J, et al.The critical role of redox regulation of PTEN and peroxiredoxin III in alcoholic fatty liver.Free Radic Biol Med, 2021；162：141-8.

［3］Rasmussen DN, Thiele M, Johansen S, et al. Prognostic performance of 7 biomarkers compared to liver biopsy in early alcohol-related liver disease.J Hepatol. 2021；75：1017-1025.

［4］Grissa D, Nytoft Rasmussen D, Krag A, et al. Alcoholic liver disease：A registry view on comorbidities and disease prediction.PLoS Comput Biol. 2020；16：e1008244.

［5］Kong LZ, Chandimali N, Han YH, et al. Pathogenesis, Early Diagnosis, and Therapeutic Management of Alcoholic Liver Disease.Int J Mol Sci. 2019；20：2712.

［6］Namachivayam A, Valsala Gopalakrishnan A. A review on molecular mechanism of alcoholic liver disease. Life Sci. 2021；274：119328.

［7］Liu SY, Tsai IT, Hsu YC .Alcohol-Related Liver Disease：Basic Mechanisms and Clinical Perspectives.Int J Mol Sci. 2021；22：5170.

［8］Lee SW. Epidemiology of Alcoholic Liver Disease in Korea.Korean J Gastroenterol. 2020；76：55-59.

［9］Dooley S, Trebicka J, Mueller S. Review series on Pathophysiology and Clinical Management of Alcoholic Liver Disease.Z Gastroenterol. 2022；60：34-35.

［10］Dooley S, Trebicka J, Mueller S. Review series on Pathophysiology and Clinical Management of Alcoholic Liver Disease.Z Gastroenterol. 2022；60：34-35.

［11］Yanny B, Boutros S, Saleh F, Saab S. Liver transplantation for alcoholic hepatitis：update. Curr Opin Gastroenterol. 2020；36：157-163

［12］Wu R, Wang X, Shao Y, Jiang Y, Zhou Y, Lu C. NFATc4 mediates ethanol-triggered hepatocyte senescence.Toxicol Lett. 2021；350：10-21.

［13］Kim HI, Park SY, Shin HP. Incidence and management patterns of alcohol-related liver disease in Korea: a nationwide standard cohort study.Sci Rep. 2021; 11: 6648.

[14] Park JW, Kim SE, Lee NY, Role of Microbiota-Derived Metabolites in Alcoholic and Non-Alcoholic Fatty Liver Diseases.Int J Mol Sci. 2021; 23: 426.

[15] Han J, Lee C, Hur J, Jung Y. Current Therapeutic Options and Potential of Mesenchymal Stem Cell Therapy for Alcoholic Liver Disease.Cells. 2022; 12: 22.

第25章　中毒性肝病引起腹水的诊断、鉴别诊断与治疗

第1节　概述

中毒性肝病（Toxic liver disease）是指暴露于化学物质后出现的肝损伤，但需排除其他因素导致的肝损伤，如遗传因素、病毒感染、自身免疫性疾病等因素。狭义的中毒性肝病不包含酒精性肝病和药物性肝病。常见的肝毒性物质包括无机元素及其化合物、卤代烃、挥发性有机混合物、持久性有机污染物、杀虫剂和一些硝基类有机化合物等。

肝脏的毒性物质总体上分为直接毒性物和间接毒性物。肝脏直接毒性物是指能直接损伤肝细胞和（或）胆管细胞的毒性物，如四氯化碳、卤代烷烃等。肝脏间接毒性物是指通过干扰肝细胞代谢和（或）胆汁排泄导致肝损伤的毒性物质，绝大多数化合物和天然肝毒性物质属于此类。常见的肝脏毒性物质见表25-1。

表25-1　常见的肝脏直接和间接毒性物质

肝脏直接毒物		肝脏间接毒物	
肝细胞损伤	胆管细胞损伤	干扰肝细胞代谢	干扰胆汁排泄
卤代脂肪族、氯仿、磷、铁、铜	百草枯	乙硫氨酸、乳清酸、半乳糖胺、二甲基亚硝胺、硫代乙酰胺、溴苯、鞣酸、黄曲霉毒素B1、肝毒性蕈类、甲基苯肼、吡咯双烷生物碱	致黄胆素、污染菜籽油、石胆酸、α-萘基异硫氰酸盐、亚甲基二苯胺、二硝基苯酚

肝脏对毒物的易感性的含义一是肝脏对毒物损伤的易感性，二是机体对肝损伤的易感性。肝脏对化学物质损伤的易感性是由于外源性化学物质代谢和聚积所致。肝脏中外源性化学物质的聚积、肝细胞中发生的代谢转换、肝脏处于门脉代谢的中心位置、胆汁中化学物质和其代谢产物的分泌等诸因素是造成肝脏对毒物化学损伤特别易感的原因，这些因素中最重要的是肝脏在外源性化学物质生物转化中发挥重要的作用，但其他因素亦不易忽视。除了暴露水平外，个体对化学有毒物质诱发肝病的易感性还取决于异种代谢基因的多态性、酒精或处方药的伴随使用、营养因素和肥胖等。

随着社会经济和科学技术的不断发展，各种新型化合物不断产生，新的肝毒性物质也不断出现，同时，环境污染导致的肝损伤也越来越受到人们的重视。职业性和环境性肝病临床表现多样，严重程度不一，有的仅表现为无症状肝酶升高，严重者可以导致急性肝衰竭、肝硬化，甚至肝癌。

中毒性肝病最容易引起急性肝损伤，早期较少引起腹水，晚期可引起继发性腹水。急性肝损伤的临床表现一般出现于中毒1~2天后，常见有恶心、呕吐、乏力、食欲缺乏、反应迟钝、肝肿大、肝功能异常、黄疸和逐渐进展的氮质血症，严重者可以出现多器官功能障碍综合征，特别是急性肝肾功能衰竭综合征，但较少出现腹水的表现。亚急性肝损伤是中毒性肝病的一种表现形式，病程时

间持续可长达数月,主要特征是进行性加重的肝病伴有深度黄疸和肝硬化表现,可有腹水的临床表现。慢性中毒性肝病可以是亚急性疾病发展演变而至,也可以是慢性或间断接触毒物经过较长潜伏期后表现出来的疾病。由于其病史和接触史较难确定,慢性中毒性肝病往往容易被忽略。毒物导致的慢性中毒性肝病有肝内血管病变、肝硬化和肝脏肿瘤,这些疾病后期通常有腹水的临床表现。

中毒性肝病强调早期发现、早期治疗。治疗措施包括脱离中毒物质、对症支持治疗、解毒和清除毒性物质、护肝、利胆、防治并发症和肝移植等。若引起腹水,则应在病因治疗的基础上,及时对症处理。

第2节 中毒性肝病引起腹水的发病机制和诊断

一、中毒性肝病引起腹水的发病机制

中毒性肝病的发病过程往往涉及多种致病环节,各种毒物及其代谢产物直接作用于肝脏后,会通过扰乱脂质代谢、损害钙离子泵功能、干扰胆汁排泄等机制损害肝脏。同时,细胞色素氧化酶P450(cytochromeP450,P450)以及内质网应激(endoplasmic reticulum stress,ER stress)在诸多致病环节中也发挥着重要作用。

(一)脂质过氧化

1.在毒性物质损害肝脏的过程中,脂质过氧化产物的过度积累导致了整个细胞上的蛋白质、DNA和脂质的致病性损伤。由脂质过氧化的次级末端产物引起的分子复合物影响一系列生化过程,这些反应性物种已被发现有助于炎症、代谢紊乱和氧化还原信号传导。例如,酒精的肝毒性就是由于它的氧化代谢产生了大量的毒素,肝细胞脂质过氧化产物的产生和积累也是酒精代谢的致病标志。各种毒性物质也可通过生物转化产生自由基,导致过氧化和其他破坏性损伤,如四氯化碳在P450作用下可形成氯离子和三氯甲烷自由基,后者活性高,有很强的氧化作用,并可通过形成新的氧自由基导致过氧化损伤。

2.脂质过量沉积的肝细胞发生氧化应激和脂质过氧化,导致线粒体功能障碍、炎症因子的产生,肝星状细胞的激活,从而产生肝细胞的炎症、坏死;内质网应激、肝纤维化也加重疾病的进展。因此由毒性物质代谢引起的脂质过氧化的聚集负担,以及各下游信号事件,有助于中毒性肝病的发生发展。

(二)脂质代谢障碍

1.脂蛋白的系统代谢与肝脏中的脂质稳态 过量的脂质及其衍生物因不能作为中性脂质安全储存,从而导致肝病的发展和进展。肝细胞中的脂质积累是疾病发生的起始事件,首先是由脂质流出决定的,主要通过VLDL分泌,其次是通过脂肪酸和脂蛋白摄取,第三是通过脂肪酸的从头合成。肝脏脂质代谢紊乱、甘油三酯过度积累与中毒性肝病的形成密切相关,肝脏甘油三酯稳态由至少四种途径控制,包括游离脂肪酸摄取,脂肪酸氧化,新生脂肪生成(De novo lipogenesis,DNL)和甘油三酯分泌。

2.具体形成机制 由于脂肪酸和甘油三酯的代谢、合成、运输和沉积增强,导致肝脏脂肪变性,肝脏脂肪变性是利用白色脂肪组织、从头脂肪生成(DNL)和富含甘油三酯的脂蛋白的内吞残余物产生的脂肪酸过量合成肝脏甘油三酯引起的。由肝脏脂质积累引起的脂肪毒性,可触发细胞应激反应,在脂肪性肝炎中,经常观察到游离胆固醇、二酰基甘油和(或)神经酰胺的浓度会升高,

游离胆固醇和神经酰胺可以促进肝脏中的细胞应激反应、炎症、细胞死亡和纤维化。另一重要机制是当肝脂质含量很高时，极低密度脂蛋白（Very low density lipoprotein，VLDL）分泌增强，这也是患者典型的复杂血脂异常的主要原因；当肝细胞甘油三酯合成超过 VLDL 甘油三酯分泌时，就会发生肝脂肪变性。VLDL 分泌紊乱不仅会导致甘油三酯的积累，同样还会导致 VLDL 携带的脂毒性脂质的积累，从而导致疾病的发展和进展。

（三）钙离子泵失活

1. 当肝细胞遭受各种毒物损伤时，Ca^{2+} 即可通过细胞膜上钙通道流入细胞内参与肝细胞的损伤过程，受损肝细胞中含有大量的 Ca^{2+} 并在组织中沉积。细胞内病理性 Ca^{2+} 升高，破坏了肝细胞分裂、增殖、能量代谢及氧的供求关系，使肝细胞变性、坏死，肝炎、肝硬化时肝细胞 ATP 缺乏，脂质氧化作用增强，细胞膜损伤，钙离子通道开放，Ca^{2+} 内流增加，并可激活磷脂酶 C（Phospholipase C，PLC），PLC 再激活肌醇磷脂，产生三磷酸肌醇（inositol triphosphate，IP3），引起内质网等细胞内钙库释放 Ca^{2+} 增多，细胞膜钙离子泵排 Ca^{2+} 能力和内质网 Ca^{2+}-Mg^{2+}-ATP 酶摄取钙离子能力减弱，结果导致细胞内 Ca^{2+} 超载，同时刺激 Kupffer 细胞、胶原细胞增生导致肝硬化的形成。

2. 当各种毒性物质引起肝细胞内 Ca^{2+} 增高时，早期肝细胞膜出现小泡，细胞水肿，之后小泡融合增大，形成质膜泡，进一步损伤时质膜泡发生破裂，肝细胞产生坏死。肝细胞膜变薄，细胞膜损伤，影响线粒体呼吸功能和氧化磷酸化，ATP 生成减少；同时激活内质网膜的磷脂酶，引起内质网降解而损伤内质网。毒物的直接作用或胞膜的过氧化反应，使内质网和胞膜的钙离子泵失活，破坏细胞内的钙稳态，使细胞外钙离子大量进入细胞，造成肝细胞损伤。此外 Ca^{2+} 浓度增加激活 Ca^{2+} 依赖性非溶酶体，可以破坏肝细胞骨架结构导致肝细胞死亡。

（四）干扰胆汁排泄

有毒物质可直接损伤胆管树状结构包括毛细胆管、小叶间胆管、基侧小管膜、细胞紧密连接或肝细胞小管周网状结构、ATP 酶、肝细胞基侧转运子和小管膜等，从而干扰胆汁酸向肝细胞转运或从肝细胞进入胆管；一些肝毒性物质还可通过改变胆汁分子团导致胆汁淤积。另外，胆汁酸的肠肝循环和分布的变化也会影响糖脂稳态，在胆汁酸肠肝循环过程中，通过激活肠道胆汁酸受体——法尼醇 X 受体（farnesol X receptor，FXR）及 G 蛋白偶联受体 5（G protein coupled receptor 5，TGR5），可对脂质代谢起到调节作用，进而造成肝脏损伤。

（五）P450 代谢产生的毒性产物是引发中毒性肝损伤的重要发病机制

1. 未代谢化合物或药物过量蓄积　由于种种原因导致 P450 活性降低或消失，造成未经代谢的化学物质在体内过量蓄积，则会引起中毒性肝损伤。

2. 生成过量亲电子性物质或自由基　P450 与药物或毒物作用后，生成过量亲电子物质或氧自由基，对细胞膜和其他细胞组分产生明显化学毒性。一是亲电子代谢产物可与内质网膜内或膜上的巯基结合或与含巯基的酶结合，并使细胞内钙离子浓度增加，破坏细胞钙稳态，最终导致细胞死亡；二是自由基产物则可直接损伤肝细胞，如四氯化碳引起的中毒性肝损伤的主要机制即是自由基损伤。

3. 产生的代谢产物诱导免疫性损伤　许多化合物经体内 P450 酶系代谢后可产生一种或多种代谢产物，其中部分代谢产物可作为半抗原与机体组织蛋白共价结合并修饰被结合的蛋白质，使之成为抗原性物质，触发自身免疫反应，导致肝脏的免疫病理损伤。另外，急慢性肝病以及接触有毒物质的时间及强度等均可影响 P450 的活性。

（六）内质网应激

内质网在肝脏解毒功能中尤其具有重要作用，许多有害物质如机体代谢产物、药物、毒物等，均在内质网被转化为低毒和易于排泄的物质。然而，化学毒物、氧化剂、钙离子载体、糖基化抑制剂等均能诱发内质网应激并导致细胞死亡。肝脏是体内最大最主要的药物代谢器官，如若外源性毒物/药物在代谢转化过程中引起强度过大的应激反应，即可能诱导细胞凋亡及肝损伤等一系列级联反应。

二、中毒性肝病引起腹水的诊断

（一）接触史

这是诊断中毒性肝病最重要的条件，需要详细询问患者及家属，掌握其接触毒物的种类、时间、摄入量或所在环境的毒物浓度，以此判断致病原因和估计吸入量。根据毒物接触时间诊断急、慢性中毒性肝病，如果有明确3个月以上的毒物接触史，并且病程时间超过3个月，可诊断为慢性中毒性肝病。对职业中毒应额外询问职业史，包括工种、工龄、环境条件、防护措施及工作中是否有过类似情况。

（二）临床表现

1. 临床表现　主要表现为乏力、食欲缺乏、恶心、腹胀、巩膜黄染、肝区疼痛；严重者可以出现肝硬化失代偿期相关并发症，甚至出现肝功能衰竭；毒物引起的肝损伤常伴有全身性损害的出现，也可作为诊断的依据。黄疸、转氨酶升高和显著的凝血酶原时间延长是反映肝坏死的特征表现。急性毒性相一般表现为严重的胃肠道和神经系统症状，常伴随血管性虚脱。病情危重者以肝、肾功能衰竭和严重的神经系统异常为特征。其临床表现与毒物的种类、剂量、接触时间、吸收途径以及机体的营养、功能状态和遗传因素有关。往往可以同时或先后损伤其他脏器如肾炎、溶血、胃肠道、呼吸道、神经系统、心脏和皮肤黏膜等，有时更严重且出现更早，单独引起肝损害青少见。

2. 腹水症状和体征　查体见腹壁静脉曲张及腹部膨隆等，当腹腔内液体超过1500ml时，可出现明显腹胀，查体可出现移动性浊音。当腹腔游离液体达到3000~4000ml时，可出现液波震颤。

（三）肝功能试验

1. 反映肝脏合成功能指标　白蛋白仅由肝细胞合成，肝脏合成功能降低时，血清白蛋白明显降低，甚至难以恢复正常；绝大部分凝血因子都在肝脏合成，其半衰期比白蛋白短得多，因此在肝功能受损的早期，清蛋白尚在正常水平，凝血因子即有显著降低，凝血酶原时间测定（prothrombin time，PT）、部分活化凝血酶原时间测定及凝血酶时间测定是最常用的指标；约70%的内源性胆固醇在肝脏合成，肝脏合成功能受损时，血胆固醇水平将降低。

2. 肝细胞损伤　血清转氨酶异常是判断肝损伤的最直接手段，丙氨酸氨基转移酶（alanine aminotransferase，ALT）和天冬氨酸氨基转移酶（aspartate aminotransferase，AST）存在于肝细胞胞浆中，当肝细胞膜破裂时，ALT、AST将明显升高，是反映肝细胞损伤的重要指标，其中ALT是最常用的敏感指标。在ALT升高的同时，伴有明显的AST升高，提示肝细胞严重受损；严重肝炎时，转氨酶下降而胆红素升高，此"酶胆分离"现象是肝细胞严重坏死的表现，病死率高达约90%；当毒性物质引起慢性肝病时，ALT、AST常呈轻、中度升高；肝硬化时，ALT、AST值一般正常。

3. 胆红素代谢异常　中毒性肝损伤常出现黄疸，血清胆红素测定有助于检出肉眼尚不能观察到的黄疸，常反映肝细胞损伤或胆汁淤积。尿胆红素阳性，提示血结合胆红素增高。肝脏不能处理来自肠道重吸收的尿胆原时，经尿液排出的尿胆原增加。血清总胆红素升高是判断病情严重程度的最重要指标，急性中毒性肝病分级的一个重要依据就是总胆红素（Total Bilirubin，TBiL）水平，见表25-2。

表 25-2　职业病诊断标准慢性肝病肝功能试验生化指标异常程度

程度	ALT/(U·L⁻¹)	TBIL(μmol·L⁻¹)	A/(g·L⁻¹)	A/G	电泳γ球蛋白/%	PTA/%	ChE/(U·L⁻¹)
轻度	≤正常3倍	17.1~51.3	≥35	≥1.4	≤21	≥70	≥5400
中度	正常3~5倍	51.3~85.5	32~35	1.0~1.4	21~26	60~70	4500~5400
重度	≥正常5倍	≥85.5	≤32	≤1.0	≥26	≤60	≤4500

4. 反映肝纤维化的指标　主要包括Ⅲ型前胶原（PⅢP）、Ⅳ型胶原透明质酸（HA）、层连蛋白（LN）等，这些指标可以协助诊断肝纤维化和早期肝硬化。

5. 其他肝功能检查指标

（1）甘胆酸（Glycocholic acid, CG）：当肝细胞受损或胆汁淤滞时，血液中CG含量就明显增高，反映肝细胞的损害比目前临床上常用的ALT等更敏感，能早期发现轻度肝损害，对区别慢性肝炎病情严重程度有帮助。

（2）铁蛋白（Ferritin, SF）：在肝内合成并储存，肝细胞炎症反应可使SF合成增加，肝细胞变性坏死可使SF释入血中，SF上升程度与肝细胞受损轻重呈平行关系，但在严重低蛋白血症、缺铁性贫血可明显降低。

（3）前白蛋白（Prealbumin, PA）：对早期发现重症肝炎及慢性肝损害有一定意义，病愈重值愈低。

（4）转铁蛋白（Transferrin, TF）：是肝脏合成的一种糖蛋白，主要功能是运转铁。急性肝炎时TF升高，慢性肝炎、肝硬化则可低。

（5）胆汁酸（Total Bile Acids, TBA）：是肝排泄的主要有机阴离子，其代谢情况主要受肝脏控制。当肝功能损害时，其升高往往比胆红素早而明显，因此能更敏感地反映肝损害。

（四）影像学检查

影像学检查对于各种毒性物质及其代谢物所引起的肝硬化及其并发症的诊断具有辅助作用。B超或CT检查可明确有无肝肿大、肝硬化、脾大、肝癌等。同时，超声和CT对于腹水和胆汁淤积的诊断也有重要意义。

1. 腹部超声　是诊断肝脏实质性病变的简便方法，可发现肝实质回声偏粗偏强、肝内胆管结石或钙化斑、脾偏大、脾门静脉增宽等。此外，腹部超声检查是诊断腹水最敏感和简便的方法，腹腔内超过300ml腹水即可通过超声探查出来，也可初步判断来源、位置（肠间隙、下腹部等）以及作为穿刺定位，超声检查被认为是诊断腹水的一线检测方法。在怀疑有胆汁淤积时，超声是鉴别肝内、肝外胆汁淤积的一线无创性成像方法。

2. 腹部CT　可以用于肝纤维化及肝硬化的评估，但对肝纤维化诊断敏感性低，对肝硬化诊断有较高的敏感性与特异性。此外，腹部CT对腹水的诊断敏感性类似于超声，且通过CT值初步判定腹水的密度，初步判断来源、位置以及作为穿刺定位。

3. MRI　可用于肝纤维化及肝硬化的评估。肝硬化MRI影像学特征与CT检查所见相似。

（五）肝组织学评估

肝组织活检是诊断与评价不同病因致早期肝硬化及肝硬化炎症活动程度的"金标准"。致肝硬化病因清除或抑制，炎症病变消退，部分肝硬化在组织学上可呈现一定程度的逆转。

（六）排泄物和生物组织内毒物的测定

排泄物如磷中毒时患者可能会有出现磷光的呕吐物、粪便"目烟"以及呼吸的大蒜味；以及血液、尿液、粪便、头发、指甲等组织中毒物的测定均对明确诊断有十分重要的参考意义。其含量高于正常仅表示该毒物的过量吸收，并不一定有中毒，它与中毒程度也不平行。另外，部分患者脱离毒物后肝损伤恢复正常，或再次接触毒物后复发，因此跟踪随访对疾病的诊断与治疗也有着重要价值。

第3节 中毒性肝病引起腹水的鉴别诊断

多数肝脏疾病均可引起腹水的临床表现，因此，中毒性肝病必须与病毒性肝炎、药物性肝病、酒精性肝病、自身免疫性肝病、遗传性肝病、引起肝功能异常的其他器官疾病相鉴别。

一、病毒性肝炎

甲型肝炎是以肝脏炎症病变为主的传染病，通过粪-口途径传播，临床上以疲乏、食欲减退、肝肿大、肝功能异常为主要表现，部分病例出现黄疸，无症状感染者常见，检测 IgM 抗体可以确诊。急性乙型肝炎常表现为发热，一般持续 3~7 天，伴全身乏力、食欲不振、恶心、呕吐、上腹部饱胀感等，血清乙型肝炎表面抗原检测和乙型肝炎病毒 DNA 定量检测可以诊断。丙型肝炎和戊型肝炎的诊断试验包括相应抗体及 RNA 定量。丁型肝炎病毒感染通过抗丁型肝炎病毒的高浓度免疫球蛋白 G（IgG）和免疫球蛋白 M（IgM）作出诊断，并通过在血清中发现的丁型肝炎病毒 RNA 作出确认。巨细胞病毒性肝炎多见于婴幼儿，临床表现为多系统、多脏器的全身性损害，多见黄疸、肝功能损坏、肝脾肿大、胆汁淤积等症状，病原学检查及血清学检查可以确诊。

二、药物性肝病

药物性肝病是指由各类处方或非处方的化学药物、生物制剂、传统中药、天然药、保健品、膳食补充剂及其代谢产物乃至辅料等所诱发的肝损伤。药物性肝病的诊断可根据服药史、临床表现、血象、肝功能、肝活检以及停药后的效应作出综合诊断。病人有接受药物史，一般都有食欲减退、上腹不适、恶心等消化道症状。肝炎型的临床表现似病毒性肝炎，有或无黄疸。肝内淤胆型的病人除有消化道症状外，皆有黄疸、皮肤瘙痒、尿色深黄色、粪色淡或陶土色。药物引起过敏反应所造成的肝损害，可表现为急性或慢性肝损伤，可进展为肝硬化，引起腹水，严重者可致急性肝衰竭甚至死亡。血清 ALT 水平是评价肝细胞损伤的敏感指标，影像学检查超声检查对肝硬化、肝占位性病变、脂肪肝和肝血管病变具有一定诊断价值。CT 对于肝硬化、肝占位性病变的诊断价值优于超声检查。肝组织活检主要用于排除其他肝胆疾病所造成的肝损伤，若肝组织中出现嗜酸性粒细胞浸润、小泡型脂滴或重金属沉着，有助于药物性肝病的诊断。

三、酒精性肝病

酒精性肝病是由于大量饮酒所致的肝脏疾病，其疾病谱包括酒精性肝炎、酒精性脂肪肝、酒精性肝纤维化和肝硬化，可发展至肝癌。临床表现一般与饮酒的量和嗜酒的时间长短有关，病人可在长时间内没有任何肝脏的症状和体征。酒精性肝炎临床表现与组织学损害程度相关。常发生在近期（数小时至数周）大量饮酒后，出现全身不适、食欲缺乏、恶心呕吐、乏力、肝区疼痛等症状。可有低热，黄疸，肝大并有触痛。严重者可发生急性肝衰竭。部分嗜酒者停止饮酒后可出现戒断症状，表现为四肢发抖、出汗、失眠、兴奋、躁动、乱语，戒断症状严重者如果不及时抢救，也可能会导致死亡。此时需与中毒性肝病引起的精神症状相鉴别。饮酒史是诊断酒精性肝病的必备依据。酒精性肝炎 AST 升高比 ALT 升高明显，AST 与 ALT 的比值常大于 2，但 AST 和 ALT 值很少大于 500U/L，而中毒型肝病的转氨酶常急剧升高。谷氨酰转肽酶常升高，总胆红素和平均红细胞容积等指标也可有不同程度的改变，联合检测有助于诊断酒精性肝病。肝活组织病理学检查是确定酒精性肝病及分期分级的可靠方法，可以辅助鉴别诊断。

四、自身免疫性肝病

自身免疫性肝病是一组由异常自身免疫介导的肝胆炎症性疾病，病变活动期时有乏力、腹胀、食欲缺乏、瘙痒等症状，常伴有肝外表现，如急性游走性大关节炎及多形性红斑等。肝功能检查 ALT 及 AST 常呈轻到中度升高。免疫学检查以高 γ-球蛋白血症和循环中存在自身抗体为特征，如自身抗体包括抗核抗体（ANA）、抗平滑肌抗体（SMA）、抗中性粒细胞胞浆抗体（pANCA）等。此外，病理学检查可辅助鉴别。

五、结核性腹膜炎

结核性腹膜炎是临床的主要肺外结核病之一，临床病史询问发现多数有结核接触史，出现结核中毒症状，包括午后低热、盗汗、乏力、纳差、消瘦等，从发病到就诊时间持续数周至数月。因淋巴管阻塞导致大多患者出现不等量的腹水，移动性浊音可呈阳性，触诊腹壁时呈揉面团的柔韧感。血 ESR 和 CRP 升高，腹水外观呈草绿色或血色，腺苷脱氨酶（ADA）升高，腹水穿刺后常规送检结核菌涂片和培养，T 细胞斑点试验、腹部 CT、腹腔镜活检检查对其诊断价值较高。

六、腹膜肿瘤

腹膜肿瘤可分为腹膜原发肿瘤和腹膜继发肿瘤，后者的发病率高，包括腹膜癌性转移、腹膜假性黏液瘤、腹膜淋巴瘤及腹膜肉瘤性转移。腹膜肿瘤在检查过程中缺少特异的肿瘤指标，影像学检查是其临床诊断的重要依据，包括超声、CT、MRI 等，共同影像表现有腹膜增厚、网膜结节或网膜饼形成、腹水等。腹膜癌性转移最常见，有原发瘤病史者出现上述影像表现应首先考虑该病；腹水以低密度为主时，应考虑到假性黏液瘤及黏液性癌腹膜转移；出现脾大、淋巴结肿大、肠系膜肿块时，应考虑到腹膜淋巴瘤；腹膜原发肿瘤极为少见，其转移结节常边界清楚，一般不伴腹水及淋巴结肿大。

七、胰源性腹水

胰源性腹水是指在胰腺病变基础上，特别是慢性胰腺炎时，含有胰酶的胰液渗漏进入腹腔，引起慢性炎症，导致大量液体在腹腔内聚集，但不包括急性胰腺炎时腹腔炎性渗出或胰腺癌腹腔转移所致的癌性腹水。胰性腹水主要以轻度腹痛、进行性无痛性腹水，伴纳差、消瘦等消化道症状、胰腺内外分泌功能障碍为主要临床表现，还可同时伴有胸腔积液。胰源性腹水是一种渗出性腹水，其特征是腹水中淀粉酶浓度高（通常超过 1000 IU/L）和蛋白质浓度超过 30 g/dL。若既往或近期有胰腺炎病史、长期饮酒史等，需要进一步明确是否为胰腺疾病导致的腹水，临床可通过腹部 CT、ERCP、MRCP 等明确胰腺病变及有无胰瘘。若腹水为血性腹水时，除了考虑肿瘤性病变之外，尤其要考虑慢性胰腺炎及胰腺囊肿破裂导致的腹水。

八、肾源性腹水

肾源性腹水主要是指由急、慢性肾炎和肾病综合征所致腹水。肾脏疾病患者肾小球滤过性降低，钠、水潴留；肾脏丢失蛋白，导致严重低蛋白血症、血浆胶体渗透压下降；全身毛细血管通透性增加，以及继发性醛固酮增多导致钠、水潴留，组织间液生成增加，水肿从眼睑开始，严重时也可发生多浆膜积液包括腹水。肾源性腹水的诊断需要排除肿瘤、肝硬化等常见疾病引起的腹水。

九、自发性腹膜炎

自发性腹膜炎（spontaneous peritonitis，简称SBP）是肠道的细菌在机体抵抗力低下的情况下，繁殖并引起腹膜的感染和炎症，表现为发热、腹痛、出现腹水或者原有的腹水大量增加。严重的可以出现感染性休克、血压下降而危及生命。自发性腹膜炎的诊断主要靠病史及患者的临床表现，如果抽出浑浊的腹水，化验发现腹水内有大量白细胞，经过培养确定感染的细菌即可确诊。

十、Budd-Chiari综合征

Budd-Chiari综合征是由各种原因所致肝静脉和其开口以上段下腔静脉阻塞性病变引起的常伴有下腔静脉高压为特点的一种肝后门脉高压征。急性Budd-Chiari综合征多以右上腹痛、大量腹水和肝脏肿大为突出症状；慢性病例多以肝脏肿大，门-体侧支循环形成和持续存在的腹水为特征。无创的实时超声和多普勒超声及CT扫描可对95%以上的病例提示Budd-Chiari综合征的临床诊断，认真的分析病史和系统的体格检查不容忽视，但Budd-Chiari综合征的诊断还有赖于下腔静脉、肝静脉造影和肝组织活检而最后确立。

十一、遗传性肝病

1. 肝豆状核变性　又称Wilson病，呈常染色体隐性遗传，由于ATP7B基因变异导致过量的铜沉积在肝脏、神经、肾脏、角膜等组织，从而出现相关的表现，其中年幼患者多以肝病就诊。肝脏表现形式多样，年幼儿童多无症状，因体检发现转氨酶升高就诊；也可因急慢性肝炎、急性肝衰竭或各种肝硬化并发症等就诊。神经精神症状多见于年长儿，神经症状主要为锥体外系表现，精神异常可表现为学习能力下降、人格改变、易激惹等。角膜色素环（kayser-fleischer ring，K-F环）是本病的特征之一。对于病因不明的肝病，尤其是有神经或精神症状者应考虑本病。血清铜蓝蛋白降低和（或）24小时尿铜升高有助于诊断。铜蓝蛋白明显降低（低于正常下限的二分之一），结合体内铜过多证据（K-F环阳性或24小时尿铜明显升高）即可临床确诊。肝穿刺常见肝硬化或纤维化背景下的脂肪变性。基因检测已成为重要的确诊手段，大部分病例可发现ATP7B基因复合杂合或纯合致病变异。

2. 肝糖原累积病（glycogen storage disease，GSD）　是1组参与糖原合成或分解过程的酶障碍而引起的先天性糖代谢异常疾病。根据致病基因不同，目前已知15种类型。其中Ⅰa、Ⅰb、Ⅳ、Ⅵ、Ⅸ、0型以肝脏受累为主，Ⅲ型可同时累及肝脏和肌肉。除Ⅸa型外，本病多数类型呈常染色体隐性遗传。累及肝脏的GSD主要表现为低血糖、肝功能异常和肝肿大，常合并高脂血症、高乳酸血症、高尿酸血症等。肝糖原累积病以Ⅰa型最常见，由G6PC基因变异所致，多在3~6月龄出现症状，表现为腹部膨隆、生长落后及匀称型矮小，部分因偶尔发现转氨酶升高，部分因严重低血糖或酸中毒就诊。本病其他表现包括鼻衄、腹泻、肾脏受累。GSDⅠb型除GSDⅠa型的表现外，还有中性粒细胞减少和（或）功能障碍。GSDⅢ型低血糖程度较轻，常有肌肉受累，肌酶升高。GSDⅥ型和Ⅸ型患者临床表型相对较轻。临床上对不明原因的肝功能异常合并肝大，要考虑本病可能。肝GSD有特征性的肝脏组织学表现，但最终明确型别主要靠基因检测。

3. 希特林（Citrin）蛋白缺陷病　由编码希特林蛋白的SLC25A13基因变异引起的一种常染色体隐性遗传性疾病。临床上有两种主要表型：新生儿肝内胆汁淤积症和成人型瓜氨酸血症Ⅱ型。前者常在生后3个月内起病，表现为结合胆红素升高的黄疸，可伴有肝肿大、肝功能损伤和肝脏脂肪变性。此外可有多种非特异的表现，包括消瘦、生长发育迟缓等。后者的发病年龄在11~79岁，

特点为反复发作的高氨血症及肝性脑病，以往多死于进展性脑水肿。对于肝内胆汁淤积患儿，伴有 AST/ALT 比值明显升高、低蛋白血症、低血糖、凝血功能异常等要高度怀疑新生儿肝内胆汁淤积症。不明原因的高氨血症，喜食高蛋白食物，要考虑成人型瓜氨酸血症Ⅱ型。血氨基酸谱检查有助于发现希特林缺陷病的患儿，但最终靠检测 SLC25A13 基因确诊。

4. **先天性胆汁酸合成障碍**（bile acid synthesis defect，BASD） 多属于常染色体隐性遗传，由胆固醇转变成胆汁酸过程中的酶缺陷所致。其所致肝病往往以婴儿胆汁淤积症起病，表现为黄疸和肝脾肿大，常有脂肪泻、佝偻病、生长发育迟缓。实验室检查表现为高胆红素血症、转氨酶升高、脂溶性维生素缺乏，但 γ-GT 正常。对于不明原因的低谷氨酰转肽酶胆汁淤积症，如果总胆汁酸不高，或升高程度和结合胆红素升高不成比例，要考虑到本病可能。进一步分型需要血和尿胆汁酸谱精细分析结合基因检测确诊。

5. **阿拉杰里综合征**（Alagille syndrome，AGS） 是一种累及多系统的常染色体显性遗传病。94%~95% 由 JAG1 基因变异引起，2%~4% 由 NOTCH2 基因变异引起。肝脏表现为不同程度的胆汁淤积，瘙痒往往是突出表现。可有严重高胆固醇血症，严重者出现多发黄瘤。心脏杂音是本病第二常见体征，杂音主要因肺动脉流出道或外周肺动脉狭窄引起。外周肺动脉狭窄可单独发生，也可合并心内异常，包括法洛四联症、室间隔缺损等。面部特征为前额突出、眼窝深陷伴眼距中度增宽、尖下颌等。肝组织活检有小叶间胆管缺乏是本病的重要特征。经典的诊断标准为肝内小叶间胆管缺乏的基础上，具有慢性胆汁淤积、心脏杂音、蝶形椎骨、角膜后胚胎环、特殊面容、肾脏异常等 6 个主要标准的 3 个或以上；如果没有小叶间胆管缺乏，符合 4 个或以上主要标准也可诊断。如果已知有 JAG1 或 NOTCH2 基因变异或阳性家族史时，2 个主要标准通常即可确诊。肝衰竭、心力衰竭和颅内出血是 AGS 三大主要死因。

6. **家族性肝内胆汁淤积症** 是一组常染色体隐性遗传病，以肝内胆汁淤积为主要表现。本病临床上多表现为连续的疾病谱，严重型即为进行性家族性肝内胆汁淤积症（progressive familial intrahepatic cholestasis，PFIC），以持续性黄疸伴瘙痒为特征，瘙痒严重者影响生活质量，最终发展为肝纤维化、肝硬化和肝功能衰竭。根据致病基因不同，可分为 1~6 型，分别由 ATP8B1、ABCB11、ABCB4、TJP2、NR1H4 及 MYO5B 基因变异导致。多数 PFIC 患儿身材矮小，可出现维生素 D 缺乏性佝偻病、维生素 K 缺乏性出血、维生素 E 缺乏性神经肌肉功能异常等。此外 PFIC1 可有复发性胰腺炎、腹泻、感音神经性听力损伤、慢性咳嗽或喘息、甲状腺功能低下，PFIC2 及 PFIC3 可有胆结石且发生肿瘤的风险明显增加，而 PFIC4 和 PFIC6 可伴有耳聋等。除 PFIC3 型为高谷氨酰转肽酶外，其他 5 型均表现为低谷氨酰转肽酶胆汁淤积。临床上对于不明原因的慢性肝内胆汁淤积症要考虑到 PFIC。血清谷氨酰转肽酶水平正常的胆汁淤积患儿几乎均由基因缺陷引起；血清谷氨酰转肽酶升高者，需考虑 PFIC3。肝活检及肝外表现有利于鉴别不同型别，但最终确诊靠基因检测。

十二、引起肝功能异常的其他器官疾病

血流动力学紊乱性疾病也需要和中毒性肝病相鉴别，如门静脉栓塞可通过彩色多普勒超声血流动力学检查相鉴别，心功能衰竭通过心电图检查和临床表现进行鉴别等。

第 4 节 中毒性肝病并发腹水的治疗

中毒性肝病（简称肝中毒）是重要的肝病病种。由于能够引起肝中毒的化学物有上千种，这些

肝毒物不仅种类多而且分布范围广，人类接触机会多；兴奋剂毒品、生活和工作环境、食品、药物中都有肝毒物。肝中毒治疗的四大方面：①脱离中毒物质；②一般治疗；③解毒；④护肝及其他药物治疗。

一、脱离中毒物质

经口、皮肤或其他途径接触有毒物质后，需及时脱离中毒物质或现场，避免一切可能的毒物接触途径。

早期清除体内毒物：

（1）催吐/洗胃：毒物经口摄入者，1~2小时内可通过催吐/洗胃促进胃内毒性物质的排出。可通过饮用清水加刺激咽喉部催吐，或插入胃管用生理盐水反复洗胃。催吐不能完全排出胃内毒性物质，而洗胃效果比较好。

（2）导泻和活性炭吸附：毒物入口时间偏长，超过2小时，怀疑其进入肠道者可通过导泻和活性炭吸附的方式排出消化道内残留毒物。常见的导泻药物有硫酸镁、山梨醇、甘露醇。肾功能不全的患者忌用硫酸镁；山梨醇作用快，且不被活性炭吸附，常与活性炭合用治疗药物性中毒。重症患者如肝功能衰竭的患者可通过利尿、血液透析、血液超滤等方法清除体内残留毒物。

（3）血液净化清除吸收入血的毒素：及时清除吸收入血的毒素有助于缓解和阻止其对肝肾胰等组织器官的进一步损伤。为此应给予血液滤过净化治疗。

二、一般治疗

部分患者脱离毒物后可自我恢复，无需特殊处理。部分患者脱离毒物后肝功能不能恢复正常，或伴有肝损伤症状的出现，需住院观察治疗。强调患者卧床休息，给予高热量、高蛋白饮食（无肝性脑病症状时），补充维生素等。对于合并全身脏器损害者，需予积极的对症处理。少数患者病情严重，出现凝血时间延长、持续的血清胆红素升高和转氨酶下降、出血倾向、不同程度的意识改变等临床症状，提示肝功能衰竭需按肝功能衰竭处理。

1. 内科监护　大多数肝中毒导致肝衰竭病人都会出现不同程度循环功能障碍，脑水肿和颅内高压，显著增加了病人的死亡率。因此，对肝衰竭病人对因治疗的同时需给予持续重症监护支持治疗。

2. 支持治疗　对肝中毒导致的肝衰竭预后改善具有重要意义，具体措施如下：

（1）绝对卧床休息，减少体力消耗，减轻肝脏负担。

（2）给予高糖、低脂、低蛋白营养，补充足量维生素和微量元素，给予支链氨基酸支持。

（3）补充新鲜血液、清蛋白，改善微循环，防止或减轻脑水肿及腹腔积液；冷沉淀可改善凝血障碍。

（4）纠正电解质、酸碱平衡。

（5）预防院内感染。

3. 腹腔积液的治疗　治疗目标是腹水消失或基本控制，改善临床症状，提高生活质量，延长生存时间。

一线治疗：包括病因治疗；合理限盐（4~6g/天）及应用利尿药物（螺内酯和/或呋塞米）；避免应用肾毒性药物。

二线治疗：包括：合理应用缩血管活性药物和其他利尿药物，如特利加压素、盐酸米多君及托伐普坦等；大量放腹水及补充人血白蛋白；经颈静脉肝内门体静脉分流术（TIPS）；停用非甾体抗炎药（NSAIDs）及扩血管活性药物，如血管紧张素转换酶抑制剂（angiotensin converting enzyme inhibitor, ACEI）、血管紧张素受体拮抗剂（angiotensin receptor blocker, ARB）等。

三线治疗：包括：肝移植；腹水浓缩回输或肾脏替代治疗；腹腔 α-引流泵或腹腔静脉 Denver 分流。

4. **自发性细菌性腹膜炎治疗** 选用肝毒性小、主要针对革兰阴性杆菌并兼顾革兰阳性球菌的抗生素，如头孢哌酮或喹诺酮类等，疗效不满意时，根据治疗反应和药敏结果进行调整。由于自发性腹膜炎容易复发，用药时间不得少于 2 周。自发性腹膜炎多系肠源性感染，除抗生素治疗外，应注意保持大便通畅、维护肠道菌群。腹腔积液是细菌繁殖的良好培养基，控制腹腔积液也是治疗该并发症的一个重要环节。

5. **脑水肿及肝性脑病治疗** 脑水肿和颅内高压是严重并发症，可因脑疝而知名。治疗中应避免补液过多，对已出现颅内高压的并热播，应给予甘露醇、高渗盐水、巴比妥类药物及低温治疗等。

6. **防治出血** 短期使用质子泵抑制剂预防应激性溃疡出血。

7. **纠正代谢紊乱** 检测整体营养状况及电解质水平，及时纠正代谢紊乱；适时给予足够的肠外及肠内营养。

8. **人工肝支持** 人工肝是借助体外机械、化学或生物性装置，暂时或部分代替肝脏功能，从而协助治疗肝脏功能不全或相关疾病。尽管非生物型人工肝支持系统可以改善肝性脑病和一些全身血流动力学参数，但对于病人预后无明显改善，可作为肝移植前临时肝脏替代治疗。

9. **肝移植** 是治疗中毒导致的肝衰竭的有效手段，肝移植前尽可能控制急慢性肾损伤及感染，在等待肝移植的患者中，对血管活性药物治疗有反应者，有可能延缓进行肝移植的时间。

三、解毒

肝脏的毒性物质总体上分为肝脏直接毒性物和间接毒性物。肝脏直接毒性物是指能直接损伤干细胞膜的毒性物，因其直接破坏性和过氧化损伤而区别于通过间接途径引起肝损伤的其他大量肝毒性物质。但无论是哪种肝毒性物质造成的肝损伤，解毒剂的选择和正确使用都至关重要。

1. **四氯化碳**又称四氯甲烷，中毒的临床综合征包括肝、肾功能衰竭，可有不同程度的其他脏器的损伤。乙醇可增加四氯化碳的易感性。目前尚无特效解毒剂，主要按一般急救措施及对症治疗。

2. **铜铁金属中毒**，螯合剂是金属中毒的解毒药，可通过在体内与金属形成螯合物而达到解毒的目的。常用的螯合剂有巯基络合剂和氨羟络合剂。该类解毒剂有二硫丙醇、青霉胺、二硫丙磺钠、二巯丁二酸等。

3. **铅**是广泛存在于环境中的污染物，主要经空气、土壤和水进入人体，偶有因其他原因使铅进入人体，如打猎射击、战争引起的子弹碎片在人体残留。铅及其化合物虽然不能通过完整皮肤，但是四乙基铅可通过皮肤黏膜吸收。铅在人体内蓄积较久，排出缓慢，病程长，迁延难愈，而且会导致严重的并发症。目前已知的铅中毒的特效解毒药主要包括：①螯合剂类药物，包括依地酸二钠钙（CaNa2-EDTA）、青霉胺、二巯基类药物（二巯基丁二酸、二巯基丁二酸钠、二巯基丙磺酸钠）。②金属硫蛋白（Metallothionein，MT）。③抗氧化剂，包括天然多酚类化合物和维生素类、微量元素及氨基酸类。④对氨基水杨酸钠（PAS-Na）。

4. **苯的氨基和硝基化合物**以粉尘或蒸汽的形态存在于空气中，故可经呼吸道进入人体，但由于这类化合物均属脂溶性，易经无伤的皮肤侵入。苯的氨基和硝基化合物在体内代谢的初期是不同的，苯氨在体内氧化为苯，然后形成对氨基酚；硝基苯在体内还原后，通过亚硝基酚形成苯醌亚胺，然后也形成对氨基酚，最后以对氨基酚的形态自尿中排出体外。

发现中毒患者应立即救离现场，移至空气新鲜处，脱去污染衣服，用 5% 醋酸液清洗污染皮肤，再用肥皂水冲洗，应特别注意指甲、耳廓、鼻孔、毛发等部位；中毒较重患者应给予吸氧，如能吸入 5%~7% 二氧化碳的氧更好，必要时人工呼吸；同时还应给予葡萄糖及维生素 C。中度、重度中毒者可用 50% 葡萄糖溶液加维生素 C 500~1000mg 静脉推注。

常用解毒剂为美兰溶液，轻度中毒可用 1% 美蓝溶液 5~10ml，中度、重度中毒者可给予 10~20ml，加入 25%~50% 葡萄糖溶液 20~40ml，于 10~15 分钟内缓慢静脉注射，必要时在 2{4 小时可重复给药。

5. 氟乙酰胺为有机氯类农药，又称"敌蚜胺"、"1080"，也称"一扫光"。常用于防治棉蚜虫、红蜘蛛等害虫；也用于灭鼠。属于高毒类农药。氟乙酰胺为白色、无臭、无味的针状晶体，易溶于水，在水中不稳定，逐渐水解，在碱性溶液中水解更快。误服经消化道吸收之后而引起中毒。

乙酰胺（解氟灵）为氟乙酰胺的特效解毒剂，解毒机制可能是乙酰胺在体内水解成乙酸，与氟醋酸竞争活性基团，干扰氟柠檬酸的形成。成人每次 2.5~5.0g，每日 2~4 次，肌内注射；或每日 0.1~0.3g/kg，分 2~4 次肌内注射，连续应用 5~7 天。可与普鲁卡因混合使用，以减轻局部疼痛。如无乙酰胺，血液灌流疗法治疗急性重度经口中毒有助于减少住院天数、后遗症发生率和病死率。

6. 鱼胆毒素中毒：针对鱼胆毒素对胃肠道及肝肾等组织器官的损伤，给予静脉应用泮托拉唑、多烯磷脂酰胆碱注射液、还原型谷胱甘肽注射液，入院后给予泮托拉唑、异甘草酸镁注射液、N-乙酰半胱氨酸注射液、腺苷蛋氨酸注射液等治疗。

7. 非特异性解毒剂：谷胱甘肽是细胞中自然合成的一种多肽，GSH 是其主要活性成分，占 95%。GSH 是体内主要的抗氧化剂，能消除自由基，抑制肝细胞膜脂质过氧化，并能影响肝细胞的代谢过程，减轻肝组织损伤。

（1）常见药物有泰特、古拉定、阿拓莫兰、绿汀诺等。

（2）硫普罗宁是一种新型的含巯基甘氨酸衍生物，主要通过提供巯基、抗氧化、清除自由基对抗各种肝损害，稳定肝细胞膜和线粒体膜，改善肝细胞的结构和功能。主要用于改善各类毒物所致的急、慢性肝炎的肝功能，降低化疗药物和抗结核药物引起的不良反应等。常见药物有凯西莱、诺宁等。

四、护肝及其他药物治疗

1. 以肝细胞损伤为主型　诊断考虑肝细胞受损的中毒性肝病主要的治疗措施为保护和修复受损的肝细胞膜和降低血清转氨酶水平，可以使用多烯磷脂酰胆碱和甘草酸类药物。

2. 以胆汁淤积为主型　诊断考虑毒物引起的肝损伤以胆汁淤积型为主时，主要治疗措施为护肝和利胆。可使用 S-腺苷蛋氨酸、熊去氧胆酸、牛磺熊去氧胆酸、茴三硫、茵栀黄等。对于免疫机制介导的药物性胆汁淤积可以考虑使用糖皮质激素治疗。

3. 毒物引起的肝功能衰竭　毒物引起肝功能衰竭的治疗原则基本同重症肝炎，即对症支持治疗、解毒和清除毒性物质、防治并发症和肝移植。

（李晓宇　刘新媛　郭珊　张雨）

参考文献

[1] Ayoub MD, Kamath BM. Alagille syndrome: diagnostic challenges and advances in management. Diagnostics (Basel). 2020; 10: 907.

[2] Amirneni S, Haep N, Gad MA, et al. Molecular overview of progressive familial intrahepatic cholestasis. World J Gastroenterol. 2020; 26: 7470–7484.

[3] 李丽婷，王建设. 儿童常见遗传性肝病. 中华儿科杂志, 2021; 59: 615–617.

[4] 张云华，朱盛华. 结核性腹膜炎的临床现状及研究进展. 中国医学科学院学报, 2021; 43:

975-979.

[5] Ali H, Assiri MA, Shearn CT, et al.Lipid peroxidation derived reactive aldehydes in alcoholic liver disease.Curr Opin Toxicol. 2019; 3: 110-117.

[6] Mucinski JM, Manrique-Acevedo C, Kasumov T, et al.Relationships between very low-density lipoproteins-ceramides, -diacylglycerols, and -triacylglycerols in insulinresistant men. Lipids.2020; 55: 387-393.

[7] 刘宁,周莹群.胆汁酸对肝硬化疾病进展及治疗的意义.肝脏,2022; 27: 376-379.

[8] Arab JP, Karpen SJ, Dawson PA, et al.Bile acids and non-alcoholic fatty liver disease: Molecular insights and therapeutic perspectives.Hepatology . 2017; 65: 350-362.

[9] 邓亮,徐可树.中毒性肝病诊治的相关问题.中国临床医生,2014; 42: 14-17.

[10] 中华人民共和国卫生部.GBZ 59—2010 职业性中毒性肝病诊断标准[S].北京:人民卫生出版社,2010.

[11] 徐小元,丁惠国,李文刚,贾继东,魏来,段钟平,令狐恩强,庄辉.肝硬化腹水及相关并发症的诊疗指南.实用肝脏病杂志,2018; 21: 21-31.

[12] Lo RC, Kim H.Histopathological evaluation of liver fibrosis and cirrhosis regression.Clin Mol Hepatol.2017; 23: 302-307.

[13] 汪文洋,陈叶,童姝睿,胡玲,陆雅,范晔.草鱼胆中毒致严重肝损伤为主的多器官损伤救护体会.肝脏,2022; 27: 106-108.

[14] Liu X, Gong W, Xu YQ, et al.Dimethylacetamide-induced Hepatic Injury in Vitro: Mechanism and Potential Preventive Strategy. Biomed Environ Sci. 2016; 29: 153-157.

[15] 刘学,田东,尚波,牛燕英.急性三氟化氮中毒性肝病3例分析.中国工业医学杂志,2022, 35: 218-219.

第26章 胆系疾病引起腹水的诊断、鉴别诊断与治疗

第1节 继发性胆汁性肝硬化引起腹水的诊断、鉴别诊断与治疗

胆汁性肝硬化包括原发性胆汁性胆管炎（primary biliary cholangitis，PBC）和继发性胆汁性肝硬化（secondary biliary cirrhosis，SBC），前者现又改称为原发性胆汁性胆管炎（Primary biliary cholangitis，PBC）是一种以胆小管破坏为特征的慢性、进行性、淤胆性肝病。SBC由于肝管阻塞引起。本节主要讨论继发性胆汁性肝硬化致腹水的鉴别诊断与治疗。

继发性胆汁性肝硬化是肝外或肝内胆管梗阻的最终结局，其主要病因有肝内外胆管结石、胆管癌、胆囊炎、炎性胆管狭窄。约8.6%肝外胆管梗阻可并发SBC。其中以良性总胆管狭窄或总胆管结石和婴儿先天性胆管闭锁为最多见，其次为肝外胆管癌、胆囊癌、华支睾吸虫病、慢性胰腺炎等。随着科技的进步，手术治疗病例的增多，因手术引起胆管损伤、狭窄导致胆汁淤积性肝硬化病例大增加，从肝外胆管梗阻发病致继发性胆汁性肝硬化发生所历时间与胆管梗阻的程度有关，完全性梗阻比不完全性梗阻为短。一般先天性胆管闭锁和癌性胆管梗阻者需时5~6月，良性总胆管梗阻者常需2~7年。其病理和临床有肝内外胆管梗阻及肝硬化的特点，病程比原发性胆汁性肝硬化短，往往死于肝衰竭或继发感染。

一、诊断
（一）病因诊断

尽管因胆汁淤积造成肝硬化，甚至发生门脉高压，腹水形成，但如能查明病因，将病因去除，对减少并发症和改善预后能起到一定的作用。

1. 肝内胆管结石　症状多不典型，常有肝区不适或上腹部疼痛，有时伴有黄疸和畏寒，发热。体检可发现肝大，有触痛，超声诊断符合率达93%，在肝内胆管出现有声影的强回声，伴有相对应的近端胆管扩张。超声检查诊断有困难时可行ERCP或超声引导下经皮经肝穿刺胆道造影（UGPTC）及核磁共振胰胆管成像（MRCP）作进一步诊断。经皮胆管造影（PTC）在肝胆管结石合并狭窄时可见肝管呈杯口状狭窄，其下胆管正常，狭窄以上胆管明显扩张，并可见结石影。CT检查不受肥胖、胸内气体及腹水的影响，对结石显示率高于超声，扩张的胆管内呈圆形或椭圆形高密度影肯定为肝内胆红素结石征，假阳性率甚低，但对胆固醇结石或胆色素结石含钙少，不易查出。

2. 胆总管结石　一般认为胆总管结石来源于胆囊结石然后再经胆总管，即所谓继发性结石。小的结石可自行进入十二指肠而不引起任何症状，如果结石阻塞胆总管加上胆汁感染则从而发生胆管炎。典型表现Charcot黄疸，胆绞痛及发热三主征。80%患者黄疸时重时轻呈波动状，如为阻塞型则有尿胆红素增加（结合胆红素），粪色浅淡甚至呈陶土色。体检可发现右上腹有压痛肌紧张，

肝可扪及并有触痛。化验血胆红素增高,转氨酶轻度增高,凝血酶原时间可延长。B超显示明显肝内胆管扩张,静脉胆道造影(血清胆红素<60mmol/L,时进行)有助于诊断,ERCP、PTC也有诊断价值。凡疑有胆总管结石或胆囊结石伴黄疸者应行ERCP或MRCP检查作进一步诊断。

3. **医源性胆管损伤**　胆管损伤(BDI)是胆囊切除术后的严重并发症。BDI初期治疗后,患者仍有晚期并发症的风险,包括吻合口狭窄、复发性胆管炎和继发性胆汁性肝硬化。尽管BDI的内镜、放射学和外科治疗的临床结果良好,成功率约为90%,但即使在"临床成功"治疗后,生活质量(QoL)也可能受损。手术治疗后,吻合口狭窄的发生率从5%~69%不等,大多数研究报告的发生率约为10%~20%。狭窄形成的中位时间在11至30个月之间。BDI相关的长期死亡率在1.8%~4.6%之间。Schreude等治疗的91例肝管空肠吻合术(HJ)术后吻合口狭窄患者中,81例(89%)接受了经皮球囊扩张治疗,长期成功率为77%。24名患者主要或次要接受了手术翻修,21%的患者出现复发性狭窄。

BDI的长期影响是相当大的,无论是临床结果还是生活质量。应在三级专家中心进行治疗,以优化结果。患者需要长期随访以发现吻合口狭窄。狭窄最初应通过经皮扩张治疗,下一步治疗是手术翻修。

胆管损伤(Bile duct injury,BDI)仍然是胆囊手术后最令人担忧的并发症。引入腹腔镜手术后,最初的学习曲线导致主要BDI的发病率上升至约1%~1.5%。最近报告的主要BDI发病率在0.08%~0.3%之间。当包括"轻微"BDI时,报告的发病率范围为0.3%~1.5%。尽管持续BDI的风险很低,但胆囊切除术是世界上最常见的手术之一。因此,BDI患者的总数仍然相当可观。美国每年约有750000例胆囊切除术,预计每年有2500名患者会受到BDI的影响。

4. **先天性胆管扩张症**　腹痛、黄疸及腹部肿块为本病的三大主症,黄疸为梗阻性黄疸,常为间歇性、反复发作。ERCP是最直观、最可靠的影像诊断方法,可以了解囊肿的大小、部位、分布,是否合并结石、肿瘤。B超是最为简便且无创伤的诊断手段。肝脏下方显示界限清楚的低回声区,并可查明肝内胆管扩张的程度和范围及是否合并胆管内结石。CT检查可明确胆总管扩张的程度、位置、胆总管远端狭窄的程度以及有无肝内胆管扩张、扩张的形态及部位等。MRCP可以清晰显示肝内外胆管、胆囊、胰管以及胆胰管汇合部,无诱发急性胆管炎和急性胰腺炎的后顾之忧。

Caroli病是一种较为少见的先天性胆道疾病。其特征为肝内胆管囊性扩张而形成胆管囊肿,有学者认为是一种常染色体隐性遗传病。本病主要发生于儿童或青少年,60%发生在10岁以下。临床症状常不典型,以肝内胆管扩张和胆汁淤积所致的肝内小胆管炎症及结石形成为其临床特点。反复胆道感染的发作极易形成肝内胆管结石,又进一步加重肝内胆管的梗阻,最终导致胆汁性肝硬化发生。典型的X线表现是胆管单发或多发的囊性扩张,可呈柱形、大囊形、念珠形,常有结石影或胆管狭窄。CT可确定有无胆管扩张和可能存在的肝门处肝胆管狭窄,增强扫描可表现为多个圆形水样密度的囊状病变。囊肿阴影内可见小点状软组织影像。

5. **先天性胆道闭锁**　是指妊娠期、出生时或出生后肝外胆管的一部分或全部发生闭塞,胆汁不能向肠道排泄的一种疾病。持续进行性黄疸是一临床特征,肝呈进行性肿大是另一特征,有时肝脏可达脐下,同时伴脾肿大。B超检查可探知肝肿大,见不到正常的左右肝管及胆总管,往往探不到胆囊。131I ECT显影可见同位素聚集在肝内,而不能排入肠管中,表现为胆道的完全性梗阻。ERCP可清楚的了解肝外胆道的形态及胰胆管合流情况。

6. **胆系肿瘤**　见下节。

(二)胆汁淤积的诊断

胆汁淤积的诊断主要是通过临床表现、实验室检查来确定。首先应确定患者是否为胆汁淤积,确定胆汁淤积后进一步确定病因、疾病严重度,为今后治疗提供依据。临床上主要表现黄疸、黄瘤、吸收不良、肝大、瘙痒、出血倾向等。继发性胆汁性肝硬化因多数由结石、炎症、狭窄所致，故临床上常出现右上腹疼痛、发热与寒战。肝肿大常见，多由于胆管扩张所致。

因炎症或胆石引起者中性多核白细胞常明显升高，血沉多加快。血清胆红素主要是结合型胆红素增高，血清胆红素总量一般不超过 342μmol/L，也有高达 855μmol/L 者，结合胆红素占 50% 或更高。若 1 分钟胆红素/总胆红素 >50% 提示胆汁淤积可能性大。血清肝汁酸、血脂常增高。转氨酶一般为轻～中等度增高。ALP 活性增高。阻塞性黄疸，特别是由肿瘤所致者 γ-GT 增高显著。

（三）肝硬化腹水的诊断

继发性胆汁性肝硬化并腹水，提示患者已有门脉高压，进入肝硬化失代偿期，此时与其他原因所致的肝硬化腹水其症状体征相同，如表现肝功能减退，侧支循环建立、脾大和腹水等表现相同，但继发性胆汁性肝硬化出现门脉高压较晚，两者可从病史、黄疸特点、慢性反复发作、慢性进行性发展等方面加以鉴别。

二、胆道梗阻引起腹水的发生机制与鉴别诊断

（一）胆道梗阻引起腹水的发生机制

胆汁性肝硬化引起腹水，主要与肝纤维化引起门脉高压有关，其他因素如低蛋白血症、感染、肝功能减退、内分泌和血管活性物质等作用也有一定关系。组织学示早期有纤维化，小叶中央区淤胆最明显并有弥漫性与羽毛状变性、胆汁梗塞、胆汁湖等，其周围有肝细胞坏死，汇管区可呈增大、水肿、有炎性渗出、内有中性粒细胞、小胆管仍见管腔，胆管内有微结石。至疾病后期，可有胆管和小胆管消失，残余胆管具有同心圆的胆管周围纤维的特点，再生结节可见。严重感染者，还可有门静脉炎与胆源性肝脓肿。

胆道梗阻是一种充血性过程，可导致多种变化，如导管增殖、星状细胞活化和窦腔 ECM 积聚。这些变化的发生可能导致肝纤维化的发展，进而导致继发性胆汁性肝硬化。肝硬化是纤维化的最晚期，肝实质结构明显丧失。它与隔膜和纤维化结节的发展、肝血流的变化以及肝衰竭的高风险直接相关。

研究表明，HSC 直接参与纤维化形成过程，其活化受脂质过氧化（LPO）生成的产物、活性氧（ROS）的形成以及炎症介质，如肿瘤坏死因子 α（TNF-α）、诱导型一氧化氮合酶（iNOS）、白细胞介素和核因子 κB 的存在的影响。

由于肝硬化是一个主要的公共卫生问题，目前正在进行大量研究，以开发和测试可用于治疗肝硬化的不同物质。此类物质的目的是提高生活质量，提高生存率，减缓疾病进展，并可能减轻 ROS 和自由基（FR）形成造成的损害。

大鼠胆管持续梗阻是诱发继发性胆汁性肝硬化的实验模型。在该模型中，疾病的特征在大约 28 天时确定。研究表明，人类患者肝硬化中发生的变化与实验模型中发现的变化相似，包括黄疸、肝肿大、脾肿大、异常气体交换和氧化损伤。

褪黑激素（melatonin, Mel；N-乙酰基-5-甲氧基色胺）是松果体合成的主要产物，松果体以有节奏的方式产生 Mel，其产生受到光的抑制，因此其峰值产生发生在黑暗阶段。Mel 具有多种作用，包括抗氧化能力、抗炎和免疫调节特性。褪黑激素（Mel）对胆管结扎（BDL）可重建正常肝酶水平，降低肝体和脾体指数，恢复脂质过氧化物和抗氧化酶浓度，减少纤维化和炎症，从而减少治疗动物的肝组织损伤。研究认为 Mel 的抗氧化和抗炎作用可恢复血清肝酶水平和肝体指数（hepatosomatic index，HSI）和脾指数（splenosomatic indexSSI，降低脂质过氧化（lipid peroxidation，LPO），恢复抗氧化酶，并减轻 BDL 动物肝脏中的胶原沉积、炎症和组织损伤。认为 Mel 对 BDL 诱导的继发性胆汁性肝硬化大鼠具有保护作用。

BDL模型被广泛用于在动物中再现继发性胆汁性肝硬化，因为它诱导的变化与人类肝硬化和四氯化碳（CCl4）诱导的实验性肝硬化中的变化非常相似。BDL模型中观察到的脾肿大是由于脾静脉扩张导致的门静脉高压。肝肿大反过来又继发于胆道滞留和随后的胆道引流阻塞，最终导致肝纤维化，纤维化是长期肝损伤的最终结果。对Picrosirius染色切片中纤维化区域的评估显示，与BDL+Mel动物相比，BDL组胶原沉积增加，其中胶原沉积最少。这些数据证实了各种研究，这些研究观察到CCl4和BDL诱导的肝硬化大鼠肝脏胶原沉积增加。Oliveira等使用多氯联苯给药引起的肝脏损伤模型发现，在服用抗氧化剂槲皮素的情况下，暴露动物的脾肿大最小。LPO导致细胞膜紊乱，导致膜通透性增加，进而导致酶外渗，导致细胞死亡。研究表明，MDA水平可能与LPO增加有关。

通常，当导致肝脏损伤的损伤被去除时，肝脏会进行修复并再生。然而，持续的肝损伤性损伤和反复的肝损伤会引发慢性肝炎和纤维化，这可能会发展为肝硬化或肝癌。肝纤维化被认为是一种伤口愈合过程，其特征是肝窦中胶原纤维的过度积累。肝细胞损伤后库普弗细胞被激活，导致促炎细胞因子如转化生长因子（TGF）-β和血小板衍生生长因子（PDGF）的分泌，以及实质细胞死亡导致的活性氧（ROS）的产生，最终刺激肝星状细胞（HSC）。在此过程中，肝细胞、HSC、库普弗细胞、中性粒细胞和单核细胞之间发生复杂的相互作用，最终导致肌成纤维细胞的出现。肝内活化的肌成纤维细胞和成纤维细胞分泌α-平滑肌肌动蛋白（α-SMA）和细胞外基质（ECM）分子，如胶原蛋白（COL1a1和COL1a3）和金属蛋白酶组织抑制剂1（TIMP1），形成肝纤维化的主要纤维结构。

研究证明，重复腹腔注射聚六亚甲基胍磷酸盐（PHMG-p）可诱导雄性C57/BL6小鼠的肝纤维化。门周区和包膜区是PHMG-p诱导的纤维化后受影响最严重的肝脏部位，胶原-Cy3染色和天狼星红染色证实了这一点。PHMG-p诱导的肝纤维化模型与现有模型（如CCl4、DDC、胆管结扎和HFD）的关键组织学差异是包膜纤维化的发展和肌纤维母细胞在厚纤维化区域的聚集。PHMG-p诱导的肝纤维化模型与现有模型（如CCl4、DDC、胆管结扎和HFD）的关键组织学差异是包膜纤维化的发展和肌纤维母细胞在厚纤维化区域的聚集。这些是有利的，因为很容易观察到源自间皮-间质转化的肌成纤维细胞活化。此外，如RNAseq分析所证实的，PHMG-p诱导了肝脏转录组景观的全局变化。重要的是，人类肝纤维化的许多生物学过程都发生了改变，如氧化还原过程、线粒体形态发生、葡萄糖代谢过程的调节和胰岛素分泌。这一点很重要，因为其他现有的动物肝纤维化模型未能影响这些途径，突出了PHMG-p诱导的肝纤维化与人类肝纤维化的相似性。门静脉周围的肝细胞坏死导致门静脉周围纤维化，进而发展为肝窦纤维化，最终导致肝硬化。

（二）胆汁淤积症和胆汁纤维化的发病机制

胆汁淤积症是指由于肝细胞分泌受损或胆汁流动受阻而导致的胆汁流量减少。由于肝内或肝外原因，可能会导致胆汁流阻塞。虽然肝内胆管阻塞和肝细胞胆汁分泌改变被认为是肝内原因，但肝外胆管阻塞被认为是胆汁淤积的肝外原因。一旦胆汁流受损，肝细胞内胆汁积聚的增加会导致胆管上皮和最终肝实质的原发性损伤。许多胆管疾病，包括PBC和药物诱导的胆管疾病，主要影响小胆管。相比之下，PSC和胆管癌等疾病会影响肝内和肝外大胆管。

在慢性胆汁淤积性肝损伤中，两条主要途径负责修复受损细胞和维持胆汁稳态。首先是现有胆管细胞的增殖，导致现有胆管随后扩张。第二种途径是通过激活肝祖细胞（HPCs）或卵圆细胞，这些细胞分化为胆管细胞，从而形成新的胆管，这种情况被称为"胆管反应"。这些新形成的导管最终将形成一个管状网络，恢复导管质量，以防止进一步的肝损伤和胆汁酸泄漏到肝实质。为了维持新形成的小管，由于肝细胞、HSC、LSEC和KC之间的广泛串扰，形成了纤维血管间质区。另一方面，导管反应伴随着关键信号分子产生的持续炎症信号，如TGF-β1、TNF-α和血管内皮生长因子，进而导致肝纤维化和肝硬化。在晚期胆道疾病中，可发生以增殖为主的导管开放症，导致胆管消失。胆管细胞的凋亡率高于增殖率，随后胆管细胞数量减少，导致进展性门静脉纤维化，如晚期胆管疾病中所见。

（三）继发性胆汁性肝硬化并发腹水的鉴别诊断

1. 原发性胆汁性胆管炎　原发性胆汁性胆管炎（PBC）是自身免疫性相关性肝病，以肝内小叶间胆管或间发胆隔胆管引起慢性非化脓性破坏性胆管炎（CNSDC）为病理特征，在此病变基础上发生小胆管周围淋巴细胞浸润和肉芽肿、小胆管增生、肝细胞内铜沉积、肝小叶碎屑样坏死、淤胆、纤维组织增生，最后形成肝硬化。早期可无症状或仅有皮肤瘙痒、ALP、γ-GT、IgM明显升高并出现抗线粒体抗体（Anti-mitochondrial antibody，AMA）为其特征。黄疸出现后多呈慢性进行性非胆道狭窄性淤胆。血胆固醇明显升高或伴黄色瘤。有进行性肝肿大且硬，33%~37%患者有脾大。晚期可发生门脉高压、水肿、腹水、食管静脉曲张、上消化道出血、肝性脑病、肝功能衰竭。而继发性胆汁性肝硬化则以肝内或肝外胆管梗阻，表现胆汁淤积性黄疸。多由结石引起，因此B超、CT或ERCP等可发现结石影，有重要诊断价值。根据PBC的病理和临床特征可与SBC作出鉴别。

2. 门脉性肝硬化　在国内以肝炎病毒，尤其是乙肝和丙肝病毒为主要病因，约占90%以上，在国外则以酒精为主要病因。近年代谢相关脂肪性肝病发病率迅速增加，由此引起的肝硬化病例也增加，应引起重视加以鉴别。在南方寄生虫性肝硬化不容忽视，主要有血吸虫病性肝硬化和华支睾吸虫肝硬化，主要分布在长江流域和南方各省，其他病因尚有心源性、药物性、胆汁性、大结节性、营养不良性等。患者常有病毒性肝炎，用药、酗酒、寄生虫感染及营养不良等病史。临床上以肝功能减退如黄疸、蜘蛛痣、出血倾向、性功能障碍等和门脉高压为主要表现。黄疸多属肝细胞性，因此结合与非结合胆红素均升高，升高程度往往比胆汁性肝硬化轻，由于肝细胞炎症与坏死，残存肝细胞占的比例不大，因此易于发生低蛋白血症、白/球比值倒置和低胆固醇、低甘油三酯血症。SBC则常有慢性反复发作胆石病，胆囊炎、化脓性胆管炎、胆道狭窄与梗阻病史，一般进展缓慢、进行性肝脾肿大、至腹水出现，病程最少在10~20年或更长时间。如能早期诊断，去除病因，一般预后良好。

3. 淤胆型病毒性肝炎　淤胆型病毒性肝炎分急性和慢性两种，SBC主要应与慢性淤胆型肝炎鉴别。慢性胆内胆汁淤积多在慢性重肝的基础上发生，其病理改变为肝细胞坏死再生和纤维化，致使毛细胆管和小胆管的结构和排列紊乱。另外，肝脏的再生结节和纤维化也可压迫和阻塞胆管，引起胆汁淤积性黄疸。引起胆汁淤积和机制尚不明确。可能与毛细胆管微绒毛原发损伤有关或继发于肝细胞本身胆汁分泌器官功能不良，致使分泌的胆汁有明显的生化改变，结果沉淀于毛细胆管中。当毛细胆管周围的微丝受感染等损伤时，电镜下可见毛细胆管腔扩大，微绒毛消失，与毛细胆管周围外浆蛋白质有特异的亲和性，发生共价结合，阻碍胆汁向胆管分泌，毛细胆管突起作用麻痹，而引起胆汁淤积。有些作者认为胆汁淤积是由于肝细胞损伤，损及肝细胞制造、分泌和排泄胆汁的功能。也有作者发现人末梢血淋巴细胞可产生一种淋巴因子而引起胆汁淤积，故又称为胆汁淤积因子（cholestafic factor，CF），其作用主要是抑制毛细胆管胆汁的排出或引起微丝功能丧失或微丝损害而造成胆汁淤积。临床上表现病毒性肝炎和胆汁淤积的症状与体征，慢性胆汁淤积性肝炎长期肝炎活动及广泛纤维化，最终导致门脉高压和腹水形成。除肝炎病史外，有病毒血清标记阳性、影像诊断无胆道梗阻的发现两者可资鉴别。

4. 心源性肝硬化　系慢性充血性心力衰竭反复发作所致。常见的病因有风湿性瓣膜病、缩窄性心包炎、冠心病、高血压性心脏病等。因此心源性肝硬化是以肝小叶中央炎症坏死为病理特征。与继发性胆汁性肝硬化不同点有：①有长期心血管疾病史，心力衰竭持续有半年以上；②肝脏由肿大而逐渐缩小，坚硬度较前增加；③脾逐渐肿大且硬，心力衰竭控制脾不缩小；④颈静脉怒张，肝-

颈逆流征阳性；⑤一般无食管静脉曲张。除缩窄性心包炎伴有严重的心源性肝硬化者外，一般不出现门脉高压症的食管静脉曲张表现。

5. 新生儿肝炎　主要是胆道闭锁与新生儿肝炎的鉴别。目前大多数学者倾向认为胆道闭锁与新生儿肝炎综合征可能是同一种病变的不同病理改变，因新生儿肝炎绝不能接受手术，因手术将加重病情和增加死亡率，因此应将两者认真进行鉴别。临床上主要鉴别要点有：

（1）黄疸：肝炎一般较轻，黄疸程度有波动性改变，而胆道闭锁则为持续存在，进行性加重；

（2）粪便：胆道闭锁较早出现陶土色大便且持续时间较长，在病程晚期陶土样大便可变淡黄，主要是因为肠液也含有大量胆红素所致。而新生儿肝炎可为间歇性出现白色大便，可有黄色便。

（3）体征：胆道闭锁者肝硬化、脾肿大多较肝炎者为重。

（4）病程：胆道闭锁多于1岁内死亡，而新生儿肝炎可自愈或好转。当然新生儿肝炎也有发展为完全性胆道闭锁者。

（5）实验室检查：胆道闭锁血清胆红素早期为结合胆红素增高，呈持续性升高。①血清胆红素：病程中晚期可表现非结合胆红素也升高，提示肝功能有损害。而新生儿肝炎早期即呈双相增高，甚至非结合胆红素更高。胆红素升降波动范围大。② ALP：新生儿肝炎 ALP 很少超过 40U，持续时间短，可自行下降。而胆道闭锁则可明显升高，持续进行性加重。③ AFP：肝炎时增殖的肝细胞使产生 AFP 增加，血清 AFP 含量增高，>40μg/L 时可考虑为新生儿肝炎。胆道闭锁主要为胆管上皮增生，不能合成 AFP，故 AFP 试验阴性。

（6）B超检查：新生儿肝炎时肝内外胆管及胆囊为开放性管腔影像。而肝道闭锁的肝外胆道不能探及，胆囊不显像或显著瘪小。

（7）经皮肝穿刺胆道造影（PTC）：可了解肝内胆管结构，判断胆道闭锁的病理类型，并可选择手术方法。

6. 代谢性与遗传性肝病　临床上较多见的代谢性肝病引起肝硬化腹水者有肝豆状核变性（Wilson）、血色病、α1-抗胰蛋白酶缺乏症、囊性纤维性肝病等。

（1）肝豆状核变性（wilson病）：其病理特征是肝硬化伴发豆状核变性。是由于铜蓝蛋白合成障碍、胆道排铜障碍、金属硫蛋白的基因或调节基因异常，溶酶体缺陷，引起血酮在身体肝、脑、组织沉积所引起的一种代谢性疾病。为常染色体隐性遗传性疾病。本病特点为：①表现锥体系统与体征：包括震颤、发音障碍与吞咽困难、肌张力增高（动作延缓、面部表情减少、讲话缓慢、步行障碍等）、舞蹈症、智力低下和性格改变等精神症状。②肝病：约半数患者在 5~10 岁左右，出现一过性黄疸或腹水，不久迅速恢复。大多于青少年期缓慢进行性食欲不振、轻度黄疸、肝大、腹水，神经症状一旦出现，患者肝病常迅速恶化，于几周～几个月陷入肝性脑病。有的患者先出现神经症状，然后出现肝病症状，引起脾大、腹水、食管静脉曲张等门脉高压表现。③角膜色素环阳性。④肾功能受损，出现高磷与高钙尿，蛋白尿、糖尿、肾小管酸中毒等。⑤骨关节疾病表现骨软化、佝偻病、自发性骨折、关节下囊肿、骨关节病等。⑥血清铜低 <11μmol/L（正常值 10.7~22.6μmol/L）、血清铜蓝蛋白低 <1.53μmol/L（正常值 1.53~3.3μmol/L）。尿铜增加（正常人尿铜 <1.6μmol/L）。青霉胺排铜试验阳性（连续2天口服青霉胺-D，0.9g/天，尿铜排泄增加）。⑦肝穿刺肝组织肝铜测定增加，平均高达 1 500μg/g 干重（正常 <50μg/g 干重）。根据以上几点可与继发性胆汁性肝硬化鉴别。

（2）特发性血色病（idiopathic hemochromatosis IHC，特发性血色病）：系一种铁负荷过多，形成肝硬化、糖尿病、心肌病、性功能减退与皮肤色素沉着等多系统表现的遗传性疾病，也属常染色体隐性遗传病。本病特征：①皮肤色素沉着：85%~100% 出现皮肤色素沉着，呈青铜色或灰褐色。②肝硬化：肝大坚硬，少压痛。常伴有消化不良、上腹痛、肝区痛、腹胀、腹水、肝掌等表现。黄疸及食管静脉曲张少见。1/3 患者并发肝细胞癌。③糖尿病：70%~80% 患者有糖尿病。④性功能减退：表现为性欲减退，阳痿、睾丸萎缩、阴毛稀少和闭经等。⑤心脏病：为含铁血黄素沉积于心脏所致，心脏明显增大，可发现各种心律失常和心力衰竭。⑥实验室检查：血清铁增高常 >40μmol/L（正常11.6~29.5μmol/L）；转铁蛋白饱和度 >45%（转铁蛋白饱和度 = 血清铁 / 血清总铁结合力 ×100）；血清铁蛋白增高达 900~6 000μg/L（正常 <300μg/L）。若铁蛋白 >1 000μg/L，转铁蛋白的饱和度 >62% 即可确诊。⑦肝活检：是确诊本病的主要方法。本病肝组织铁含量 >22 000μg/g 干重（正常 <1 000μg/g 干重）。

（3）抗胰蛋白酶（α1-AT）缺乏症：属常染色体隐性遗传疾病，α1-AT 是肝脏合成的一种低分子量糖蛋白，能抑制血清中约 90% 的胰蛋白酶活性，也可抑制纤溶酶、凝血酶、胶原酶和白细胞蛋白酶等。本病特点：①新生儿肝炎：表现与肝外胆管闭锁颇相似。及时作 Pi 表型分型有助于诊断。②肝硬化：幼年性肝硬化常继发于新生儿肝炎。从失代偿肝硬化症状出现至死亡时间为 0.5~4 年。成年性肝硬化临床表现与胆汁性肝硬化相似，门脉高压症表现显著，有的伴肺气肿。③合并原发性肝癌：患者可无肝病史，但常伴有肺气肿，AFP 呈阴性。遗传表型多为 PiZZ。④肺气肿：约 70%~80% 成年 PiZZ 纯合子患者在中年以前发生肺气肿，它是肺泡弹力纤维受细菌和白细胞溶蛋白酶侵蚀的结果。⑤血清 α1-AT 浓度降低（正常值为 2 000~3 000mg/L），降低 10%~15% 有诊断价值。

（4）囊性纤维化（CT）肝病：为一种常染色体隐性遗传疾病。系指汇管区有胶原纤维组织，内含形状、大小不一的胆管所构成的宽带，包围和分隔正常肝小叶，肝内胆管扩张成为小的囊肿，其中含有胆汁，多数患者有门脉高压及以肾髓质为主的病变。临床上表现肝脏肿大，门脉高压症出现食管静脉曲张及上消化道出血，腹水、黄疸罕见。部分患者有肝内胆管扩张、胆管炎、胆囊炎与先天性胆管扩张症易混淆，应当认真加以鉴别。但 CF 时乳儿期只有肝大，3~4 岁之后逐渐出现食管静脉曲张、呕血、便血、脾大等门脉高压的表现。少数患者有发热、黄疸和腹痛。另一特征为 50%~60% 患者合并肾脏病变，如多囊肾、海绵肾等，发生肾功能衰竭。部分患者有 Caroli 综合征，1/3 患者并发肝细胞癌或胆管癌。除 ALP 增高外，一般肝功能正常。CT 或 MRI 显示肝脾肿大，边界清楚，肝内胆管多发性扩张。

（5）肝淀粉样变性：淀粉样变性是一种细胞外淀粉样物质沉着于血管壁及组织中引起的疾病。淀粉样沉着多数在汇管区肝小动脉壁的中层，肝小叶的周围中间区，严重时肝小叶内淀粉样沉着引起肝细胞压迫性萎缩，汇管区纤维化，导致门脉高压发生。部分患者有脾大、腹水等症状。少数患者可由于肝内胆汁淤积而出现深度黄疸或由于门脉高压而并发食管、胃底静脉曲张破裂出血和腹水形成。细针穿刺肝活检具有重要诊断价值，显微镜下 HE 染色可见淀粉样物质被染成粉红色，结晶紫染色则显示嗜异性。刚果红染色在旋光纤维镜下切片可见独特的苹果绿色双折光。电镜下见到僵硬的无分支细纤维和五角形中空的杆状物质（P 物质）则可确诊。

（6）粪脂质沉积病：是指不正常的粪脂质沉积于网状内皮细胞系统的细胞内所形成的疾病。包括：① Gaucher 病：为类脂质代谢障碍病，是常染色体隐性遗传家族性疾病。肝肿大、门脉区 Gacher 细胞浸润，可出现门脉高压，甚至出现腹水。尚有脾大与脾亢、骨痛与病理性骨折，肺动脉高压与肺心病，故与 SBC 不难鉴别。② Niemann-Pick 病：有肝脾肿大，但很少引起门脉高压和腹水。

7. **感染性腹水** SBC 腹水一般为漏出液，如有继发感染时可为渗出液，此时应与其他病因引起的感染性腹水如化脓性腹膜炎、自发性腹膜炎及结核性腹膜炎等鉴别。

8. **肿瘤性腹水** 消化系统和系统性肿瘤时不管有无腹膜转移均可能发生腹水。肿瘤所致腹水多为血性或草黄色，如为营养不良所致也可为漏出液，肿瘤时有原发肿瘤的症状体征，如为血性首先想到肿瘤的诊断。

9. 慢性药物性肝病　药物诱致的肝损害常缺乏特异性，其组织病理特征可以是急性、亚急性或慢性病变，具体病理改变包括肝细胞坏死、淤胆、胆管病变、脂肪肝、血管病变和良、恶性肿瘤等。慢性药物性肝病的病变种类较多，临床表现也极为复杂。可有慢性肝炎、肝硬化、慢性淤胆、脂肪肝、磷脂沉积、肉芽肿肝炎、血管损害性肝病和肝脏肿瘤等。

（1）慢性药物性肝炎：往往起病后继续使用致病的药物或者是急性病后未完全恢复，又再次用该致病药而致。临床及生化异常仍持续不恢复或者甚至更恶化，即表现病变已趋于转入慢性。表现慢性肝病的症状如乏力、食欲减退、腹胀、肝区隐痛、消瘦等，可急骤或逐渐发生黄疸和肝衰竭，也可进展为肝硬化。

（2）慢性淤胆：药物诱发的慢性淤胆是指在停用致病药后黄疸持续6周以上，或因药物诱发急性肝炎而维持生化异常已达1年，包括ALP、γ-GT增高的无黄疸性淤胆的患者。能诱发长期淤胆的药物有：5-FU、氯丙嗪、赛庚定、甲基睾丸酮、甲苯磺丁脲、红霉素、砷化物、巴比妥盐、西米替丁、丙咪嗪、苯妥英钠、硫普罗宁等。临床上常见有四种类型：①第一型：肝细胞分泌障碍；②第二型：明显肝细胞坏死和门脉及小叶炎症；③第三型：组织学特征为叶间胆小管进行性炎症破坏，由于胆汁淤积可发展为继发性胆汁性肝硬化，因此慢性药物性淤胆性肝病实际上就是继发性胆汁性肝硬化的一个病因。④第四型：为肝内动脉灌5-FU引起的大胆管损伤。从受损的胆管分：ⅰ小胆管受侵淤胆：又分轻、重两型，后者临床表现与原发性胆汁性肝硬化相似，但预后较好，仅有少数患者发展为继发性胆汁性肝硬化；ⅱ大胆管受损：本型病变是硬化性胆管炎，发生于进行性肝动脉灌流5-FU引起，其发生率为5%~29%，常在用药几个月后发生硬化性胆管炎。

（3）肝硬化：能诱发慢性肝炎、肝硬化的药物有：阿司匹林、异烟肼、甲基多巴、维生素A、氟烷、烟酸、罂粟碱、丙基硫氧嘧啶、甲氨喋呤、呋喃妥英、磺氨酚等。患者表现黄疸、腹水、肝大、门脉高压及肝性脑病等。常伴有免疫机能障碍，血清中出现自身抗体，如抗核抗体、抗平滑肌抗体、抗微粒体抗体等。

（4）脂肪性：①大泡性脂肪肝：主要是由于脂类物质从肝细胞流出受损所致。也或致肝细胞坏死。②微泡性脂肪肝：病情重，转氨酶、胆红素轻度增高，有出血倾向，可引起低血糖、休克、氮质血症直至发生肝性脑病。

（5）血管性肝病：药物可引起肝静脉主干、肝小静脉或肝血管等损害。慢性者可表现门脉高压症或失代偿肝硬化，病情继续发展可死于肝衰竭。

三、治疗

（一）腹水的治疗

因多为漏出液，故应注意饮食和控制水盐摄入，3~5天不见消肿，加用利尿剂，严重腹水患者可考虑排放腹水或腹水回输术治疗，如有条件和适应证也可考虑手术治疗（参见本书第10章腹水的内科治疗）。

（二）病因治疗

病因治疗为治疗继发性胆汁性肝硬化并腹水的主要方面，因面对的是胆汁性肝硬化腹水的患者，肝纤维化、门脉高压难以治疗，加之常有肝硬化其他并发症并存，如黄疸、低蛋白血症、继发感染、消化道出血、水电解质失调、肝性脑病等，因此，即使有条件去除病因，如结石、先天性胆道闭锁，也不一定收到显著疗效。因此治疗时一定要个体化，针对患者的实际情况决定是否给予病因治疗。

1. 胆系结石的治疗

（1）胆囊切除术：为首选治疗方法。胆囊造口术适用于：①胆囊坏疽、穿孔、限局性或弥漫性腹膜炎；②高龄、全身情况差，难以耐受较大手术者；③局部炎性粘连严重，解剖不清，分离困难者；④技术条件所限，术者对胆囊切除经验不足者。

胆囊切除术指征：①急性发作，病程在72小时内；②反复发作的胆囊结石；③并发胆囊管狭窄、胆囊积水、积脓者；④虽无症状但胆囊功能明显丧失者。

腹腔镜胆囊切除（LC）：手术指征同胆囊切除术。禁忌证为胆总管结石、有上腹部手术者，肥胖、心脏、呼吸系统病、凝血机制障碍、门脉高压症。腹腔胆囊切除术中最主要的并发症是胆道损伤。LC并发胆管损伤的主要原因为局部解剖困难或手技问题。Calot三角区的严重粘连与疤痕形成，解剖关系不清所以损伤随着胆囊的炎症程度而增加。一旦发生应立即修复，遗憾的是大多数胆管损伤未能在术中发现。Morgaterm等提出，任何病人在LC术后出现腹部不适，厌食、恶心、倦怠等症状即应想到有并发症可能，如果尚有腹胀、低热和（或）白细胞计数增高必须用影像学方法进一步诊断。早期大多数胆道损伤可经ERCP或磁共振胆管成像（MRCP）诊断，如有肝门部狭窄可用PTC观察狭窄的程度及胆管损伤情况。如果ERCP证实胆囊管破裂，胆总管狭窄或残留结石，则应在内镜下置入弹性的内支撑或行括约肌切开术。如ERCP发现主要胆管横断则须立即行PTGBD（经皮胆囊引流）建立胆汁外引流以防胆汁逸入腹腔，然后在B超或CT引导下经皮置管引流，最后决定性治疗为开腹手术。Uecchio等11 400例LC经验总结指出，由于术中使用胆道造影大大降低了胆道损伤和结石残留，即使有胆道损伤也能在术中发现并及时得到处理。

（2）体外震波碎石：体外震波碎石（extracorporeal shock wave lithotripsy, ESWL）是一种机械性碎石的治疗方法。根据Sackmann等的报告此法并发症少，对含钙量高的结石同样有效，但由于只有10%~53%的病人适合作碎石治疗，而碎石治疗后4年结石复发率约20%，加上腹腔镜胆囊切除术的应用，从而限制了碎石技术的发展。根据上海中山医院资料以直径13~20 mm的单颗胆囊阴性结石的疗效最好。

（3）局部物理学碎石：包括超声碎石、钻头碎石、电液压碎石、高频电碎石、激光碎石、微波碎石等。

（4）口服溶石治疗：常用的药物主要为胆汁酸制剂，包括鹅去氧胆酸（chenodeoxycholic acid, CDCA）与熊去氧胆酸（ursodeoxycholic acid, UDCA），CDCA的常规剂量为0.2~0.3, 3/d，UDCA为400~600mg/d，优思弗为含熊去氧胆酸制剂，10mg/（kg·d）。急性胆系感染，胆道梗阻，孕妇及哺乳期妇女禁用，不良反应有胆结石钙化、软便。6~12个月为一疗程。适应证为：①X线透光的阴性结石，无钙化或结石外周无钙化者；②结石直径<10mm；③胆囊内胆固醇结石；④胆囊功能及肝功能皆好者。治疗期间1~3个月作胆汁酸分析1次，每半年作B超或口服胆囊造影1次，以了解溶石情况。溶石效率约为30%~70%，但停药后可复发，2年内结石复发率约50%，5年内复发率达75%。胆汁酸制剂的副作用有腹泻、肝功能异常。由于药价昂贵，治疗时间长，停药后复发率高使应用受到限制。此外，也可用保胆健素（dyskinebyl），含二羟二丁基醚，具有利胆、消炎、解痉、排石和降脂等作用。本品可减少结石形成，通过其利胆作用，对胆道系统机械冲刷，使泥沙样结石及术后残留结石的排出有较好效果。

Rowachol是一种萜烯类化合物，除溶石作用外，还能明显增加碳酸钙和磷酸钙的溶解度。但溶石效果不如CDCA和UDCA。近年来主张CDCA与UDCA各取半量联合作用，或Rowachol与CDCA联合使用，甚至CDCA, UDCA和Rowachol三种药同时使用，以提高溶石效果。

（5）灌注药物溶石：常用的药物有牛黄甘氨胆酸钠（Sodium tauroglycocholate）、辛酸甘油酯（monooctanion MO）、右旋烯（d-limonine）、甲基叔丁醚（methyl tertiary butyl ether, MTBE）、依地酸钠（ethylene diaminotetracetic acid, EDTA）、六偏磷酸钠（Na-IIMP）等。灌注溶石的疗效与胆石

的性状、用药的方法有密切关系。其疗效虽较口服溶石稍好，但目前对结石性质的判定、溶石剂灌注通道的建立，都还未能妥善地解决，如胆囊穿刺置管要有一定的经验、技术和设备，且灌注溶石相当费时，且副作用大如MTBE对局部刺激很严重，胆囊黏膜甚至可发生坏死，剥脱，因此尚未普遍开展。

（6）对结石并发慢性胆囊炎治疗：主要是胆囊切除术治疗。可合并使用一些消炎利胆药。可用：①加诺（托尼萘酸）：每片含甲基苯甲酸酯37.5mg，具有立即增加胆汁排泌，解除痉挛作用，α-萘乙酸75mg具有持续促进胆汁排泌、消除炎症作用。本品尚有抗炎性水肿、肝保护作用和降低胆固醇作用。用于胆囊炎、胆管炎、胆道功能紊乱、肝内胆汁淤积、胆囊后综合征等。每次1~2片，3/天，饭前服用。副作用轻微，可有轻微的胃肠不适或皮肤过敏现象，如稀便、恶心、皮疹等。孕妇、哺乳期妇女及肝、肾功能不良者慎用。②胆维他（trithioanethol）：用于胆囊炎、胆管炎、胆石症及高胆固醇血症治疗，尚有保肝，促消化作用。成人每次1片，3/天，胆道完全梗阻者禁用。不良反应偶有荨麻疹样红斑，停药即消失。③肝胆能：见加诺。

（7）中医中药治疗：①中药疗法：中药有改善胆道功能、控制感染、利胆排石等多种疗效。根据中医辨证施治，采用疏肝理气、清热利胆、通里排石等法。方剂组成多以金钱草、茵陈、木香、枳壳、大黄为主，随症加减。②总攻疗法：其原理为先利胆，促使Oddi括约肌收缩，引起暂时性"胆道内高压"。然后再使括约肌松弛，胆囊收缩，藉胆汁将胆管内结石冲出。其适应证为：胆总管结石，直径≤1cm；胆管下端无狭窄；肝管及肝内胆管多发性小结石；手术后肝胆管内残余结石；直径<0.5cm；的胆囊结石，胆囊排空功能良好者。本法主要分三个步骤：首先是以中药使胆汁排出增加。中医治疗根据辨证施治，肝郁气滞型：治宜疏肝理气为主，方以排石汤5号或柴胡疏肝汤加减；肝胆湿热型：治宜清热、化湿、利胆为主，方以排石汤6号或茵陈利胆汤加减；肝胃不和型：治宜疏肝和胃为主，方以疏肝和胃汤加减；气阴两虚型：治宜益气养阴生津利胆为主，方以生脉散加减。第二步治疗经上述中药治疗后应用药物将胆管下端Oddi括约肌收缩，使胆汁暂时潴留、胆囊胀大、胆压增加，在病人能耐受的情况下（一般40min），最后第三步用利胆药物、电针等开放括约肌，收缩胆囊利胆，在胆管压力突降，胆汁大量排出的过程中，往往胆管内结石一举攻下，或加速排出。

2. 先天性胆管扩张症治疗　主要是病因治疗。现多采用囊肿切除、胰胆分流、胆道重建的根治性手术。国内学者归纳治疗原则如下：

（1）在尽可能符合生理要求的前提下，进行肠管与近端胆道的吻合。解除胆总管的梗阻，恢复胆汁通畅地向肠道排出。胆道重建时要求保证吻合口足够大，避免吻合的肠管扭曲、成角。

（2）切除扩张胆总管与胆囊，排除今后可能的胆道癌变的问题。

（3）进行胰胆分流，解决胰胆管合流异常的问题。

（4）了解并解决肝内胆管存在的扩张或狭窄及肝内胆管结石的问题。

（5）了解并解决胰胆管共同通道可能存在的胰石问题。

3. Caroli病治疗　对Carolis病的最佳治疗方案仍有争论，严重病例的预后也往往较差。对于无胆道梗阻或胆管炎的患者可暂不治疗，观察随访。轻微症状者可以先采用保守治疗的方法，抗生素、利胆剂和保肝药物等。基本治疗原则应以早期诊断、预防和治疗胆管炎为基本要求。

由于病变广泛，所以外科治疗往往非常困难。如果病变局限于一叶肝脏，可以实施肝部分切除或肝叶切除，此种病例手术效果最为理想。如果扩张的囊肿较大且靠近肝脏表面也可以行囊肿部分切除后肝内胆管与空肠Roux-Y吻合，以促进胆汁的引流和结石的排出，部分病例效果较好，手术后顺利地促进黄疸的消退。对于病变累及左右肝叶，全身情况差，黄疸及肝内胆管炎症无法有效控制者，可以暂时性地行经皮肝穿刺胆道外引流手术（PTECD），以引流胆汁控制炎症和全身严重的黄疸。但手术后胆汁丢失量过多，常导致水、电解质平衡紊乱和营养不良。应该积极纠正，并适当提供静脉营养。

Caroli 病即使手术治疗，效果也并不满意。特别是弥漫性肝内胆管的囊状扩张者效果更差，如果病变广泛、反复发作无法控制，甚至导致肝硬化者肝移植就成为唯一的选择。

4. 先天性胆道闭锁

（1）早期诊断、及早治疗，诊断明确后，应尽早手术，2月以内手术者，预后好。超过3月者常发生胆汁性肝硬化而失去治疗机会，多在出生后6月龄~2岁内因肝功能衰竭而死亡。

（2）条件许可，行肝移植术。

5. 胆系肿瘤　见本章下一节

（三）胆汁淤积性黄疸的治疗

1. 营养疗法　由于胆汁中胆固醇含量高时，可影响胆汁黏稠度，使胆汁液量减少而致淤胆加重，因此应给低脂肪（40g/d）低胆固醇饮食为宜。每天要保持一定的水分进入体内，特别是食欲欠佳的患者，必要时静脉补给或插鼻饲管，水分可使胆汁黏稠度下降，有利于胆汁排出体外。胆汁淤积时因进入肠道的胆汁减少或缺如，致使脂肪及脂溶性物质吸收障碍，因此长期胆汁淤积的病人，可引起脂溶性维生素缺乏，应适当补充维生素A、D、K及E。为了补充维生素A，应食用含维生素A较丰富的食物，如胡萝卜、菠菜、韭菜、香菜、雪里蕻、黄花菜、杏干、动物肝脏、蛋黄、牛奶、咸水鱼等。也可用维生素AD丸（每含维生素A3000U，维生素D300U），1丸，3/天。口服维生素A的同时口服适量维生素E 0.1~0.2，1/d 有利于维生素A的吸收、储存和利用。鱼肝油每ml含维生素D_3约100U，浓缩鱼肝油每ml含维生素D_3 12 000U。维生素D_2（麦角骨化醇）每胶囊含维生素D_2 5 000~10 000U，注射剂每ml含400 000。维生素D_3有每ml含300 000和600 000两种制剂。维生素D治疗，一般主张从小剂量开始。鱼肝油5~10ml，3/d；维生素D_2或D_3每日剂量为5 000~10 000U口服。一般需2~6周后才见效，单用维生素D治疗效果不佳者，可配合用钙制剂1g/d可提高疗效。维生素K_1或K_2可肌肉或静脉注射，10mg，1~2/天，水溶性维生素K_3可口服或肌注，2~4mg，3/天。长期淤胆时，肝细胞的线粒体和微粒体可有形态和功能的改变，而影响ATP合成，故应补充ATP。

为了维持高热量，常用高蛋白高碳水化合物饮食，每日供给200g左右糖，蛋白100~120g，若肝肾功能明显障碍者要适当限制高蛋白饮食，以防加深黄疸，甚至诱发肝性脑病。

胆汁淤积时因胆道胆酸排泄量明显减少，常<10g（健康人可达300g/天），这样脂肪吸收也随之减少，必要时给予中链脂肪酸口服，它不会引起血脂增高，并对胰腺功能不全、胆汁缺乏消化不良、吸收障碍患者提供能源。

胆红素>170μmol/L的慢性胆汁淤积病人，一般情况较差者可用白蛋白、血浆或全血治疗。凡血浆白蛋白<30g/L，有腹水或水肿等为使用白蛋白的适应证。白蛋白具有消退黄疸、结合内毒素、保护肝细胞、渗透性利尿作用。白蛋白<25g/L时，可每周2~3次，静脉滴注，每次20%白蛋白50~100ml。

2. 病因治疗

（1）药物性淤胆：一般在停药后即好转，渐趋痊愈，黄疸消退，但有少数病例黄疸持续不退者，可加用还原型谷胱甘肽（TAD）治疗。TAD的药理作用：①能稳定血红蛋白和膜蛋白的巯基，使其免受氧化，从而保持红细胞的代偿代谢；②对抗氧化剂及自由基对巯基（SH）的破坏作用，保护细胞膜中含巯基的蛋白质和含巯基的酶不受破坏；③参与糖代谢及三羧酸循环，为机体提供能量；④促进胆酸作用，TAD促进γ-谷氨酰循环而补充甘氨酸和牛磺酸的损失，从而改善脂肪代谢及脂溶性维生素的吸收；⑤促进肝脏的解毒和合成功能；肝细胞膜作用，因而可促进肝功能的恢复；⑥TAD是许多酶的辅酶或辅基，参与体内碳水化合物、脂肪和蛋白质的代谢。常用TAD600mg，肌注，1/天连用30~60天或TAD600ng，静注，也可加入葡萄糖液中静滴，1/天，30~60天为一疗程。

（2）淤胆型黄疸型肝炎：患者应卧床休息，进流汁易消化饮食，避免应用对肝有损害的药物，给予一般保肝药物，补充多种维生素。应用利胆药，可用利胆素0.5g，3/天；加诺0.1，3/天；保胆健素0.5ml，3/天；熊脱氧胆酸750~1 500mg/d，口服。有人用10%葡萄糖500ml+维生素C2~3g+脉胺定10ml，静滴，15~30天为一疗程也收到降黄效果。最为有效的药物首推肾上腺皮质激素，口服强的松10~20mg，3/天，共服5~7天，血清胆红素较服药前降低40%~50%。肾上腺皮质激素可保护肝细胞内亚微结构，增加微细胆管的胆汁流量；抑制毛细胆管通透性；减轻水肿、促进胆汁合成和分泌；还可促进肝细胞对胆红素的代谢。鉴于上述作用，为多数学者推荐应用。长期用药时，应注意有无不良反应发生，如高血压、肥胖、类Cushing综合征、糖尿病、感染扩散、溃疡出血、水钠潴留等，应给予相应处理，并逐渐减小用药剂量。

苯巴比妥可增加肝细胞膜通透性，使血流中的间接胆红素进入肝细胞，也可使胞浆液中的受体γ蛋白增加，将胆红素摄入肝细胞并转运至滑面内质网进行结合。苯巴比妥可诱导肝内酶的活性，使滑面内质网增殖，可加速间接胆红素代谢为直接胆红素。成人用量30~60mg，3/天，可连用4~8周，黄疸重者可至4个月。此外也可试用胰高糖素-胰岛素治疗。一般用胰高糖素1mg+胰岛素10U，加于10%葡萄糖液250~500ml中静滴，1/天，连用7~10天为一疗程。

低分子右旋糖酐500ml+肝素50mg静滴，1/天，20~30天为一疗程，可改善胆汁流量，加速黄疸的消退。

3. 对症治疗

（1）瘙痒：①纳络酮（naloxone）：为鸦片肽拮抗剂。实验研究胆汁淤积、大鼠的大脑内鸦片肽μ受体明显减少，证明中枢神经系统鸦片肽的改变导致胆汁淤积瘙痒的发生。常用1.6~2mg加入液体中静滴，1/天。不良反应有戒断综合征，表现寒战、烦躁、焦虑、恶心呕吐、心动过速。②利福平：利福平诱导肝微粒体内的药物转化酶，它增加6β羟化作用及葡萄糖醛酸甙作用，或通过干扰肝内胆汁酸的转运达到减轻瘙痒作用。300~600mg/d，5~7天后可缓解瘙痒。③消胆胺：是一种阳离子交换树脂，对缓解瘙痒疗效较好。消胆胺可抑制肠道内胆酸的再吸收，减少胆酸的肠肝循环，长期应用可改善高胆红素血症，还有增加胆汁流量作用。成人6~9g/天分3次服。④口服氢氧化铝8~15g/天。其作用与消胺相似，吸附肠道胆酸减少重吸收。⑤用清水、肥皂水或1%~2%硫酸镁洗澡，可降低皮肤组织中胆酸。⑥口服苯巴比妥。

（2）精神紧张的治疗：由于病人有黄疸、瘙痒、思想负担很重，常影响睡眠。应给病人做好解释和思想工作，可适当应用镇静安眠剂如安定、佳乐定、海洛神等。

（3）针对黄疸治疗：见降黄治疗。

4. 降黄治疗

（1）治疗原则：①加强胆红素结合与排泄：胆汁淤积时结合胆红素占总胆红素的60%以上，严重淤胆者肝细胞的线粒体、微粒体和功能受到破坏，肝细胞膜的完整性、高尔基小体、葡萄糖醛酸转换酶的活性也受到不同程度的影响，致使结合胆红素降低，此时结合胆红素可低于60%，甚至低于50%，故应加强胆红素的结合，以利其排泄。②促进胆红素排泄：胆汁淤积时毛细胆管微绒毛微管、微丝脱落、断裂、胆栓形成、肝细胞膜炎症及胆汁黏稠等，使胆汁流减少，且结合的胆红素难以排泄，因此需要疏通肝内毛细胆管通道消除炎症和水肿，以利于胆红素的排泄，可用激素、抗生素、苯巴比妥等治疗。应用利尿剂可加强胆红素的排泄。③减少胆酸的肠肝循环：血液中的胆酸及胆固醇有很大一部分是从肠道再吸收入肝进一步入血运循环，正常情况下肝脏有很强的代谢能力，对吸收回肝的胆红素很快进行代谢，不引起血清胆红素增高。胆汁淤积时，尤其是肝细胞功能受损的情况下，排入肠道的胆酸量明显增加，返回入肝的胆红素也比正常显著增加，此时肝脏不能将来自肠道的胆酸迅速进行代谢，反流入血，使血清结合胆红素水平增高，故减少肠肝循环有助于降低血清胆红素水平。如用熊去氧胆酸治疗。

（2）治疗方法：

①肾上腺皮质激素：治疗机制：肾上腺皮质激素能使门脉区炎症消退，可能增加小叶间胆管的胆汁流，尚有利胆作用和增加肝细胞对胆红素的结合。除此之外，小剂量激素能促进巨噬细胞的功能，抑制迟发型变态反应和自身抗体产生，减轻免疫反应，起到抗炎、抗过敏、抗渗出作用。

剂量和用法：用药剂量，用法和疗程各作者意见尚不完全统一。多数作者认为使用强的松30~45mg/天，连用7~10天，胆红素可下降40%~50%，效果不佳者应及时减量以至停药。如果治疗有好转可持续应用20~30天，然后根据胆红素情况逐渐减量维持，直至病情恢复。

②甘利欣：甘利欣可抑制过氧化脂质的生成，对羟自由基（·OH），超氧阳离子自由基（O_2^-）、过氧化氢（H_2O_2）等有清除作用，抑制钙离子向细胞内转移而免致细胞受损。其中水解产物葡萄糖醛酸能与胆红素结合，结合后分子内部结构发生改变，能从尿中排出。甘利欣还有较强的利胆、保肝功效，通过抑制磷脂酶A2活性和PGE2的生成起到抗炎作用。常用量甘利欣150~200mg加入10%葡萄糖液中静滴，1/天，30天为一疗程，依病情可进行1~3个疗程。

③腺苷蛋氨酸（transmetil，思美泰）：腺苷蛋氨酸是蛋氨酸和三磷酸腺苷在腺苷蛋氨酸合成酶作用下产生。腺苷蛋氨酸是存在于人体所有组织和体液中的一种生理活性分子，它在体内代谢甲基化和转硫基化过程起关键的作用。在肝内，通过使质膜磷脂甲基化而调节肝细胞膜的流动性，而且通过转硫基反应可促进解毒过程中硫化产物的合成。如腺苷蛋氨酸缺乏，肝细胞膜脂甲基化降低，膜流动性减低，肝窦及毛细胆管底侧膜的 Na^+-K^+-ATP 酶活性降低；如转硫基作用降低，则肝细胞内半胱氨酸、谷胱甘肽及牛磺酸合成减少。谷胱甘肽及其结合物是促非胆汁酸依赖胆汁流的主要成分，缺乏时导致肝内胆汁淤积。用于妊娠期胆汁淤积，药物性胆汁淤积，原发性胆汁性肝硬化、病毒性胆汁淤积性肝炎、酒精性胆汁淤积等。腺苷蛋氨酸500mg加于5%葡萄糖液250ml中静滴或肌注，2/天，连用2~4周，然后改口服维持，1~2g/天，用4~8周。经治疗瘙痒、乏力改善，血清胆红素、ALP及ALT下降。转甲基化及转硫基化均见改善，肝内谷胱苷肽明显提高。

④熊去氧胆酸（UDCA，优思弗）：熊去氧胆酸可替换肠肝循环中有毒性的胆盐，如石胆酸、去氧胆酸及鹅去氧胆酸，并通过竞争性抑制回肠对其他胆盐的重吸收；防止胆汁酸诱导的肝细胞凋亡与溶解；阻断有毒性的胆盐激活肝巨噬细胞，防止脂质过氧化，有抗氧化作用；UDCA显著增加胆汁磷脂和胆固醇的分泌，刺激Cl−通道开放，使Cl−外流，增加胆小管胆汁分泌，改善肝排泄功能；UDCA能改善静脉高能营养胆固醇比例增高使膜流动性减低而减轻胆汁淤积，UDCA还可减少胆汁酸掺入线粒体膜，具有保护线粒体氧化代谢功能。UDCA用量为250mg，3/天，口服。无效时可增至500mg，3/天。

⑤低分子右旋糖酐加小剂量肝素：低分子右旋糖酐及肝素均具有疏通微循环，改善肝血流量，使胆汁变稀，增加胆汁流量作用。肝素可拮抗凝血酶和抑制活化因子X，早期应用肝素可防止凝血因子的消耗和微血栓形成。每日肝素50~100mg加入低分子右旋糖酐500ml中静滴，1/天，2~4周为一疗程。

⑥苯巴比妥：参见本节药物性淤胆治疗。

⑦山莨菪碱和维生素K：山莨菪碱有解除血管痉挛、改善血供和微循环，促进肝细胞功能恢复之功效，尚有提高免疫，降低体液免疫，起到免疫调节作用。维生素K能解除乙酰胆碱的致胆管平滑肌痉挛，松弛Oddi括约肌，降低胆道阻力，增加胆汁排出，达到降黄目的。

山莨菪碱每次20~30mg，维生素K130~40mg加入10%葡萄糖液中静滴，1/天，30天为一疗程。

⑧硫酸镁加丹参：丹参具有改善肝微循环，增加胆汁液作用。硫酸镁可使Oddi1括约肌松弛，

胆囊收缩，促进胆囊胆汁排出，并诱导肝内胆汁排出。用33%硫酸镁10ml，3/天，口服。复方丹参注射液12~16ml加入10%葡萄糖液中静滴，1/天，20~30天为一疗程。

⑨人工肝：新近采用三醋酸纤维膜及聚甲基丙烯酸甲酯膜制成空心纤维血液透析滤过器将过多的胆红素除去。或用血浆置换，即将患者血浆分离出来弃掉，补充新鲜血浆，对胆汁淤积有一定疗效。缺点是：需消耗大量新鲜血浆；易发生HIV、HCV、HBV的经血传播；少数患者可出现过敏反应。

（四）水飞蓟素治疗

水飞蓟素（Silymarin）是水飞蓟（Silybum marianum，牛奶蓟）的活性化合物，历史上一直用于治疗慢性肝病。水飞蓟素使用的一个重要障碍是其生物利用度低。水飞蓟素是一种复杂的混合物，包括一系列不同的黄酮苷异构体。水飞蓟宾是其中一种异构体，占水飞蓟素混合物的50%，在水飞蓟的抗氧化作用中起着重要作用。这些抗氧化作用是水飞蓟宾非对映体发生生物转化导致葡萄糖醛酸衍生物形成的结果。

1. 作用机制

（1）抗氧化作用：水飞蓟素的抗氧化财产来源于它能够利用清除剂，消除自由基。水飞蓟素的抗氧化活性具有不同的潜在机制。这些包括抑制防止自由基形成的活性氧生成酶、清除所述自由基、肠道离子螯合、促进保护分子合成和抗氧化酶激活。已证明水飞蓟素的抗氧化财产可以恢复NAD⁺内环境平衡，以及AMP激活的蛋白激酶α途径改善聚（ADP核糖）聚合酶功能（与氧化应激相关的所有重要调节途径。此外，水飞蓟素的抗氧化能力通过下调过氧化物酶体增殖物激活受体γ、乙酰辅酶A羧化酶和脂肪酸合酶来降低新生脂肪生成，从而改善肝脏脂质稳态。

（2）抗纤维化作用：水飞蓟素的抗纤维化活性主要是由于其通过抑制成纤维途径（如与细胞骨架形成、成纤维胶原和电子转移链相关的途径）抑制肝星状细胞转化为肌成纤维细胞的能力。具体而言，水飞蓟素下调TGF-β1mRNA，抑制NF-kB，并阻止肝星状细胞的刺激。这些发现得到了动物模型研究的支持，其中水飞蓟素被证明可以减缓早期纤维化的进展。

（3）抗炎作用：水飞蓟素的免疫调节活性通过防止炎症小体和NF-，以及激活法尼西基X受体，后者反过来可以减少肝脏炎症。水飞蓟素的抗炎和抗氧化能力也被证明可以减少慢性HCV感染对肝脏的病毒相关损害。

（4）抗毒素作用：在药物/毒素相关肝损伤的情况下，水飞蓟素防止进一步损害的主要机制是通过调节膜渗透性和在特定结合位点竞争性抑制毒素。

（5）抗癌作用：据信与抑制氧化应激、促进细胞凋亡、细胞周期阻滞和线粒体途径抑制有关，水飞蓟素帮助肝脏再生的能力也是一个重要特征，使其非常适合作为CLD患者的潜在治疗方法。具体而言，可能通过聚合酶I的刺激，与核糖体RNA合成有关素运输系统中。

2. 剂量　目前，水飞蓟素有多种不同的形式，包括不同强度的胶囊和片剂，建议每日剂量在420~600mg之间。

3. 疗效　水飞蓟素是一种有效的炎症、纤维化和氧化应激抑制剂，安全且药物相互作用风险低。尽管在患者的治疗中存在一些疗效证据，但水飞蓟素的总体疗效仍不清楚，最近的一项多元荟萃分析显示，在治疗中临床实质性益处不多。水飞蓟素可能与抗氧化剂结合使用；然而，需要更多的研究来更好地阐明水飞蓟素在继发性胆汁性肝硬化治疗中的作用。

（五）门脉高压的治疗

1. 通过分流程序降低门静脉压力　降低门脉高压的最有效措施是绕过肝硬化患者肝内阻力的增加，通过门腔静脉、中腔静脉或近端脾肾分流将血液分流至下腔静脉。评估开放式分流手术潜力的对照试验主要用于评估其预防静脉曲张出血的效果。经颈静脉在门静脉分支和肝静脉分支之间插入肝内支架分流术（TIPSS）的侵入性较小，已成为门静脉高压及其并发症的一种既定治疗方法。在大多数患者中，根据门静脉压力梯度评估，TIPSS植入可使门静脉压力降低50%以上。减小的程度取决于支架的直径。TIPSS可预防绝大多数患者的静脉曲张再出血。根据许多对照试验和相应的荟萃分析，TIPSS优于在添加或不添加β受体阻滞剂的情况下结扎静脉曲张。然而，结扎和β受体阻滞剂的组合仍然被认为是预防再出血的首选方法，主要是因为患有失代偿性肝硬化（胆红素>51.3~85.5μmol/L）的TIPSS患者是分流插入的次优人选，因为他们具有相对较高的肝脏和精神功能恶化风险。因此，在选择性情况下，TIPSS植入主要用作治疗食管静脉曲张再出血或治疗顽固性腹水的潜在挽救程序。根据随机试验，由于顽固性腹水或复发性出血事件，约20%接受局部内镜下再出血预防的患者不得不改用TIPSS植入术。因此，对于静脉曲张出血和腹水患者，早期放置小管腔覆盖的TIPSS应被认真考虑作为TIPSS的一个缺点是裸支架的分流闭塞，这是分流手术后的罕见事件。然而，通过引入聚四氟乙烯覆盖的支架，在很大程度上解决了这个问题。此外，有证据表明，放置小直径覆盖支架（8mm）可降低脑病发生率，同时仍能防止再次出血。但是，不幸的是，即使是小的覆膜支架也仍然有患脑病的风险。尽管TIPSS插入目前是降低肝硬化患者门脉高压和预防出血的最有效方法，但与接受非分流入路的患者相比，至少在选择性情况下，TIPSS插入不会提高生存率。这也适用于最近的比较非选择性β受体阻断剂（NSBB）与TIPS连接或不连接的试验，这些试验采用覆盖支架。

试验表明，预防性或"早期"TIPSS插入对高危患者有益，主要是活动性出血、失代偿性肝硬化和/或HVPG>20 mmHg的患者，不仅止血和早期再出血，而且长期生存率也很高。然而，这一策略仍需在广泛的临床实践中建立和证明。目前，急性静脉曲张出血的早期TIPSS插入既不总是可用的，也不广泛应用。在急性和选择性情况下，TIPSS插入对预防肝硬化患者出血的积极作用随着与指数出血事件的时间距离的增加而下降，即对于肝硬化患者的出血治疗，必须确定合适的患者和适当的时间窗。

TIPSS对肝硬化的血流动力学变化有积极影响。分流放置后中心血容量和心输出量增加。这与肝硬化患者肾素-血管紧张素-醛固酮系统（RAAS）的失活和肾钠排泄受损的改善有关。它解释了TIPSS插入对难治性腹水动员的积极作用。虽然这种方法最初是为了预防肝硬化患者的肠道出血而开发的，至今接受支架治疗腹水的患者数量超过了出血指征。关于TIPSS的作用，特别是与白蛋白输注的穿刺术相比，TIPSS在腹水患者生存方面的作用一直存在争议。对使用裸支架的早期研究的分析已经表明，TIPSS提高了顽固性腹水患者的无移植生存率。最近一项随机研究显示，与白蛋白穿刺相比，使用覆膜支架的患者数量有限，接受覆膜TIPSS治疗复发性腹水的患者无移植生存率显著提高。

总之，TIPSS，尤其是经过技术改进的支架，已经在预防和治疗肝硬化患者的肠道出血和腹水方面得到了很好的应用。然而，患者的选择是关键。相比之下，几乎没有任何中心仍然为门脉高压施行分流手术。

分流，包括TIPSS，绕过肝硬化患者增加的肝阻力，通过将血液池从内脏转移到中央静脉室发挥其有益作用。相比之下，大多数药物的作用更多的是减弱肝硬化中被激活或过度激活的刺激。

2.非特异性药物对门脉压力的影响　新的和旧的病因学概念表明，晚期肝硬化合并门脉高压是一种涉及大多数器官的全身性疾病。应对这一问题仍然是一个挑战。病因的中断是最重要的步骤，主要与肝病的进展有关，但也与立即降低门脉压力的效果有关。这适用于丙型肝炎或戒酒者。由于慢性酒精中毒现在是大多数国家肝硬化和门脉高压的最常见原因，我们需要更全面的方法来治疗酒精使用障碍。

（1）非选择性β受体阻滞剂（NSBB）：近40年前，一个法国小组提出了用NSBB治疗门静脉高压的概念，其假设是肝硬化门静脉高压患者门静脉分支血流量增加，NSBB 通过降低心脏指数和内脏血管舒张来降低门静脉流量和压力。这一概念被证明是正确的，但门静脉压力的平均降低仅为 15%。许多随机对照研究证明了 NSBB 在门脉高压症治疗中的优势地位，主要用于预防首次出血，并结合内镜结扎治疗复发性出血。然而，对于预防第一次出血，食管静脉曲张的单独结扎，尤其是在大静脉曲张患者中其疗效与 NSBB 相比两者疗效相似。在这种情况下，NSBB 和连接的组合没有优势。尽管自 20 世纪 90 年代中期以来已知，只有 HVPG 评估的充分减压（>20% 或 <12mmHg）的患者才能充分防止再出血，尚未发表合适的对照研究来解决以下问题：通过血流动力学控制（HVPG 测量）定制的 NSBB 的应用是否优于在任何患者中应用 NSBB 进行初级出血预防。不幸的是，仅有约 40% 的患者实现了足够（>20%）的门脉压力降低，几乎 1/3 的肝硬化患者有 NSBB 禁忌证、副作用或不符合应用。

最近一项预防再出血的研究表明，与无反应的患者相比，对 NSBB 表现出血流动力学反应的肝硬化患者的生存率有所提高。然而，关于 NSBB 的持续是否可能甚至会使无应答者的结果恶化，争论仍存在争议。这一点从未进行过系统评估。值得注意的是，在此背景下，有人认为 NSBB 除了对内脏血流动力学的影响外，还调节肝硬化的全身炎症。这可能解释了为什么在入院前 3 个月内接受 NSBB 治疗的肝硬化和 ACLF 患者（其中一半患者在入院后也继续接受 NSBB）比未接受 NSBB 的患者稍微好一些，但长期生存率没有差异。

一份法国出版物引发了对顽固性腹水患者或腹水感染后患者是否应停用 SBB 的争论。迄今为止，大多数专家都同意，只有收缩压低于 90mmHg 和肾功能恶化的迹象才是继续使用 NSBB 指征。

肝硬化患者的 NSBB 类型已成为一个问题，因为有研究表明，在肝硬化患者中，卡维地洛（一种具有额外 α-1 肾上腺素受体阻断的 NSBB-）比心得安或那多酚（根据 HVPG 滴注测定）诱导更好的血流动力学反应，并阻止小食管静脉曲张的进展，而普萘洛尔没有这种作用。回顾性数据甚至证实了接受卡维地洛治疗的肝硬化和腹水患者的生存期延长，而最近一个分析多个临床研究得出结论，卡维地洛甚至可能会比普萘洛尔和那达洛尔增加死亡率。所有这些都必须谨慎考虑，直到进行了足够的具有预定义终点的随机试验。无论使用何种 NSBB 类型，都必须特别注意肝硬化患者的血流动力学状态，尤其是在伴有严重腹水、肾功能不全、心输出量减少和/或感染的情况下。

总之，NSBB 在门静脉高压的治疗中保持了几十年的地位，主要用于预防静脉曲张的首次或复发性出血。它们可能对减少肠道的感染性刺激具有额外的多效性作用。固对严重失代偿期肝硬化或血流动力学不稳定的患者需要谨慎使用。

（2）他汀类药物：NSBB 主要针对病变肝脏以外的功能失调的心血管系统。肝硬化患者表现出内脏和全身血管扩张，而他们通过肝脏的血液灌注受到肝内收缩细胞的增加和无对抗性激活的阻碍，除了由于纤维化、窦毛细血管化或再生结节引起的结构变化。这一过程中的关键步骤是 Diss 空间中肝星状细胞的激活和转分化，以及由到达肝脏的多种不同刺激引起的正弦细胞的功能障碍。许多治疗门脉高压的近期策略旨在调节这种慢性肝内高反应性炎症过程及其缺陷。多年来，他汀类药物一直是人们关注的焦点。关于这些药物的多效性作用，除了其降低 LDL 胆固醇的益处外，还有许多报道，其中一些与肝病相关。其中重要的是血管扩张剂一氧化氮的肝内形成增加，通过小 GTP 酶的前酰化降低激活肝星状细胞的信号分子的下调，调节肝星状和内皮细胞之间的串扰，恢复肝内内皮功能的转录因子的上调，以及肝内炎性细胞因子的下调。所有这些效应都解释了实验性肝硬化中肝内阻力的降低，门脉压力下降，胶原形成变钝。在因静脉曲张出血而死亡的肝硬化患者中进行的首次预防再出血的随机临床试验不能证实在标准再出血预防（结扎和 NSBB）中添加他汀类药物进一步降低再出血概率的假设。然而，与安慰剂相比，他汀组的生存率更好。在接受他汀类药物治疗的患者中，出血事件的死亡率和感染率较低。这可以通过观察到他汀类药物具有抗炎和免疫调节作用来解释。

大型回顾性研究表明，他汀类药物可降低慢性乙型肝炎和丙型肝炎相关肝病中肝硬化及其失代偿的风险，这可能是因为其在肝脏内具有抗炎作用。因此，他汀类药物可能主要发现其作为辅助治疗的作用，以延缓肝硬化和门脉高压及其并发症的进展，在这些患者中，慢性肝病的病因无法及时中断。在这些患者中，他汀类药物的潜在肝毒性是一个小问题。然而，在失代偿性肝硬化患者中，必须特别注意不良事件。动物研究发现，捐赠一氧化氮的他汀类药物可能同样有效，但毒性较小。

3.肠道调节　细菌酶对单个胆汁酸的改变可能通过核和G蛋白偶联的细胞表面受体的诱导导致肝胆损伤。基于这些见解，最近深入审查了，提出了许多方法来调节肝硬化和门脉高压的过程。由于与健康个体相比，肝硬化患者体内发现了微生物群的明显变化，并减少了本地细菌，因此正在进行的试验旨在通过抗生素、益生菌或合生元治疗肝硬化患者的肠道失调。这些试验大多研究替代标记物。在诸如肝衰竭、出血或死亡等严重临床终点方面的结果仍远未达到。一项有前景的随机研究显示，益生菌降低了印度主要患有酒精性肝硬化患者的肝病严重程度和住院率。来自印度的另一项研究发现，与HVPG的降低相比，服用该益生菌增加了普萘洛尔的应答率。

在肝硬化和静脉曲张出血患者和失代偿性肝硬化患者中，全身应用抗生素（影响其他器官和肠道）可提高生存率。但对门静脉血流动力学的直接研究很少。诺氟沙星部分逆转了高动力状态，而RAAS激活和门脉高压没有受到影响，或仅在轻微程度上受到影响。利福昔明是一种非吸收性抗生素，经证实对肝性脑病有疗效。虽然它在肠道中的作用尚未完全阐明，但已经发现它可以减少肠道衍生毒素和炎症刺激物（如氨和内毒素）的产生和吸收。总的来说，它对肠道的影响可能比抗生素更有益。根据非对照试验，利福昔明降低了酒精相关失代偿性肝硬化患者的血浆内毒素水平和HVPG。此外，它降低了肝硬化（包括出血和脑病）失代偿的5年累积概率，并导致更好的生存率。然而，尽管这些数据很有希望，但它们仅来自一个中心，至今仍无法控制。一项由利福昔明治疗4周组成的随机双盲安慰剂对照试验发现，利福昔敏对细菌易位、HVPG、全身血流动力学、肾功能或血管活性激素（包括血浆肾素）没有影响，进一步的研究发现利福昔明对全身炎症标志物或肠道细菌组成没有短期影响。

肝脏和胆道疾病中胆汁酸的肠肝循环改变也成为门静脉高压症的研究课题。胆汁酸稳态的主要调节因子，如法尼素X受体（FXR）或TGR5，由特定药物处理。两个不同的研究小组发现，在肝硬化动物模型中，法尼类受体激动剂可降低门脉高压。然而，从在大鼠中证明这一概念到在临床情况下确定治疗方法，还有很长的路要走。考虑到FXR激动剂奥贝胆酸已经用于原发性胆汁性胆管炎的Ⅲ期试验，应特别强调确定这些药物在多大程度上可以阻断门脉高压及其并发症。在动物模型中测试了具有或不具有伴随TGR5活性的其他非胆汁酸和非甾体FXR激动剂。

在动物身上，现在甚至在一小部分人类身上，粪便微生物群的移植可以逆转肝病或其症状。此外，将来自益生大鼠的粪便移植到具有NASH门脉高压模型的动物，显著降低了门脉压力。然而，到目前为止，很难想象这种方法在临床常规中会有未来。

至少根据动物模型的研究，与酒精摄入相关的肠道失调和肠道通透性改变不仅影响肝脏，还影响脂肪组织和大脑，其中自主神经系统作为调节回路参与其中。肠道对免疫系统的激活，包括Toll样受体信号传导，以及促炎细胞因子的释放，现在被认为是一种广泛的现象，不仅会导致器官损伤，还会导致大脑失调，导致对不健康饮食和液体的无抵抗渴望。在这种恶性循环中，门脉高压是疾病的晚期结局。因此，支持由大脑控制的患者饮食习惯的有益改变是非常值得的。研究表明，在肝硬化患者中，减重或戒酒可显著降低门脉高压。这似乎是影响肠-肝轴和门脉高压的最重要策略。

4. 联合和阶段性治疗　在无临床症状的代偿性肝硬化阶段，停止进展至关重要。这主要是通过阻断导致门静脉高压的炎症和纤维生成的病因实现的。令人信服的例子包括阻断或抑制病毒血症、戒酒、免疫抑制自身免疫性肝病、在原发性胆汁性胆管炎中使用熊去氧胆酸，或在血色病中使用静脉注射。在所有这些不同的病因中，早期诊断很重要。然而，必须考虑和治疗加重肝脏损害的共同因素（如肥胖、酒精摄入或肝毒性药物）。

一旦出现门脉高压，如上文所述的侵入性或非侵入性方法所记录的，就需要减弱其与全身血流动力学的相互作用，并防止进一步的器官功能障碍。这不仅适用于肝脏，也适用于心脏、肾脏、大脑和肺部。在这个阶段，通过调节肠道作为炎症刺激源或延缓炎症途径来降低门脉高压可能是一种有前途的策略。在这方面，他汀类药物、NSBB、FXR 激动剂、益生菌和抗生素已被证实或似乎有前景。

对于腹水和静脉曲张出血患者，早期放置小管腔 TIPSS 是一种选择，因为它对预防出血和改善肾功能具有重要作用。然而，一旦疾病的发展阶段变得更为严重，向 ACLF 发展的威胁更大，如果不进行肝移植，生存率很低，很难改善。因此，必须更加努力地早期发现和预防肝病，并且必须制定除移植外的更有效措施来治疗失代偿期肝硬化。结合小管腔 TIPS 和调节全身炎症反应可能是一种可能的方法。

5. 结语　门脉高压是晚期肝病的表现。降低门静脉压力是预防肠道出血和治疗腹水的最有效步骤。但这对生存的影响有限。炎症刺激的中断或调节导致肝脏损伤和其他器官功能障碍是防止死亡或肝移植作为最终抢救的关键。

（六）胆管损伤治疗

1. 胆管损伤的范围、分类　胆管损伤（bile dnct injury，BDI）的严重程度从相对简单的胆囊管或肝表面泄漏到完全横断甚至切除一个或多个胆管，有时伴有血管损伤，主要涉及右肝动脉和右门静脉。BDI 有几种分类系统，通常接受 Strasberg 分类和 Bismuth 分类（表 26-1）。治疗通常是高度个性化的，不仅因为损伤类型，而且因为损伤检测时间、共病、患者的临床状况（例如，败血症或腹膜炎的存在）以及（再次）入院的位置和诊断限制了治疗。为了获得最佳结果，包括肝胆外科医生、消化科医生和介入放射科医生在内的多学科方法至关重要。

表 26-1　BDI 的 Strasberg Bismuth 分类

A 囊性导管泄漏或肝床小导管泄漏
B 异常右肝管阻塞
C 未结扎异常右肝导管的剖切
D 大胆管侧面损伤
E 主要胆管的周向损伤：
E1 距门 >2cm 的横截面或狭窄
E2 距门 <2cm 的横截面或狭窄
E3 分叉处的横截面，左右肝管之间无接触
E4 分叉处的横截面，左右肝管之间失去连通
E5 右节段导管损伤合并 E3 或 E4 损伤

对于接受择期胆囊切除术的患者来说，BDI 是一种意外的、毁灭性的并发症。它与高发病率甚至死亡率相关，通常需要侵入性治疗。即使是 A 型损伤（通常被归类为"轻微损伤"），由于持

续性胆汁泄漏和胆道脓毒症，仍可能导致相当大的发病率。据报道，重大损伤的短期发病率高达40%~50%，死亡率为2%~4%。晚期并发症包括胆道狭窄、吻合口狭窄、复发性胆管炎和胆汁性肝硬化，这加重了患者的负担。此外，BDI患者的生活质量（QoL）受损，甚至在胆囊切除术后几年也如此。BDI对患者造成重大影响。

2. 吻合口狭窄的处理　在Roux-en-Y肝管空肠吻合术（Hepatojejunostomy，HJ）之后，由于解剖结构的改变，ERCP通常是不可能的。因此，对于非手术方法，经皮经肝胆管穿刺引流术（Percutaneous transhepatic biliary drainage，PTBD）通常采用球囊扩张和内引流。这通常需要1~4次重复扩张，大约3个月的胆道引流。据报道，总体成功率为66%~76%，低手术发病率为11%~13%，这使得PTBD和球囊扩张术成为进行手术翻修前治疗的合适第一步。HJ的手术翻修显示手术发病率略高，为30%~40%，但约90%的病例的长期结果良好。从PTBD扩张开始并在PTBD失败时进行手术翻修的逐步方法似乎是可取的；然而，关于这一主题的报告很少。

Schreuder等报告在1991年至2016年间，281名患者接受了HJ，37名患者（13%）出现了吻合口狭窄。其中，33名患者（89%）接受了PTBD扩张治疗，最初在所有患者中均获得成功。33名患者中有14名（42%）出现复发性狭窄，需要再次进行PTBD治疗，最后只有4名患者（11%）最终接受了HJ的手术翻修。

此外，54名在转诊医院接受HJ治疗的患者被转诊治疗吻合口狭窄，在HJ治疗后的中位时间为29个月（1~261个月）。中位随访时间为13.6年（范围2.8~25.3年）。在这54名患者中，5名患者直接接受了手术翻修。一名患者选择了保守治疗，迄今为止接受了5个疗程的胆管炎抗生素治疗。其他48名患者接受PTBD并球囊扩张。在2例患者中，由于狭窄导致扩张失败，这些患者进行了手术翻修；在46名患者中，治疗最初是成功的。21名患者出现复发性狭窄，其中16名患者接受了第二周期PTBD扩张术（5名患者接受手术翻修）。所有16种PTBD治疗最初均成功；然而，10名患者再次出现复发性狭窄。5名患者尝试了第三周期PTBD扩张，2名患者成功。其余8名患者最终接受了HJ的手术翻修。

结合所有吻合口狭窄的患者（进行HJ后），对91名患者进行了分析，其中81名患者接受了PTBD治疗。81名患者中有62人（77%）最终成功接受了PTBD治疗。每个PTBD治疗周期，平均进行3次扩容（范围为1至8次扩容）。治疗的中位持续时间为2个月，范围为1周到5个月。

共有24名患者接受了HJ的手术翻修。其中5例（21%）发生吻合口再狭窄。其中4名患者接受了额外的PTBD扩张，这在所有患者中都是成功的；一名已经发生继发性胆汁性肝硬化的患者接受了第二次手术翻修。治疗后的临床结果：

1. 内镜和放射治疗　由于轻微损伤导致的胆汁泄漏通常通过内镜下逆行胰胆管造影（ERCP）和括约肌切开术和/或插入塑料支架进行治疗，成功率为90%~97%。内镜治疗更严重的BDI，例如，主要胆管的侧部缺陷，显示成功率略低，为85%~89%。对于胆道狭窄，通常通过每3~4个月插入越来越多的塑料支架进行渐进式内镜支架植入。据报道，该策略的长期成功率在74%~89%之间。更多近端损伤（Ⅲ型和Ⅳ型铋）的成功率较低，而插入1个以上支架增加了成功概率。

随着该技术的可用性不断提高，通过PTBD对BDI进行放射干预的应用越来越多。这种方法尤其适用于胆管完全横断（失去连续性）的患者，但也适用于外科手术改变（上部）腹部解剖结构的患者。PTBD可用于轻微损伤患者的BDI单独治疗，或作为最终手术治疗的桥梁，以优化患者术前（严重损伤）的临床状况。由于胆管未扩张，在胆汁泄漏的情况下进行PTBD可能更困难，但在专业中心，PTBD仍能获得90%的技术成功和70%~80%的（短期）临床成功。PTBD和手术重建的成功率高达98%。然而，关于PTBD作为胆漏单独治疗的长期结果的数据非常有限。

2. 手术治疗　在胆管完全横断的情况下，尽管有会合程序，但通常需要手术重建。外科重建由三级转诊中心的专业 HPB 外科医生进行。

手术重建的时机被认为对长期结果有影响；然而，这个话题目前仍在争论中。几项研究得出结论，与早期修复相比，手术修复的总体延迟具有较低的术后并发症风险。相比之下，Barauskas 等、Booij 等、Kirks 等和 Felekouras 等的报告都显示了类似的早期和延迟修复的短期和长期结果。延迟手术修复的基本原理是，它可以充分控制败血症，恢复血管损伤，并优化患者的临床状况。在此期间，通过 PTBD（通过鼻胃管更换胆汁）转移胆汁将阻止腹腔内胆汁泄漏并减少炎症。此外，延迟手术可能会使胆管缺血达到其最终状态，以确保吻合在足够的水平上，作为最终修复（通常在分叉处更高）。另一方面，早期修复可能从一开始就排除患者的临床恶化。早期修复还可缩短住院时间和降低成本。考虑到损伤类型、患者特征，特别是患者的临床状况，个体化方法可能是最可取的。此外，由于在最初的胆囊切除术中仅识别出 20%~0% 的 BDI，因此并不总是可以选择早期修复。

手术技术 Roux-en-Y HJ 被认为是 BDI 手术修复的最佳技术。尽管端到端胆管吻合术在技术上简单（可由最初的外科医生进行），与 HJ 相比，其术后并发症发生率较低，但几乎总是需要额外的内镜扩张或手术治疗。在一系列 54 名接受端到端修复的患者中（大多数在最初的医院），66% 的患者随后接受了内窥镜支架植入术，32% 的患者接受了 HJ。其他人也报告了类似的结果。

建议采用高位胆管吻合术，以防止因缺血引起的吻合口泄漏和胆道狭窄。已经描述了几种进行胆肠吻合术的技术：端对侧吻合术、Hepp Couinaud 技术，在侧对侧吻合术中合并了胆道合流和左肝管，以及 Winslow 等人提出的与右肝管类似的侧对侧吻合。这些技术之间没有进行直接比较；然而，从理论上讲，侧对侧吻合避免了胆管本身的血管化，同时也提供了一种宽而无张力的吻合。

结果在筛选的 1607 份记录中，确定了 35 项报告 BDI HJ 后长期结果的研究。据报道，吻合口狭窄的发生率在 4.1%~69% 之间，大多数研究报告的发生率约为 10%~20%。狭窄形成的中位时间在 11~30 个月之间。这意味着因 BDI 而接受 HJ 治疗的患者需要较长的随访期，这些患者应随访 3~5 年，每 6 个月评估一次胆汁淤积参数。

由于不同研究对结果的定义不同，这些研究的结果很难进行比较。为此，一个由外科医生、内窥镜医生和介入放射科医生组成的国际工作组最近提出了使用结果等级报告 BDI 结果的标准化程序。这些结果等级（从 A 到 D）是针对手术和非手术治疗而定义的，并考虑了并发症所需的侵入性和治疗持续时间（例如，HJ 狭窄形成后的后续支架植入期）以及最终结果。他们还建议根据 Kaplan-Meier 方法（"精算主要通畅率"）报告胆管通畅的持续时间，从而考虑"无病生存率"。这一分级系统不仅允许对未来研究的结果进行充分的比较，而且还允许对不同的治疗方式进行适当的比较，同时认识到这些治疗方案的不同适应证。

据报道，有几个因素与预后不良更有关，包括血管损伤、损伤程度、败血症或腹膜炎，术后胆漏和术后并发症被认为是狭窄形成的危险因素。

吻合口狭窄最终可能导致继发性胆汁性肝硬化、门静脉高压、终末期肝病和死亡。文献中报道的胆汁性肝硬化发病率相对较低，在 2.4% 和 10.9% 之间；肝移植是继发性胆汁性肝硬化患者的最后选择。Parrilla 等报道，在 7 名因急性肝衰竭需要紧急肝移植的患者中，2 名患者在等待名单中死亡，只有 1 名患者在过去 30 天内存活。在另外 13 名因继发性胆汁性肝硬化接受选择性肝移植的患者中，5 年生存率为 68%。

对于复杂的血管系统损伤或高肝内 BDI，在罕见情况下可能需要部分肝切除。只有 0.8%~1.4% 的患者需要肝脏切除。该手术的术后发病率相当高，短期死亡率高达 18%。

3. 生活质量　Boerma 等于 2001 年对 BDI 后的生活质量进行了第一次研究，有几份报告研究了 BDI 对健康相关生活质量的长期影响。尽管一些作者声称，从长期来看，BDI 不会影响生活质量，但大多数研究表明，即使在受伤治疗多年后，生活质量也会受损。Landman 等在 2013 年进行的荟萃分析显示，与进行无创胆囊切除术的患者相比，BDI 患者的健康相关生活质量长期受到不利影响。最近的报告证实了这一发现。

BDI 对生活质量（quality of life, QoL）的影响在心理学领域最为明显。这可能反映了择期手术后意外和严重并发症的心理影响。这也可以解释为什么临床结果和 QoL 之间似乎没有明显的相关性。值得注意的是，根据 de Reuver 等的研究，损伤类型、治疗类型（手术/内镜/放射）和治疗持续时间也与 QoL 无关。

（池肇春）

第 2 节 胆系肿瘤引起腹水的诊断、鉴别诊断与治疗

一、胆系肿瘤引起腹水的诊断、鉴别诊断

胆系肿瘤引起的腹水是由胆囊癌、胆管癌等各种胆道恶性肿瘤通过浸润和转移的方式，引起液体在患者腹腔内的积聚，多提示肿瘤已到中晚期阶段。恶性腹水形成机制包含癌肿组织压迫门静脉或下腔静脉，肿瘤转移种植于腹膜、渗出增加，合并低蛋白血症，肿瘤分泌血管内皮生长因子和血管渗透性因子使肿瘤微血管生长、血管通透性增加。

（一）腹水常规及脱落细胞学检查

腹水常规检查可初步判定腹水为漏出液或渗出液。漏出液呈透明清亮，静置后不凝固，比重 <1.016~1.018，细胞数常少于 $100 \times 10^6/L$，蛋白含量较低（<30g/L），Rivalta 试验阴性。渗出液常呈草黄色，较混浊，易有凝块，比重 >1.018，细胞数常超过 $500 \times 10^6/L$，蛋白含量 >30g/L，腹水/血清蛋白比值大于 0.5，常见病因有结核性、肿瘤性疾病等。腹水脱落细胞学检查阳性率低，但却是确诊的金标准，是诊断恶性肿瘤性价比最高的检查。故少量腹水建议行 B 超引导下腹腔穿刺术；对于中-大量腹水患者建议反复多次行脱落细胞检查，提高阳性检出率。

（二）生化指标测定

常用的生化指标测定包括乳酸脱氢酶（LDH），腺苷脱氨酶（ADA），肿瘤标志物（CEA、CA19-9），血管内皮生长因子（VEGF），基质金属蛋白酶（MMPS），内皮素（ET），β 绒毛膜促性腺激素（β-HCG）等。

1. 乳酸脱氢酶（LDH） 渗出液 LDH 含量升高，大于 200U/L，并且腹水/血清 LDH 比值大于 0.6，LDH 大于 500U/L 常提示恶性肿瘤可能大。国内外一些主要研究结果显示：恶性腹水 LDH-1、LDH-4、LDH-5 显著增高，LDH-3 增高，LDH-2 降低；结核性腹水 LDH-4 增高；肝硬化腹水 LDH-1 显著增高。LDH 及其同工酶 LDH-5 是评价某些恶性肿瘤预后的一项重要指标，血清 LDH-4、LDH-5 活性可以帮助鉴别良恶性疾病，而腹水中同工酶则帮助不大。结核性腹水的 LDH 水平显著低于恶性腹水和自发性腹膜炎。

2. 腺苷脱氨酶（Adenosine deaminase, ADA） 腹水中的腺苷脱氨酶（ADA）是核酸代谢的重要酶类，是诊断炎性腹水，尤其是结核性腹水的良好指标。ADA 活性与 T 细胞的分化增殖关系密切。结核分枝杆菌可激活 T 细胞，导致结核性腹水中 ADA 活性增高；T 细胞在恶性腹水中的增殖受到抑制，ADA 活性明显降低。国内有研究发现 ADA>45U/L 作为结核诊断的阳性标准，敏感性为

100%，特异性为97.1%，诊断精确度为98.5%。

3. 肿瘤标志物　临床上常用于鉴别良恶性腹水的肿瘤标志物有CEA、CA19-9等，为鉴别诊断良恶性腹水的常用方法。CEA在多种恶性肿瘤中均可增高，以腺癌细胞合成和分泌最多，常用于诊断直肠癌，但在乳腺癌、肺癌、胰腺癌、泌尿系癌中也可升高。CEA是一种大分子物质，在血液中容易被降解，故恶性肿瘤患者腹水中CEA较血清中高。CA19-9作为糖类抗原的一种，是诊断胰腺癌、结直肠癌、胆系癌、肝癌和胃癌的一项特异性较高、敏感度较强的肿瘤标志物。相关研究表明联合检测CEA、CA19-9可提高对恶性胆道肿瘤诊断的准确性。

4. 血管内皮生长因子（vascular endothelial growth factor，VEGF）　血管内皮生长因子即血管通透性因子，是提高血管通透性最重要的因子，与恶性腹水的形成关系密切。VEGF与肿瘤转移密切相关，可作为一种肿瘤标志物。

5. 基质金属蛋白酶（matrix metalloproteinase，MMPS）　MMPS是一类细胞外蛋白水解酶，可以降解细胞外基质，促使肿瘤浸润和转移，并能诱导新生血管形成。MMPS在多种肿瘤组织及血清中均升高。国内有研究发现VEGF、MMP-2对恶性腹水的诊断率显著高于腹水常规检查（如腹水细胞学、乳酸脱氢酶、血清综合指标）；CD44V6、MMP-9对恶性腹水的诊断率高于腹水细胞学和乳酸脱氢酶检查，但不高于血清综合指标检测。由此可见，腹水VEGF、MMP-2、CD44V6、MMP-9检测对腹水定性诊断有一定的意义。

6. DNA含量和倍体测定　恶性腹水会有癌细胞分裂象以及染色异常改变。周秀彦等应用高分辨染色技术，发现恶性腹水患者染色体出现超二倍体、亚四倍体、多倍体及染色体出现缺失、畸变者达82.35%，提示腹水染色体检查对良、恶性腹水的鉴别具有重要意义。此外，还有一些研究对胸腹水DNA异倍体的检测与肿瘤标志物的检测进行了比较分析。周新等应用流式细胞术，发现胸水DNA异倍体对恶性胸腔积液具有良好的诊断价值，其敏感性、特异性和准确性均高于胸水CEA的诊断，若联合两项检测方法则对恶性胸腔积液的诊断具有更好的临床价值。翟志敏等应用流式细胞术，检测腹水DNA含量并与腹水CEA和CA19-9进行比较和分析，此方法具有标本采集安全、处理简单，创伤小，快速获得大量信息，检测结果准确率高等优点。

7. 端粒末端转移酶（telomere terminal transferase，TTT）　端粒末端转移酶活性在恶性腹水中阳性率达90%，在良性腹水中阳性率仅为10%，由此可见端粒末端转移酶活性在恶性腹水中明显高于良性腹水。端粒末端转移酶活性检测与细胞学诊断和肿瘤标志物癌胚抗原相比，其特异性、敏感性和稳定性均较高。端粒末端转移酶可能在良恶性腹水的鉴别诊断中成为有用的敏感性的指标。

（三）影像学检查

1. 原发病诊断

（1）胆囊癌的影像学诊断：①超声检查（US）：方便、侵袭性低、显示率高，为目前广泛应用的首选检查手段，检查中要特别留心观察胆囊壁的改变。胆囊癌的US所见包括：宽蒂性表面不整之实质性肿瘤回声或壁肥厚；有茎性表面小结节状之实质性肿瘤（息肉），茎与胆囊壁相连。前者多见，即当发现宽蒂性隆起病变或限局性壁肥厚改变时，首先要考虑到胆囊癌并采取进一步详查措施。后者为息肉状特殊型（Ip型），系腺瘤内癌或黏膜癌之早期癌病变。此须与腺肌瘤病、胆囊泥沙和胆固醇息肉等隆起性良性疾病鉴别。US检查虽然方便，但对胆囊底部、胆囊管近旁仍为检查死角。又依体格、肝脏形态和消化道位置等个体条件而诊断受限。所以，在US性能发挥受限的情况下，尚须并用其他检查方法。②CT：可用以评价胆囊癌病变大小、壁浸润、肝浸润程度以及肝和淋巴结有无转移。③磁共振（MRI）及磁共振胆道胰管造影：胆道、胰管造影在MRCP上呈现为高信号区。本检查法侵袭性低，可用作为筛检手段，唯有待于提高其空间分辨力。④超声内镜（EUS）：EUS堪称眼下检查胆囊壁最优选的手段。其影像所见基本上类同US，唯以其物理学与作用特性较 US 影像更为细致,而具高度鉴别能力。又可显示胆囊壁之 2 或 3 层结构,由层结构与癌瘤回声的关系又能进行深度诊断。EUS 显示之胆囊壁层结构的组织学关系为,内侧低回声层包括黏膜、固有肌层和浆膜下纤维层;外侧高回声层为浆膜下脂肪层和浆膜。从而,外侧高回声层中如有肿瘤回声说明可能有肿瘤浸润达浆膜下脂肪层;如有断裂,则提示为浆膜浸润阳性。因此,在其他影像诊断特别是 US 不能确定为良性病变时,或虽诊为癌而欲确定其浸润深度时须作 EUS 检查。⑤内镜下逆行性胰胆管造影(ERCP):在胆囊管开通的情况下,可显示癌瘤阴影缺损呈黏膜不整。倘病变使胆囊管闭塞,则不再能获取胆囊壁轮廓影像。如癌瘤进一步侵及胆管,则可见有胆管狭窄之显示。近年,有将 ERCP 技术加以延伸,即将导管直接诱导抵达胆囊进行造影或吸取细胞诊断,以子母式内镜插入胆囊进行观察。

（2）胆管癌的影像学诊断:①体外式超声检查(US):胆管癌的 US 不拘有无症状,用 US 诊断肝内外胆管扩张非常明确,特别是对于中、上段胆管癌病变多可显示,能显示出管腔的肿瘤或管壁肥厚的影像。②螺旋型 CT:CT 对胆管癌早期诊断意义不大,唯对重度进展病例的淋巴结或肝转移,可提供客观性较强的影像信息。③磁共振(MRI)及磁共振胆管胰管造影法(MRCR):MRI 对胆管癌的实用价值有限,MRCR 的特长为能明确显示病变狭窄/闭塞的上、下游关系,进而掌握全面状态,但与结石等其他病变的鉴别单靠 MRCP 并非容易。④超声内镜检查(EUS):EUS 在诊断下段及中段胆管癌上,较 US 的效果为佳。EUS 系统十二指肠扫查,能显示乳头部直至上段胆管的状态,尤其在诊断癌浸润深度上甚为实用,又可显示胰腺、十二指肠浸润状态和肿大的淋巴结。近年开发出径仅 2mm 的超声探头获得由胆管内腔扫查的方法(管腔内超声检查,IDUS)。此与 EUS 相同,主要用于检查病变进展深度。⑤内镜逆行性胆管胰管造影法(ERCP):胆管癌的几乎全部病例均可由 ERCP 进行诊断,唯从单纯诊断角度不如 MRCP。但伴随 ERCP 的展开延伸,又可进行 X 线透视下活检、细胞学诊断、子母式内镜直视观察和活检等新技术,故具确诊与进展度诊断价值。⑥经皮经肝胆管造影(PTC)与胆管内镜检查(PTCS):PTC 即 US 诱导下肝内胆管细针穿刺造影,由此可以掌握胆管癌上游胆管水平进展的情况,这在确定手术切除线上是极重要的。PTCS 系继 PTC 之后所进行的插管引流(PTCD),扩张此孔道径直至能插入内镜(至 16Fr)。此法多可观察到主肿瘤部呈乳头状或结节状不整,内腔宽窄不匀,表面多布毛细血管。有上皮内进展的病例还可观察到黏膜朝上游方向呈不整、粗糙。

2. 腹水诊断　超声波检查不仅可以明确有无腹水,行 B 超引导下穿刺,而且可以了解腹、盆腔病变。B 超在腹水诊断中是最灵敏、方便、无创的方式,但对腹水病因的鉴别诊断作用有限。CT、MRI 可以了解恶性腹水患者的肿瘤病变部位及大小。CT 检查具有性价比较高的优点,故对于原因不明腹水行腹部 CT 检查值得推荐。但 CT 对于病变较小或腹膜增厚位于膈下肝包膜或盆腔肠系膜等解剖结构较复杂的位置时,病变的检出存在困难,容易出现假阴性诊断及漏诊可能。PET/CT 对于不明原因腹水的病因诊断有重要的价值,特别是可以发现壁层腹膜和脏层腹膜上微小的腹膜转移病灶,但在胃肠道黏液性腺癌和印戒细胞癌诊断中容易出现假阴性,在结核肉芽肿性病变中可能会出现假阳性。研究表明胃肠镜和影像学检查对不明原因腹水患者的确诊率低于 40%,但其作为排除性诊断仍有一定的价值。

3. 腹腔镜检查　临床上有些不明原因腹水通过腹水常规检查、影像学检查或诊断性治疗后,仍然找不到病因,或者虽然高度怀疑某种疾病,但是找不到明确的证据而无法诊断者,发生率为 0.1%~0.3%。因此需要更有效的诊断手段。经皮穿刺腹膜活检不失为一种诊断方法,但其确诊率也不超过 60%。腹膜病变多呈灶性分布,通过 B 超或 CT 引导下穿刺,会受到胃肠内液气的影响,故其具有盲目性、局限性、阳性率低,对肝脏疾病、腹膜肿瘤没有确切诊断依据。腹腔镜检查具有在直视下观察腹部病变及活检的特点,对疑难腹水的诊断率达到 90% 以上。有学者主张,凡是渗出性腹水一时难以明确病因，而又不能排除肿瘤时，应尽早行腹腔镜检查，而不是先行试验性治疗。腹腔镜在疑难腹水的诊断中具有极其重要的价值。

腹腔镜诊断腹水的优势：①腹腔镜具有高清晰度和广角度，多角度的灵活性，能直接观察腹水性状，可探查盆腔各脏器、前腹壁腹膜、75%的膈面、75%的肝脏表面、胆囊、阑尾、大小肠浆膜面、部分十二指肠浆膜、胃前壁、胰腺体尾部及大网膜。②具有放大效应，可以发现直径1~2mm的病变，直观、清晰了解病灶的分布及病情进展程度，并在直视下取可疑组织送病理检查，确诊率高达90%~96.9%。而超声、CT、MRI等无创检查均只能发现直径在5~10mm以上的病灶。③结合影像学检查可明确病灶分布并评估分期，可避免28.8%的不必要剖腹探查，显著缩短手术时间，减少术中出血量，创伤小、恢复快。④腹腔镜探查手术的绝对禁忌证很少，安全性高，国外有报道连续进行1000例检查而无并发症者。

腹腔镜探查的适应证和禁忌证：适应症包括：①无心、肺、脑功能障碍，对全麻或硬膜外麻醉能够良好耐受，术前检查未发现手术绝对禁忌证的患者；②通过影像学、腹水检查以及腹膜活检等各种检查仍不能明确病因的患者；③高度怀疑为肿瘤的患者。禁忌证：对于有严重心脑肺功能障碍、腹水量过多、对全麻药物过敏者不宜行腹腔镜探查术。而对于腹水少，腹肌紧，考虑腹腔粘连较严重的患者，可能不适于腹腔镜检查。

不同病因腹水的腹腔镜表现：①腹腔转移性癌：呈现淡黄色浑浊样、胶冻样或血性腹水；在腹膜、网膜、肠系膜甚至肝脏表面可见多发结节，大小不一，直径多大于5mm，质脆、触之易出血；网膜、肠系膜可以出现"饼样"改变，小肠可挛缩，肠管排列像"莲花样"，即所谓的"肠管束缚征"，可能是癌性腹膜炎的特征性表现。②结核性腹膜炎：腹水多呈草绿色；多在脏层、壁层腹膜及大网膜上见到淡黄色、粟粒样结节，大小均一，通常直径小于5mm，腹腔内粘连常见而明显。③腹膜间皮瘤：结节比腹腔结核和腹腔肿瘤大，充血、水肿明显，颜色多为暗红色或紫红色，质脆，活检时易出血，粘连相对较少。④腹腔淋巴瘤：腹水多呈黄色混浊液或乳糜样，腹膜和腹腔脏器表面可有散在分布大小不等灰白色结节，肠系膜淋巴结可呈巨块型或结节型肿大。

总之，大部分腹水患者经过详细的病史询问、体格检查、各种实验室检查和影像学检查后可以明确病因。而通过上述检查仍不能明确病因，并高度怀疑腹腔恶性疾病的不明原因腹水患者可首选腹腔镜探查术。

二、胆系肿瘤引起腹水的治疗

（一）全身治疗

恶性腹水患者的全身治疗包括支持治疗和给予利尿剂。由于患者大多患营养不良性癌性恶液质，宜卧床休息，以减少消耗，饮食宜高蛋白、高热量、富含维生素的易消化食品；静脉给予白蛋白、脂肪乳、维生素以支持营养。

（二）利尿剂的应用

虽然一些作者推荐使用利尿剂作为恶性腹水的一线治疗方法，但目前还没有随机对照试验来评估它们在减少腹水和症状方面的真正疗效。从广泛的文献综述来看，利尿剂治疗似乎在不超过40%的癌性腹水患者中获得成功，Ⅱ期临床研究数据发现，利尿剂在恶性腹水中的作用与血浆肾素-醛固酮浓度严格相关，这只是癌症患者腹水发展的一个很小的方面。螺内酯是恶性腹水中最常用的利尿剂，剂量差异很大（150~450mg/天），一般来说，有效利尿剂治疗预期的最大腹水再吸收量约为800mL，体重减轻<1kg/天。利尿剂治疗对于继发于肝转移伴门脉高压和血清水平低的恶性腹水患者比由于腹膜表面大量疾病引起的腹水患者更有效。因此，在腹水中寻找癌细胞可能有助于决定是否采用利尿剂治疗和其他方法。由于缺乏具体的数据，利尿剂治疗恶性腹水的不良反

应的频率和程度尚不清楚。常见的并发症是高钾血症和体液丢失，随后是循环功能衰竭和肾功能衰竭。这就解释了需要持续检查临床参数和电解质的原因。总之，利尿剂治疗被广泛采用为恶性腹水的首选治疗方法；从长期来看，当它与其他疗法联合治疗以维持缓解症状时是有用的。

（三）腹腔穿刺排放腹水

腹腔穿刺放液可迅速缓解腹胀、呼吸困难等症状，其操作简单，症状缓解快，但大量放液易并发低血压、休克及严重水、电解质平衡紊乱；同时此法仅为姑息性措施，腹水将很快重新积聚。必须重复穿刺，并与一些风险相关，如内脏损伤、出血、液体泄漏、脓毒症、低血压和肾脏损害。一些报告建议在穿刺期间使用5%葡萄糖，以避免严重的低血压发作。关于穿刺期间的白蛋白消耗，没有证据表明恶性腹水患者同时使用白蛋白输注白蛋白是有益的。

（四）腹腔内置管引流术

由于腹腔穿刺放液需反复多次穿刺，患者痛苦大，感染机会多，且易发生电解质紊乱，现多采用腹腔内置管引流术。此法极少引起电解质紊乱，无癌细胞转移和凝血机制障碍的危险，且引流管不易阻塞。何山林等采用胸腹腔置微管引流治疗患者186例，2周内胸腹水消失128例，3周内消失42例，4周内消失4例，6例经4周治疗，虽未完全消失，但均得到有效控制。魏斌等121采用细管闭式引流治疗患者63例，总有效率为73%。

（五）腹腔内化疗

腹腔内化疗是将药物注入腹腔，提高肿瘤部位的药物浓度，增强对肿瘤细胞的杀伤力，腹腔内化疗药物必须具有高分子量，以避免其进入体循环，同时在腹腔内保持活跃。治疗的疗效依赖于肿瘤结节的大小，因为药物穿透似乎不超过肿瘤1mm深度，因此腹腔内化疗对腹腔内肿瘤体积小而腹水细胞学检查阳性者最为有效。目前常用的腹腔内化疗药物多选用顺铂、卡铂、氟尿嘧啶、丝裂霉素、阿霉素、米托蒽醌等。顺铂、卡铂均为铂类化合物，注入腹腔后不易透过腹膜屏障，且清除较慢，因而腹腔内药物浓度及作用时间远高于血浆内浓度，同时与肿瘤细胞直接接触，渗入肿瘤细胞与DNA结合，杀伤肿瘤细胞。氟尿嘧啶为抗嘧啶类抗代谢药，对肿瘤细胞有抑制作用，影响其DNA的生物合成，是目前临床常用的化疗药物之一，且大剂量、大容积氟尿嘧啶腹腔给药能在腹腔、门静脉和肝脏中形成较高浓度，维持时间长且恒定，而体循环浓度较低，故临床广为使用。目前在临床中，将几种化疗药物结合使用较为广泛，不仅可以提高杀伤效果，还能使药物发挥最大效应。

（六）腹腔内免疫疗法

免疫疗法是治疗恶性腹水的另一种选择，其使用可以追溯到20世纪80年代初。主要用于免疫治疗的药物是TNF、干扰素和A群化脓性链球菌和青霉素G的冻干混合物（OK-432）。TNF抑制VEGF与其受体之间的相互作用；它的功效已在动物模型中得到证实，但其在人类中的作用仍是有争议的。α-干扰素或β-干扰素对恶性腹水的作用机制被认为是其改善了腹膜腔内的杀伤细胞活性。关于人类的数据表明，它在减少恶性腹水及其相关症状，Gebbia等人的一项研究。在15例恶性腹水患者中有40%显示了β-干扰素腹膜治疗的疗效。腹腔注射OK-432单独或联合IL-2对缓解胃肠道恶性肿瘤腹水效果良好，77例胃肠道肿瘤患者的应答率高达60%，22例胃癌恶性腹水患者的应答率高达82%。除了缓解腹水外，OK-432治疗还导致了腹水中肿瘤细胞的消失，证实了该免疫剂的细胞毒性作用。最后，有400名不同来源的恶性腹水患者经腹腔内OK-432治疗后，60%的患者积液减少，而对治疗有显著反应的患者的生存期有所改善。免疫治疗的副作用很常见，包括发烧、寒战、恶心和肠胀。

（七）腹腔静脉分流术

腹腔静脉分流术是利用胸腹腔内的压力差，使腹水随节律性呼吸流入颈内静脉至血循环，该法能持续有效地消退腹水，避免蛋白质和电解质的丢失，此法操作简单易行，痛苦少，疗效肯定。

（八）放射免疫疗法

闫瑞红等采用32P胶体腹腔注射治疗恶性腹水，取得了理想的效果。32P是一种不溶解于水、纯β射线发射体，局部注射后多数停留在局部，同时32P具有选择性吸附能力，其释放的β射线能直接杀伤癌细胞，同时其在组织内射程短，对周围组织损伤小，结合化疗药物，治疗效果显著。

（九）中西医结合治疗

恶性腹水在中医学中属于"臌胀"范畴，多为气血郁滞，凝滞脉络，由于瘀结日久，肝脾损伤所致，属本虚标实之证。标实为气滞、血瘀、水停等；本虚为肝郁脾虚、肝脾两虚、肝肾阴虚等。因此，腹水初起，正气未大伤之时，应以治标为主，兼以扶正；当正气渐虚，脏腑功能不足之时，应以治本为主，兼以治标；水退后则应治以扶正，以助气血和脏腑功能恢复。目前，临床常用的中药制剂有艾迪注射液，为人参、黄芪、刺五加、斑蝥等提取物制成的一种新型双相广谱抗癌药，其既能杀伤癌细胞，又能提高机体免疫功能，临床上广为使用。陈光群采用腹水基本方（党参、生白术、猪苓、茯苓、川椒目、龙葵、猫人参、大腹皮等）并结合顺铂、沙培林等局部化疗治疗患者36例，总有效率86.11%。楼银妹等采用中药内服外敷结合腔内化疗治疗，其中内服以车前子、泽泻、猪苓、茯苓皮、大腹皮、半边莲、莪术、薏苡仁为基本方，外敷以去水方（猪苓、车前子、大腹皮、商陆、薏苡仁、莪术）研粉加蜜外敷于腹部，同时采用顺铂、5-氟尿嘧啶腔内化疗，治疗患者35例，完全缓解21例，部分缓解11例，无变化3例，总有效率91.4%。

总之，胆道恶性肿瘤腹水是晚期癌症的临床表现，对大多数患者而言，缓解腹水引起的症状是其治疗的主要目标。目前，临床采用的治疗方法颇多，但缺乏大样本、随机、对照研究，总体疗效有限，各有优缺点。目前，多种疗法联合治疗在临床上应用最为广泛，不仅可能提高疗效，改善生活质量，而且有望延长患者的生存期。

（刘军舰）

参考文献

[1] Schreuder AM, Busch OR, Besselinkmg, et al. Long-Term Impact of Iatrogenic Bile Duct Injury.Dig Surg. 2020; 37: 10-21.

[2] Mangieri CW, Hendren BP, Strode MA, et al. Bile duct injuries (BDI) in the advanced laparoscopic cholecystectomy era. Surg Endosc . 2019; 33: 724-730.

[3] Rystedt J, Lindell G, Montgomery A. Bile duct injuries associated with 55, 134 cholecystectomies: treatment and outcome from a National perspective. World J Surg. 2016; 40: 73-80.

[4] Booij KAC, de Reuver PR, van Dieren S, et al. Long-term impact of bile duct injury on morbidity, mortality, quality of life, and work related limitations. Ann Surg. 2018; 268: 143-150.

[5] Ismael HN, Cox S, Cooper A, et al.The morbidity and mortality of hepaticojejunostomies for complex bile duct injuries: a multi-institutional analysis of risk factors and outcomes using NSQIP. HPB (Oxford) 2017; 19: 352-358.

[6] Van Campenhout S, Van Vlierberghe H, Devisscher L.Common Bile Duct Ligation as Model for Secondary Biliary Cirrhosis.Methods Mol Biol. 2019; 1981: 237-247.

[7] Hidalgo Calleja C, Montilla Morales CA, Sánchez González MD, et al.Critical digital ischemia and biliary cholangitis related to graft versus host disease: A case report and systematic literature review.Medicine (Baltimore). 2023; 102: e32495.

[8] Xie ZQ, Li HX, Tan WL, et al. Association of Cholecystectomy With Liver Fibrosis and Cirrhosis Among Adults in the USA: A Population-Based Propensity Score-Matched Study. Front Med (Lausanne). 2021; 8: 787777.

[9] Oliveira CR, Ceolin J, de Oliveira RR, et al. Efecto de La quercetina sobre La lesión hepática inducida por bifenilos policlorados en ratas. Nutr Hosp. 2014; 29: 1141-1148.

[10] Kim M, Hur S, Kim KH, et al. A New Murine Liver Fibrosis Model Induced by Polyhexamethylene Guanidine-Phosphate. Biomol Ther (Seoul). 2022; 30: 126-136.

[11] Rajapaksha IG, Angus PW, Herath CB. Current therapies and novel approaches for biliary diseases. World J Gastrointest Pathophysiol. World J Gastrointest Pathophysiol. 2019 Jan 5; 10: 1-10.

[12] Pinzani M, Luong TV. Pathogenesis of biliary fibrosis. Biochim Biophys Acta Mol Basis Dis. 2018; 1864: 1279-1283.

[13] Chung BK, Karlsen TH, Folseraas T. Cholangiocytes in the pathogenesis of primary sclerosing cholangitis and development of cholangiocarcinoma. Biochim Biophys Acta Mol Basis Dis. 2018; 1864: 1390-1400.

[14] Serviddio G, Bellanti F, Stanca E, et al. Silybin exerts antioxidant effects and induces mitochondrial biogenesis in liver of rat with secondary biliary cirrhosis. Free Radic Biol Med. 2014 Aug; 73: 117-126.

[15] Tighe SP, Akhtar D, Iqbal U, Ahmed A. Chronic Liver Disease and Silymarin: A Biochemical and Clinical Review. J Clin Transl Hepatol. 2020 Dec 28; 8: 454-458.

[16] Salomone F, Barbagallo I, Godos J, et al. Silibinin restores NAD^+ levels and induces the SIRT1/AMPK pathway in non-alcoholic fatty liver. Nutrients. 2017; 9: 1086.

[17] Akhtar DH, Iqbal U, Vazquez-Montesino LM, et al. Pathogenesis of insulin resistance and atherogenic dyslipidemia in nonalcoholic fatty liver disease. J Clin Transl Hepatol. 2019; 7: 362-370.

[18] Trakulsrichai S, Sriapha C, Tongpoo A, et al. Clinical characteristics and outcome of toxicity from Amanita mushroom poisoning. Int J Gen Med. 2017; 10: 395-400.

[19] Sauerbruch T, Schierwagen R, Trebicka J. Managing portal hypertension in patients with liver cirrhosis. F1000Res. 2018; 7: F1000 Faculty Rev-533.

[20] Gupta AC, Wang W, Shah C, et al. Added Value of Covered Stents in Transjugular Intrahepatic Portosystemic Shunt: A Large Single-Center Experience. Cardiovasc Intervent Radiol. 2017; 40: 1723-31.

[21] Thabut D, Pauwels A, Carbonell N, et al. Cirrhotic patients with portal hypertension-related bleeding and an indication for early-TIPS: a large multicentre audit with real-life results. J Hepatol. 2017; 68: 73-81.

[22] Busk TM, Bendtsen F, Poulsen JH, et al. Transjugular intrahepatic portosystemic shunt: impact on systemic hemodynamics and renal and cardiac function in patients with cirrhosis. Am J Physiol Gastrointest Liver Physiol. 2018; 314: G275-G286.

[23] Villanueva C, Graupera I, Aracil C, et al.: A randomized trial to assess whether portal pressure guided therapy to prevent variceal rebleeding improves survival in cirrhosis. Hepatology. 2017; 65: 1693-707.

[24] Sinha R, Lockman KA, Mallawaarachchi N, et al. Carvedilol use is associated with improved survival in patients with liver cirrhosis and ascites. J Hepatol. 2017; 67: 40-46.

[25] Woodhouse CA, Patel VC, Singanayagam A, et al. Review article: the gut microbiome as a therapeutic target in the pathogenesis and treatment of chronic liver disease. Aliment Pharmacol Ther. 2018; 47: 192-202.

[26] Kimer N, Pedersen JS, Tavenier J, et al.: Rifaximin has minor effects on bacterial composition, inflammation, and bacterial translocation in cirrhosis: A randomized trial. J Gastroenterol Hepatol. 2018; 33: 307-314.

[27] Bajaj JS, Kassam Z, Fagan A, et al.: Fecal microbiota transplant from a rational stool donor improves hepatic encephalopathy: A randomized clinical trial. Hepatology. 2017; 66: 1727-1738.

[28] Booij KA, Coelen RJ, de Reuver PR, et al. Long-term follow-up and risk factors for strictures after hepaticojejunostomy for bile duct injury: An analysis of surgical and percutaneous treatment in a tertiary center. Surgery. 2018; 163: 1121-1127.

[29] Dumonceau JM, Tringali A, Papanikolaou IS, et al. Endoscopic biliary stenting: indications, choice of stents, and results: European Society of Gastrointestinal Endoscopy (ESGE) Clinical Guideline-updated October 2017. Endoscopy. 2018; 50: 910-930.

[30] Adler DG, Papachristou GI, Taylor LJ, et al. Clinical outcomes in patients with bile leaks treated via ERCP with regard to the timing of ERCP: a large multicenter study. Gastrointest Endosc. 2017; 85: 766-772.

[31] Ismael HN, Cox S, Cooper A, et al. The morbidity and mortality of hepaticojejunostomies for complex bile duct injuries: a multi-institutional analysis of risk factors and outcomes using NSQIP. HPB (Oxford) 2017; 19: 352-358.

[32] Martinez-Lopez S, Upasani V, anaboyana S, et al. Delayed referral to specialist centre increases morbidity in patients with bile duct injury (BDI) after laparoscopic cholecystectomy (LC). International J Surg. 2017; 44: 82-86.

[33] Cho JY, Baron TH, Carr-Locke DL, et al. Proposed standards for reporting outcomes of treating biliary injuries. HPB (Oxford). 2018; 20: 370-378.

[34] Booij KAC, de Reuver PR, van Dieren S, et al. Long-term impact of bile duct injury on morbidity, mortality, quality of life, and work related limitations. Ann Surg. 2018; 268: 143-150.

[35] Flores-Rangel GA, Chapa-Azuela O, Rosales AJ, et al.Quality of life in patients with background of iatrogenic bile duct injury. World J Surg. 2018; 42: 2987-2991.

[36] Yoshiji H, Nagoshi S, Akahane T, et al.Evidence-based clinical practice guidelines for Liver Cirrhosis 2020. J Gastroenterol. 2021; 56: 593-619.

[37] Koukourakis MI, Giatromanolaki A, Winter S, et al. Lactate dehydrogenase 5 expression in squamous cell head and neck cancer relates to prognosis following radical or postoperative radiotherapy. Oncology. 2009; 77: 285-292.

[38] 罗蕾蕾, 陈建, 邵建国. 良恶性腹水鉴别诊断的实验室检查指标. 第二军医大学学报, 2010; 31: 674-677.

[39] 秦毅民. 肿瘤标志物联合检测对良、恶性腹水鉴别诊断价值. 生物医学工程与临床, 2011; 15: 64-66.

[40] 王能一. 肿瘤标志物联合检测在消化道恶性肿瘤诊断中的价值. 实用检验医师杂志, 2022; 14: 113-116.

[41] Geng Y, Xie X, Wang Y, et al. The standardized diagnosis and treatment of rheumatoid

arthritis. Zhonghua Nei Ke Za Zhi. 2022; 61: 51-59.

［42］Lee SM, Kim HS, Lee S, et al. Emerging role of 18F-fluorodeoxyglucose positron emission tomography for guiding management of hepatocellular carcinoma. World J Gastroenterol. 2019; 25: 1289-1306.

［43］Stoelcker B, Echtenacher B, Weich HA, et al. VEGF/Flk-1 interaction, a requirement for malignant ascites recurrence. J Interferon Cytokine Res. 2000; 20: 511-517.

第27章 胰腺疾病引起腹水的诊断、鉴别诊断与治疗

第1节 胰腺炎并发腹水的诊断、鉴别诊断与治疗

急性胰腺炎（Acute pancreatitis，AP）是一种常见的消化系统疾病，以起病急、病情重、病程长为基本特征。急性胰腺炎可分为轻症急性胰腺炎（Mild acute pancreatitis，MAP）、中度重症急性胰腺炎（Moderately severe acute pancreatitis，MSAP）和重症急性胰腺炎（Severe acutepancreatitis，SAP）。尽管 AP 多为轻度自限性疾病，但是约 20% 病例可发展为 SAP，而 SAP 的病死率高达 36%~50%。SAP 具备 AP 生化改变及临床表现，并伴有 48 小时以上持续性多器官或单器官功能衰竭。

一、重型急性胰腺炎并发腹水
（一）重型急性胰腺炎并发腹水的原因

大多数 SAP 患者在起病早期即可产生大量富含胰酶、促炎细胞因子等有害物质的胰腺炎相关性腹水。胰腺炎相关性腹水也是多种原因共同作用的结果：

1. 胰腺炎出血、坏死穿进入腹腔　胰腺炎发病时因多种因素导致胰管阻塞，胰液排出受阻使胰管内压力增高从而引起胰腺腺泡破裂，胰蛋白酶原释放进入细胞间质，返流的胆汁等因素诱发胰蛋白酶原激活又可以作为原发因素激活其他酶原，胰腺消化自身及周围组织，胰腺腺泡细胞受消化酶的作用胞膜破裂，大量富含胰酶的组织液从胰腺渗出，以及胰腺组织出血、坏死物穿破进入腹腔形成大量胰腺炎相关性腹水，并可进一步引起周围脏器的损伤。

2. SAP 炎症"瀑布效应"　SAP 发病早期在胰腺浸润的中性粒细胞被激活产生大量 TNF-α、IL-1β、IL-6 等炎症介质使得无菌性炎症发生，TNF-α 也可诱导 IL-1β、IL-6、IL-8 等炎症因子的进一步产生、释放，炎症反应呈"瀑布效应"，上游炎症因子的不断刺激可导致下游炎症因子的不断产生，同时下游炎症因子的形成也对上游炎症因子的产生起促进作用。引起血管内皮损伤导致毛细血管通透性增加，从而产生腹水。胰腺炎后产生的腹水中含有多种对机体有害的成分，包括：各种酶类如淀粉酶、胰蛋白酶、脂肪酶、磷脂酶 A2、弹性蛋白酶等；各种炎症相关介质如 TNF-α、IL-1β、IL-6 等；血管活性物质：缓激肽、补体等；内毒素；氧自由基及游离脂肪酸等其他有害成分。

3. 肠黏膜屏障破坏　见于胰周及腹腔内脓肿 SAP 发生时肠黏膜屏障，尤其是肠黏膜上皮细胞彼此紧密连接构成的机械屏障的完整性被破坏，细菌和内毒素（lipopolysaccharide，LPS）易位导致的胰腺及胰腺炎相关性腹水继发感染和脓毒血症，导致腹腔内脓肿。腹腔脓肿中大量有害成分可对腹腔内脏器引起直接损伤，也能经过腹膜吸收进入体循环对远隔器官产生损伤作用，从而诱发机体多器官功能衰竭，可造成病情的级链式恶化。

（二）胰腺炎并发腹水的诊断

1. AP 并发腹水的临床症状　AP 需达到以下 3 条中的 2 条即可明确诊断：①持续性的上腹部疼痛，常伴有腰背部放射痛；②血清淀粉酶或脂肪酶活性高于正常值上限 3 倍；③增强 CT 或腹

部超声发现有胰周渗出或水肿等急性胰腺炎的特征性改变。如发病时间较长，患者的血清淀粉酶和/或脂肪酶可能小于正常值上限3倍，则需要影像学检查以明确诊断。AP并发腹水除了AP本身腹痛发热恶心呕吐等症状外，腹水本身通常无特异性表现，诊断主要依靠病史症状及腹水检查。AP早期和晚期都可以发生腹水。AP引起腹水临床症状通常是腹围增加，伴有轻微的腹部不适，部分患者会有咳嗽、胸痛和活动后呼吸困难加剧。若无并发症时，经过有效治疗多于两周内恢复，若病情迁延不愈，应首先考虑有胰腺假性囊肿（Pancreatic pseudocyst，PPC）的可能。腹部超声或CT检查可发现胰腺及周围早期的局部腹水，包括急性胰周液体积聚（Acute peripancreatic fluid collection，APFC）、急性坏死物积聚（Acute necrotic collection，ANC）和包裹性坏死（Walled-off necrosis，WON）。AP早期全身并发症通常始于全身炎症反应综合征（Systemic inflammatory response syndrome，SIRS），并可以发展为多器官功能障碍综合征（Multiple organs disfunction syndrome，MODS）。AP还可能引起腹腔内高压（Intraabdominal hypertension，IAH）、腹腔间隔综合征（Abdominal compartment syndrome，ACS）和胰性脑病（Pancreatic encephalopathy，PE）等。SAP病情发展较迅速，多数情况下腹腔内渗液不明显，除了腹水，临床常出现休克、出血、腹膜炎、腹痛、发热等多种表现，甚至出现格雷·特纳;瘀斑征（Grey-Turner征）、Cullen（卡伦）征（是指腹腔内大出血时出现的脐周围发蓝的征象）。

2. 血清和腹水的实验室检测

（1）血清淀粉酶测定：多数胰性腹水患者在发病2~12小时血清淀粉酶会有明显升高，但血液中的淀粉酶可迅速通过尿液排出，所以若抽血检测时机一旦延迟就会出现血清淀粉酶升高不明显的情况，而腹腔内淀粉酶不易透过毛细血管床，所以血清中淀粉酶检测值可低于腹水中淀粉酶；血清和腹水中淀粉酶要通过胰腺周围淋巴管长时间的交换才能达到平衡。单纯依靠血清淀粉酶指标来诊断胰性腹水是不可靠的，因为胰腺并不是合成淀粉酶的唯一组织，在某些胆管疾病、肠梗阻、异位妊娠及外科手术后血清淀粉酶水平也会升高；另外，当胰腺广泛坏死时血清淀粉酶水平反而会正常。

（2）腹水淀粉酶、脂肪酶及蛋白含量测定：胰性腹水临床表现多见腹水量大、持续时间长、持续利尿剂效果不好，不伴下肢水肿。腹水清亮、草黄或淡黄，少数为血性或乳糜性，细菌培养多为阴性，如并发感染可浑浊。诊断性穿刺非常关键，测量腹水淀粉酶和蛋白质，以及细胞计数、培养、革兰氏染色和细胞学。胰液漏入腹腔中可导致腹水中淀粉酶升高，是应当首先观察的指标，当腹水淀粉酶>1000U/L时可协助诊断。但因淀粉酶存在波动不稳定的情况，且脂肪酶增高却稳定在一定范围内，腹水脂肪酶和蛋白含量（通常>30g/L）对胰性腹水有诊断意义。而血清-腹水白蛋白梯度（SAAG）<11g/L可作为腹水淀粉酶测定的补充指标，因此当腹水淀粉酶不增高或者增高不明显时，腹水脂肪酶和蛋白含量的测定就更有诊断意义。

3. 胰腺造影检查　术中胰腺造影可看到胰液漏入腹腔的部位，有助于明确诊断及手术方式的选择。与传统的术中胰腺胰管造影比较，经内镜逆行性胰胆管造影术（Endoscopic retrograde cholangiopancreatography，ERCP）不仅节约了手术时间，而且不需要打开十二指肠，降低了手术风险及并发症风险。ERCP能准确地显示胰管的解剖结构、胰管狭窄及扩张处、胰管系统渗漏部位和胰腺假性囊肿的部位；部分病例中，内镜检查不仅可以协助明确诊断还可以放置胰管支架，降低胰管括约肌的压力梯度，利于胰液顺利流入十二指肠，促进破口自行愈合免去了手术的痛苦。B超及CT虽不能显示胰管断裂，但能发现胰腺囊肿、胰管钙化、扩张及结石；而磁共振胰胆管造影（Magnetic resonance cholangiopancreatography，MRCP）作为无创手段日益受到重视，尤其是促胰液素增强磁共振胰胆管造影（Secretin-enhanced magnetic resonance cholangiopancreatography，s-MRCP）也可以发现胰管渗漏的存在和确定病变部位。

(三)重型急性胰腺炎并发腹水的鉴别诊断

重型急性胰腺炎出现急性液体积聚、胰腺坏死、胰性腹腔积液时,病人腹痛、腹胀明显,病情进展迅速时,可伴有休克及腹腔间隔室综合征。病程早期出现胸腔积液,提示易发展为重型急性胰腺炎。急性胰腺炎作为常见急腹症之一,需要与消化性溃疡、胆石症、急性肠梗阻、心肌梗死、肠系膜血管栓塞等疾病鉴别。

1. 急性胃、十二指肠穿孔　急性胃、十二指肠穿孔是较常见的急腹症,起病急,病情重,发展快。多数病人有消化性溃疡病史,急性穿孔时胃十二指肠内容物流入腹腔,引起化学性腹膜炎导致剧烈腹痛,穿孔导致腹腔细菌感染,则出现高热、板状腹等症状;X光、CT检查会出现膈下游离气体,腹腔穿刺有可能发现胃液和胆汁等,体格检查多发现板状腹、肌卫、压痛反跳痛等腹膜刺激征。从穿孔处流出的胃、十二指肠内容物,这些高度酸性或碱性物质刺激大小网膜分泌大量炎性渗出物至腹膜腔,会在小网膜囊、肝肾间隙、右下腹或盆腔等部位形成腹腔积液,严重时可出现局部脓肿。

2. 急性化脓性胆管炎　急性化脓性胆管炎(Acute suppurative cholangitis, ASC)是由于胆总管结石、胆管癌、十二指肠乳头肿瘤等原因阻塞胆管,引起胆管内压力升高,胆汁引流不畅,继发细菌感染的急性化脓性炎症。发病主要是因为胆道梗阻和细菌感染引起。主要表现为腹痛、发热、黄疸,也称Charcot三联征。如果病程进一步发展,胆道梗阻不能及时解除,在Charcot三联征的基础上可引起合并感染性休克和意识障碍的Reynolds五联征,进展为急性梗阻性化脓性胆管炎(Acute obstructive cholangitis, AOSC),其死亡率可高达30%。所以及时胆道引流解除梗阻对于阻断病程进展显得尤为重要。ASC的诊断主要从全身炎症反应、胆汁淤积和影像学表现三个来判断。WBC和CRP可反应全身的炎症情况;胆汁淤积可通过血清总胆红素、直接胆红素等化验评估;影像学检查主要是B超、CT和MRCP,判断胆道梗阻的原因。

3. 急性结石性胆囊炎(Acute calculous cholecystitis, ACC)　急性结石性胆囊炎作为临床较为常见的胆道系统疾病,其主要是因结石阻塞胆囊管导致胆囊内胆汁滞留而引发真菌感染所导致的急性炎症。该病主要因进食油腻食物后,出现右上腹疼痛、恶心、呕吐等临床症状,右上腹疼痛较严重且持续时间较长。如治疗不及时,可引起胆囊穿孔、弥漫性腹膜炎等严重的并发症。ACC与急性胰腺炎症状体征相似,但影像学有明显的差别。ACC的B超检查多发现肿大胆囊且胆囊壁多呈双边征,CT或MRI可以发现胆囊周围和肝周积液。

4. 急性肠梗阻　急性肠梗阻是临床上常见的急腹症,临床症状具有腹痛,腹胀,恶心呕吐,停止排气、排便四大症状。肠梗阻的病因主要包括:肠道肿瘤、肠粘连、腹部疝、肠扭转、肠套叠等。X线腹部平片的诊断:梗阻以上的肠管扩张(当小肠的内径宽度大于2.5cm,结肠的内径宽度大于6.0cm时可视为肠管扩张),扩张的肠管内可见长短不一的气液平面;当出现假肿瘤征、咖啡豆征以及扩张肠袢固定征时可提示绞窄性肠梗阻。CT检查可以更清晰地显示肠梗阻的部位甚至病因,在评价急性肠梗阻方面有更高的临床价值。肠梗阻患者大量呕吐后若不能及时补液,则容易引起低血容量休克。保守治疗无效极易引发腹膜炎、腹水、脓毒血症等情况。与选择保守治疗的肠梗阻患者相比,外科手术治疗的患者住院时间更短,并发症更少。

5. 急性心肌梗死　患者可有剧烈而持续的胸骨后疼痛(>20 min),可波及心前区,放射至左肩、左臂内侧、手指、颈部、咽部,胸痛常为压榨性、压迫性、发闷或紧缩性疼痛,常伴胸闷、烦躁不安、出冷汗、恐惧或濒死感,含硝酸酯类药物不能缓解。急性心肌梗死一般以局限性胸闷、胸痛症状为主,而上下腹部的症状一般没有。临床根据心电图有无ST段持续性抬高将心肌梗死区分为ST段抬高型和非ST段抬高型两大类。ST段抬高型心肌梗死心电图:ST段抬高呈弓背向上型,在面向坏死区周围心肌损伤区的导联上出现;宽而深的Q波(病理性Q波);T波倒置。急性非ST段抬高型心肌梗死心电图缺乏典型性ST-T损伤性动态演变,临床诊断时易出现漏诊:患者ST段呈下移征象，于Ⅰ导联、Ⅱ导联中呈现，且持续时间>1d，若存在一过性心肌缺血发作，数小时内患者的ST-T变化会逐渐恢复。动态心电图用于急性非ST段抬高型心肌梗死临床诊断效果更有效。心肌坏死标记物［肌钙蛋白、肌红蛋白、肌酸激酶同工酶（CK-MB）］是诊断急性心肌梗死的必要条件，也是观察急性心肌梗死病情发展的敏感指标。肌红蛋白（Mb）于起病后2小时内升高，12小时内高峰，24~48小时内恢复正常。肌钙蛋白（cTnI）于起病后3~4小时后升高，11~24小时达高峰，7~10天降至正常。这些心肌结构蛋白含量的增高是诊断急性心肌梗死的敏感指标。冠脉造影是诊治急性心肌梗死的金标准。急性心肌梗死患者冠脉是有明确的动脉斑块及狭窄病变，ST段抬高型心肌梗死发生的机制主要是由于在冠脉病变基础上出现根据纤维蛋白为主血栓形成，致使冠脉出现急性的完全性闭塞，显示透壁性的心肌损伤；非ST段抬高型心肌梗死以血小板血栓为主因，其致冠脉急性次全闭塞，以致出现心内膜下损伤。急性心肌梗死的损伤是原发性、持续性、器质性的心肌损伤，通过全面、系统的分析，根据临床症状、心电图动态演变、心肌酶谱规律性变化以及冠脉造影的结果，甚至有选择如CT、MR、彩超等其他检查，可以明确诊断。

6. 急性肠系膜上动脉栓塞（Acute superior mesenteric artery enbolism，ASMAE） 由栓子堵塞肠系膜上动脉主干或分支，影响肠管的血液供应，导致出现腹痛、恶心、呕吐、腹胀、腹泻、血便等一系列临床症状。临床表现可因为栓塞部位、程度和侧枝循环状态而不同，主要表现为突发剧烈的脐周或上腹部阵发性绞痛，部分患者可向背部或肋腹部放射，常伴有恶心、呕吐、腹泻等强烈胃肠道排空症状。该病起病急、进展快、临床症状重而不典型，导致临床诊断非常困难。ASMAE的实验室检查缺乏特异性，可表现为白细胞计数增多、D-二聚体和血清乳酸水平升高等。早期绝大部分患者仅仅有局限性或者全腹部压痛，其疼痛特点为大多数患者伴有阵发性加剧。腹痛是急性肠系膜缺血最常见的症状。患者疼痛的主观感受常超出查体所做的评估，即患者主观上异常疼痛，但缺乏客观体征，此现象称为症征分离（Pain out of proportion，POOP）。肠管缺血部位不同，疼痛部位则不固定。腹部压痛可局限在脐周，也可在右上腹或右下腹。动脉栓塞引发的疼痛为突发性；静脉血栓引发的腹痛可不明显，或仅表现为腹胀，这种不典型的腹痛可持续数小时或一至两天不等。ASMAE一旦治疗无效，病情进展进入后期，大量晶体、胶体渗出至肠管及腹腔内，引起严重脱水、血容量减少、酸碱平衡失调及电解质紊乱；肠坏死后大量代谢产物及细菌毒素吸收，很快机体出现中毒性休克，提示病程已进入危重阶段。

7. 急性肠系膜上静脉血栓形成（Acute superior mesenteric venous thrombosis，ASMVT） 是临床中少见的急腹症，主要累及肠系膜上静脉，而肠系膜下静脉发生血栓较少。ASMVT起病隐匿，疾病初期临床表现缺乏特异性，多以腹痛、腹胀为始发症状，如不能及时治疗，会发展为肠坏死、肠穿孔，死亡率较高。相比ASMAE，静脉血栓形成所致肠梗死具有梗死肠壁与正常肠壁之间的界限相对模糊，难以判断的特点。目前诊断主要依赖于影像学检查。多排螺旋CT血管造影（CTA）的特征性表现是肠系膜静脉充盈缺损，非特异性表现为肠壁增厚，肠管边缘模糊，肠系膜增厚及腹水形成等。

8. 门静脉血栓（Portal vein thrombosis，PVT） PVT是指门静脉主干和（或）门静脉左、右分支发生血栓，伴或不伴肠系膜静脉和脾静脉血栓形成。门静脉血栓形成可能会加速肝功恶化，增加门脉高压并发症。当门静脉形成血栓时会影响肝脏的血流供应，增加门静脉的阻力，减慢血流的速度，从而加重肝脏的损伤，增加消化道出血、腹水、肝性脑病等并发症的发生风险。PVT形成分为急性和慢性两类。急性PVT形成主要临床表现：突发的持续性腹部或腰部疼痛，门静脉管腔阻塞面积较大引起肠道瘀血时，可伴有腹泻；当病情进展出现肠穿孔、肠坏死时，腹部疼痛加剧，伴有急性腹膜炎的表现，严重时可出现感染性休克；急性门静脉血栓形成可导致门静脉压力短时间内急剧升高，导致食管胃底静脉曲张破裂出血，表现为呕血或黑便，严重时可有失血性休克；突发腹水或腹水量突然增加,有腹胀;少部分患者可出现全身炎症反应,可有持续性的发热;少数病人可出现急性脓毒性门静脉血栓,表现为发热伴寒战,肝区疼痛,严重时出现休克。当出现腹痛 >24 不缓解,伴或不伴发热、腹泻及肠梗阻;发热伴有寒战时应排除是否有化脓性门静脉炎;必要时完善血培养;出现持续腹痛、腹水,甚至出现多器官功能衰竭等常坏死的表现,就应怀疑是否有急性 PVT。而慢性 PVT 形成可明显临床症状,主要通过影像学表现确诊,包括门静脉血流紊乱、血栓形成证据以及门脉海绵样变等。

二、慢性胰腺炎引起腹水

(一)慢性胰腺炎引起腹水的原因

慢性胰腺炎(Chronic pancreatitis, CP)是一种持续、进展性的胰腺炎症性疾病,常导致胰腺实质的破坏、炎症细胞浸润、胰腺纤维化和钙化,引起胰腺外分泌和/或内分泌功能障碍,其中营养不良是其较为常见的临床表现,主要是由胰腺外分泌功能不全(Pancreatic exocrine insufficiency, PEI)引起,其临床表现多样,除了可引起腹痛、腹胀、体重减轻等,严重患者也可特征性地出现脂肪泻以及腹水。

1. 脾静脉血栓形成　慢性胰腺炎胰腺发生纤维化钙化、炎性增生可以压迫脾静脉,长期炎症刺激也可使脾静脉血管内皮发生损伤。当脾静脉血流受阻速度变慢,产生湍流,可诱发血栓形成,进一步加重血运障碍,造成胰源性门静脉高压。

2. 低蛋白血症　慢性胰腺炎患者由胰腺外分泌功能不全,以及慢性腹痛、饮酒、胃排空延迟和代谢活动增加等原因,全身营养情况均较差,肠麻痹及腹胀使患者出现厌食、拒绝进食等情况,由于不能进食,患者常有贫血、低蛋白血症、电解质紊乱,表现出体重下降、全身乏力、极度消瘦等症状。也可有脂肪泻、血糖升高等胰腺内外分泌功能障碍表现,多种原因均导致低蛋白血症导致腹水,腹水形成后如果治疗不当,大量蛋白再次经过腹水丢失导致恶性循环。

3. 慢性胰腺炎转变为胰腺癌　慢性胰腺炎患者易患胰腺癌,两种疾病都有共同的病因。已经提出分泌消化酶的腺泡细胞具有"生发中心作用",其在慢性胰腺炎的炎性环境中可以经历导管化生,这种化生改变是胰腺癌的前兆;炎症分子还通过上皮和间质中的自分泌和旁分泌作用促进肿瘤生长。胰腺肿瘤可以压迫脾静脉,当肿瘤浸润性生长时,可直接侵犯脾静脉,引起脾静脉受阻,或直接形成瘤栓,造成胰源性门静脉高压引起腹水。

(二)慢性胰腺炎引起腹水的诊断

慢性胰腺炎并发腹水最常见的病因为酒精性慢性胰腺炎(Alcoholic chronic pancreatitis, ACP)。由于长期摄入过量酒精后引起胰酶和胰液分泌亢进,胰液中蛋白质和钙浓度增高,形成蛋白质栓子阻塞胰管。同时,酒精还可引起 Oddi 括约肌痉挛,最终出现胰管破裂,胰液持续漏出,以至腹腔内大量液体长期聚集。这类顽固性腹水含有大量淀粉酶。慢性胰腺炎的临床表现复杂多样,典型的临床表现为腹痛腹胀、消瘦、腹泻外分泌功能减退及糖尿病内分泌功能减退,即所谓慢性胰腺炎四联征。除此之外,还存在一系列相关的临床特征如恶心、呕吐、黄疸、呕血黑便、腹部包块等。腹胀是由于大量顽固性腹水及胰液极易刺激肠管导致肠麻痹,患者可表现出腹部膨隆、厌食等症状体征。腹痛多出现于疾病初始阶段,胰酶在腹腔内未被激活,患者多无腹膜炎的症状,但胰性腹水中含大量蛋白,是极佳的细菌培养基,因此在疾病发展后期伴随细菌感染而出现急性腹膜炎的风险较高。临床上主要表现为非固定的持续性腹痛。在个别情况下,胰管破裂会形成瘘管,瘘管的路径不同,胰性腹水表现出不同症状。胰管从前壁破裂引起的瘘管使胰液直接排入腹膜导致腹水。胰管从后壁破裂导致瘘管穿过主动脉或食管裂孔,甚至穿过横膈膜穹顶导致胸腔积液。在任何一种情况下,腹水通常是渗出性的,具有高淀粉酶活性。

三、重型胰腺炎并发腹水的治疗

（一）针对导致腹水的不同病因进行治疗

1. 由胰腺出血、坏死、胰液渗入腹腔所致治疗　SAP并发腹水多由胰腺出血、坏死、胰液渗入腹腔所致，临床治疗首先是针对导致腹水的不同病因，是由于胰腺周围炎性渗出、假性囊肿形成，是胰瘘或局部脓肿形成，还是胰腺实质坏死，准确评估以便进行综合治疗。

（1）营养支持：禁食并胃肠减压其能给胰腺充分的休息，减少胰腺分泌，促进瘘管愈合。充分液体输入，充分液体复苏，在用晶体进行液体复苏时，应注意补充乳酸林格平衡液，避免大量生理盐水扩容，导致氯离子堆积 缺氧致组织中乳酸堆积，代谢性酸中毒较常见，应积极补充碳酸氢钠。应用全胃肠外营养（Total parenteral nutrition，TPN）或放置鼻肠管行肠内营养可改善全身营养情况，同时为手术做好准备。

（2）减少胰腺外分泌：SAP治疗的第一步就是减少胰腺的分泌。为达到减少胰酶分泌阻止胰腺炎发展的目SAP病人均应禁食。SAP病人还需要放置胃管进行持续胃肠减压。胃肠减压可以抑制胃酸分泌，静脉应用PPI等亦可抑制胃酸，使胰液反射性的减少。

（3）抑制或清除胰酶和炎性细胞因子：通过抑制消化道及胰腺的内、外分泌，减少内脏供血，使胰瘘管自行闭合。常用的代表药物有抑肽酶，其在早期应用可控制炎症，但其抑制胰酶活性的效果并不理想。而另一种非肽类蛋白的抑制剂加贝酯，可抑制胰蛋白酶、激肽释放酶、纤维蛋白溶酶、凝血酶等蛋白酶的活性，从而阻止这些酶所造成的病理生理变化，同时对Oddi括约肌有松弛作用，能够短时间内达到稳定的血药浓度。胰腺细胞表面有生长抑素受体，生长抑素可直接与其受体结合，通过抑制患者体内腺苷酸环化酶的活性，减少患者细胞内cAMP的合成，从而降低胰腺外分泌功能。因而生长抑素可减轻胰腺炎性病变，减少淀粉酶、脂酶等胰酶入血。其中奥曲肽是一种天然生长抑素衍生物，其药物作用时间更长，临床应用也较多。

（4）抗感染：目前对无明显感染证据的胰性腹水不主张使用抗菌药物，但对合并胆道感染或腹腔感染的患者应常规使用抗菌药物，因为如不及时控制感染，病死率明显升高。胰性腹水合并感染的主要致病菌为革兰氏阴性菌和厌氧菌。在长期应用抗菌药物治疗的过程中应警惕真菌感染，若出现无法控制的发热等症状应及早进行腹水真菌培养并恰当使用抗真菌药物。

（5）内镜治疗：经内镜在ERCP明确胰管结石梗阻胰管狭窄等诊断后，即可同时放置胰管支架，使近端胰管引流通畅，降低胰管内压力，同时覆盖了瘘管的开口部位，机械地压迫封闭瘘管开口。内镜下治疗的有效率高，病死率非常低，其操作要点主要是找到胰管的瘘口和将胰管支架放置超过该胰管瘘口。

（6）科手术治疗：胰性腹水患者一般在采取内科保守治疗无效或者病情突然恶化时才考虑外科治疗。对于腹部外伤及上腹部手术后，胰管损伤造成的胰性腹水，手术治疗也是首选。此时若延长内科保守治疗的时间，将增加患者死亡的风险。采取手术治疗首先应充分了解患者胰性腹水产生的原因，主要根据胰管解剖、胰管扩张情况及胰管破口位置而定；术前必须充分评估患者营养状况及水电解质平衡情况，若营养支持不够，对胰管解剖特点了解不充分而贸然手术存在较高的风险。手术方式一般分为胰腺清创、胰周引流、胰体尾脾切除术、胰头侧断端缝合术加胰尾空肠吻合术、节段性胰腺体部切除术＋远近端分别行胰腺空肠吻合术、囊肿切除或内外引流术、胰腺假性囊肿空肠Roux-en-Y型吻合术（适合较厚的囊壁）和囊肿胃吻合术等。手术治疗的目的是通过充分引流来减轻胰管内压力，减少胰液渗漏入腹腔以及腹腔内腹水的形成。

2. 腔内脓肿治疗　SAP脓肿一旦形成，就需要灌洗、引流，甚至通过腹腔镜经后腹膜腔入路，清除胰腺坏死组织。介入医学可以通过腹腔穿刺放置引流管，穿刺后放置引流管妥善固定好胰周、腹腔等引流管,防止脱落扭曲,引流管位置低于引流管皮肤出口处。目前腹腔镜、消化内镜已经广泛应用于 SAP 的微创治疗。腹腔镜下手术的腹腔入路,对病人的腹壁结构不造成破坏,手术视野大,腹腔内深部器官的标志清楚。术中冲洗脓腔时,冲洗液少量多次为宜,避免其溢入腹腔,污染腹腔。脓腔引流管应富有弹性,粗口径,可使块状的坏死组织引流出。

3. 静脉血栓形成治疗　急性 PVT 形成的治疗主要是恢复门静脉血流,防止演变为慢性 PVT,以及降低血栓蔓延至肠系膜静脉的风险,减少肠系膜缺血和梗死的发生。门静脉血栓一旦形成,只有无明显的高危出血风险,基础治疗是抗凝,可使用普通肝素或低分子质量肝素,随后转为口服华法林或新型口服抗凝药。抗凝的持续时间可以从 6 个月到终身抗凝。抗凝 6 个月后,经多普勒超声检查明确门静脉是否再通。对有实验室诊断存在感染的病人,应进行针对革兰阴性菌和厌氧菌的抗生素治疗,建议同时抗凝。对于发生肠缺血、肠坏死的病人,应紧急行开放手术切除坏死肠管取出门静脉血栓。手术成功切除梗死肠段后,抗凝仍然是基础治疗手段。目前介入治疗急性 PVT 导致肠系膜静脉血栓愈发普遍。介入治疗溶栓一种是经皮经肝穿刺门静脉或经颈内静脉肝内穿刺门静脉进行直接溶栓,另一种为穿刺外周动脉至肠系膜上动脉间接溶栓,常用溶栓药物为尿激酶和重组组织纤溶酶原激活剂。直接溶栓效果好,减少溶栓药物用量,从而减少出血风险,但技术要求较高,手术并发症发生率高。间接溶栓操作相对简单,可行性高、医源性损伤风险低,经肠系膜上动脉置入溶栓导管后持续泵入尿激酶,抗凝溶栓药物经毛细血管网进,治疗时为了避免肠系膜上动脉痉挛,可经血管鞘泵入血管扩张剂。对于药物治疗失败进而发生肠系膜缺血和肠梗死的病人应早行手术治疗,主要手术方式为肠系膜上静脉取栓及坏死肠段切除吻合或造口术,术后仍然要足量抗凝。

4. 改善消化吸收功能　慢性胰腺炎的病人,原则上只要出现胰腺外分泌功能不全,即可开始行胰酶替代治疗。理想的胰酶制剂应该具有下列特点:酶含量高,特别是脂肪酶;能抵抗胃酸的灭活;胃排空与营养物在上段小肠的消化相吻合;在十二指肠内碱性环境下迅速释放出活性酶。胰酶制品中脂肪酶含量是其疗效的主要决定因素,不同制品中脂肪酶含量不一。口服胰酶制剂的剂量理论上要根据症状轻重、病人体型、进餐量多少、粪脂量以及营养状况等多方面因素决定。但是临床上常常选用更加简便的方案,即以脂肪酶计,推荐以每餐口服 40000U 作为开始剂量,再根据营养状态指标改变情况作调整。胰酶替代治疗成功的关键在于能否将足够的活性胰酶与食糜同时运送十二指肠。因此,能够影响胰酶活性的因素均能影响胰酶制剂的效果,包括胰酶制剂的剂型、食物成分、胃酸分泌以及胃排空。较理想的胰酶制剂应当是具有肠溶性(防止胃酸破坏作用)、微粒型、高脂酶含量和不含胆酸(以免引起胆汁性腹泻)。

(二)针对腹水的治疗

胰性腹水的治疗最常见有三种方法:药物、内镜和介入手术干预。临床工作中经常进行综合性治疗,例如药物和内镜相结合。因此早期开展多学科合作在胰性腹水的治疗中十分重要。

针对不同病因进行治疗,如为细菌感染性化脓性胰腺炎,则按急性腹膜炎抗感染处理;如果通过内镜 ERCP 明确胰管结石梗阻胰管狭窄等诊断后,可同时放置胰管支架,使近端胰管引流通畅,降低胰管内压力,同时覆盖了瘘管的开口部位,机械地压迫封闭瘘管开口。内镜下治疗的有效率高,病死率非常低,其操作要点主要是找到胰管的瘘口和将胰管支架放置超过该胰管瘘口。随着内镜技术的进展,胰性腹水患者的预后也在不断改善。药物保守治疗,约有 30%~50% 的患者可以康复,内镜支架置入治疗又将治疗有效率提高到 82%~100%。最近的研究表明,与单独的药物和手术干预相比,内镜治疗降低了胰性腹水患者的死亡率、住院时间、复发率和医疗成本。

胰性腹水患者可采用穿刺抽液或放置腹腔引流管,促进破口周围组织覆盖、闭合,减少腹水聚集,降低腹腔感染机会,缓解腹胀等症状。胰性腹水中含有大量炎症介质及毒性物质可能加剧胰腺局部及全身炎症反应，参与 SAP 相关多器官损伤。部分学者认为早期行腹腔穿刺引流（Abdominal paracentesis drainage，APD）积极清除胰性腹水有助于减轻 SAP，降低全身炎症水平及改善患者预后，降低患者死亡率。也有学者认为 APD 作为一项侵入性操作，可能引起逆行感染，增加感染并发症的发生风险。尤其在 SAP 后期阶段，患者还遭受肠黏膜屏障受损、细菌移位的打击，进而可发生胰腺感染性坏死，导致脓毒血症及多器官功能衰竭，是继发死亡的主要原因。相对于传统的 B 超引导下经皮穿刺引流（PCD），早期引流减少了积液量，全身症状改善明显，积液感染的概率也会下降。有学者甚至建议一旦出现血性腹水，即刻行右下腹置管减压引流，尽早引流出富含胰酶的血性腹水，使腹水对于腹腔器官的刺激下降，腹腔器官血运改善，渗出减少，使病灶局限于胰腺周围，在进一步内科治疗就会有较好疗效。

由于内镜和介入医学的进展，目前较少选择胰性腹水的外科手术治疗，只有在有胰源性胸水或腹水经保守治疗无效者，才考虑外科手术，手术原则为胰管减压和引流胰液或作病变部位胰腺组织的切除，并尽可能地保留内、外分泌功能。

第 2 节　胰腺肿瘤引起腹水的诊断、鉴别诊断与治疗

胰腺肿瘤并发腹水是晚期疾病的标志，预示着肿瘤进展转移和不良的预后。胰腺癌确诊后的总生存时间不超过 11 个月，一旦并发腹水，发病至死亡的时间就缩短为 6 个月。

胰腺恶性肿瘤相关腹水的机制多是由于门脉高压和腹膜转移肿瘤为主要病因。胰腺颈部后面的门静脉、肠系膜上静脉和脾静脉的汇合位置容易受到肿瘤压迫，或受到恶性肿瘤相关的炎症影响。多数胰腺癌在诊断时就已经出现门静脉侵犯，胰腺癌手术切除时通常与血管移植或重建同时进行。胰腺大规模切除术（如 Whipple 手术）后的术后纤维化变化也可能导致静脉压迫导致门静脉高压。原发性胰腺癌的肝转移可直接引起门静脉高压。胰腺肿瘤块引起静脉闭塞或淋巴管闭塞，导致窦后高压。在血管受损和恶性高凝状态下，门静脉血栓可使门静脉高压进一步加剧。部分化疗药物，如吉西他滨和四药联合化疗方案（FOLFIRINOX：奥沙利铂、伊立替康、氟尿嘧啶、亚叶酸钙），毒性反应较大，导致肝细胞结节性再生由此会导致门静脉高压。放射治疗可能导致肠系膜和小血管改变、肝纤维化或淋巴损伤，使患者易出现腹水。胰腺癌症患者营养不良和慢性炎症状态可能导致低蛋白血症亦可引起腹水。胰腺肿瘤引起的恶性腹水的诊断，通常具有腹水细胞学阳性，高腹水蛋白水平，低 SAAG（≤11g/L）等特点，但这些指标并非完全准确或足够敏感，有关胰腺肿瘤引起腹水的诊断和鉴别诊断以及治疗，请参考本书第 28 章的相关内容。

尽管胰腺肿瘤引起恶性腹水与生活质量下降和预后不良密切相关，但目前仍没有公认的循证治疗指南，也缺少针对恶性腹水的预防措施。恶性腹水有多种症状，包括腹胀、行动能力和呼吸受限以及四肢肿胀，目前临床治疗多数情况下旨在缓解症状，对于控制胰腺肿瘤的发展和复发尚缺少有效的方法。需要进一步研发新的生物标志物和治疗靶点，以便更有效地治疗恶性腹水患者。

（孙　鑫　宋明全）

参考文献

[1] Bush N, Rana SS. Ascites in Acute Pancreatitis: Clinical Implications and Management. Dig Dis Sci. 2022; 67: 1987-1993.

［2］Banks PA, Bollen TL, Dervenis C et al. Classification of acute pancreatitis-2012: Revision of the atlanta classification and definitions by international consensus. Gut 2013; 62: 102-111.

［3］Umapathy C, Gajendran M, Mann R, et al. Pancreatic fluid collections: Clinical manifestations, diagnostic evaluation and management. Dis Mon. 2020; 66: 100986.

［4］中国医疗保健国际交流促进会急诊医学分会脓毒症预防与阻断联盟.重症急性胰腺炎预防与阻断急诊专家共识.临床急诊杂志, 2022; 23: 451-462.

［5］Han MY, Borazanci EH. Malignant ascites in pancreatic cancer: Pathophysiology, diagnosis, molecular characterization, and therapeutic strategies. Front Oncol. 2023; 16: 13-23.

第28章 消化道肿瘤引起腹水的诊断、鉴别诊断与治疗

第1节 概述

消化道肿瘤引起的恶性腹水是指由腹腔内或腹腔外肿瘤引起的病理性的液体积聚，约占腹水成因的10%，消化系统肿瘤引起腹水的原因以胃癌、胰腺癌、原发肝癌最常见。在女性患者中，以卵巢癌引起的腹水最为常见。恶性腹水的治疗一直是临床治疗的难题，消化道肿瘤病人一旦出现腹水，预示着生活质量恶化和预后不良，病人会出现呼吸困难、消化道梗阻、纳差、乏力、活动减少以及情绪低落等，加重晚期患者的恶液质状态，使机体机能进一步下降，加快肿瘤的进展，进入一个恶性循环，严重影响患者的生活质量，缩短生存时间。

引起消化道肿瘤腹水的原因有很多，比如由腹膜肿瘤直接引起、恶性淋巴管梗阻、门静脉血栓形成、肝硬化门静脉高压等。根据腹水的临床表现和消化道肿瘤预期生存率，通常需要对腹水进行评估，因为腹水会影响到消化道肿瘤的预后和治疗方法。腹水评估需要进行腹水诊断性穿刺。消化道恶性腹水一旦确诊，预示恶性肿瘤在腹腔内发生弥漫性恶化，导致恶性腹水患者腹腔内积液量迅速增加，多预示着肿瘤恶性程度进展迅速。病人生存期就非常有限，甚至有学者初步统计病人的存活期不会超过1~4个月。应及早给予规范化的化疗或外科治疗，以期延长消化道肿瘤病人的生存期，提高生存质量。

第2节 消化道肿瘤引起腹水的发生机制

恶性腹水的病理生理学是多因素的，尚未有完全明确的发病机制。目前恶性腹水产生机制大致可归纳为以下几类：各种原因的低蛋白血症，导致血浆胶体渗透压降低；肿瘤浸润腹膜或肠壁，导致血管内皮受损，血管通透性增加；肿瘤细胞引起膈下淋巴管阻塞，增加淋巴液流体静压，引起淋巴回流受阻；肿瘤压迫门静脉和下腔静脉；白细胞介素-2（IL-2）、肿瘤坏死因子（TNF）和干扰素-α（IFN-α）等免疫调节因子，以及诱导血管通透性的因子，如血管内皮生长因子（Vascular endothelial growth factor，VEGF）和基质金属蛋白酶（Matrix metalloproteinases，MMPs），在恶性腹水的形成中起重要作用等。但这些不能解释全部肿瘤患者腹水的成因，恶性腹水的形成还受其他因素的影响。上述多种因素的共同作用导致循环血容量减少，从而激活肾素-血管紧张素-醛固酮系统（Renin-angiotensin-aldosterone system，RAAS），导致水钠潴留从而导致腹水形成。

一、消化吸收不良与营养不良

消化系统不仅担负着运送食物的任务，还具有消化食物、吸收营养物质的功能。消化道肿瘤一方面会阻碍食物运输，另一方面还会抑制胃酸及消化酶的分泌，影响营养物质的消化和吸收。肿

瘤本身还可导致机体代谢紊乱,包括糖异生增强,脂肪、蛋白质的分解代谢加快,导致患者能量消耗增多,体重减轻和肌肉量下降。另外,消化道肿瘤的治疗手段主要为手术和放化疗,手术会破坏消化道的结构和功能,且消化道黏膜对于化疗及放疗敏感,易发生肠黏膜屏障的损伤。以上因素均导致消化道肿瘤患者体内营养物质丢失,进而并发营养不良。

二、低蛋白血症

消化道肿瘤患者常伴有恶心、呕吐、食欲不振等消化道症状,肠梗阻患者甚至不能经消化道获取营养物质;接受手术治疗的病人,还需要禁食水数天,蛋白质摄入严重不足。消化道肿瘤治疗过程中,机体因手术、麻醉反应、术后感染等因素处于高分解代谢状态,使机体基础代谢增高,通过增加骨骼肌蛋白分解来释放氨基酸,造成机体负氮平衡,导致患者体重减轻。消化道肿瘤发展过程中,多种促炎因子大量释放,包括肿瘤坏死因子(TNF)和干扰素-α(IFN-α)等、血管内皮生长因子(VEGF)和基质金属蛋白酶(Matrix metalloproteinases, MMPs),这些因子损伤血管内皮屏障,增加血管通透性,致使血浆白蛋白漏出至组织间隙,造成白蛋白分布异常和稀释性低蛋白血症。合并腹腔感染时,炎症会干扰肝脏合成血清白蛋白。上述原因均可导致消化道肿瘤血清白蛋白下降。

三、肿瘤腹膜转移

消化道肿瘤脱落的癌细胞种植转移至腹膜引起局部刺激反应,通透性增加,从而血浆蛋白渗漏至腹腔形成腹水;腹膜转移的肿瘤细胞分泌的血管内皮生长因子可诱导腹膜微环境中的血管生成,促进肿瘤生长,通过增加内皮通透性介导恶性腹水的形成,从而促进癌细胞在腹腔内的扩散;肿瘤腹膜转移侵犯淋巴管致使淋巴管阻塞,淋巴回流障碍。

四、淋巴回流受阻

恶性肿瘤常见的转移途径有淋巴转移和血行转移。毛细淋巴管的管腔较宽,仅由单层内皮细胞构成,内皮细胞之间缺乏紧密连接,基底膜不完整,内皮细胞外粘连蛋白暴露。毛细淋巴管的这些特点使肿瘤细胞易于黏附,肿瘤细胞与毛细淋巴管内皮细胞的基底膜破裂处直接接触并向淋巴管伸出伪足,穿过管壁进入淋巴流而形成淋巴转移,管腔内充满了肿瘤细胞而导致管腔阻塞导致淋巴回流受阻。当肿瘤细胞迅速增殖向周围组织浸润时,旺盛生长的肿瘤细胞引起组织压力增高而致肿瘤内淋巴管塌陷,也使癌旁区淋巴管局部组织液回流功能障碍。

五、门静脉高压

脾静脉自胰腺后方由胰尾到胰头与胰腺并行,在胰头背侧与肠系膜上静脉汇合成门静脉。胰腺恶性肿瘤压迫或浸润转移到脾静脉,由于血流淤滞、肿瘤患者血液高凝状态,再加上肿瘤侵蚀、损伤血管内膜等因素,从而继发血栓形成,导致脾静脉部分或完全堵塞,脾和胃引流区域静脉压增高,从而导致门静脉压力增高。肝细胞癌(Heptocellular carcinoma)易侵犯门静脉引起门静脉癌栓,并且会导致肝动脉-门静脉分流,上述这两种原因均可导致门静脉高压。

六、钠、水潴留

消化道肿瘤病人低蛋白血症,导致血浆胶体渗透压降低;肿瘤浸润腹膜或肠壁,导致血管内皮受损,血管通透性增加;肿瘤细胞引起膈下淋巴管阻塞,引起淋巴回流受阻;肿瘤压迫门静脉和下腔静脉;免疫调节因子诱导血管通透性增强,这些因素最终导致循环容量不足,从而激活肾素-血管紧张素-醛固酮系统(RAAS),导致水钠潴留。

七、免疫因素

免疫调节因子在消化道肿瘤引发腹水的过程中也起到非常重要的作用。如白细胞介素-2（IL-2）、肿瘤坏死因子（TNF）和干扰素-α（IFN-α）等，还有如血管内皮生长因子（VEGF）和基质金属蛋白酶（Matrix metalloproteinase, MMPs）等因子诱导血管通透性增加。消化道肿瘤局部分泌的MMPs可直接影响VEGF的释放导致腹水形成。抑制血管内皮生长因子（Vascular endothelial growth factor, VEGF）及其受体的表达，可抑制肿瘤细胞的生长、转移及恶性腹水的形成。

八、贫血及其他

消化道肿瘤引起的显性或隐性出血是发生贫血一个重要原因，并且消化道肿瘤导致机体营养物质的吸收障碍，胃肠道手术后更容易诱发铁、叶酸、维生素B12代谢紊乱。肿瘤相关性贫血（Cancer related anemia, CRA）已经成为消化道肿瘤常见的并发症之一，CRA是一种临床综合征，可引起多系统症状及主观不适感，导致患者对放化疗敏感性降低、生存质量下降，并作为独立因素影响患者预后。由于贫血导致胃肠道灌注减少可能导致厌食、恶心和吸收不良，加重患者的营养不良及低蛋白血症。

第3节　消化道肿瘤引起腹水的诊断与鉴别诊断

腹水产生的病因较多，目前国内外学者普遍认为肝源性腹水是最常见病因，尤其是肝硬化可占腹水病因的60%~85%。非肝源性腹水的病因中，以恶性腹水和结核性腹水占据主要发病因素。肝源性腹水发病率高，具有典型的特征及有效的诊断方法，临床上确诊率高。恶性腹水和结核性腹水发病率相对较低，诊断存在一定困难，本节主要就良恶性腹水的诊断以及良恶性腹水及结核性腹水的鉴别诊断做进一步讨论。

一、消化道肿瘤腹水的诊断

（一）消化道肿瘤伴腹水时的临床表现

多数消化道肿瘤病人的临床表现是腹部膨隆，常伴有腹胀不适、呼吸困难、发热和疼痛。部分隐秘的胃肠道恶性肿瘤病人有时仅表现为腹水。胃恶性肿瘤的临床表现通常为是：腹痛腹胀、消瘦乏力、食欲不振、恶心呕吐、呕血与黑便、贫血等；食管恶性肿瘤典型的症状为进行性吞咽困难，先是固体食物吞咽困难，继而是半流质食物，最后水和唾液也不能咽下。患者逐渐消瘦、脱水、无力，持续胸痛或背痛表示为晚期症状，肿瘤已侵犯食管外组织；肝癌的临床表现最常见的有肝区疼痛、持续低热及腹胀纳差等，还可有全身乏力、消瘦、黄疸等；胰腺癌的临床表现主要有腹痛、黄疸、恶心、呕吐、食欲不振、消瘦、乏力、腹水等症状，胰腺癌发展到晚期时还可以在下腹部触摸到包块，并伴有压痛；结直肠癌的临床症状开始不显著，首先患者会觉得经常肠胃道隐痛不适感，可有便血，肿瘤进展会出现大便习惯改变、腹痛、便血等症状并日益加重。

大约有50%的消化道肿瘤患者在最初诊断时就会出现恶性腹水（Malignant ascites）。恶性腹水的发生发展与生活质量的恶化相关，是晚期疾病预后不良的标志。恶性腹水起病较为隐秘，病程较短，进展较为迅速，腹水常常进行性增加。除了消化道原发肿瘤常见的症状外，常伴有腹痛、腹胀、乏力、消瘦、贫血等全身表现。腹水的严重程度分为1、2、3级（表28-1）。根据有无相关并发症，如自发性细菌性肺炎（Spontaneous bacterial pneumonia, SBP）或肝肾综合征（Hepatorenal syndrome,

HRS）和有无治疗效果，还可分为无并发症、复杂和顽固性腹水。

表 28-1 腹水分级

严重程度	
1度（轻度）	无临床症状，仅仅超声检查发现腹水
2度（中度）	轻中度腹胀感
3度（重度）	重度腹胀
无并发症	无感染及并发症
难治性	腹腔穿刺大量放液后短期复发，药物治疗效果差
利尿剂抵抗	对大剂量利尿剂无效
利尿剂无效	利尿剂会引起的不良反应而禁用

（二）常规实验室检测

消化道肿瘤引起的腹水均需做腹腔穿刺。但是在穿刺前所有患者需要检查凝血酶原时间（Prothrombin time，PT）、活化部分凝血活酶时间（Activated partial thromboplastin time，APTT）和国际标准化比值（International normalized ratio，INR），以防凝血功能障碍导致穿刺后并发腹腔血肿等并发症发生。腹水常规及生化检查包括腹水颜色、凝固性、比重、气味、透明度、腹水细胞计数分类、李凡他（Rivalta）试验、乳酸脱氢酶（LDH）、总蛋白量、腺苷脱氨酶、葡萄糖、胆固醇等相关检查，完善上述检查后可初步判断消化道肿瘤引起腹水的性质或病因。腹水的肿瘤标志物的直接检测可能更具备临床意义，最常见的腹水肿瘤标志物有 AFP、CEA、CA19-9、CA125 等。

（三）病理细胞学检测

腹水的细胞学检查被认为是诊断恶性腹水的"金标准"。腹水中的肿瘤细胞常来自腹膜转移，肿瘤细胞在淋巴转移过程中也有可能漏出或渗出到腹水中。来自腹腔的样本通常含有大量背景反应性间皮细胞和炎性细胞，很难检测到少量的肿瘤细胞。虽然腹水肿瘤细胞特异性很理想，但灵敏度较低，即使在腹水中没有检测到肿瘤细胞也不能排除恶性腹水的可能。

（四）分子生物学检测

腹水的免疫学以及分子生物学检查可用于区分腹水性质，对疾病的诊断和治疗具有重要的意义。随着第二代 DNA 测序技术（Next generation sequencing，NGS）等新技术的普及，对消化道肿瘤腹水的诊断有很好的辅助诊断意义。消化道肿瘤患者血清、血浆或体液中游离核酸（Cell-free nucleic acids，cfNAs）的检测可发挥"液体活检"的作用。游离核酸是指存在于人体液中的游离于细胞外的微量内源性或外源性核酸片段，包括游离 DNA、游离 RNA 和线粒体 DNA 等。研究者们已在血清、唾液、支气管灌洗液、尿液等多种体液中证实了游离核酸的存在并成功运用于肿瘤的诊断和治疗，然而恶性腹水中游离 RNA 的研究目前仍处于起步阶段。

（五）放射影像学检查

1. 超声检查　腹部超声检查操作方便，是确认存在腹水和腹水量的首选成像方法。腹水在超声上的表现是无回声的液性暗区，腹水量较多时，超声诊断相对容易，但腹水量少于 100ml 时，则往往被忽视。腹水通常沉积在腹腔的低凹处及一些腹膜皱襞内。常见的部位有三处：肝肾隐窝、直肠前陷凹、网膜囊。超声可以提供有关腹水原因的关键信息，检测门静脉高压的迹象（脾肿大和门体侧支），并在穿刺过程中提供指导。并且超声技术设备的开发趋于小型化更便于携带，只有在腹部超声难确诊的情况下才考虑其他影像学或侵入性检查。

2.CT检查 CT是诊断恶性腹水强有力的工具,它能够全面、精细的扫描腹部结构。CT不仅可以通过测定积液的CT值帮助分析、判断腹腔积液的性质,而且腹部因积液的增多可将潜在的腹腔间隙撑开,又因CT图像上积液的密度低于脏器和腹壁,可以对比显示出腹腔解剖结构,从而界定积液所累及的范围。腹水在CT图像以灰色的均匀密度区为特征:大量腹水特点为多分布在肠管周围,小肠肠管多会向中间聚拢;中量腹水特点为腹水会进入肝膈或脾膈间隙;少量腹水时,腹水常常出现在肝、脾后缘及结肠旁沟。通过CT检查还可以测量CT值,通常认为CT值小于15HU,属于漏出液,接近水样密度,而渗出液CT值通常大于15HU,血性腹水CT值会更高,甚至大于40HU,在一定程度上可以辅助区分腹水的成分。而且可以通过CT对腹水的量进行半定量评估,在一定程度上辅助临床诊断。

3. MRI MRI具有出色的软组织对比度和多种后处理技术,采取脂肪抑制技术、延迟期增强显像和水溶性肠对比剂等措施可提高检测的灵敏度;弥散加权核磁共振成像(Diffusion weighted images-magnetic resonance imaging,DWI-MRI)不但清楚的显示腹水的情况,还可提高诊断腹膜转移肿瘤的灵敏度和特异度,尤其是对肠系膜、肝周和胰周等区域的小病变更有优势。漏出液在T1加权像上呈低信号,T2加权像上呈高信号;渗出液由于含有组织和蛋白成分较多,T1加权像呈中、高信号,T2加权像上呈高信号。血性腹水随着出血的时间而变化,T1、T2呈现不同的信号特点。但是MRI对操作者依赖性强、扫描时间长、禁忌证多、易产生运动伪影、费用相对较高等因素,导致MRI在评估恶性腹水及腹膜转移肿瘤中的应用受到限制。但在PET/CT存在禁忌证或缺乏PET/CT的情况下,增强CT和弥散加权核磁共振成像可作为替代方案。

4.PET-CT PET/CT集功能显像与解剖定位于一体,是最先进的分子影像学检查方法之一,其诊断基础是通过良恶性组织之间的代谢差异,尤其适用于肿瘤标志物水平升高且常规影像学检查阴性或不确定的患者。18F-脱氧葡萄糖(^{18}F-FDG)已被证明在鉴别良恶性病变、确定原发肿瘤、肿瘤分期、监测复发和转移等方面具有临床价值,有助于鉴别腹水的良恶性和寻找恶性腹水原发灶。PET/CT在腹水病因的筛查中,可显示腹水病变范围,组织器官的代谢和形态学改变。

二、消化道肿瘤腹水的鉴别诊断

非病理状态下腹腔内游离的液体量不会超过200ml,但当患者出现腹胀及腹部膨隆等症状和体征时,通常提示腹腔内腹水聚集大于1500ml。按照其引起腹水的不同病因可划分成良性腹水及恶性腹水,前者包括肝硬化性、结核性及肾源性腹水等。引起恶性腹水的原因通常为腹腔内恶性肿块破裂或恶性肿瘤细胞浸润腹膜。明确腹水原因对后续治疗目标的制定非常重要。通过详细病史、典型的症状、明确的体征确定腹水的存在较容易,但对于原因的明确诊断较困难。

(一)良恶性腹水的鉴别

消化道肿瘤引起的恶性腹水多数情况下是由癌细胞、间皮细胞、成纤维细胞和炎性细胞组成,包括丰富的T细胞、自然杀伤细胞、B细胞、巨噬细胞和中性粒细胞。这些细胞会产生各种细胞因子,调节成分的表型蛋白,并且有各种不同功能,导致恶性腹水肿瘤微环境的形成。

1. 实验室检查 临床中的多数腹水可通过腹水性状、常规、生化及免疫学检测明确腹水的病因和性质,不同检测指标临床价值也不相同。腹水的常规检查和生化检查主要用于鉴别腹水为漏出液(Transudate)还是渗出液(Exudate),但是腹水常规检查对于腹水的良恶性鉴别缺乏特异性。临床实验室中腹水良、恶性鉴别诊断有多种指标,如腹水肿瘤标志物、纤维连接蛋白、乳酸脱氢酶、胆固醇、总蛋白、腺苷脱氨酶、血清-腹水白蛋白梯度(SAAG)、游离脂肪酸、胸苷激酶(Thymidinekinase)、假尿嘧啶(Pseudouracil)、端粒酶(Telomerase)、α1-抗胰蛋白酶(α1-antitrypsin)、葡萄糖和pH值等,目前尚无一个公认的特异而敏感的指标用以鉴别良、恶性腹水,上述这些指标的检测价值依然有待进一步明确。

(1)腹水常规:腹水常规分析对恶性腹水的诊断至关重要。腹水常规检查用于鉴别腹水性质,通过判断漏出液还是渗出性,可很大程度缩小腹水病因范围,甚至初步明确诊断。一般认为腹水颜色深,为黄绿色或血性腹水,浑浊甚至有沉淀、异物,多为渗出性;腹水颜色浅,淡黄色,透亮无杂质,多为漏出性;腹水细胞数大于 $500 \times 10^6/L$,比重大于 1.018 为渗出液,相反腹水细胞数小于 $100 \times 10^6/L$,比重小于 1.018 考虑为漏出液。李凡他(Rivalta)试验、腹水总蛋白也可用于判断腹水为渗出液还是漏出液。李凡他试验是一种浆液黏蛋白的定性测定试验,阳性提示渗出液、阴性提示漏出液,研究表明李凡他试验联合腹水比密(SG,以比重计或折射仪测定)对检测渗、漏出液的确诊率可达 80%。此外腹水中细胞分类不同也提示不同的病因,如中性粒细胞、淋巴细胞、嗜酸性粒细胞升高分别提示感染性腹膜炎、结核性腹水、寄生虫或结缔组织病,腹水中红细胞升高甚至血性腹水多提示肿瘤性或结核性腹水。临床上消化道肿瘤引起的腹水漏出性腹水比较少见,以渗出性腹水居多。渗出性腹水良恶性鉴别还需结合其他实验室检查进行鉴别。

(2)腹水生物化学检查:腹水的生化检查对于鉴别腹水的良恶性质也非常重要。①总蛋白:腹水总蛋白主要由白蛋白构成,根据胡氏诊断标准腹水总蛋白大于 16g/L 考虑为渗出液,小于 16g/L 则为漏出液。目前,恶性腹水和结核性腹水均以渗出性腹水多见,而其他病因腹水病因复杂,渗、漏出性不易确定。消化道肿瘤的恶性腹水多数为渗出性,多数情况下其总蛋白 ≥ 25g/L,而非恶性腹水多为漏出性腹水,总蛋白 <25g/L。但是恶性腹水和非恶性腹水之间存在范围较大的重叠区间。高达 25% 的肝硬化患者(心源性肝硬化)腹水中的总蛋白水平较高,而 18% 的消化道肿瘤由于肿瘤本身特性腹水中的总蛋白水平较低。②血清-腹水白蛋白梯度(SAAG):SAAG 即血清白蛋白与同日内测得的腹水白蛋白之间的差值,血清和腹水中的白蛋白浓度差异直接地反映了胶体渗透压梯度,也间接地反映了门脉高压的程度。SAAG ≥ 11g/L 提示门脉高压性腹水,SAAG<11g/L 则为非门脉高压性腹水,其诊断准确率达 92%~100%。③游离脂肪酸:游离脂肪酸在恶性腹水中升高的机制并不明确。游离脂肪酸是肿瘤代谢的能量底物,恶性腹水中游离脂肪酸的水平比肝硬化引起的腹水中的游离脂肪酸的水平高出 3 倍以上。恶性腹水中饱和脂肪酸和不饱和脂肪酸都比肝硬化腹水高。游离脂肪酸可以作为一个辅助性的诊断指标应用于腹水的良、恶性鉴别。④胆固醇:胆固醇在恶性腹水中升高,在结核性腹水中也会升高,但在原发性肝癌性腹水中偏低。关于胆固醇在恶性腹水中升高的机制,有研究认为很大程度上是由高密度脂蛋白和低密度脂蛋白从血浆转移到腹膜过程中的低选择性所致;也有研究认为从细胞膜上脱落下来的胆固醇在一定程度上也会使腹水中的总胆固醇升高。胆固醇在良、恶性腹水的鉴别是一个较有价值的指标。⑤腹水纤维连接蛋白(fibronectin, Fn):Fn 是一种高分子糖蛋白,分布于人体的细胞外间隙中,分为可溶性和不可溶性两种。腹水中 Fn 升高的机制说法不一。有学者认为是肿瘤细胞的直接合成;也有学者认为是肿瘤细胞基因突变后表面的整合蛋白结构改变,导致和基质的 Fn 结合力降低。消化道肿瘤基质中的细胞表面型 Fn 在肿瘤突破基底膜后会向腹腔中释放,因此腹水中的 Fn 在恶性腹水中含量要明显高于良性腹水。⑥乳酸脱氢酶(lactic dehydrogenas, LDH):LDH 是一种参与糖代谢的含锌金属酶,是糖异生和糖酵解途径中关键酶,也是一种细胞能量代谢过程中所必需的氢离子传递酶。在机体细胞中均大量存在,在心、肝、脾、骨骼肌等各器官组织中含量最多。任何组织的损伤破坏都可以导致体液中其含量升高。正常组织在被肿瘤细胞破坏时有大量 LDH 释放入血。首先,由于肿瘤组织的代谢旺盛,糖的无氧酵解较强,作为糖无氧酵解的关键酶,肿瘤细胞会分泌大量 LDH;其次,由于肿瘤细胞生长迅速,其肿瘤组织常常因缺血缺氧而坏死,以及炎症介质释放,导致细胞通透性增强,细胞内的 LDH 释放入血,导致血 LDH 明显升高,通过体液交换而进入腹水中;再由于恶性肿瘤细胞的腹水种植也会导致 LDH 的升高。因此当腹水 LDH/ 血清 LDH>1.0 时,要高度考虑恶性腹水的可能,故LDH水平的检测对鉴别良恶性腹水有较高价值。需注意的是,血性及感染性腹水LDH的含量也可升高,应注意排查。LDH同工酶LDH-1、4、5在不同肿瘤分布有所不同,有助于从病因学角度对腹水的来源作出判断。⑦腺苷脱氨酶(Adenosine deaminase,ADA):ADA是一种嘌呤核苷代谢中的重要酶类,在机体中广泛分布,如肝脏、肾脏、骨骼肌等,尤以淋巴细胞多的组织或器官中含量最丰富,比如ADA的活性在脾脏和小肠中最高。ADA可催化腺苷水解产生氨和次黄嘌呤。ADA可促进单核-巨噬细胞的成熟和淋巴细胞的分化,淋巴细胞增值和分化的程度与ADA的活性有密切关系,ADA活性与淋巴细胞数量的多少无关。ADA是前T淋巴细胞分化为T淋巴细胞不可缺少的酶,尤其与T淋巴细胞的激活有关。在炎症性腹水中,病原菌会刺激细胞免疫,淋巴细胞增值,导致ADA活性显著增高,尤其在结核性腹水中,T淋巴细胞可被结核分枝杆菌刺激激活,诱导ADA的活性增加,故结核性腹水中ADA的含量会明显升高;但在癌性腹水中,尽管淋巴细胞较多,但机体免疫受到损害,T淋巴细胞增殖会受到抑制,故ADA的含量明显降低。但在T细胞淋巴瘤所致的恶性腹水中,ADA水平会明显升高,接近甚至超过结核性腹水,考虑与T细胞的活化反应有关。因此ADA活性的检测可作为结核性腹水与癌性腹水鉴别的重要指标,目前国内普遍以40~45U/L为最佳临界值。⑧肿瘤标志物:肿瘤细胞具有对周围组织的侵袭性,在临床上腹水肿瘤标志物检测成为鉴别良、恶性腹水的重手段之一。最常见的腹水肿瘤标志物为AFP、CEA、CA19-9、CA12。i)甲胎球蛋白(AFP):AFP是胎儿性血清糖蛋白,由卵黄囊和肝细胞产生,在原发性肝癌的诊断、普查、疗效评估及病情监测等方面得到普遍的应用,其阳性率介于70%~90%之间。肝细胞病毒感染、肝癌细胞的分化程度、肝细胞的坏死及再生等多种因素影响着AFP的分泌。腹水AFP在原发性肝癌的诊断中具有较高的价值。ii)癌胚抗原(CEA):CEA是一种酸性蛋白复合物,由大量抗原决定簇构成,是一种具有可溶性并富含蛋白多糖的广谱抗原,首先在内胚层衍生而来的结肠中发现,被广泛应用于结直肠癌的诊断,在罹患其他系统的恶性肿瘤时也有不同程度的升高,如泌尿系统肿瘤、肺癌、胰腺癌及乳腺癌。生理状态下体内CEA含量较低,当肿瘤细胞浸润至淋巴系统和血液系统时,血中CEA才升高。肿瘤细胞一旦浸润至腹腔,腹水中CEA会升高,腹水中CEA由于分子量较大的原因很难通过腹膜到血液系统中,因此其敏感性超过血清CEA。恶性腹水中检测到CEA的存在,可以作为良、恶性腹水鉴别诊断的辅助指标。iii)CA19-9:CA19-9是一种与消化系统肿瘤相关的大分子类肿瘤标志物,同时也是Lewis血型抗原。正常情况下由胆管系统、胰腺及十二指肠等组织产生,在腺癌中阳性率较高,其阳性值升高的程度常常反应肿瘤的大小。作为一种辅助诊断指标可用于胰腺癌、胆囊癌、胆管癌的诊断,俗称胃肠肿瘤相关抗原。但在肝硬化、胆囊炎、胆道梗阻、胆道感染、胆道狭窄、急性胰腺炎、肝功能不全的病人中,血CA19-9也会不同程度的增加。CA19-9水平的高低常常用于胰腺癌诊断、治疗效果的判定及监测。腹水CA19-9对恶性腹水诊断的特异性较高,考虑与来自于恶性肿瘤细胞的细胞质,只在恶性细胞中表达有关。iv)CA125:CA125作为一种肿瘤相关抗原是由体腔上皮细胞表达的一种结构复杂的大分子糖蛋白,最初在卵巢癌患者的血清中发现。此后在间皮细胞组织等胚胎体腔上皮组织中亦发现。CA125与妇科恶性肿瘤尤其是卵巢癌的定性、治疗效果的判定、疾病的转归、复发预警及预后密切相关。然而随着临床研究的不断深入,发现其对卵巢癌诊断的特异度并不理想。在很多良性及恶性疾病引起的腹水中均可高度表达CA125,如子宫内膜、卵巢良性病变,肝脏纤维化、心功能不全以及恶性病变累及浆膜时,看似腹水CA125对良恶性腹水的鉴别价值不高。尽管单独检测该指标的结果不令人满意,但大约90%左右的恶性腹水中常伴有其他类肿瘤标志物升高,因此对恶性腹水的诊断可提供一定的参考。研究表明腹水CA125随着腹水量的增加而升高,与腹水的病因无关。血清CA125的含量低于腹水,可能与增加的腹水量使腹膜上的间皮细胞受到物理机械或化学炎性的刺激而激活CA125相关基因的表达,从而导致增多的CA125释放进入腹水中。由于CA125也是高分子的糖蛋白,不能自由透过腹膜吸收入血,所以腹水CA125更有临床意义。⑨端粒酶:端粒酶是一种核糖核蛋白,主要成分为RNA和蛋白质,具有逆转录酶活性,能以自身RNA组分为模板,从头合成端粒并加到染色体末端,以补偿细胞分裂时染色体端粒的缩短,从而使细胞获得无限增殖的能力。腹腔肿瘤患者腹水中端粒酶活性表达率增高。⑩其他:α_1-抗胰蛋白酶:α_1-抗胰蛋白酶是一种在肝脏中合成和代谢的糖蛋白,为血清主要的蛋白酶抑制剂,与肿瘤细胞入侵宿主组织的能力有关。α_1-抗胰蛋白酶升高代表机体对肿瘤的防御和抗扩散机制,α_1-抗胰蛋白酶有很强的穿过生物膜的能力,在腹部肿瘤患者腹水中其值高于继发慢性肝病的腹水。研究发现95%的肝硬化患者腹水α_1-抗胰蛋白酶的水平较低,而在腹膜肿瘤腹水则较高。血管内皮生长因子:VEGF在肿瘤细胞内合成,通过一系列信号传导机制可促进血管内皮细胞增殖,是一种重要的血管生成介质。同时提高血管内皮细胞的通透性,血浆白蛋白渗入腹腔,为腹水的形成创造条件。还可降低人体对肿瘤细胞的杀伤作用,VEGF参与肿瘤的进展,尤其与腹膜转移与癌性腹水形成密不可分。基质金属蛋白酶(MMPs):MMPs是一类结构中含有Zn^{2+}和Ca^{2+}等金属离子的蛋白水解酶类,具有水解破坏细胞外基质的作用,因此可促进许多恶性肿瘤的浸润和转移,具有促进新血管生成的作用。在恶性肿瘤的血清及组织中活性增高并高度表达。

2. 腹水病理细胞学 腹水病理取材可以通过腹水直接离心浓缩后查找癌细胞,也可通过介入医学腹膜穿刺、腹腔镜、甚至经自然腔道内镜手术(Natural orifice transluminal endoscopic surgery,NOTES)取病理。

(1)腹水细胞学:目前腹水穿刺细胞学检查仍然是诊断良恶性腹水性质的"金标准"。虽然腹水癌细胞特异性近100%,但其敏感性较低,敏感性较低的原因有以下几种可能:①恶性肿瘤性病变导致的腹水并不都是肿瘤累及腹膜后所产生,只有当腹水中存在癌细胞时,才有可能检测出癌细胞。②一些恶性肿瘤性病变尚未侵犯腹膜,但此时却已经有大量腹水形成。③腹水中的细胞形态变异较大,腹水中反应性增生的多核肥大间皮细胞和肿瘤细胞的细胞核形态非常相似,一般情况下这两种细胞很难区分,与分化程度较低的腺癌细胞更难区分。有些情况下,通过活检都很难区分肿瘤细胞以及变异增生的间皮细胞。④与腹水标本取材相关,提高腹水穿刺细胞学检查,行之有效的方法就是重复细胞学检查,如果高度怀疑恶性肿瘤性病变导致的腹水,应该反复多次行细胞学检查,送检时间要及时,以免时间过长导致细胞自溶,影响结果的准确性。

(2)腹腔镜病理活检:腹腔镜检查在腹水诊断方面有着其他检查手段所不能比拟的优势:腹腔镜能直接窥视到大部分腹壁、脏层腹膜,并能窥视肝、脾、胃肠、肠系膜以及盆腔,它对腹腔内脏器有明确的、直观的了解,可明确腹内病灶的性质,有无腹内其他脏器肿瘤细胞浸润,特别是对腹膜的种植性转移结节,一般影像学检查难以发现,而腹腔镜检查可明确诊断。直视下块状病变组织活检准确性高。NOTES作为新兴的消化内镜微创手术新方法,也可用于腹膜活检,即应用软式内镜穿越胃壁或阴道壁进入腹腔,完成腹腔内疾病的诊断及治疗。目前NOTES已成功地应用于多种腹腔疾病诊断与治疗,显示出效果好、微创及并发症少等优点,与传统腹膜活检相比,在内镜直视下发现结节,并取活检,诊断可靠性更强,但仅在少部分医院能够开展。

(二)消化道肿瘤引发腹水和肝硬化性腹水的鉴别

腹水是肝硬化失代偿期的一个主要表现。由于肝硬化可使免疫功能下降,易合并自发性腹膜炎、结核性腹膜炎、腹腔内肿瘤等可以引起腹水的疾病。消化道肿瘤引发腹水需要与肝硬化腹水相鉴别。消化道肿瘤病人往往有肿瘤相关症状,如吞咽困难、腹痛腹胀、便血、消瘦、黄疸等;肝硬化腹水大多隐匿出现,也可突然发生。少量腹水无明显症状和体征,当腹水量增多时有腹胀、腹围增大和腹部膨隆。腹水量在1000ml以上时,可叩及移动性浊音。肝硬化腹水还可出现肝硬化门静脉高压和肝功能减退的临床表现,如乏力、肝掌、蜘蛛痣、男性乳房发育、腹壁静脉曲长等。消化道肿瘤引起的腹水多为非门脉高压性腹水，多为渗出性血性及乳糜性腹水，SAAG<11g/L；肝硬化腹水及原发性肝癌腹水多为门脉高压性腹水，肝硬化腹水多为漏出性，大多呈淡黄色透明样液体，浑浊提示腹水感染或其他合并症，SAAG≥11g/L，肝硬化一旦并发肝癌，可能出现血性腹水，约0.5%~1.3%肝硬化腹水呈乳糜样，乳糜样腹水提示淋巴液外溢，腹水甘油三酯>2.82mml/L，苏丹Ⅲ试验阳性。非肝硬化乳糜样腹水常见于肿瘤，尤其是淋巴瘤，也可发生于结核等。

消化道肿瘤引发腹水和结核性腹膜炎腹水白细胞总数多增高，但以淋巴细胞为主。腹穿轻微损伤腹壁血管血液漏入腹腔可致腹水白细胞总数升高，可用每250个红细胞减去1个对多形核白细胞（PMN）的校正方法来计算PMN。腹水红细胞计数>100×10^9/L称为血性腹水，>200×10^9/L外观呈淡红或暗红，为肉眼血性腹水。肝硬化腹水白细胞总数一般<100×10^6/L，最高可达500×10^6/L，单核细胞>75%。利尿治疗可使腹水白细胞总数升高，但对PMN计数影响不大。

另外，消化道肿瘤腹水中的肿瘤标志物如AFP、CEA、CA19-9与不同恶性肿瘤先关，多有异常增高，肝硬化腹水除非合并肝癌会导致腹水AFP增高，多数情况肿瘤标志物大多数保存正常。

（三）恶性腹水和结核性腹水的鉴别

结核性腹水（Tuberculous peritoneal effusion, TPE）是一种由结核性腹膜炎（Tuberculous peritonitis）所致的渗出性腹水。其主要病理机制为迟发性变态反应使腹膜周围血管通透性增加，血管内蛋白等成分大量渗出所致病理性的液体积聚。结核性腹膜炎的临床症状常不典型，以低热、乏力、盗汗、腹痛、腹泻为主要临床表现，以腹部柔韧感和腹水为特异性体征。最终的诊断是基于腹水或腹膜组织中检测出结核杆菌。当腹水以淋巴细胞为主，并且伴有SAAG<11g/L和总蛋白>30g/L时，就需要高度怀疑结核性腹膜炎。

结核性腹膜炎通常与肺结核原发病灶相关，近三分之一的患者有肺结核的临床或影像学表现。TPE与恶性腹水非常相似，临床上很难区分这两种疾病，主要是因为它们都表现为渗出液，影像学检查有时难以找到原发灶，要借助腹膜活检或者腹水细胞脱落学检查确诊。腹腔镜联合腹膜活检被认为是对可疑TPE和恶性腹水鉴别诊断的理想方法。腹膜活检是确诊的可靠依据，在腹腔镜下典型的TPE表现为大小均匀的散在或汇合的粟粒样结节，在肠系膜、肝包膜表面及壁腹膜之间有较多粘连。组织学表现为干酪样肉芽肿。在部分病例，应用金胺罗丹明荧光染色后通过显微镜在紫外光下可以观察到分枝杆菌。然而其禁忌证较多、为侵入性的，且手术费用较高，因此不作为常规检查手段。目前TPE诊断的金标准仍为腹腔穿刺抽液培养，但培养时间周期较长，需要数周才能获得明确的结果。结核菌素试验（Xpert）是一种分子生物学检测技术，它采用聚合酶链式反应技术（PCR），具有可变的灵敏度，可以将标本中微量的结核菌加以扩增，与复合参考标准相比，Xpert的灵敏度约为30%。普通PCR对腹水的敏感性较低，需要进一步改良PCR技术提高诊断率。

目前常用的生化指标主要包括ADA和LDH，但其准确性和特异性易受体内其他炎性病变和恶性肿瘤的干扰，与恶性腹水一样，结核性腹水中这两种酶的活性高于血清，对TPE的诊断仍存在较大局限性，需要结合淋巴细胞、蛋白总量、红细胞沉降率、Rivalta试验及结核菌素试验等手段进行综合判断。

通常情况下临床TPE抗结核治疗有效，抗结核治疗还可作为一种诊断治疗的方法应用于临床。TPE常合并肺结核、肠结核，结核菌素试验（Purified protein derivative, PPD）强阳性，腹水为渗出液，普通细菌培养阴性，腹腔镜腹膜活检病理诊断符合结核。TPE是一种预后较好的良性病变，只要治疗及时，患者预后常较好。

（四）消化道肿瘤引发腹水与妇科肿瘤引发腹水鉴别

女性盆腔肿物及占位病变，就应该考虑宫颈癌、子宫内膜癌、卵巢癌等常见的妇科肿瘤的可能性。妇科肿瘤临床常伴有阴道流血、下腹痛、下腹部包块、白带异常、月经失调痛经等症状。妇科肿瘤检查首先超声，可以进行多轴位探查，动态观察肿瘤的情况。当肿瘤小边界较为清楚时，超声定位就会比较准确。如患者 CA125、CA199、人附睾蛋白 4（HE4）升高并有良好超声图者，诊断卵巢肿瘤并不困难。当肿物较大占据整个盆腔时，卵巢子宫显示不清，妇科肿瘤标志物不高，需要进一步 CT、MRI 检查辨别肿物与周围组织的关系，以明确盆腔肿物的来源。消化道肿瘤及妇科肿瘤出现腹水多属于肿瘤晚期，由于腹膜广泛转移，肿瘤出血坏死，腹水可呈血性。晚期卵巢癌患者常伴有恶性腹水的产生，并且约 80% 的卵巢癌腹水患者会伴有盆腹腔的广泛转移或伴有胸腔积液。

消化道肿瘤多位于腹腔内，而妇科肿瘤在多位于盆腔，CT、MRI、B 超等影像学检查对于明确消化道和妇科肿瘤的来源非常重要。腹水肿瘤标志物两者也有较明显的差异。腹水 CEA 增高提示消化道肿瘤，腹水 CA125 增高提示卵巢肿瘤；与单一肿瘤标志物指标相比，血清和腹水肿瘤标志物联合检测可显著提高诊断敏感性和特异性。

第 4 节　消化道肿瘤引起腹水的治疗

消化道肿瘤引起腹水的治疗是临床上的难题，目前还没有明确的共识意见。目前多在各种消化肿瘤原发病的基础上采取综合治疗的方法。传统治疗方法包括限钠饮食、利尿剂、腹腔穿刺引流和腹腔静脉分流。近年来有多种新的方法被应用于恶性腹水的治疗提供了新的思路和方法。

一、一般治疗

（一）营养、饮食、支持治疗

营养、饮食、支持治疗是腹水治疗最基本的方式。治疗腹水首先需要低钠饮食，减少相关的水钠潴留，有助于减轻腹水和四肢水肿。大量临床研究已证明，长期限钠可以减少消化道恶性腹水的复发并延长病人的无症状期。临床随机对照研究已经得出结论，有效的肠内、肠外营养使无法治愈的癌症患者能存活更长时间。营养科医生在治疗消化肿瘤导致腹水的治疗中同样占据重要的位置。

（二）药物对症治疗

1. 利尿剂　目前尚无随机对照试验评估利尿剂治疗恶性腹水的疗效，一般情况下控制恶性腹水的成功率小于 40%。血浆肾素 - 醛固酮水平高的患者应用利尿剂效果较好。SAAG 梯度可作为确定利尿剂治疗反应的指南。在肝转移恶性肿瘤的腹水患者中，SAAG >11 g/L 的病人对利尿剂治疗有效，而无门脉高压且 SAAG<11g/L 的腹膜癌或乳糜性恶性腹水的腹水患者对利尿剂反应较差。

利尿剂常规首选螺内酯片，剂量可以高达 450mg/ 天，具体用药的时限根据病情变化及时调整，如果出现电解质紊乱必要时可以联用呋塞米。应用利尿剂时应注意高钾血症以及循环血流下降继而引起肾衰的可能。

2. 生长抑素类似物　生长抑素、兰瑞肽、奥曲肽等生长抑素类似物可以减少消化液的形成，已用于肠梗阻、失控腹泻和瘘管的症状治疗。它减少了肠黏膜的液体分泌，并增加了水和电解质的再吸收，静脉应用可以延长穿刺抽液间隔时间。临床研究应用奥曲肽 0.3mg 腹腔内注射，每周 1 次，6 周后观察腹水明显减少，提示生长抑素具有抑制恶性腹水形成的作用。

二、原发病治疗

消化道肿瘤一旦出现腹水，往往说明病情加重，预后较差。正所谓治水还需疏其源，恶性腹水的最佳处理还依赖于局部化疗或全身用药。这时对于原发肿瘤的治疗至关重要，应用手术、放化疗、免疫治疗等方法，抑制肿瘤的增殖。然而消化道肿瘤一旦出现腹水，多种情况下已经出现腹腔转移，就失去了手术放化疗的最佳时机，而治疗原发肿瘤以及转移肿瘤，也会起到治疗腹水的效果。

（一）腹腔化疗

腹腔内化疗是将化疗药物注入腹腔内，提高腹腔内局部药物浓度，延长药物与肿瘤接触时间，全身毒副反应轻，一般情况下患者均可耐受。但化疗药物仅能渗入肿块1~3mm，故对病灶体积比较大的肿瘤效果较差。目前常用的化疗药物多选用顺铂、卡铂、洛铂、氟尿嘧啶、阿霉素、紫杉醇等。腹腔内化疗可较好地控制腹水，不良反应有发热、恶心、呕吐、腹痛及肠粘连等。

（二）腹腔热灌注化疗（Intraperitoneal hyperthermic perfusion chemotherapy, IHPC）

IHPC是将热疗与化疗相结合的一种治疗方法，是通过加热使肿瘤组织的温度达到40℃~44℃，使肿瘤细胞生长受阻、死亡，与化疗联合应用发挥协同作用。IHCP目前多在腹腔内肿瘤包括胃肠道癌、卵巢癌、腹膜间皮瘤等的减瘤手术后进行，患者通常有浆膜侵犯或腹膜转移、伴恶性腹水，可显著延长患者生存期。

（三）靶向治疗

目前，肿瘤靶向治疗药物有两类：一类是分子靶向药物，另一类是放射免疫药物。分子靶向药物的靶点一般为细胞膜上的一种特殊蛋白，这种蛋白并非存在于所有的肿瘤细胞上，因此一种分子靶向药物治疗仅对部分患者有效。放射免疫药物作为新型靶向治疗药物，目前放射免疫治疗肝癌的治疗中有较好效果，在消化道肿瘤引起腹水的治疗中得到肯定。

1. 分子靶向药物

（1）血管内皮生长因子（VEGF）抑制剂：VEGF：通过增加腹膜毛细血管生成、提高毛细血管通透性导致恶性腹水或肿瘤间质水肿，同时也导致血浆纤维蛋白、纤维蛋白原、液体等经血管外渗而引起细胞外基质改变，促进血管生成和新基质形成，为癌细胞的生长、浸润及转移提供基础。近期研究发现VEGF-A是促进血管生成的重要驱动因子，大多肿瘤中有VEGF过度表达，而抑制VEGF后肿瘤生长受到抑制。血管抑制剂如抗VEGF单克隆抗体、抗VEGF受体抗体、血管内皮抑素及MMPs抑制剂等都已经应用在临床上治疗恶性腹水，并取得较好疗效。贝伐珠单抗是人源化的单克隆抗VEGF抗体，可以特异性地作用于VEGF，从而抑制血管生成和改变毛细血管通透性，对腹水的治疗有一定效果。

（2）卡妥索单抗（Catumaxomab）：卡妥索单抗是一种能与免疫细胞的Fcγ、上皮细胞黏附分子（Epithelial cell adhesion molecule, EpCAM）、T细胞上的CD3抗原特异性结合的三功能抗体，它与这些特异性位点结合后可刺激多种免疫细胞通过细胞裂解、吞噬作用及细胞毒作用等多种机制引起肿瘤细胞死亡。腹腔输注卡妥索单抗与单纯穿刺引流腹水相比较，可以明显提高患者生活质量、延长生存时间，并且有较好的耐受性。

（3）基质金属蛋白酶（MMPs）：巴马司他（Batimastat）作为一种MMPs可以抑制恶性腹水的形成。临床研究在腹腔穿刺放液后腹腔内注射巴马司他，5例腹水消失未再复发，生存期达112天。在巴马司他治疗后24小时有恶心、呕吐的副作用，但总体均可忍受，未见急性腹膜反应发生。

2. 放射免疫治疗（Radioimmunotherapy, RIT） RIT是以特异性单克隆抗体（Monoclonal antibody, McAb）为载体，用释放α、β射线的放射性核素进行标记，注入体内与肿瘤细胞相应抗原特异性结合，实现对肿瘤细胞的近距离内照射。当McAb与肿瘤细胞表面的抗原结合后，一方面通过抗体依赖性细胞介导细胞毒（ADCC）和补体依赖细胞毒（CDC）的细胞溶解效应杀伤肿瘤细胞，另一方面也作为靶向载体，使肿瘤组织内浓聚大量的放射性核素，通过核射线的辐射作用破坏或干扰肿瘤细胞的结构及功能，起到抑制、杀伤或杀死肿瘤细胞的效果。由于放射性核素的射程可达数个毫米，因此用放射性核素标记的McAb不仅可以杀伤所结合的肿瘤细胞，还可以通过旁效应杀伤周围的肿瘤细胞，克服肿瘤抗原表达异质性所造成的盲区。因抗体能与肿瘤细胞特异性结合而增加对肿瘤细胞的辐射剂量，减少对正常组织的辐射。与传统放疗相比，RIT 较长时间内持续低剂量照射细胞，将细胞周期阻滞在对辐射最敏感的 G2/M 期，且通过抑制 DNA 的损伤修复而增强杀伤作用。

三、腹水治疗

消化道肿瘤引起腹水的治疗最重要的还是需要控制原发肿瘤的增殖，从根源上减少腹水的产生。在此基础上进一步治疗腹水。有关腹水本身的治疗参见本书第 10-14 章相关章节。

（一）腹腔穿刺引流术和腹腔置管引流术

腹腔穿刺引流术是现在临床应用最普遍的基本治疗手段，操作简单，症状缓解快，抽出的液体量依据患者的整体状况以及疾病的严重性而定。腹腔穿刺往往需要反复操作，可能引起脏器损伤、出血、液体渗漏、感染、低血压以及肾脏损伤。穿刺应在无菌条件下进行。关于腹腔穿刺引流持续时间和引流速度目前尚没有共识。腹腔穿刺及置管引流可迅速缓解患者腹胀、腹痛及呼吸困难等症状，但应注意补充水、电解质及白蛋白，防止出现有效循环血容量不足引起血压下降甚至休克等。腹腔内置管时间最长可达 18 个月，长期置管应注意防止局部及腹腔内感染，必要时可以预防使用抗生素。

（二）腹腔 – 静脉分流术

腹腔 – 静脉分流术（Peritoneovenous shunt, PVS）是上世纪 70 年代中期发展的用于治疗难治性腹水的技术。首创于 1974 年的 LeVeen 分流系统，利用装有特殊压力感受器单向阀门或瓣膜的硅胶管，一端插入腹腔的腹水内，另一端沿腹、胸部皮下插入颈外静脉，抵右心房附近的上腔静脉。吸气时腹压升高，而胸腔内上腔静脉压力降低，其腹 – 胸压力梯度为 0.294~0.491 kPa（3~5cmH$_2$O），阀门开放，腹水流向上腔静脉，无压力梯度时则阀门关闭。通过此种装置，腹水可不时地流入体循环。1979 年 Denver 改进了该系统，增加了可按压的泵。通过按压泵可使易导致阻塞的任何碎屑、蛋白凝块、肿瘤细胞被冲走，而且通过按压不仅使有经验者判断 PVS 是否通畅，还可判断阻塞部位。目前 PVS 除了用于癌性腹水外，还用于包括乳糜性、肾源性、肝源性、营养不良性、特发性腹水。

PVS 适应证及禁忌证目前尚无统一的标准。多数文献认为对于药物等方法治疗无效的大量、顽固性腹水均可试用 PVS。虽然最初认为 PVS 术有可能引起肿瘤播散转移，但临床大量研究证实 PVS 术后肿瘤转移还是很少见的，且腹水细胞学阳性与否与 PVS 效果及患者生存时间无关，目前国外 PVS 已广泛应用于恶性腹水。由于 PVS 潜在的致命副作用，如导管阻塞、术后弥漫性血管内凝血（DIC）、急性肺水肿、感染等，并且 PVS 术后至少 24 小时需要用中心静脉压力监测，治疗成本较高。因此，只有当利尿剂等其他治疗失败，并且患者的预期寿命足够长，可以获得足够益处时，才考虑使用 PVS。在患者预期寿命的时间跨度上目前没有明确的共识，一部分人主张超过一个月，而另一部分人则建议预期生存期超过 3 个月。

PVS 术自首创以来广泛在国外应用而国内使用较少，这与 PVS 管价格昂贵有关，但权衡长期的住院费用及为减轻腹水反复应用利尿剂、腹腔放腹水后低蛋白血症、血容量不足、电解质紊乱等所需的总体费用，PVS 所消耗费用要明显降低，而且 PVS 具备操作简单、痛苦少、术后短期可出院等优势，最重要的是 PVS 可使并发恶性腹水的晚期肿瘤病人症状明显改善、生活质量提高，使他们能够在家中与亲人度过最后的时光。目前临床急需增加 PVS 例数、经验积累及技术改进，减少其并发症，降低 PVS 价格，在消化肿瘤腹水治疗中发挥越来越重要作用，使更多的肿瘤病人受益。

（三）腹腔内免疫治疗

生物反应调节剂（Biological response modifiers, BRMs）简称生物调节剂，凡通过免疫系统直接或间接增强机体的抗肿瘤效应,并对肿瘤有治疗效果的药剂或方法,都可称为 BRMs。这些物质包括:对机体免疫功能有增强作用、调节作用及能恢复、重建免疫功能的药物、多种细胞因子(如淋巴因子、单核因子、肿瘤生长抑制因子和胸腺因子等)、免疫活性细胞(如细胞毒性 T 淋巴细胞、淋巴因子激活的杀伤细胞、细胞因子激活的肿瘤浸润淋巴细胞等)、单克隆抗体、某些非特异性刺激物质(如预防结核的卡介苗、短小棒状杆菌等)及化学合成类药物(如左旋咪唑等)。此外,某些中药、多糖类(如香菇多糖,云芝多糖等)及微量元素也能促进免疫功能,均可称为 BRMs。腹腔内注入 BRMs 对于恶性腹水有治疗效果。由于恶性肿瘤患者机体免疫力低下,应用生物反应调节剂如 TNF、甘露聚糖肽、IL-2、沙培林(OK-432)、高聚金葡素、短小棒状杆菌等进行腹腔内灌注,可增加抗肿瘤效果并控制腹水。BRMs 可单纯腹腔注射治疗,也可以与化疗药物联合应用增加疗效。BRMs 腹腔内注射治疗副反应小,疗效可,绝大部分患者能够耐受,并且经过腹腔灌注前的预处理后基本上可以避免毒副反应的发生。

(四)放射性核素腹腔内注射治疗

放射性核素释放的 β 射线能通过短距离杀灭和破坏恶性肿瘤细胞而达到控制肿瘤、治疗恶性腹水的目的。^{32}P 是恶性腹水治疗中应用最广泛的放射性粒子。将 ^{32}P 胶体注入到有癌性腹水患者的腹腔内,待其分布均匀后,大部分胶体颗粒会黏附在腹膜、腹腔种植癌和腹水中的游离癌细胞表面,释放 β 射线短距离杀灭和破坏恶性肿瘤细胞,并导致浆膜的纤维化及其小血管和淋巴管的闭塞,起到抑制肿瘤细胞生长、缩小病灶、减缓或消除腹水的作用。文献报道治疗有效率可达 30%~80%。但其毒副反应为肠梗阻和放射性肠炎,当腹腔内有肠粘连或包裹性积液可因核素分布不均匀而导致肠坏死可能,在临床应用中要尽量避免。

目前临床上治疗消化道恶性腹水的方法颇多,腹腔内灌注化疗及腹腔内热循环灌注治疗相对来说临床应用较广泛,但毒副反应较大,患者耐受性也较差;腹腔内靶向治疗尤其是血管内皮生长因子抑制剂如抗 VEGF 单克隆抗体、抗 VEGF 受体抗体、血管内皮抑素及 MMPs 抑制剂等的应用都是近年来应用于临床的药物,其疗效好、毒副反应小,患者耐受性也好,但费用偏高。由于消化道肿瘤患者腹水的情况各异,应该根据患者实际的身体状况及病情严重程度,分阶段地合理地综合应用各种治疗方法,以期最大程度地改善患者症状,提高生活质量,延长生存期。

(孙 鑫 宋明全)

参考文献

[1] Sheer T A, Joo E, Runyon B A. Usefulness of serum N-terminal-ProBNP in distinguishing ascites due to cirrhosis from ascites due to heart failure. J Clin Gastroenterol.2010; 44: 23-26.

[2] Bae GE, Kim SH, Choi MK, et al. Targeted Sequencing of Ascites and Peritoneal Washing Fluid of Patients With Gastrointestinal Cancers and Their Clinical Applications and Limitations. Front Oncol.2021; 11: 712754.

[3] 余韬,舒徐,陈幼祥,等. 腹水-血清中肿瘤标志物梯度及比值在结核、恶性腹水中的诊断价值. 世界华人消化杂志, 2016; 24: 4216-4222.

[4] Bozzetti F. Is there a place for nutrition in palliative care? Support Care Cancer.2020; 28: 4069-4075.

[5] 张菲菲,金世柱,刘自帅. 恶性腹水的治疗新观点. 胃肠病学和肝病学杂志, 2017; 26: 476-478.

[6] Frampton JE. Catumaxomab: in malignant ascites. Drugs.2012; 72: 1399-1410.

第29章 肠系膜、腹膜、网膜疾病引起腹水的诊断、鉴别诊断与治疗

第1节 肠系膜炎性疾病引起腹水的诊断、鉴别诊断与治疗

肠系膜脂膜炎－硬化性肠系膜炎（Mesenteric Panniculitis-Sclerosing Mesenteritis）是一种相对罕见的、缓慢进展的慢性炎症性疾病，患病率3.4%，以肠系膜脂肪坏死、慢性炎症和纤维化为特征。病因尚不明确，但该病与外伤、自身免疫性疾病、手术和恶性肿瘤有关。慢性不受控制的炎症和纤维化导致无数胃肠道症状，包括腹痛、恶心呕吐、体重减轻和不明原因的发热，需要排查潜在的恶性肿瘤引起继发性硬化性肠系膜炎。根据不同的病理组织类型，具有较大程度炎症和脂肪坏死者被称为"硬化性脂膜炎"，具有活动性脂肪细胞坏死者被称为"肠系膜脂肪代谢障碍"。纤维化增加者被称为"回缩性肠系膜炎"。腹膜后纤维化、硬化性胰腺炎、IgG4相关疾病和干燥综合征等纤维硬化性疾病都与肠系膜脂膜炎相关。虽然明确诊断需要活检，但该病的大多数病例是基于影像学表现诊断的。

一、诊断

本病多见于中、老年人群，年龄多在40岁以上，男性多于女性。患者的主要临床表现为腹部模糊的饱胀感和上腹或脐周疼痛。腹痛轻重不等，以隐痛为主，亦可出现发作性痉挛性疼痛。其他常见的症状有纳差、恶心、呕吐、低热、腹泻、消瘦、排便习惯改变以及肠梗阻的症状等，严重者会出现脂肪泻及蛋白丢失性肠病。最常见的体征是腹部一个或多个不明肿块，包块质地较硬，有压痛，多数患者的腹部包块固定而移动性差。病情严重者影响淋巴及血液循环时可检出腹水征。本病罕见，故临床诊断较困难，常于剖腹探查时才能确定诊断，当出现下列情况时应考虑本病的可能性：

（1）中老患者出现原因不明的腹痛、腹块。腹块质硬、较固定、边界不清、生长缓慢。

（2）实验室检查可有非特异性变化，如血沉快、白细胞轻度升高、非特异性贫血。

（3）部分患者可出现少量或中等量的腹水，其性质可以是漏出液（外观澄清）、渗出液（外观可略混浊）或乳糜性（外观乳白色）等。

（4）影像检查：超声显示有混杂回声包块，多普勒显示肿块内的肠系膜血管和末端空肠或回肠血管的高阻力流动。特征性CT表现为几乎所有患者的病灶都在左侧肠系膜根部边缘，分散不规则、密度不均的脂肪样肿块，包绕肠系膜血管，可推移或不推移邻近肠襻，邻近的肠襻回缩及增厚，血管周围可见低密度环，肿块中央坏死区可见钙化，周围可见放射状条索影。T2WI上可有低信号假包膜，静脉注射对比剂后可见强化。

（5）X线钡剂造影检查，当肠道受到肠系膜包块的挤压时，会出现肠腔狭窄、肠段移位。

(6）血管造影可见血管变直、血管外被包绕的征象。

(7）腹腔镜检查可在直视下发现肿块并进行活检后得到确诊。

二、鉴别诊断

本病应与下列疾病引起腹水相鉴别：

（一）硬化性腹膜炎（Sclerosing Peritonitis）

硬化性腹膜炎亦称作腹膜硬化症，是一种罕见的腹膜慢性炎症性疾病，主要发生于持续非卧床腹膜透析患者，这类患者的发病率和病死率都很高。其他的少见病因包括长期使用β受体阻滞药（普萘洛尔/心得宁）、结节病等。患者可以没有症状，或者出现恶心、食欲减退、营养不良、体重减轻和反复发作的小肠梗阻。CT提示腹膜均匀或不规则结节状增厚、钙化，腹膜明显强化，包裹性积液，束缚状厚壁肠襻。

（二）网膜梗死（Omental Infarction）

节段性网膜梗死是引起急性腹痛的少见疾病，由于大网膜血管损害所致。原发性网膜扭转，由于先天性或血管的变异，易形成静脉内血栓，多发生于右侧。肥胖被推测为重要的危险因素。继发性网膜梗死与之前的腹部病变有关，包括手术、腹部炎症病灶、肿瘤、疝囊等，梗死灶位于原发病变附近，典型CT表现为单个较大的密度不均的网膜肿块，内含条带状高密度影，常位于右下腹。

（三）腹腔脓肿

在最初阶段，腹腔脓肿可能会表现为一个CT值接近软组织的肿块。随着发展，脓肿发生液化性坏死。成熟脓肿的CT典型表现为强化的壁和接近水样密度的中心。伴随征象包括邻近脂肪层的增厚或消失，邻近结构的位移。包裹性积液内伴气体高度提示为脓肿，但需排除非感染肿瘤坏死或与肠相通的肿块也可能含有空气。

（四）IgG4相关性腹膜炎（IgG4-related peritonitis）

IgG4-相关性腹膜炎是在以下三项均为阳性的患者中做出诊断的：①单个或多个器官的特征性弥漫性/局部肿胀或肿块；②血清 IgG4 浓度 >1350mg/L（正常值为 600~1350mg/L）；③淋巴细胞、浆细胞明显浸润、纤维化及 IgG4 阳性浆细胞浸润的组织学表现：IgG4/IgG 阳性细胞比值 >40%，IgG4 阳性浆细胞 /HPF>10。

此外还应与腹膜和腹膜下间隙的多种罕见非肿瘤病症相鉴别。例如，偶尔累及腹膜的全身性疾病或器官性疾病包括嗜酸性胃肠炎、淀粉样变性、髓外造血、Erdheim-Chester病、结节病和肠系膜空洞淋巴结综合征、非典型腹膜感染包括结核病、放线菌病、包虫病、惠普尔病和肠系膜腺炎等。

三、治疗

肠系膜炎并发腹水的治疗无特异性，主要是原发病治疗，部分病例有自限性，本病抗生素与放射治疗疗效欠佳。炎症性肠系膜脂膜炎时，可给予皮质激素或联合他莫昔芬免疫抑制剂治疗，皮质类固醇的初始剂量为 20~40mg 泼尼松龙，通常在 8~12 周内逐渐减量，皮质激素停药后易复发。当纤维化程度增长时，类固醇治疗的疗效降低，有报道使用秋水仙碱、硫唑嘌呤、黄体酮、环磷酰胺和沙利度胺的其他治疗也取得了不同程度的成功。银屑病关节炎合并硬化性肠系膜炎使用 TNF-α 抑制剂治疗，如阿达木单抗联合甲氨蝶呤的药物治疗，或使用依那西普治疗银屑病关节炎，从而减轻腹痛；英夫利昔单抗最初非常有效，但几年后可能需要更高的剂量。手术应仅限于治疗严重并发症，复发性小肠梗阻、结肠梗阻和肠狭窄，或临床表现与结肠癌、恶性淋巴瘤等鉴别有困难时应及时手术探查治疗，主要是解除梗阻，切除包块。亦有人认为本病有恶变的可能，本病患者应长期密切随访，部分患者发展为晚期疾病，最终姑息治疗。

第2节 原发性腹膜炎引起腹水的诊断、鉴别诊断与治疗

原发性腹膜炎即自发性细菌性腹膜炎（spontaneous bacterier peritonitis，SBP）是指非腹腔脏器穿孔和损伤而发生的腹膜急性细菌感染，腹水绝对中性粒细胞［通常称为多形核（PMN）］计数≥$250×10^6/L$。SBP 是肝硬化门脉高压腹水患者常见的严重并发症之一，SBP 也可见于非肝硬化性腹水，如肾源性、心源性等。临床表现变化较大，一些病人表现为腹胀、腹泻、腹水增长快、对利尿剂治疗反映差等，大部分患者有发热、腹痛等，但体格检查时仅部分患者可检查出轻重不等的腹部压痛，腹肌紧张、反跳痛等典型腹膜刺激征少见，因此自发性细菌性腹膜炎的诊断和治疗是当前亟待解决的难题之一。

一、诊断

（一）临床表现

SBP 的发生率占住院患者的 10%~30%，男性多于女性，两者之比为 3~4：1。既往有 SBP 发作史和消化道出血者、肝功能较差者、腹水总蛋白浓度 <10g/L 者其 SBP 的发生率明显升高。症状和体征不是诊断 SBP 所必需，因为 SBP 可以没有感染的临床表现，SBP 主要的症状和体征：①腹膜炎的局部症状和/或体征：腹痛腹胀、呕吐、腹泻等消化道症状及腹部压痛、轻度反跳痛、肠鸣音减弱等体征；②全身炎症的迹象：体温过高或过低、畏寒、心动过速和/或呼吸急促；可伴随白细胞计数改变、肝功能恶化。患者虽可出现上述症状或体征，但多不典型，多表现为间接征象，如腹水骤增，利尿剂效果差，并发肝性脑病、肝肾综合征、休克表现，消化道出血等。出现自发性腹膜炎的患者预后多较差，因 SBP 引起的死亡率占肝硬化患者并发症总死亡率的 30% 左右。

（二）诊断性穿刺

所有肝硬化腹水均可出现 SBP，其中近半数患者在入院时已发生，因此所有肝硬化病人甚至因其他疾病住院而出现腹水的患者，均应在入院时作腹水诊断性穿刺检查，当腹水绝对中性粒细胞计数 $>250×10^6/L$ 时，自发性细菌性腹膜炎（SBP）诊断成立，并通过阳性培养结果进一步证实。肝硬化患者在住院期间出现下列情况之一时应作诊断性穿刺：①新出现的腹水；②原有腹水但临床上出现病情恶化，如发热、白细胞增多、酸中毒、出现神志改变等；③局部症状或体征提示腹膜感染，如压痛、反跳痛等腹膜刺激的体征或呕吐、腹泻、麻痹性肠梗阻等胃肠动力改变的表现；④无明显诱因的肝性脑病或肾功能迅速减退。

（三）腹水诊断

腹水患者的初步评估应包括病史、体格检查、腹部超声以及肝功能、肾功能、血清和尿液电解质的实验室评估，以及对腹水的分析。当肝硬化腹水诊断不明确时，血清腹水白蛋白梯度（SAAG）可以将门脉高压引起的腹水与其他原因引起的腹水区分开来，如果 SAAG 大于或等于 11g/L（或 11g/L），腹水被归因于门静脉高压症，准确率约为 97%。在诊断不清楚或临床怀疑患有胰腺疾病、恶性肿瘤时，应进行淀粉酶、细胞学、聚合酶链式反应和分枝杆菌培养等其他测试。

1.白细胞计数　将腹水离心，然后用吉姆萨染色涂片，并用光学显微镜进行总细胞计数和分类细胞计数。无感染的肝硬化腹水白细胞计数通常 $<100×10^6/L$，以单核细胞为主。感染引起炎症反应，腹水中多形核白细胞（PMN）数量增加，PMN 计数界限是绝对计数达到 $250×10^6/L$ 时应高度怀疑 SBP，是开始经验性抗菌治疗的指征。对于血性腹水的 PMN 计数可用 250 个红细胞扣除 1 个 PMN 的校正方法来计算 PMN。腹水中的多形核白细胞 $>500×10^6/L$ 对诊断 SBP 的特异性更强。

2. 腹水培养 在开始抗生素治疗之前，应对所有疑似 SBP 的患者进行腹水培养。腹水培养的方法首选在床边腹腔穿刺，立即向血培养瓶接种腹水，包括需氧培养和厌氧培养，细菌培养成功率可达 93%，接种的腹水至少每瓶 10ml，否则会使阳性率降低。尽管使用了敏感的方法，但多达 60% 的临床表现提示 SBP 和腹水中性粒细胞计数增加的患者腹水培养呈阴性，PMN 增多而培养阴性的腹水称为"培养阴性 – 中性白细胞"型腹水，出现这种情况可能原因有：①入院前使用了抗生素治疗；②患者处于 SBP 的缓解期，机体自行清除了细菌，而 PMN 仍处于高水平状态。培养阳性 SBP 定义为腹水培养五天内生长一种细菌或真菌，腹水细菌感染最常见的是大肠杆菌或肺炎克雷伯杆菌，其次为链球菌、肠球菌、葡萄球菌，其他少见病原菌为假单胞菌、肠杆菌、李斯特菌、巴氏杆菌、柠檬酸杆菌、乳杆菌、沙雷氏菌和真菌，厌氧菌则极为罕见。细菌培养通常具有多重耐药性（MDR），MDR 最常见的是产 ESBL 肠杆菌科、耐甲氧西林金黄色葡萄球菌、耐万古霉素肠球菌、铜绿假单胞菌和鲍曼不动杆菌。

3. 血培养 所有怀疑 SBP 的病人均应做血培养，54% 的病例血培养阳性，大多数会培养出与腹水相同的细菌，这对指导"腹水培养阴性 – 中性白细胞"型腹水的治疗尤其有意义，应在抗生素治疗之前做血培养。值得提醒的是即使血培养和腹水培养均阴性，腹水 PMN 增多的患者也应考虑有 SBP 存在。

（四）SBP 诊断标准

1. 临床症状 肝硬化腹水伴有发热、腹痛、腹膜刺激征伴有下列异常之一者：①腹水穿刺外观浑浊；②腹水白细胞 $>250 \times 10^6$/L；③中性粒细胞比例 >50%；④腹水培养有致病菌生长；⑤腹水涂片李凡他试验阳性。

2. 肝硬化腹水不伴腹膜刺激征 腹水白细胞计数 $>300 \times 10^6$/L，中性粒细胞 >25% 伴有下列试验阳性者可诊断 SBP：①腹水 pH 值 <7.3；②血清 – 腹水 PH 梯度 >0.10；③腹水乳酸盐 >0.63mmol/L；④白蛋白梯度 11g/L 或更高，腹水总蛋白浓度低于 15g/L；⑤腹水腺苷脱氨酶（ADA）>6kU/L。

3. 腹水细菌培养阴性 SBP 的诊断标准

（1）腹水 PMN$>500 \times 10^6$/L。

（2）无腹腔其他感染的依据。

（3）30 天内未用过抗生素。

（4）无其他原因可解释的腹水 PMN 升高。

二、鉴别诊断

（一）继发性腹膜炎

腹腔内病变导致的腹膜感染，例如空腔脏器穿孔感染，缺血/嵌顿引起的肠坏死，急性胰腺炎，肝脓肿，腹腔内手术后包括结直肠癌切除术、紧急剖腹手术等，必要时必须及时进行手术干预。排除下列情况：出血性、恶性、乳糜性、结核性或持续性腹膜透析性腹膜炎。

当出现下列情况之一时需怀疑继发性腹膜炎的存在：

（1）有局部腹部症状或体征，对治疗反应不充分，治疗期间腹水中性粒细胞计数无明显减少甚至增多。

（2）腹水培养不止一种细菌生长（特别是有厌氧菌或真菌生长）。

（3）腹水至少存在下列情况中的两项异常：葡萄糖 <500mg/L、总蛋白浓度 >10g/L、乳酸脱氢酶浓度大于正常血清水平（表 29-1）。

表 29-1　SBP 与继发性腹膜炎腹水的鉴别

项目	SBP	继发性腹膜炎
外观混浊	80%	90%
中性粒细胞计数	>500×10^6/L	>800×10^6/L
腹水 pH 值	60%~70% 降低	>70% 降低
葡萄糖	10% 降低	90% 降低
乳酸脱氢酶 > 血清水平	20%	90%
细菌	单一	多种
厌氧菌	<10%	>60%
革兰染色（阳性）	15%	>95%

（二）结核性腹膜炎

若患者在肝硬化的基础上并发结核性腹膜炎，往往起病缓慢；临床表现为腹痛轻、腹壁柔韧、无反跳痛等，有时可触及腹部包块。腹水生化检查 ADA 明显增高，细胞学检查以淋巴细胞增加为主，腹水查到结核杆菌或抗结核治疗有效可明确诊断。

三、治疗

SBP 的治疗原则是加强对原发病的治疗，针对肝硬化病因治疗，采取综合措施，加强支持疗法，补充足够的热量，纠正水、电解质紊乱。早期、正确、合理使用抗生素。对确诊或疑及 SBP 患者均应立即治疗，因致病菌扩散迅速，否则将有 1/3 的 SBP 患者在发病 5 天内死亡。

无论有无症状，当出现下列情况时均应及时给予抗菌治疗：

（1）有 SBP 的临床表现，无论腹水中性粒细胞计数如何。
（2）腹水中性粒细胞计数 >250×10^6/L 或腹水培养阳性，无论有无 SBP 的临床表现。
（3）腹水培养阴性但血或尿培养阳性者。

（一）腹腔穿刺放腹水

若腹水量大，通过放腹水治疗可减少毒素吸收，减轻中毒症状，联合输注白蛋白显著缩短住院时间，也可使用血浆增容；推荐剂量为第 1 天白蛋白 1.5 g/kg，第 3 天 1 g/kg。但应注意大量放腹水引起的电解质紊乱和肝性脑病。

（二）经验性抗生素治疗

无需等待腹水培养结果，获得培养物后经验性静脉注射抗生素是 SBP 管理的主要手段。由于 SBP 最常见的病原体是革兰氏阴性需氧菌，如大肠杆菌，一线抗生素治疗是第三代头孢菌素，替代选择包括阿莫西林/克拉维酸和喹诺酮类药物，例如环丙沙星或氧氟沙星。然而，在喹诺酮类药物耐药细菌高发地区或院内 SBP 患者中，不应考虑使用喹诺酮类药物预防 SBP；通过腹水中性粒细胞计数减少至 <250×10^6/L 和腹水无菌培养来证明 SBP 已经控制，治疗开始 48 小时后第二次腹水检测有助于指导抗生素治疗的效果。如果临床体征和症状恶化和/或腹水中性粒细胞计数与诊断时相比没有明显减少或增加，应怀疑抗生素治疗失败。抗生素治疗失败通常是由于耐药菌或继发性细菌性腹膜炎。一旦排除继发性细菌性腹膜炎，应根据细菌培养药敏结果更改抗生素，或改用其他经验性广谱药物。广谱治疗（如哌拉西林-他唑巴坦或联合万古霉素）推荐用于多重耐药菌流行率高、既往多重耐药菌感染史、医院内获得性感染，或处于危重疾病中患者。

（三）利尿

对于首次出现的腹水，建议最初使用醛固酮拮抗剂螺内酯，每天 100 至 200mg 利尿，并且应至少间隔 72 小时调整剂量，最大每日剂量可达 400mg。对于复发性腹水，建议使用呋塞米和螺内酯联合治疗，起始剂量为每日呋塞米 40mg，最大剂量为每日 160mg/天，每 7 天逐步调整剂量，没有外周水肿患者体重减轻不超过 0.5kg/天，外周水肿患者体重减轻不超过 1kg/天，应经常测量血清肌酐、钠和钾浓度。一旦腹水被排出，利尿剂应逐渐减量至最低有效剂量防止腹水复发。出现严重低钠血症（血清钠浓度 <120mmol/L）、进行性肾功能衰竭、肝性脑病恶化或肌肉痉挛，应停用所有利尿剂。托伐普坦也用于治疗肝硬化腹水合并严重高血容量性低钠血症（<125mmol/L），起始剂量为 15mg/天，根据血清钠浓度的变化逐渐增加至 30~60mg/天。托伐普坦仅针对短期治疗（1 个月），应密切监测血清钠，实现血清钠的缓慢升高。应避免血清钠浓度快速升高（>8~10mmol/d），防止渗透性脱髓鞘综合征的发生。

（四）钠盐限制

适度限制膳食盐的摄入量是腹水管理的一个重要组成部分（钠摄入量为 80~120mmol/天，相当于盐 4.6~6.9 g/天）。稀释性低钠血症患者应限制液体摄入。

（五）自发性细菌性腹膜炎的预防

甲氧苄氨嘧啶–磺胺甲噁唑或利福昔明，特别是利福昔明，一种肠道吸收可忽略不计的广谱抗生素，已被证明可有效降低 SBP 的发生率。利福昔明不会改变肠道微生物群的整体结构，可促进有益细菌的生长，利福昔明对喹诺酮耐药细菌也起作用。益生菌、益生元/合生元饮食方案和粪便微生物群移植通常也用于调节肝硬化患者肠道微生物群的失衡。

第 3 节 急性腹膜炎引起腹水的诊断、鉴别诊断与治疗

急性腹膜炎是指由细菌感染、化学性物质或异物等物理性损伤侵袭引起的腹膜和腹膜腔的急性炎症，根据累及范围可分为局限性和弥漫型，累及整个腹腔称为急性弥漫性腹膜炎。急性腹膜炎按病因分为原发性腹膜炎和继发性腹膜炎，临床上以继发者腹膜炎为主。以上两种急性腹膜炎的常见病原菌包括大肠埃希菌、厌氧拟杆菌、链球菌、变形杆菌、溶血性链球菌等，厌氧菌以脆弱类杆菌、类杆菌和真杆菌多见。一般表现为混合感染，毒性强烈。

一、诊断

（一）临床表现诊断

1. 腹痛　腹痛为本病的主要症状，常突然发生或加剧，疼痛剧烈，腹痛从原发病变处开始，然后波及全腹，仍以原发部位疼痛最为严重。腹痛难以忍受，呼吸或移动体位常使疼痛加重，因而患者多呈强迫体位。年老体弱者可腹痛不剧烈，临床工作中应注意鉴别。

2. 恶心、呕吐　为本病的早期表现之一。早期呕吐物为胃内容物，因腹膜受刺激经神经反射引起幽门痉挛所致；随病情发展，患者会出现麻痹性肠梗阻，呕吐物则为小肠内容物，呈粪样棕褐色或黄绿色。

3. 腹部体征　腹部压痛、反跳痛和腹肌紧张等腹膜刺激征为主要腹部体征；消化道穿孔时胃肠内气体进入腹腔，可检出肝浊音区消失；腹腔内大量积液、积气时可见腹部膨隆及查出移动性浊音；急性腹膜炎的后期发生肠麻痹，表现为肠膨胀和肠鸣音消失；直肠指诊可发现直肠、膀胱或子宫陷窝有触痛。

4. 全身表现　腹膜炎的全身反应与炎症程度相关，常见的全身反应有畏寒、发热、纳差等，弥漫性腹膜炎患者合并毒血症、菌血症等，表现为高热持续不退、腹胀、代谢性酸中毒等异常，病情重者则可发展为感染性休克及多器官功能衰竭。

对于出现急性腹痛的患者首先应判断是否为急腹症，详细询问病史、周密体格检查，以便作出初步诊断，结合适当辅助检查可作出较为可靠的诊断。

（二）实验室诊断

血常规检查及生化检查可发现白细胞及中性粒细胞比例增高、血淀粉酶增高等异常，重症患者白细胞可不增高，仅中性粒细胞比例增高，甚至可有中毒颗粒出现。

（三）影像学诊断

腹部 X 线立位平片检查发现膈下游离气体提示胃肠穿孔，发现肠道广泛充气和多个气液平提示肠道麻痹，膈肌上抬伴有胸腔少量积液是急性弥漫性腹膜炎常见的间接征象。

超声或 CT 检查可显示腹腔积液和炎性包块，部分患者可观察到原发病灶。在 B 超或 CT 定位下对病灶进行穿刺可明确病变性质。

（四）腹腔穿刺

穿刺部位通常在两侧的下腹部或叩诊浊音最明显处，在超声或 CT 引导下进行穿刺阳性率更高，且可降低穿刺并发症的发生率。抽出液含有食物残渣提示胃肠穿孔，若抽出液提示高水平淀粉酶则提示胰源性腹水，抽出不凝固血液提示腹腔内出血，当患者出现化脓性腹膜炎时，穿刺抽出液常呈浑浊、脓性。抽出液常规检测呈渗出液性改变，涂片可见多量脓细胞或找到致病菌。

二、鉴别诊断

引起急性腹膜炎腹水的疾病很多，鉴别原发疾病非常困难，关键是鉴别需手术治疗或非手术治疗的急性腹膜炎。不及时手术治疗会延误前类患者的治疗而危及生命，误行手术会加重后患者的病情，因此对两类腹膜炎患者进行及时、准确的鉴别诊断十分关键。腹水中总蛋白量、LDH 和葡萄糖值的测定有助于区别原发性腹膜炎和继发性腹膜炎。腹水培养和革兰染色发现有多种细菌混合感染可确诊为继发性腹膜炎，尤其在抗生素治疗 48 小时后培养仍旧阳性者。对比而言，原发性腹膜炎常为单一细菌感染，约 80% 的病人在单一抗生素治疗后，腹水培养可能变为阴性。

此外，临床上还需注意与下列非腹膜炎疾病的鉴别诊断：

1. 下叶肺炎　可出现上腹痛及其他类似急性腹膜炎的表现，对急腹症患者常规行胸腹 X 线透视检查可明确鉴别出下叶肺炎患者。

2. 糖尿病酮症酸中毒　少数本病患者表现为腹痛，临床表现与急性腹膜炎相似，如患者有糖尿病史，应注意识别。

3. 铅绞痛　有铅接触史，牙龈有铅线，患者虽然腹痛剧烈，但常无腹肌紧张。

4. 胆道蛔虫症　现已少见，呈发作性右上腹痛，疼痛间期状如正常，查体无阳性体征。

5. 与过敏性紫癜鉴别。

三、治疗

主要是病因治疗，腹水治疗可参见本书有关章节。

（一）内科治疗

1. 禁食、胃肠减压　消化道穿孔引起的急性腹膜炎患者必须禁食和持续胃肠减压，抽出胃肠内气体及内容物，减少消化道内容物继续流出，有利于炎症的局限和吸收。抽吸减压应持续到胃抽出液开始变澄清并减少、病人肠蠕动恢复、肠鸣音恢复正常及开始肛门排气或排便。患者有持续性麻痹性肠梗阻时应采用较长的 Miner-Abbott 管进行减压。

2. 半卧位体位　促使腹腔内渗出液流向盆腔，可减少吸收，有利于局限和引流。同时，半卧位可使腹腔脏器下移，减轻因腹胀挤压膈肌而影响呼吸和循环。注意：休克病人则取平卧位，或采用头、躯干和下肢各抬高约20度体位。

3. 纠正水、电解质平衡失调　根据患者的出入量和每天的生理需要量补充适量的晶体和胶体，以纠正缺水和酸碱失衡，重症病人应多输入血浆、白蛋白或全血以纠正低蛋白血症和贫血，对感染严重、不能进食而有营养障碍的病人应采用肠外高营养疗法（TPN）。注意监测血压、脉搏、尿量、心电图、血细胞压积、血肌酐和血气分析等，以及时调整输液的成分和尿量。

4. 抗感染　应早期应用抗感染治疗。继发性腹膜炎多为混合感染，致病菌主要为大肠埃希菌、肠球菌和厌氧菌。选择抗生素时应考虑致病菌的种类，抗生素必须足量有效。现有研究表明2g剂量的第三代头孢菌素足以杀死大肠埃希菌，而无耐药菌产生，临床上常用的有头孢他定、头孢曲松、头孢哌酮等。目前观点认为，单一广谱抗生素治疗急性腹膜炎的效果可能更好。理论上讲，抗生素的选择应根据腹水细菌培养和药物敏感性试验的结果。

5. 镇静、止痛、吸氧　诊断明确、治疗方案确定的病人可给予哌替啶类止痛剂，诊断不清或需要观察的患者暂不用止痛剂，以免掩盖病情。镇静、止痛可减轻病人的痛苦和恐惧心理。

（二）手术治疗

脏器穿孔、宫外孕破裂等绝大多数的继发性腹膜炎需要及时手术治疗，手术适应证包括：（1）继发性腹膜炎，原发病严重者。（2）腹膜炎体征明显，腹腔积液多，肠麻痹中毒症状严重，尤其伴有休克者。（3）腹膜炎经非手术治疗观察24小时病情无好转者。（4）腹膜炎病因不明，无局限趋势者。（5）腹腔内有多腔的、多发脓肿，存在肠瘘、组织坏死或伴有肿瘤者。

手术前应充分评估患者的一般状况和手术耐受能力，纠正患者的水、电解质和酸碱平衡紊乱，纠正贫血和低蛋白血症，给予适量的抗生素预防感染。

第4节　结核性腹膜炎引起腹水的鉴别诊断与治疗

结核性腹膜炎（tuberculous peritonitis）是由结核杆菌引起的慢性、弥漫性腹膜感染。临床上多缓慢起病，表现为发热、乏力、盗汗、食欲不振、腹痛、腹胀、腹水或腹内肿块等。本病可见于任何年龄，以青壮年最多见，多数在20~40岁之间，但60岁以上罕见。以女性为多，男女之比约为1：2。病原菌为人型结核杆菌，牛型结核杆菌可使少数个人致病。结核性腹膜炎绝大多数继发于其他器官的结核病变，最常见者为肺结核和肠结核，其他依次为肠系膜淋巴结结核、输卵管及子宫内膜结核、脑膜结核、肾结核、骨关节结核等。但临床上仅有不到半数的结核性腹膜炎患者可找到原发结核病灶。其感染途径有：直接蔓延、血行播散、肠系膜淋巴结或腹腔结核干酪样坏死溃破、腹膜种植导致腹膜的结核感染。结核性腹膜炎在病理上可分为渗出型、粘连型和干酪型，渗出型和粘连型临床上最为常见，各型可以交叉重叠而无明显界限，即可同时存在，又可随病变发展从一种类型转变为另一类型，各型之间的转变受机体反应性、免疫功能状态、入侵结核杆菌的数量、毒力以及感染方式等因素的影响。

一、诊断

诊断主要根据症状、体征和辅助检查。青壮年患者尤其是女性患者伴有腹膜外结核或肺结核病史者，临床上出现腹胀、腹痛、纳差、乏力、盗汗及消瘦等症状，体格检查有腹水、腹块、腹部压痛或腹壁柔韧感者，应考虑结核性腹膜炎的可能，但明确诊断有赖于腹部B超/CT、结核标志物检测、诊断性腹腔穿刺等进一步措施的应用。

（一）全身症状

患者常有弛张型的中、低度发热，体温在38℃左右，患者并不自觉，少数病情较重者可出现高热，其他常见症状有颊红、纳差、乏力、盗汗及消瘦等中毒症状，由于代谢的过度消耗，患者常常伴有贫血、低蛋白血症、消瘦等营养不良的表现。

（二）腹部症状

1. 腹胀　腹胀是结核性腹膜炎最常见的症状之一，当患者有较多的腹水、肠功能紊乱或肠道积气时，常出现腹胀症状。

2. 腹痛　约2/3的患者出现慢性腹痛，多表现为腹部隐痛或钝痛，当伴有肠梗阻时，则会出现阵发性腹部绞痛，少数患者因结核干酪样坏死溃破或穿孔表现为急性腹痛。

3. 便秘与腹泻相交替　结核性腹膜炎以及原发病灶肠结核均可引起肠功能紊乱，患者出现腹泻，大便不成形，呈糊状而无黏液，3~4次/天，部分患者出现腹泻与便秘交替。

（三）腹部体征

腹部体征与病理分型有关，粘连型和干酪型患者由于大网膜、肠系膜肠曲相互粘连形成包块，多可在脐周触及腹块，易误诊为肿大的肝脏、脾脏或肿瘤。腹块大小不一，表面不平，边缘不规则，有轻压痛，腹部触诊可有腹壁柔韧感，.当腹部存在严重胀气或大量腹水时可见腹部膨隆。

（四）血液检测

多数有轻中度贫血和血沉明显增快，血沉增快的程度常与结核病变的活动程度相平行，白细胞计数多正常，当结核播散或并存感染时白细胞计数可增高。

（五）结核标记物检测诊断

现在结核菌素试验多采用PPD试验，约1/3的患者阳性，若患者强阳性提示结核感染，但PPD阴性不能排除结核感染的存在，重症患者特别是全身衰竭的患者，由于免疫功能低下可为阴性。使其临床应用受限。γ-干扰素释放试验（IGRA）对结核分支杆菌的诊断敏感度和特异性较高，也可以用于健康人群筛查。

（六）分子生物学诊断

近年来，分子生物学诊断技术的快速发展有望解决结核性腹膜炎确诊难这一难题，它的方法包括实时荧光聚合酶链反应（polymerasechain reaction，PCR）、环介导恒温扩增（loop-media-ted isothermal amplification，LAMP）、线性探针（lineprobe assay，LPA）和全基因组测序（whole-genome sequencing，WGS）等，其优势在于检测周期更短、特异度和生物安全性更高，但费用较高。

（七）腹水诊断

外观通常为草黄色，少数可为血性，腹水装入试管静置后，可析出纤维蛋白膜块而红细胞沉于管底，存在干酪坏死者，腹水可呈稀薄乳糜样。腹水呈渗出性生化改变，蛋白含量>25g/L，比重>1.018，细胞计数>500×10^6/L，以单核细胞为主，主要是淋巴细胞，有低蛋白血症或肝硬化者，腹水生可接近漏出液。T淋巴细胞受结核感染刺激使腹水中腺苷脱氨酶（ADA）活性升高，当腹水中的ADA明显升高时，对结核性腹膜炎的诊断有重要的意义。另有研究表明，部分患者的血清和腹水中的CA-125明显高于其他非癌性腹水，推测在结核性腹膜炎时，腹膜间皮组织受损时释放了大量的CA-125，认为对临床上原因不明的腹水、腹部肿块患者应常规检测CA-125，如排除肿瘤后有明显CA-125增高，应考虑结核性腹膜炎的存在。腹水涂片抗酸染色结核杆菌阳性是诊断结核性腹膜炎的直接证据，但阳性率不高，腹水结核杆菌培养可有近50%的阳性率，但培养所需时间长，不利于早期及时诊断。

（八）影像学诊断

腹部平片发现钙化影提示肠系膜结核，胃肠钡餐检查有助于发现腹膜增厚、肠粘连、肠梗阻等异常，B 超或 CT 检查有助于结核性腹部包块的鉴别诊断。根据 CT 影像学结核性腹膜炎可分为三型：即腹水型（湿性）、粘连性（纤维性）、干酪性（干性）。

（九）内镜诊断

结核性腹膜炎合并肠结核时行结肠镜检查可见肠结核的典型改变，并可行内镜下组织活检辅助诊断。

（十）腹腔镜诊断

临床诊断困难的腹水患者，通过腹腔镜检查和直视下活检可以明确诊断。腹腔镜检查最适合于渗出型并腹水者，粘连型患者禁行此项检查。通常选右下腹直肌外缘进行穿刺，腹腔镜检查前尽可能先抽去腹水。腹腔镜下的腹水大多为黄绿色，少数为血性或乳糜样。腹膜常呈灰白色，可见充血和渗出，典型腹膜结核病变表现为腹膜及腹腔内脏表面散在灰白色、黄色粟粒样结节，通常米粒大小，有些可融合成大的结慢性病变可见腹膜增厚，部分患者可见大网膜呈块状收缩、腹膜与脏器形成粘连等。在直视下对病灶取材活检具有确诊价值。

（十一）经皮腹膜穿刺活检

对腹腔镜检查有禁忌的患者可行经皮腹膜穿刺活检术，活检出干酪性肉芽肿可明确诊断，但活检阴性不能排除诊断，因本检查检到干酪性肉芽肿阳性率在 50% 左右，扩大活检范围可提高阳性率。

（十二）剖腹探查

由于结核性腹膜炎临床表现的多样性，经上述检查后仍有部分患者不能明确诊断，此时应考虑剖腹探查，术中取材病检可在术中及时明确病灶性质及术后最终确诊。探查后常使患者病情好转，机制尚不明确。

确切的诊断需在组织中证实有结核杆菌，如病变处组织病理检查发现有干酪性坏死灶、找到结核杆菌或细菌培养阳性均可明确诊断，诊断困难者也可诊断性抗结核治疗 4 周，病情有明显改善者也可做出诊断。

二、鉴别诊断

典型病例根据发热、盗汗、腹痛、血沉快、腹部压痛、渗出性腹水等征象进行诊断，一般无困难。但本病临床表现多样化、病情轻重悬殊，不典型病例极易发生误诊，根据临床表现和病理分型的不同需与下述疾病进行鉴别：

（一）以腹水为主要临床表现的鉴别

腹水伴有肝功能损害者应与肝硬化腹水鉴别，肝硬化腹水者易合并结核性腹膜炎，但其表现往往被肝硬化的征象所掩盖，此时亦应注意鉴别以防漏诊；血性腹水伴有腹块者应注意与腹部肿瘤相鉴别。结核性腹膜炎患者病程较长、进展慢、腹膜或腹腔外结核病史、PPD 阳性等可提供有益线索。腹部肿瘤患者进展快、恶病质体征明显、肿瘤抗原标记物检测等可资鉴别；顽固性腹水应排除由心源性、胰源性等疾病所引起。

（二）以发热为主要症状的鉴别

多种疾病均可引起发热，因此当患者以发热为主要表现时需根据热型、伴随症状或体征及辅助检查结果与化脓性腹膜炎、肝脓肿、败血症、伤寒、淋巴瘤、血液病等相鉴别。

（三）以腹块为主要表现的鉴别

主要根据腹块的位置、性状与相应器官的肿瘤进行鉴别。需与本病鉴别的有腹膜原发肿瘤，肝癌、胃癌、胰腺癌、结肠癌、卵巢癌等腹膜转移性肿瘤。

三、治疗

腹水的治疗参见本书有关章节，主要是原发病的治疗。

结核性腹膜炎治疗的目的消除症状、促进病灶愈合及防止并发症，休息、营养支持和抗结核治疗等是结核性腹膜炎的主要治疗措施，治疗原则为：①早期、联合、全程、规律和适量用药，彻底治疗以达治愈、防止复发；②加强支持治疗以增强机体抵抗力；③注意腹膜外结核和并发症的诊断和治疗。

（一）一般治疗

保证充分的休息和营养可增强患者的抗病能力，活动期的结核性腹膜炎需卧床休息、充分补充营养。确诊结核病的住院患者应进行营养风险筛查。确诊结核病的患者实施营养治疗前应进行营养评定。保证结核病患者膳食能量、蛋白质、维生素及矿物质摄入，如饮食摄入不足，推荐使用口服营养补充，根据患者的病情和程度补充适量的氨基酸、人体白蛋白、冰冻血浆等，营养补充可减轻机体的过度消耗、增强机体免疫力。危重患者以及肠梗阻的患者应注意纠正机体水和电解质的紊乱。量腹水产生症状者应及时抽放腹水解除危及生命体征的危险因素。合并细菌感染者应给予足量、合理的抗生素及时控制感染。

（二）抗结核治疗

1. 全身用药

（1）抗结核药物：各种结核病的基本治疗原则相同，通常采用二联或三联方案，开始阶段多用三种药物联合治疗，一线常用的药物有异烟肼300mg/天 口服、利福平450~600mg/天 口服、吡嗪酰胺1.5~2.0g/天 口服、链霉素750mg/天肌内注射。其他常用的药物尚有利福喷汀、乙胺丁醇、喹诺酮类药物等，抗结核治疗分为强化阶段和巩固阶段，强化治疗可联合应用异烟肼、利福平、吡嗪酰胺和乙胺丁醇，顿服，2个月。巩固治疗多采用二联方案。治疗期间应注意根据疗效和机体反应及时调整用药，注意监测肝功能、过敏反应、耳毒性等药物的不良反应。对于有严重结核毒血症的患者可适量使用糖皮质激素，泼尼松40~60mg/天，根据病情调整剂量和时间，一般疗程不超过2周。糖皮质激素可减轻中毒症状，减少炎性渗出从而促进腹水吸收，应用糖皮质激素也可减少纤维组织生成而减少后期并发症的发生。

（2）免疫治疗：结核病的免疫治疗是指应用免疫制剂调节机体的免疫状态，使机体对疾病产生适当的免疫应答，从而防治疾病的治疗方法。结核病免疫治疗可调节结核病患者的免疫系统，控制结核分枝杆菌复制甚至将其清除。结核病的免疫治疗主要包括免疫调节和免疫重建，前者主要通过免疫调节剂，使机体原有的免疫功能增强，有害的免疫反应减轻或消除；后者是指通过干细胞移植技术恢复或增强患者的细胞免疫功能。通过免疫治疗，可使具有不同免疫功能的结核病患者达到免疫增强、免疫抑制或双向调节作用。结核免疫治疗的药物主要有生物制剂、沙利度胺、二甲双胍、维生素D、左旋咪唑、糖皮质激素、阿司匹林等。

2. 局部用药　给予结核性腹膜炎患者腹腔内注入尿激酶可有效减轻腹腔内粘连和包裹性积液等并发症。对于渗出性患者腹腔内给予糖皮质激素亦可促进腹水吸收、减轻腹膜、腹腔脏器粘连。在全身抗结核治疗的同时，腹腔内注入适量抗结核药物，可增加腹腔内药物浓度，加强抑制结核杆菌的生长和繁殖，促进患者早日康复。

（三）手术治疗

手术治疗指征：①并发梗阻经非手术治疗无效或病情加重者；②有肠穿孔出现急性腹膜炎或包裹性积脓并发症者；③有肠道、阴道、腹壁等内、外瘘，经规范抗结核治疗经久不愈者；④诊断不清而又不能排除腹腔内肿瘤或外科急腹症者。

手术方式的选择以患者的病变情况、程度和范围为依据,应尽可能在全身情况较好、病变较为稳定的情况下手术,以防止病灶扩散,减少并发症的发生。

第5节　乳糜性腹水的诊断、鉴别诊断与治疗

乳糜性腹水是指胸导管、腹腔淋巴管或其分支因感染、损伤、肿瘤压迫等原因致完整性受到破坏,引起乳糜溢入腹腔所引起的腹水,经常为一种疾病的伴随表现。最常见的病因为结核菌感染或丝虫病;各种手术或外伤引起乳糜池、淋巴干损伤,如胰腺 Whipple 术、腹主动脉瘤手术、食管癌根治术、腹部外伤等损伤淋巴管系统的主管可致乳糜性腹水的快速形成;腹腔肿瘤(包括良性、恶性)可通过腔外压迫淋巴管或瘤细胞,导致淋巴管阻塞,从而造成乳糜性腹水;胸导管发育不良、梗阻、肠系膜淋巴管总干或乳糜池的先天性异常、囊性淋巴管瘤破裂等均可引起淋巴液外漏;腹膜后淋巴管发育异常,形成淋巴管腹腔瘘管,可引起乳糜漏入腹腔或腹膜后巨大淋巴管渗出引起腹水;肠系膜淋巴结炎、肠梗阻、门静脉高压、锁骨下静脉血栓形成等可引起腹腔淋巴管的破裂形成乳糜性腹水。

一、诊断

（一）根据临床表现诊断

由于乳糜内含物质对腹膜的化学的刺激,经常在高脂饮食后出现。乳糜性腹膜炎主要临床表现为急、慢性腹膜炎的症状和体征。急性腹膜炎型者相对少见,但可表现为典型腹膜炎的症状和体征,通常在右下髂窝最为严重,这可能是由于结肠沟周围乳糜液体集聚所致。患者主要有腹痛、腹胀、纳差、恶心、呕吐等症状,体检可有腹肌紧张,全腹压痛或局限性压痛,早期肠鸣音活跃,晚期肠鸣音减弱。慢性腹膜炎型典型腹膜刺激症状和体征不明显,表现为渐进性腹部膨隆、体重减轻、乳糜性腹泻、低蛋白血症、营养不良等。体检可发现移动性浊音、液体震颤感、阴囊积液及阴囊或下肢浮肿等。

根据临床症状、体征和腹水苏丹染色,乳糜性腹水本身的诊断可快速明确,但由于引起本病的病因众多,治疗方法和预后相差甚远,因此,明确诊断本病的病因、病情和预后等,需综合患者的病史、临床表现、腹水生化、影像学等辅助检查的结果综合进行分型。

（二）腹水生化检测诊断

腹腔穿刺抽出乳糜样腹水为诊断本病的最简便的方法。腹水外观呈乳白色或黄色浑浊,比重大于 1.012,腹水甘油三酯高于血清,腹水脂蛋白电泳可在起点处出现乳糜微粒带。由于乳糜中的卵磷脂和自由脂肪酸具有抑菌作用,细菌培养阴性。特征性的变化是腹水苏丹Ⅲ染色呈阳性反应,显微镜检查有脂肪小球。静置时,乳糜分为3层,最上层呈乳酪样,中间为水样层,最下层为无色不透明液。

（三）影像诊断

放射性核素淋巴管显像为诊断本病的首选的检查方法。核素显像剂不透过毛细血管壁,仅停留于淋巴系统,利用不同的核素显像剂和 γ 照相技术可清晰显示淋巴结、淋巴管及淋巴瘘的位置。X线淋巴管造影检查可清晰淋巴系统的形态异常,乳糜性腹水患者常出现以下改变:淋巴管出现扩张、纤曲、绕行和滞留;淋巴结则会出现增大、破坏、充盈缺损及淋巴结数目减少或消失等。腹部CT检查可发现占位病变、肿大淋巴结及胸导管有无形态学上的异常。

二、鉴别诊断

应该强调,并非所有的混浊的或牛奶样的腹水都是乳糜性腹水,真正的乳糜性腹水需与假性乳糜性腹水进行鉴别,后者属漏出液,比重 <1.012,静置后分层不明显,加入乙醚后振荡其色不变,苏丹Ⅲ染色阴性,显微镜检查无脂肪小球。假性乳糜腹水是由于腹水中含有胆固醇、卵磷脂、球蛋白等增高,或由于红细胞、内皮细胞、脓性细胞脂肪变性破坏所致。乳糜性腹水尚应与肝硬化腹水、肾性腹水、肿瘤性腹水等相鉴别。

三、治疗

乳糜性腹水治疗包括原发病的治疗和支持治疗,主要有内科保守治疗以及外科手术治疗。

(一)内科保守治疗

1. 饮食治疗　乳糜性腹水患者的饮食以低脂、低钠和高蛋白为主,脂肪以中链甘油三酯最为合适,病情严重者给予禁食,采用胃肠外静脉营养,这样可保持肠道休息,使淋巴液产生和循环减少,有利于淋巴管瘘口的愈合及侧枝循环的开放。近年来文献显示生长抑素类药物通过肠壁生长抑素受体减少肠血液和抑制淋巴分泌,可改善乳糜性腹水。对术后乳糜性腹水,静脉应用生长抑素能有效地降低淋巴液的漏出,减轻病情。

2. 腹腔穿刺引流　乳糜性腹水由于含有大量的脂肪、蛋白、脂溶性维生素和电解质,因此乳糜性腹水的抽放不能像其他性质腹水的穿刺排放,每次放腹水的量不应超过 1000ml,可间隔 1 周放腹水 1 次,多数患者经 5~6 次腹水排放后可治愈。

3. 治疗原发病　针对不同病因进行抗结核、治疗丝虫病、化疗或放疗原发恶性肿瘤等。

(二)手术治疗

对保守治疗无效的患者应尽早施行手术,其手术方式应建议在有良好的淋巴系影像学基础上,术中应尽一切可能找到乳糜漏孔,手术结扎或缝合渗漏的淋巴管、切除渗漏淋巴管的肠袢、切除引起阻塞的腹部肿块等是有效的手术治疗方法。或先缝扎漏孔,然后行腹腔引流,无乳糜流出 2 周拔除引流管。对腹腔引流无效者,可行腹腔-静脉分流术,通常采用腹腔-大隐静脉分流,使乳糜腹水经手术后的大隐静脉流入股静脉。

第6节　腹膜间皮瘤引起腹水的诊断、鉴别诊断与治疗

腹膜间皮瘤(peritoneal mesothelioma,PM)是唯一起源于腹腔浆膜的间皮和间皮下层细胞的肿瘤,是一种罕见病。近年来发病率明显增高。临床上罕见,分为良性和恶性两种。恶性腹膜间皮瘤(malignant peritoneal mesothelioma,MPM)是一种起源于腹膜间皮细胞的高侵袭性肿瘤,临床罕见,发病率约为 0.13/10 万,该疾病的发病率和死亡率与腹腔内进行性局部区域效应有关,例如腹胀、疼痛、早饱和进食量减少,最终会导致肠梗阻和恶病质。

一、诊断

(一)根据临床表现诊断

MPM 通常在晚期被诊断出来,可能是因为早期疾病表现是非特异性的。临床表现差异很大,取决于腹腔内肿瘤扩散的程度。腹水积聚和肿瘤块生长导致 30%~80% 的患者出现腹胀。在大约 27%~58% 的病例中,腹痛是第二常见的主诉症状。MPM 的典型生长模式是弥漫性的,而不是浸润

性的。局部受累淋巴结肿大可导致上腔静脉阻塞,而恶性肠梗阻或穿孔可引起急腹症。患者还可能患有非特异性症状,例如早饱、厌食、体重减轻、呕吐、便秘和/或腹泻。不太常见的主诉包括新发疝气、不明原因的发热和盗汗。

(二)实验室诊断

腹膜恶性间皮瘤缺乏特异的化验室检查,主要依靠病理组织学诊断,化验室检查多为排除性检查,可有贫血、血小板增多、红细胞沉降率增快、低血糖、免疫球蛋白增高等。

1. 肿瘤标志物检测　最敏感的肿瘤免疫组织化学(IHC)标记物包括 calretinin(100%)、Wilm 肿瘤(WT-1,94%)和细胞角蛋白 5/6(89%),IHC 显示 BAP1 表达缺失提示恶性肿瘤的诊断并排除良性间皮病变和卵巢浆液性肿瘤。BAP1 位于细胞核和细胞质中。在细胞核中,BAP1 通过同源重组调节 DNA 修复,BAP1 表达缺失支持恶性肿瘤的诊断。CA125 和 CA15-3 基线水平分别在 53.3% 和 48.5% 的患者中升高,但并不常规用于诊断。

2. 腹水肿瘤细胞检测　对可疑患者,行腹水脱落细胞或腹腔灌洗液细胞学检查,然而,腹水中恶性细胞数量少,肿瘤细胞具有显著的细胞学多样性,因此腹水样本的细胞学分析往往不确定,诊断率低。

(三)影像学诊断

恶性腹膜间皮瘤分为弥漫型及局限型,弥漫性比较常见。弥漫型恶性腹膜间皮瘤的影像学基本特征:腹膜不规则增厚,腹水形成,广泛的腹膜结节、肿块。局限型恶性腹膜间皮瘤影像学特征:腹盆腔或后腹膜内巨大囊实性肿瘤,一般无远处转移及腹水。

1. 超声　超声检查发现腹膜不规则增厚,部分较大的实质性肿块改变,腹水的液性暗区。彩色多普勒超声检查可见肿块周边和内部较丰富的血流,超声引导下的多点、多次穿刺活检可获得确切的病理诊断。

2. CT　MPM 时常表现为具有不规则边缘的实性、异质软组织肿块,使用静脉造影剂增强。由于 MPM 的扩散范围远大于浸润性,因此整个腹腔的弥漫性分布应引起对 MPM 的怀疑。另一方面,当未发现原发肿瘤部位、不存在显著增大的淋巴结且未观察到器官转移(例如,肝脏)时,仍必须考虑 MPM 的诊断。弥漫型腹膜间皮瘤的 CT 表现以腹水最常见,多为中等或大量腹水,如腹膜粘连则腹水呈包裹性。

3. PET-CT　可评估氟代脱氧葡萄糖(fluoro deoxy glucose,FDG)代谢变化,提高转移灶检出率。PET-CT 显像下,腹膜肿瘤呈 FDG 高摄取,常为多发,大小不一,边界不规则。MPM 软组织成分少,FDG 摄取低,PET-CT 诊断价值有限。

4. MRI　征象主要包括:腹水;腹膜或网膜增厚;多发转移灶;转移灶 DWI 多表现弥散受限,即 DWI 呈明显高信号,其衍生的表观扩散系数图呈低信号。

5. 腹腔镜诊断　是诊断本病简单有效的方法。腹腔镜下可见腹膜脏层、壁层及大网膜上弥漫分布的结节、斑块和肿物,直视下活检可疑病灶进行病理学检查或免疫组化检查可明确诊断。

本病早期诊断困难。确诊靠超声下腹膜活检、腹腔镜及手术探查取组织做病理学检查,免疫组织化学染色对诊断有重大意义。对于出现腹胀、腹痛、腹部肿块、腹水及体质量减轻等症状和体征,CT 或 MRI 显示为弥漫性网膜肿块、肠系膜结节或结节样包块、腹膜弥漫性或限局性增厚的患者,应高度怀疑 MPM 的可能。

二、鉴别诊断

腹膜间皮瘤要注意与后腹膜肿瘤、胰腺肿瘤或囊肿、结核性腹膜炎、肠系膜肿瘤及腹膜转移癌等多种疾病相鉴别。

（一）结核性腹膜炎

结核性腹膜炎多发于中青年患者，有肺、肠等腹膜外结核病史，腹膜间皮瘤多发于老年患者，有石棉粉尘接触史。结核性腹膜炎发热、盗汗等结核中毒症状明显，体检时半数患者可出现典型的腹壁"柔韧"体征，腹水可检出抗酸杆菌。腹膜间皮瘤以腹痛、腹胀、腹块为主要表现，腹水可发现大量异型增生的间皮细胞。PPD 阳性、ESR 增快支持结核性腹膜炎的诊断，临床上高度怀疑结核性腹膜炎的患者可在严密观察下行诊断性的抗结核治疗。根据上述表现，结合超声波、CT 等检查对两者鉴别诊断仍有困难时，应尽早行腹腔镜或剖腹探查术。

（二）腹膜转移癌

腹膜转移癌多来自消化道、肝、胰、卵巢等部位，多有相应原发灶的临床表现。可通过腹水生化、消化道内镜、B 型超声波、CT、腹腔镜检查等进行鉴别。腹水中胶原的存在多提示为腹膜间皮瘤。绒毛膜促性腺激素水平增高而血中水平正常，则多提示为腹膜恶性间皮瘤。在 B 型超声波或 CT 引导下进行可疑病灶穿刺或腹腔镜直视下活检，对活组织进行病理学或免疫组化检查可明确诊断。

（三）卵巢肿瘤

卵巢黏液性囊肿破裂后种植于腹膜可引起假性黏液瘤，类似腹膜间皮瘤的腹水，呈半透明胶冻样或血性，易致腹腔粘连。卵巢癌也可引起腹腔内种植或粘连，使肠袢粘连固定呈不规则肿块等异常。通过妇科检查、盆腔影像学检查、腹腔镜检查等可资鉴别。

（四）其他腹膜肿瘤

腹膜的其他原发恶性肿瘤如脂肪肉瘤、纤维肉瘤、腹膜腺瘤（癌）、腹膜浆液性乳头状瘤等与本病会有鉴别困难，可通过相应的检查，尤其是病理学检查等加以鉴别。

三、治疗

治疗原则以综合治疗为主，包括外科手术、化疗、放疗等多种方法。

（一）细胞减灭术（CRS）联合腹腔热灌注化疗（HIPEC）

肿瘤细胞减灭术联合腹腔热灌注化疗治疗是目前 MPM 的首选治疗方案。CRS 通过切除病灶，分离腹腔粘连使微小残留病灶达到最佳药物暴露，提高 HIPEC 疗效，联合治疗将总生存期从初治患者的中位 6 个月延长至接受 CRS 和 HIPEC 患者的 34~92 个月。

（二）外科手术

腹膜切除术可以仅限于明显被疾病浸润的腹膜表面，也可以在全壁腹膜切除术的情况下扩大。MPM 具有特定的腹膜内传播模式，壁层腹膜表面通常广泛受累，这可能需要广泛的腹膜切除术。应切除所有肿大的淋巴结并进行组织学评估。

（三）全身化疗

CRS-HIPEC 被认为是 MPM 的标准一线治疗，而全身化疗是无法手术/不合适的患者或寻求非手术治疗的替代方法。围手术期全身化疗也被推荐用于具有高风险组织学或广泛疾病的患者。培美曲塞联合顺铂/卡铂仍被认为是标准的一线全身治疗，二线治疗可考虑长春瑞滨单药治疗、曲美木单抗等，但其有效率仍有待于进一步研究。

（四）其他治疗方式

1. 分子疗法　在下游信号通路中发挥作用的生长因子或蛋白质表达失调对于间皮细胞的恶性转化至关重要。在 MPM 中已经确定了多种分子靶标，并且正在研究相关的靶向药物。

2. 免疫疗法　肿瘤坏死因子-α、IL-6、干扰素和粒细胞-巨噬细胞集落刺激因子已被证明可有效治疗间皮瘤。在小鼠模型中，脉冲树突细胞被证明可以有效控制间皮瘤的生长，并且可以在辅助环境中实施以控制局部复发。确实需要更多的 II／III 期临床试验，以便在这些新型免疫疗法领域中进行研究。

第7节 腹膜后肿瘤引起腹水的鉴别诊断与治疗

腹膜后肿瘤是指原发于腹膜后间隙（包括骶前及盆底间隙）的肿瘤，按照生物学行为分为良性、恶性及交界性肿瘤，以恶性肿瘤多见，主要包括脂肪肉瘤、平滑肌肉瘤、恶性纤维组织细胞瘤、恶性外周神经鞘瘤、嗜铬细胞瘤／副神经节瘤、滑膜肉瘤、胃肠外间质瘤、横纹肌肉瘤、血管肉瘤、间皮瘤、神经母细胞瘤、原始神经外胚层肿瘤／尤文氏瘤、软骨肉瘤、骨肉瘤、精原细胞瘤、生殖细胞瘤、内胚窦瘤和淋巴瘤等；交界性肿瘤以局部复发风险为主，主要包括韧带样瘤／侵袭性纤维瘤／纤维瘤病、炎症性肌纤维母细胞瘤、孤立性纤维瘤／血管外皮瘤等；另外，还有一些良性肿瘤和肿瘤样病变，主要有脂肪瘤、血管平滑肌脂肪瘤、平滑肌瘤、蔓状淋巴管瘤、囊状淋巴管瘤、淋巴管肌瘤、血管淋巴管瘤、苗勒氏管囊肿、畸胎瘤、反应性淋巴结病（Castleman 病）、肾上腺瘤、胰岛细胞瘤、单纯性囊肿、特发性腹膜后纤维化等。此外，腹膜后肿瘤也包括肝、胆、胰、脾、肾、胃肠道、膀胱、子宫、卵巢等实质脏器原发肿瘤的腹膜后转移。

一、诊断

（一）根据临床表现诊断

腹膜后肿瘤部位深在，来源于不同组织且种类繁多、生长速度不同，故临床表现多样，其临床表现与肿瘤的起源、部位和对周围器官的压迫或浸润有关。

1. 腹腔占位 腹膜后肿瘤临床症状依赖于肿瘤原发部位，当肿瘤长得比较大时，患者出现腹部膨隆感，饱胀感，当肿瘤伴有出血或坏死时，肿瘤可突然增大。

2. 压迫症状 当肿瘤压迫或浸润周围血管、神经或其他重要器官及结构会出现相应症状及综合征。最常见的症状为疼痛，包括腹痛、腰背痛、腿痛等。泌尿系统受压后，可出现尿路症状，血尿、尿频、尿急、尿痛、排尿困难，少数有少尿或无尿。压迫或侵犯腰丛或骶丛神经根，可出现一侧或双侧下肢放射的腰背痛。肿瘤蔓延至盆腔会导致会阴部及下肢水肿、静脉曲张。腹膜后肿瘤转移时可有肝大，亦可有肝受压移位。门静脉梗阻导致静脉回流障碍时，可出现腹水，约15% 腹膜后肿瘤病人可出现腹水。

3. 全身症状 肿瘤的坏死组织和代谢产物产生大量毒素，导致胃肠道症状如恶心、呕吐、排便习惯改变及便秘等。4%~35% 患者可出现腹胀，部分病人可出现肠梗阻。厌食、体重下降及疲乏虚弱常是腹膜后恶性肿瘤的表现。

4. 内分泌功能异常表现 能分泌激素的肿瘤，如功能性嗜铬细胞瘤可分泌大量的肾上腺素及去甲肾上腺素，造成患者高血压症状，可分为阵发性和持续性两种。纤维组织肿瘤可分泌胰岛素样物质，造成患者低血糖发作。

（二）影像学诊断

1. 超声 腹膜后肿瘤在超声检查时的共同表现有：

（1）肿瘤位置深，肿瘤不大时其前缘与腹壁间有肠管蠕动回声。

（2）肿瘤形状多样，多为椭球形、哑铃形等，规则的球形生长不多见，与腹膜后狭窄间隙的限制有关。

（3）肿瘤活动度差，用手或探头推动时其位置无明显改变。

（4）腹膜后肿瘤对同处于腹膜后间隙的器官，如肝脏、胰、脾、双肾及腹膜后大血管易形成推挤、压迫及浸润。这一特征亦是超声判断肿瘤位于腹膜后的主要依据。

肿瘤内细胞的形态、纤维、血管等间叶组织的比例等可影响B超声像图表现：

（1）实性低回声表示多为组织结构和细胞成分均匀一致的实性肿瘤，如平滑肌肉瘤等。

（2）肿瘤内呈中强回声特点，多为结构紊乱的实性肿瘤，如脂肪肉瘤等。（3）混合性回声特征，表示肿瘤性质不均匀，如囊实性畸胎瘤等。当然，由于腹膜后肿瘤种类繁多，各类型的声像图表现亦有其特殊性。

2.CT　CT能准确显示肿瘤的位置、大小、形态、个数、密度、边界等特征，能准确显示肿瘤周围器官、血管的压迫移位和肿瘤转移情况。直径2cm以上的腹膜后肿瘤80%~90%可被CT发现，利用三维重建能更准确地显示肿瘤侵犯的周围器官、血管及判断肿瘤供血情况。CT检查的定位诊断能力比超声更准确。对具有典型特征或临床特点者可做出定性诊断。如果CT检查显示含有脂肪团块，则肿瘤可能是血管平滑肌脂肪瘤、脂肪瘤、脂肪肉瘤或髓脂肪瘤。良性肿瘤密度均匀，边缘光滑，呈中等强化。恶性肿瘤有出血、坏死和囊变。脂肪瘤、脂肪肉瘤、畸胎瘤等含脂肪密度成分。囊肿、淋巴管瘤等含水样密度成分。富含血管成分的肿瘤如血管内皮肉瘤，增强扫描高度强化。随着血管成分减少，强化程度减低，如平滑肌肉瘤呈次高强化。

3.MRI　腹膜后器官很少受人体生理运动的影响，而MRI又可进行除横断面以外的冠状面、矢状面或其他任意切面扫描，其图像清晰，可提供比CT更多的信息，以前不能经CT轻易区分的肿瘤与正常组织，通过MRI可区分出来，不用造影剂即可判断腹膜后肿块的血管特征及血管受累程度，故其特别适用于腹膜后肿瘤的术前检查。MRI能准确地确定肿瘤大小和范围，以及肿瘤与邻近脏器的关系，与CT比较，MR能显示肿瘤内血肿、积液、积脓、组织坏死和水肿等特性，组织分辨率高，对组织成分的判定有一定优势，因而对判断腹膜后肿瘤的良恶性有意义。

4.其他检查　正电子发射计算机断层显像（PET-CT）用于显示肿瘤的远处转移情况，当疑有脊髓内侵犯时可行脊髓造影，如腹膜后神经源性椎旁肿瘤。在诊断腹膜后淋巴管瘤时，淋巴管造影可成为重要检查方法。原发性腹膜后肿瘤的实验室检查为非特异性，且仅反映慢性疾患、转移疾患或并存疾患。对分泌神经介质或激素的腹膜后肿瘤，血中的儿茶酚胺，血及尿中5-羟吲哚乙酸（VMA）及有关激素的测定有助于明确诊断。

二、鉴别诊断

腹膜后肿瘤必须与其他更为常见的腹膜后良、恶性病变进行鉴别。需要鉴别的疾病很多，多囊肾、肾积水及肾上腺瘤是肾脏最常见的疾病，位于腹膜后两侧，肾上腺的广泛肿瘤亦可能表现为腹膜后肿块；胰腺肿瘤及假性胰腺囊肿位于中腹部，肝肿瘤、肝囊肿及脓肿位于右侧，脾、胃病变位于左侧，腹膜后副脾虽罕见，但易误诊为腹膜后肿瘤；在盆腔，卵巢、子宫肿瘤以及膀胱本身可与腹膜后肿瘤混淆。腹主动脉瘤及髂动脉瘤可能与腹膜后肿瘤相似，但有搏动性。腹腔或腹膜后的炎症性病变亦可与腹膜后肿瘤混淆，虽然炎症常出现发热及其他全身症状。

（一）肾肿瘤

成人以肾癌多见，肿块多位于腰部，可于肋下深部触及肿块，双合诊时更为明显，随呼吸及卧位而移动，若向周围浸润时可固定。扪及的肿块表面不规则、坚硬。无痛性血尿为最常见的症状，常为肉眼或镜下血尿。晚期患者可有发热、贫血、消瘦等。肾胚胎瘤常见于婴幼儿，肿块位于一侧腰部，生长迅速，表面光滑、质中、不易移动。晚期有贫血、恶病质等。肾肉瘤的发病年龄较轻，肿块生长快，呈巨大肿块，表现为无痛血尿。肾盂造影、放射性核素肾扫描、肾动脉造影、肾脏CT或MRI，扫描有助于明确诊断。

（二）多囊肾

为先天性肾脏畸形，85%为双侧性，常为多发性，常伴有肝囊肿、肺囊肿等。囊肿逐渐增大可压迫正常肾组织出现腰痛、血尿、高血压及泌尿系统感染，晚期则出现尿毒症。腹部肿块表面多呈结节状、质地坚韧、缺乏囊性感。B超检查、肾盂造影、放射性核素扫描、CT、MRI等检查可明确诊断。

（三）肾盂积水

由先天性上泌尿道梗阻或输尿管、肾盂部梗阻（如结石、肿瘤、狭窄、扭曲等）所致。临床表现有绞痛、血尿、腰痛等。腹部肿块多位于侧腹部，质地柔软，轻度压痛。若继发感染可致肾盂积脓，表现有高热、消瘦、贫血、肾区疼痛、尿脓等。B超检查、膀胱镜检查、肾盂造影检查、CT扫描等可进一步确诊。

（四）肾下垂、游走肾、移位肾

肾下垂时可在侧腹部触及肾下极，多见于体格消瘦者，立位检查更明显。游走肾可在腹部体检时扪及大部分或整个肾形肿块，表明光滑，压之患者有不适感或恶心感，可游走推动，也会返回原处。移位肾系肾脏先天性胚胎发育不良而萎缩或因引流不畅而致肾盂积水。B型超声检查、肾盂造影检查、CT扫描等可明确诊断。

（五）胰腺囊肿

临床上以胰腺假性囊肿多见，常继发于急性或慢性胰腺炎或胰腺外伤。胰腺肿块多位于中上腹部偏左，较固定、呈圆形或椭圆形，表面光滑，有囊样感觉，边界不清、大小不一。超声、CT扫描检查有助于判断囊肿的部位、大小及与周围的关系，可为诊断本病提供重要的依据。

（六）胰腺癌

常因被胃和大网膜掩盖而不易扪及，若在上腹部或左上腹部触及深而固定、质地较硬、边缘不清的肿块，多为晚期表现。其主要表现为上腹部慢性持续性疼痛，并可向腰背部、肩部等处放射，仰卧位时加重，弯腰、俯坐或屈膝弯腰侧卧时可减轻。胰头癌常伴有进行性阻塞性黄疸，胰体癌常伴有体重减轻、厌食等。

（七）腹主动脉瘤

腹块常位于脊柱之前，表现为光滑、有搏动感、触痛、可闻及收缩期吹风样杂音等。腹部X线、B超、CT扫描、腹主动脉造影可明确诊断。

（八）结肠癌

各段结肠的癌肿均可在相应部位形成腹部肿块，轮廓多不规则、质地较硬、表明不光滑、较固定等。多伴相关的肠道症状，如腹泻、便秘或两者交替出现、便血、贫血等。粪便隐血试验多呈阳性，血清CEA常升高。结肠镜检查通常可确诊。

三、治疗

（一）手术治疗

腹膜后肿瘤病理类型繁多，除恶性淋巴瘤外，大部分腹膜后肿瘤都需要手术治疗。某些肿瘤可以辅助放化疗。因腹膜后肿瘤术前诊断困难，并且越早手术切除率越高，预后越好，并且即使是淋巴瘤，准确的病理分型也是提高疗效的前提。即使不完全切除也有助于术后放化疗。因此发现腹膜后肿瘤后应尽量争取手术治疗。手术的效果取决于肿瘤的性质、部位、邻近重要器官、血管及神经受累情况和肿瘤的大小。

（二）介入治疗

经肿瘤供血动脉灌注化疗药物能明显提高药物浓度，腹膜后肿瘤组织来源多种多样，病理类型复杂，根据不同的病理类型选用不同的化疗方案。常用的药物有 5-氟尿嘧啶、阿霉素或吡柔比星、丝裂霉素、喜树碱、紫杉醇、顺铂等。肿瘤的血供类型是影响腹膜后恶性肿瘤动脉化疗效果的重要因素之一，富血供型肿瘤的疗效要好于乏血供型；肿瘤血管栓塞治疗在腹膜后恶性肿瘤的治疗中具有重要地位。首先栓塞与灌注化疗同时运用时，栓塞剂中吸附有化疗药物，动脉栓塞化疗能明显延长化疗药物在组织局部代谢的时间，从而提高了肿瘤的控制率。肿瘤血管栓塞治疗还可缩小肿瘤大小，提高肿瘤的完整切除率。放射性 ^{125}I 粒子是属于低剂量放射源，通过粒子持续照射对 DNA 双链破坏，生物学活性提高，在影像引导下粒子的分布与病灶高度适形，TPS 术前术后验证系统可使粒子的活性达到预期的效果。放射性 ^{125}I 粒子的植入广泛应用于恶性肿瘤的治疗；CT 引导下穿刺肿块化学消融是治疗恶性肿瘤的常用方法，化学消融剂常用的组成成分有无水乙醇、碘化油及化疗药物，其中无水乙醇可引起肿瘤细胞脱水发生凝固性坏死，碘化油即可作为药物的载体，又可作为 CT 扫描时的造影剂，有利于判断混合消融剂弥散情况；介入治疗作为恶性肿瘤治疗的重要方法，已广泛运用于腹膜后恶性肿瘤。

（刘艳萍　唐芬芬　张湘钰　龙　志　李国庆）

参考文献

[1] Fukuda M, Miyake T, Matsubara A, et al.Sclerosing Mesenteritis Mimicking IgG4-related Disease. Intern Med.2020; 59: 513-518.

[2] Zhang G, Jazwinski Faust A. Spontaneous Bacterial Peritonitis.JAMA. 2021; 325: 1118-1127.

[3] Maccauro V, Airola C, Santopaolo F, et al.Gut Microbiota and Infectious Complications in Advanced Chronic Liver Disease: Focus on Spontaneous Bacterial Peritonitis.Life（Basel）.2023; 13: 991-1005.

[4] Maccauro V, Airola C, Santopaolo F, et al. Differentiation of Spontaneous Bacterial Peritonitis from Secondary Peritonitis in Patients with Liver Cirrhosis: Retrospective Multicentre Study.Diagnostics（Basel）.2023; 13: 994-956.

[5] 李非, 曹锋. 中国急性胰腺炎诊治指南（2021）. 中国实用外科杂志, 2021; 41: 739-746.

[6] 郭喆, 关键. 重症急性胰腺炎预防与阻断急诊专家共识. 中国急救医学, 2022, 42: 369-379.

[7] Rocha G.Chylous ascites in the neonate: A narrative review.Lymphology.2022; 55: 117-128.

[8] Adler E, Bloyd C, Wlodarczyk S.Chylous Ascites.J Gen Intern Med.2020; 35: 1586-1587.

[9] Boussios S, Moschetta M, Karathanasi A, et al. Malignant peritoneal mesothelioma: clinical aspects, and therapeutic perspectives. Ann Gastroenterol. 2018; 31: 659-669.

[10] Broeckx G, Pauwels P. Malignant peritoneal mesothelioma: a review. Transl Lung Cancer Res. 2018; 7: 537-542.

[11] 李娜, 陈忠坚, 毛伟敏. 恶性腹膜间皮瘤的诊疗现状及进展. 肿瘤防治研究, 2020, 47: 992-995.

[12] 陈小兵, 苗成利, 罗成华. 恶性腹膜间皮瘤治疗及预后研究进展. 中国微创外科杂志, 2019, 19: 630-633.

第30章 心源性腹水的诊断、鉴别诊断与治疗

虽然腹水是肝脏疾病最常见的合并症,但是15%的腹水可以由肝外疾病引起,其中大约3%由心脏疾病引起,即通常所说心源性腹水。大部分心源性腹水患者合并心功能不全,尤其是右心功能不全的临床表现。如何判断腹水为心源性腹水,以及由何种心脏疾病所致,都是临床需要注意鉴别的。虽然患者有心脏病史、症状和体征提示可以考虑心源性腹水,但是因为有腹水的肝肾疾病患者可以同时伴发心脏疾病,肝肾疾病本身也可以直接引起心包积液、心肌收缩力下降等心脏异常,所以有心脏疾病不等于就一定是腹水的唯一原因,仍然需要仔细鉴别。另外,即使心脏病引起腹水的诊断明确,偶尔在一些复杂病例中,也不排除同时合并腹膜炎或肿瘤性腹水,或者是系统性疾病引起多脏器受累(例如糖原累积症、脂质代谢障碍、血色病等)的可能性。

第1节 心源性腹水临床特点与发病机制

一、心源性腹水临床特点

许多心血管疾病可以出现腹水,可以是疾病发展至严重阶段伴随的体征,也可以是某些疾病的初始表现。心源性腹水最常见于心力衰竭患者,出现腹水是右力心衰竭的晚期表现。出现腹水时患者一般有静脉压增高、严重水肿和胸腔积液。大量腹水最常见于三尖瓣狭窄和缩窄性心包炎,也见于心衰晚期伴有心源性肝硬化者。

心源性腹水临床特征:

1. 多数患者有心脏病史或有引起心功能不全的其他病因。

2. 腹水常逐渐形成,且发生于全身水肿之后。患者常先有食欲不振、体重增加,尿量减少及肢体沉重,然后逐渐出现下肢以至全身水肿,随之出现腹水。

3. 常伴有心力衰竭和体循环静脉压增高的其他症状和体征。如心悸、气喘、夜间阵发性呼吸困难或端坐呼吸不能平卧、发绀、心脏增大、心脏杂音、肝脏肿大、颈静脉充盈或怒张、肝颈静脉回流征阳性等。

4. 颈静脉怒张。采取半坐位即30°~45°水平时观察颈静脉充盈超过下颌角到锁骨上缘2/3,或者颈外静脉充盈仍超过全长的1/3,并排除消瘦、故意憋气、连续咳嗽等可导致一过性、可逆性颈静脉怒张的假象。

5. 肝颈回流征阳性。肝脏增大,压肝时颈静脉怒张进一步加重,或肘静脉压进一步增高。这一体征对判断心脏性原因导致的体循环系统压力增加有很好的特异性,但是阴性不能除外心源性腹水,例如长期体循环瘀血导致瘀血性肝硬化时,虽然肝脏仍然增大(区别于除了胆汁淤积性肝硬化以外的其他肝硬化),但肝颈回流征阴性。肝脏增大,压肝时颈静脉怒张进一步加重,或肘静脉压进一步增高。这一体征对判断心脏性原因导致的体循环系统压力增加有很好的特异性,但是阴性

不能除外心源性腹水,例如长期体循环瘀血导致瘀血性肝硬化时,虽然肝脏仍然增大(区别于除了胆汁淤积性肝硬化以外的其他肝硬化),但肝颈回流征阴性。

6. 实验室检查及其他辅助检查。尿量减少,尿比重增高,轻至中度蛋白尿。中心静脉压增高。X线检查心影增大,心胸比例超过50%,有肺瘀血征象。有心电图异常及心电向量改变。超声心动图可见房室增大、瓣膜狭窄或关闭不全,甚至心包积液。

二、心源性腹水的病因

(一)心力衰竭

几乎所有类型的心脏、大血管疾病均可以引起心力衰竭(简称心衰),心源性腹水可见于各种原因引起的心功能不全,是心脏不能及时搏出静脉回流的血容量以供应全身组织,造成静脉系统血液淤滞,静脉压增高而引起的腹水,存在于收缩性心衰和舒张性心衰。

1. 原发性心肌损害

(1)缺血性心肌损害:冠心病心肌缺血和(或)心肌梗死,特别是缺血性心肌病。

(2)心肌炎和心肌病:与病毒感染、自身免疫、细胞免疫等有关,原发性扩张型心肌病及限制型心肌病最为常见。

(3)心肌代谢障碍性疾病:如克山病等,病因未完全明确,可能在低硒的基础上,各种综合因素参与作用所致。

2. 心脏负荷过重

(1)压力(前负荷)过重:见于高血压、主动脉瓣狭窄、肺动脉高压、肺动脉瓣狭窄等左右心室收缩期射血阻力增加的疾病。

(2)容量(后负荷)过重:见于心脏瓣膜关闭不全和左右心或动静脉分流性先天性心脏病,也见于伴有全身血容量增多或循环血量增多的疾病,如慢性贫血、甲亢或甲减等。

(二)心包疾病

心包疾病无论是急性心包炎、慢性心包积液、缩窄性心包炎等,由于心脏扩张受限,静脉压升高,均可引起腹水。

1. 急性心包炎 任何由细菌、病毒、真菌、寄生虫等原因引起的感染性心包急性炎症,或由肿瘤、代谢性疾病如尿毒症、痛风,自身免疫性疾病如风湿热、系统性红斑狼疮、类风湿性关节炎、等结缔组织疾病,均可造成急性心包炎。

2. 缩窄性心包炎 多由结核引起,其次为化脓性或创伤性心包炎预后不良演变而来,少数患者与心包肿瘤、急性非特异性心包炎和放射性心包炎有关。

(三)心肌疾病

1. 原发性扩张型心肌病 扩张型心肌病在晚期由于心衰可以引起大量腹水,但也有少数患者会以腹水为早期症状,出现于心律失常等引起的心脏症状之前。

2. 原发性限制型心肌病 限制型心肌病在我国发病不多,包括心内膜心肌纤维化以及吕弗琉心内膜病。两者的临床表现相似,甚至不能区分,又因地区不同分布,前者也称热带地区心内膜心肌纤维化,后者称为温带地区心内膜心肌纤维化。主要临床特点为充血性心衰,心室舒张功能障碍。病理学改变为心肌浸润性及纤维化病变,心内膜纤维化(伴有或不伴有嗜酸性粒细胞增多)。临床表现为腹胀、肝肿大、腹水、下肢水肿、心悸,类似缩窄性心包炎,极易误诊。在X线胸片上有心影增大(特别是呈球形增大)。心内膜有线状钙化影而无心包钙化影,心脏造影或同位素扫描可见心室腔狭小或血液流动缓慢,ECG呈心室肥厚或异常Q波,两侧心脏的血流动力学改变不完全平行等,有助于与缩窄性心包炎鉴别。

（四）心脏瓣膜病

常见病因包括炎症，黏液样变性、先天性畸形、缺血性坏死、创伤性原因。目前我国以风湿性心脏病最为常见，最终导致心力衰竭和腹水。

（五）血管疾病

1. 肝静脉阻塞综合征 Budd-Chiari综合征是指由于肝静脉和/或临近下腔静脉部分或完全阻塞引起的以肝脏排血障碍为主要表现的一种综合征。其病因可为先天性静脉内纤维隔膜或继发性闭塞。其主要症状和体征是：心肺功能障碍；肝静脉回流障碍（肝大、脾大、食管静脉曲张、浅静脉曲张、腹水等）；下腔静脉回流障碍（下肢肿胀、下肢色素沉着、下肢溃疡）。与肝硬化腹水鉴别是本综合征具有：肝脏进行性肿大，腹水量大，积累快，抗利尿性，脾大而脾功能不亢进；合并下腔静脉阻塞时，胸腹壁静脉曲张，但血流方向自下向上；同时有下肢静脉曲张并水肿。超声影像为首选检查，腔静脉造影为最有效的确诊方法之一。B超声像图上有特征的表现，即肝段下腔静脉狭窄，并有肝肿大（尾叶显著）（或）远端下腔静脉扩张即可确诊。

2. 下腔静脉阻塞综合征 该病是由于血管本身的病变加血栓形成，栓塞性静脉炎以及肿瘤压迫等所致，病变可分为急性和慢性两型。慢性型腹水量多，穿刺放液后迅速再行渗聚，常伴有下肢水肿及下肢静脉曲张，肝脾肿大，以肝大更为显著；上腹及下胸部尤其是侧胸壁、侧腹壁静脉呈条索状曲张，且下腹壁静脉血流方向自下而上，下肢静脉压较上肢显著增高，下腔静脉造影可显示阻塞部位，对此病的诊断有重要意义。

三、心源性腹水发病机制

心源性腹水是心脏疾病引起的体循环回流障碍的表现之一，在病理生理的角度，静脉内静水压力的增高，是导致水分向组织间液迁移、引起隐性浮肿（体重增加）、低垂部位可凹性浮、体腔积液的主要原因。这与肝肾疾病引起低白蛋白血症、血管内胶体渗透压下降比，机制有所不同。

（一）水钠潴留

心力衰竭时导致钠水潴留的因素很多，而关键在于心排血量减少。心排血量减少导致肾脏血流灌注不足，使肾小球滤过率降低，肾脏血流重分布和肾小管重吸收钠水增加；心排血量降低引起动脉血压下降，可通过交感神经和内分泌激素作用引起钠水潴留。

1. 肾脏血液灌注不足，使钠水排泄减少 心输出量减少引起的有效循环血量降低，使机体的各个器官都发生血流灌注不足。心排血量降低时动脉血压下降，主动脉及颈内动脉压力感受器的传入冲动增加，通过交感神经引起周围血管收缩，使体内的血流量重新分布以保证重要脏器血供。心脏冠状动脉和脑循环能维持在正常水平，而皮肤、肾脏和其他内脏的血液供应则明显减少，尤其是肾脏的血液供应减少更明显，随心衰程度的不同，肾血流量可减至正常的80%~30%。肾脏血液灌注不足使肾小球滤过率降低，同时，肾灌注不足刺激了肾素－血管紧张素－醛固酮的分泌，使钠和水的滤过减少，重吸收增加。

肾血流量减少使肾内血流重新分布，肾皮质的灌注少而髓质外层的灌注量相对地增多，由于近髓肾单位管袢较长，重吸收钠水的能力较强，导致钠水的总排出量减少。

近年来的研究认为，心力衰竭患者发生钠潴留的关键之一可能是近端肾小管对钠重吸收增加的原因与肾小管周围物理因素的改变及激素的作用有关，如肾血流量减少，滤过分数增加使肾小管周围毛细血管内的胶体渗透压增高，动脉血压降低，肾脏灌注压降低使小管周围毛细血管静水压下降，均有利于近端小管对钠和水的重吸收。近端小管对钠的重吸收增多，使管腔内钠含量减少，进而影响到髓袢升支和远曲小管中游离水的排泄，结果在钠潴留的基础上又发生了水潴留。

由于肾灌注不足引起的水钠潴留实质上是机体对心输出量减少的一种代偿机制，但水钠潴留进一步加重了静脉系统的压力,导致组织水肿,液体进入浆膜腔引起胸水和腹水等,并加重了心脏的容量负荷。

2. 内分泌过度激活　在慢性心力衰竭的发生发展中,神经内分泌的激活不仅对血流动力学有恶化作用,而且对心血管系统有直接的毒性作用。心脏排血量下降,有效循环血量降低,可通过机体内压力感受器刺激内分泌激素的分泌,由于代偿性水钠潴留而导致腹水。

其发生机制:

(1) 肾素-血管紧张素系统(RAS)激活,继发性醛固酮分泌增多:由于心排血量降低,RAS被激活,其有利的一面是心肌收缩力增强,周围血管收缩维持血压,调节血液再分配,保证重要脏器的血液供应。同时,促进醛固酮分泌,使水钠潴留,增加总液体量及心脏前负荷,对心力衰竭起到代偿作用。

醛固酮是引起心脏重塑的重要因子。循环系统中的醛固酮主要来自肾上腺。心肌、血管和脑都存在醛固酮合成酶(CYP11B2),以及 11-β 羟类固醇脱氢酶,后者为醛固酮选择性结合所必需,表明醛固酮可以在这些组织产生,这些组织有醛固酮受体。来自心力衰竭患者的标本显示,心肌醛固酮合成酶的表达增多,并伴有心肌的纤维化和严重左室肥大,提示局部合成的醛固酮起到重要的作用。

在正常人,醛固酮引起钠的重吸收是暂时的,但是,在心力衰竭和高血压时,醛固酮引起持续的钠潴留,使血容量增多,加重心脏负荷。

醛固酮对心肌和血管的直接效应主要表现为致肥厚和纤维化,导致心室和血管的重塑,最终引起心功能受损和血管顺应性降低。这种直接效应与靶器官炎症和氧化应激有关。心力衰竭患者,血醛固酮水平升高,通过盐皮质激素Ⅰ类受体作用于心肌成纤维母细胞,刺激胶原合成增加,醛固酮受体拮抗剂螺内酯能够抑制这一效应。同时,心肌成纤维母细胞以自分泌醛固酮的方式,增加内皮素-1的表达,促进胶原的合成。心力衰竭时,纤维化的前胶原标记物 PⅢNP 明显增加,且与左室肥厚程度呈线性相关。醛固酮受体拮抗剂能够降低心衰患者 PⅢNP,逆转心肌重塑。醛固酮促纤维化效应使心力衰竭患者的大动脉的顺应性下降和压力感受器功能受损,血醛固酮水平与主动脉及其近端分支的顺应性负性相关,也有学者认为是局部的 RAAS 系统、局部生成的醛固酮造成主动脉病变。醛固酮激活钙调磷蛋白磷酸酶以及通过凋亡前体蛋白脱磷酸作用,催化心肌细胞内线粒体凋亡。在血管中使平滑肌细胞增生管腔变窄,同时降低血管内皮细胞分泌一氧化氮的能力,使血管舒张受影响。醛固酮的这种促凋亡效应直接与心力衰竭的进展有关,后者又进一步激活神经体液机制,如此形成恶性循环,使病情日趋恶化。

(2) 抗利尿激素分泌增加:抗利尿激素由垂体分泌,抗利尿和周围血管收缩的生理作用。抗利尿激素的释放受心房牵张受体的调控。心排血量减少时,抗利尿激素分泌增加。这一方面是由于有效循环血量减少时,刺激位于左心房、肺静脉、主动脉弓和颈动脉窦内的压力感受器,促使下丘脑—垂体系统分泌抗利尿激素;另一方面,由于醛固酮分泌增多引起的钠水潴留,使血浆渗透压升高,通过下丘脑的渗透压感受器使抗利尿激素分泌增加。抗利尿激素直接作用于远曲小管和集合管,增加该部位腺苷酸环化酶的活性,使 ATP 转化为环磷腺苷(cAMP),cAMP 可引起肾小管对水的通透性改变,增加水的重吸收,导致体液潴留而发生腹水。

(3) 利钠因子心钠肽和脑钠肽减少:心钠肽和脑钠肽(atrial natriuretic peptide, ANP and brain natriuretic peptide, BNP)属利钠因子,正常情况下,ANP 重要储存于心房,心室肌内也有少量表达。当心房压增高,房壁受牵引时,ANP 分泌增加,其生理作用为扩张血管,增加排钠,对抗肾上腺素、肾素-血管紧张素等的水钠潴留效应。正常人 BNP 主要储存于心室肌内,其分泌量亦随心室充盈压的高低变化,BNP 的生理作用与 ANP 相似。

许多心力衰竭患者有水钠潴留而发生腹水,但却无醛固酮分泌增多的证据,在某些患者,应用醛固酮拮抗剂也不起利尿作用,说明在钠潴留的机制中,除肾小球滤过率和醛固酮等因素外,还有利钠因子的参与。心力衰竭时,心室壁张力增加,心室肌内不仅 BNP 分泌增加,ANP 分泌也明显增加,使血浆中 ANP 和 BNP 水平增高,其增高程度与心衰的严重程度呈正相关。但是,心衰状态时,循环中的 ANP 和 BNP 降解很快,且其生理作用明显减弱,即使输注外源性 ANP 亦难达到排钠、利尿、降低血管阻力的有益作用。

3. 交感神经兴奋性增强　心力衰竭患者血中去甲肾上腺素(NE)水平升高,作用于心肌 β1 肾上腺素能受体,增加心肌收缩力并提高心率,以提高心排血量。但与此同时周围血管收缩,增加心脏后负荷,心率加快,使心肌耗氧量增加。外周血管收缩时入球小动脉收缩使肾小球灌注量减少,滤过压降低,水和钠滤出量减少。除了上述血流动力学效应外,NE 对心肌细胞有直接的毒性作用,可促使心肌细胞凋亡,参与心脏重塑的病理过程,造成钠水潴留的恶性循环。

(二)静脉压增高

各种原因引起心排血量下降均会引起静脉系统压力增高及心输出量减少,静脉压力增高直接影响毛细血管血流动力学,使肝、肾等器官瘀血而影响体液的代谢。大量心包积液、缩窄性心包炎及限制性心肌病等患者由于心脏扩张受限,静脉回流心脏的血液不能通过心脏泵入动脉系统而使静脉系统血液淤滞,静脉压升高。各种原因引起的充血性心力衰竭,由于心脏收缩功能减退,心排血量下降,心脏不能及时将静脉回流的血液搏入动脉而使静脉压增高。右心衰竭时,由于右房压力升高而影响静脉回流,左心衰时导致右心静脉瘀血而产生肺水肿,由于肺动脉压增高,最终导致右心衰竭。

1. 心肌收缩力减退　心肌收缩力的减退使心脏不能适当搏出静脉回心血量,在心室等容收缩期,心室内压上升速度减慢,射血速度也减慢,心排血量降低,心腔内残余血量增多和心室舒末压增高使静脉回流阻力增大,尤其是在运动时,静脉回流增多,因心肌收缩力不足,不能排出过多的回流血量而导致静脉压的进一步增高。

2. 静脉壁张力增高　研究发现,心衰时小动脉和外周静脉的紧张度均增高,静脉壁也受交感神经的反射调节,当心输出量下降时,可通过颈动脉窦压力感受器反射性地引起小静脉的紧张度上升,临床上可观察到心衰患者的小静脉发生收缩。小静脉的收缩使回心血量增加,心脏前负荷加重,同时导致静脉压力增高。

3. 回心血量增多　心衰患者由于肾脏排钠减少,总体容量增加,而以细胞外液量增加为主,由于血容量增多,回心血量增加,在心脏排血量、心肌收缩力降低的情况下,导致静脉压力的增高。静脉压力升高,静脉系统瘀血,使毛细血管内静水压升高,促使细胞内液向组织间隙转移形成腹水。

(三)肝脏损伤

肝瘀血和肝细胞缺氧是导致心源性肝硬化的两个基本环节,是机械性和化学性因素共同作用的结果。

机械性充血性心力衰竭特别是右心衰竭时,右心房内压力明显增高,下肢静脉及肝静脉内压力也相应增高,肝脏中央区静脉窦发生扩张和瘀血,肝细胞受到机械压迫和损伤而发生变性、萎缩和坏死。

化学性充血性心力衰竭多存在着血氧饱和度降低、肝静脉内血液压力及质量等方面的改变,均可导致肝小叶中央区获氧量减少,使肝细胞萎缩,逐渐引起网状支架的塌陷和纤维化。随着充血性心力衰竭发作次数的增多、程度的加重,肝内瘀血和缺氧程度亦加重,长期下去纤维化病变可向邻近的小叶发展,逐渐发展为心源性肝硬化,从而导致肝硬化腹水形成。

第2节 慢性心力衰竭引起腹水的诊断、鉴别诊断与治疗

一、慢性心力衰竭引起腹水的诊断

除存在腹水、肝硬化的症状、体征、影像学特点外，明确患者病史是诊断慢性心力衰竭引起腹水的关键，需确定腹水形成前已存在慢性心力衰竭。

（一）左心衰竭所致全心衰竭

左心衰竭以肺循环瘀血及心排血量降低为主要表现。后期引起全心衰，出现体循环瘀血，引起腹水

1.形成腹水前已存在症状

（1）不同程度的呼吸困难：①劳力性呼吸困难：是左心衰竭最早出现的症状。因运动使回心血量增加，左心房压力升高，加重肺瘀血。引起呼吸困难的运动量随心衰程度加重而减少。②端坐呼吸：肺瘀血达到一定程度时，患者不能平卧，因平卧时回心血量增多且横膈上抬，呼吸更为困难。高枕卧位、半卧位甚至端坐时方可好转。③夜间阵发性呼吸困难：患者入睡后突然因憋气而惊醒，被迫取坐位，多于端坐休息后缓解。其发生机制除睡眠平卧时血液重新分配使肺血量增加外，夜间迷走神经张力增加、小支气管收缩、横膈抬高、肺活量减少等也是促发因素。④急性肺水肿：是左心衰呼吸困难最严重的形式，重者可有哮鸣音，称为"心源性哮喘"。

（2）咳嗽、咳痰、咯血：咳嗽、咳痰是肺泡和支气管黏膜瘀血所致，开始常于夜间发生，坐位或立位时咳嗽可减轻，白色浆液性泡沫状痰为其特点，偶可见痰中带血丝。急性左心衰发作时可出现粉红色泡沫样痰。长期慢性肺瘀血肺静脉压力升高，导致肺循环和支气管血液循环之间在支气管黏膜下形成侧支，此种血管一旦破裂可引起大咯血。

（3）器官、组织灌注不足及代偿性心率加快所致的症状：包括乏力、疲倦、运动耐量减低、头晕、心慌等。

（4）少尿及肾功能损害症状：严重的左心衰竭血液再分配时，肾血流量首先减少，可出现少尿。长期慢性的肾血流量减少可出现血尿素氮、肌酐升高并可有肾功能不全的相应症状。

2.体征

（1）肺部湿性啰音：由于肺毛细血管压增高，液体渗出到肺泡而出现湿性啰音。随着病情的加重，肺部啰音可从局限于肺底部直至全肺。侧卧位时下垂的一侧啰音较多。

（2）心脏体征：除基础心脏病的固有体征外，一般有心脏扩大及相对性二尖瓣关闭不全的反流性杂音、肺动脉瓣区第二心音亢进及第三心音或第四心音奔马律。

（二）右心衰竭

以体循环瘀血为主要表现。

1.症状

（1）消化道症状：胃肠道及肝瘀血引起腹胀、食欲缺乏、恶心、呕吐等是右心衰最常见的症状。

（2）劳力性呼吸困难：继发于左心衰的右心衰呼吸困难业已存在。单纯性右心衰为分流性先天性心脏病或肺部疾病所致，也均有明显的呼吸困难。

2.体征

（1）水肿：体静脉压力升高使软组织出现水肿，表现为始于身体低垂部位的对称性凹陷性水肿。也可表现为胸腔积液，以双侧多见，常以右侧为甚，单侧者以右侧多见，主要与体静脉和肺静

脉压同时升高、胸膜毛细血管通透性增加有关。

（2）颈静脉征：颈静脉搏动增强、充盈、怒张是右心衰时的主要体征，肝颈静脉反流征阳性则更具特征性。

（3）肝大：肝瘀血肿大常伴压痛，持续慢性右心衰可致心源性肝硬化。

（4）心脏体征：除基础心脏病的相应体征外，可因右心室显著扩大而出现三尖瓣关闭不全的反流性杂音。

（三）辅助检查

1. 实验室诊断

（1）利钠肽：是心衰诊断、患者管理、临床事件风险评估中的重要指标，临床上常用 BNP 及 NT-proBNP。未经治疗者若利钠肽水平正常可基本排除心衰诊断，已接受治疗者利钠肽水平高则提示预后差，但左心室肥厚、心动过速、心肌缺血、肺动脉栓塞、慢性阻塞性肺疾病（COPD）等缺氧状态、肾功能不全、肝硬化、感染、败血症、高龄等均可引起利钠肽升高，因此其特异性不高。

（2）肌钙蛋白：严重心衰或心衰失代偿期、败血症患者的肌钙蛋白可有轻微升高，但心衰患者检测肌钙蛋白更重要的目的是明确是否存在急性冠状动脉综合征。肌钙蛋白升高，特别是同时伴有利钠肽升高，也是心衰预后的强预测因子。

（3）常规检查：包括血常规、尿常规、肝肾功能、血糖、血脂、电解质等，对于老年及长期服用利尿剂、RAAS 抑制剂类药物的患者尤为重要，在接受药物治疗的心衰患者的随访中也需要适当监测。甲状腺功能检测不容忽视，因为无论甲状腺功能亢进或减退均可导致心力衰竭。

2. 心电图　心力衰竭并无特异性心电图表现，但能帮助判断心肌缺血、既往心肌梗死、传导阻滞及心律失常等。

3. 影像学诊断

（1）超声心动图诊断：可准确地评价各心腔大小变化及瓣膜结构和功能，方便快捷地评估心功能和判断病因，是诊断心力衰竭最主要的仪器检查。收缩功能测定以收缩末及舒张末的容量差计算 LVEF 作为心力衰竭的诊断指标，虽不够精确，但方便实用。超声多普勒是临床上最实用的判断舒张功能的方法。可有导致舒张期功能不全的结构基础，如左心房肥大、左心室壁增厚等。心动周期中舒张早期心室充盈速度最大值为 E 峰，舒张晚期（心房收缩）心室充盈最大值为 A 峰，E/A 比值正常人不应小于 1.2，中青年更大。舒张功能不全时，E 峰下降，A 峰增高，E/A 比值降低。对于难以准确评价 A 峰的心房颤动患者，可利用组织多普勒评估二尖瓣环测得 E/E 比值，若 >15，则提示存在舒张功能不全。但尚需根据患者临床表现综合评价是否存在舒张功能不全，而不能单纯依据超声结果进行诊断。

（2）X 线诊断：是确诊左心衰竭肺水肿的主要依据，并有助于心衰与肺部疾病的鉴别。心影大小及形态为心脏病的病因诊断提供了重要的参考资料，心脏扩大的程度和动态改变也间接反映了心脏的功能状态，但并非所有心衰患者均存在心影增大。X 线胸片可反映肺瘀血。早期肺静脉压增高时，主要表现为肺门血管影增强，上肺血管影增多与下肺纹理密度相仿甚至多于下肺。肺动脉压力增高可见右下肺动脉增宽，进一步出现间质性肺水肿可使肺野模糊，Kerley B 线是在肺野外侧清晰可见的水平线状影，是肺小叶间隔内积液的表现，是慢性肺瘀血的特征性表现。急性肺泡性肺水肿时肺门呈蝴蝶状，肺野可见大片融合的阴影。左心衰竭还可见胸腔积液和叶间胸膜增厚。

（3）心脏磁共振诊断：能评价左右心室容积、心功能、节段性室壁运动、心肌厚度、心脏肿瘤、瓣膜、先天性畸形及心包疾病等。因其精确度及可重复性而成为评价心室容积、室壁运动的金标准。增强磁共振能为心肌梗死、心肌炎、心包炎、心肌病、浸润性疾病提供诊断依据。

（4）冠状动脉造影（coronary angiography，CAG）诊断：对于拟诊冠心病或有心肌缺血症状、心电图或负荷试验有心肌缺血表现者，可行冠状动脉造影明确病因诊断。

（5）放射性核素诊断：放射性核素心血池显影能相对准确地评价心脏大小和LVEF，还可通过记录放射活性-时间曲线计算左心室最大充盈速率以反映心脏舒张功能。常同时行心肌灌注显像评价存活/缺血心肌，但在测量心室容积或更精细的心功能指标方面价值有限。

（6）心脏磁共振（cardiac magnetic resonance，CMR）诊断：可评价左右心室容积、心功能、节段性室壁运动、心肌厚度、心脏肿瘤、瓣膜、先天性畸形及心包疾病等。因其精确度及可重复性而成为评价心室容积、室壁运动的金标准。增强磁共振能为心肌梗死、心肌炎、心包炎、心肌病、浸润性疾病提供诊断依据。

4. 有创性血流动力学检查　急性重症心衰患者必要时采用床旁右心漂浮导（Swan-Ganz导管）检查，经静脉将漂浮导管插入至肺小动脉，测定各部位的压力及血液含氧量，计算心脏指数（CI）及肺毛细血管楔压（PCWP），直接反映左心功能，正常人心脏指数为 $3.0\sim3.5/(min\cdot m^2)$，PCWP<12mmHg。

危重患者也可采用脉搏指示剂连续心排血量监测（pulse indicator continuous cardiac output，PiCCo）动态监测，经外周动、静脉置管，应用指示剂热稀释法估测血容量、外周血管阻力、全心排血量等指标，更好地指导容量管理，通常仅适用于具备条件的CCU、ICU等病房。

5. 心-肺运动试验　仅适用于慢性稳定性心衰患者，在评估心功能并判断心脏移植的可行性方面切实有效。运动时肌肉需氧量增高，心排血量相应增加。正常人每增加 $100ml/(min\cdot m^2)$ 的耗氧量，心排血量需增加 $600ml/(min\cdot m^2)$。当患者的心排血量不能满足运动需求时，肌肉组织就从流经它的单位容积血中提取更多的氧，致动-静脉血氧差值增大。在氧供应绝对不足时，即出现无氧代谢，乳酸增加，呼气中 CO_2 含量增加。

（1）最大耗氧量 $[VO_2max，ml(min\cdot kg)]$ 即运动量虽继续增加，耗氧量不再增加时的峰值，表明心排血量已不能按需要继续增加。心功能正常时应>20，轻至中度心功能受损时为16~20，中至重度受损时为10~15，极重度受损时<10。

（2）无氧阈值即呼气中 CO_2 的增长超过了氧耗量的增长，标志着无氧代谢的出现，以开始出现两者增加不成比例时的氧耗量作为代表值，此值愈低说明心功能愈差。

二、慢性心力衰竭引起腹水的鉴别诊断

由何种心脏疾病所致慢性心力衰竭是该类型腹水鉴别诊断的要点。

1. 心肌损害见于

（1）原发性心肌损害：冠状动脉疾病导致缺血性心肌损害如心肌梗死、慢性心肌缺血；炎症和免疫性心肌损害如心肌炎、扩张型心肌病；遗传性心肌病如家族性扩张型心肌病、肥厚型心肌病、右室心肌病、心肌致密化不全、线粒体肌病等。

（2）继发性心肌损害：内分泌代谢性疾病（如糖尿病、甲状腺疾病）、系统性浸润性疾病（如心肌淀粉样变性）、结缔组织病、心脏毒性药物等并发的心肌损害。

2. 心脏负荷过重

（1）压力负荷（后负荷）过重：见于高血压、主动脉瓣狭窄、肺动脉高压、肺动脉瓣狭窄等左、右心室收缩期射血阻力增加的疾病。心肌代偿性肥厚以克服增高的阻力，保证射血量，久之终致心肌结构、功能发生改变而失代偿。

（2）容量负荷（前负荷）过重：见于心脏瓣膜关闭不全及左、右心或动、静脉分流性先天性心血管病。此外，伴有全身循环血量增多的疾病如慢性贫血、甲状腺功能亢进症、围生期心肌病、体

循环动静脉瘘等，心脏的容量负荷增加。早期心室腔代偿性扩大，心肌收缩功能尚能代偿，但心脏结构和功能发生改变超过一定限度后即出现失代偿表现。

3. 心室前负荷不足见于：二尖瓣狭窄、心脏压塞、限制性心肌病、缩窄性心包炎等，引起心室充盈受限，体、肺循环瘀血。

循环系统疾病引起腹水的鉴别诊断见表30-1。

表30-1 循环系统疾病引起腹水的鉴别诊断

疾病名称	病因或诱因	腹水特点	伴随症状和体征	相关检查
心力衰竭	冠心病、高血压、风心病、甲亢或甲减性心脏病等各种类型心脏病均可造成，心排血量在短期内急剧下降甚至丧失引起	腹水在心衰发展至严重阶段时出现，为漏出液，呈草黄色澄清居多，比重<1.016，蛋白定量<25g/L，细胞分类以单核细胞为主	胸闷、憋气、呼吸困难、水肿、可有胸水或心包积液、咳嗽、咯血、消化不良或厌食、心脏扩大，可闻及奔马律及心脏杂音	心电图、超声心动图、胸部X线检查、心脏介入检查
心肌炎或心肌病	与病毒感染、自身免疫、细胞免疫、遗传等因素有关	与其他原因引起的心衰相似，先有双下肢水肿，后期出现腹水及胸腔积液，为漏出液	心悸、胸闷、呼吸困难、水肿、心脏扩大、可听到奔马律	心电图、超声心动图、胸部X线检查、心脏介入检查
慢性缩窄性心包炎	由结核性、非特异性、化脓性、创伤性等因素引起	腹水较周围水肿出现早，腹水多为大量，与周围水肿程度不符，为漏出液，可伴有胸腔积液	劳累后呼吸困难、气短、端坐呼吸。颈静脉怒张、心尖搏动减弱或消失、心音遥远、心率快、肝大、肝颈静脉回流征阳性、双下肢水肿、脉压小、奇脉	X线示心包钙化（呈不规则环状），心电图示低电压、T波低平或倒置，心脏彩超心室造影等有助检查
下腔静脉阻塞综合征	血栓形成、栓塞性静脉炎、肿瘤压迫	慢性型腹水量多，漏出液，穿刺放液后液体迅速再行渗聚	有剧烈腹痛、恶心呕吐、休克和进行性肝大，慢性型下肢水肿色素沉着、静脉曲张，血流方向均自下而上，肝大	下腔静脉造影可确诊
肝静脉阻塞综合征	血栓形成、静脉内膜炎、先天性肝静脉狭窄、真性红细胞增多症、肿瘤压迫等	腹水出现早、量大、顽固，增长迅速，多为漏出液，但腹水中蛋白含量较高	肝区隐痛不适、腹胀、肝大、脾大、腹壁及侧腹壁静脉曲张（血流方向均向上）、下肢水肿色素沉着、溃疡	B超可显示肝静脉狭窄或肝静脉入口处下腔静脉狭窄，下腔静脉造影可确诊
门静脉血栓形成	肝硬化、肝癌、腹腔内其他脏器肿瘤压迫或侵蚀门静脉	急性型腹水量多，增长迅速，为漏出液，慢性型腹水比较顽固，为门脉高压所致	急性型出现急性腹痛腹胀、呕吐、呕血与黑便，慢性型脾大显著，脾功能亢进，侧支循环形成，肝很少肿大，可与肝静脉阻塞鉴别	脾门静脉造影可确诊

三、慢性心力衰竭引起腹水的治疗

心衰的治疗目标为防止和延缓心力衰竭的发生发展；缓解临床症状，提高生活质量；改善长期预后，降低病死率与住院率。调节心力衰竭的代偿机制，减少其负面效应，如拮抗神经体液因子的过度激活，阻止或延缓心室重塑的进展。

（一）一般治疗

1. 生活方式管理

（1）患者教育：心衰患者及家属应得到准确的有关疾病知识和管理的指导，内容包括健康的生活方式、平稳的情绪、适当的诱因规避、规范的药物服用、合理的随访计划等。

（2）体重管理：日常体重监测能简便直观地反映患者体液潴留情况及利尿剂疗效，帮助指导调整治疗方案。体重改变往往出现在临床体液潴留症状和体征之前。部分严重慢性心力衰竭患者存在临床或亚临床营养不良，若患者出现大量体脂丢失或干重减轻称为心源性恶病质，往往预示预后不良。

（3）饮食管理：心衰患者血容量增加，体内水钠潴留，减少钠盐摄入有利于减轻上述情况，但在应用强效排钠利尿剂时过分严格限盐可导致低钠血症。

2. 休息与活动　急性期或病情不稳定者应限制体力活动，卧床休息，以降低心脏负荷，有利于心功能的恢复。但长期卧床易发生深静脉血栓形成甚至肺栓塞，同时也可能出现消化功能减低、肌肉萎缩、坠积性肺炎、压疮等，适宜的活动能提高骨骼肌功能，改善活动耐量。因此，应鼓励病情稳定的心衰患者主动运动，根据病情轻重不同，在不诱发症状的前提下从床边小坐开始逐步增加有氧运动。

3. 病因与消除诱因治疗　对所有可能导致心脏功能受损的常见疾病如高血压、冠心病、糖尿病、代谢综合征等，在尚未造成心脏器质性改变前即应早期进行有效治疗。对于少数病因未明的疾病如原发性扩张型心肌病等亦应早期积极干预，延缓疾病进展。心力衰竭常见的诱因为感染，特别是呼吸道感染，应积极选用适当的抗感染治疗。快心室率心房颤动应尽快控制心室率，如有可能应及时复律。应注意排查及纠正潜在的甲状腺功能异常、贫血等。

（二）药物治疗

1. 利尿剂　利尿剂是心力衰竭治疗中改善症状的基石，是心衰治疗中唯一能够控制体液潴留的药物，但不能作为单一治疗。原则上在慢性心衰急性发作和明显体液潴留时应用。利尿剂的适量应用至关重要，剂量不足则体液潴留，将减低RAAS抑制剂的疗效并增加β受体拮抗剂的负性肌力作用；剂量过大则容量不足，将增加RAAS抑制剂及血管扩张剂的低血压及肾功能不全风险。

（1）袢利尿剂：以呋塞米（速尿）为代表，作用于髓袢升支粗段，排钠排钾，为强效利尿剂。对轻度心衰患者一般小剂量（20mg，1/天，口服）起始，逐渐加量，一般控制体重下降0.5~1.0kg/天直至干重；重度慢性心力衰竭者可增至100mg，2/天，静脉注射效果优于口服。但须注意低血钾的副作用，应监测血钾。

（2）噻嗪类利尿剂：以氢氯噻嗪（双氢克尿噻）为代表，作用于肾远曲小管近端和髓袢升支远端，抑制钠的重吸收，并因Na^+-K^+交换同时降低钾的重吸收。GFR<30ml/分时作用明显受限。轻度心力衰竭可首选此药，12.5~5mg每日1次起始，逐渐加量，可增至每日75~100mg，分2~3次服用，同时注意电解质平衡，常与保钾利尿剂合用。因可抑制尿酸排泄引起高尿酸血症，长期大剂量应用可影响糖、脂代谢。

（3）保钾利尿剂：作用于肾远曲小管远端，通过拮抗醛固酮或直接抑制Na^+-K^+交换而具有保钾作用，利尿作用弱，多与上述两类利尿剂联用以加强利尿效果并预防低血钾。常用的有：螺内酯（安体舒通）、氨苯蝶啶、阿米洛利。

电解质紊乱是利尿剂长期使用最常见的副作用，合并腹水时尤其常见，特别是低血钾或高血钾均可导致严重后果，应注意监测。对于低钠血症应谨慎区分缺钠性（容量减少性）与稀释性（难治性水肿）。前者尿少而比重高，应给予高渗盐水补充钠盐；后者见于心力衰竭进行性恶化患者，尿少而比重低，应严格限制水的摄入。

（4）AVP受体拮抗剂（托伐普坦．tolvaptan）：通过结合V2受体减少水的重吸收，不增加排钠，因此可用于治疗伴有低钠血症的心力衰竭。

2.RAAS抑制剂

（1）血管紧张素转换酶抑制剂（ACEI）：通过抑制ACE减少血管紧张素Ⅱ（ATⅡ）生成而抑制RAAS；并通过抑制缓激肽降解而增强缓激肽活性及缓激肽介导的前列腺素生成，发挥扩血管作用，改善血流动力学；通过降低心衰患者神经-体液代偿机制的不利影响，改善心室重塑。临床研究证实ACEI早期足量应用除可缓解症状，还能延缓心衰进展，降低不同病因、不同程度心力衰竭患者及伴或不伴冠心病患者的死亡率。

ACEI以小剂量起始，如能耐受则逐渐加量，开始用药后1~2周内监测肾功能与血钾，后定期复查，长期维持终身用药。

ACEI的副作用主要包括低血压、肾功能一过性恶化、高血钾、干咳和血管性水肿等。有威胁生命的不良反应（血管性水肿和无尿性肾衰竭）、妊娠期妇女及ACEI过敏者应禁用；低血压、双侧肾动脉狭窄、血肌酐明显升高（>265μmol/L）、高血钾（>5.5mmol/L）者慎用。非甾体类抗炎药（NSAIDs）会阻断ACEI的疗效并加重其副作用，应避免使用。

（2）血管紧张素受体拮抗剂（angiotensin receptor blockers，ARB）：ARB可阻断经ACE和非ACE途径产生的ATⅡ与AT受体结合，阻断RAS的效应，但无抑制缓激肽降解作用，因此干咳和血管性水肿的副作用较少见。心衰患者治疗首选ACEI，当ACEI引起干咳、血管性水肿时，不能耐受者可改用ARB，但已使用ARB且症状控制良好者无须换为ACEI。研究证实ACEI与ARB联用并不能使心衰患者获益更多，反而增加不良反应，特别是低血压和肾功能损害的发生，因此目前不主张心衰患者ACEI与ARB联合应用。

（3）血管紧张素受体脑啡肽酶抑制剂（ARNI）：通过沙库巴曲代谢产物LBQ657抑制脑啡肽酶，同时通过缬沙坦阻断AT1受体，抑制血管收缩，改善心肌重构，显著降低心衰住院和心血管死亡风险，改善心衰症状和生活质量，推荐用于HFrEF患者。

（4）醛固酮受体拮抗剂：螺内酯等抗醛固酮制剂作为保钾利尿剂，能阻断醛固酮效应，抑制心血管重塑，改善心衰的远期预后。但必须注意血钾的监测，近期有肾功能不全、血肌酐升高或高钾血症者不宜使用。依普利酮（eplerenone）是一种选择性醛固酮受体拮抗剂，可显著降低轻度心衰患者心血管事件的发生风险、减少住院率、降低心血管病死亡率，且尤其适用于老龄、糖尿病和肾功能不全患者。

（5）肾素抑制剂：血浆肾素活性是动脉粥样硬化、糖尿病和心力衰竭等患者发生心血管事件和预测死亡率的独立危险因素。阿利吉仑（aliskiren）为直接肾素抑制剂，并阻断噻嗪类利尿剂、ACEI/ARB应用所致的肾素堆积，有效降压且对心率无明显影响。但有待进一步研究以获得更广泛的循证依据，目前不推荐用于ACEI/ARB的替代治疗。

3.β受体拮抗剂　β受体拮抗剂可抑制交感神经激活对心力衰竭代偿的不利作用。心力衰竭患者长期应用β受体拮抗剂能减轻症状、改善预后、降低死亡率和住院率，且在已接受ACEI治疗的患者中仍能观察到β受体拮抗剂的上述益处，说明这两种神经内分泌系统阻滞剂的联合应用具有叠加效应。

目前已经临床验证的β受体拮抗剂包括选择性β受体拮抗剂美托洛尔、比索洛尔与非选择性肾上腺素能α1、β1和β2受体拮抗剂卡维地洛（carvedilol）。受体拮抗剂的禁忌证为支气管痉挛性疾病、严重心动过缓、Ⅰ度及Ⅱ度以上房室传导阻滞、严重周围血管疾病（如雷诺病）和重度急性心衰。所有病情稳定并无禁忌证的心功能不全患者一经诊断均应立即以小剂量起始应用β受体拮抗剂，逐渐增加达最大耐受剂量并长期维持。其主要目的在于延缓疾病进展，减少猝死。对于存在体液潴留的患者应与利尿剂同时使用。

突然停用β受体拮抗剂可致临床症状恶化，应予避免。多项临床试验表明，在慢性心力衰竭急性失代偿期或急性心力衰竭时，持续服用原剂量β受体拮抗剂不仅不增加风险，且较减量或中断治疗者临床转归更好。因此，对于慢性心衰急性失代偿的患者，应根据患者的实际临床情况，在血压允许的范围内尽可能地继续β受体拮抗剂治疗，以获得更佳的治疗效果。

4. 正性肌力药

（1）洋地黄类药物：洋地黄类药物作为正性肌力药物的代表用于治疗心衰已有两百余年的历史。研究证实地高辛（digoxin）可显著减轻轻中度心衰患者的临床症状，改善生活质量，提高运动耐量，减少住院率，但对生存率无明显改变。洋地黄类药物通过抑制 Na^+-K^+-ATP 酶发挥药理作用：①正性肌力作用：促进心肌细胞 Ca^{2+}-Na^+ 交换，升高细胞内 Ca^{2+} 浓度而增强心肌收缩力。而细胞内 K 浓度降低，成为洋地黄中毒的重要原因。②电生理作用：一般治疗剂量下，洋地黄可抑制心脏传导系统，对房室交界区的抑制最为明显。当血钾过低时，更易发生各种快速型心律失常。③迷走神经兴奋作用：作用于迷走神经传入纤维增加心脏压力感受器的敏感性，反馈抑制中枢神经系统的兴奋冲动，可对抗心衰时交感神经兴奋的不利影响，但尚不足以取代β受体拮抗剂的作用。④作用于肾小管细胞，减少钠的重吸收并抑制肾素分泌。

洋地黄制剂：地高辛是最常用且唯一经过安慰剂对照研究进行疗效评价的洋地黄制剂，常以每日 0.125mg 起始并维持，70 岁以上、肾功能损害或干重低的患者应予更小剂量（隔日 0.125mg）起始。毛花苷丙（lanatoside，西地兰）、毒毛花苷 K（strophanthin K）为快速起效的静脉注射用制剂，适用于急性心力衰竭或慢性心衰加重时。

洋地黄的临床应用：伴有快速心房颤动/心房扑动的收缩性心力衰竭是应用洋地黄的最佳指征，包括扩张型心肌病、二尖瓣或主动脉瓣病变、陈旧性心肌梗死及高血压性心脏病所致慢性心力衰竭。在利尿剂、ACEI/ARB 和β受体拮抗剂治疗过程中仍持续有心衰症状的患者可考虑加用地高辛。但对代谢异常引起的高排血量心衰如贫血性心脏病、甲状腺功能亢进以及心肌炎、心肌病等病因所致心衰，洋地黄治疗效果欠佳。肺源性心脏病常伴低氧血症，与心肌梗死、缺血性心肌病均易发生洋地黄中毒，应慎用；应用其他可能抑制窦房结或房室结功能或可能影响地高辛血药浓度的药物（如胺碘酮或β受体阻滞剂）时须慎用或减量；存在流出道梗阻如肥厚型心肌病、主动脉瓣狭窄的患者，增加心肌收缩性可能使原有的血流动力学障碍更为加重，禁用洋地黄；风湿性心脏病单纯二尖瓣狭窄伴窦性心律的肺水肿患者因增加右心室收缩功能可能加重肺水肿程度而禁用；严重窦性心动过缓或房室传导阻滞患者在未植入起搏器前禁用。对于液体潴留或低血压等心衰症状急性加重的患者，应首选静脉制剂，待病情稳定后再应用地高辛作为长期治疗策略之一。

洋地黄制剂应用过程中应警惕洋地黄中毒的发生。心肌缺血、缺氧及低血钾、低血镁、甲状腺功能减退、肾功能不全的情况下更易出现洋地黄中毒，其最重要的表现为各类心律失常，以室性期前收缩常见，多表现为二联律，非阵发性交界区心动过速，房性期前收缩，心房颤动及房室传导阻滞等。快速房性心律失常伴传导阻滞是洋地黄中毒的特征性表现。胃肠道表现如恶心、呕吐，以及神经系统症状如视物模糊、黄视、绿视，定向力障碍、意识障碍等则较少见。发生洋地黄中毒后应立即停药。单发性室性期前收缩、一度房室传导阻滞等停药后常自行消失；对快速型心律失常者，如血钾浓度低则可用静脉补钾，如血钾不低可用利多卡因或苯妥英钠，电复律因易致心室颤动，一般禁用；有传导阻滞及缓慢型心律失常者可予阿托品静脉注射；异丙肾上腺素易诱发室性心律失常,故不宜应用。

(2)非洋地黄类正性肌力药:①β受体兴奋剂:多巴胺与多巴酚丁胺是常用的静脉制剂,多巴胺是去甲肾上腺素前体,较小剂量[<2μg/(kg·min)]激动多巴胺受体,可降低外周阻力,扩张肾血管、冠脉和脑血管;中等剂量[2~5μg/(kg·min)]激动β1和β2受体,表现为心肌收缩力增强,血管扩张,特别是肾小动脉扩张,心率加快不明显,能显著改善心力衰竭的血流动力学异常;大剂量[5~10μg/(kg·min)]则可兴奋α受体,出现缩血管作用,增加左心室后负荷。多巴酚丁胺是多巴胺的衍生物,扩血管作用不如多巴胺明显,加快心率的效应也比多巴胺小。两者均只能短期静脉应用,在慢性心衰加重时起到帮助患者渡过难关的作用,连续用药超过72小时可能出现耐药,长期使用将增加死亡率。②磷酸二酯酶抑制剂:包括米力农、氨力农等,通过抑制磷酸二酯酶活性促进Ca^{2+}通道膜蛋白磷酸化,Ca^{2+}内流增加,从而增强心肌收缩力。磷酸二酯酶抑制剂短期应用可改善心衰症状,但已有大规模前瞻性研究证明,长期应用米力农治疗重症慢性心力衰竭,死亡率增加,其他的相关研究也得出同样的结论。因此,仅对心脏术后急性收缩性心力衰竭、难治性心力衰竭及心脏移植前的终末期心力衰竭的患者短期应用。

心衰患者的心肌处于血液或能量供应不足的状态,过度或长期应用正性肌力药物将扩大能量的供需矛盾,加重心肌损害,增加死亡率。因此,在心衰治疗中不应以正性肌力药取代其他治疗用药。

5. 伊伐布雷定(ivabradine) 可选择性特异性窦房结I电流抑制剂,减慢窦性心律,延长舒张期,改善左心室功能及生活质量,对心脏内传导、心肌收缩或心室复极化无影响,且无β受体拮抗剂的不良反应或反跳现象。

6. 扩血管药物 慢性心力衰竭的治疗并不推荐血管扩张药物的应用,仅在伴有心绞痛或高血压的患者可考虑联合治疗,对存在心脏流出道或瓣膜狭窄的患者应禁用。

7. SGLT2抑制剂 钠-葡萄糖协同转运蛋白2(sodium-dependent glucose transporters 2, SGLT2)抑制剂适用于心力衰竭的分级(NYHA)Ⅱ~Ⅳ级成年射血分数降低的心力衰竭(HFrEF)患者。SGLT2抑制剂可能与袢利尿剂相互作用,当两者在老年患者中合用时需要调整剂量。当患者出现低血容量或者酮症酸中毒时可临时停用SGLT2抑制剂和利尿剂,并调整水电解质平衡。

使用过程中应监测患者血压、血糖及肾功能,避免出现低血压、酮症酸中毒、肾功能损伤等不良反应。老年患者警惕泌尿生殖系统感染,对重度肾功能障碍、终末期肾病或需要透析的患者应禁用SGLT2抑制剂。

(三)非药物治疗

1. 心脏再同步化治疗(CRT) 部分心力衰竭患者存在房室、室间和(或)室内收缩不同步,进一步导致心肌收缩力降低。CRT通过改善房室、室间和(或)室内收缩同步性增加心排量,可改善心衰症状、运动耐量,提高生活质量,减少住院率并明显降低死亡率。慢性心力衰竭患者CRT的Ⅰ类适应证包括:已接受最佳药物治疗仍持续存在心力衰竭症状的窦性心律患者、NYHA分级Ⅱ~Ⅳ级、LVEF≤35%、QRS波呈CLBBB图形、QRS间期>130ms。对于有高度房室传导阻滞和心室起搏指征的射血分数减低的心衰患者,无论NYHA分级如何,均推荐使用CRT,包括房颤患者。Ⅱa类适应证包括:已接受最佳药物治疗仍持续存在心力衰竭症状的窦性心律患者、NYHA分级Ⅱ~Ⅳ级、LVEF≤35%、QRS波呈非:CLBBB图形、QRS间期>150ms。但部分患者对CRT治疗反应不佳,完全性左束支传导阻滞是CRT有反应的最重要预测指标。

2. 植入型心律转复除颤器(ICD) 据统计中至重度心衰患者逾半数死于恶性室性心律失常所致的心脏性猝死,而ICD可用于LVEF≤35%,优化药物治疗3个月以上NYHA仍为Ⅱ级或Ⅲ级患者的一级预防,也可用于HFrEF心脏停搏幸存者或伴血流动力学不稳定持续性室性心律失常患者的二级预防。

3. 左心辅助装置（LVAD） 适用于严重心脏时间后或准备行心脏移植术患者的短期过渡治疗和急性心衰的辅助性治疗。LVAD 的小型化、精密化、便携化已可实现，有望用于药物疗效不佳的心衰患者，成为心衰器械治疗的新手段。

4. 心脏移植 是治疗顽固性心力衰竭的最终治疗方法。但因其供体来源及排斥反应而目前难以广泛开展。

5. 其他非药物治疗新进展 对于一部分心衰患者，优化药物治疗仍难以奏效，而上述非药物治疗尚具有局限性。其他一些非药物治疗手段如经导管二尖瓣修复术、经皮左心室室壁瘤减容术、心血管再生及基因治疗等，目前仍处于临床试验阶段，可能将为心衰治疗提供新方法。

（四）HFpEF 的治疗

射血分数保留的心衰（HFpEF）治疗的原则与 HFrEF 有所差别，主要措施如下：

1. 积极寻找并治疗基础病因 如治疗冠心病或主动脉瓣狭窄、有效控制血压等。

2. 降低肺静脉压 限制钠盐摄入，应用利尿剂；若肺瘀血症状明显，可小剂量应用静脉扩张剂（硝酸盐制剂）减少静脉回流，但应避免过量致左心室充盈量和心排血量明显下降。

3. β 受体阻滞剂应用 治疗目的主要通过减慢心率使舒张期相对延长而改善舒张功能，同时降低高血压，减轻心肌肥厚，改善心肌顺应性。因此其应用不同于收缩性心力衰竭，一般治疗目标为维持基础心率 50~60 次 / 分。

4. 钙通道拮抗剂 降低心肌细胞内钙浓度，改善心肌主动舒张功能；降低血压，改善左心室早期充盈，减轻心肌肥厚，主要用于肥厚型心肌病。维拉帕米和地尔硫䓬尽管有一定的负性肌力作用，但能通过减慢心率而改善舒张功能。

5. 血管紧张素转化酶抑制剂（ACEI）、血管紧张素受体拮抗剂（ARB）的应用：有效控制高血压，从长远来看改善心肌及小血管重构，有利于改善舒张功能，最适用于高血压性心脏病及冠心病。

值得注意的是尽量维持窦性心律，保持房室顺序传导，保证心室舒张期充分的容量。在无收缩功能障碍的情况下，禁用正性肌力药物。

第3节 心包疾病引起腹水的诊断、鉴别诊断与治疗

一、心包积液引起腹水的诊断、鉴别诊断与治疗

（一）诊断

1. 临床表现 呼吸困难是心包积液时最突出的症状，可能与支气管、肺、大血管受压引起肺瘀血有关。呼吸困难严重时，患者可呈端坐呼吸，身体前倾、呼吸浅速、面色苍白，可有发绀。也可因压迫气管、食管而产生干咳、声音嘶哑及吞咽困难。还可出现上腹部疼痛、肝大、全身水肿、胸腔积液或腹腔积液，重症患者可出现休克。

2. 体征 心尖搏动减弱，位于心浊音界左缘的内侧或不能扣及；心脏叩诊浊音界向两侧增大，均为绝对浊音区；心音低而遥远。积液量大时可于左肩胛骨下出现叩浊音，听诊闻及支气管呼吸音，称心包积液征（Ewart 征），此乃肺组织受压所致。少数病例可于胸骨左缘第3、4 肋间闻及心包叩击音（见缩窄性心包炎）。大量心包积液可使收缩压降低，而舒张压变化不大，故脉压变小。依心脏压塞程度，脉搏可减弱或出现奇脉。大量心包积液影响静脉回流，出现体循环瘀血表现。

3. 辅助检查

（1）X 线检查：可见心影向两侧增大呈烧瓶状，心脏搏动减弱或消失。特别是肺野清晰而心影显著增大常是心包积液的有力证据，有助于鉴别心力衰竭。

（2）心电图：心包积液时可见肢体导联 QRS 低电压，大量渗液时可见 P 波、QRS 波、T 波电交替，常伴窦性心动过速。

（3）超声心动图：对诊断心包积液简单易行，迅速可靠。心脏压塞时的特征为：整个心动周期可见脏层心包与壁层心包之间存在积液，大量时呈"游泳心"，舒张末期右心房塌陷及舒张早期右心室游离壁塌陷。此外，还可观察到吸气时右心室内径增大，左心室内径减少，室间隔左移等。超声心动图可用于心包积液定量、定位，并引导心包穿刺引流。

（4）心脏磁共振成像：心脏磁共振成像（MRI）能清晰显示心包积液的位置、范围和容量，并可根据心包积液的信号强度推测积液的性质。同时能够显示其他病理表现，如心包膜的增厚和心包腔内肿瘤。

（5）心包穿刺：心包穿刺术对穿刺液行常规/生化、细菌培养和查找抗酸杆菌及细胞学检查，有助于了解心包积液的性质，明确病因。

4. 诊断标准　对于呼吸困难的患者，如查体发现颈静脉怒张、奇脉、心浊音界扩大、心音遥远等典型体征，应考虑此诊断，超声心动图见心包积液可确诊。心包积液病因诊断可根据临床表现、实验室检查、心包穿刺液检查以及是否存在其他疾病进一步明确。

（二）鉴别诊断

主要与引起呼吸困难的疾病相鉴别，尤其是与心力衰竭鉴别。根据心脏原有的基础疾病如冠心病、高血压、瓣膜病、先天性心脏病或心肌病等病史，查体闻及肺部湿啰音，并根据心音、心脏杂音和有无心包摩擦音进行判断，心脏超声有助于明确诊断心包疾病。

（三）治疗

心包穿刺引流是解除心脏压塞最简单、有效的手段，对所有血流动力学不稳定的急性心脏压塞，均应紧急行心包穿刺或外科心包开窗引流，解除心脏压塞。对伴休克患者，需紧急扩容、升压治疗。对于血流动力学稳定的心包积液患者，应设法明确病因，针对原发病进行治疗同时应注意血流动力学情况，必要时心包减压并将引流液送实验室检查。

二、缩窄性心包炎

（一）诊断

1. 临床表现　患者常有心包炎、心包积液、恶性肿瘤、胸部放射性治疗和胸心外科手术等病史。部分患者起病隐匿，早期无明显临床症状。主要症状与心输出量下降和体循环瘀血有关，表现为心悸、劳力性呼吸困难、活动耐量下降、疲乏以及肝大、腹腔积液、胸腔积液、下肢水肿等。

2. 体征　颈静脉压升高常见，脉压常变小，奇脉不常见。心尖搏动减弱或消失，多数患者收缩期心尖呈负性搏动，心浊音界正常或稍增大，心音轻而远，通常无杂音，部分患者在胸骨左缘第 3~4 肋间可闻及心包叩击音，即发生在第二心音后，呈拍击样，因舒张期血流突然涌入舒张受限的心室引起心室壁振动产生的额外心音。心率常较快，心律可为窦性，也可为房性、室性或有期前收缩。可有 Kussmaul 征。晚期可出现肌肉萎缩、恶病质和严重水肿等。

3. 辅助检查

（1）X 线检查：多数心影轻度增大呈三角形或球形，左右心缘变直，主动脉弓小或难以辨认，上腔静脉常扩张。部分患者心影大小正常，可有心包钙化。

（2）心电图：常见心动过速、QRS 低电压、T 波低平或倒置。部分患者可见 P 波增宽有切迹。

在病程长和高龄患者中有时可见心房颤动。

（3）超声心动图：M型、二维超声心动图及多普勒超声心动图是临床最常用的无创检测手段。典型的表现为心包增厚、粘连，心脏变形，室壁活动减弱，室间隔舒张期矛盾运动，即室间隔抖动征，下腔静脉增宽且不随呼吸变化。

（4）心脏CT和磁共振成像（MRI）：心脏CT和MRI对慢性缩窄性心包炎的诊断价值优于超声心动图。二者均可用于评价心包受累的范围和程度、心包厚度和心包钙化等；CT检测心包钙化的敏感性更高，MRI可识别少量心包渗出、粘连及心包炎症。

（5）右心导管检查：当非侵入性检查手段不能明确诊断时或拟行心包切除术前可行右心导管检查。特征性表现为肺毛细血管压力、肺动脉舒张压力、右心室舒张末期压力、右心房压力和腔静脉压均显著升高且趋于同一水平；右心房压力曲线呈M或W波形，右心室收缩压轻度升高，呈舒张早期下陷及高原形曲线。呼吸时左、右心室压力曲线变化呈矛盾性。

（6）活组织检查：心包腔纤维内镜探查和活组织检查有助于了解病因。

（二）鉴别诊断

主要应与限制型心肌病相鉴别，两者的临床表现及血流动力学改变十分相似。缩窄性心包炎患者以往可有活动性心包炎或心包积液病史。查体可有奇脉、心包叩击音。胸部X线有时可见心包钙化。超声心动图有时可见心包增厚、室间隔抖动征。而RCM常有双心房明显增大、室壁可增厚。CMR可见部分室壁延迟强化。心导管压力测定有助于和缩窄性心包炎的鉴别。

此外，还应与其他原因引起的心力衰竭相鉴别，心力衰竭常有心界明显扩大、双下肺湿啰音等体征，血清BNP水平升高，胸部X线可见心影增大、肺瘀血，超声心动图与心脏CT、MRI等影像学检查可帮助明确诊断。

（三）治疗

多数患者会发展为慢性缩窄性心包炎，此时唯一有效的治疗方法即心包切除术，但围术期风险很高。少部分患者心包缩窄是短期的或可逆的，故对于近期诊断且病情稳定的患者，除非出现心源性恶病质、心源性肝硬化、心肌萎缩等并发症，可尝试抗炎治疗2~3个月。对于结核性心包炎推荐抗结核治疗延缓心包缩窄进展，术后应继续抗结核治疗1年。

（于忠祥　吴国良）

参考文献

[1] 中华医学会老年医学分会心血管疾病学组《老年慢性心力衰竭诊治中国专家共识》编写组. 老年人慢性心力衰竭诊治中国专家共识（2021）. 中华老年医学杂志, 2021, 40: 550-561.

[2] 中国医师协会心血管内科医师分会心力衰竭学组, 中国心衰中心联盟专家委员会. 中国心力衰竭诊断与治疗质量评价和控制指标专家共识. 中国医学前沿杂志（电子版）, 2021, 13: 11.

[3] Heidenreich PA, Bozkurt B, Aguilar D, et al. 2022 AHA/ACC/HFSA Guideline for the Management of Heart Failure: A Report of the American College of Cardiology/American Heart Association Joint Committee on Clinical Practice Guidelines. Circulation. 2022; 145: e895-e1032.

[4] Ladwig KH, Baghai TC, Doyle F, et al. Mental health-related risk factors and interventions in patients with heart failure: a position paper endorsed by the European Association of Preventive Cardiology（EAPC）. Eur J Prev Cardiol. 2022; 29: 1124-1141.

[5] McDonagh TA, Metra M, Adamo M, et al. 2021 ESC Guidelines for the diagnosis and treatment of acute and chronic heart failure. Eur Heart J. 2021; 42: 3599-3726.

[6] Hayes PC, O'Brien AJ, Verma S. Guidelines on the management of ascites in cirrhosis. Gut. 2021; 70: 9-29.

[7] Adler Y, Charron P. The 2015 ESC Guidelines on the diagnosis and management of pericardial diseases. Eur Heart J. 2015; 36: 2873-2874.

第31章 内分泌与代谢疾病引起腹水的诊断、鉴别诊断与治疗

第1节 腺垂体功能减退症引起腹水的诊断、鉴别诊断与治疗

一、概述

垂体功能减退症是垂体前叶或垂体后叶释放的一种或多种激素的缺乏症。在前叶内，产生六种激素：生长激素（GH）、促性腺激素（GTH）、卵泡刺激素（FSH）和黄体生成素、促肾上腺皮质激素（ACTH）、促甲状腺激素（TSH）和催乳素。垂体后叶含有两种激素，催产素（PRL）和抗利尿激素（ADH）。通常，垂体功能减退是一种慢性终身疾病；按病因可分为原发性和继发性。原发性包括垂体肿瘤；产后大出血等引起的腺垂体缺血性坏死；垂体感染；免疫化疗的增加所致的垂体炎等。继发性包括：创伤、垂体手术等引起的垂体柄破坏。

垂体功能减退患者的临床表现取决于下丘脑－垂体区损伤的性质和严重程度，以及由此产生的激素损失的顺序和数量，通常类似于由垂体调控的靶腺分泌的激素原发性缺乏患者的临床表现。当腺垂体组织损坏50%以上时，开始有症状，损害在75%时症状明显，损害95%时较严重。一般而言，最早表现的是GTH、GH和PRL的缺乏，其次为TSH，最后是ACTH，垂体激素的缺乏可以是单一的，也可以是多种激素缺乏。

据报道促甲状腺激素和促肾上腺皮质激素缺乏可引起腹腔积液或者腹水。水肿的轻重程度主要是和甲状腺激素缺乏严重程度有关，比较常见的是有产后大出血或者是垂体缺血性坏死所引起的，水肿比较严重的患者会形成黏液性水肿，水肿程度较为原发性甲状腺机能减退症，症状较轻的患者很少会引起浆膜腔积液。

二、垂体功能减退症引起腹水的机制

糖皮质激素可调节水盐代谢，可促进肾远曲小管和集合管的保Na^+排K^+作用，糖皮质激素与醛固酮受体可发生交叉结合，产生一定的醛固酮样作用；糖皮质激素可降低入球小动脉的血流阻力，增加肾血浆流量和肾小球滤过率，抑制抗利尿激素的分泌，有利于肾排水。当腺垂体－肾上腺皮质轴功能减退时当肾上腺皮质功能减退时，可发生肾排水障碍，引起钠水潴留。腺垂体－甲状腺轴功能减退，TSH水平降低导致甲状腺激素缺乏，组织代谢障碍和血管基底膜增厚、通透性的增加，液体渗出毛细血管外，导致腹水形成；对黏蛋白和黏多糖的分解代谢减弱，淋巴回流速度减慢，重吸收减少；蛋白质从毛细血管漏出速度超过淋巴清除速度，导致黏蛋白和黏多糖等沉积于组织间隙和胸腹腔，黏多糖具有吸湿性，渗至腹腔时可引起腹水；同时抗利尿激素分泌不当，常合并贫血、低白蛋白血症、心肾功能衰竭，可加重腹水生成；另外，心房利钠激素及肾素－血管紧张素－醛固

酮系统分泌减少，导致肾脏血流量降低，肾小球滤过率下降，水钠清除减少，加之心肌细胞间隙水肿，心功能障碍，使浆膜腔在胶体物质积聚的基础上发生体液聚集致多浆膜腔积液。

三、诊断

腺垂体功能减退的临床症状分为两类：占位效应和激素缺乏。头痛为最常见临床表现，还有视神经交叉受损引起偏盲甚而失明，脑瘤引起的下丘脑综合征、颅内压增高症群。靶腺激素分泌不足所致的临床症状：①性腺功能减退：乳房萎缩，闭经，性欲减退，生殖器官萎缩等；②甲状腺功能减退：畏寒，嗜睡、乏力、食欲不振、肥胖，皮肤干而粗糙、苍白、少汗、严重者黏液性水肿、精神抑郁、表情淡漠等。较原发性甲减症状较轻；③肾上腺皮质功能减退：极度疲劳，虚弱，厌食、恶心、呕吐，体重减轻，抵抗力低，容易感染，血压低，有低血糖发作。

（一）腺垂体-肾上腺皮质轴功能减退的诊断

腺垂体-肾上腺皮质的分泌在生理情况下呈明显的昼夜节律。上午8时血皮质醇小于3μmol/L，ACTH降低或正常可直接判定为ACTH缺乏。若血皮质醇大于18μmol/L可排除ACTH缺乏。血皮质醇在3~18μmol/L（83~500nmol/L）之间时，需要进一步进行激发试验。胰岛素耐受试验是诊断肾上腺皮质轴功能减退的金标准。

（二）腺垂体-甲状腺轴功能减退的诊断标准

血清游离甲状腺素（FT4）水平低于正常参考范围，TSH水平下降或正常。甲减可产生腹水，即黏液水肿性腹水，但相对罕见，据Otero等报道，甲减患者中腹水的发生率只有4%，而引起腹水的原因中只有不足1%为黏液性水肿。典型的黏液水肿性腹水的特征包括：高腹水蛋白浓度（>25g/L）；高SAAG（>11g/L）。

四、鉴别诊断

（一）与肝硬化腹水鉴别

腹水最常见的原因是肝硬化。腺垂体功能减退患者可产生腹水，即黏液水肿性腹水，非常罕见。两者放入临床表现不特异，乏力、食欲不振、腹胀等与肝硬化的系统表现非常类似。有报道原发性胆汁性肝硬化的患者中大约20%可出现甲减。因此黏液水肿性腹水需要与肝硬化性腹水鉴别。肝脏疾病的危险因素包括饮酒史、用药史、输血史等；腺垂体功能减退的危险因素包括产后出血、免疫治疗、颅脑手术等；肝掌、血管蛛、脾肿大、腹壁静脉曲张等门静脉高压的体征。腺垂体功能减退患者表情淡漠、皮肤变黑等；肝硬化性腹水患者凝血酶原时间明显延长，且有出血倾向。而腺垂体功能减退患者的凝血酶原时间正常；腹部B超可观察到肝脏实质病变、门静脉、肝静脉及脾静脉的血流有助于诊断门静脉高压；肝硬化腹水为高血清腹水白蛋白梯度（SAAG）但是低蛋白浓度，肝硬化腹水患者红细胞比容低于平均水平腹水中LDH水平较血清水平为低。黏液性水肿性腹水中蛋白含量一般高于25g/L，并且血清腹水白蛋白梯度大11g/L。治疗上单纯利尿剂治疗反应差，予以激素替代治疗疗效明显，且维持激素替代治疗能有效防止腹水复发。

（二）与腹膜肿瘤性腹水鉴别

转移瘤引起腹水多见，腹水生长迅速，多为血性，SAAG<11g/L。腹腔积液的细胞学检查诊断价值。腹水LDH水平较血清水平为高。腹水的癌胚抗原（CEA）/血清CEA>2并进行性增高，支持癌的诊断。腺垂体功能减退患者血清中CEA、AFP、CA125及CA153可以是正常人群的1.2~1.7倍。黏液水肿性腹水患者的CA125的浓度可升高常引起误诊。但是替代治疗后恢复正常或腹水消失，CA125的浓度也恢复正常。影像学检查常能鉴别原发肿瘤。

（三）与慢性肾脏病引起的腹水鉴别

腺垂体功能减退的患者常出现黏液性水肿，为非可凹性，但晚期可呈现可凹性水肿；且多浆膜腔积液，慢性肾脏病性水肿则可凹性水肿多见；腺垂体功能减退患者的血浆蛋白正常，而慢性肾脏病患者血浆蛋白降低；慢性肾脏病性腹水 SAAG 常小于 11.1g/L。

（四）与原发性甲状腺机能减退症引起的腹水鉴别

两者的鉴别为原发性甲状腺机能减退症的黏液性水肿外貌更为显著，血胆固醇浓度增高更明显，心脏往往扩大。此外，还常伴有性腺和肾上腺皮质功能减退症的表现。TRH 兴奋实验：原发性甲状腺机能减退症 TSH 过度反应，腺垂体功能减退可无 TSH 升高反应，下丘脑者则呈延迟反应。最具鉴别价值的是血浆中促甲状腺激素测定，在原发性甲状腺机能减退中升高，而在腺垂体功能减退症中不可测得。

（五）与神经性厌食鉴别

神经性厌食是由于心理因素而产生的消瘦及特异性精神状态的疾患，多发生于青春期的女性，因病人严重的情绪紊乱，明显的食欲不振而显著消瘦，一般体重可减轻标准体重的 20%~25%，甚至呈恶病质状态。当本综合征呈现重度营养不良时，会引起低蛋白血症，肝功能障碍，因此部分病人可伴有水肿，严重的可出现腹水等浆膜腔积液表现。同时神经性厌食病人有消瘦、闭经、低 T3 综合征、低血糖等，由于神经紊乱及营养不良可影响垂体功能，出现某些类似垂体功能减退的症状。但本病特点多为 20 岁前后的女性，有精神刺激史，其消瘦程度较垂体功能减退为重，而腋毛、阴毛往往并不脱落，尿 17- 酮类固醇及尿 17- 羟皮质类固醇正常或仅稍低。

（六）与自身免疫性多内分泌腺病综合征鉴别

在此综合征患者中，有多种内分泌腺功能减退的表现，同时甲状腺功能减退可出现腹水表现。但因其病因不是由于垂体功能减退，而是由于多个内分泌原发的功能减退，与腺垂体功能减退症的鉴别主要依据是促肾上腺皮质激素及促甲状腺激素兴奋实验，在此综合征中，皆无反应，而在垂体功能减退症中，往往有延迟反应。

（七）与慢性消耗性疾病鉴别

慢性消耗性疾病可伴有消瘦、乏力、性功能减退、尿 17- 酮类固醇偏低，有严重营养不良者，甚至可伴有继发的垂体前叶功能低下，也可伴有腹水等临床表现。但该病往往有较明确的原发病史，同时在营养情况好转后可逐渐恢复。

五、治疗

治疗原则为靶腺激素替代治疗。

（一）一般治疗

建议高蛋白、高热量、高维生素饮食，避免过度劳累及精神刺激，做好防护，避免感染，未使用激素替代治疗前，应慎用镇静剂，以免诱发肾上腺危象。做好日常的管理：定期检测激素替代治疗的水平，筛查是否出现新的垂体激素缺乏，潜在原因（通常是肿瘤）的监测以及垂体功能减退的其他后果的监测和管理，如心脏代谢风险因素、骨骼健康和患者的健康状况。

（二）激素替代治疗

应遵循个体化治疗，大多数患者需终身替代治疗。治疗过程中应先补给糖皮质激素，然后再补充甲状腺激素，以避免肾上腺危象的发生，再补充性激素。

1. 肾上腺皮质激素　皮质醇缺乏症的替代治疗必须满足日常基本维持需求，并包括当患者在身体和精神压力下增加剂量以预防肾上腺危象。替代治疗的目的是为每位患者实现生理每日剂量，并模拟昼夜节律的血清皮质醇水平。首先氢化可的松，推荐剂量为 15~20mg，因为皮质醇的昼夜节律，建议最高剂量在晨起前服药，较低剂量应在 12~15 时服药。需要额外剂量时，不迟于 18 时服药，避免在深夜补充皮质醇，因为与不良的代谢结果及睡眠障碍有关。其他药物如可的松、泼尼松，更容易导致糖皮质激素过度暴露。

2. 甲状腺激素　TSH缺乏在中枢性甲状腺功能减退症患者中，TSH缺乏的程度不能像原发性甲状腺功能低下症患者那样确定，原发性甲减症患者TSH增加的程度与功能不足的严重程度有关。因此，在所有老年患者和已知甲状腺功能减退症的患者中，应谨慎选择起始剂量和剂量滴定。在患有中枢性甲状腺功能减退的垂体功能减退症患者中，在开始使用L-甲状腺素治疗之前，应始终评估下丘脑-垂体-肾上腺轴的状态，并校正其足够的皮质醇。否则，由于皮质醇的代谢清除加速，以及甲状腺素替代后基础代谢率增加导致皮质醇需求增加，可能会出现明显的皮质醇不足甚至肾上腺危象。在中枢性甲状腺功能减退症中寻找合适的L-甲状腺素替代剂量是基于对每日摄入L-甲状腺素前的游离甲状腺素浓度。血清游离甲状腺素浓度应在所用测定的正常上限范围内。这两项试验显示，游离甲状腺素浓度在较低正常下限范围内的患者中，心脏代谢危险增加，并且BMI、总胆固醇和LDL胆固醇随着L-甲状腺素剂量的增加而改善。其他前瞻性剂量滴定研究的结果表明，成人L-甲状腺素的替代剂量应为每天 $1.6\mu g/kg$，60岁以上患者的替代剂量为每天 $1.1~1.4\mu g/kg$，60岁以下患者的替代量为每天 $1.41~1.7\mu g/kg$。

3. 性激素　口服雌激素和周期性添加孕激素以模拟正常月经周期是垂体功能减退妇女最常见的替代方案。年轻女性需要更高剂量的雌激素，而接近更年期的女性可能需要更低剂量的雌激素。对于垂体功能减退的男性，可以使用肌肉注射或透皮或口服制剂的储备制剂来代替睾酮。与其他在安全性和有效性方面可能相似的制剂相比，口服制剂通常效果较差，更容易诱发肝毒性。在开始睾酮替代治疗之前，以及在治疗期间定期对患者进行前列腺癌症、红细胞增多症和睡眠呼吸暂停的筛查。男性患者，肌注丙酸睾酮，每周两次，每次50mg；或甲睾酮片，每日20~30mg口服或舌下含服。女性患者可做人工周期治疗，如每晚睡前服已烯雌酚 0.5~1.0mg，连续20天，以后改为每日肌注黄体酮 10~20mg，连续5天，或口服甲羟孕酮，每日 4~8mg，连续5天。

（三）垂体危象的处理

当皮质醇的可用性降低或在对皮质醇的需求增加时，如在严重感染期间，就会发生肾上腺危象。在肾上腺危象期间，患者会出现发烧、腹痛、恶心呕吐、腹泻、血压下降，最终出现循环衰竭，及时给予皮质醇和生理盐水治疗，否则有死亡风险。导致肾上腺危象的常见诱因是胃肠炎、其他感染和精神压力。因此，为了预防肾上腺危象，患者在患病期间应立即将每日剂量的氢化可的松增加一倍或三倍。垂体危象分为高热型、低温型、低血糖型、水中毒型、循环衰竭型，临床根据垂体危象类型采取相应的治疗措施。如抗感染，停用镇静剂、麻醉剂、降血糖药等；低血糖给予葡萄糖溶液治疗，高温予以降温治疗等。

（四）腹水的治疗

参见本书有关章节。

（赵蕙琛　刘元涛）

第2节　甲状腺功能减退症引起腹水的诊断、鉴别诊断与治疗

一、概述

健康人体腹腔内约有50ml液体，在肠曲间和肠道蠕动时起润滑作用。任何病理状态下导致的

腹腔液体的大量积聚被称为腹水。引起腹水的原因众多，常见原因依次为癌性腹水、肝硬化腹水、结核性腹水，少见病因或原因不明的腹水占 5.7%~10.3%。

甲状腺功能减退症（hypothyroidism）通称甲减，是一种常见的内分泌疾病，在非缺碘地区的患病率为 0.3%~1.0%，60 岁以上可达 2%，男女比为 1 : 5。原发性甲减主要因自身免疫（最主要的病因）或医源性原因（甲状腺手术、放射性碘或放射治疗）导致甲状腺激素合成、储存和分泌障碍所致。由下丘脑或垂体炎症、损伤所致的促甲状腺激素（TSH）产生不足可引起下丘脑性或继发性甲减。

甲减症状复杂多样，缺乏特异性，其症状主要依赖于激素缺乏的程度，最常见的表现包括：衰弱（99%）、皮肤干燥（97%）和无力（91%）等。甲减可产生黏液水肿性腹水（myxedema ascites），但是相对罕见，在甲减患者中的发生率为 4% 左右；而在腹水患者中甲减的比例小于 5%。因甲减常发生在老年患者，而老年患者又往往患有其他可引起腹水的疾病，如肝脏、心脏疾患等，所以黏液水肿性腹水常被误诊。

二、甲减引起腹水的发生机制

甲减偶可出现腹水，其具体确切机制目前尚不明确，目前认为可能与下列因素有关：

（1）甲减时毛细血管基底膜增厚，毛细血管通透性增加，使富含蛋白的液体渗至血管外，导致腹水形成，这种情况下往往通过应用甲状腺素控制甲减后毛细血管通透性可恢复正常。

（2）TSH 刺激浆膜腔中腺苷活化酶活性，使透明质酸酶分泌增加，而甲减时甲状腺激素水平低，透明质酸代谢障碍，黏多糖降解速度减慢，引起黏多糖、黏蛋白在组织中堆积，吸湿性的黏多糖渗至腹腔时则可引起腹水。

（3）透明质酸-蛋白形成复合物，可引起局部淋巴液回流受阻，吸收率降低。

（4）抗利尿激素分泌失调引起尿液减少，液体潴留引起腹水。

（5）甲减时黏多糖降解速度减慢，导致黏多糖、黏蛋白在组织中堆积，导致黏液水肿性腹水形成。

（6）此类患者往往合并心肾功能不全、低蛋白血症、贫血等，相关合并症可以参与及加重腹水形成。

三、甲减引起腹水的临床表现与诊断

大部分黏液水肿性腹水患者年龄在 40 岁以上，与甲减多见于老年患者有关。女性较男性更多见，可能因流行病学上来讲，女性易患甲减有关。腹水患者多为原发性甲减患者，病因多为自身免疫性甲状腺炎、手术、放射性碘治疗后，目前尚未见继发性甲减引起腹水的相关报道。黏液水肿性腹水患者可仅存在相对轻度的甲状腺功能异常，即甲状腺激素缺乏的程度可能与腹水严重程度并不平行。

腹水可先于外周水肿出现，也可发生在外周水肿之后。外周水肿常为非可凹性黏液性水肿，但病史较长者由于黏多糖沉积，可损害脏器（尤其是肝、肾）出现低蛋白血症、蛋白尿、电解质紊乱和内分泌失调等，使水肿成为可凹性甚至全身性。腹水可为甲减的首发表现，也可持续数月或数年而不伴甲减的其他临床表现。一般情况下，腹水病程长，起病隐袭，进展缓慢，文献报道大部分患者在 3 个月后才首次就诊。腹水多为大量，可单独出现，也可伴随胸腔积液与心包积液

甲减引起腹水为黏液性腹水，其主要特点如下：

（1）外观：黄绿色，绝大部分为清亮液体，极少数为乳糜性、混浊或凝胶样。

（2）腹水比重高，蛋白质含量显著增多（超过 25g/L），蛋白浓度常高达 40~60g/L，腹水蛋白电泳成分与血清相似。

(3)血清-腹水白蛋白梯度(serum-ascites albumin gradient, SAAG)≥11g/L。

(4)腹水细胞数正常,以淋巴细胞为主。

(5)腹水中乳酸脱氢酶(LDH)正常,胆固醇含量和免疫球蛋白明显增多。

(6)对利尿剂治疗不敏感,而对甲状腺激素治疗反应迅速。

此外,多个个案报道中发现,部分甲减引起腹水患者腹水中CA125明显升高,甲状腺激素治疗后腹水消退,其CA125水平亦随之降低。甲减所致腹水和血清肿瘤标记物升高的病因尚未明确。有学者认为,甲状腺功能减退可能延迟血清CA125的清除;此外,心包积液刺激及腹水对腹膜的刺激也可能导致黏液性腹水中CA125生成增加、浓度升高。

若患者腹水符合上述特点,需考虑黏液性腹水可能,应及时完善甲状腺功能检查。如排除其他腹水病因,患者有甲减症状,同时血清TSH增高、血清总甲状腺素(total thyroxine, TT4)和血清游离甲状腺素(free thyroxine, FT4)降低,或血清TSH减低和(或)无异常、TT4和FT4降低,可考虑行诊断性甲状腺激素替代治疗,如腹水消失,则证明为甲减引起腹水。

基于甲减性腹水的形成特点,其诊断易被延误。血清TSH增高,TT4、FT4降低是诊断甲减的必备指标。也有观点认为,血清TSH诊断甲减并不可靠,实验性甲状腺激素替代治疗是确诊甲减的最佳方法,如患者对甲状腺激素补充治疗后的反应良好,则支持甲减诊断,单纯依赖TSH检测结果会导致甲减确诊下降。当存在腹水表现,如不能用常见病因解释或久治不愈时,应全面分析其发病原因、腹水特点,注意甲减可能,及时行甲功测定,必要时及时激素补充治疗,以便早期明确诊断。

临床上能够导致腹水的原因多种多样,常见者依次为肝脏实质性疾病、腹腔恶性肿瘤、心功能不全和结核等,约5%的病例为多种病因混合,因此对腹水的鉴别诊断十分重要。在通过物理诊断或影像学检查明确腹水诊断后,需要依靠病史、症状和体征进一步寻找病因,而腹腔穿刺腹水检查,包括腹水常规、生物化学、细菌学及细胞学检查等可提示重要线索;必要时需行内镜及造影等检查,血液生化、酶学、肿瘤标志物等也可协助诊断。

四、甲减引起腹水的鉴别诊断

(一)与肝硬化引起腹水鉴别

肝硬化腹水是腹水的主要原因,临床上至少80%的腹水是由肝硬化引起的。甲减的临床表现不特异,乏力、食欲不振、腹胀等与肝硬化的系统表现类似。且大约50%的甲减患者常规检测肝功能即可发现轻度异常,提示可能同时存在肝细胞疾病,而肝组织学检查往往是正常的。原发性胆汁性肝硬化、慢性丙型肝炎及干扰素治疗的患者发生甲减的危险性增加,有报道原发性胆汁性肝硬化的患者中大约20%可出现甲减。因此黏液水肿性腹水需要与肝脏疾病引起的腹水相鉴别。

以下几点可能有助于鉴别两者:

(1)病史:注意询问肝脏疾病的危险因素,包括饮酒史、用药史、输血史等。

(2)查体:有无肝掌、蜘蛛痣、脾脏肿大和腹壁静脉曲张等肝细胞功能受损及门静脉高压的体征。甲减患者表情淡漠、查体可见苍白浮肿面容,而非黝黑、晦暗的肝病面容。

(3)生化检查:肝硬化患者因肝脏合成功能障碍,在生化检查中可出现胆固醇降低、胆碱酯酶降低等,而甲减患者多伴随脂代谢紊乱,表现为胆固醇升高,但少数原发性甲减患者也可因摄食减少、吸收不良及胆石症等出现低胆固醇血症。继发性甲减则少有高胆固醇血症。

(4)凝血酶原时间:腹水如为肝硬化所致,则为晚期失代偿表现,因此绝大多数病例凝血酶原时间明显延长,且有出血倾向。而甲减患者的凝血酶原时间正常,有别于肝硬化患者。

(5)腹部B超可观察到肝脏实质病变、门静脉、肝静脉及脾静脉的血流,有助于诊断门静脉高压。

（6）腹水检查：肝硬化腹水为高 SAAG，但是低蛋白浓度，肝硬化腹水患者红细胞比容低于平均水平，腹水中 LDH 水平较血清水平为低。

需注意部分甲减患者可能出现天门冬氨酸氨基转移酶（AST）升高，同时伴随血清肌酸激酶（CK）升高，此时 AST 的来源多为肌肉，而非肝脏疾病所致。

（二）与腹膜肿瘤引起腹水鉴别

腹膜肿瘤中转移瘤多见，是腹腔脏器肿瘤的晚期表现，多由胃、肝、胰、卵巢等脏器的癌肿播散引起。其临床表现包括原发癌的局部症状、恶病质和腹水。腹水生长迅速，多为血性，比重高低不等，SAAG<11g/L。腹腔积液的细胞学检查极具诊断价值。腹水 LDH 水平较血清水平为高。如腹水癌胚抗原（CEA）/血清 CEA>2，并进行性增高，更支持癌的诊断。

甲减患者血清中 CEA、CA125、AFP 和 CA15-3 可以是正常人群均值的 1.2~1.7 倍。血清 CA125 显著升高在绝经期女性提示卵巢癌的可能。但少数黏液水肿性腹水患者血清中 CA125 的浓度也可升高，甚至达到肿瘤水平，因而易引起误诊。有报道在甲状腺激素替代治疗后，随着甲状腺功能恢复正常或腹水消失，CA125 的浓度也恢复正常。前期研究发现，在甲状腺素替代尚未充分时，血清 CA125 的浓度已有显著下降，故认为血清 CA125 出现的原因是腹水对腹膜的刺激所致。

甲减引起腹水与腹膜肿瘤的鉴别要点包括：①肿瘤病史；②腹水检查：SAAG 在肿瘤患者常常<11g/L；③腹水细胞学检查在肿瘤患者中常常阳性；④必要时需进行腹部 CT 和经阴道超声等影像学检查以除外恶性疾病。

（三）与慢性充血性右心衰竭引起腹水鉴别

慢性充血性右心衰竭发展至严重阶段时常伴有其他部位的重度水肿，胸腔积液常见，而单纯心衰引起腹水者小于 5%。心衰患者根据心脏病史，以风湿性心脏病为多见。三尖瓣狭窄引起的腹水出现较早，显著而持久；其他部位的水肿则较轻。查体可发现颈静脉怒张及静脉压升高的表现。心衰引起的腹水以高 SAAG、高腹水蛋白浓度、正常红细胞比容为特征，与甲减引起的腹水有相似之处。虽然甲减患者可能出现肺动脉高压，但临床上无右心衰竭的体征，超声心动图不提示右心室扩大而有别于右心衰竭患者。

（四）与结核性腹膜炎引起腹水的鉴别

约 1/3 的结核性腹膜炎患者并发腹水，有时伴有心包、胸膜的渗出性炎症。病程较急，全身中毒症状较重的病例易于鉴别。而病程较长、全身中毒症状不显著，以腹水为主要表现的患者则易误诊。本病不同于甲减的好发年龄，大多发生于儿童及青少年，伴有肺结核、肠结核或胸膜结核等腹膜外结核病灶；有发热、消瘦、潮红等结核中毒症状而有别于苍白、虚肿、体重增加等甲减的临床表现；腹部触诊为柔韧感；红细胞沉降率明显增快。结核菌素试验为强阳性。腹水多为中等量或少量，SAAG<11g/L，腹水中白细胞计数明显增高（超过 250×10^6/L），淋巴细胞增高。腺苷脱氨酶（ADA）升高有助于诊断。抗结核治疗效果良好。

（五）与肾脏疾病引起腹水的鉴别

甲减引起的水肿为非可凹性，但甲减晚期可呈现可凹性水肿；且多浆膜腔积液时，肾血流量可减少，肾功能可轻度异常。甲减的常见表现如皮肤苍白、水肿、贫血、高血压、胆固醇增高，甚至尿蛋白阳性、肾功能异常等，易被误诊为慢性肾炎、肾功能不全。而慢性肾脏病患者常常会出现甲状腺激素测定异常。甲减与肾脏疾病引起腹水之鉴别在于：①前者浮肿多为非可凹性；后者则可凹性多见；②甲减患者血浆蛋白正常，而肾脏病患者血浆蛋白降低；③肾脏疾病引起的腹水，SAAG 常<11g/L。

（六）与非甲状腺疾病综合征引起腹水的鉴别

当某些严重疾病如结核、肿瘤、慢性肾脏病等引起腹水，而甲状腺功能检测异常时，需注意除外非甲状腺疾病综合征。这些急慢性非甲状腺疾病可通过不同途径影响甲状腺激素的生成或代谢，临床表现为代谢降低和交感神经反应低下，如怕冷、乏力、水肿、食欲不振、便秘等，测定血清三碘甲状腺原氨酸（T3）和（或）甲状腺素（T4）降低，容易误诊为甲减；但促甲状腺激素（TSH）正常或降低甚或升高，并非为甲状腺疾病所致的甲状腺功能异常。约15%的该病患者TSH轻度异常，其中1/2表现为TSH轻度降低，1/2表现为TSH轻度升高。严重消瘦、慢性疾病、严重感染或心肌梗死等情况下，体内5-脱碘酶活性下降，而5'-脱碘酶活性上升，使体内T4转化T3减少，反T3（rT3）转化增多。临床可见T3下降，严重时T4也可下降，但TSH不升高或升高不显著。当原发疾病治愈后甲状腺功能恢复正常。而原发性甲减患者TSH是升高的，有助于鉴别。当诊断不明确时，应评价垂体对TRH兴奋试验的反应；或经试验性甲状腺激素替代治疗后，临床症状改善、腹水消退、激素水平恢复正常，则支持为甲减引起的腹水。

五、甲减引起腹水的治疗

甲减引起腹水的治疗确诊为甲减所致腹水后，甲状腺激素替代治疗是唯一有效的方法。治疗目标是将血清TSH和甲状腺激素水平恢复到正常范围内，一般需要终生服药。从小剂量开始，逐渐增加剂量是甲减应遵循的治疗原则。起始剂量到达到完全替代剂量需要的时间取决于患者的病情、年龄、体重、心脏状态和个体差异。通常由25~50μg/天开始，每1~2周增加25μg，直至达标。维持量为2~2.5μg/(kg·d)，每日晨服药一次。该药在体内部分转变为T3而提供合乎生理的替代作用。干甲状腺片生物效应不稳定，起始剂量为10~20mg/天，视病情每周增加10~20mg，维持量为60~180mg/天。因甲减患者对少量的甲状腺激素即有较强的敏感性，故应从小剂量开始应用，以免使患者内分泌功能平衡状态发生急剧变化，尤其是对老年冠心病者更应谨慎。达到维持剂量的指征是临床症状改善，TSH降到正常范围，促甲状腺素释放激素（TRH）负荷试验正常。

因重新建立下丘脑—垂体—甲状腺轴的平衡一般需要4~6周，所以治疗初期，每4~6周测定甲功，根据检查结果及时调整左旋甲状腺素片（L-T4）剂量，直至达到治疗目标。治疗达标后，仍需要每0.5~1年复查一次激素指标，以防止发生药源性甲状腺功能亢进症。多数患者在甲状腺激素替代治疗2周后开始出现利尿作用。在替代治疗尚未充分时，许多患者腹水可能已完全缓解，部分患者可能在甲状腺功能恢复正常后腹水消退。多数患者需要长期乃至终身服用甲状腺激素。

虽然甲减引起的腹水相对罕见，但因甲减患病率较高，因此临床工作中遇到腹水患者时仍应注意除外甲减。甲减所引起的腹水是可治愈腹水中的少数疾病之一，激素替代治疗简单有效，应该引起临床医生的充分重视。对于所有腹水患者均应想到甲减的可能，及时检测甲状腺功能，以避免反复治疗性腹腔穿刺及不必要的繁复检查。对诊断困难患者可应用甲状腺素试验性治疗。

此外，尚需对症治疗。如有贫血者应补充铁剂、维生素B、叶酸等，胃酸低者口服稀盐酸，与甲状腺素片同服，疗效明显。也可加用中医中药，以助阳温肾补气为主。

有关腹水的治疗详见本书有关章节。

（牟维娜　张玉超）

第3节 糖尿病引起腹水的诊断、鉴别诊断与治疗

一、概述

糖尿病是一种以血糖升高为特征的慢性代谢性疾病,伴有多种并发症,严重危害人类生命和健康。随着我国人口老龄化加剧和肥胖人群增加,糖尿病患病率急剧增加。最新的研究表明我国成年人群糖尿病患病率已达到11.2%,然而糖尿病知晓率为36.5%,治疗率为32.2%,控制率为49.2%,都处于低水平。

长期处于高糖状态会导致机体损害,引发多种并发症,分为急性并发症和慢性并发症。急性代谢并发症包括糖尿病酮症酸中毒、高渗性昏迷和低血糖症;慢性并发症包括微血管病变,如糖尿病视网膜病变、糖尿病肾病。此外,还包括大血管病变,常见糖尿病心肌病、糖尿病足。不仅会对患者身心健康造成严重损害,甚至可能危及患者生命。

糖尿病合并腹腔积液是糖尿病合并症中最严重的一种,其主要发病原因包括有肝硬化病史、有多种糖尿病慢性并发症如糖尿病肾病、有腹腔感染及神经病变。

二、糖尿病引起腹水的病因与诊断

(一)肝源性糖尿病

维持葡萄糖稳态需要胰岛素分泌、肝脏和外周组织摄取葡萄糖以及抑制肝脏糖原分解的协调反应。这是通过一个复杂的控制过程实现的,该过程涉及多种组织和器官间联系,包括肝脏、胰腺、肌肉和脂肪组织,以及许多循环因子。肝脏通过调节多种葡萄糖代谢途径,如糖酵解、糖原分解、糖异生和糖原生成,在葡萄糖稳态中发挥关键作用。因此,患有慢性肝病、肝功能障碍的患者通常会在其自然病程后期出现糖耐量受损并随后出现明显的糖尿病。肝硬化和糖尿病之间的联系早就为人所知。肝硬化患者的糖尿病患病率在20%~70%之间,显著高于普通人群中6.28%的2型糖尿病(T2DM)患病率。

1. 肝源性糖尿病的发生机制　肝硬化后发生的糖尿病通常被称为肝源性糖尿病,其发生机制尚未完全阐明,一旦确诊目前还不能彻底治愈。

普遍认为肝源性糖尿病发病机制主要包括:

(1)胰岛素抵抗。肝脏作为胰岛素作用的外周组织,当发生受损或肝硬化时,胰岛素受体减少,生理作用下降。且肝脏对胰高血糖素、生长激素、游离脂肪酸等胰岛素抵抗物质灭活减少。胰岛素的代谢与分泌异常产生慢性高胰岛素血症。肝硬化患者的胰岛素抵抗,是肝源性糖尿病的主要病因之一。

(2)肝硬化患者参与糖酵解酶类(如葡萄糖激酶)及三羧酸循环的多种酶活性降低,使肝糖原合成降低,肝及周围组织摄取和氧化糖的能力下降,从而使血糖增高。

(3)肝炎病毒及其免疫复合物同时损害肝脏和胰岛β细胞。

(4)肝硬化治疗中静脉输注大量葡萄糖过度刺激胰岛β细胞,及使用抗病毒药物,使其功能衰竭。

(5)肝硬化合并营养不良,如低钾、缺锌、服用各种利尿剂均可影响糖代谢而致血糖增高。

2. 肝硬化腹水发生机制　腹水是肝硬化失代偿最常见的原因,每年有5%至10%的代偿性肝硬化患者出现腹水。

腹水是肝硬化最突出的临床表现,引起腹水的机制:

(1)门静脉压力增高:肝硬化时可引起门静脉压力增高,腹腔内脏血管静水压增高,组织液回

吸减少,漏入腹腔引起腹水。

(2)低蛋白血症,当患者白蛋白低于30g/L,血浆胶体渗透压降低,使血液成分外渗,导致腹水。

(3)淋巴液生成过多,当患者肝静脉回流受阻时血浆自肝窦渗出,使肝淋巴液生成增多,超过胸导管引流的能力,淋巴液自肝包膜和肝门淋巴管渗出至腹腔,形成腹水。

(4)继发性醛固酮增多,导致肾脏对钠的重吸收增加,引起腹水。

(5)抗利尿激素分泌增多,水的重吸收增加,引起腹水。

与血糖正常的肝硬化患者相比,肝源性糖尿病患者发生肝功能失代偿(如腹水、静脉曲张出血、肝性脑病、肾功能不全、难治性腹水和肝细胞癌)的风险更高,并且肝源性糖尿病患者导致难治性腹水的发生率更高。

(二)糖尿病肾病

糖尿病肾病(Diabetic nephropathy,DN)是糖尿病最常见和最严重的并发症之一,也是肾衰竭最常见的原因,与糖尿病患者的发病率和死亡率增加有关。在中国,DN的发病率和患病率在过去十年中也急剧上升。据估计,中国患有慢性肾脏疾病(chronic kidney disease,CKD)的糖尿病患者人数达到2430万。

大约1/3的糖尿病患在糖尿病诊断后10年内出现微量白蛋白尿,每年约有5%的患者进展为临床肾病。几乎所有DN患者中在肾小球滤过率降低之前有蛋白尿,并且蛋白尿的程度可以预测肾小球滤过率下降的速度。美国糖尿病协会(ADA)指出DN是指临床上由糖尿病引起的CKD,临床表现为持续白蛋白尿或GFR低于60 ml/(min·1.73m^2)超过3个月,可进展至终末期肾病,病理改变可累及肾小球、肾小管间质和肾血管等。DN的发生主要由3个过程驱动:肾小球滤过屏障损伤、肾小球系膜扩张和氧化应激反应。

1. 糖尿病肾病发病机制

(1)血液动力学改变:已知肾素－血管紧张素－醛固酮系统(Renin angiotensin aldosterone system,RAAS)的异常激活引起传出小动脉的血管收缩,导致肾小球内压力增加,肾小球内高压和由此引起的肾小球滤过损伤。随着时间的推移,肾小球滤过屏障损伤表现为蛋白尿和肾小球滤过率降低。此外,过量的内皮素-1会导致传出小动脉内皮增厚,也可能直接引起肾小球系膜细胞增殖和肾小球滤过膜通透性增加。

(2)代谢紊乱:各种代谢紊乱可能导致DN。高血糖,尤其在氧化应激和血脂异常的情况下,可以直接修饰蛋白质和增加肾小球滤过膜通透性,最终导致系膜扩张和肾小球炎症。此外,糖酵解增加本身也会产生有害后果,包括提高氧化应激易感性,促进细胞因子介导的系膜扩张和肾小球滤过屏障损伤恶化。

(3)免疫失调:高血糖上调促进炎症和纤维化有关因子,导致肾小球滤过屏障损伤、系膜扩张和肾小管间质的途径纤维化。重要的是,细胞更新换代(维持肾小球滤过屏障的关键过程)也会因高血糖而受损,从而影响肾小球滤过屏障。上述机制逐渐导致肾小球滤过屏障损伤,降低肾小球滤过率和增加蛋白尿。白蛋白尿随着肾小球滤过屏障损伤而升高,并可能独立起作用导致下游肾小管间质纤维化。因此,蛋白尿是DN一个标志和进展的危险因素。

2. 糖尿病肾病引起腹水 糖尿病肾病Ⅲ期-Ⅳb期肾脏病理改变很难控制,大量的蛋白尿也难以消除。血浆蛋白的大量丢失,造成第三间隙水的积聚,以至其所引发肾病综合征造成大量腹水,使循环中的白蛋白漏到其中,血浆胶体渗透压下降,有效循环相对不足。

(三)低蛋白血症

低蛋白血症也是糖尿病合并腹腔积液发生的主要原因之一,包括:由于糖尿病患者长期严格饮食控制及蛋白质摄入不足导致营养不良，引起低蛋白血症；糖尿病并发大血管病变中的心血管病变、心肌病造成的慢性心功能不全，引起肝瘀血及肿大、甚至肝硬化。影响血浆蛋白生成，导致低蛋白血症及腹腔静脉压力增加；糖尿病微血管病变时，肾小球滤过屏障的电化学特性发生改变，蛋白滤过增加，从微量清蛋白尿发展到大量蛋白尿，导致低蛋白血症，血浆胶体渗透压降低，导致腹水形成。

(四) 糖尿病周围神经病变

长期糖尿病，导致糖尿病周围神经病变（Diabetes peripheral neuropathy，DPN），DPN影响毛细血管及浆膜的通透性，从而使产生腹腔积液、胸腔积液的病理机制复杂化。糖尿病时胸、腹腔内渗透压增高，浆膜血管基底增厚，通透性增加，易导致积液；糖尿病患者免疫力下降，易导致细菌、真菌、病毒等胸腹腔浆膜感染，感染使血管、黏膜、浆膜通透性增高，导致浆膜腔积液。

三、糖尿病引起腹水的治疗

糖尿病合并腹腔积液病因有多种，临床治疗难度大，疗程长且疗效差，病死率高。因此，在临床治疗时，应该在糖尿病早期积极控制血糖，治疗原发疾病。

(一) 治疗糖尿病，控制血糖

维持血糖正常是避免糖尿病并发症及合并症发病和进展的重要举措。在临床中，糖尿病治疗包括5个方面，即糖尿病教育、饮食治疗、运动治疗、药物治疗、自我血糖监测。尽管T2DM的一线治疗是改变生活方式，包括低热量饮食和定期锻炼运动，但是这些并不适用于肝源性糖尿病患者。大多数肝硬化患者，有不同程度的营养不良，使他们无法经常食用低热量饮食，此外，腹水和/或水肿的存在通常阻碍进行体育锻炼。然而最近的一项Cochrane研究表明，运动有助于改善肝源性糖尿病患者的胰岛素敏感性。此外，它还有多个额外的好处，例如它可以改善心肺健康（增加心脏射血分数和肺弥散能力），降低肝静脉压力梯度，改善肌肉质量和力量以及骨矿物质密度。

糖尿病的治疗药物主要有7大类：

(1) 双胍类药物：改善胰岛素敏感性，增加胰岛素作用。

(2) 磺脲类药物：促进胰岛素分泌，帮助降血糖。

(3) α葡萄糖苷酶抑制剂：抑制肠道糖的吸收。

(4) 胰岛素增敏剂：改善体内葡萄糖作用。

(5) 二肽基肽酶-4（DPP-4）抑制剂：通过一些作用机制提高胰岛素水平，降低血糖。

(6) 钠-葡萄糖协同转运蛋白2（SGLT2）抑制剂：使体内过剩的能量通过小便排出去，从而起到降低血糖的作用。

(7) 胰高血糖素样肽-1（GLP-1）激动剂：通过改善胰岛β细胞功能，抑制食欲降低血糖；胰岛素及类似物。

1. 用于肝源性糖尿病患者的药物　包括二甲双胍、GLP-1受体激动剂、DPP-4抑制剂、噻唑烷二酮（TZD）、α-葡萄糖苷酶抑制剂和SGLT2抑制剂。二甲双胍可以是肝源性糖尿病的重要治疗药物，因为它不受肝脏代谢的影响，与血浆蛋白结合，低血糖发生风险减小，以及其他好处，如心脏保护。然而，糖尿病肾病患者，如果肾小球滤过率低于45 m/min/1.73 m^2，二甲双胍引起乳酸中毒的风险显著增加。肝硬化患者DPP-4表达的上调有助于胰岛素抵抗的发展。GLP-1受体激动剂（如利拉鲁肽）和DPP-4抑制剂可能是肝源性糖尿病治疗的重要药物。它们在肝硬化患者中通常是安全的，可以增加肌肉重量，低血糖或体重增加的风险很小。在肥胖肝源性糖尿病患者中，二甲双胍、SGLT2抑制剂和GLP-1激动剂可能是首选，因为它们可以促进减重。当肌肉减少症严重时，二甲双胍、GLP-1激动剂（利拉鲁肽）和DPP-4抑制剂是优选的。

2.糖尿病肾病患者控制血糖的药物　包括二甲双胍、SGLT2抑制剂、GLP-1受体激动剂。研究已证明对患有和不患有CKD的患者使用二甲双胍是有获益。尽管，对二甲双胍可以导致CKD患者引发乳酸酸中毒的担忧，但自2010年以来，几项研究表明乳酸没有增加轻度至中度肾损伤患者的酸中毒，且二甲双胍可能带来降低死亡率的益处。然而，目前仍不能充分证明二甲双胍对DN进展的影响。近端小管中的SGLT2是已知的葡萄糖分泌的治疗靶点自2013年以来。最近，SGLT2抑制剂已被证明具有不依赖于葡萄糖的心脏保护和肾脏保护作用。SGLT2抑制剂的肾脏保护机制被认为是多因素的，其增加钠和葡萄糖向远端小管的输送，导致肾小球入球小动脉血管收缩和减少的肾小球内压反馈（类似于RAAS阻滞剂），而且SGLT2抑制剂也可能具有抗炎作用和改善肾内氧合。研究证明GLP-1受体激动剂可以减缓DN进展，与它们的降血糖作用无关。其肾脏保护机制尚不清楚，可能与减少氧化应激和炎症有关。

（二）糖尿病合并腹腔积液应采用综合治疗

1.应早期使用胰岛素控制血糖　对胰岛素的选择总结如下：

（1）尽量使用人胰岛素。

（2）选用胰岛素强化方案（短效胰岛素于每餐前注射，来有效控制餐后的高血糖，长效胰岛素于睡前注射，来控制空腹血糖）。

（3）对于使用胰岛素治疗的肝源性糖尿病患者，应嘱其每餐定量，如有特殊情况需减少进食时应相应减少短效胰岛素的剂量，避免发生低血糖。

（4）密切监测血糖，根据其变化调整胰岛素剂量。

虽然肝源性糖尿病患者血浆中胰岛素水平增高，但临床使用胰岛素仍然有效，推测此类患者胰岛素是低活性，仍需外源性胰岛素，且胰岛素使用量偏大。

2.针对糖尿病的合并症、并发症应给予全面治疗　及时找出积液病因，根据病因分别给予相应的综合护肝、抗炎、抗结核、强心、利尿、扩血管、纠正低蛋白血症、减少蛋白尿等治疗，并给予营养、支持、对症治疗，如输血浆、清蛋白以提高胶体渗透压、纠正贫血等。大量反复穿刺排液会加重低蛋白血症，使积液量增加，造成恶性循环。因此糖尿病合并腹腔积液成为治疗上的难点。对于肝硬化大量腹腔积液的患者可行腹腔积液超滤治疗；对于糖尿病肾病、尿毒症患者，积极透析治疗有助于胸、腹腔积液减少。治疗中注意水电解质平衡。以免加重心肺负荷，加重积液渗出。

（刘诗群　刘元涛）

参考文献

［1］Jazbinšek S, Kolenc D, Bošnjak R, et al. Prevalence of Endocrine and Metabolic Comorbidities in a National Cohort of Patients with Craniopharyngioma.Horm Res Paediatr.2020；93：46-57.

［2］Ryterska K, Kordek A, Zaĺęska P. Has Menstruation Disappeared？ Functional Hypothalamic Amenorrhea-What Is This Story about？ Nutrients. 2021；13：2827.

［3］Prodam Flavia, Caputo Marina, Mele Chiara et al. Insights into non-classic and emerging causes of hypopituitarism.Nat Rev Endocrinol.2021；17：114-129.

［4］李福青，方兴国，王红.以多浆膜腔积液为首发表现的原发性甲减误诊讨论.临床误诊误治．2018；31：25-27.

［5］Campopiano R, Ferese R, Zampatti S, et al. A novel POLR3A genotype leads to leukodystrophy type-7 in two siblings with unusually late age of onset. BMC Neurol, 2020；20：258.

［6］Al-Janabi G, Hassan HN, Al-Fahham A. Biochemical changes in patients during hypothyroi phase after thyroidectomy. J Med Life, 2022; 15: 104-108.

[7] Hernandez-Bures A, White AG, Riordan L. Presumptive iatrogenic hypoadrenocorticism induced by high-dose ketoconazole administration in a dog. J Vet Intern Med. 2019; 33: 2235-2238.

[8] Kusz MJ, Gawlik AM. Adrenal insufficiency in patients with Prader-Willi syndrome. Front Endocrinol (Lausanne). 2022; 13: 1021704.

[9] Bera C, Wong F. Management of hepatorenal syndrome in liver cirrhosis: a recent update. Therap Adv Gastroenterol. 2022; 15: 17562848221102679.

[10] Miura Y, Ashida R, Saiga A, et al. Secondary Budd-Chiari syndrome occurred after adjuvant radiotherapy for perihilar cholangiocarcinoma: a case report. World J Surg Oncol. 2023; 21: 9.

[11] Matsuura N, Saitou K, Hidaka H. Generalized pitting edema in a patient with dilated cardiomyopathy secondary to hypothyroidism. CMAJ. 2023; 195: E10-E13.

[12] 王晓艳. 腹水与甲状腺疾病. 中华消化杂志. 2021; 5: 309-312.

[13] He Y, Lu H, Ling Y, et al. Prediabetes and all-cause mortality in young patients undergoing coronary artery angiography: a multicenter cohort study in China. Cardiovascular diabetology. 2023; 22: 42.

[14] Li Y, Teng D, Shi X, et al. Prevalence of diabetes recorded in mainland China using 2018 diagnostic criteria from the American Diabetes Association: national cross sectional study. BMJ. 2020; 369: m997.

[15] Chadt A, Al-Hasani H. Glucose transporters in adipose tissue, liver, and skeletal muscle in metabolic health and disease. Pflugers Archiv: European journal of physiology. 2020; 472: 1273-1298.

[16] Kumar R, Garcia-Compean D, Maji T. Hepatogenous diabetes: Knowledge, evidence, and skepticism. World J Hepatol. 2022; 14: 1291-1306.

[17] Nath P, Anand A C. Hepatogenous Diabetes: A Primer. J Clin Exp Hepatol. 2021; 11: 603-615.

[18] Bonner R, Albajrami O, Hudspeth J, Upadhyay A. Diabetic Kidney Disease. Prim Care. 2020; 47: 645-659.

[19] 糖尿病肾病多学科诊治与管理共识专家组. 糖尿病肾病多学科诊治与管理专家共识. 中国临床医生杂志. 2020; 48: 522-527.

[20] Samsu N. Diabetic Nephropathy: Challenges in Pathogenesis, Diagnosis, and Treatment. Biomed Res Int. 2021; 2021: 1497449.

[21] Aamann L, Dam G, Rinnov AR, et al. Physical exercise for people with cirrhosis. Cochrane Database Syst Rev. 2018; 12: CD012678.

[22] 王富军, 王文琦.《中国2型糖尿病防治指南(2020年版)》解读. 河北医科大学学报. 2021; 24: 1365-1371.

第32章 肾脏疾病引起腹水的诊断、鉴别诊断与治疗

肾脏病引起的腹水是多种疾病的临床表现，腹腔内液体的产生和吸收失去动态平衡导致腹水的形成，每种疾病腹水的形成机制是几个因素单独或联合作用所导致的，根据其性状及特点，通常将其分为漏出性、渗出性和血性三大类，漏出性腹水常见的原因有：心源性、肝源性、肾源性、乳糜性、静脉阻塞性、营养缺乏性等；渗出性腹水常见的原因有：结核性腹膜炎，自发性细菌性腹膜炎，继发性腹膜炎（包括癌性腹水），胆汁性、胰源性、乳糜性、真菌性腹膜炎等；血性腹水常见的原因有：肝细胞癌结节破裂、肝外伤性破裂、肝动脉瘤破裂、急性门静脉血栓形成、急性亚大块肝坏死、宫外孕等。肾脏病引起的腹水主要是漏出性腹水，其发生率与疾病的病程有很大的关系，糖尿病肾病、狼疮性肾病、肾病综合征、终末期肾脏病等腹水发生率相对较高，对于慢性肾小球肾炎、CKD3期以前的患者腹水发生率相对较低。

第1节 肝肾综合征引起腹水发病机制、诊断与鉴别诊断

肝肾综合征（hepatorenalsyndrome，HRS）发病率尚不明确，35%~40%的终末期肝病合并腹水患者最终伴发生HRS。在一项肝硬化合并腹水的大样本随机研究中，1年与5年HRS的发生率分别可达18%与39%。HRS的危险因素有门脉高压症、静脉曲张出血以及自发性腹膜炎导致的脓毒症等，另外，心功能不全患者是发生HRS的高危人群。

HRS是一种功能性肾衰竭，多发于重症肝功能衰竭和（或）门静脉高压的疾病基础上，临床主要表现为肾功能障碍、动脉循环功能障碍、内源性血管异常活跃等综合。严重肝病时发生的功能性、可逆性、急性肾功能衰竭（functional acute renal failure，FARF），临床上常表现进行性的进展，其最大特点为急性肾功能衰竭是功能性的，通常认为此种FARF在病理学方面没有急性肾小管坏死或其他明显的病理学异常表现。

在慢性重症肝炎患者中，HRS并发症最常见，其并发率高达≥80%，在严重肝脏疾病时，如重症肝炎或失代偿期肝硬化，损害患者体内代谢产物，改变血液动力学，血流量异常，导致肾脏血流量的下降和肾小球滤过率下降，而患者的肾脏并无解剖和组织学方面的明显变化，肾脏无病理性的异常，HRS病人通常表现为少尿、低尿钠，肌酐及尿素氮升高等现象，一旦发病，可致病情发展加快，患者的死亡风险增加。一旦发生，治疗相当困难，存活率会很低（<5%）。

一、病因和发病机制

无肾病史的严重肝硬化或晚期肝癌的患者突然出现无法解释的少尿和氮质血症症状，其病因有：

1. 肾交感神经张力增强　严重肝硬化或肝癌晚期的患者肝细胞广泛受损，致使肝功能受损严重，脱水、腹水、上消化道出血及放腹水等均会导致有效循环血容量明显减少，反射性引起交感-

肾上腺髓质系统兴奋性增强，入球小动脉收缩，肾素的合成和分泌增加，血中山茶酚胺浓度上升，肾小球滤过率下降，进而诱发功能性肾功能衰竭。

2. 假性神经递质增多　肝功能衰竭时血中代谢产物不能被及时清除，假性神经递质代替了正常的末梢交感神经递质，使得末梢血管的张力减弱，小动脉反射性扩张，血压下降，肾脏的血流灌注减弱，肾小球滤过率下降，进而导致肝肾综合征的发生。

肝肾综合征的发病机制相当复杂，目前尚不完全清楚。近些年来研究表明：该病的产生与周围动脉血管的扩张以及选择性肾血管的收缩有着密切联系。该病通常以功能性肾衰竭及慢性失代偿性肝硬化为特点，多发生于大量使用利尿剂、上消化道出血、外科手术术后、感染、低钙或低钾血症及肝昏迷等诱因下，肾脏血液动力学发生了改变，内毒素血症引发少（无）尿及氮质血症，事实上参与这种功能性改变的因素有很多，主要包含以下几个方面：①交感神经的兴奋性提高，去甲肾上腺素的分泌增加。②肾素－血管紧张素系统活跃，使得肾脏血流量与肾小球滤过率降低。③肾前列腺素合成减少，血栓素 A2 增加，前者有扩张肾脏血管、增加肾脏血流量的作用，后者则作用相反，肝硬化患者在使用非甾体抗炎药（NSAIDs）时因 PGs 受到抑制而引发肝肾综合征。④失代偿期肝硬化常伴有内毒素血症，内毒素有提高肾血管阻力的作用。⑤体内白三烯产生增多，其具有强烈的收缩血管作用，在局部引起肾脏血管的收缩。

3. 病理生理学

（1）内脏血管扩张：HRS 的关键因素是内脏血管扩张，肝硬化使得门静脉压力增加，门静脉的血流量下降，进而导致血管的舒张因子显著增多，如：降钙素、一氧化氮等，导致内脏血管扩张，加之患者本身肝脏清除力较弱，从而提高了血管的舒张因子在血液中的浓度，内脏血管进一步扩张，循环血流量下降，肾脏血管收缩，肾脏灌注降低，肾脏的功能减弱。

（2）循环血量减少：HRS 患者的血管扩张，平均动脉压下降，门静脉高压合并腹水，进而循环血量下降，引起肝硬化重症的失代偿期，动脉充盈性降低，肾脏血管在交感神经兴奋中收缩，肾脏供血下降，肾脏功能降低，引起肾脏衰竭。

（3）心功能不全：随着临床深入的研究发现，心脏功能代偿下降可诱发肝硬化心肌病。肝硬化心肌病是 HRS 发病的危险因素之一，同时伴发心肌舒张/收缩障碍，血流动力学改变，加速肾衰竭，导致 HRS。依据这一观点，临床认为心功能不全在 HRS 生理病理中可能占据关键性作用。

二、诊断

肝硬化不是 HRS 的唯一因素，然而 HRS 主要发生在肝硬化。众多报道强调：肾功能衰竭多发生于减少有效血容量的操作之后，包括：消化道出血、腹水引流、强利尿等，但大部分 HRS 的发生并不能找到明显诱因；临床发现肾功能衰竭易发生于中重度腹水的患者，几乎所有患者都存在着不同程度的肝性脑病，但是与黄疸并无显著的相关性。

根据 HRS 的临床特点，可分为两种类型：Ⅰ型 HRS 患者预后较差，高达 80% 的患者在 2 周内死亡，只有大概 10% 的患者生存期 >3 个月。死亡多因肝肾联合衰竭或该综合征诱发的因素引起。Ⅱ型 HRS 易发生在肝功能相对良好的肝硬化患者，此类患者主要的问题是利尿剂抵抗性腹水，肾功能衰竭发展相对较缓，但这类患者的生存率显著低于肝硬化腹水的患者。

肝癌合并肝肾综合征的临床表现主要有：黄疸、脾大、肝区痛、肝功能障碍及渐进行的氮质血症、低血钾、低血钠、少尿等。

（一）临床表现

HRS 的临床表现分为 4 期：

1. 氮质血症前期　内生肌酐清除率降低，但血尿素氮和肌酐在正常范围内，尿钠出现明显下降。

2. 氮质血症期　肝功能进一步恶化，黄疸加深，有出血倾向，腹水增多，并伴有低钠血症，血肌酐和血尿素氮升高，病人常表现为皮肤及舌干燥、嗜睡、乏力、烦躁不安、血压偏低、脉搏细快、脉压差减小。

3. 氮质血症后期　上述症状更加严重，并出现恶心、呕吐、精神淡漠甚至昏睡，血肌酐和血尿素氮显著升高，肾小球滤过明显下降，出现少尿甚至无尿的情况。

4. 氮质血症末期　除存在肝肾功能衰竭外，大部分患者会出现肝性脑病甚至昏迷。

临床表现以下几个方面：

（1）有显著肝病症状、体征和肝功能不全的症状，常伴有大量腹水，但腹水量有较大的差别，其中大量腹水的患者约占 75%。

（2）肝性脑病、黄疸，黄疸常表现为进行性加重，但也有少量患者并没有表现出黄疸症状。

（3）经常发生在上消化道出血、使用利尿剂或大量放腹水之后。

（4）无肾脏病史却迅速出现少尿（<400ml/天）或无尿（<100ml/天）、急性肾功能衰竭等症状。

（5）常伴有血压下降、低钾和低钠血症；严重少尿时也可出现高血压及高钾血症，进而导致心脏骤停。

（6）呕血、便血：门脉高压时，腹壁静脉扩张，脾脏变大，胃镜下可见食道静脉曲张。

（7）神志异常：多表现为神志淡漠，扑翼样震颤，甚至出现神志昏迷，呼吸深慢，瞳孔对光反应迟缓，并伴有肝臭味。

（二）实验室检查

1. 尿常规检查　尿蛋白呈阴性或微量，尿沉渣正常或伴有少量白细胞，红细胞、肾小管细胞管型或透明颗粒管型。

2. 尿液检查　尿渗透压 >450mmol/L，尿比重 >1.02，尿/血渗透压 >1.5，尿钠 <10mmol/L。

3. 血生化检查

（1）低钠血症。

（2）低氯血症。

（3）BUN 和 Scr 升高。

（4）肝功能：①胆红素升高。② ALT 升高。③血氨升高。④白蛋白降低。⑤胆固醇降低。

4. 病毒免疫学检查　甲、乙、丙、丁、戊型肝标志物。

5. 彩色超声检查　明晰肝、脾、肾等器官切面声像图，能尽早地了解肝、脾、肾等脏器的病变进展情况，为诊断提供可靠依据。

（三）肝肾综合征临床分型

Ⅰ型：进展迅速，BUN 和 CRE 迅速升高 1 倍以上，2 周内升高至 226pmol/L 以上。24 小时肌酐清除率下降至 50%，2 周内降至 20ml/分。短期预后较差，易出现肝性脑病、黄疸、凝血功能障碍等肝功能衰竭的症状，2 周内死亡率 >80%。

Ⅱ型：进展缓慢，常常表现为复发性。血清肌酐 133~226mmol/L，容易导致利尿剂抵抗性难治性腹水，此类型肝功能基础性较好，预后较Ⅰ型 HRS 佳。

（四）肝肾综合征的诊断标准

国际腹水俱乐部（International Club of Ascites，ICA）等国际性组织分别制定并更新了 HRS 相关指南，目前最新版是 2015 年 ICA 制定的 HRS 指南，该指南的潜在优势是让Ⅰ型 HRS 患者能够得到早期治疗，进而获得更好的疗效。

2015 年 ICA 制定的 HRS 诊断标准，具体内容如下：①明确肝硬化和腹水诊断标准；②符合国际腹水俱乐部 - 急性肾损伤（CA-AKI）的诊断标准（表 32-1）；③停用利尿剂同时输注白蛋白

（1g/kg）2天无效；④无休克；⑤目前或近期无使用肾脏毒性药物史；⑥无蛋白尿（尿蛋白≤500mg/天）、无微量血尿（≤50红细胞/高倍视野），肾脏超声检查正常。

表32-1　ICA-AKI关于肝硬化患者AKI诊断和管理的新定义

项目	定义
SCr基线值	过去3个月内可获得的最近的SCr值可作为SCr基线值
AKI定义	SCr水平在48小时内升高≥0.3mmol/L（26.5μmol/L）；在前7天内SCr水平比基线值（确定或推测）升高≥50%
AKI分期	
1期	SCr升高≥0.3mmol/L（26.5μmol/L），或SCr升高至1.5~2.0倍的基线值
2期	SCr升高>2.0~3.0倍的基线值
3期	SCr升高至>3.0倍的基线值，或SCr升高≥4.0mmol/L（353.6μmol/L）并急性升高≥0.3mmol/L（26.5μmol/L），或者开始肾脏替代治疗

三、鉴别诊断

（一）肝病合并慢性肾炎

既往存在高血压、水肿等病史，氮质血症病程较长，尿常规有蛋白、红细胞和管型，尿比重高且固定，尿钠显著增高。这些特点与肝肾综合征有显著的区别。

（二）肾前性氮质血症

多因腹泻、频繁呕吐、心衰、产后脱水、放腹水引起的全身循环血量不足，进而导致暂时性肾衰竭，亦可出现少尿或无尿，尿钠<10mmol/L与HRS相似，但前者通常伴有低血容量休克，经过扩容、补液、抗酸后肾衰竭得到快速纠正，而HRS进行扩容后疗效不佳，HRS无休克。

（三）急性肾小管坏死

正常的肾小管功能常表现为：对水、钠的重吸收作用，对尿溶菌酶的回吸收作用及尿浓缩；因此正常人的尿钠含量较低，尿溶菌酶试验为阴性。急性肾小管坏死时，尿比重较低，介于1.010~1.015，尿钠浓度较高，一般在40~60mmol/L，尿溶菌酶试验为阳性，尿常规检查有明显的蛋白及管型等。而肝肾综合征的患者，少尿伴有尿比重较高，尿钠反而较低，有助于两者的鉴别。尿比重<1.015。尿/血肌酐<10。尿/血渗透压之比<1 尿钠>40mmol/L。尿常规有较多的蛋白、颗粒管型和细胞管型。

（四）单纯肾前性氮质血症

存在肾前性因素，如严重低血压、大量利尿或者失血、放腹水，试验性补液后肾功能可迅速恢复。

（五）假性肝肾综合征某些重症疾病

如毒物中毒、弥散性血管内凝血、严重的败血症，会同时损伤肝肾功能，进而导致"假性肝肾综合征"，但它并非由重症肝病所引起，鉴别并不难。

肝肾综合征的临床特点：同时伴有肝功能失代偿和功能性肾衰竭两大类症状，通常见于肝癌晚期，伴有严重的肝硬化，或上消化道出血、肝癌破裂出血、大量使用利尿剂、大量腹水、手术、严重感染等诱因后，出现进行性少尿、恶心、呕吐、氮质血症等肾功能衰竭时，应当怀疑出现了肝肾综合征，当每日尿量<500ml，血钠<130mmol/L、尿钠<7.5mmol/L，肌酐及血尿素氮升高，尿蛋白为阳性，并排除肾脏本身病变后，即可明确诊断。肝肾综合征的病死率极高，因此早期预防最为重要。

第2节 慢性肾炎引起腹水发病机制、诊断与鉴别诊断

慢性肾小球肾炎（Chronic glomerulonephritis）简称"慢性肾炎"，以蛋白尿、血尿、水肿和高血压为基本临床表现，发病方式各有不同，病情迁延且呈缓慢进展趋势，可出现不同程度的肾功能损害，部分患者最终将发展至终末期肾衰竭。

一、慢性肾炎引起腹水的病因和发病机制

绝大部分慢性肾炎由不同病因的原发性肾小球疾病进展而来，仅有少部分慢性肾炎是因急性肾炎所致（直接迁延或者临床痊愈若干年后再现）。慢性肾炎的病因、发病机制及病理类型不尽相同，但起始因素大多为免疫介导炎症，此外高血压、高血脂、大量蛋白尿等非免疫炎症因素也起到至关重要的作用。

慢性肾炎的患者因长期大量蛋白尿，有的会导致蛋白略微偏低，低白蛋白情况下会引起腹水，另外假如有慢性肾炎的患者抵抗力相对较差，较容易合并感染，如腹腔感染、腹膜炎也是较为容易发生，若发生腹膜炎时有一部分也会导致腹水的产生。

另外若慢性肾炎后期发展为肾功能衰竭，会导致肾硬化，肾小球硬化的情况下，进而引起水钠潴留，机体内会有多余的水分，有的会蓄积在胸腔或腹腔之间的空腔脏器里。假如合并肾功能衰竭，一般经过医学治疗后会有所好转，假如是利尿剂治疗无效的情况下，有的也可以通过血液净化的方式帮助清除体内多余的水分，会有所改善。假如没有合并肾功能衰竭，主要看有无白蛋白低下，有无感染相关的腹膜炎引起的腹水。

二、慢性肾炎引起腹水的诊断

（一）临床表现

慢性肾炎可发生于任何年龄段，但仍以中青年为主，男性较为多见。大部分患者起病缓慢且隐匿。早期患者可无特殊症状，患者可出现疲倦、乏力、食欲缺乏和腰部疼痛；水肿可有可无，一般不严重。

（二）实验室检查诊断

实验室检查多呈轻度尿异常，尿蛋白常在1~3g/天范围内，尿沉渣镜检红细胞增多，可见管型。尿相差显微镜下尿红细胞形态检查和（或）容积分布曲线的测定可确定血尿性质为肾小球源性血尿。患者血压可正常或轻度上升。肾脏功能正常或轻度受损（肌酐清除率降低），这种情况能持续数年，甚至数十年，肾脏功能逐渐恶化且出现相应的临床症状（如血压增高、贫血等），最终进入终末期肾衰竭。有的患者除上述慢性肾炎的普通表现外，血压（尤其是舒张压）持续性、中等及以上程度升高，甚至还出现恶性高血压，更有甚者可出现眼底出血、渗出，甚至视盘水肿。若血压控制不佳，肾脏功能恶化加快，预后较差。此外，部分患者可因感染、劳累导致急性发作，或使用肾毒性药物后病情呈急骤恶化，及时去除诱因并适当治疗后病情可一定程度的缓解，但也可能因此进入不可逆的慢性肾功能衰竭。多数慢性肾炎患者肾功能呈慢性渐进性损伤，肾功能进展快慢决定于肾脏病理类型（如系膜毛细血管性肾小球肾炎一般进展较迅速，膜性肾病进展较缓慢），但也与治疗是否合理等因素相关。

慢性肾炎引起腹水的临床表现呈现多样性，个体差异较大，因此要特别注意因某一症状突出而造成的误诊。如慢性肾炎高血压突出易误诊成原发性高血压，增生性肾炎（如IgA肾病、系膜毛

细血管性肾小球肾炎等)感染后急性发作时容易误诊为急性肾炎,顾应予以注意。

(三)其他检查诊断

超声波检查明确腹水的存在,早期肾脏正常大小,晚期可出现双肾对称性变小、皮质变薄。肾脏活体组织检查可呈原发病的病理改变,对于指导治疗和评估预后具有重要意义。

患者尿检异常(血尿、蛋白尿)、伴或不伴水肿、高血压病史>3个月,无论有无肾功能损害均该考虑此病,在排除遗传性肾小球肾炎和继发性肾小球肾炎后,临床上可明确诊断为慢性肾炎。

三、鉴别诊断

慢性肾炎引起的腹水主要应与以下疾病鉴别。

1. 继发性肾小球疾病　如过敏性紫癜肾炎、狼疮肾炎、糖尿病肾病等,依据对应的病史、临床表现、特异性实验室检查,一般不难以鉴别。

2. Alport综合征　Alport综合征又称眼-耳-肾综合征,为遗传性肾炎中最常见一种。临床表现似慢性肾小球肾炎。常发病于青少年,常伴有家族史(多为X连锁显性遗传),患者可有耳(神经性耳聋)、眼(球形晶状体等)、肾(血尿,轻中度蛋白尿及进行性肾功能损害)的异常。

3. 原发性肾小球疾病　①无症状血尿和(或)蛋白尿:临床上轻型慢性肾炎需与无症状血尿和(或)蛋白尿相区分,后者主要表现为无症状血尿和(或)蛋白尿,无高血压、水肿和肾功能减退等症状;②感染后急性肾炎:有前驱感染合并以急性发作起病的慢性肾炎需与此病相区分。两者潜伏期不同,血清C3的动态变化有助于鉴别区分;此外疾病的转归不同,慢性肾炎无自愈倾向,且呈慢性进展,可以此鉴别。

4. 原发性高血压肾损害　血压呈明显上升趋势的慢性肾炎应与原发性高血压引发的继发性肾损害(又称良性小动脉性肾硬化症)相鉴别,后者先有较长的高血压病史,其后才出现肾损害,临床上远曲小管功能损伤(如夜尿增多、尿浓缩功能减退)通常早于肾小球功能损害,尿变化轻微(微量/轻度蛋白尿<2.0g/24小时,以中小分子蛋白为主,有轻度镜下血尿),常伴有高血压的其他靶器官(心、脑)并发症及眼底改变。

5. 慢性肾盂肾炎和梗阻性肾病　慢性肾盂肾炎多伴有反复发作的泌尿系统感染史,还伴有影像学及肾功能的异常,尿沉渣中常伴有白细胞,尿细菌学检查阳性可助鉴别。梗阻性肾病多存在泌尿系统梗阻的病史,影像学常呈现多发性肾结石、肾脏萎缩、肾盂扩张并积水等征象。

第3节　肾病综合征引起腹水诊断与鉴别诊断

肾病综合征患者会出现大量蛋白从尿中丢失的现象,导致体内白蛋白水平下降严重,血浆胶体渗透压降低,进而造成全身性水肿,甚至胸腹水。

肾病综合征的特点是大量蛋白尿、水肿、低白蛋白血症和高脂血症。依据肾穿刺病理分型,可分为局灶节段性肾小球硬化、微小病变类型、系膜增生性肾小球肾炎、系膜毛细血管病变和膜性肾病。不同的分型,对激素敏感性也不同。由于存在大量尿蛋白,导致低白蛋白血症,血浆渗透压下降,引发全身各个脏器水肿,腹水就是其中比较常见的一种,也是比较严重的一种情况。

一、肾病综合征(nephrotic syndrome, NS)的诊断

肾病综合征(nephrotic syndrome, NS)的诊断标准是:①低白蛋白血症(血清白蛋白<30g/L);②大量蛋白尿(>3.5 g/天);③水肿;④高脂血症,前两项为诊断NS的必备条件。

（一）低白蛋白血症

NS时大量白蛋白从尿中丢失，促使肝脏代偿性增加白蛋白的合成，同时因近端肾小管摄取滤过蛋白增多，也使得肾小管分解蛋白增多。若肝脏白蛋白合成不足以克服分解和丢失时，则会出现低白蛋白血症。此外肾病综合征患者因胃肠道黏膜水肿引起食欲减退、蛋白摄入不足、吸收不良或蛋白丢失，进一步加重了低蛋白血症。长期大量的蛋白丢失会导致患者营养不良和生长发育迟缓。

除血浆中白蛋白减少外，血浆中的某些免疫球蛋白（如IgG）和补体成分、金属结合蛋白、内分泌激素结合蛋白及抗凝及纤溶因子也可减少，尤其是肾小球病理改变严重情况下，大量蛋白尿和非选择性蛋白尿时尤为显著。少数患者表现为甲状腺功能减退，但随着肾病综合征的缓解而恢复。患者易出现感染、高凝状态、内分泌紊乱、微量元素缺乏及免疫功能低下等并发症。

（二）大量蛋白尿

在正常生理状态下，肾小球滤过膜具有电荷屏障、分子屏障的作用，此屏障作用受损导致尿中蛋白含量增多，当增多明显超过近端肾小管重吸收量时，会形成大量蛋白尿。在此基础上，凡是升高肾小球内压力以及导致高灌注、高滤过的因素（如高蛋白饮食、大量输注血浆蛋白、高血压）均会加重尿蛋白的排出。尿液中主要包含白蛋白和与白蛋白相近分子量的蛋白。大分子蛋白，如：纤维蛋白原、α_1 和 α_2 巨球蛋白等，因其不能通过肾小球滤过膜，从而在血浆中的浓度维持不变。

（三）水肿

低白蛋白血症导致血浆胶体渗透压下降，使得水分从血管腔内进入组织间隙，该症是造成肾病综合征水肿的主要原因。此外，部分患者有效循环血容量不足，肾素－血管紧张素－醛固酮系统激活，促进水钠潴留。在静水压正常、渗透压减小的末梢毛细血管，出现跨毛细血管性液体渗漏和水肿。也有研究表明：部分NS患者的血容量并不减少反而增加，血浆肾素水平正常或降低，提示NS患者的水钠潴留并不依赖于肾素－血管紧张素－醛固酮系统激活，而是肾脏原发性水钠潴留的结果。

（四）高脂血症

患者通常表现为高甘油三酯血症和（或）高胆固醇血症，并伴有低密度脂蛋白、极低密度脂蛋白和脂蛋白A的上升，高密度脂蛋白正常或下降。高脂血症产生的主要原因是肝脏脂蛋白合成增多、外周组织利用和分解减少。高胆固醇血症与肝脏合成过量富含胆固醇和载脂蛋白B的低密度脂蛋白，以及低密度脂蛋白受体缺陷导致的低密度脂蛋白清除减少有关。高甘油三酯血症在NS患者中也很常见，其产生的原因是分解减少而并非合成增多。

此疾病在我国发病率较高，占原发性肾病综合征的约30%，明显高于西方国家。此疾病发病人群中男性多于女性，好发于青少年。大概有50%患者有前驱感染，可因上呼吸道感染而急性起病，甚至表现为急性肾炎综合征。部分患者起病隐匿。此疾病中，非IgA系膜增生性肾小球肾炎患者约50%表现为肾病综合征，约70%患者伴有血尿；IgA肾病患者几乎均有血尿，约15%患者表现为肾病综合征。

诊断包括3方面：①明确是否诊断为肾病综合征；②确认病因：必须先排除继发性病因和遗传性疾病，才可以诊断为原发性肾病综合征；最好能取肾活检，作出病理诊断；③需判定有无并发症。

二、肾病综合征的鉴别诊断

主要有以下疾病需进行鉴别诊断：

（一）乙型肝炎病毒相关性肾炎

多见于儿童及青少年，临床主要症状为蛋白尿或肾病综合征，通常的病理类型为膜性肾病，其次是系膜毛细血管性肾小球肾炎等。主要诊断依据包括：①血清乙型肝炎病毒抗原呈阳性；②有肾小球肾炎的临床表现，并排除其他继发性肾小球肾炎；③肾活检中找到乙型肝炎病毒抗原。我国为乙肝高发区，对有乙肝患者，儿童及青少年蛋白尿或肾病综合征患者，尤其是膜性肾病患者，应认真鉴别排除。

（二）狼疮肾炎

多见于育龄期女性，常伴有皮疹、发热、关节痛等多系统受损症状，血清抗核抗体、抗dsDNA抗体、抗SM抗体呈阳性，补体C3减少，肾活检免疫病理表现为"满堂亮"。

（三）过敏性紫癜肾炎

青少年中最为多见，有典型的皮肤紫癜，常伴有关节痛、腹痛及黑便，通常在皮疹出现后的1~4周产生血尿和（或）蛋白尿，典型的皮疹有助于鉴别诊断。

（四）糖尿病肾病

易发于中老年，肾病综合征常见于病程超过10年的糖尿病患者。早期可出现尿微量白蛋白排出增多，后期逐渐进展成大量蛋白尿、甚至肾病综合征的症状。糖尿病病史以及特征性眼底病变有助于鉴别诊断。

（五）淀粉样变性

多发于中老年，肾淀粉样变性是全身多个器官受累的一部分。原发性淀粉样变性常累及心、肾、皮肤、神经以及消化道（包括舌）；继发性淀粉样变性多继发于慢性化脓性感染、恶性肿瘤、结核等疾病，主要累及肝、肾和脾等器官。肾受累时体积变大，常现肾病综合征。常需肾活检来确诊，肾活检刚果红染色淀粉样物质呈现砖红色，偏光显微镜下呈现绿色双折射光特征。

（六）骨髓瘤性肾病

易发于中老年，男性多见，患者可有多发性骨髓瘤特征的临床表现，如骨痛、血清单株球蛋白增多、蛋白电泳M带及尿本周蛋白呈阳性，骨髓象发现浆细胞异常增生（占有核细胞的至少15%），且伴有质的改变。多发性骨髓瘤累及肾小球时会表现出肾病综合征。以上骨髓瘤特征性表现有利于鉴别诊断。

第4节 肾脏疾病引起腹水的治疗

一、一般治疗

适当注意休息，避免到公共场所，预防感染。病情稳定者应适当活动，以防形成静脉血栓。

给予0.8~1.0g/（kg·d）的优质蛋白（富含必需氨基酸的动物蛋白）饮食。保证充足的热量，每日不少于126~147kJ/kg（30~35kcal/kg）。尽管患者丢失大量尿蛋白，但因高蛋白饮食导致肾小球高滤过增加，加重蛋白尿并促进了肾脏病变进展，因此不主张患者摄入高蛋白饮食。

出现水肿时应低盐（<3g/天）饮食。为减轻高脂血症，应少进食富含饱和脂肪酸（动物油脂）的饮食，多吃富含多不饱和脂肪酸（如鱼油、植物油）和富含可溶性纤维（如米糠、燕麦及豆类）的饮食。

二、病因治疗

腹水只是一种临床表现，不同疾病导致的腹水，根本上还是针对患者进行治疗，对于肾病导致的腹水，在缓解症状的同时，病因治疗是基础更是关键。导致腹水的病因包括心源性腹水、肝性腹水、肾病引起的腹水、肿瘤引起的癌性腹水等，针对引起腹水的病因包括抗病毒治疗病毒性肝炎，针对患者肝硬化采取的保肝治疗、介入治疗，针对心脏、肾脏或者其他因素导致的腹水，也应进行原发性疾病的治疗。

（一）肝肾综合征引发腹水的治疗

首先应建立在肝肾综合征的综合治疗的基础上。逆转肾灌注压下降引起的交感神经系统兴奋、血流动力学的改变、体液和肾脏的血管收缩因子合成增加。肝硬化患者中，肾功能不全多继发于低血容量（胃肠道出血或利尿）、使用非甾体类抗炎药物或感染之后，要识别、处理这些促发因素，停止使用肾毒性药物。给患者应用1.5L人清蛋白液或生理盐水来评估肾脏功能的反应，大部分具有亚临床症状的低血容量患者会对这一措施有效。

（二）慢性肾炎及肾病综合征的病因治疗

1. 微小病变型肾病　光镜下肾小球无明显改变，近端肾小管上皮细胞出现脂肪变性。免疫病理检查呈阴性。电镜下的特征性改变是广泛肾小球脏层上皮细胞的足突融合。

微小病变型肾病约占儿童原发性肾病综合征的80%~90%，约占成人原发性肾病综合征的5%~10%。部分药物性肾损害（如非甾体类抗炎药及锂制剂等）、肿瘤（如霍奇金淋巴瘤等）也会有类似改变。本病男性多见于女性，儿童发病率较高，成年人发病率降低，但60岁后又呈现出发病小高峰，60岁以上的患者高血压和肾功能损害较为常见。典型的临床特征为肾病综合征，约15%的患者有镜下血尿。

约30%~40%患者可在发病后数月内自发缓解。约90%病例对糖皮质激素治疗表现敏感，治疗2周左右开始利尿，尿蛋白在数周内迅速下降至阴性，血清白蛋白逐渐恢复至正常水平，最终可完全缓解，但是本病复发率高达60%。假如反复发作或长期大量蛋白尿未得到有效控制，可导致病理类型的转变，预后欠佳。一般来说，成人的治疗缓解率和缓解后复发率均低于儿童。

2. 系膜增生性肾小球肾炎　光镜下可发现肾小球系膜细胞和系膜基质弥漫性增生，依照其增生程度可分成轻、中、重度。免疫病理学检查可将本组疾病划分为IgA肾病以及非IgA系膜增生性肾小球肾炎。IgA肾病以IgA沉积为主，非IgA系膜增生性肾小球肾炎以IgG或IgM沉积为主，通常伴有C3在肾小球系膜区或系膜区及毛细血管壁呈现颗粒状沉积。电镜下呈现系膜增生，在系膜区可见电子致密物。

本病在我国发病率高，占原发性肾病综合征的约30%，明显高于西方国家。男性多于女性，易发于青少年。约50%患者有前驱感染，可于上呼吸道感染后急性发病，甚至表现为急性肾炎综合征。部分患者发病隐匿。本组疾病中，非IgA系膜增生性肾小球肾炎患者约50%表现为肾病综合征，70%有血尿症状；IgA肾病患者几乎均有血尿，约15%患者表现为肾病综合征。

多数患者对激素和细胞毒性药物具有良好的反应，50%以上的患者经激素治疗后可完全缓解。其治疗效果与病理改变的轻重程度有关，病理改变轻者疗效佳，病理改变重者则疗效较差。

3. 局灶节段性肾小球硬化（FSGS）　光镜下可见病变局灶、节段性分布，表现为受累节段的硬化（毛细血管闭塞、系膜基质增多、球囊粘连等），相应的肾小管萎缩及肾间质纤维化。免疫荧光下显示IgM和C3在肾小球受累节段呈现团块状沉积。在电镜下可见肾小球上皮细胞足突充分融合、基底膜塌陷，系膜基质变多，电子致密物沉积。

依据硬化部位及细胞增殖的特征，局灶节段性肾小球硬化分为以下5种亚型：①经典型：部位主要集中在血管极周围的毛细血管袢；②塌陷型：外周毛细血管袢皱缩、塌陷，呈现节段或球性分布，明显的足细胞增生肥大及空泡变性；③顶端型：硬化的部位主要位于尿极；④细胞型：局灶性系膜细胞及内皮细胞增生的同时可伴有足细胞增生、肥大及空泡变性；⑤非特异型：无法归属于上述亚型，硬化可发生在任何部位，常伴有系膜细胞及基质增生。亚型中非特异型最为常见，约占半数以上。

该类型约占原发性肾病综合征的 20%~25%，以青少年最为多见，男性多于女性，多为隐匿性起病，部分病例可从微小病变型肾病转变而来。蛋白尿和肾病综合征为其主要临床特征（发生率达 50%~75%），约 3/4 患者伴有血尿，部分患者可见肉眼血尿。本病确诊时约半数患者有高血压，约 30% 有肾功能损害。

多数顶端型 FSGS 对糖皮质激素治疗方案有效，预后良好。塌陷型治疗反应较差，进展较快，多数于 2 年内进入终末期肾脏病。其余各型的预后介于两者之间。过去以为 FSGS 对糖皮质激素治疗效果不佳，但近几年研究表明：50% 患者治疗有效，只是起效较缓慢，平均起效期为 4 个月。肾病综合征能否缓解和预后密切相关，缓解者预后佳，不缓解者 6~10 年超过半数会进入终末期肾脏病。

4. 膜性肾病（MN） 光镜可见肾小球弥漫性改变，早期仅于肾小球基底膜上皮侧见少许散开分布的嗜复红小颗粒（Masson 染色）；进而会有钉突形成（嗜银染色），基底膜逐渐变厚。免疫荧光检查时可见 lgG 和 C3 呈颗粒状沿肾小球毛细管壁沉积。早期电镜可见 GBM 上皮侧有整齐排列的电子致密物，通常伴有广泛足突融合。

本病易发于中老年，男性最为多见，发病高峰年龄为 50~60 岁。通常发病隐匿，70%~80% 的患者表现为肾病综合征，大概 30% 伴有镜下血尿，一般无肉眼血尿。通常在发病 5~10 年后逐渐出现肾脏功能损害。本病易发生血栓栓塞的并发症，肾静脉血栓的发生率可高达 40%~50%。因此，膜性肾病患者如出现突发性腰痛或肋腹痛，伴有血尿、蛋白尿加重，肾脏功能受损，应注意肾静脉血栓的形成。如有突发性胸痛，呼吸困难，则应注意肺栓塞。

膜性肾病占我国原发性肾病综合征的约 20%。有 20%~35% 患者的临床表现可自发缓解。60%~70% 的早期膜性肾病患者（尚未出现钉突）经糖皮质激素和细胞毒性药物治疗后可临床缓解。但随着疾病的逐渐进展，病理变化加重，疗效较差。本病多进展缓慢，中国、日本的研究显示：10 年肾脏的存活率为 80%~90%，明显较西方国家预后更好。

5. 系膜毛细血管性肾小球肾炎 光镜下更常见的病理改变为系膜细胞和系膜基质弥漫性重度增生，并可插入肾小球基底膜（GBM）和内皮细胞之间，使毛细血管袢呈现"双轨征"。免疫病理学检查常见 lgG 和 C3 呈颗粒状系膜区以及毛细血管壁沉积。在电镜下系膜区和内皮下可见电子致密物的沉积。

本病理类型约占我国原发性肾病综合征的 10%~20%。本病易发于青少年，男女比例大致相等。约 1/4~1/3 患者通常在上呼吸道感染后发展为急性肾炎综合征；约 50%~60% 患者发展为肾病综合征，几乎所有患者均伴有血尿，其中少数患者为发作性肉眼血尿；其余少数患者表现为无症状性血尿和蛋白尿功能性损害、高血压及贫血出现较早，病情多持续性进展。约 50%~70% 病例的血清 C3 持续下降，对提示本病有着重要意义。

本病目前尚无有效的治疗方案，激素和细胞毒性药物仅在部分儿童病例上有效，在成年人治疗中效果并不理想。有专家学者认为使用抗凝药，如阿司匹林、双嘧达莫、吲哚布芬等对肾脏功能具有一定的保护作用。本病预后不佳，病情持续进行性发展，约 50% 的患者在 10 年内发展至终末期肾衰竭。肾移植术后易复发。

三、药物治疗

（一）HRS 的药物治疗

药物治疗能提高肾血流量，间接使得内脏血管收缩或直接使得肾脏血管扩张。然而专用于内脏循环的药物匮乏，"溢入"体循环的药物可能会加重已存在的肾血管收缩。截至目前，HRS 治疗药物的研究热点是血管收缩药，但研究的病例较少，病死率依旧较高，而且没有进行随机安慰剂对照试验。而此类试验的一个重要方面就是需要有对药物的增压反应，以及停止血管收缩剂疗法后肾脏功能是否恢复正常。HRS 是肝脏功能不良的有效指征。该药物的应用是为了禁酒或在肝移植后至功能改善之前提供一个过渡桥梁。因此 HRS 患者在应用血管收缩剂之前要明确是否能进行肝移植，肝脏功能是否好转。对不符合标准的患者使用血管收缩剂仅是一种姑息治疗。

1. 多巴胺　小剂量使用具有扩张血管的作用。该药常应用于患者出现肾损害时，但该药的效果并不明显。偶尔（约 <5% 的患者）可有尿排出变多，试用 12 小时后，若尿液排出无改善则应停药。

2. 奥利加压素（Ornipressin）　是一种血管升压素类似物，此药物选择性起效于内脏血管，从而提升肾血流和灌注压，进而提高肾脏排泄率和钠排出。HRS 患者接受 Ornipressin 和血清蛋白治疗 2 周后，肾功能会明显改善；应用 Ornipressin 联合小剂量多巴胺[$2\sim 3\mu g/(kg\cdot min)$]治疗 27 天，肾功能衰竭会完全逆转至正常。但 Ornipressin 的副作用是导致动脉缺血，临床上已有相关文献报道。而且该药物存在严重并发症，如无症状室性早搏、缺血性结肠炎、舌梗死、尿路感染引起的菌血症等。

3. 特利加压素（Terlipressin）　是合成的血管升压素类似物，它的半衰期比血管升压素长。应用 Terlipressin 可以使血压上升，增加 GFR 和尿量，没有明显的副作用。有方案对 HRS 患者（Ⅰ型）采取 Terlipressin 治疗，依据患者体重和机体耐受程度，剂量由 1mg 每天 2 次静脉注射，可提升至 2mg 每天 3 次静脉注射，能使患者血清肌酐水平恢复至正常范围。若患者用药后出现腹痛，减少使用剂量，腹痛可消失。

4. 奥曲肽　是一种生长抑制类似物，其作用时间较长，对内脏的血流动力学作用不一。Midodrine 是一种拟交感药物。长期应用 Midodrine 和奥曲肽能够提高肾脏功能，增加肾脏血流量、GFR，有利于尿钠排出，同时使血浆肾素活性、血管升压素和胰高血糖素含量降低，并没有明显的副作用。

5. 米索前列醇　是前列腺素 E1 的合成类似物。应用该药物可产生利尿、排钠的作用，同时还能降低肌酐水平。

6. 内皮素　拮抗剂是强效的内源性血管收缩剂，在 HRS 患者中会增加。内皮素拮抗剂 BQ123 能升高菊粉对氨基马尿酸的排泄率。

7. N-乙酰基半胱氨酸　能提升肌酐清除率，使尿量和尿钠增多。有专家学者研究认为，此药治疗 HRS 患者（Ⅰ型）5 天后，血清肌酐水平下降，内源性肌酐清除率升高，尿量和尿钠明显增多，1 个月和 3 个月的生存率分别可达到 67% 和 58%。

（二）利尿消肿

利尿是治疗肝硬化腹水的基础方案，常使用袢利尿剂呋塞米和醛固酮拮抗剂螺内酯。肝硬化腹水患者远端肾小管对钠重吸收增强主要与血中醛固酮的浓度升高有关，因此，醛固酮拮抗剂是治疗肝硬化腹水的首选。对于 1 级腹水患者，可单纯使用螺内酯，起始剂量为 40mg/d，依据尿量和腹水消退情况可联合应用呋塞米，效果差者可逐渐加量。对于 2~3 级及以上腹水患者，直接两药联合使用，起始剂量螺内酯 40~80mg，呋塞米 40mg，若效果不理想，可每 3~5 天各加量 40mg，但呋塞米最多不应超过 80mg/天，螺内酯不应超过 100mg/天。利尿剂常规最大量上限与欧美指南推荐有所区别，欧美指南推荐的最大量：螺内酯 400mg/天，呋塞米 160mg/天。国内指南推荐的利尿剂最大剂量偏低是基于两个方面的原因：一方面是依据临床研究：呋塞米和螺内酯剂量达到一定剂量，不敏感者即使再加量，尿量也不会增加；另一方面亚洲人在体质等各方面与欧美人有所不同。

关于呋塞米的给药途径，静脉给药效果要优于口服。另外，除呋塞米以外，还可以使用托拉塞米、布美他尼等其他袢利尿剂。

对肾病综合征患者应用利尿治疗的原则是不宜的过快过猛，以免造成血容量不足、反而会加重血液高黏滞倾向，进而诱发血栓、栓塞并发症。

1. 噻嗪类利尿剂　主要起效于髓袢升支厚壁段和远曲小管前段，其通过抑制钠和氯的重吸收作用，提高钾的排泄而利尿。通常使用氢氯噻嗪 25mg，每日 3 次口服。长期使用应防止低钾 / 低钠血症。

2. 袢利尿剂　主要作用于髓袢升支，对钾、钠和氯的重吸收具有较强的抑制作用。常用呋塞米（速尿）20~120mg/ 天，分次口服或静脉注射。在渗透性利尿剂使用后随即给药效果更佳。使用袢利尿剂时需防止低钠血症及低钾、低氯性碱中毒。

3. 潴钾利尿剂　主要作用于远曲小管后段，排氯、排钠，但潴钾，适用于低钠血症的患者。单独使用时利尿作用并不显著，可与噻嗪类利尿剂联合使用。通常使用醛固酮拮抗剂螺内酯 20mg，每日 3 次。长期服用需防止出现高钾血症，对肾功能不全患者应慎用。

4. 渗透性利尿剂　通过增加血浆胶体渗透压，使组织中水分重吸收入血，并在肾小管腔内形成高渗状态，减少对水、钠的重吸收从而达到利尿目的。可选择低分子右旋糖酐等药物。但尿量 400ml/ 天的患者应慎用，因为此类药物较易与塔姆赛马（Tamm-Horsefall）糖蛋白及尿中的白蛋白在肾小管管腔内形成管型，从而堵塞肾小管，并由于其高渗作用使得肾小管上皮细胞变性、坏死，直至急性肾损伤。

5. 提高血浆胶体渗透压　静脉输注血浆或白蛋白等可提高血浆胶体渗透压，加速组织中水分回吸收并利尿，如使用呋塞米 60~120mg 加至葡萄糖溶液中缓慢静脉滴注，通常能够获得良好的利尿效果。

此方案多用于低血容量或利尿剂抵抗及严重低蛋白血症的患者。因输入的白蛋白还可引起肾小球的高滤过及肾小管的高代谢，进而造成肾小球脏层和肾小管上皮细胞损伤，多数学者认为，非必要时不宜过多使用。

（三）减少尿蛋白

持续性大量蛋白尿可导致肾小球的高滤过、进而加重肾小管—间质损伤、促进肾小球硬化，成为影响肾小球疾病预后的重要因素，现已证实减少尿蛋白可有效延缓肾功能恶化，从而提高血浆白蛋白水平，缓解腹水。

血管紧张素转换酶抑制剂（ACEI）、血管紧张素受体阻滞剂（ARB）除有效控制高血压外，均可以通过减小肾小球内压并直接影响肾小球基底膜对大分子物质的通过性，又不会依赖于降低全身血压进而减少尿蛋白作用。应用 ACEI 或 ARB 降低尿蛋白时，使用剂量一般比常规降压剂量大，才会获得良好疗效。

（四）免疫抑制治疗

糖皮质激素和细胞毒性药物依旧是治疗肾病综合征的主要药物，原则上应依据肾活检病理结果选择治疗药物并确定疗程。

1. 糖皮质激素（以下简称激素）　通过抑制免疫炎症反应，从而抑制醛固酮和抗利尿激素的分泌，进而影响肾小球基底膜通过性等综合作用而发挥其利尿、消除尿蛋白的效果。使用原则为：

（1）起始要足量：常用药物是泼尼松 1mg/（kg·d），口服 8 周，必要时可以延长至 12 周。

（2）缓慢减药量：足量治疗后每 2~3 周减少原用量的 10%，当减至 20mg/ 天时病情易反复，应更缓慢减量。

（3）长期维持：最终以最小有效剂量（10mg/ 天）维持使用半年左右。

激素可以采用全日量顿服，维持用药期间两日量可以隔日一次顿服，以减少激素的副作用。水肿严重或有肝功能损害或泼尼松治疗不佳时，应改为甲泼尼龙（同等剂量）口服或静脉滴注。因地塞米松半衰期较长,副作用较大,现已很少使用。

依据患者对糖皮质激素的治疗反应,可将其分为3类:"激素敏感型"(使用8~12周肾病综合征缓解)、"激素依赖型"(激素减药到一定程度即会复发)和"激素抵抗型"(常规激素治疗无效)。

长期使用激素的患者可出现感染、骨质疏松、药物性糖尿病等副作用,少数患者还会出现股骨头无菌性缺血性坏死,应加强监测,及时处理。

2. 细胞毒药物　此类药物可用于"激素依赖型"或"激素抵抗型"的患者,协同激素治疗。假如没有激素禁忌,则一般不会作为首选或单独治疗用药。

(1)环磷酰胺:是国内外最常用到的细胞毒性药物,在人体内被肝细胞微粒体短化,其代谢产物具有较强免疫抑制的作用。使用剂量为2mg/(kg·d),分1~2次口服;或200mg隔日静脉注射。累积使用量达6~8g后停药。其主要副作用为骨髓抑制及肝损害,并会出现性腺抑制(男性尤为显著)、胃肠道反应、血性膀胱炎及脱发。

(2)苯丁酸氮芥:苯丁酸氮芥2mg,口服每日3次,需服用3个月,因毒副作用及疗效欠佳,目前已很少使用。

3. 钙调神经蛋白抑制剂　环孢素(cyclosporin A,CsA)属于钙调神经蛋白抑制剂,选择性抑制T辅助细胞和T细胞毒效应细胞,现已作为二线药物应用于治疗激素和细胞毒性药物无效的难治性肾病综合征。常用剂量为3~5mg/(kg·d),空腹分2次口服,服药期间应监测并维持其血浓度谷值至100~200ng/ml。服药3~5个月后逐渐减量,服用疗程至少1年。副作用有肝肾毒性、高尿酸血症、高血压、多毛及牙根增生等。停药后较易复发,使其广泛使用受到限制。他克莫司(tacrolimus,FK506)也属于钙调神经蛋白抑制剂,但其肾毒性副作用小于环孢素。成人的起始治疗剂量为0.05mg/(kg·d),血药浓度维持在5~8ng/ml,治疗疗程为6~12个月。

4. 吗替麦考酚酯　吗替麦考酚酯(mycophenolatemofetil,MMF)在体内可代谢为霉酚酸,后者为次黄嘌呤单核苷酸脱氢酶(IMPDH)抑制剂,其会抑制鸟嘌呤核苷酸的经典合成途径,因此选择性抑制T、B淋巴细胞增殖和抗体形成,从而达到治疗目的。常用剂量为1.5~2g/天,分2次口服,治疗疗程3~6个月,减量维持半年。现已广泛应用于肾移植后的排斥反应,副作用相对较弱。近几年一些报道表明:该药对部分难治性肾病综合征患者有效,尽管缺乏大宗病例的前瞻对照研究结果,但已受到广泛重视。

使用激素及细胞毒药物治疗肾病综合征可有多种治疗方案,原则上应在增强疗效的同时,最大程度地减少副作用。对于是否使用激素治疗、疗程长短以及是否应使用细胞毒性药物等,应结合患者年龄、肾小球病理类型、肾功能和有无相对禁忌证等情况进行区别对待,制订个体化的治疗方案。

四、腹水引流

各种药物治疗均无效的顽固型腹水,可用腹腔穿刺放腹水的治疗方法,此法可快速、有效的缓解患者腹胀症状,可与利尿剂同时使用。大量放腹水可缓解对肾血管的压迫,从而提升肾小球滤过率,同时提高对利尿剂的敏感性。但是大量腹腔穿刺放液后的常见并发症是低血容量、肾损伤和大量放腹水后的循环功能障碍。因此,应用大量放腹水时要静脉补充白蛋白。但是关于白蛋白的用量仍存在争议,国外推荐每放1000 ml腹水,须补充8g白蛋白。但也有研究表明:一半量的白蛋白也可达到同样的效果。结合国内具体的情况,指南推荐剂量为:每放1000 ml腹水,须补充4g白蛋白且每次放腹水应不多于5000 ml。

当大量腹水影响了患者的呼吸或患者腹胀症状加重至难以忍受时,可采取放腹水治疗,来缓解症状。每次抽取的腹水量以1000~3000ml为宜;抽完腹水后可往腹腔内注射多巴胺20mg,会加强利尿效果。因多次大量放腹水可导致蛋白质与电解质丢失，腹水感染的概率也会相应增加，故应避免。

如腹水系失代偿期肝硬化、低蛋白血症、门静脉高压所致，可采取腹水浓缩回输法，即将腹水超滤后，把腹水中的电解质、蛋白质等物质经颈静脉回输入体内。

经颈内静脉肝内门体分流术（tansjugularIntrahepatic portosystemic stent，TIPS）是在肝脏实质内肝静脉与门静脉之间建立起人工分流通道，从而减轻门脉压力，减少或消除因门脉高压所导致的食道静脉曲张破裂出血及腹水等症状。并通过减轻门静脉压力，从而减少腹水形成。对于没有禁忌症且伴有食管静脉重度以上曲张、有出血风险或曾经发生过上消化道出血的患者尤为合适。以前的观点认为：TIPS 在控制腹水、减少出血风险的同时提高了肝性脑病的发生率。但近年来，随着技术的不断发展及临床实践，进行 TIPS 时选用门静脉左支可使分流量下降，从而大大降低了肝性脑病的发生率。腹水颈静脉回流术是把硅胶管从腹腔内沿腹壁、胸壁下插入至颈静脉内，使得腹水引流入颈静脉内。TIPS 方法对减轻门静脉压力、消退腹水有良好的作用，但可能发生不可逆的肝性脑病并发症，因此，近些年来已很少采用此方案。

五、透析治疗

HRS 是慢性肝病患者发生进展性肝功能衰竭及门静脉高压时，以肾脏功能不全、内源性血管性物质异常及动脉循环血流动力学改变为指征的一组临床综合征。正常状况下，肾脏可分泌多种扩张和收缩肾血管的物质，两者保持动态平衡。在严重肝病情况下，肾脏分泌的血管收缩物质（如 ET-1、Ang-II、白三烯 E4、脂过氧化物、凝血因子 A2 等）的活性超过了其分泌的血管舒张物质（如血管舒缓肽 - 激肽等）的活性，上述平衡遭到破坏，肾血管明显收缩导致 HRS。其中 ET-1 是目前最为有效的血管收缩因子。Ang-II、炎症因子、系膜细胞、内毒素刺激后的内皮细胞等肾脏固有的细胞合成 ET-1，ET-1 会引起强烈的肾血管收缩，导致肾血流量和肾小球滤过率降低。此外，内毒素在肾脏内可介导凝血因子 A2 及白三烯的合成，引起肾血管收缩，对 HRS 的形成也起到了重要作用。连续性静脉-静脉血液透析滤过（CVVHDF）可通过对流吸附机制清除体内过多的内毒素和炎症介质以及 ET-1、肿瘤坏死因子 α 等，进而减轻肾血管的收缩，提高肾血流量，改善肾脏功能。CVVHDF 与腹水浓缩相结合，不仅能清除过多的炎症介质，降低患者血中的 ET1、Ang-II，并且患者的腹水是被缓慢的抽取，与血液混合后进入血路，腹内压呈逐渐下降趋势，因此血流动力学稳定，在腹内压降低的同时下腔静脉受压和肾静脉受压下降，静脉回心血量增加，每搏输出量和心输出量均增加，有利于改善肾脏循环，从而使得肾脏功能得到进一步改善。腹水浓缩回输同时还保留了人体所需的白蛋白，使得血浆胶体渗透压增高，肾血流量及组织灌注量得到改善，肾小球滤过率回升，肌酐清除率提高，抗利尿激素分泌下降，机体的排水、排钠能力增强，腹水在治疗后可进一步减少。该治疗对纠正酸中毒、减少 BUN 效果更加明显。HRS 患者常伴有严重且持续的稀释性低钠血症，若不能被快速纠正，会引起脑桥和外脑桥脱髓鞘，从而导致脑病甚至死亡，连续性血液净化治疗可控制血钠回升的速度，在没有脑桥和外脑桥脱髓鞘危险的情况下纠正了低钠血症。在治疗过程中也能发现 CVVHDF 联合腹水浓缩回输能纠正 HRS，患者的低钠血症，且未出现其他并发症。

CVVHDF 联合腹水浓缩回输方案结合了二者的优点，能够改善肾脏功能、纠正低蛋白血症和低钠血症，改善患者的预后，此法值得临床进一步应用和验证。

连续性肾脏替代治疗（continuous renal replacement therapy，CRRT）是依据血液透析原理，利用中空纤膜，使腹水中的水和小分子物质（如尿素、胍类代谢产物 - 酚类与胺类、胆红素等）通过半透膜排出，而保留蛋白质，输入白蛋白后，可增加血浆渗透压、补充循环容量、提高肾脏灌流量与肾小球滤过率，从而促进腹水消退。

近些年来，CRRT作为一种新兴的血液净化技术，被广泛用于临床抢救危重患者。该技术的优点是具备稳定的血流动力学，能够提高患者的耐受性与生存率，CRRT连续、缓慢且等渗清除水分及溶质，能够不断调节液体平衡，能够清除多余的液体，更加符合生理状况，等渗超滤有利于血浆再充盈，稳定肾素-血管紧张素系统，稳定细胞外液渗透压，因此能很好地维持血流动力学的稳定性。重症肝硬化患者通常伴有大量水负荷，血液净化可在短时间内清除大量水分，易造成低灌注、低血压，患者不能耐受，而应用CVVHDF治疗模式，血液流速可控制在150~200ml/分钟，比常规血液透析血液流速更慢，每次的脱水量在1500~5000ml，使得肝硬化伴难治性腹水患者得尿量增多，体质量下降，生化指标明显改善，由此说明CRRT是治疗肝硬化伴顽固性腹水的有效措施，值得推广。

六、中医治疗

根据肝肾综合征本虚标实的病机，中医辨证治疗应以调肝、益肾、祛邪、健脾为法，可扶正为主，可祛邪为先，可虚实合治。通常分为以下5型论治：

（1）肝郁气滞，水湿内阻：证见尿闭尿少，恶心呕吐，腹胀纳呆，腹有振水音，头痛烦躁，下肢或周身水肿，甚者可抽搐昏迷，舌苔腻，脉实有力。治宜疏肝解郁，健脾利湿。可选用柴胡疏肝散合胃苓汤加减：苍白术、制香附、厚朴、泽泻、柴胡、川芎、白芍、茯苓、砂仁、车前子。

（2）脾肾阳虚，水湿泛滥：证见面色晦滞惨白，畏寒肢冷，神倦便溏，腹胀如鼓，或伴肢体水肿，恶心呕吐，小便短少，脘闷纳呆，舌苔白而润，脉沉细或濡细。治宜温肾健脾，化气行水。可选附子理中汤合五苓散加减：干姜、肉桂、茯苓、党参、白术、附子、车前子、大腹皮、泽泻。若呕吐甚者，则加半夏、吴萸以温胃止呕。

（3）肝肾阴虚，湿热互结：证见腹大胀满，甚则青筋暴露，烦热口苦，渴而不欲饮，舌红，苔黄腻，小便短少赤涩，大便稀薄热臭，脉弦数。治宜滋肝养肾，清热祛湿。可选一贯煎合茵陈蒿汤加减：猪苓、茯苓、麦冬、茵陈、生地、北沙参、泽泻、滑石、生大黄、枸杞、栀子。若舌绛、少津，需加玄参、石斛以清热生津；齿鼻衄血，则加仙鹤草、鲜茅根以凉血止血。

（4）浊毒壅滞，胃气上逆：证见纳呆腹满，舌苔白厚腻或黄腻而垢浊，恶心呕吐，小便短涩，大便秘结或溏，脉虚数。治宜扶正降浊，和胃止呕。可选黄连温胆汤合温脾汤加减：竹茹、人参、黄连、附子、生姜、茯苓、姜半夏、生大黄。若浊毒壅滞，苔白厚腻，呕吐清水，便溏。则上方生大黄改为制大黄，去黄连，加肉桂、吴萸以增温中止呕之功效。

（5）邪陷心肝，血热风动：证见头痛目眩，神昏谵语，现唇舌手指震颤，甚则四肢抽搐痉挛，摸床循衣，舌苔薄，质红，牙宣鼻衄，脉弦细而数。治宜清热凉血，熄风止痉。可选犀角地黄汤合羚羊钩藤汤加减：竹茹、茯神、生地、丹皮、水牛角、赤白芍、钩藤、菊花、甘草、羚羊角、地龙。若大量吐血便血，需联合输血、输液或其他止血方法抢救；气随血脱，且汗出肢冷，脉细微欲绝者，可急用独参汤以扶元救脱；病至肝肾阴竭，肝风内动，可见口臭、神昏、抽搐者，可合用安宫牛黄丸或紫雪丹以平肝开窍，镇痉熄风。本病若预后不佳，多于肝肾综合征后3~10天内死于肝肾功能衰竭的各种并发症。

肝硬化伴腹水属"鼓胀"范畴。《灵枢·水胀》曰："鼓胀何如？岐伯曰：腹胀，身皆大，大与腹胀等也。色苍黄，腹筋起，此其候也。"鼓胀多因饮食不节、情志抑郁、嗜酒过多等原因导致的肝失疏泄、脾气受损、气滞血瘀、水湿不运，久而久之，造成了水裹气结、肝脾血瘀的鼓胀。治疗应以疏肝健脾、软坚活血、利水消胀为基本疗法。

丹参、炒白术、生牡蛎、珍珠母、生黄芪、车前子各30克，制鳖甲、牛膝、麸炒枳壳、赤芍、白芍、鸡内金、大腹皮、橘络各15g，郁金10g，丝瓜络20g，桃仁8g，肉桂5g。加减：若偏气滞者，加青皮、柴胡、佛手，疏肝理气；偏寒湿者，加厚朴、茯苓、苍术，温化寒湿；偏湿热者，加茵陈、栀子、龙胆草，清化湿热；偏血瘀者，加莪术、土鳖虫、三棱，化瘀软坚；偏阳虚者，加党参、附片、黄芪，温补脾肾；偏阴虚者，加首乌、山萸肉、黄精滋，补中于肾；伴呕血者，加生大黄、代赭石、白及降逆止血；伴神昏、属热闭者，加服安宫牛黄丸，辛凉开窍，属凉闭者加服苏合香丸辛温开窍；伴尿闭者，加甘遂、二丑、大戟峻下逐水；伴胁痛者，加莪术、元胡、青皮，活血理气止痛。每日1剂，水煎两次，分3次服。

（孙　健）

参考文献

[1] Loban K, Horton A, Robert J T, et al. Perspectives and experiences of kidney transplant recipients with graft failure: A systematic review and meta-synthesis. Transplantation Reviews. 2023; 37: 100761.

[2] Keskin G. Resilience in patients with dialysis-dependent renal failure: Evaluation in terms of depression, anxiety, traumatic growths. Applied Nursing Research. 2022; 65: 151575.

[3] Mitsides N, Alsehli F M S, Mc Hough D, et al. Salt and water retention is associated with microinflammation and endothelial injury in chronic kidney disease. Nephron. 2019; 143: 234-242.

[4] Musso C G, Castaneda A, Giordani M, et al. Hyponatremia in kidney transplant patients: its pathophysiologic mechanisms. Clin kidney J. 2018; 11: 581-585.

[5] Rajora N, De Gregorio L, Saxena R. Peritoneal dialysis use in patients with ascites: a review. Am J Kidney Dis. 2021; 78: 728-735.

[6] Al-Khafaji A, Nadim MK, Kellum JA.Hepatorenal Disorders.Chest.2015; 148: 550-558.

[7] Adebayo D, Neong S F, Wong F. Ascites and hepatorenal syndrome. Clin Liver DiS. 2019; 23: 659-682.

[8] 葛丹梅.64例肝肾综合征患者临床特点分析.肝胆外科杂志，2015，23：211-213.

[9] 崔瑞冰，阎明.肝肾综合征的病理生理学及诊疗进展.中华肝脏病杂志，2017，25：246-248

[10] 郭晓钟，张永国.肝肾综合征的多学科协作综合诊断与治疗.中华肝脏病杂志，2015，23：724-726.

[11] 张驰豪，罗蒙.肝肾综合征发病机制的研究进展.肝胆胰外科杂志，2016，28：343-345.

[12] Seethapathy H, Sharma S, Zhao S, et al. Acute kidney injury following paracentesis among inpatients with cirrhosis. Kidney Int Rep. 2020; 5: 1305-1308.

[13] Lu X, Crowley S D. Actions of immune cells in the hypertensive kidney. Curr Opin Nephrolo and Hypertens. 2020; 29: 515-522.

[14] Bansho ETO, Silva PES, Colombo BS, et al. Prognostic significance of the new criteria for acute kidney injury in cirrhosis. Ann Hepatol. 2018; 17: 461-469.

[15] Piano S, Tonon M, Angeli P. Management of ascites and hepatorenal syndrome. Hepatol Int. 2018; 12: 122-134.

[16] Hiramine Y, Uto H, Mawatari S, et al. Impact of acute kidney injury on prognosis and the effect of tolvaptan in patients with hepatic ascites. J Gastroenterol. 2021; 56: 54-66.

[17] Liu J, Shelton E L, Crescenzi R, et al. Kidney injury causes accumulation of renal sodium that modulates renal lymphatic dynamics. Int J Mol Sci. 2022; 23: 1428.

[18] Sallustio B C, Noll B D, Coller J K, et al. Relationship between allograft cyclosporin concentrations and P-glycoprotein expression in the 1st month following renal transplantation. Br J Clin Pharmacol. 2019; 85: 1015-1020.

[19] Girman P, Lipár K, Kočík M, et al. Sirolimus vs mycophenolate mofetil (MMF) in primary combined pancreas and kidney transplantation. Results of a long-term prospective randomized study. Am J Transplant. 2020; 20: 779-787.

[20] Tufoni M, Zaccherini G, Caraceni P, et al. Albumin: indications in chronic liver disease. United European Gastroenterol J. 2020; 8: 528-535.

第33章 血液系统疾病引起腹水诊断、鉴别诊断与治疗

第1节 白血病引起腹水诊断、鉴别诊断与治疗

一、急性白血病引起腹水诊断、鉴别诊断与治疗

（一）腹水发生机制

1. 白血病细胞的浸润　急性白血病是一种恶性增殖性肿瘤，白血病细胞持续增殖伴分化障碍，并浸润到周围组织和器官，如侵犯肝、脾、淋巴结、腹膜、肠道、血管壁等，引起渗出性腹水。另外髓系肉瘤作为急性髓系白血病的一种特殊髓外发病形式，侵犯腹腔脏器，亦可引起腹水。

2. 白血病细胞分泌因子的影响　白血病细胞能够分泌多种细胞因子，例如促血管内皮生长因子（VEGF）、肿瘤坏死因子（TNF）等，这些细胞因子能够促进血管通透性的增加，导致腹水的形成。

3. 化疗引起的影响　急性白血病常采用化疗的方式进行治疗，化疗药物会抑制骨髓的造血功能，导致血小板减少，引起腹腔内出血，从而导致血性腹水的形成。另外如在急性白血病化疗过程中使用门冬酰胺酶，可致门冬酰胺酶相关性胰腺炎（Asparaginase-associated Pancreatitis, AAP），AAP进一步可致胰周积液、腹腔积液等临床表现。

（二）腹水的诊断

1. 急性白血病诊断　急性白血病的诊断需依靠典型临床表现为前提，如贫血、感染、出血、浸润，形态学为基础，强调骨髓或/和外周血白血病细胞≥20%，结合组织化学、白血病细胞免疫分型、分子遗传学检查的综合性分型诊断方法。髓系肉瘤的诊断依赖于病理活检。

2. 腹水的诊断　患者多有腹胀、腹部膨隆等临床表现，腹水量大者移动性浊音阳性影像学检查如超声、CT等，除可明确腹腔积液外，还可呈现出肝脾淋巴结肿大、小肠壁增厚、肠系膜、腹膜占位等征象。所有急性白血病患者有腹水的临床表现时，都应进行腹腔穿刺抽取腹水。腹水通常是淡黄色的或血性，为渗出液。SAAG<11g/L。蛋白质含量往往较高，一般高于30~40 g/L。腹水细胞涂片，经瑞氏染色，可发现白血病细胞。若腹水细胞形态学检测为阴性，可考虑行腹水流式细胞学检测，急性髓系白血病细胞主要表达MPO、CD117、CD13、CD33、CD65、CD14、CD15、CD64；B细胞性急性淋巴细胞白血病主要表达CD79a、CyIgM、CyCD22、CD19、CD20、CD10、TdT、CD24；T细胞性急性淋巴细胞白血病主要表达胞质/膜CD3、抗TCRα/β、抗TCRγ/δ、CD2、CD5、CD8、CD10、TdT、CD7、CD1a。若腹水细胞流式检测出上述细胞表面抗原，结合骨髓白血病细胞免疫表型，即可确诊。另外通过PCR技术对腹水细胞进行白血病相关融合基因及突变基因的检测，若检测出NPM1、FMS样酪氨酸激酶3（FLT3）、异柠檬酸脱氢酶2（IDH2）、急性髓系白血病伴有急性髓细胞白血病（AML）伴AML1-ETO融合基因（AML1-ETO）、早幼粒白血病基因-维甲酸受体基因（PML-RARa）、急性髓细胞性白血病融合基因（CBFβ-MYH11）、BCR-ABL融合基因（具有高度

酪氨酸激酶活性，激活多种信号传导途径，使细胞过度增殖而使细胞调控发生紊乱）等，均有助于腹水病因的判断。

（三）急性白血病引起腹水的鉴别诊断

1. 与肝硬化腹水的鉴别诊断　有肝病病史，如病毒性肝炎、酒精性肝炎、自身免疫性肝炎等，有肝硬化失代偿和门脉高压的症状和体征，超声及CT提示有肝硬化肝脏的征象及脾大等，胃镜或钡餐X片提示食管胃底静脉曲张，血清腹水白蛋白梯度（SAAG）>11g/L，腹水蛋白<25g/L。

2. 与结核性腹膜炎的鉴别诊断　有明确的结核病史，腹水分类细胞以淋巴细胞为主，腹水ADA阳性，腹水抗酸染色阳性，SAAG<11g/L。或经诊断性抗结核治疗后腹水减少。腹腔镜检查亦有助于疾病的诊断。

（四）急性白血病引起腹水的治疗

1. 原发病治疗　急性白血病患者出现浆膜腔积液一般都是疾病的晚期，预后差，中位生存期短。在治疗方面，针对急性白血病以全身化疗为主，如急性髓细胞白血病使用含蒽环类及阿糖胞苷的方案，如IA、DA、MA等；急性淋巴细胞白血病使用含长春碱类、蒽环类、环磷酰胺、门冬酰胺酶、糖皮质激素的方案，如VDCLP等。

2. 腹水治疗　在对白血病进行全身化疗以清除骨髓、外周血以及腹腔脏器浸润的白血病细胞，控制白血病细胞对浸润脏器功能的影响，同时达到控制腹水的目的。腹腔灌注化疗对控制白血病腹水也是一种有效的手段。白血病患者免疫力多极为低下，若合并腹腔感染症状，需进行腹水及血液细菌培养，并同时给予加强抗感染治疗。患者若存在低蛋白血症，可予以静脉补充白蛋白、高蛋白饮食等支持治疗。一般的利尿剂和水钠限制治疗效果较差。若患者腹水反复出现，可考虑给予腹腔穿刺抽液及留置引流管。需要注意的是，急性白血病患者骨髓正常造血多受抑制，血小板减少，另可伴有凝血功能障碍，腹腔穿刺等有创操作可诱发或加重患者出血倾向，需密切检测血常规、凝血机制等指标，必要时加强止血药物、输注血小板、血浆及红细胞等支持治疗。

二、慢性白血病引起腹水诊断、鉴别诊断与治疗

（一）概述

慢性白血病（chronic leukemia）是一种病程进展较慢的造血系统肿瘤，白血病细胞有一定分化成熟的能力，骨髓及外周血中以异常的偏成熟的细胞为主。其中最常见的为慢性淋巴细胞白血病（chronic lymphocytic leukemia，CLL）和慢性粒细胞白血病（chronic myeloid leukemia，CML）。慢性淋巴细胞白血病是一种单克隆性小淋巴细胞增殖性疾病，细胞形态接近成熟淋巴细胞，以细胞大量积聚在骨髓、血液、淋巴结和其他器官为特征。慢性粒细胞白血病是一种发生在多能造血干细胞上的恶性骨髓增生性疾病，主要涉及髓系，以费城染色体及BCR-ABL融合基因为遗传学/分子生物学特征，分为慢性期、加速期和急变期。腹水在慢性白血病中是较为少见的临床症状，易被误诊或漏诊。

（二）慢性白血病引起腹水的发生机制

1. CML引起腹水的机制

（1）CML可形成非肝硬化性门脉高压，继而导致腹水，引起门脉高压可能是CML患者外周血白血病和/或血小板计数明显增高，血液黏滞度增加，血小板在直径较小的门静脉中聚集形成微血栓所致。

（2）慢粒患者常伴有肝脾肿大，部分患者表现为巨脾，出现压迫症状，增加肝脾血管压力导致腹水。

（3）CML进展至加速期或急变期，疾病恶性程度增高，出现急性白血病样改变，浸润腹腔脏

器,并分泌TNF、VEGF等细胞因子,改变血管通透性,导致腹水形成。

(4)在治疗过程中使用伊马替尼、达沙替尼等酪氨酸激酶抑制剂,抑制血小板衍化生长因子受体(PDGFR),导致浆膜腔积液。

2.CLL引起腹水的发生机制　目前尚不完全清楚,可能的机制有:

(1)肿大的淋巴结压迫肝脾血管,导致门脉压力增加。

(2)腹水中血管内皮生长因子(VEGF)/血管通透性因子(VPF)水平增加,改变血管通透性,导致腹水形成。

(3)CLL发生前淋巴细胞白血病转化或侵袭性淋巴瘤(Richter's综合征),恶性程度增高,侵袭腹腔重要脏器,导致腹水形成。

(三)慢性白血病引起腹水的诊断

1.慢性白血病的诊断

(1)CML的诊断:不明原因的持续性白细胞升高,根据典型的血象、骨髓象改变,脾肿大,Ph(+),BCR-ABL(+)即可诊断。

(2)CLL的诊断:多为老年患者,结合肝、脾、淋巴结肿大、发热、消瘦、盗汗等临床表现,外周血中持续性单克隆性淋巴细胞大于$5\times10^9/L$,骨髓中小淋巴细胞大于40%,典型的白血病细胞免疫表型$CD5^+CD23^+$,即可诊断。

2.腹水的诊断

(1)在CML中,腹水多与非肝硬化性门脉高压形成、药物、疾病急变有关,故腹水缺乏特点,可为渗出液、漏出液或介于渗出液及漏出液之间,需结合用药史、疾病分期及并发症进行诊断,在疾病急变期,腹水细胞流式细胞学检测及BCR-ABL融合基因检测对确诊有重要意义。另外如腹部超声、CT、胃镜、钡餐等影像学检查,均有助于门脉高压的诊断。

(2)在CLL中,腹水生化特点与CML相似,腹水细胞流式细胞学及形态学检测结果多与外周血细胞流式检测、细胞涂片等检查结果一致,流式细胞学表达$CD5^+CD23^+$,对诊断有重要意义。另需判断CLL有无Richter转变(为慢性淋巴细胞白血病向侵袭性大B细胞淋巴瘤的典型演变)或进展为幼稚淋巴细胞白血病,淋巴结活检/骨髓穿刺涂片及活检对疾病诊断有重要意义。

(四)慢性白血病引起腹水的鉴别诊断

1.与肿瘤引起腹水的鉴别　肿瘤引起的腹水多见于消化系统肿瘤、乳腺癌、卵巢癌等实体肿瘤。临床上多有原发肿瘤的典型表现,可伴有消瘦、恶病质等。腹水性质多为血性,SAAG<11g/L,腹水/血清LDH>0.65,腹水细胞学检查可能检测出肿瘤细胞。影像学检查如PETCT有利于肿瘤病灶的发现。

2.与心源性腹水的鉴别　有充血性心力衰竭、缩窄性心包炎等病史、症状和体征。肝大、肝颈静脉反流征阳性,腹水SAAG≥11g/L,腹水蛋白≥25g/L。

3.与感染性腹水的鉴别　多有急性细菌性腹膜炎、胃肠穿孔、急性胰腺炎等疾病。胃肠穿孔腹部X片可见膈下游离气体。SAAG<11g/L,腹水白蛋白升高,葡萄糖<50mmol/L,LDH增高。

(五)慢性白血病引起腹水的治疗

1.原发病治疗　CML治疗的首选方案为使用酪氨酸激酶抑制剂(TKIs)如伊马替尼、尼洛替尼、达沙替尼等进行靶向治疗,若CML进展至急变期,则在TKIs基础上联合伊达比星、阿糖胞苷等药物进行诱导化疗,疾病缓解后有条件者可行异基因造血干细胞移植术。CLL可选择伊布替尼、泽布替尼等BTK抑制剂、利妥昔单抗+氟达拉滨+环磷酰胺方案、苯达莫司汀+利妥昔单抗等方案治疗。若疾病发生转化,则根据病理结果,选择相应的化疗方案如R-CHOP等。

2.腹水的治疗　腹水是慢性白血病髓外症状的一种表现,要有效地控制腹水,积极治疗原发病是根本手段。在慢粒患者中，若为非肝硬化性门脉高压导致的腹水，多数在控制血细胞数量后，门脉高压可以解除，进而有效控制腹水。若为伊马替尼等药物导致的腹水，可予以调整药物剂量、停药或更换其他酪氨酸激酶抑制剂。需要指出的是，CML可伴有巨脾，但多数患者经药物治疗有，脾脏会明显回缩，不能盲目采取脾切除治疗，切脾后可能加重血栓形成。CLL腹水多为疾病转化所致，有报道呈药物腹腔灌注化疗对控制腹水有效。另腹腔穿刺引流、补充白蛋白、利尿等对大量腹水患者也是有效且必要的治疗手段。

第2节 淋巴瘤引起腹水诊断、鉴别诊断与治疗

一、概述

淋巴瘤是一种起源于淋巴结和淋巴组织，发生大多与免疫应答过程中淋巴细胞增殖分化产生的某种免疫细胞恶变有关，是免疫系统的恶性肿瘤。无痛性进行性淋巴结肿大和局部肿块是其特征性临床表现，同时可有相应器官的压迫症状。患者常有发热、消瘦、盗汗等全身症状，最后出现恶病质。主要包括霍奇金淋巴瘤和非霍奇金淋巴瘤。淋巴瘤可发生在身体的任何部位，淋巴结、扁桃体、脾及骨髓是最易受到累及的部位。淋巴瘤结外侵犯以胃肠道为主，占所有原发性节外淋巴瘤的30%~40%。原发性胃肠道淋巴瘤最常见的组织学亚型是黏膜相关淋巴组织（MALT）淋巴瘤和弥漫性大B细胞淋巴瘤（DLBCL）。腹水占腹腔淋巴瘤的27.2%，多为血性或乳糜性，可能与淋巴瘤侵犯腹膜、肝脏、脾脏有关，乳糜性腹水可能是由于淋巴瘤破坏腹膜淋巴回流导致的。腹水量为少至中量。临床表现为腹胀、食欲减退。

二、淋巴瘤引起腹水诊断

（一）淋巴瘤的诊断

1. 临床表现　多隐匿起病，常见临床表现：
（1）无痛性淋巴结肿大。
（2）肿大淋巴结对相邻器官的压迫症状。
（3）淋巴瘤对重要脏器侵犯的相应症状。
（4）全身症状如消瘦、盗汗、乏力等。
2. 实验室检查　可有血常规、LDH等异常等。
3. 骨髓活检诊断　可见淋巴瘤细胞；流式细胞学可检出克隆性淋巴细胞；FISH、染色体核型分型等检查可发现染色体异常，是诊断淋巴瘤的金标准。
4. 影像学检查诊断　可确定病灶位置，并有助于判断淋巴瘤分期。

（二）腹水的诊断

淋巴瘤腹水多为渗出性为主，SAAG<11g/L。通过腹水细胞形态学、腹水细胞蜡块制备、免疫组织化学，是诊断淋巴瘤腹水的有力证据。腹水细胞流式细胞学检测是一种快速有效的技术，辅助于传统的诊断性细胞病理学，能更准确的诊断淋巴瘤浸润的浆液性渗出物。此外超声引导下穿刺腹腔淋巴结或腹腔镜活检病理检查，亦有助于寻找腹水原发病的诊断。

三、淋巴瘤引起腹水鉴别诊断

（一）与结缔组织疾病引起腹水鉴别

有系统性红斑狼疮、系统性硬化症等病史。腹水以渗出液为主，伴有多系统损害的表现。

（二）与结核性腹膜炎引起腹水鉴别

有明确的结核病史，腹水分类细胞以淋巴细胞为主，腹水 ADA 阳性，腹水抗酸染色阳性，SAAG<11g/L。或经诊断性抗结核治疗后腹水减少。腹腔镜检查亦有助于疾病的诊断。

（三）与肝硬化腹水鉴别

有肝病病史，有肝硬化失代偿和门脉高压的症状和体征，超声及 CT 提示有肝硬化肝脏的征象及脾大等，胃镜或钡餐 X 片提示食管胃底静脉曲张，SAAG>11g/L，腹水蛋白 <25g/L。

四、淋巴瘤引起腹水治疗

（一）淋巴瘤治疗

全身化疗是治疗侵袭性淋巴瘤的主要方法。根据病理结果确定淋巴瘤的种类，并根据病理类型选择相应的一线化疗方案进行治疗，如弥漫大 B 细胞淋巴瘤可选用 R-CHOP 方案、外周 T 细胞淋巴瘤可选用 CHOPE 方案、DHAP 方案等。

（二）腹水的治疗

全身化疗是治疗淋巴瘤腹水的根本方法。联合低剂量放疗也是成功治疗淋巴瘤引起的难治性乳糜腹水的有效手段。另外，可给予如利妥昔单抗、硝卡芥等药物腹腔灌注化疗，有助于腹水的消退及腹水淋巴瘤细胞的杀灭；腹水量大、反复出现时，可予以腹腔穿刺抽液、留置腹腔引流管持续引流、利尿、补充白蛋白等支持治疗。

第 3 节　骨髓增殖性肿瘤引起腹水诊断、鉴别诊断与治疗

骨髓增殖性肿瘤（myeloproliferative neoplasm，MPN）是一组克隆性造血干细胞疾病，表现为髓系细胞一系或多系增生，外周血相应血细胞增多。疾病进展缓慢，但可发生骨髓纤维化，最后可转变为急性白血病。临床上较多见的骨髓增殖性肿瘤包括真性红细胞增多症（polycythemia vera，PV）、原发性血小板增多症（essential thrombocythemia，ET）、原发性骨髓纤维化（primary myelofibrosis，PMF）。可伴随 JAK2 基因上的 V617F 突变点位（JAK2V617F）、JAK2exon12、钙网蛋白（CALR）、白血病 MPL 等基因突变。上述骨髓增殖性肿瘤除有其典型的临床及实验室表现，如血细胞增多、骨髓穿刺活检一系或多系增生、肝、脾肿大等，亦可导致腹水形成。

一、骨髓增殖性肿瘤引起腹水的发病机制

骨髓增殖性肿瘤引起腹水多与其诱发巴德-基亚里综合征（Budd-Chiari syndrome，BCS）有关。其发生机制尚不完全明确，一种可能的机制是血液高凝状态，即促使血液形成血栓的倾向性增强。骨髓增殖性肿瘤会导致血小板、红细胞和凝血因子的增加，同时减少溶血酶原等抗凝因子的产生，导致血液高凝状态的形成。在肝脏静脉系统中，这种血液高凝状态使得血液中的血小板和血栓凝血因子容易沉积在肝内静脉和门静脉血管壁上，形成血栓。当血栓影响了肝静脉的血液流动，就出现 Budd-Chiari 综合征的症状。据文献报道，JAK2V617F（JAK2 基因位于染色体 9p24，属于 JAK 家族，是一种胞内酪氨酸蛋白激酶）阳性的 MPN 患者有更高的内脏血栓发生率。JAK2 V617F 克隆的存在与 BCS 中较高的 Child-Pugh 评分有关，表明病理改变更严重。

二、骨髓增殖性肿瘤引起腹水诊断

（一）骨髓增殖性肿瘤诊断

骨髓增殖性肿瘤的诊断：血常规提示有一系或多系血细胞增多，骨髓穿刺及活检证实骨髓一系或多系增生，或伴有骨髓纤维化，可伴随 JAK2V617F、JAK2exon12、CALR、MPL 等基因突变阳性，BCR-ABL 融合基因阴性，结合肝脾肿大等临床特征，在排除其他引起血细胞增多的继发性因素情况下，即可确诊。

（二）巴德-基亚里综合征诊断

有肝静脉流出道阻塞的临床表现，如腹水、腹痛、肝脏肿大、下肢水肿等。超声检查对疾病诊断有明显帮助。肝活检、介入肝静脉血管成像均有助于疾病的诊断。

（三）腹水诊断

在骨髓增殖性肿瘤、Budd-Chiari 综合征诊断的前提下，腹水的诊断并不困难。Budd-Chiari 综合征引起的腹水多为门脉高压性，即漏出液为主。腹水 SAAG 较高。

三、骨髓增殖性肿瘤引起腹水鉴别诊断

（一）与肝硬化腹水鉴别

有肝病病史，如病毒性肝炎、酒精性肝炎、自身免疫性肝炎等，有肝硬化失代偿和门脉高压的症状和体征，超声及 CT 提示有肝硬化肝脏的征象及脾大等，胃镜或钡餐 X 片提示食管胃底静脉曲张，血清腹水白蛋白梯度（SAAG）>11g/L，腹水蛋白 <25g/L。

（二）与心源性腹水鉴别

有充血性心力衰竭、缩窄性心包炎等病史、症状和体征。肝大、肝颈静脉反流征阳性，腹水 SAAG ≥ 11g/L，腹水蛋白 ≥ 25g/L。

四、骨髓增殖性肿瘤引起腹水治疗

（一）骨髓增殖性肿瘤治疗

治疗原则是控制原发病，改善血液高凝状态、减少血栓形成风险及相应并发症。当血细胞一系或多系增多，可予以羟基脲、干扰素等降肿瘤负荷。针对骨髓纤维化可给予泼尼松、沙利度胺、雄激素、促红素等进行免疫调节及促造血治疗。患者存在 JAK2 基因阳性，可给予芦可替尼治疗。若存在巨脾、压迫症状明显、脾梗死引起持续疼痛、脾功能明显亢进致重度全血细胞减少、门脉高压伴食管胃底静脉曲张破裂者，可行脾脏切除术。

（二）Budd-Chiari 综合征治疗

治疗原则为纠正血管阻塞、预防再阻塞、治疗门脉高压及相关症状、纠正肝功能损伤。①药物治疗：包括抗凝治疗，改善高凝状态，需长期使用华法林或低剂量阿司匹林治疗；②介入及外科治疗，以纠正阻塞、门静脉减压，阻止不可逆肝细胞损伤。必要时给予肝移植治疗。

（三）腹水治疗

针对腹水的治疗方案，仍要给予对骨髓增殖性肿瘤及 Budd-Chiari 综合征等疾病的治疗。只有控制原发病、改善肝血管阻塞状态，腹水才可得以控制。同时给予利尿、腹腔穿刺抽液及持续引流等常规治疗手段。

第4节　其他血液病引起腹水诊断与治疗

一、POEMS综合征引起腹水诊断与治疗

多发神经周围病变、器官肿大、内分泌病、M血症和皮肤病变（POEMS）综合征是一种与浆细胞病有关的多系统病变，临床上以多发性周围神经病（polyneuropathy）、脏器肿大（organomegaly）、内分泌障碍（endocrinopathy）、M蛋白（monoclonal protein）血症和皮肤病变（skin changes）为特征，是一种罕见的疾病，其主要特征为多发性神经病变、脏器肿大、内分泌功能紊乱、单克隆免疫球蛋白增多和皮肤黏膜损伤。其中以多发性神经病变和单克隆免疫球蛋白增多为最主要诊断标准。POEMS综合征可引起多个脏器器官病变，临床表现复杂多样，其中腹水是其常见的临床表现之一，发生率约为40%，具体表现如下：

（1）腹部胀痛：由于腹水的积聚，造成腹部膨胀和压迫感，导致腹部膨隆和胀痛。

（2）呼吸困难：大量腹水可能对肺部造成压迫，导致呼吸困难。

（3）恶心、呕吐：腹水的积聚会对胃造成压迫，引起恶心、呕吐等症状。

（4）大便困难：腹水的积聚还可能影响肠道的正常蠕动，导致大便困难等症状。腹水形成的机制可能为血清或血浆血管内皮生长因子（VEGF）增高导致血管通透性升高所致。

（一）诊断

1.POEMS综合征的诊断

（1）强制性主要标准：①多发性周围神经病；②单克隆浆细胞增殖性疾病。

（2）主要标准：①血清高水平VEGF。②反应性淋巴结病（Castleman病，CD）：CD是一种病因未明的反应性淋巴结疾病，临床罕见。其病理特征是明显的淋巴滤泡，血管及浆细胞呈不同程度的增生。分为了透明血管型和浆细胞型两种类型。约1/3的患者可并发卡波西肉瘤或B细胞淋巴瘤。③硬化性骨病。

（3）次要标准：①内分泌病变（单纯的甲状腺功能减低或2型糖尿病不足以作为诊断标准）。②皮肤改变。③肝脾肿大可引起腹水。④视乳头水肿。⑤肢体水肿或浆膜腔积液，如腹水。⑥红细胞增多症或血小板增多症。诊断需要同时符合2项强制性主要标准、至少1项主要标准，以及至少1项次要标准。

2.腹水的诊断

（1）腹水穿刺：通过腹腔穿刺，获取腹水样本，进行生化、常规、SAAG等分析，POEMS综合征所致的腹水性质均为非门静脉高压性腹水，且符合渗出液的Light标准，呈淡黄色，SAAG<11g/L，LDH及ADA指标多无明显异常。

（2）影像学检查：如超声、CT、MRI等，可观察到腹水积聚的具体情况，结合POEMS综合征其他的临床表现，进一步明确诊断。

（二）治疗

POEMS综合征相关的腹水需要综合考虑病情的严重程度、腹水的性质和患者的身体状况，主要包括以下方面：

（1）针对原发病的治疗：针对POEMS综合征本身的治疗，如化疗，可考虑使用马法兰联合地塞米松方案、硼替佐米联合来那度胺及地塞米松方案等。

（2）腹水的排放：腹腔穿刺、留置引流管等方法。

（3）对症治疗：如使用利尿剂等。

二、成年人系统性肥大细胞增多症引起腹水诊断与治疗

成人系统性肥大细胞增多症（systemic mastocytosis，SM）是一种罕见的血液系统疾病，患者体内肥大细胞（mast cell）异常增多，在一个或多个组织中浸润，并释放大量血管活性介质，从而导致多器官损害和相关临床症状。其中，腹水是成人系统性肥大细胞增多症的一种少见表现，多在SM诱导的肝脏受损情况下发生，其发生率约为7%~9%。

（一）诊断

1.SM的诊断　确诊SM需要符合主要标准和1项次要标准，或至少3项次要标准：（1）主要标准：骨髓和/或其他皮肤以外器官的病理切片可见多灶性、致密的（15个以上的肥大细胞聚集）肥大细胞浸润。（2）次要标准：①骨髓穿刺涂片中>25%的肥大细胞为不典型肥大细胞，或内脏器官病理切片中浸润的肥大细胞>25%为纺锤状；②骨髓或皮肤以外器官可检测到KIT-D816V突变；③骨髓、外周血或其他皮肤以外器官的肥大细胞表达CD2和/或CD25；④血清胰蛋白酶水平>20ng/ml。

2.腹水的诊断　SM具有复杂的诊断及临床分类，故诱发腹水的病因也较多，如肥大细胞增生导致门静脉受阻，产生门脉高压性腹水，为漏出液，SAAG>11g/L，亦有可能因为肥大细胞浸润腹膜、淋巴结，导致渗出性腹水，SAAG<11g/L。

（二）治疗

对于SM相关的腹水，需要进行综合治疗，包括以下方面：

病因治疗：针对系统性肥大细胞增多症本身的治疗，如使用抗组胺药物、免疫抑制剂、传统化疗药如羟基脲、克拉屈滨等、靶向药物如阿伐替尼、瑞派替尼、米哚妥林、伊马替尼、达沙替尼等。

腹水的治疗：腹水量多时可给予腹腔穿刺、留置引流管。亦可使用利尿剂治疗。

饮食调控：需要控制摄入钠、加强蛋白质营养，同时避免摄入刺激性食物和饮料。

进行监测：需要定期评估患者病情，了解腹水的变化以及其他潜在的并发症，如肝脏受损情况等。

三、嗜酸性粒细胞增多症引起腹水诊断与治疗

嗜酸性粒细胞增多综合征（HES）是一种骨髓增生性疾病，其特征是持续性嗜酸粒细胞增多，并伴有多器官损伤的疾病。多器官的损伤导致了多种临床症状，包括血管神经功能障碍、皮肤损害、肺部病变、心脏病变以及消化系统症状等。其中，腹水是其临床表现之一，大多数患者表现为中量腹水，极少数可有大量腹水。其主要症状包括：

（1）腹部肿胀和腹痛：大量腹水时可导致腹部膨隆、胀痛。

（2）呼吸困难：腹水引起腹腔内压力增加，膈肌上抬，影响呼吸。

（3）食欲不振和消化不良：腹水的压迫及嗜酸性粒细胞的浸润，会影响消化器官的正常功能，引起消化不良和食欲不振等症状。

（一）诊断

1.HES的诊断　外周血2次检查（时间间隔>1个月）嗜酸粒细胞计数>1.5×10^9/L，和（或）嗜酸粒细胞占骨髓有核细胞计数≥20%，和（或）病理证实组织嗜酸粒细胞广泛浸润。存在嗜酸粒细胞介导的靶器官损伤的证据。并能除外其他嗜酸粒细胞增多的原因。

2.腹水的诊断　可借助超声、CT等影像学手段确定有无腹水，通过腹水穿刺确定腹水性质及腹水中嗜酸性粒细胞的数量。HES多因嗜酸性粒细胞侵犯腹膜导致腹水，故腹水为渗出液，SAAG<11g/L，腹水中嗜酸性粒细胞绝对计数升高，有文献报道其范围为860~13800/mm^3。

(二)治疗

治疗腹水的一线方案首选泼尼松 1mg.kg-1.d-1 口服,对治疗 HES 导致的腹水效果佳。若疗效欠佳或泼尼松维持剂量 ≥ 10mg/ 天,则改用二线治疗,可选药物有伊马替尼、干扰素、环孢素 A、硫唑嘌呤、羟基脲、单克隆抗体如美泊珠单抗(Mepolizumab)等。

(范传波　张泽川)

参考文献

[1] Devarapalli UV, Sarma MS, Mathiyazhagan G. Gut and liver involvement in pediatric hematolymphoid malignancies. World J Gastrointest Oncol.2022; 14: 587–606.

[2] Schmiegelow K, Rank CU, Stock W, et al. SOHO State of the Art Updates and Next Questions: Management of Asparaginase Toxicity in Adolescents and Young Adults with Acute Lymphoblastic Leukemia.Clin Lymphoma Myeloma Leuk. 2021; 21: 725–733

[3] Martínez-Alfonzo I, Laínez-González D, Solán-Blanco L, et al. Flow Cytometry and Molecular Techniques Could Complement Morphological Detection of Leukemic Infiltration in Ascitic Fluids: A Case Report. Medicina(Kaunas).2022; 58: 264.

[4] 白杰,廖子君等. 腹腔药物灌注治疗恶性腹水研究进展. 医学综述, 2021, 27: 1740–1746.

[5] Mohd Ridzuan MS, Yap E, Wan Fariza WJ, et al. A case of chronic myeloid leukaemia in blast transformation with leukemic ascites. Med J Malaysia.2016; 71: 85–87.

[6] Rasul TF, Motoa G, Flowers RC. Dasatinib-Induced Bilateral Pleural Effusions. Cureus.2022; 14: e23906.

[7] Ebinama U, Wilson NR, Ghosh A, George BS. Therapeutic Management of Chronic Lymphocytic Leukemia Presenting with Recurrent Massive Ascites. Curr Oncol.2022; 29: 6787–6793.

[8] Diamantidis, Papaioannou, Hatjiharissi. Primary gastric non-Hodgkin lymphomas: Recent advances regarding disease pathogenesis and treatment. World J Gastroenterol. 2021; 27, 5932–5945.

[9] Zheng G, Wang Y, Zhao Y, Zheng Z. Clinicopathological Features, Treatment Strategy, and Prognosis of Primary NonHodgkin's Lymphoma of the Duodenum: A SEER Database Analysis. Can J Gastroenterol Hepatol. 2020; 2020: 9327868.

[10] Tavares M, Ramalheira S, Chacim S, et al. Successful treatment of refractory chylous ascites due to follicular lymphoma with very low-dose radiotherapy. Rep Pract Onco Radiother.2019; 24: 344–346.

[11] Weber B, Luke ND. Rapid Onset Chylous Ascites Presenting as the Initial Manifestation of Follicular Lymphoma: A Case Report. Cureus.2022; 14: e27199.

[12] Alukal JJ, Zhang T, Paul J.Thuluvath PJ. A Nationwide Analysis of Budd-Chiari Syndrome in the United States. J Clin Exp Hepatol.2021; 11: 181–187.

[13] Greenfield G, McMullin MF. Splanchnic venous thrombosis in JAK2 V617F mutation positive myeloproliferative neoplasms-long term follow-up of a regional case series. Thromb J. 2018; 16: 33.

[14] Gerds AT, Gotlib J, Ali H, et al. Myeloproliferative Neoplasms, Version 3.2022, NCCN Clinical Practice Guidelines in Oncology. J Natl Compr Canc Netw.2022; 20: 1033–1062.

[15] Dispenzieri A.POEMS syndrome: 2019 update on diagnosis, risk-stratification, and

management. Am J Hematol. 2019; 94: 812—827.

[16] Arun VA, Soni D, Bal A, Jain A. Aggressive systemic mastocytosis presenting as rapidly progressive ascites, generalised lymphadenopathy and osteosclerosis. BMJ Case Rep, 2021; 14: e238034.

[17] Radia DH, Green A, Oni C, Moonim M. The clinical and pathological panoply of systemic mastocytosis. Br J Haematol. 2020; 188: 623–640.

[18] Pinte L, Baicuş C. Causes of eosinophilic ascites-A systematic review. Rom J Intern Med, 2019; 57: 110–124.

[19] 中华医学会血液学分会白血病淋巴瘤血组. 嗜酸粒细胞增多症诊断与治疗中国专家共识（2017年版）. 中华血液学杂志, 2017, 38: 561-565.

第34章 弥漫性结缔组织病引起腹水的诊断、鉴别诊断与治疗

第1节 系统性红斑狼疮引起腹水的诊断、鉴别诊断与治疗

一、概述

系统性红斑狼疮（systemic lupus erythematosus，SLE）是自身免疫介导的，以免疫性炎症突出的弥漫性结缔组织病，以血清中出现以抗核抗体为代表的多种自身抗体和多系统受累为主要的临床特征。SLE好发于生育年龄女性，多见于15~45岁年龄段，女：男为7~9：1。在我国SLE的发病率约为14.6~122/10万人，多呈隐匿起病，发病时仅累及1~2个系统，随着病程的延长，可以出现多系统受累。目前SLE的发病机制尚不甚清楚，普遍认为是在特殊的遗传素质的基础上，在某些因素的激发和诱导下，引起免疫活性细胞数量和功能失常，导致免疫功能紊乱，体内产生大量自身抗体，引起免疫复合物型（Ⅲ型）及细胞毒型（Ⅱ型）超敏反应，最终造成广泛的组织损伤和多系统的临床症状。

二、SLE合并腹水的鉴别诊断和治疗

SLE出现腹水多数是在其病情严重时，发生的机制可能有：①SLE合并肝功能损害；②SLE引起肾脏损害；③SLE心脏损害伴心功能不全或心包填塞；④SLE血管炎；⑤SLE合并多发性浆膜炎；⑥其他。

（一）SLE合并肝脏功能损害

约85%的SLE病人可发现与肝脏相关的生化检验异常，24%有肝病的临床表现。肝活检资料表明，约70%以上病例的肝脏组织学为轻、中度非特异性改变，脂肪变性最常见，其他尚有门脉区炎性细胞浸润、肝窦扩张，偶有肝细胞灶性坏死等，少数有较重的病理改变，如肝硬化、慢性活动性肝炎、肉芽肿性肝炎、淤胆性肝中心小叶坏死、肝微小脓肿、原发性胆汁性肝硬化、血色病、慢性活动性肝炎与SLE肝炎的重叠等。常可导致门静脉高压和因肝功能损害造成的低蛋白血症、水电失衡等而出现腹水。SLE肝脏受累可能有许多原因，约36%由SLE本身病变引起，其他尚有药物、病毒感染、酗酒和其他疾病等。试图确定肝功能异常与某一因素的关系有时非常困难，应仔细鉴别。

1.SLE肝脏病变　SLE自身所致肝脏病变多数发生在SLE确诊后一年内，少数发生在5年后，也有先出现肝病表现，3~4年后才确诊为SLE者。临床表现轻者仅有转氨酶升高，可无肝大和黄疸，重者可有食欲不振、恶心、呕吐、腹胀、腹水、肝大、黄疸和多项肝功能实验异常等。早期和多数轻型病例，肝病可能随SLE治疗好转而好转。少数肝病严重可出现凝血机制的异常、出血、肝性

脑病等；或因病情迁延持久引起肝纤维化及肝硬化。此时腹水多为漏出液，明显的肝功能损害、门静脉高压的证据以及肝活检资料等，同时有活动性 SLE 的证据并可排除引起肝损害的其他原因可资鉴别。

对于多数轻型病例应以临床和生化监测为重点，尽量避免使用损伤肝脏的药物；在积极治疗 SLE 的同时兼顾护肝治疗。对于慢性及严重病例应充分考虑肝病引起的病理生理变化，如凝血机制的异常，出血，肝性脑病等，给予及时处理。对于腹水的处理原则也是从治疗 SLE、同时改善肝功能、降低门脉压和促进水钠排出等方面入手。

2.SLE 淋巴网状系统受累　主要表现是颈部、腋下淋巴结或周身淋巴结无痛性肿大，部分病人肝脏肿大，有时脾大，极少数出现肝硬化，可引起腹水。早期病例积极治疗 SLE 病情可以逆转，晚期出现肝硬化腹水时应兼顾肝病相关的问题进行治疗。

3.SLE 治疗药物相关性肝病　SLE 需要长期药物治疗，有时可能直接或间接地导致肝脏功能异常，部分病人病情严重或合并门静脉高压而出现腹水。糖皮质激素是治疗 SLE 的首选药，长期使用可抑制细胞免疫系统，使病毒和霉菌感染的机会增加，如单纯疱疹病毒、巨细胞病毒等感染可引起食管炎，少数有引起肝炎者，结核菌和圆线虫等感染引起严重胃肠道和周身疾病等。有报告合并慢性乙型肝炎的 SLE 患者，在撤除皮质激素的过程中引发致命性爆发性肝炎发作。其原因是乙肝病毒不直接损伤肝细胞，而是通过激发宿主免疫反应造成损伤，激素的免疫抑制作用使更多的肝细胞感染了病毒，在撤除激素时机体免疫反应系统恢复，引发大量肝细胞坏死。在使用和撤除糖皮质激素时皆应密切观察，针对性使用抗病毒制剂等是必要的。

有时阿司匹林、硫唑嘌呤、异烟肼、甲基多巴、甲状腺素等可促使 SLE 患者肝功能检测值异常，甚者可发生药物性肝病，尤其是阿司匹林在 SLE 患者敏感性可能增加。

早期轻型患者及时停药，并给予积极支持治疗后异常的生化检测值可以恢复正常，还原型谷胱甘肽有利于药物的生物转化，淤胆明显者可采用腺苷蛋氨酸（ademetionine, SAMe）1g~2g/天，静滴 2 周后改口服制剂 0.8g，2/天。已进展至肝硬化腹水者，肝脏病变多已不可逆，除停止使用损肝药物外，可参考肝硬化一般治疗原则积极处理，严重情况如已发生肝功能衰竭或严重胆汁淤积，可考虑进行肝移植。

4.SLE 合并急慢性病毒性肝炎和其他慢性肝病　随着 SLE 诊治水平的提高，其存活时间已有相当延长，合并急慢性肝病的机会也在增加，并可引起腹水。最常见的当数病毒性肝炎，尤其是乙型肝炎。也有少数报告 SLE 合并 HCV。其他尚有细菌感染引起的多发性肝脏小脓肿、巨细胞病毒感染等造成的肝功能损害等。SLE 患者心脏受累发生心力衰竭时，因肝脏瘀血、缺氧可致肝细胞损害，促进腹水产生。有报告 SLE 患者持续饮酒更易患酒精性肝病。此外，糖尿病长期未得控制、多次输血引起含铁血黄素沉着等皆可引起 SLE 患者发生肝病。SLE 常与自身免疫性肝炎、原发性胆汁性肝硬化和硬化性胆管炎相伴随。SLE 病程中合并不同原因肝病时往往病情复杂而重笃，有时出现腹水。此时，引起肝病的原因多为主要矛盾，应及时有效的处理，但也应兼顾 SLE 的治疗需要。如针对肝炎病毒的干扰素和拉米呋啶，针对细菌感染的抗生素，针对糖尿病的治疗药物，针对心力衰竭的药物等等皆应仔细权衡利弊小心使用。

5.与急慢性肝脏疾病伴随的狼疮样表现鉴别　许多急慢性肝病可出现风湿样肝外表现，有时酷似 SLE。常常需要仔细鉴别。

（1）自身免疫性肝炎：自身免疫性肝炎是一种异质性活动性肝炎。有时与 SLE 混淆，甚至有报告约 10% 的自身免疫性肝炎可满足 SLE 诊断标准，此时鉴别诊断更为困难。自身免疫性肝炎临床表现有食欲不振、虚弱、肝脾肿大、进行性黄疸和血清转氨酶升高。部分病人可发展为肝硬化并出现腹水。肝炎病毒标志物阴性，高 γ 球蛋白血症和自身抗体阳性。根据血清学特点可将自身免疫性肝炎分为3类。Ⅰ型自身免疫性肝炎多发生在年轻（10岁~40岁）女性（70%）。抗平滑肌（anti-SMA）抗体100%阳性，抗核抗体（ANA）70%~100%阳性，抗肌动蛋白（antiaction）抗体更具特异性，但仅38%阳性。45%发展为肝硬化。Ⅱ型90%为女性，以存在抗肝/肾微粒体1（LKM1）抗体和缺乏抗核抗体为特点。80%以上进展至肝硬化，此型则有强力证据与HCV相伴随。Ⅲ型以抗可溶性肝抗原（SLA）抗体和细胞角蛋白8和18（cytokeratin8和18）抗体为特点。缺乏抗核抗体和抗LKM1抗体。其他尚有抗线粒体抗体、抗平滑肌抗体、抗肝胞膜抗原抗体和类风湿因子皆可阳性。自身免疫性肝炎常选用强地松治疗，单独应用或联合硫唑嘌呤治疗。可诱导65%患者3年内缓解，而且无论有无肝硬化，可使预期10年存活率达90%左右。

（2）原发性胆汁性胆管炎：原发性胆汁性胆管炎（primary biliary cholangitis，PBC）患者常与自身免疫性疾病共存。与2个甚至多个自身免疫病伴随并不少见，包括SLE在内。PBC是一种慢性淤胆性肝病，其病理特点是进行性小叶间胆管和间隔性胆管的慢性非化脓性炎症以及汇管区内淋巴滤泡和肉芽肿形成，继之细小胆管经历增生、正常结构破坏和疤痕形成，纤维化组织向小叶内扩展和连接，最后形成假小叶和结节再生等。大量的证据表明PBC是一种自身免疫性疾病。约90%~95%抗线粒体阳性。90%以上患者为女性，多数为中年人，确诊时年龄多在50岁后。主要临床表现是慢性梗阻性黄疸、肝脾肿大等。实验室检查有ALP、G-GT和IgM显著增高，线粒体抗体滴度>1∶40。线粒体抗体M2亚型对PBC的诊断可能更具特异性；少数PBC患者抗线粒体抗体阴性称作线粒体抗体阴性PBC，又称自身免疫性胆管炎。肝穿刺活检病理对PBC有确诊意义。PBC治疗常规首选熊去氧胆酸，10~15mg/（kg·d），不仅可使症状减轻，胆红质、ALP、GGT下降，而且可使组织学改善。与甲氨蝶呤15mg/周或秋水仙碱1.2mg/天合用可增加疗效。晚期病人，血胆红质>μmol/L，顽固性瘙痒、腹水、肝性脑病、反复食管静脉曲张出血和复发性感染等可行肝移植术治疗，5年生存率70%。SLE与PBC重叠者预后不佳。

（3）急慢性病毒性肝炎伴肝外表现：病毒性肝炎在我国非常多见尤其是HBV感染。由于其肝外表现和血清自身抗体的存在，常常与SLE混淆。如皮肤损害发生率甚高，可以出现各种皮疹、荨麻疹、斑丘疹、环形红斑、紫癜、面部蝶形红斑、日光性皮炎和皮下结节等；心肌炎、心包炎和心律紊乱等心脏表现；间质性肺炎、反应性胸膜炎和少量积液等呼吸系统表现；肾脏表现有血尿、蛋白尿和管型尿肾小球肾炎的表现，少数有肾病综合征表现，慢性肝炎可出现肾小管酸中毒或潜在性肾小管酸中毒；胃肠道黏膜损害和胆囊炎等而出现恶心、呕吐和腹泻以及食欲不振等；不同程度的骨髓再生不良而呈现再生障碍性贫血或单纯红细胞性再障，有时发生溶血性贫血等。受多种因素影响发生腹水并不少见。此外，有报告10%~30%HCV慢性感染患者血清抗核抗体阳性。肝功能化验异常、相应血清肝炎病毒标志物阳性、肝活检病理证实肝炎存在可与SLE鉴别。严重的肝外表现可考虑肾上腺皮质激素治疗。有报告α-干扰素用于HCV肝外表现治疗，可获一定改善。但因价格昂贵、有潜在的使自身免疫恶化的作用。因此，仍然倾向于传统的免疫抑制剂方案。但长期应用免疫抑制剂对HCV感染过程的作用仍然未知。

（二）SLE合并肾脏损害

1. 狼疮性肾炎　约75%SLE患者有肾脏受累，其基本病变是肾小球内细胞增生和单核巨噬细胞及T淋巴细胞浸润，肾小球内免疫复合物沉积，血管袢坏死等；尚有肾间质性肾炎和肾血管广泛累及等则少见。肾脏活检病理变化轻重不一，可分成6种类型：①正常；②局灶及节段增生型，又称轻微变化型；③系膜性增生型；④膜型；⑤弥漫性增殖型；⑥硬化型等。各种病理改变可以同时存在，也可以相互转化。临床表现也多样：包括轻微尿常规异常，肾病综合征，急性肾小球肾炎，慢性性肾小球肾炎，急进性肾炎，急性间质性肾炎，常伴有肾小管功能异常和急、慢性肾功能不全等。

其中肾病综合征可引起全身水肿、大量蛋白尿和低蛋白血症及高脂血症，常因低蛋白血症伴有不同程度腹水，也可出现胸腔和心包积液等。多发生在病理改变为膜性和弥漫性增殖性肾小球肾炎的患者，后者可同时出现高血压、尿中有红白细胞和管型以及肾功能受损等肾炎的临床表现。此型多有周身SLE显著活动。其他各型严重者或晚期皆可出现急、慢性肾功能衰竭，可因水钠潴留出现腹水。SLE合并肾脏损害多数是发生在SLE活动期，只要提高警惕，及时进行相应检查，多不难确诊。但随着病程进展，肾功能损害日趋加重，SLE活动性减弱。也有时肾脏损害的临床表现发生在前，而后才确诊SLE，有时确诊过程历时数月甚至数年。因此，常常需要与原发性肾小球病或其他继发性如糖尿病、多发性骨髓瘤、药物损害等肾脏病以及遗传性肾小球病如Alport综合征鉴别，肾活检对明确诊断、有无SLE活动、指导制定治疗方案和判断疗效等有重要价值。

SLE肾炎引起腹水或其他浆膜腔积液主要是因为低蛋白血症和钠水潴留所致，多数是在肾脏病变明显，病理生理变化和临床表现显著时发生。腹水仅仅是疾病的一个侧面。因此，必须综合考虑SLE状况、肾脏功能损伤的程度、腹水发生的机理和药物疗效和毒性反应等方面制定综合性个体化的治疗方案。要重视针对原发疾病的措施。起始应选择甲基泼尼松龙冲击疗法：0.5~1g/天，加入500ml补液中静脉输注，连用3天，然后，泼尼松100mg/天，3~4周，迅速减至维持量。需要时间隔2周后可重复疗程。对于激素治疗无效者、长期大剂量激素不能耐受者以及病情危重者，提倡及早联合免疫抑制剂治疗。首选环磷酰胺（CTX）冲击疗法治疗，$0.5~1g/m^2$体表面积，每月1次，共6个月。然后每3个月1次至第24个月。若无效可选用酶酚酸酯、硫唑嘌呤或环孢素A等。尚需配合保护肾脏措施，急、慢性肾功能衰竭需要透析治疗。透析1年以上，SLE完全静止后可做肾移植。

2.SLE合并妊娠　多数妊娠不改变SLE预后，但妊娠可以使1/3SLE患者恶化，主要与孕妇体内激素水平急剧变化和心、肾负荷加重有关。狼疮性肾炎恶化使妊高征表现更为突出，有时引起肝功能损害，严重时可引起腹水。孕前未知已患SLE者诊断可能有一定困难，但只要提高警惕，其诊断标准与非妊娠者基本相同。

未得良好控制的SLE患者不宜妊娠。非活动性SLE患者怀孕者应在整个妊娠过程中加强监测，因妊娠而恶化的SLE患者应给予及时处理。非妊娠时可以选用的药物大部分皆可选用，肾上腺皮质激素作为首选，可用于抢救，对稳定孕妇病情以及减少早产和流产皆有好处。泼尼松通过胎盘少，一般不影响胎儿生长发育，推荐使用，10~80mg/天。分娩前不宜用大剂量，以免造成胎儿肾上腺皮质萎缩；倍他米松和地塞米松易通过胎盘，不宜使用。此外，孕期不宜使用氯喹。小剂量阿司匹林40~80mg/天或肝素皮下注射对改善胎儿预后有帮助。妊娠晚期胎儿发育基本成熟时，有异常者应适时终止妊娠。

3.其他　Tsuzuki报告抗磷脂抗体综合征可引起血管内皮损伤导致肾病综合征。有严重浮肿、大量蛋白尿、雷诺（Raynaud）现象，偏头痛和眼前闪光暗点感，蝶形红斑、心包积液和腹水。抗核抗体核ENA抗体阴性，BFP和IgG抗心脂抗体（IgG anticardiolipi antibody）阳性。血小板和补体减低。肾活检发现典型的肾小球膜溶解（mesangiolysis），没有增生性肾炎征象。电子显微镜显示在肾小球膜区微纤维丝沉积。诊为SLE抗磷脂抗体综合征。经泼尼松龙40mg/d治疗后水肿、蛋白尿和Raynaud现象消失，后加用华发令治疗，偏头痛好转，血小板计数正常。

（三）SLE合并心包填塞或心功能不全

50%~90%SLE患者有心血管表现，其中以心包炎最常见，也可累及心内膜、心肌等。在发生心包填塞或心力衰竭时可引起水肿和腹水。

1.SLE心包炎　Kahl回顾395例SLE患者，75例（19%）发生心包炎，10例（2.5%）发生心包填塞，4例心包填塞为SLE起病症状。7次发作发生在SLE活动期，6次伴肾炎。静脉瘀血征象包括腹水、面部和周身水肿最常见。心包积液为渗出性。心包组织有纤维蛋白和纤维变性，急性和慢性浸润，血管增生。1 例死亡，2 例复发性渗出和心包肥厚。

心包填塞可以发生在 SLE 的任何病期，SLE 心包炎多数为纤维素性心包炎，也可有心包积液。主要表现有心前区不适或疼痛，气短，心音遥远，心包摩擦音和心影增大等。部分病人形成心包粘连，造成缩窄性心包炎。大量心包积液或缩窄性心包炎时可有心包填塞症状和体征，如颈静脉怒张、肝大肝颈反流阳性、水肿和腹水、脉压缩小和奇脉等。未合并 SLE 腹膜炎者腹水为漏出液。超声心动图检查对发现心包积液和心包肥厚颇有帮助。应与结核性心包炎，尿毒症和感染等引起的心包积液鉴别。本病血液多项自身抗体阳性，心包积液可查到 SL 细胞，结核菌素试验阴性，抗结核药无效等可资鉴别。

SLE 大量心包积液，心包填塞症状明显者应作为重症处理，可用激素脉冲疗法，先以甲泼尼龙 1g 加入 500ml 补液中，每日 1 次 3 小时滴完，连续 3 天；然后，改泼尼松 100mg/日，3~4 周；继而改为维持量。心包穿刺术或安放心包窗皆可使用。反复渗液或心包肥厚皆有可能发生。

2.SLE 心内膜炎和瓣膜损害　SLE 也可以引起疣状心内膜炎（Libma-Sacks 心内膜炎）：累及心脏瓣膜，主要累及二尖瓣，偶累及主动脉瓣或三尖瓣，导致瓣膜狭窄或闭锁不全，有时引起心力衰竭可发生腹水。应与风湿热合并瓣膜病鉴别。激素冲击治疗缓解后给予维持治疗。

3.SLE 心肌炎　多见，出现心悸、气短、心前区疼痛等症状，查体可有心脏扩大、心音低钝、心动过速、心率紊乱如早搏、奔马率等，心电图可出现 ST-T 改变，房室或室内传导阻滞等。严重时可出现心力衰竭，有时引起腹水。

（四）SLE 合并多发性浆膜炎

约 12%SLE 患者可发生多发性浆膜炎，同时或先后累及心包、胸膜和腹膜，也可单独累及某一浆膜腔，形成各浆膜腔纤维渗出和不同程度浆膜腔积液。Man 等对 310 例不同阶段的 SLE 进行回顾性复习，有 37 例（12%）69 次发生过 SLE 相关性浆膜炎，其中 18 次（26%）发生过心包炎、心包积液，30 次（44%）发生过胸膜炎、胸腔积液；21 次（30%）发生过腹膜炎和腹水。34 例（92%）有其他系统活动性 SLE。13 例（35%）以 NSAIDs 治疗，28 例（76%）用中等至大剂量强地松龙治疗，全部在 2 个月内完全缓解。平均观察 46 月，9 例 18 次有浆膜炎复发，认为 NSAIDs 和加大剂量强地松龙仍然有效。3 例发生胸膜纤维化。危及生命者不多见。故 SLE 浆膜炎预后良好，复发和纤维化也不常见。

SLE 合并腹膜炎可分为急性型和慢性型：

1. 急性型狼疮性腹膜炎　起病急，多为年轻患者。常有腹痛，可为上腹痛、右下腹痛间断发作，有时剧痛，甚至有误为急腹症行开腹探查手术者；此外，尚有腹泻和尿频等，可有发热、关节炎、中枢神经系统损害和膀胱炎等。急性型多在 SLE 活动期发生，可在 SLE 确诊后数年至十数年发生；少数病人在确诊 SLE 之前发生严重腹膜炎大量腹水和间断剧烈腹痛，使诊断更加困难。SLE 可以造成空肠、回肠和结肠肠壁增厚，腹部 CT 呈靶心样表现，肠系膜血管呈栅栏样或鸡冠样表现，大量腹水，有时可发现膀胱壁增厚，可能与血管炎有关。SLE 腹膜炎腹水为渗出液，自身抗体阳性。只要提高警惕常可获得 SLE 活动的证据。大剂量类固醇冲击治疗后，腹部症状和腹水多可迅速改善。经类固醇冲击治疗缓解后应维持治疗，有报告反复发作者后果严重。

2. 慢性型狼疮性腹膜炎　多发生在老年人，起病缓慢，大多数无症状，往往大量无痛性腹水和浆膜炎是唯一的临床发现。其他 SLE 临床和试验室证据多不典型。腹水持续存在或反复发作。腹水特点有抗 DNA 抗体滴度和免疫复合物水平抬高，补体水平下降。由于腹膜持续性炎症和血管循环损害以及免疫机制，对糖皮质激素治疗皆不敏感。常需要免疫抑制剂治疗。

（张茂全　任成强）

第2节　结节性多动脉炎引起腹水的诊断、鉴别诊断与治疗

一、概述

结节性多动脉炎（polyarteritis nodosa，PAN）是主要累及中小动脉的一种少见的血管炎，好发于血管的分叉处，导致微动脉瘤、血栓形成、动脉瘤破裂出血及器官梗死。该病于1866年Kussmaul和Maier首先报道，因病情严重的血管炎患者在血管炎症的局部区域能形成可触及的结节而得名。结节性多动脉炎的发病率不详，在欧洲国家结节性多动脉炎每年的发病率为0~1.6/1000万，美国发病率为9/100万，国内尚无大型流行病学资料。北京协和医院总结65例结节性多动脉炎的临床资料显示，男：女为2：1，发病年龄为（37.6±1.6）岁。结节性多动脉炎的致病机制目前尚未阐明，可能与感染、环境、药物及注射血清等相关。约1/3的患者与乙型肝炎病毒（HBV）感染相关。随着乙型病毒性肝炎疫苗的开发，与乙型肝炎病毒（HBV）相关的阶级性多动脉炎的发病率明显下降。结节性多动脉炎常急性起病，约90%的患者伴有发热、疲劳、体重减轻、出汗、关节痛和肌痛等前驱症状。除了全身症状外，可累及多个器官系统，包括神经系统、消化系统、肾脏、皮肤、心血管系统、骨骼、肌肉、生殖系统、耳廓、眼部等，肺部受累少见，以皮肤、关节、外周神经最常见。结节性多动脉炎导致腹水形成的机制可由单个因素或是几个因素联合作用所致。文献报道胃肠道受累在结节性多动脉炎患者中的发生率为14%~44%。其临床表现范围很广，从轻微的短暂腹痛到需要紧急手术的危及生命的并发症，例如腹膜炎、腹水、肠梗死或出血，是结节性多动脉炎患者预后不良的独立危险因素。

二、结节性多动脉炎引起腹水的诊断

首先应明确结节性多动脉炎的诊断。结节性多动脉炎的诊断标准：目前均采用1990年美国风湿病学会（ACR）制定的分类诊断标准：

（1）体重下降≥4 kg（无节食或其他原因所致）。

（2）网状青斑（四肢或躯干）。

（3）睾丸痛和/或压痛（并非感染、外伤或其他原因引起）。

（4）肌痛、乏力或下肢触压痛。

（5）多发性单神经炎或多神经炎。

（6）舒张压≥90mmHg（1 mmHg=0.133 kPa）。

（7）血尿素氮>40mmol/L或肌酐>1.5mmol/L（非肾前因素）。

（8）血清HBV（乙型肝炎病毒表面抗原或抗体）阳性。

（9）动脉造影见动脉瘤或血管闭塞（除外动脉硬化纤维肌性发育不良或其他非炎症性病变）。

（10）中小动脉壁活检见中性粒细胞和单核细胞浸润。

上述10条中至少符合3条者可诊断为结节性多动脉炎。该分类标准诊断的敏感度为82.2%，特异度为86.6%。如患者出现下述情况应考虑结节性多动脉炎的可能，不明原因的发热、腹痛、肾衰竭、高血压时，或考虑有肾炎、心脏病的患者提示嗜酸粒细胞增多，或不能解释的关节痛、肌肉压痛与肌无力、皮下结节、皮肤紫癜、腹部或四肢疼痛或者迅速进展的高血压等。在结节性多动脉炎诊断明确的基础上合并有腹水、腹腔积液的表现，在排出其他诱因的基础上，即可明确诊断。

三、PAN 发生腹水的诊断、鉴别诊断

（一）PAN 发生腹水的机理

PAN 引起腹水并不多见，腹水的形成常常与肾脏、肝脏和心脏等某个脏器或多个脏器中小动脉受累有关。

1. 肾脏病变　PAN 引起肾脏病变最为常见，主要是肾内小动脉受累。病人可出现高血压、周身水肿，蛋白尿和血尿，少数呈现肾病综合征表现。有时肾内动脉瘤破裂或梗死可出现肾绞痛。广泛受累者肾功能损害则严重，可引起尿毒症。此时出现腹水主要是因为钠水潴留或低蛋白血症，腹水呈漏出液。

2. 心血管系统受累　PAN 累及心血管系统并不少见，冠状动脉受累可引起心绞痛、甚至心肌梗死。有时引起各种心率紊乱。慢性型长期反复发作者可引起心力衰竭出现浮肿和腹水。有时出现心包积液，心包填塞而出现浮肿和腹水。

3. 肝脏受累　有报告，50% 的 PAN 病人乙肝病毒表面抗原阳性。也有报告，某些乙肝病毒感染的病人，其临床表现与典型 PAN 相同。确信乙肝病毒感染后，乙肝病毒表面抗原-免疫球蛋白形成免疫复合物造成短暂的 PAN。这些免疫复合物（HBsAg、IgM 和补体）可以在血管壁上发现。另外，20%PAN 伴随 HCV 感染。

（二）诊断

首先应明确结节性多动脉炎的诊断。结节性多动脉炎的诊断标准：目前均采用 1990 年美国风湿病学会（ACR）制定的分类诊断标准：①体重下降 ≥ 4 kg（无节食或其他原因所致）；②网状青斑（四肢或躯干）；③睾丸痛和/或压痛（并非感染、外伤或其他原因引起）；④肌痛、乏力或下肢触压痛；⑤多发性单神经炎或多神经炎；⑥舒张压 ≥ 90mmHg（1 mmHg=0.133 kPa）；⑦血尿素氮 >40mmol/L 或肌酐 >1.5mmol/L（非肾前因素）；⑧血清 HBV（乙型肝炎病毒表面抗原或抗体）阳性；⑨动脉造影见动脉瘤或血管闭塞（除外动脉硬化纤维肌性发育不良或其他非炎症性病变）；⑩中小动脉壁活检见中性粒细胞和单核细胞浸润。上述 10 条中至少符合 3 条者可诊断为结节性多动脉炎。该分类标准诊断的敏感度为 82.2%，特异度为 86.6%。如患者出现下述情况应考虑结节性多动脉炎的可能，不明原因的发热、腹痛、肾衰竭、高血压时，或考虑有肾炎、心脏病的患者提示嗜酸粒细胞增多，或不能解释的关节痛、肌肉压痛与肌无力、皮下结节、皮肤紫癜、腹部或四肢疼痛，或者迅速进展的高血压等。在结节性多动脉炎诊断明确的基础上合并有腹水、腹腔积液的表现，在排出其他诱因的基础上，即可明确诊断。

（三）鉴别诊断

1. 与原发性小血管炎合并腹水的鉴别

（1）韦格内肉芽肿（Wegener granulomatosis, WG）：是以进行性坏死性肉芽肿和广泛的小血管炎为基本特征的风湿性疾病，主要累及呼吸道、肾脏和皮肤等，少数也可累及胃肠道和其他系统，胃肠道累及的表现有回结肠炎、肠梗阻和消化道出血等；累及肝脏可出现黄疸。90% 以上患者胞浆型抗嗜中性粒细胞抗体（C-ANCA）阳性，对本病诊断特异性较高，可以作为诊断和疾病活动性的指标。以肾上腺皮质激素配合环磷酰胺治疗效果良好，缓解率可达 75%，约 90% 以上症状可有改善。

（2）查格-施特劳斯（Churg-Strauss）综合征：又称变应性肉芽肿病，一般指变应性肉芽肿性血管炎，临床表现以哮喘或过敏性鼻炎发病，逐渐进展至嗜伊红细胞浸润性肺炎或胃肠炎，可发生单或多神经炎；典型病例 3 年内变成系统性小血管炎。坏死性血管炎也可累及到中等血管。50%

病人有胃肠道受累,包括嗜伊红细胞浸润性胃肠炎,胃、小肠和大肠缺血性溃疡等。临床表现以腹痛和消化道出血多见。肠梗阻、穿孔、胆囊炎和肝脏受累很少发生。本病诊断除根据上述临床表现外,尚有外周血嗜酸性粒细胞计数 >1.5×109/L 或白细胞分类嗜酸性粒细胞 >10%,X 线片显示非固定性肺浸润,副鼻窦急慢性混浊影,活检病理有微小血管壁内外组织嗜酸细胞聚集等。50% 本病患者 ANCA 阳性。治疗以肾上腺皮质激素为首选。

(3)抗磷脂抗体综合征(antiphospholipid antibody sydrome,AAS):是一种以动脉或静脉血栓形成伴随高滴度的 IgG、IgM 和 IgA 抗心磷脂抗体自身免疫性疾病。抗体形成的确切原因不清,但多数认为与感染和遗传倾向等有关。此病通常与 SLE 或其他自身免疫性疾病相伴随,并与许多胃肠道表现相关联。AAS 相关性胃肠道表现主要与血管病变导致组织缺血有关。动脉闭塞是首要的基本发病机制,可引起肠道和网膜缺血和梗塞、黏膜溃疡、胰腺炎甚至个别报告食管坏死和穿孔等。门静脉闭塞、Budd-Chiari 综合征可引起食管静脉曲张、肝脏肿大和肝功能异常。尽管肝脏有双重供血,但广泛的血管闭塞也可发生肝脏梗死。AAS 相关性血管闭塞性疾病的治疗与其他何种原因造成的相同损伤的处理没有明显差别,包括分流、硬化治疗和手术。药物治疗包括抗凝剂、皮质激素、免疫抑制剂等对于危及生命的凝血性疾病皆可使用。

2. 与继发性血管炎鉴别　感染、肿瘤、多种弥漫性结缔组织病如 SLE、类风湿性关节炎、Behcet 病、干燥综合征等可以引起血管炎称继发性血管炎,应注意鉴别。

3. 与原发性腹腔肿瘤和转移瘤鉴别　Herve 报告女性 1 例因盆腔脏器广泛病变伴腹水,怀疑恶性疾病行开腹探查手术,进行子宫切除、双侧输卵管—卵巢切除、结肠系膜下网膜切除和阑尾切除等。经术后标本病理检查确定上述脏器皆有坏死性血管炎,诊为结节性多动脉炎,联合使用泼尼松和环磷酰胺,结果良好。

4. 与结核性腹膜炎鉴别　在临床工作中,有时结核性腹膜炎可能与 PAN 混淆。该病多有结核中毒症状,腹水呈渗出液,PPD 试验强阳性,血清抗结核抗体阳性,采用 PCR 检出纯化结核杆菌 DNA 等有利于该病诊断(阴性不能排除结核诊断),抗结核药物治疗有效也可支持结核病诊断。

四、PAN 引起腹水的治疗

PAN 合并腹水时多数病情复杂,除治疗腹水外,主要是病因治疗。治疗应采取个体化综合性治疗。包括:诱导血管炎缓解,维持治疗,内脏保护和内脏替代治疗。

(一)诱导治疗

提倡皮质激素和环磷酰胺联合治疗。有严重肾脏和呼吸道表现者,初始治疗用甲基强地松龙 250mg~1000mg/ 天脉冲连续 3 天,继以口服。同时口服 CTX 3mg~4mg/kg·d,症状明显改善后,逐渐减量,过度到维持治疗。

(二)维持治疗

在诱导缓解后,为了减少疾病复发和药物不良反应需要维持治疗。一般停用 CTX,改为甲氨蝶呤以 0.3mg~1.5mg/kg 开始,每周 1 次,每次增加 2.5mg,每次最大剂量不超过 20mg~25mg。一般用 12 个月。同时用泼尼松隔日低剂量维持直至细胞毒性药停用。

(三)内脏保护或替代治疗

1. 肾脏损害的处理　约 20% 患者在确诊时需要透析治疗,部分病人经诱导治疗和维持治疗有效,肾功能明显改善则可停止透析,不需透析治疗的持续时间可维持数周至数年不等,应注意观察。部分病人肾功能衰竭持续,需以来透析维持生命,可考虑肾移植治疗。但肾移植术后复发上难以估计,复发时间从 5 天~4 年不等。复发不仅涉及移植肾,还可涉及呼吸道等多个脏器,诱导治疗仍然有效。一般认为肾移植用于抗中性粒细胞胞质抗体阴性者为宜。对疾病活跃、抗中性粒细胞胞质抗体阳性者或由阴性转阳性者应延迟肾移植。

2. 肝脏损害的处理　与 HBV 或 HCV 相关性结节性多动脉炎的治疗包括糖皮质激素或免疫抑制剂和抗病毒药,如干扰素 – α 等。对于严重血管炎病例可加用血浆置换。糖皮质激素、免疫抑制剂和血浆置换,可有利于 PAN 的缓解、减低复发率、改善生活质量。但又可使病毒复制增加,促使慢性肝炎恶化。因此,在中断免疫抑制剂后,必须开始或强化抗病毒治疗。合并肝功能衰竭者也可考虑肝移植治疗。

(四) 对症处理

本病常有血栓形成,加用 NSAIDs 如小剂量阿司匹林以及潘生丁等可能有益。有血管狭窄表现者可用扩血管药如钙离子拮抗剂等。低蛋白血症、严重贫血应及时给予纠正。一般不需抽放腹水。

(王一格)

第3节　系统性硬化病引起腹水的诊断、鉴别诊断与治疗

一、概述

系统性硬化病(Systemic Sclerosis,SSc)也被称为硬皮病,是一种罕见的慢性自身免疫疾病,主要特征是皮肤和内脏器官的纤维化和硬化。系统性硬化病的确切病因尚不清楚,但遗传、环境和免疫系统异常反应等因素被认为在发病中起到作用。在病理学上:系统性硬化病主要特征是结缔组织的异常增生和纤维化,导致皮肤、血管、内脏器官等处的功能损害。系统性硬化病的临床表现多样化,可涉及皮肤、肺部、心脏、肾脏、消化道等多个系统。常见症状包括皮肤变硬、紧绷和水肿、关节疼痛和僵硬、肺部纤维化、心脏炎症和心脏功能受损、肾功能异常等。系统性硬化病的治疗旨在缓解症状、控制病情进展和保护受损器官功能。治疗方案通常包括免疫抑制剂、抗炎药物、免疫调节剂、血管扩张剂等。

二、系统性硬化病与腹水

(一) 原发性胆汁性胆管炎

系统性硬化病最常见的肝脏病变是合并原发性胆汁性胆管炎(primary biliary cholangitis,PBC),发生率为 2%~18.2%,主要见于局限皮肤型 SSc 患者,抗着丝点蛋白抗体阳性率高,肝脏穿刺活检有助于明确诊断。PBC 进展到第四阶段为失代偿期,可出现肝硬化和门静脉高压的一系列并发症,门静脉高压是腹水形成的主要原因。肝硬化导致肝内血管变形、阻塞,门静脉血回流受阻,门静脉系统血管内压增高,毛细血管静脉端静水压增高,水分漏入腹腔,从而形成腹水。PBC 门静脉高压的处理与其他类型肝硬化相似。如有食管胃底静脉曲张,需采用非选择性 β 受体阻滞剂,严重时需使用内镜下曲张静脉结扎术等预防出血的措施;如出现腹水,可使用螺内酯、呋塞米等利尿药。有的 PBC 患者可在肝硬化发生前出现窦前性门静脉高压,这些患者肝脏合成功能尚可,不适合肝移植,必要时可采取门 – 体静脉分流或断流手术。

(二) 肺动脉高压

系统性硬化病约 15% 的患者可合并肺动脉高压,多由原发病引起,其危险因素包括病程长、抗着丝点蛋白抗体阳性及毛细血管扩张。肺动脉起病隐匿,最初患者表现为劳力性呼吸困难和乏

力。其后症状会逐渐恶化，以致患者可能最终出现重度肺动脉高压伴明显右心室衰竭的症状和体征，出现劳力性胸痛或晕厥及充血，其他包括外周性水肿、腹水和胸腔积液等。

（三）硬皮病肾危象

硬皮病肾危象也可能会导致腹水的产生。肾危象可导致高血压，这是由于肾脏损害引起的肾素－血管紧张素－醛固酮系统的紊乱，高血压可能出现持续性或突发性，并难以控制。肾危象可导致急性肾功能衰竭，即肾脏失去正常的滤过和排除废物的能力。这可能表现为尿量减少、尿液变浑浊、血尿、蛋白尿等症状，患者可能会感到疲倦、食欲不振、恶心和呕吐等。肾危象还可能导致水钠潴留，表现为体重增加、水肿（特别是下肢水肿）、腹水和呼吸困难等症状。当肾功能衰竭时，肾脏无法有效排出体内的钾离子，导致高钾血症，这可能引起心律失常、肌肉无力和神经系统症状。一些患者在肾危象期间可能出现大量蛋白尿，这是由于肾小球受损引起的，可能导致低蛋白血症和腹水发生。

（四）治疗药物的影响

环磷酰胺是治疗系统性硬化病的常用免疫抑制药物，然而，环磷酰胺在使用过程中可能会对肝脏造成损害。环磷酰胺可引起肝毒性作用，主要表现为以下几个方面：

（1）肝功能异常：使用环磷酰胺后，部分患者可能出现肝功能异常，如肝酶升高（ALT、AST）、黄疸等。这些指标的升高可能是由于药物代谢过程中产生的有毒代谢产物导致胆汁淤积引起的。

（2）肝脏炎症：环磷酰胺可能引发肝脏炎症反应，导致肝组织的炎症浸润和破坏。这可能会导致肝功能受损和其他与炎症相关的症状。

（3）肝纤维化和肝硬化：长期或高剂量使用环磷酰胺可能增加患者发展为肝纤维化和肝硬化的风险。这是由于药物对肝脏造成的长期损伤和纤维组织增生所致，可发生程度不行等的腹水。

甲氨蝶呤是治疗早期弥漫皮肤型系统性硬化病皮肤病变的推荐用药，甲氨蝶呤是一种常用的抗代谢药物，甲氨蝶呤引起的肝损害也包括转氨酶的升高，肝的脂肪变性和肝纤维化，这是由于甲氨蝶呤干扰了肝脏内脂肪代谢和胶原沉积的平衡所致。脂肪变性可能进一步发展为肝纤维化，导致肝功能异常，以至腹水形成。

（五）重叠综合征

1. **系统性红斑狼疮与系统性硬皮病重叠** 病初常表现为系统性红斑狼疮，以后出现皮肤硬化、吞咽困难及肺纤维化等表现。肝脏受累的概率有所增加，可引起脂肪变性和肝硬化，部分患者可能发展为脂肪肝，并进一步发展为肝纤维化和肝硬化。长期的慢性炎症和免疫反应可能导致肝细胞受损和纤维组织增生。且患者有较高的血栓形成风险，而肝静脉血栓形成是其中的一种并发症，可以导致肝脏缺血和肝功能受损，最终导致腹水发生。

2. **系统性硬皮病与多发性肌炎／皮肌炎重叠** 病人有近端肌无力、肌痛、关节痛、食管运动减慢及肺纤维化等改变。硬皮病改变常局限于四肢，毛细血管扩张及肢端溃疡少见。血清 Ku、PM-Scl-70 和 U1RNP 抗体阳性为其特征。患者可出现转氨酶的升高，可能与炎症反应和免疫系统异常有关。少数患者可能会合并自身免疫性肝炎，即免疫系统攻击自身肝脏组织导致的炎症反应，这可能引起肝功能异常、黄疸和肝肿大等症状。这类患者也有较高的血栓形成风险，肝静脉血栓的形成导致肝脏缺血和肝功能受损和腹水形成。

三、腹水的治疗

使用利尿药是治疗腹水的主要方法。临床应用最广泛的醛固酮拮抗剂是螺内酯，其次为依普利酮。肝硬化腹水患者水钠潴留的主要原因是肾小管钠重吸收增加。螺内酯为醛固酮的－竞争性抑制剂，作用于远曲小管和集合管，能够阻断 Na^+-K^+ 和 Na^+-H^+ 交换，从而使水钠排泄增多。推荐螺内酯起始剂量 40~80mg/天，以 3~5 天阶梯式递增剂量，常规用量上限为 100mg/天。最大剂量不超过 400mg/天。不良反应：高钾血症，男性乳房发育胀痛，女性月经失调，行走不协调等。依普利酮临床主要用于治疗高血压，缺少治疗肝硬化腹水的临床疗效及安全性报道。呋塞米（furosemide）是最常用的袢利尿剂。呋塞米有着明显的剂量效应关系，剂量加大，利尿效果也明显增强，且药物剂量范围较大。肝硬化患者口服呋塞米的生物利用度较好，静脉效果优于口服。对于肝硬化腹水复发及顽固型腹水患者，呋塞米联合螺内酯的疗效与安全性优于单用螺内酯。呋塞米推荐起始剂量 20~40mg/天，3~5 天可递增 20~40mg，呋塞米常规用量上限为 80mg/天，每日最大剂量可达 160mg。其不良反应有：体位性低血压、低钾、低钠、心律失常等。

肝腹水的饮食治疗至关重要。一是要保证维生素的摄入，维生素 C 可以保护肝细胞的抵抗力以及促进肝细胞的再生。维生素直接参与肝脏的代谢，与肝糖原的形成有关。二是可以多进食含锌、镁丰富的食物，肝硬化的病人普遍血液电解质中锌的含量水平较低，尿中排锌的量增加，肝细胞内含锌量也降低。三是应该合理摄入含钠较多的食物，水肿或轻度腹水的病人应给予低盐饮食，每日摄入的盐量不超过 3g；严重水肿时宜用无盐饮食，钠应限制在 500mg 左右。禁食含钠较多的食物。

（王　舒）

第 4 节　白塞病引起腹水诊断、鉴别诊断与治疗

一、概述

白塞综合征（Behcet's syndrome，BS）又称白塞病（Behcet's disease，BD），是一种以血管炎为基础病理改变的慢性、复发性自身免疫性疾病，主要表现为反复发作的口腔溃疡、生殖器溃疡、葡萄膜炎和皮肤损害，亦可累及周围血管、心脏、神经系统、胃肠道、关节、肺、肾等器官。患者的诊断年龄多在 30~50 岁之间，近年来流行病学资料显示，男女患病比例更趋相同，但男性早期发病者更易出现重要脏器受累。且有较强的地域差异，多见于地中海沿岸国家、中国、朝鲜、日本。白塞病的病因可涉及免疫、遗传、感染以及炎症介质和凝血因子等相关因素。免疫因素在白塞病中起主要作用，虽然白塞病的发病机制尚不明确，但它可能是一种包括感染或环境因素在内的多因素过程，在遗传易感个体中触发自身反应性炎症反应。

二、白塞病引起腹水发病机制

（一）白塞病血管炎造成肝脏血管的损害

在有关肝血管受累的报道中布加综合征最为常见。布加综合征可为肝静脉和（或）其开口以上的下腔静脉阻塞导致门静脉和（或）下腔静脉高压临床症候群，属于肝后型门静脉高压症，毛细血管渗透性增加组织液回吸收减少漏入腹腔。临床表现主要有腹胀、腹痛、肝脾肿大、顽固性腹水、消化道出血等门静脉高压的症状和体征，并引起肝功能损害，严重者出现休克或肝功能衰竭等，部分转为慢性。慢性型起病缓慢，白塞病多以引起肝颈静脉阻塞为主，临床表现为乏力、腹胀、食欲下降、恶心或呕吐、肝区或脐周钝痛或胀痛，肝脾肿大和严重腹水，食管，胃底静脉曲张等。且本病活动期血小板活化，并出现高纤维蛋白血症和低纤溶状态，使有病变的毛细血管易于栓塞，肝毛细血管栓塞则可引起肝细胞缺血坏死；另有病变组织血管内皮下 IgG、C3、C4 及纤维蛋白组成

的复合物沉积，导致血管不同程度的变形和炎症反应，也可引起肝细胞变形坏死，肝合成白蛋白功能减低血浆胶体渗透压降低，血浆外渗从而进一步导致腹水的出现。超声检查为首选，静脉造影是诊断该病的"金标准"，其典型表现为静脉狭窄、不规则，可在肝静脉汇入下腔静脉处或静脉入口远端发现血栓。

（二）感染

有关白塞病伴随风疹病毒感染、肝炎病毒、和巨细胞病毒感染发生黄疸性肝炎者皆有报道，严重者则会出现腹水，在治疗白塞病的同时抗病毒治疗可以选用。当累及消化道损害，可导致患者恶心、呕吐、腹胀、食欲下降、腹泻、吞咽困难等。当肠黏膜发生溃疡，且范围较大时，多腹痛剧烈，还可引发慢性腹泻，影响患者的营养吸收，往往会出现消瘦，营养不良，以及电解质紊乱，恶液质，贫血等。大量白蛋白从肠道丢失导致血清白蛋白降低，血浆胶体渗透压下降，水分从血浆向第三间隙积聚出现腹水。当患者的胃、十二指肠、降结肠发生溃疡，可出现溃疡出血、肠麻痹、肠穿孔、腹膜炎、瘘管形成，表现为腹部膨隆、明显胀气。严重情况还会出现肠穿孔，引发腹膜炎，继而出现腹水，此类情况非常危急，需要紧急手术。

（三）药物性肝病

临床根据白塞病不同表现不同情况，治疗药物也有不同。尤其是本病相关受累部位等有明显炎症病变时，常需要用大剂量肾上腺皮质激素，有时尚需要加用免疫抑制剂。还有非甾体抗炎药的应用，部分患者在使用非甾体抗炎药后出现轻度肝酶升高，停药后恢复正常。大部分NSAIDS所引起的肝损伤多为肝细胞性，进一步出现肝硬化，出现腹水等临床表现，因此应警惕由药物引起的肝损害。

三、白塞病引起腹水的鉴别诊断

白塞病引起腹水的鉴别诊断需与巨大卵巢囊肿或其他囊肿（如脾脏、腹膜后、胰腺等），巨大肾盂积水、肥胖、肠胀气等容易误诊为腹水的疾病相鉴别，需根据临床症状，准确和全面的查体及检查来区别。一般腹部叩诊有移动性浊音说明腹水量在1000以上，腹水量超过3000~4000ml时可出现液波震颤现象，并且望诊可见腹部隆起，严重者可发生脐疝。但需注意，如果腹腔有粘连，则腹水可被包裹分隔，这时可不出现移动性浊音。当腹水量较少时，此时查体常检查不出，可借助辅助检查协助诊断，一般腹腔内有300ml左右液体B超即可探查出，并且可以明确腹水是否有分隔，同时通过B超亦可以明确腹水的诊断，尤其是可与卵巢囊肿、腹部脓肿或血肿等疾病进行鉴别。而腹部CT对腹水诊断的敏感性与B超类似，但CT还可以较准确地判断腹水的密度及均匀度，对区别液性或脓性、血性腹水有一定参考价值。

四、治疗

1. **一般治疗** 保持口腔卫生，避免进食刺激性食物损伤口腔黏膜；限制钠、水的摄入，促进腹水减退。

2. **局部治疗** 应用糖皮质激素，有助于改善皮局部溃疡严重程度和持续时间，玻璃体内注射曲安奈德、激素缓释剂有助于注射眼的炎症控制。

3. **全身药物治疗** 皮肤黏膜受累时可用非甾体抗炎药（NSAIDs）对结节性红斑和疼痛性溃疡有一定疗效，沙利度胺（妊娠期妇女禁用）和硫唑嘌呤可用于口腔溃疡和生殖器溃疡。急性关节炎首选NSAIDs和秋水仙碱。眼部受累时对BS眼部病变如能早期得到有效的治疗可降低致盲率。孤立前葡萄膜炎的主要治疗是应用散瞳药物和激素滴眼液。硫唑嘌呤可保护视力并减少葡萄膜炎复发。环孢素A可降低眼炎发作频率和严重程度，改善视力。胃肠道受累时5氨基水杨酸和柳氮磺吡啶可用于轻、中度肠白塞综合征的一线治疗，及缓解后维持治疗。若发生肠穿孔、大量胃肠道出血及药物治疗反应差等情况时应考虑及时进行外科治疗。当心脏及大血管受累，发生急性 DVT 的 BS 患者建议使用激素和免疫抑制剂，如硫唑嘌呤、环磷酰胺和环孢素 A。神经系统受累时应用激素和免疫抑制剂是实质型神经白塞综合征的基础治疗。

4 腹水治疗 ①常用药物呋塞米、螺内酯等，这类药物最常见的不良反应是血钾降低，使用过程中要注意监测电解质；②手术治疗，经颈静脉肝内门体分流术（TIPS），是一种以介入放射学的方法在肝内的门静脉与肝静脉的主要分支间建立分流通道。此方法能有效降低门静脉压力，创伤小，安全性高，适用于食管静脉曲张大出血和难治性腹水，但易诱发肝性脑病。

（范嘉怡）

第5节　干燥综合征引起腹水诊断、鉴别诊断与治疗

一、概述

干燥综合征（Sjögren syndrome，SS）是一种累及全身多种外分泌腺的慢性炎症性自身免疫病。本病属于全球性疾病，不同地区和国家的患病率及死亡率差异较大，经不同的诊断标准发现国内本病的患病率为 0.29%~0.77%，心 50 岁以上的人群多见，老年人患病率为 3%~4%，男女比为 1：9~1：20，年龄和性别构成其重要的危险因素。本病起病大多较隐匿，且临床表现异质性大，70%~80% 以上的患者可有口干的症状，但不一定是首发表现，患者可有吞食干食时需用水送服，自觉口干需频繁饮水，或者交流谈话时口舌发黏，患者可伴有不同程度的少苔，甚至无苔等以舌乳头萎缩为主的表现；一部分患者可有不同程度的干眼症状，主要见于欲哭无泪、双眼异物感、磨涩发痒等；也有因反复猖獗齿而发现本病，以难以控制的牙齿逐渐发黑，呈片状脱落，最后仅残留少量牙根。也有以反复交替性的双侧腮腺肿大，部分人可短期内自行消退，也有持续肿大者。由于本病的病理基础是淋巴细胞过度浸润导致的外分泌腺体的破坏，因此患者也可出现其他浅表部位，如呼吸道、消化道、女性阴道黏膜的外分泌腺受累，使其出现鼻干、消化不良、胃酸减少、便秘等相应症状。

本病主要侵犯泪腺和唾液腺，引起眼干和口干。分为原发性和继发性两种。原发性干燥综合征存在干燥性角膜炎和口腔干燥病，原因不明，多具有 HLA-DR3 基因遗传素质；而继发性干燥综合征常伴有另外一种自身免疫病，如类风湿性关节炎，SLE 等，与 HLA-DR4 密切相关。主要病理特点是外分泌腺有大量 Th1 亚群为主的淋巴细胞浸润，腺泡和腺管上皮免疫损伤和腺体破坏。一般眼干/口干持续 3 月以上，常有腮腺肿大，龋齿多见，有时可很严重。此外，因体表和内脏外分泌腺受累可出现广泛的症状，如气管炎、支气管炎和肺部异常，肾小管萎缩和肾小管酸中毒，中枢和周围神经受累引起进行性痴呆、偏瘫、截瘫、抽搐、共济失调、偏盲等，皮肤干燥、脱屑鱼鳞样变、外阴黏膜和肛门直肠黏膜干燥和萎缩等，环形红斑、结节性红斑、光敏性皮炎、皮肤溃疡和雷诺现象等血管炎表现，局部或周身淋巴结肿大反复发作，轻度关节炎和肌痛等；有时出现典型皮肌炎、类风湿性关节炎、桥本甲状腺炎、恶性淋巴瘤等表现。50%~80% 抗核抗体阳性，75% 类风湿因子阳性，80% 抗 SS-A 阳性，50% 抗 SS-B 阳性，血 γ 球蛋白增高，并可发现泪腺功能检测和唾液腺功能检测异常，唇腺活检异常等。SS 治疗以对症处理为主，有明显内脏累及和血管炎时或伴有

其他结缔组织病者可使用肾上腺皮质激素和免疫抑制剂如环磷酰胺等。

二、干燥综合征合并肝胆胰等疾病引起腹水

约 1/3 干燥综合征病例可出现肝脾肿大，肝功能异常和黄疸。可能与干燥综合征累及肝脏和胆道、合并肝胆疾病、与其他风湿性疾病重叠以及药物毒性作用等有关。Golding 等报告 63 例肝脏疾病包括原发性胆汁性肝硬化、慢性活动性肝炎和隐源性肝硬化，51% 合并角结膜干燥性炎症和口干症。

1. 原发性胆汁性胆管炎　31%~75% 或更多的 PBC 病人有干燥综合征，此时，一般口干和眼干症状较轻，甚至无症状，尽管有泪腺和唾液腺实验异常。原发性干燥综合征病人中合并原发性胆汁性肝硬化者则相对不甚常见。一组报告仅有 6% 干燥综合征患者抗线粒体抗体阳性，并有生化和组织学证据证实胆汁性肝硬化存在。

对于合并有原发性胆汁性胆管炎的患者，40%~80% 可有乏力的发生，且可出现在任何阶段；20%~70% 的患者可出现局部或全身的瘙痒，夜间明显；也常伴有高脂血症，胆固醇和甘油三酯均升高等，典型特征为高密度脂蛋白胆固醇的升高。部分患者上述症状也可不明显，但一般均伴随有肝酶及胆酶的异常。主要表现为：碱性磷酸酶（ALP），谷氨酰转移酶（GGT）明显升高，谷丙转氨酶（ALT）、谷草转氨酶（AST）轻度增高（大于正常值 2~4 倍上限）。免疫球蛋白 M（IgM）升高也是主要特征之一，IgM 可有 2~5 倍的升高，甚或更高。血清抗线粒体抗体（AMA）特异性较高，本病的阳性率可达 90%~95%，除 AMA 外，有研究证实大约 50% 的原发性胆汁性胆管炎患者抗核抗体（ANA）阳性，在 AMA 呈阴性时可作为诊断的另一重要标志。患者的肝胆系统彩超一般提示胆管系统正常。肝组织病理学检查有助于疾病分期以及判断预后，其基本的病理学改变为肝内 <100μm 的小胆管的非化脓性破坏性炎症，导致小胆管进行性减少，进而发生胆汁淤积、肝纤维化最终至肝硬化。

腹水的发生往往与门静脉高压有关。疾病早期，甚至在肝硬化发生之前就可出现门静脉高压症，其发病机制可能与门静脉末枝经脉闭塞消失所致的结节再生性增生有关。后期可因肝硬化、门静脉高压的不断加重导致一系列并发症的出现腹水等症状。

2. 自身免疫性胰腺炎　干燥综合征合并自身免疫性胰腺炎，是一种特殊类型慢性胰腺炎。可发热、上腹部痛但不剧烈，血淀粉酶增高、有时出现转氨酶、γGT 增高和胆汁淤积性黄疸，胰腺弥漫性肿大，血免疫球蛋白增高、Ⅱ型碳酸酐酶抗体阳性，ERCP 或 MRCP 显示主胰管狭细而不规则和指印状，组织病理胰腺内淋巴细胞浸润，泼尼松龙 30mg/天治疗效果良好，1 月后影像学和相关化验复查多可恢复正常。部分病例停药复发，需延长维持治疗。

3. 硬化性胆管炎　干燥综合征合并硬化性胆管炎也有报道，临床表现为持续性无痛性黄疸、瘙痒、发热、甚至高热寒战等，肝脾肿大，晚期出现腹水、呕血、昏迷等。血胆红质增高，以直接胆红质为著，碱性磷酸酶（ALP）、血浆铜、铜蓝蛋白和尿铜增加。ERCP 或经皮经肝胆管造影术（PTC）影像显示胆管多发性不规则狭窄、分支僵硬变细或轻度扩张，呈枯树枝样或串珠样改变。最终诊断依赖病理检查，以胆管黏膜下炎性细胞浸润和纤维化为特征，不累及黏膜；主要与硬化性胆管癌鉴别。缺乏有效的治疗方法，熊去氧胆酸可改善临床症状及实验室指标。手术旨在减黄和控制感染。肝移植术治疗列为首选。

4. 合并自身免疫性肝病　临床症状及体征差异较大，大部分患者无特异性体征表现。多数是在生化检查是发现肝功能异常后才发现。合并本病的患者可有血清转氨酶的升高，早期患者的胆红素水平正常或仅有碱性磷酸酶水平轻度增高，可有血清丙种球蛋白或者免疫球蛋白 G（IgG）水平升高，血清学中也可存在抗核抗体（ANA），抗平滑肌抗体（SMA）或肝肾微粒体 -1 抗体（抗

LKM-1抗体)的滴度。肝细胞穿刺的病理学表现主要以界面性肝炎为主要特征,较重患者可出现桥接坏死、肝细胞玫瑰花结样的改变,结节状再生等组织病理学改变,随着疾病进一步发展,肝细胞持续坏死,肝脏出现进行性纤维化最终导致肝硬化的发生。

(一)重叠综合征

干燥综合征常与多种其他结缔组织病重叠,如SLE、皮肌炎、多发性硬化等,腹水发生的原因应结合伴随病考虑,诊断和处理可参见有关章节。

(二)原发性干燥综合征肾脏损害

2%~67%原发性干燥综合征肾脏受累,发生率变化幅度如此之大可能与诊断标准不同有关。肾脏主要病理改变主要是中、重度间质性肾炎伴随T淋巴细胞和浆细胞浸润以及肾小管损害。少数也可累及肾小球表现为膜增生性肾小球肾炎和膜性肾病。原发性干燥综合征肾脏累及的临床表现多种多样,常与病损性质和累及部位有关:如间质性肾炎可有轻度尿检异常、血肌酐轻度增高等、肾小管功能异常可有肾性尿崩症、低血钾、Ⅰ型肾小管酸中毒和Fanconi综合征等,多不出现腹水。肾小球累及可出现大量蛋白尿、水肿和肾功能不全,有时可出现腹水,此时应注意与伴有SLE等相鉴别。

三、治疗

对未合并原发性胆汁性肝硬化或自身免疫性肝炎的原发性干燥综合征的患者来说,当明确腹水确是由本病所致时,一方面应积极处理腹水,排查有无门静脉高压的存在,若无应积极治疗本病。具体主要是应用糖皮质激素治疗,对于病情进展迅速者,可合用免疫抑制剂如环磷酰胺、硫唑嘌呤等。

对合并有原发性胆汁性胆管炎的患者,应首先筛查有无食管胃底静脉曲张的存在,并定期复查,如果发现存在应采取措施预防消化道出血。所有出现肝功能异常的患者均应积极进行治疗,应首选熊去氧胆酸(UDCA),从而促进患者肝内的胆汁从肝细胞分泌到胆小管,从而降低细胞内疏水胆酸的水平,起到保护细胞膜的作用,从而全面改善胆汁淤积的血清生化学指标。另外UDCA还具有免疫调节作用。UDCA治疗可以明显改善患者胆汁淤积的生化指标,延缓患者门静脉高压的发生,降低食管胃底静脉曲张的发生率,避免腹水的产生。对终末期患者可进行肝移植,但移植后仍有一定的复发可能。

对合并有自身免疫性肝炎的患者,单独应用泼尼松或联合硫唑嘌呤治疗能明显缓解症状,改善生化指标异常及组织学改变,延缓病情进展并提高生存率,有效率可达80%。90%。起始剂量一般为泼尼松或泼尼松龙20~60mg/天,或泼尼松或泼尼松龙15~30mg/天联合硫唑嘌呤1mg/kg·d,单用硫唑嘌呤一般无效。如患者治疗有效(即血清转氨酶恢复正常或<2倍上限水平,一旦恢复正常,如作肝穿刺行肝脏病理检查无活动性炎症),此时激素剂量逐步减少。一般认为免疫抑制剂应予最小剂量维持肝功能正常水平至少2年或以上。大多数患者停药后病情复发。对于复发患者有建议予终身小剂量激素或硫唑嘌呤维持治疗。需注意的是,自身免疫性肝炎(AIH)中血清转氨酶具有一定波动性,血清转氨酶的水平并不能作为判断疾病活动性的唯一指标,对于判断困难的患者有时需行肝脏病理活检以决定是否进行治疗以及判断对治疗的反应。

目前AIH倾向于使用联合方案,以减少激素相关性不良反应,尤其是对于绝经后妇女或患有骨质疏松、高血压、糖尿病、肥胖或精神状况不稳定的患者建议使用联合方案。但需警惕患者存在硫嘌呤甲基转移酶缺陷或对硫唑嘌呤不耐受,需密切监测患者血白细胞。由于糖皮质激素可加重肝性骨病的严重性,应适当补充维生素D及钙,绝经后妇女可使用激素替代治疗。骨质疏松或进行性骨密度下降的患者还应加用双膦酸盐。凝血功能较差的患者可补充维生素K。长期治疗的患者应注意激素的其他各种不良反应。对上述联合治疗方案无效或效果不明显的 AIH 患者，可试用环孢素 A、甲氨蝶呤和霉酚酸酯治疗。对于急性起病表现为暴发性肝功能衰竭经激素治疗无效，及慢性起病在常规治疗中或治疗后出现肝功能衰竭表现的患者应行肝移植手术。

（张茂全　段辰晨）

参考文献

[1] Tanaka A. Current understanding of primary biliary cholangitis. Clin Mol Hepatol. 2021; 27: 1-21.

[2] Efe C, Torgutalp M, Henriksson I, et al. Extrahepatic autoimmune diseases in primary biliary cholangitis: Prevalence and significance for clinical presentation and disease outcome. J Gastroenterol Hepatol. 2021; 36: 936-942.

[3] Gebreselassie A, Aduli F, Howell CD. Rheumatologic Diseases and the Liver. Clin Liver Dis. 2019; 23: 247-261.

[4] Selmi C, Generali E, Gershwin ME. Rheumatic Manifestations in Autoimmune Liver Disease. Rheum Dis Clin North Am. 2018; 44: 65-87.

[5] OZEN S. The changing face of polyarteritis nodosa and necrotizing vasculitis. Nat Rheumatol. 2017; 13: 381-386.

[6] Springer JM, Byram K. Polyarteritis nodosa: an evolving primary systemic vasculitis. Postgrad Med. 2023; 135: 61-68.

[7] 邹和建, 朱小霞, 戴生明, 等. 系统性硬化病诊疗规范（2022）. 中华内科杂志, 2022, 61: 874-882.

[8] 张奉春, 王立, 帅宗文, 等. 原发性胆汁性胆管炎诊疗规范（2021）. 中华内科杂志, 2021, 60: 709-715.

[9] 中华医学会肝病学分会. 肝硬化腹水及相关并发症的诊疗指南. 实用肝脏病杂志, 2018, 21: 21-31.

[10] Rosendahl AH, Schönborn K, Krieg T. Pathophysiology of systemic sclerosis (scleroderma). Kaohsiung J Med Sci. 2022; 38: 187-195.

[11] 郑文洁, 张娜等. 白塞综合征诊疗规范. 中华内科杂志, 2021, 60: 860-867.

[12] Bettiol A, Prisco D, Emmi G. Behcet: the syndrome.Rheumatology (Oxford). 2020; 59: iii101-iii107.

[13] 刘盛秀. 白塞病发病机制研究进展. 皮肤性病诊疗学杂志, 2018, 25: 310-313.

[14] 裴明杭, 张美芬. 白塞综合征与感染. 中华眼科杂志, 2016, 52: 636-640.

[15] Alvarenga Fernandes D, Garcez Teixeira CE, Sachetto Z, Reis F. Budd-Chiari syndrome in Behçet's disease. Rev Esp Enferm Dig. 2023; 115: 395-396.

[16] 徐立勤, 林进. 从诊断标准变迁看干燥综合征的诊断及鉴别诊断. 中国实用内科杂志, 2017, 6: 480.

[17] Alani H, Henty JR, Thompson NL, et al. Systematic review and meta- analysis of the epidemiology of polyautoimmunity in Sjögren's syndrome (secondary Sjögren's syndrome) focusing on autoimmune rheumatic diseases.Scand J Rheumatol .2018; 47: 141-154.

第35章　营养疾病引起腹水的诊断、鉴别诊断与治疗

第1节　营养的病理生理学

营养素是机体进行新陈代谢、维持生命、进行思维及躯体活动、生长、发育以及繁衍后代的物质基础，机体所需要的营养物质主要来源于从外界摄入，糖、蛋白质和脂肪是机体最主要的三大营养物质，此外，还有维生素和无机物等。当机体从外界摄入减少、需要量增加、破坏过多、吸收障碍、排出过多等因素时，则可引起上述营养物质缺乏，严重时则发生营养不良性疾病。随着我国经济的蓬勃发展，由社会因素引起营养缺乏已不存在，但由于各种疾病引起继发性营养不良或疾病的因素依然存在，应引起高度重视。如能及时诊断及时处理营养疾病，不仅可改善患者的生活质量，还可延长患者的生存期限。故应重视诊治和研究。

维持机体正常生命活动所必需的最低限度的营养量称为营养必需量（requirement），但有个体上的差异称为安全率。这种比较符合实际情况的需要量，称为营养的所需量（allowance），机体对营养的所需量与年龄、性别、体型（体表面积）、生活活动（如职业、劳动强度、运动、妇女的妊娠、授乳等）情况以及外界环境的温度等因素密切有关。

一、主要营养素

（一）蛋白质

1.蛋白质的组成　蛋白质由氮、碳、氢、氧四种元素构成，有的还含有硫、磷、铁、铜等元素。食物蛋白中有20多种氨基酸，分必需氨基酸，包括异亮氨酸、亮氨酸、赖氨酸、蛋氨酸、色氨酸、苏氨酸、缬氨酸、苯丙氨酸和非必需氨基酸，包括甘氨酸、丙氨酸、谷氨酸、组氨酸、精氨酸、酪氨酸、胱氨酸、丝氨酸、脯氨酸、半胱氨酸、羟脯氨酸、门冬氨酸。根据食物蛋白质中必需氨基酸的组成情况分完全蛋白质、半完全蛋白质和不完全蛋白质三种。

2.蛋白质的生理作用

（1）构成人体细胞组织：人体的一切组织，如神经、肌肉、骨骼、血液、激素、酶甚至头发和指甲均由蛋白质参与构成。食物中蛋白质被消化吸收后，即用以修补因代谢而破坏的蛋白质，组成新的细胞组织。因此，人体对蛋白质的生理需要是比较恒定的。

（2）促进智力发育：参与脑神经细胞的发育，特别是胎儿尤为重要。如在妊娠期蛋白质供应不足，可见脑细胞分裂减慢，细胞数量减少，这将影响到大脑的功能。

（3）参与各种物质代谢调节：代谢酶主要由蛋白质组成。肌肉收缩、血液循环、神经传导、感觉功能、遗传素质、高级大脑思维活动，都要有酶参与。

（4）供给热能：每g蛋白质可产生4kcal热。当碳水化合物和脂肪缺乏时，才用蛋白质产热。

（5）增强抵抗力：免疫球蛋白、丙种球蛋白均由蛋白质组成，参与机体免疫功能。

（6）调节渗透压：在血浆中蛋白质构成一定的血浆渗透压，当血浆蛋白质降低时，血浆渗透压

降低，则水分容易渗入到组织中引起水肿。

3. 评价人体蛋白质营养状况的指标

（1）氮平衡：蛋白质分解后，以氮的形式从粪、尿和皮肤排出，如摄入氮与三种途径排出的氮相等即达到氮平衡。可用公式粗略估计。

$$氮平衡 = 见图表 \frac{蛋白质摄入量（g）}{6.25} - （尿素氮 + 3.5g）$$

式中 3.5g 为：粪氮排出 1g，非尿素氮排出 2g，皮肤丢失氮 0.5g。

（2）血清白蛋白：正常值为 35~55g/L。30~35g/L 为轻度营养不良。30~25g/L 为中度营养不良，降低到 25g/L 以下为重度营养不良。

（3）运铁蛋白：周转率约 8~10 天。正常值 1.7~2.5g/L，1.5~1.0g/L 为中度营养不良，<1.0g/L 为重度营养不良。

（4）前白蛋白：其半衰期 2 天，正常值 280~360mg/L，降低提示营养不良。

4. 蛋白质日需要量　一般为 0.8g/（kg 体重·d）。我国根据不同劳动强度，规定 18~40 岁男子（体重 60kg）蛋白质供给量为 70~105g，18~40 岁女子（体重 53kg）为 60~85g。妊娠 4~6 个月时，每日增加 15g（约 80g/d），7~9 个月时每日增加 25g（约 90g）。婴幼儿蛋白质日需要量见表 35-1。老年人日需量为 0.6g/（kg 体重·d）（表 35-1）。

表 35-1　婴幼儿每日膳食中蛋白质的需要量

年　龄	蛋白质需要量[g/（kg 体重·d）]	男（g/d）	女（g/d）
0-12 月	人乳喂养 2.0		
	牛乳喂养 3.5		
	混合喂养 4.0		
1-2 岁		35	35
2-3 岁		40	40
3-5 岁		45	45
5-6 岁		55	50
6 岁以上		55	55

（二）脂类

1. 脂肪组成　脂类指中性脂肪和类脂，前者就是甘油三酯，后者包括磷脂、糖脂、固醇和固醇类等。脂肪由碳、氢、氧三种元素组成，甘油三酯是脂肪的主要成分之一，由脂肪酸构成。根据脂肪酸所含碳原子的价键不同可分为饱和脂肪酸、单饱和脂肪酸和多不饱和脂肪酸三种，多不饱和脂肪酸不能在体内合成，故称为必需脂肪酸，如亚油酸、亚麻油酸、花生四烯酸等。脂肪被吸收后，经过代谢，最后以甘油三酯形式贮存在组织中。机体需要时动员成为血浆游离脂肪酸，肝组织将这些脂肪酸转化为甘油三酯，由极低密度脂蛋白运转，在运输中极低密度脂蛋白不断释出甘油三酯，并转化为血浆胆固醇，胆固醇则由低密度脂蛋白运载。

2. 脂类生理作用

（1）供给热能：1g 脂肪在体内氧化可产生 9kcal 热，是产热最高的营养素。

（2）组织成分：细胞膜由磷脂、糖脂和胆固醇等组成，对维持膜完整性及转运功能有重要价值。

组成脑髓和神经组织，固醇类可合成激素如雄性激素、雌激素、孕激素等。

（3）消化功能：脂肪能改善食物的感官性状，增加可口性，增进食欲。

（4）调节代谢：必需脂肪酸可维持水平衡，调节胆固醇代谢，促进儿童生长发育，维持皮肤健康，促进毛发增长，维持生殖作用。多不饱和脂肪酸有降低胆固醇作用。

（5）促进溶解：脂肪能帮助脂溶性物质和脂溶性维生素的溶解吸收。

（6）保护皮肤和维持体温：具有热垫作用。

3. 脂肪日需量　也因年龄、体型、季节及劳动强度等具体情况而定。一般以控制在不超过总热能的30%，老年人以控制在占总热量的20%为宜。其中饱和脂肪酸、单不饱和脂肪酸与多不饱和脂肪酸各占1/3为好。

（三）糖类

1. 糖类组成　碳水化合物由碳、氢、氧、三元素组成。根据其结构不同，可分为单糖、双糖和多糖，另外尚有低聚糖（每分子可分解成3~20个分子的单糖）、糖脂（如脑苷脂、神经节苷脂）、糖蛋白和蛋白多糖。

2. 糖类生理作用

（1）供给热能：是人体热能的主要来源，1g碳水化合物可产生4kcal热。肌肉活动所需热量是由肌糖原供给的。

（2）组织的组成：糖与脂类形成的糖脂是细胞膜和神经组织的结构成分之一；糖与蛋白质结合形成的糖蛋白，是抗体、某些酶和激素的组成部分，核糖和脱氧核糖是生物遗传物质核酸的重要组成成分。

（3）抗生酮作用：碳水化合物能维持脂肪正常代谢，脂肪代谢中间产物乙酰基，必须与葡萄糖代谢产物草酰乙酸结合，当缺乏碳水化合物时脂肪代谢不完全可产生酮体，严重者致酮症酸中毒。

（4）解毒作用：当肝糖原贮备充足时，肝脏对四氯化碳、酒精、砷等毒物以及细菌感染具有解毒作用。

（5）膳食纤维作用：纤维对脂肪及治疗便秘，减少结肠癌发生，可使餐后葡萄糖上升慢，又可降低血脂。

（6）保护大脑：葡萄糖是维持大脑正常功能的必需养料，当血糖浓度下降时，脑组织可因缺乏能源而发生功能障碍，出现头晕、心悸、出冷汗等低血糖表现，严重者可发生昏迷，补充糖后可迅速清醒。

3. 糖类日需量　成人膳食每日由碳水化合物供热占总热能的60%~70%，如为轻体力劳动，男性则应每日摄入碳水化合物360~420g。为防止酮症酸中毒，成人每日碳水化合物的摄入量不要少于150g。

（四）无机盐

无机盐又叫矿物质。现已发现人体必需20多种无机盐，约占人体重量的4%~5%。其中含量较多的为钙、磷、钾、钠、镁、氯、硫等。体内不能合成无机盐，必须从食物中摄取。这些无机盐，有的作为组织成分，如钙是构成骨骼和牙齿的主要成分，有的调节酶的活性，如钙、钾、镁等，有的参与止血、凝血过程。因此，缺乏时则可引起代谢异常，神经传导障碍、电解质紊乱、酶活力降低等，参与各种疾病的发生发展。在此不作一一详细阐述，可参考本书有关章节。

（五）微量元素

1. 铁

（1）体内的分布与日需量：我国规定铁的供给量15mg/天，美国规定12~15mg/天。一般成人含铁3~5g。铁在体内可分功能铁和贮存铁，前者占全身总铁量的80%以上。功能铁多属铁卟啉类，主要存在于红细胞的血红蛋白和肌肉中的肌红蛋白，约占全身总铁量的75%左右。小肠黏膜上皮细胞有控制和调节铁的吸收能力，从而保证铁环境保持平衡。

（2）铁的生理功能：①组织成分：铁是血红蛋白，肌红蛋白、细胞色素等的重要成分。参与体内氧的运送和组织呼吸过程；②影响机体免疫功能：缺铁患者淋巴细胞DNA合成受损，T淋巴细胞数减少，抗体产生受抑，血清总补体活性降低，吞噬细胞功能下降，中性白细胞杀菌力下降，对细菌和真菌的易感性增强。血浆铁过多也抑制白细胞功能；③参与生长发育和能量代谢过程。

2. 铜

（1）体内分布与日供量：正常成人日供量1.5~3mg，小儿0.09mg/（kg·d），成人体内含铜100~200mg，体内的铜大部分以结合形式存在，小部分为游离状态。50%~70%的铜存在于肌肉及骨骼，20%左右存在于肝脏，5%~10%分布于血液内，微量存在于含铜的酶类中。肝脏为铜代谢的中心器官，80%从胆汁排出。

（2）生理功能：①促进造血：铜可影响铁的吸收、运送和利用，铜可促使无机铁变为有机铁，由三价变为二价铁。可加速血红蛋白的合成与红细胞的成熟及释放。缺铜时，首先出现低铜血症，最终导致缺铁性贫血。②铜是一些含铜酶的组成成分：缺铜后，细胞色素合成受阻，细胞色素氧化酶、过氧化氢酶、磷脂化酶、琥珀酸脱氢酶的活性降低，脂肪的磷酸化过程延缓。赖氨酰氧化酶活性降低，胶原和弹性蛋白降低，易于发生骨质疏松、动脉瘤和血管破裂。缺铜后脑内儿茶酚胺含量降低，影响中枢神经功能，表现精神发育停滞、嗜睡、运动障碍等。③与生育关系：铜缺乏时，影响如肾上腺皮质类固醇及孕铜的合成而造成不孕。铜过多时，又可通过释放黄体生成素、促肾上腺皮质激素影响排卵或干扰孕铜作用而抗生育。④保护细胞：心、肝、脑细胞中的铜蛋白，具有过氧化物歧化酶的活性，能催化过氧化物基成为氧和过氧化氢，从而保护细胞免受毒性很强的过氧化物基的毒害。

3. 硒

（1）体内分布与日供量：我国为50mg/天，美国为55~75mg/天。

硒广泛分布于土壤中，因此食物硒的含量很大程度取决于土壤硒的浓度和可利用性。在体内以肝、肾、胰、心、脾、牙釉质和指甲中含量最多。在组织与蛋白质结合的复合物形式存在。

（2）生理功能：①抗氧化作用：硒是谷胱甘肽氧化酶（GSH-PX）的必需组成成分。GSH-PX能催化还原型谷胱甘肽变成氧化型谷胱甘肽（GSSG）。GSSG有保护膜脂类、蛋白和核酸抗氧化作用，保护组织不受毒性氧的损害，因此，保护了细胞膜的结构和功能。缺硒时引起GSH-PX活性降低，膜功能破坏，导致细胞损害、表现为溶血、肝坏死、胰退化、白内障、免疫和炎症反应降低及H_2O_2的解毒不易完成。②硒与重金属相互作用：在体内硒与许多毒性金属，如砷、镉、汞、铜、银和铅相互作用，具有解毒作用，防止组织损伤。③与免疫关系：硒参与免疫蛋白合成、刺激抗体形成、增强吞噬细胞功能，可增强机体的抗病能力。④促进精子生成：缺硒时精子生成减少，可有不育。⑤最近发现硒尚有抑癌作用。

4. 锌

（1）体内分布与日供量：我国规定15mg/天，美国规定12~15mg/天。

锌是人体最重要的微量元素之一。人体含锌量平均为2.3g左右。在体内锌主要存在于肌肉（50%以上）、骨骼（≤30%）和皮肤（≤20%），含锌最高的组织是视网膜、脉络膜和前列腺。皮肤、头发和指甲中的锌水平可反映其营养状况。血液中锌的分布红细胞最多占75%~80%，红细胞膜上的锌作为金属8、碳酸酐酶和碱性磷酸酶等的组成成分，其次为血浆占12%~22%，多与血清白蛋白和球蛋白结合；白细胞中仅占3%左右。

（2）生理作用：①参与多种酶和激素的合成：锌影响200多种代谢酶活性，在组织呼吸、机体代谢及抗氧化中占重要地位。它可影响ACTH、胰岛素和睾丸酮的生物合成。②加速生长发育，维持性器官和性功能的正常发育：男性缺锌性成熟延迟、性器官发育不全、性功能降低、精子减少，女性第二性征及生殖器发育不全、月经不正常或闭经、不孕。锌直接参与核酸及蛋白质的合成，缺锌生长发育受到严重影响。可引侏儒症。③促进组织再生：锌有促进组织再生作用，可使创伤组织再生，加速伤口愈合。④锌参与肝脏及视网膜内维生素及还原酶的组成：锌参与维生素A和视黄醛的合成，以及动员肝中维生素A到血浆中，以维持血浆中维生素A的正常。⑤提高免疫功能，延缓衰老：缺锌时淋巴组织、细胞免疫功能和吞噬杀菌功能降低、机体易于遭受感染。

5. 铬　人体含铬量很少，成人总含量为6~10mg，存在肺、肾、胰、骨等器官，血清正常浓度0.285~0.396μmol/L，主要在小肠吸收。

生理功能：①促进生长发育：铬参与蛋白质、核酸的代谢，促进血红蛋白合成。②预防心血管病：铬能抑制脂肪酸和胆固醇的结合，从而可起到降低血中三酰甘油、胆固醇、低密度脂蛋白，增加高密度脂蛋白作用。因此，饮食中缺铬，发生动脉硬化，冠心病的危险性增加。③促进胰岛素作用：缺铬时胰岛素作用削弱，糖的氧化缓慢，可导致高血糖和糖尿病发生。缺铬的患者应补铬，但摄入过多可引起铬中毒，引起口腔炎、齿龈炎、中毒性肝炎、肾炎等。

正常日供量：成人20~50μg/天。儿童、孕妇、老年人的日供量应高些。

6. 锰　锰在人体内共含12~20g，约65%存在于肌肉、肝和消化道，30%分布于其他组织中。锰是多种酶的组成成分。锰缺少时影响相关的蛋白质、脂肪和糖代谢的生化过程，参与蛋白质的合成和遗传信息传递；还有抗氧化作用，延缓衰老过程；对生长、神经、内分泌系统和智力发育也有重要影响。锰缺乏时可致广泛骨骼畸形，易发生骨折。

日供量：成人2~5mg/天。

7. 钼　成人体内共含钼9mg，分布于组织和体液中，以肝、肾存在较多。钼是酶的成分，钼是黄嘌呤氧化酶的成分，可加速铁的运转，也是醛氧化酶的成分可解除醛类的毒性；钼可增强氟的作用，降低龋齿发病率；参与细胞内电子传递，催化人体嘌呤氧化代谢，影响儿童生长发育。

日供量：75~150mg/天。

8. 钴　钴是一种蓝银灰色的硬磁性金属。钴化合物有氧化钴（CoO）、氧化高钴（三氧化二钴，Co_2O_3）、硫酸钴（$CoSO_4$）和氯化钴（$CoCl_2·6H_2O$）等。临床上用钴的化合物治疗贫血，并用钴的放射性核素 ^{60}Co 治疗癌瘤，如多发性骨髓瘤、子宫癌等。

成人体内含钴1.1~1.3mg，在人的组织中广泛分布，主要存在于肝、骨骼肌、组织和骨组织中。毛发中约占1/4，由小肠吸收。通过粪便和尿排出。

日供量：目前尚无确切规定。

生理作用：钴是维生素B_{12}和一些酶的重要成分，它主要以钴胺素或氰钴胺的形式表现其生物活性，作为辅酶，促进红细胞的正常发育，影响白细胞及巨噬细胞的生成。钴激活或抑制某些酶。例如，低浓度时激活磷酸酶、精氨酸酶和肽酶，而大剂量时则相反。钴对过氧化酶、琥珀酸脱氢酶、胆碱氧化酶和细胞色素氧化酶呈抑制作用，因而影响细胞的氧化过程钴在一般剂量下刺激血红蛋白的合成和经济细胞的生成，过量时则呈抑制状态。

胃肠道是微量元素间相互作用的重要部位。补充大量铁或锌，可能降低铜的吸收。铜的存在也会降低铁和钼的吸收。铁缺乏患者的钴吸收增加，但钴与铁竞争并抑制相互的吸收。这些相互影响可能是矿物质吸收机制重叠的结果。矿物质在血中与蛋白质载体结合而转运。这种与蛋白质的结合可能是特定的（如与铁结合的转铁蛋白，或与铜结合的血浆铜蓝蛋白），也可能是非特异性的（如白蛋白可以与多种矿物质结合）。每种矿物质中的一部分也可以以氨基酸或肽复合物的形式在血清中转运。特殊的蛋白质载体通常都未完全饱和。这种贮备能力可能作为一种缓冲机制以防止过多暴露。一般只有大大超过这种缓冲能力才会导致矿物质对人体产生毒性。

（六）维生素

维生素种类很多，大多数不能在人体内合成，或合成量不足，必须从食物中摄取。它们既不是构成组织的原料，也不是能量的来源。主要是在物质代谢中组成辅酶的成分。因此缺乏维生素时就会发生代谢障碍，从而产生维生素缺乏病及其他疾病。

维生素可分为脂溶性和水溶性两大类，维生素 A、D、属脂溶性维生素，维生素 B_1、B_2、B_6、B_{12}、维生素 PP（尼克酸）、维生素 C、维生素 H（生物素）、叶酸为水溶性维生素，在日常生活中维生素 A、B_1、B_2、C、D 易发生缺乏。上述这些维生素组成辅酶参与物质代谢，保护视力、参与免疫功能、促进生殖与生长、解毒和防止动脉硬化，参与止血、凝血等，各种生理功能。

脂溶性维生素 A、D、E 和 K 也以微胶粒形式被吸收，而水溶形式的维生素 A、D、E 和 K 补充剂以及胡萝卜素没有胆汁酸也能被吸收。在正常情况下，摄入的脂肪 95%~97% 被吸收进入淋巴管。由于含 8~12 个碳原子的脂肪酸（即中链脂肪酸）的碳链较短而可溶性增加，不需要胆汁参与或形成微胶粒，能直接吸收进入结肠黏膜细胞。进入黏膜细胞后，这些脂肪酸不需再酯化而直接进入门静脉，然后转运至肝脏。胃肠运动快、肠黏膜改变、胰腺功能不全或胆汁缺乏等情况，都会使脂肪吸收下降。粪便中出现未消化的脂肪时被称为脂肪痢。中链甘油三酯（medium-chain triglycerides，MCTs）是长度为 8~12 个碳原子的脂肪酸。临床上，MCT 可用于缺乏胆汁盐而无法代谢和转运长链脂肪酸的患者。

二、主要物质营养障碍的病理生理

糖和脂肪是能量的主要来源，蛋白质则是组织生长、修复的物质基础。除了细胞生长、更新必须有足量的优质蛋白外，食物蛋白质也是能源之一，在热量摄入不足的情况下，食物蛋白质及机体的组织蛋白质也将作为能源而被分解，从而引起蛋白质的丧失。同时也引起脂肪分解，以供应必须的能量，因此也可引起脂肪的丧失。此时如果仅补充足够的热量，不同时补充蛋白或脂肪与糖，就不能使营养得到很好的纠正。

（一）主要营养物质缺乏的原因与由此引起的病理生理变化

1. 营养量或质的供应不足　大多见于经济状况落后，生活无保障的群体，如见于我国西北边缘山区，文化和经济较落后的地区，长期热量和营养摄入不足；或生活习惯造成的偏食，或缺乏营养常识，不能科学的安排食谱，也可造成热量不足和营养缺乏。由此引起的疾病，以热量不足者称为消耗症（marasmus），以缺乏蛋白质为主者称为恶性营养不良病（Kwashiorkor）。

2. 需要量增加　如儿童与青年除了一般生活能量消耗外，还有生长、发育的需要；妊娠期妇女，除了自身代谢需要外，还有胎儿发育的需要；哺乳期妇女还有哺育婴幼儿的需要；活动量增加或强度体力劳动时，能量和营养物质的需要量增加，如补充不够即可发生营养缺乏和热量不足。最后造成营养缺乏病。

3. 营养的摄取、消耗、吸收障碍　由于消化道本身或其他疾病引起食欲不振、吞咽困难、消化道运动、分泌、吸收障碍，导致营养物质不能摄取、消化和吸收，从而导致营养不良发生。

4. 营养物质的消耗过多　常见机体代谢率增加或能量不能正常利用时。如甲状腺功能亢进、高热、慢性消耗疾病如结核、肿瘤、蛋白丢失性肠病等，或因营养物质随引流液、分泌液、渗出液、漏出液等持久丢失，见于腹膜炎、肝硬化腹水及门脉高压时丢失大量蛋白质等。

（二）主要营养物质缺乏引起的病理生理变化

由消化、吸收、利用、消耗、供应不足不同环节引起消化吸收不良时，由于发病病因不同，持续时间，程度以及其他伴随因素不同，在临床表现和机体的变化等方面也有相当差异。

1. 短期营养物质缺乏时机体的改变　在短期内营养物质缺乏时，机体首先利用体内储备的能量物质来保障重要脏器的供能并重新分布体内的蛋白质，可导致体重减轻，出现负氮平衡。

（1）利用储备的能量：当摄入不足时，机体会依靠消耗自身储备保持平衡。这种适应性变化的首要目的是保证大脑葡萄糖或酮体的供给，它们是保持大脑功能的必需营养物质，缺乏这些营养物质时，大脑会受到损害；其二是保存身体的主要结构成分，特别是蛋白质，以保证体内代谢正常。

体内提供能量的营养素主要是脂肪、碳水化合物和蛋白质，能量的储备物质主要是脂肪和碳水常进行。化合物。体内碳水化合物以糖原为储备形式，一个75kg的成年男性体内糖原总量仅0.62kg，显然不能满足人体24小时的能量需要；至于蛋白质储备，从理论上讲，它可以提供30天的能量，但是蛋白质是组成人体组织器官的结构物质，如果没有足够的蛋白质摄入，机体将消耗器官组织的蛋白质来提供能量。

脂肪是另一重要的能源，但脂肪不能直接为大脑提供能量，饥饿早期大脑每天需要的葡萄糖是由能量。糖异生作用来满足，即来源于蛋白质分解和脂肪水解所产生的甘油，如果长期能量不足，脂肪酸进入肝脏转变为酮体，大脑逐渐可利用酮体作为能量来源，可以起到节氮的效果。

（2）胰岛素水平下降及胰高血糖素水平上升：这些刺激改变糖原分解和葡萄糖的释放以提供大脑能量物质。由于体内总糖原的贮存量最多只能提供人体一天的能量需要，所以必须动员其他的能量物质供能。最重要的是来源于甘油三酯的游离脂肪酸、由乳酸合成的葡萄糖、糖异生过程中产生的氨基酸和甘油。胰岛素水平降低将激活脂肪组织中对激素敏感的酯酶，水解组甘油三酯成游离脂肪酸和甘油，游离脂肪酸成为肌肉和肝脏的能量来源，甘油则对合成葡萄糖有用。

（3）动用肌肉蛋白：能量不足可导致肌肉蛋白水解和转氨作用。转氨作用是把氨基酸上的氮转至酮酸和α-酮戊二酸，合成丙氨酸和谷氨酸。丙氨酸是肝脏糖异生的前体，谷氨酸携带氮进入肝脏也是肠黏膜细胞和淋巴细胞的能量来源，同时也是肾脏合成氨的底物。因此，尽管消耗了肌肉，氨基酸从肌肉流向了内脏，但保证了内脏和血浆蛋白的合成。最终未被合成内脏蛋白质的氮被合成尿素。

（4）体重减轻和负氮平衡：体内肌、蛋白质与水、钾一起储存在细胞中，在饥饿早期，当机体糖而排出体外。肌、蛋白质、脂肪动员供能时体重会很快下降，并出现负氮平衡。

2. 长期营养物质缺乏机体的改变　长期摄入不足时，体内多种激素水平和身体成分发生明显改变，体重明显降低、名组织器官明显萎缩，出现严重的负氮平衡和一系列临床症状。

（1）胰岛素分泌改变：长期饥饿状态可导致胰岛素水平下降，甲状腺素和性激素分泌减少，皮质醇、生长激素水平增高。

胰岛素水平下降可导致体内酮体水平增加，这是由于胰岛素水平下降引起脂肪分解增加进入肝脏的脂肪酸增加；胰岛素水平下降还会引起糖异生作用增强，使肝脏中脂肪的氧化减少；由于葡萄糖减少引起肝脏甘油三酯的合成减少。肝脏乙酯辅酶A有三条去路，合成甘油单和分解氧化的去路都减少，故只有通向生成酮体的去路，较长时间胰岛素水平下降总的结果是酮体生成增加。

胰岛素水平下降和皮质醇水平增高可引起分解代谢加强；尽管生长激素增加，但其产物类胰岛素样生长因子（IGF-1）减少，导致生长停滞；在蛋白质缺乏而能量有足够摄入时，由于肾素-醛固酮增加可导致水肿发生；甲状腺素和性激素分泌减少可导致基础代谢下降，在女性可引起闭经。

（2）人体成分发生改变：营养不良的患者体内水分含量多，脂肪储存被动用，蛋白质从消耗的肌肉和其他组织丢失，这些变化会大大改变体内组织化学的成分。

（3）贫血：营养不良患者常出现贫血，此时如仅补充铁剂，患者贫血症状不会改善必须补充蛋白质、能量、铁、多种维生素，全面改善营养才会见效。

（4）免疫功能下降：营养不良的患者免疫球蛋白分泌减少，巨噬细胞分泌的细胞分裂素Ⅱ-1

减少，白细胞抗感染的作用减弱，主要使 T- 淋巴系统受损，使患者抵抗力下降，易感染。

（5）疲劳：细胞结构发生潜在性改变，Na-K-ATP 泵异常，细胞内钾水平下降，钠水平上升；肝糖原和肌糖原几乎耗竭，这些改变使患者极易疲劳。

（6）心、肝、肾、脑等各器官功能下降：患者心排血量下降，血压下降，意识模糊重者甚至出现休克或死亡。

第 2 节 营养性水肿的病因、临床特点与发生机制

一、病因与临床特点

（一）病因

1. 摄入不足 食物短缺、由于社会、战争、自然灾害或贫穷、宗教、理念等原因使食物短缺、食物供应紧张食物摄入量过少，人体处于饥饿状态。

2. 低蛋白质、低能量膳食

（1）对婴儿人工喂养不当，摄入过多的精致碳水化合物，过少的蛋白质食物；

（2）胎次过密，迫使短缩较大孩子母乳喂养的时间是引起婴幼儿蛋白质 – 能量营养不良的常见原因；

（3）过长时间使用流质、软食的患者是引起蛋白质 – 能量营养不良的常见原因。住院患者静脉输入葡萄糖作为维持生命的唯一能源的患者，可很快发生蛋白质 – 能量营养不良。

3. 胃肠道疾病 在发达国家胃肠道疾病和胃肠道切除是蛋白质 – 能量营养不良的两个重要的原因。患胃肠道疾病的患者往往对食物消化吸收能力差，加上疼痛、恶心、腹泻等胃肠道症状，使其长期处于饥饿状态，因而易出现营养不良。胃肠切除手术、短肠综合征、胃肠道瘘、胰腺炎等患者也容易发生营养不良。由于进食不洁食物而引起腹泻，腹泻时往往用饥饿来"治疗"，这是导致蛋白质 – 能量营养不良的又一重要原因，在发展中国家较多见。

4. 体重严重丧失 体重低于理想体重 10% 以上，或 6 个月内体重降低超过 10%。

5. 高代谢状态 高热、大面积烧伤、败血症、外科手术、骨折及恶性肿瘤等使蛋白质 – 能量消耗大大增加。

6. 营养素丢失增加 如肠瘘、开放性创伤、慢性失血、溃疡渗出、腹泻及呕吐等。

7. 慢性消耗性疾病 如糖尿病、心血管疾病、慢性肺病、肝病、肾病、风湿病等。

8. 使用某些药物或治疗 如用放疗、化疗的肿瘤患者。

（二）临床特征

人体对于营养素需求有显著差异，由于基础代谢不同，低者可在 -20% 以下，而高者可达 +15% 以上，即使劳动强度、年龄、性别的差别不多，在同样的条件下，营养素需要也有一定差异。在营养不良的早期一般无症状，但体重逐渐减轻，其程度与营养缺乏成正比。在轻度缺乏时，体重下降后可稳定于一定范围。此时病人的基础代谢、活动水平亦较正常为低，以与饮食营养情况相适应。若情况较重则有下列症状出现：

1. 疲劳乏力 患者对各种活动不感兴趣，喜坐卧，不爱活动，工作效力减低，体力低下，劳动时极易疲劳，精神淡漠，应对迟缓，记忆力衰退。营养极度不良时，劳动力全失，呈全身无力状态，行动亦需扶持。

2. 消瘦 由于皮下脂肪萎缩，皮肤松弛缺乏弹性，皮下静脉清晰可见，腹呈舟形骨骼明显，肌

肉也渐萎缩，最后呈恶病质状态，此皆由于热量及蛋白质短少所致。

3. 水肿　程度不等，在体重减轻较显著时即可出现。初期较轻，局限于下肢、面部等部位，劳动后加重。此时血浆蛋白总量及白蛋白浓度常正常或略低，因此不能单以血浆胶性渗透压浓度的改变解释，可能由于同时有组织松弛血管通透性的改变等因素使浮肿易于显现。当营养不良程度加剧，或以蛋白质缺乏为主者，血浆蛋白总量在 5.0 克以下，尤其是白蛋白逐渐下降至 2~3 克以下时浮肿常明显，可发展至全身，并有胸水及腹水。但在重度营养不良时，浮肿有时反见减轻，且可完全消退，进入干瘦状态。

4. 多尿　因热量摄入不足而致消瘦者，早期尿量常增多，一昼夜可达 2000~3000ml 以上，夜尿亦明显增多，有时体位变化（如由立变卧位）能使尿量增多。肾脏浓缩能力减退、尿比重低和多进盐分、水分及糖类食物，可能为引起多尿的主要原因。当病情发展、血浆蛋白低下、浮肿增剧，或呈干瘦时，多尿现象反见减退而转化为少尿。

5. 循环系统症状　在营养不良时，血压多数下降，以前有高血压者可降至正常，易出现姿位性昏厥，如有感染，较易发生中毒性休克。患者心率常较正常缓慢，每分钟在 50~60 次左右，可降至 40 次以下。其周围循环不良，易有手脚发绀，温度低或易生冻疮。心电图检查常发现低电压。低体温和心动过速也可发生，患者血尿素氮、血清肌酐和胆固醇水平低于正常。这类患者容易伴发脱水、低血糖、感染和酸中毒。

6. 消化系统症状　在热量供应不足的早期，食欲常呈亢进。当疾病发展，胃肠道消化腺体的分泌渐见减少，胃酸减低，甚至缺乏，肌肉松弛，腺体逐渐萎缩。此时消化能力显著减退，易出现消化不良，食欲不振及腹胀、腹泻（婴儿可呈暗绿色黏液便）等症状，加速病情恶化。常排水样便或大量稀便，呈酸性，有时肝脏明显变大，质地变硬。

7. 其他代谢紊乱　患者基础代谢率下降，一般在 −20% 以下，有时低至 −30%~40%，故畏寒甚剧，体温低，在 36℃ 以下，血胆固醇浓度降低。空腹血糖浓度也可降低，随严重度变化，据统计 60% 在 80mg 以下，少数患者因自发性血糖过低症发生昏迷，甚至猝死。口服糖耐量曲线早期正常、晚期呈耐量减低或扁平型，后者由于吸收不良所致；静脉糖耐量曲线大多正常。

8. 其他　患者常有贫血，在蛋白质缺乏症时更明显，有时可为血容量不足，血液浓缩所掩盖。女性常有月经紊乱，经少，周期延迟或闭经不育，男性可出现性欲减退。儿童及青年的生长发育延迟或停止，小儿呈干瘦老人面容。患者常有肢体疼麻痛，骨骼疼痛，腿反射迟钝等现象。长期营养不良有血钙过低，可形成骨质疏松脱钙现象。抵抗力常显著减退，易受感染，如肺结核、肝炎、肠炎、肺炎等，由于反应性低下，可无发热白细胞升高；血管张力减退及血容量不足，易于发生休克。皮肤改变特征为色素沉着，皮肤红斑，皮肤过度角化和鳞样改变或剥脱，可累及机体任何部位，但以下肢、臀部和会阴部的皮肤损害最常见、受损程度最严重，着力点和皮肤褶皱处可出现溃疡，严重的病例可类似广泛的烧伤，出现压疮。在食用玉米地区癞皮病皮肤损害也可见到。有明显的皮下组织和肌肉消耗，常感疲惫、虚弱无力。头发、细软、稀少、变色、变脆、易脱落，黑人头发失去其特有的卷曲。头发颜色可变成红色金黄色、白色，头发变色需要经过一段时间，它一般反应 1~3 个月内儿童营养状况。可出现口角炎、唇炎、舌萎缩，肛周可见溃疡。精神状态表情淡漠或情绪不好。有些患者可出现类似帕金森病的震颤。

在手术时，对麻醉耐受性差，术后伤口愈合不佳，并常有鼓肠、低血钾等症状出现，增加了术后护理的复杂性。

继发性原因引起的营养缺乏病，引起的上述临床表现往往较轻，且许多表现都与原发疾病重叠，且往往多死于原发疾病。应当根据不同情况去寻找导致营养缺乏的原发疾病，机制于诊断和治疗。

二、发生机制

营养性水肿主要由低蛋白血症和血浆胶体渗透压降低所致。饥饿或营养不足使机体消耗自身的蛋白质以维持生命，致使血浆蛋白下降。然而有学者发现饥饿发生水肿不一定都有低蛋白血症。业已证明，营养不足持续 6 个月即可出现凹陷性水肿，但血浆蛋白浓度和血浆胶体渗透压并无明显下降。因此，低蛋白血症不是引起水肿的唯一因素。

水肿发生的另一个重要因素是，本来储备的脂肪和肌肉所占据的空间由于组织分解、消耗而留下空隙，后者被液体所填充，在低垂部即表现水肿。根据一些实验表明，在半饥饿期间，细胞外液量与细胞容积的比值增大，本来比较坚实的组织，现在为水样液体所代替。在立位时，组织液生成增多，伴有肾钠与水排出减少，因组织间液压力甚低，则液体更易积聚，导致低垂部位的水肿更加显著。

第3节　蛋白质-能量营养不良症引起腹水的鉴别诊断与治疗

蛋白质和（或）热量的供应不能满足机体维持正常生理功能的需要时，就会发生蛋白质-能量营养不良症（protein-energy malnutrition, PEM）。根据营养不良的原因可分为原发性和继发性。原发性由食物不足引起，主要见于经济落后的国家和地区，一般影响 1~5 岁的婴幼儿，由于大脑和神经发育不良使得这种影响会持续到成年，长久的能量和营养物质的供应不足也增加了感染的概率，甚至导致死亡。PEM 患者出现类似低血糖、体温过低、严重感染和电解质紊乱等问题的风险较高。PEM 也会导致早产、传染性疾病和寄生虫病等，是发展中国家最重要的健康问题之一。我国自新中国成立以后，尤其是改革开放以来人民生活不断改善和提高，原发性不良症已显著减少。继发性主要指由各种急慢性疾病（如神经性厌食导致的进食障碍）造成营养物质损耗增加，能量和蛋白质摄入减少而引起的 PEM。儿童和成人均可发生。

一、临床表现

营养缺乏的临床表现与缺乏的营养物质、缺乏的时间、严重度、患者年龄、并发症和伴发病的存在有关，因此常表现症状复杂，形式多样。

蛋白质-能量营养不良的临床表现及体成分改变常因蛋白质-能量营养不良的程度、时间、病史特点、生活环境及产生原因而异。在临床上一般可分为干瘦型营养不良、水肿型营养不良和混合型营养不良三种类型；根据缺乏程度分为轻、中、重三度；根据发病过程又分急性、亚急性和慢性三种。

（一）干瘦型营养不良

患者体重低于其标准体重的 60%，体重、体温低于正常，如果是儿童病程较长身高也会低于相关标准。

主要表现为生长发育迟缓、消瘦无力、贫血、无水肿，抵抗力下降、容易感染其他疾病而死亡。患者肌肉萎缩无力，皮肤黏膜干燥萎缩，皮下脂肪减少或消失。腹部由于无脂肪呈舟状腹或因胀气呈蛙状腹。儿童明显矮小、消瘦，严重者为"皮包骨"（skin and bones），皮下脂肪消失，皮肤干燥松弛，多皱纹，失去弹性和固有光泽；头发纤细松稀，干燥易脱落；双颊凹陷（因脂肪垫消失）呈猴腮状；体弱无力颓靡不振，舐手指，脉缓，血压和体温低，对冷气候敏感，易哭闹，内脏器官萎缩，淋巴结易扪及。成人突出表现为消瘦无力，常并发干眼症（维生素 A 缺乏症）、腹泻、厌食、呕吐、脱水等。脱水、酸中毒及电解质紊乱常为死亡原因。尸检可见周身组织器官萎缩，未见水肿，但可发生脂肪肝，进一步发展为肝硬化时可有顽固性腹水和水肿。

（二）水肿型营养不良

患者体重在其标准体重 60%~80% 之间，主要表现为水肿、腹泻，常伴突发感染、生长滞缓、头发改变、表情冷漠或情绪不好、虚弱无力等。

1. 水肿　凹陷性水肿常见于腹部、腿部，也可遍及全身。尽管水肿，也有一些皮下脂肪。儿童即使体重减轻也不像干瘦型儿童那么严重，但其生长发育仍处于停滞状态。水肿情况主要取决于蛋白质缺乏的程度，但也取决于膳食中盐和水的量。

2. 皮肤改变　皮肤改变特征为色素沉着，皮肤红斑，皮肤过度角化和鳞样改变或剥脱，可累及机体任何部位，但以下肢、臀部和会阴部的皮肤损害最常见、受损程度最严重，着力点和皮肤褶皱处可出现溃疡，严重的病例可类似广泛的烧伤，出现压疮。在食用玉米地区癞皮病皮肤损害也可见到。有明显的皮下组织和肌肉消耗，常感疲惫、虚弱无力。

3. 头发改变　头发细软、稀少、变色、变脆、易脱落，黑人头发失去其特有的卷曲。头发颜色可变成红色金黄色、白色，头发变色需要经过一段时间，它一般反应 1~3 个月内儿童营养状况。

4. 黏膜　可出现口角炎、唇炎、舌萎缩，肛周可见溃疡。

5. 消化系统　常排水样便或大量稀便，呈酸性，有时肝脏明显变大，质地变硬。

6. 贫血　常常存在一定程度的贫血，有些患者可见严重的贫血。除蛋白质缺乏外，患儿膳食中还可能缺乏铁、铜、叶酸等。

7. 精神状态　表情淡漠或情绪不好。有些患者可出现类似帕金森病的震颤。

8. 低血压、低体温和心动过速　患者血尿素氮、血清肌酐和胆固醇水平低于正常。这类患者容易伴发脱水、低血糖、感染和酸中毒。

（三）混合型营养不良

临床表现介于前两型之间，患者体重低于其标准体重的 60%~80% 以下，有水肿。这种情况呈区域性出现，与膳食缺乏程度有关，还与社会因素有关。

二、实验室检查

（一）血清生化

1. 血清总蛋白　正常：60~80g/L，<60g/L 为缺乏。

2. 血红蛋白浓度　正常：120g/L，<120g/L 为缺乏。

3. 血清白蛋白（ALB）　正常：>35g/L，30~35g/L 为轻度缺乏，25~30g/L 为中度缺乏，<25g/L 为严重缺乏。当白蛋白低于 30g/L 会引起水肿。但白蛋白生物半衰期长（约 20 天），早期缺乏不易测出。

4. 血清运铁蛋白（TFN）　生物半衰期比较短（约 8~10 天），能及时反应脏器蛋白质的变化。

评价标准：2.2~4.0g/L 正常；1.5~2.0g/L 轻度缺乏；1.0~1.5g/L 中度缺乏；<1.0g/L 为严重缺乏 但运铁蛋白浓度又受血清铁的影响。

5. 血清甲状腺素结合蛋白　主要功能是运输甲状腺素，生物半衰期为 1.9 天。

评价标准：150~296mg/L 为正常；100~150mg/L 轻度缺乏；50~100mg/L 中度缺乏 <50mg/L　严重缺乏。

（二）血、尿常规

血细胞比容减少，轻至中度贫血，多为正常细胞型正色素性，白细胞计数可减少。尿比重偏低，浓缩能力降低。

三、诊断与鉴别诊断

蛋白营养不良的诊断主要依靠病史，加之临床上出现体重下降、乏力、贫血、肌肉萎缩及水肿等临床表现诊断不困难。对继发性蛋白营养不良时，其临床表现与原发病很难区分，或症状重叠，因此对轻症缺乏有时诊断有一定困难。当血浆蛋白明显降低，出现水肿或胸腹水时，应多考虑低蛋白血症所致。鉴别诊断应与代谢低的疾病相鉴别。

（一）垂体前叶功能减退

本病的诊断主要依据垂体功能减退症的临床表现、内分泌功能检查以及有关的病史或临床征象。临床上延误诊断的原因往往是因为只注意到本病个别较为突出的症状而忽略了对本病诊断的全面考虑，而误诊为产后失调、闭经、贫血、自发性低血糖、黏液性水肿、肾上腺皮质功能减退、精神病等。由于本病所致的继发性甲状腺功能减退出现典型的黏液性水肿者较少，合并腹水者更给鉴别诊断带来一定困难。

（二）甲状腺功能减退

甲减合并腹水若为甲减的长期后果时，诊断并不困难，结合甲减临床表现和实验室检查，不难做出诊断；但若腹水为甲减突出或唯一的首发症状时，极易漏诊、误诊。因此对于腹水诊断不明时，尤其是40岁以上的妇女，进行缓慢，病情稳定者，均应测定甲状腺功能，除外甲减的可能性。甲减合并腹水的患者多同时兼两个或以上的浆膜腔积液，使临床表现复杂化，因此，以多发性浆膜腔积液表现的患者，须同结核、恶性肿瘤、尿毒症及结缔组织病等鉴别，这些疾病分别有各自原发疾病的临床表现，因此临床不难鉴别。甲减所致腹水对利尿剂治疗不敏感，治疗主要是甲状腺激素的替代治疗。甲状腺激素替代治疗2周后开始出现利尿作用。在替代治疗尚未充分时，腹水可能已完全缓解。部分患者可能在甲状腺功能恢复正常后腹水消退。多数患者需要长期乃至终身服用甲状腺激素。

四、治疗

营养不良症的治疗主要是营养治疗，即采取缺什么补什么的原则给予不同类型的营养补充。如为继发性营养不良症则应同时治疗原发病。

（一）营养治疗

近几年来对营养治疗有进一步深入的理解，它并不是单纯提供营养，更重要的是使细胞获得所需的营养底物而进行正常或近似正常的代谢，以维持其基本功能，这样才能保护或改善器官、组织的功能和结构，才能改善包括免疫功能在内的各种生理功能，以达到有利于病人康复的目的。

营养治疗可遵循阶梯治疗原则，依次进行营养教育、口服营养补充（oral nutritional supplements，ONS）、肠内营养、部分肠外营养+肠内营养和全肠外营养。

营养治疗需针对患者的个性化定制营养治疗处方，实施从院内到院外的全程营养管理。对经口膳食营养不足患者，应继续用ONS来改善营养和维持体重，预防身体功能下降，建议给予老年患者ONS至少400 kcal/天，蛋白质30 g/天。老年患者通过ONS营养改善后必须再维持服用至少1个月，并且每月进行1次营养评估。老年患者正餐中应包括25~30 g高生物价蛋白质，每餐提供≥15 g必需氨基酸。在营养不良高风险老年人群中，蛋白质供能占比达到20%更有利于改善营养状况。研究表明蛋白质消化吸收率和食物蛋白质的氨基酸组成都会影响蛋白质的合成。在促进肌肉合成效果方面，乳清蛋白优于酪蛋白，同时，水解蛋白由于消化吸收率高，能更好地发挥作用。老年患者可适当补充益生菌和膳食纤维以维持肠道微生态平衡，改善肠道功能，促进肠道蠕动减轻便秘，并且可减少多胺、甲酚和吲哚等有害物质的产生。老年人肠道微生物种群的生物多样性减少、致病有机体的过度表达，与机体老化导致的骨骼肌质量和功能的减退可能具有相关性。现有研究表明，肠道菌群可能通过调节氨基酸的可利用性对肌肉的合成代谢产生影响。另有研究显示微生物群的组成和肌肉功能参数（如力量、步态、速度等）之间的相关性。

1. 营养需要量的估计　成人日需的基础能量消耗（BEE）常按 Harris Benedict 公式进行计算。

男性 BEE=66+（13.7× 体重）+（5× 身高 cm）-（6.8× 年龄）

女性 BEE=66.5+（9.6× 体重）+（1.7× 身高 cm）-（4.7× 年龄）

根据上述公式算出基础能量消耗后，乘以活动或损伤因素所需要的能量，则为患者的热量实际需要量。

BEE×1.2= 卧床休息热量

BEE×1.3= 下床活动时的热量

发热患者体温增加 1℃，BEE 增加 12%，大手术增加 20%~50%，腹膜炎增加 30%~50%，脓毒血症增加 40%。

2. 肠内营养作用机制与途径　肠道营养作用机制。

（1）维持肠黏膜细胞的正常结构、细胞间的连接，保持黏膜的机械屏障。

（2）维持肠道固有菌群的正常生长，保持黏膜的生物屏障。

（3）有助于肠道细菌正常分泌 IgA，保持黏膜的免疫屏障。

（4）刺激胃酸及胃蛋白酶分泌，保持黏膜的化学屏障。

（5）刺激消化液和胃肠道激素的分泌，促进胆囊收缩、胃肠蠕动，增加内脏血液，促进代谢。

肠内营养途径有口服、管饲两种。管饲常用，又分鼻胃管、鼻肠管、胃造瘘管、空肠造瘘管及分段小肠造瘘管等。多数患者可接受口服营养治疗。食物应易于消化吸收，开始进食量和钠盐均不宜过多，少食多餐，重症患者可先用流质或半流质饮食。如无不良反应，逐渐增加进食量直至恢复普通饮食。

对食欲极度减退，进食困难或神志不清的患者，可经胃管给予营养治疗，适用于应用要素饮食、匀浆饮食、混合奶的肠内营养治疗。选用直径 2~3mm 硅胶管可减少黏膜刺激性和合并吸入性肺炎危险性。可选用适当配方流质饮食，经胃管间歇定时注入或持续滴注。

3. 肠内营养制剂　营养制剂有完全非要素膳，如能全素、能全力。完全要素膳目前用百善素、百善力等。

新近提出免疫营养素这一概念，如谷氨酰胺、精氨酸、长链不饱和脂肪酸、核苷酸、益生菌及乳铁蛋白，不仅影响免疫功能，而且能改善代谢和营养指标。以上只是初步认识，临床研究与应用报道较少，也尚不成熟，今后需进一步研究免疫营养素与基因表达的关系。微生物-肠道相互作用等内容，为免疫营养素作为营养不良疾病的治疗提供一个新方法。

（1）安素（ensure）：含三大营养物质、能量、多种矿物质和微量元素。250ml/ 次，2~3/ 天，口服或鼻饲。

（2）百善力（peptison）：含三大营养物质、14 种维生素和 15 种矿物质，100~125ml/ 小时，2 000ml/ 天。一般管饲，胃肠功能衰竭或严重腹腔内感染禁用。

（3）百善素（pepti-2 000）：配方与百善力相仿，1袋一日4次，口服或管饲均可。

（4）康全饮（Nutricid）：可作为流质或半流质食物使用。200ml/ 次，3~4 次 / 天。含三大营养物质、微量元素和多种维生素。

（5）能全素（nutrison）：以酪蛋白、植物油和麦芽糖糊精为基质的全聚合的管饲产品。正常滴速 100~125ml/ 小时，2 000ml/ 天。

（6）瑞能（supportan）：是一种高能量、高脂肪、低碳水化合物的整蛋白纤维型肠内营养制剂，尚含谷氨酰胺（Gln）、ω-3 多不饱和脂肪酸、维生素 A、C、E 和核苷酸。此营养液有促进机体内脏蛋白合成，改善患者营养状况，增强患者免疫功能、抑制急性炎症反应等作用。ω-3尚有治疗恶病质、增强免疫、抑制炎性介质和PGE2等免疫抑制物质的产生。200ml/瓶，2~6瓶/天。

（7）瑞素（fresubin）：含三大营养物质、各种电解质和维生素及微量元素，30ml/（kg·d），2 000ml/天管饲或口服。

（8）瑞先（fresubin energy）：配方与瑞素相似，20ml/（kg·d），500ml/天，管饲或口服。

4. 完全胃肠外营养　通常采用中心静脉和周围静脉二种输入途径。凡营养不良且无胃肠道功能的病人均为肠外营养的适应证。

常用制剂有：

（1）安达美（addamel N）：含各种微量元素，10ml，qd，静滴。

（2）卡文（kabiven pi）：含脂肪乳、氨基酸（17种）葡萄糖3.7ml/（kg·h），.静脉输注11~24小时。

（3）乐凡命（novamin）：为多种氨基酸注射液，成人500~1 000ml/天，经中心或周围静脉滴注。

（4）力保脂宁（lipofundin MCT/LCT）：为脂肪营养液，为患者补充热量，成人1~2g/（kg·d）。

（5）绿支安（aminic）：为多种氨基酸制剂，周围静脉给药200~400ml/次，中心静脉给药400~800ml/天。

（6）水乐维他（soluvit N）：含多种维生素，每日1瓶。

（7）英脱利匹特（intralipid）：为脂肪乳剂。用20% 500ml或30% 250ml静滴。

5. 蛋白质缺乏的治疗　补充蛋白质和能量，同时注意其他营养素的补充去脂组织的合成需要提供蛋白质、钾、镁和磷，它们都是细胞的基本成分。蛋白质－：能量营养不良患者体内钾、镁丢失而有的猪留，所以在补充蛋白质和能量，全面改善营养的同时，还要注意补充两种矿物质。另外，锌是合成代谢所必需，也不要忽视。轻度蛋白质缺乏可给予高蛋白、高热量及高维生素的正常饮食或软食。每日蛋白质60~80g，其中应含必需氨基酸较多的动物蛋白质，如牛奶、鱼、蛋等，以供体内合成蛋白质。

（1）蛋白质和能量的补充及原则：蛋白质－能量营养不良患者摄入的蛋白质和能量应比正常高。每天可摄入1.2~1.5g/kg优质蛋白质，能量为146~167KJ/kg（35~40kcal/kg）；一岁以下的婴儿，则天要摄入3.5g/kg蛋白质和能量625KJ/kg（150kcal//kg）。

补充蛋白质能量时，要注意以下原则：①逐渐增加：蛋白质每天可从0.75g/kg逐步增加至需要量。增加过急可加重胃肠道负担和机体的代谢负担，导致患者胃肠道不适或出现其他问题。可使用蛋白补充剂或营养素补充剂。②蛋白质和能量同时补充：能量每天可从84~105KJ/kg（20~25kcal/kg）始逐步增加至所需的量单独过快补充碳水化合物可引起钠猪留、严重水肿和心力衰竭，而同时补充蛋白质则能较好地耐受。③尽量保证母乳喂养：对使用母乳喂养的儿童尽量保证母乳喂养，所增加的食物应符合辅食礼充原则。

（2）选择合适的补充途径：可根据患者的疾病状态及胃肠功能等情况来选择营养补充途径，如果胃肠道功能好，可自主进食，应选择口服补充；如胃肠道功能好，但患者不能自主进食，则应选择管饲如胃肠道严重障碍或肠内营养明显不足以满足患者60%的营养需要，则应选用静脉营养。补充途径：①口服补充：多数患者可接受口服营养治疗。食物应易于消化吸收，开始进食量和钠盐不宜过，少食多餐，重症患者可先用流质或半流质饮食。如无不良反应，逐渐增加进食量，直至恢复普通饮食。②管饲：对食欲极度减退，进食困难或神志不清的患者可经鼻胃管或胃造口管饲给予营养。营养制剂的选择应根据病情、鼻饲管的部位；可使用间歇定时注入或持续滴注。如有小肠吸收障碍或腹泻，以持续滴注或系入方式为宜，开始时20~30ml，4小时后测定胃残留量，如超过50ml应暂停一小时恢复滴注时也应从慢滴速开始，如胃残留量少于50ml，可逐渐加快滴速至

100~125ml。在治疗过程中应注意监测血糖、尿素氮、钾、钠、钙、磷水平的变化。③静脉营养：对小肠吸收严重不良、肠梗阻或不适宜长期留置喂养管的患者，可用静脉营养治疗。可使用中心静脉和周围静脉途径。

较重的营养不良蛋白质缺乏患者，胃肠黏膜水肿伴有消化功能不良性者，若给予大量饮食，不容易消化吸收，反而可引起腹泻和腹胀，因此应给流质或易消化食物，包括水解蛋白，葡萄糖分多次少量给予，或用饲管缓慢滴入。同时依情给予静脉补充蛋白制剂治疗。

（3）常用制剂：

①人血白蛋白：系从健康人血提制成。白蛋白为血容量扩张剂，可补充白蛋白，纠正低蛋白血症，提高血浆胶体渗透压，其作用相当于全血的5倍。每给1g白蛋白，每小时可吸引17.4ml水分到血循环中，故有消除组织水肿和利尿作用。腹水及水肿患者宜用低钠白蛋白，以免过多的水分吸入血循环。白蛋白含10%、20%和25%三种制剂，常用量为10~25g/天，一日或隔日1次，连续应用1~2周或更长时间。

②水解蛋白：系酪蛋白水解制成，内含较多的氨基酸，在体内参与氨基酸代谢供应机体能源和促进组织恢复。5%水解蛋白500ml静脉点滴，一日500~1 000ml，因副作用较大，且为酪蛋白制剂疗效不如白蛋白效果好，因此临床上已很少应用。

③补血康（biseko）：是一种高质量的健康人血清蛋白制品，系从健康人血浆中析出并经消毒制成。含血清白蛋白3g、免疫球蛋白IgG 8g、IgA 1.6g和IgM 0.65g和Na^+、K^+、Ca^{2+}、Mg^{2+}、Cl^-电解质，加水至1000ml。用于低蛋白血症患者治疗。成人剂量1000ml/天，最大量是2000ml/天，静滴。

④干燥人血浆或新鲜冻干浆：因含钠离子，较多，故水肿和腹水患者不宜使用。每瓶相当于400ml全血，用前以5%葡萄糖液或0.1%枸橼酸钠溶液溶解，用带滤网的输血器滤过后使用。溶解后的血浆，应于3小时内输完。

⑤氨基酸治疗：可用多种氨基酸制剂，如六合氨基酸、肝安、FO-80、14-AA-80、肝活命等。

6.补充维生素和矿物质　除了补充蛋白质和能量外开始时还应补充维生素、矿物质。

（二）及时增加活动量

随着体力恢复要及时逐渐增加活动量，促进患者恢复。

（三）纠正并发症

1.失水　消耗状态的患者常有失水，对严重PEM患者用体重方法判断有无失水常很困难，可根据皮肤口唇的干燥程度、眼眶下陷情况、血压、肢温、尿量等加以考虑。患者应有足够的尿量，儿童每天至少排尿200ml，成人至少500ml。

2.电解质紊乱　临床上常见一些患者并非死于饥饿而是死于治疗时出现的并发症和电解质紊乱。

3.纠正重度贫血与严重低蛋白血症　如血红蛋白低于40g/L可多次小量输血。白蛋白浓度过低可少量输注人血白蛋白。

4.重视并发症处理　及时治疗感染、低血糖、心力衰竭等并发症。如果蛋白质-能量营养不良者是继发于其他疾病，要积极治疗原发病。

（四）腹水的治疗

参见本书相关章节。

（赵晓东　池肇春）

参考文献

[1] 王建枝,钱睿哲.病理生理学(第9版).北京:人民卫生出版社,2018:28-31

[2] 王红心,樊文龙,杨晓雨,等.1990—2019年中国蛋白质能量营养不良发病趋势及预测研究.中国全科医学,2023,26591-26597.

[3] 杨晓尘,何辉,云青萍,李一辰,常春.北京市学龄前儿童2000—2020年营养不良及超重肥胖趋势研究.中国儿童保健杂志,2023,31:21-26.

[4] Cederholm T, Jensen GL, Correia M, et al. GLIM criteria for the diagnosis of malnutrition-a consensus report from the global clinical nutrition community. Clin Nutr. 2019; 38: 1-9.

[5] Jensen GL, Cederholm T, Correia M, et al. GLIM Criteria for the Diagnosis of Malnutrition: a consensus report from the global clinical nutrition community. J Parenter Enteral Nutr. 2019; 4332-4340.

[6] Cederholm T, Jensen GL, Correia MITD, et al. GLIM criteria for the diagnosis of malnutrition-a consensus report from the global clinical nutrition community. J Cachexia Sarcopenia Muscle. 2019; 10: 207-217.

[7] Maeda K, Ishida Y, Nonogaki T, et al. Reference body mass index values and the prevalence of malnutrition according to the Global Leadership Initiative on Malnutrition criteria. Clin Nutr. 2020; 39: 180-184.

[8] 中国营养学会.中国营养科学全书.北京:人民卫生出版社,2019.

[9] 郑芳,张片红.患者全程营养与医保管理.现代医药卫生,2020,36:2484-2485.

[10] 赵俊辉.双歧杆菌三联活菌散联合葡萄糖酸锌对儿童厌食症患者的临床疗效.中国医药指南.2021;19:59-60.

[11] 卢江,齐玉梅,翟晓辉.临床营养学.北京:人民卫生出版社,2017,147-155.